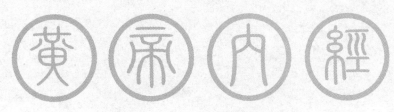

全国古籍整理出版规划领导小组资助出版

龙伯坚 龙式昭 编著

灵枢

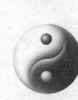

黄帝内经集解

天津出版传媒集团

天津科学技术出版社

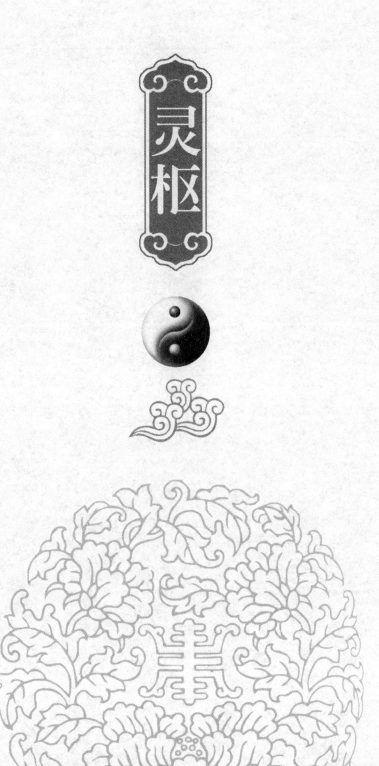

灵枢

灵枢集解目录

史　嵩　序

昔黄帝作《内经》十八卷,《灵枢》九卷、《素问》九卷,乃其数焉。世所奉行,唯《素问》耳。越人得其一二而述《难经》,皇甫谧次而为《甲乙》,诸家之说,悉自此始。其间或有得失,未可为后世法则。谓如《南阳活人书》称:"咳逆者,哕也。"谨按《灵枢经》曰:"新谷气入于胃,与故寒气相争,故曰哕。"举而并之,则理可断矣。又如《难经》第六十五篇,是越人标指《灵枢·本输》之大略,世或以为流注。谨按《灵枢经》曰:"所言节者,神气之所游行出入也,非皮肉筋骨也"。又曰:"神气者,正气也。神气之所游行出入者,流注也。井、荥、输、经、合者,本输也。"举而并之,则知相去不啻天壤之异。但恨《灵枢》不传久矣,世莫能究。夫为医者,在读医书耳,读而不能为医者有矣,未有不读而能为医者也。不读医书,又非世业,杀人尤毒于梃刃。是故古人有言曰:"为人子而不读医书,由为不孝也。"仆本庸昧,自髫迄壮,潜心斯道,颇涉其理,辄不自揣,参对诸书,再行校正家藏旧本《灵枢》九卷,共八十一篇,增修音释,附于卷末,勒为二十四卷。庶使好生之人,开卷易明,了无差别。除已具状经所属申明外,准使府指挥依条申转运司选官详定,具书送秘书省国子监,今嵩专访请名医,更乞参详,免误将来,利益无穷,功实有自。

　　　　　　　　　　　时宋绍兴乙亥仲夏望日锦官史嵩题
　　　　　　　　　　　《黄帝内经·灵枢》序

卷　　一

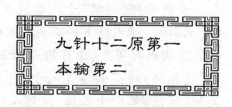

九针十二原第一
本输第二

九针十二原第一①

①九针十二原第一:伯坚按:马莳说:"旧本以第一篇为法天,第二篇为法地,三篇法人,四篇法时,五篇法言,六篇法律,七篇法星,八篇法风,九篇法野,乃后人袭本经七十八篇《九针论》之意而分注之,殊不知彼乃论针而非论篇目也,甚为无理,故愚削之"。

钱熙祚也说:"依马注本删之"。今从马、钱之说。今存残本《黄帝内经太素》没有收载本篇的文字,本篇和《甲乙经》《类经》二书的篇目对照,列表于下:

灵　枢	甲　乙　经	类　经
九针十二原第一	卷一——十二原第六 卷三——手太阴及臂凡一十八穴第二十四 卷五——针道第四	卷八——井荥输经合数(经络类十四) 卷八——十二原(经络类十五) 卷十九——九针之要(针刺类一·一) 卷十九——九针(针刺类二·一) 卷十九——用针虚实补泻(针刺类七·一) 卷十九——候气(针刺类十六·一) 卷十九——候气(针刺类十六·二) 卷二十二——刺胸背腹病(针刺类四十七·十) 卷二十二——久病可刺(针刺类五十二·一) 卷二十二——针分三气失宜为害(针刺类五十九·一) 卷二十二——用针先诊反治为害(针刺类六十·一)

【释题】 马莳说:内有九针之名,又有十二原穴,故名篇。九针是用以做针刺疗法的九种长短形式不同的针,计为:镵针、员针、锃针、锋针、铍针、员利针、毫针、长针、大针。十二原是针

刺时的十二个孔穴,计为:太渊二穴(左右各一),大陵二穴(左右各一),太冲二穴(左右各一),太白二穴(左右各一),太溪二穴(左右各一),鸠尾一穴,脖胦一穴。

　　【提要】　本篇内容可以分为两段。前一段主要讲针刺疗法的各种原则和九种长短形式不同的针。后一段主要讲针刺疗法所用的十二个孔穴。

　　黄帝问于岐伯曰:余子万民,养百姓①,而收其租税②。余哀其不给,而属有疾病③,余欲勿使被毒药④,无用砭石⑤,欲以微针⑥通其经脉,调其血气,营⑦其逆顺出入之会。令可传于后世,必明为之法。令终而不灭,久而不绝,易用难忘⑧,为之经纪⑨。异其章,别其表里,为之终始⑩。令各有形,先立针经⑪。愿闻其情。

　　岐伯答曰:臣请推而次之,令有纲纪,始于一,终于九焉⑫。

　　【本段提纲】　马莳说:此帝欲立《针经》而伯遂推而次之也。

　　【集解】

　　①百姓:丹波元简说:《国语·周语》注:"百姓,百官有世功者。"又《尧典》孔传:"百姓,百官。"

　　②租税:张志聪说:按《本纪》,帝经土设井,立步制亩,艺五谷,养万民而收租税,没有疾病,则不能力田,以供余食矣,故帝欲立九针之法,传于后世,令终而不灭。

　　丹波元简说:租税,田赋也。又凡赋取者曰税。

　　③余哀其不给,而属有疾病:丹波元简说:给,相足也。属,附也。

　　④毒药:毒药是能治疗疾病的药物。参阅《素问第二·异法方宜论》第三段"其治宜毒药"句下集解。

　　⑤砭石:张志聪说:毒药所以攻疾也,砭石所以泄邪也,二者皆攻泻之法。

　　砭石是用以划破痈疡的石刀。参阅《素问·异法方宜论》第二段"其治宜砭石"句下集解。

　　⑥微针:丹波元简说:微针,小针,盖谓九针中之毫针。下文曰,"尖如蚊虻喙,静以取往,微以久留之"是也。

　　⑦营:丹波元简说:营,运也。

　　⑧难忘:张志聪说:明其理则易用,持于心则难忘。

　　⑨经纪:张志聪说:经,径也。纪,维也。

　　丹波元简说:《月令》郑注:"经纪,谓天文进退度数。"

　　⑩终始:江有诰《先秦韵读》:易用难忘,为之经纪,异其章,别其表里,为之终始。(之部)

　　⑪针经:《素问·八正神明论》:法往古者,先知《针经》也。

　　张介宾说:《灵枢》即名《针经》,义本于此。

　　伯坚按:《针经》的名称,最早见于《素问·八正神明论》和《灵枢·九针十二原》,后来却经过好几次的改变。

　　《素问》王冰序《新校正》说:"《素问》外九卷,虽张仲景及西晋王叔和《脉经》只谓之《九卷》,皇甫士安(谧)名为《针经》,亦专名《九卷》。"《新校正》这一段话是有根据的。张仲景《伤寒论》自序说:"勤求古训,博采众方,撰用《素问》《九卷》《八十一难》《阴阳大论》《胎胪药录》,并《平脉辨证》,为《伤寒杂病论》十六卷。"这序里面的"素问九卷",过去有些人断为一句,以为《素问》计有九卷,这是他们断错了,实则《素问》和《九卷》是两部书的书名。因为张仲景这一句话中,其他各书都没有举出卷数,由此可以推知《九卷》不是《素问》的卷数,而是另外一部书的书名。王叔和《脉经》卷七《病不可刺证》第十二引了一段文字,下面小注说出《九卷》，而所引的这段文字却见于今本《灵枢》第五十五《逆顺篇》。这些都是《新校正》所说的根据。可见《针经》这一部书，因为它只有九卷，张仲景和王叔和就叫它作《九卷》。

《九卷》这一部书，到了晋代，皇甫谧又叫它作《针经》(见皇甫谧《甲乙经》自序)。到了唐代，出现了一部内容与《针经》相类似的书，王冰就叫它作《灵枢》。这一问题，也是由《新校正》首先发现的。王冰在《素问》第二十《三部九候论》"治其经络"句下的注文中引了一段文字，称为《灵枢》曰；在《素问》第六十二《调经论》"神气乃平"句下，也引了同样的一段文字，称为《针经》曰。《新校正》认为这是王冰指《灵枢》做《针经》的证据(见《素问·调经论》"神气乃平"句下《新校正》)。可见《灵枢》这一名称，是公元八世纪中期王冰时代才出现的。

《针经》和《灵枢》的内容是完全相同呢？还是有些不同的地方呢？这两部书在南宋时代都还存在。据王应麟《玉海》卷六十三引《中兴馆阁书目》说："《黄帝灵枢》九卷，黄帝、岐伯、雷公、少俞、伯高问答之语，隋杨上善序，凡八十一篇。《针经》九卷，大抵同，亦八十一篇。《针经》以《九针十二原》为首，《灵枢》以《精气》为首，又间有详略。王冰以《针经》为《灵枢》，故席延赏云：'《灵枢》之名，时最后出'。"由这一段记载，我们可以知道《针经》和《灵枢》两书的内容，它们基本上是相同的，只不过编次有些不同，里面的文字间有详略而已。所谓间有详略，例如刘温舒《素问·入式运气论奥》卷上论生成数第十所引的《灵枢经》和《难经集注》第五十七难虞氏注所引《灵枢病总》，都是今本《灵枢》(《针经》)所没有的。又如《素问》第二十《三部九候论》"中部人手少阴也"句下王冰注引《灵枢经·持针纵舍论》，今本《灵枢》(《针经》)中没有《持针纵舍论》的篇题，但是那段文字却见于今本《灵枢》《针经》第七十一《邪客篇》中。这些都是《针经》和《灵枢》不同的地方。《针经》与《灵枢》的关系，大概和《伤寒论》与《金匮玉函经》的关系一样，《金匮玉函经》是《伤寒论》的别本，而《灵枢》可能即是《针经》的别本。

《针经》到了北宋初年早已亡佚，当时只存有《灵枢》，所以高保衡、林亿校正医书的时候，他们进书表中所列举的书名只有《灵枢》而没有《针经》。当他们校正医书的时候，即公元十一世纪中期，《灵枢》虽然存在，但业已残缺了许多，并不是一部完整的书(见《素问·调经论》"神气乃平"句下《新校正》和钱熙祚《黄帝内经灵枢跋》)。到宋哲宗元祐八年(公元一〇九三年)高丽献到医书，里面有一部九卷的《针经》，下诏颁布天下，然后中国方才又有一部完整的《针经》(见《宋史》卷十七《哲宗本纪》和江少虞《皇朝类苑》卷三十一《藏书之府》二十)。《中兴馆阁书目》既说《针经》是以《九针十二原》为首，而现今存在的《灵枢》正是以《九针十二原》为首，可见现今存在的《灵枢》即是高丽献到的《针经》，不过改为《灵枢》的名称而已，并不是唐宋时代的原本《灵枢》。至于林亿校正的残本《灵枢》早已亡佚了。

《灵枢》还有《九虚》《九灵》等名称。据日本丹波元胤说，《九卷》《针经》是这一部书原来的名称，而《灵枢》《九虚》《九灵》都是道家叫的名称(见丹波元胤《医籍考》卷五《黄帝灵枢经》条按语)。

⑫始于一，终于九焉：张介宾说：始于一，终于九，天地云全数也。针合三才而通万变，故数亦应之。

请言其道。小针①之要，易陈而难入②。粗守形，上守神③。神乎神，客在门④。未睹其疾，恶知其原⑤。刺之微，在速迟⑥。粗守关，上守机⑦。机之动，不离其空⑧。空中之机，清静而微⑨。其来不可逢，其往不可追⑩。知机之道者，不可挂以发⑪。不知机道，叩之不发⑫。知其往来，要与之期⑬。粗之闇乎，妙哉工独有之⑭。

往者为逆,来者为顺⑮。明知逆顺,正行无问⑯。迎而夺之,恶得无虚? 追⑰而济之,恶得无实⑱? 迎之随之,以意和之,针道毕矣⑲。

【本段提纲】　马莳说:此详言小针之要,而针道之所以毕也。自篇内"小针之要"以下,岐伯尽解于第三篇小针解之内,故愚释此篇即以《小针解》之义入之,不敢妄用臆说也。《素问》有《针解篇》亦与此二篇小同,当合三篇而观之,其义与余蕴矣。

伯坚按:《灵枢·小针解》对于本段有详细的解释可互参。

【集解】

①小针:马莳说:小针者,即上节微针也。

②易陈而难入:马莳说:小针之要,虽曰易陈,而人实难入。

张介宾说:易陈者,常法易言也。难入者,精微难及也。

张志聪说:易陈难入者,易言而难著于人也。

③粗守形,上守神:马莳说:粗工者,下工也。下工泥于形迹,徒守刺法。上工则守人之神。凡人之血气虚实,可补可泻,一以其神为主,不但用此针法而已也。

张介宾说:粗守形,粗工守形迹之见在也。上守神,上工察神气于冥冥也。不但用针,诸治皆然。

张志聪说:粗守形者,守皮脉筋肉骨之刺。上守神者,守血气之虚实而行补泻也。

④神乎神,客在门:马莳说:所谓神者,人之正气也,神乎哉此正气,不可不守也。邪气之所感有时,如客之往来有期,名之曰客。客在门者,邪客于各经之门户也。

张介宾说:神,正气也。客,邪气也。神乎神,言正气盛衰,当辨于疑似也。客在门,言邪之往来,当识其出入也。

张志聪说:神乎神,甚赞其得神之妙。门者,正气出入之门。客在门者,邪循正气出入之所也。

丹波元简说:《小针解》曰:"神客者,正邪共会也。神者,正气也。客者,邪气也。在门者,邪循正气之所出入也。"

⑤未睹其疾,恶知其原:马莳说:若未能先睹何经之疾,则恶知其病源所在,自有所治之处哉?

张介宾说:设未睹其疾之所在,又恶知其当治之原哉。

张志聪说:未睹其何经之疾,恶知其受病之原。

⑥刺之微,在速迟:马莳说:既知病源,可行刺法。刺之微妙,在于速迟。速迟者,即用针有疾徐之意也。

张志聪说:迟速,用针出入之疾徐也。

⑦粗守关,上守机:马莳说:粗工则徒守四肢之关节,而不知血气正邪之往来。上工则能守其机,即知此气之往来也。

张介宾说:粗守关,守四肢之关节也。上守机,察气至之动静也。

张志聪说:粗守关者,守四肢之关节。上守机者,守其空而当刺之时,如发弩机之速也。

⑧机之动,不离其空:马莳说:此机之动不离于骨空之中。《素问》有《骨空论》,指各经之穴言。

张介宾说:气机之至,随经皆有其处,可因之而知其虚实也。

张志聪说:不离其空者,乘空而发也。

丹波元简说:据《小针解》"空"下当有"中"字。

陆懋修说：空，苦动切，与孔通。

⑨空中之机，清静而微：马莳说：其间气有虚实而用针有疾徐，故空中之机，至清至静至微，针下既已得气，当密意守而勿失也。

张介宾说：言察宜详慎也。

张志聪说：邪正之气各有盛衰之时，宜补宜泻，当静守其空中之微，不可差之毫发。

⑩其来不可逢，其往不可追：《素问·离合真邪论》：方其来也，必按而止之，止而取之，无逢其冲而泻之。真气者，经气也，经气太虚，故曰"其来不可逢"，此之谓也。故曰：候邪不审，大气已过，泻之则真气脱，脱则不复，邪气复至而病益蓄，故曰"其往不可追"，此之谓也。

马莳说：如气盛则不可补，故其来不可逢也。如气虚则不可泻，故其往不可追也。

张介宾说：来不可逢，勿补其实也。往不可追，勿泻其虚也。

张志聪说：如其气方来，乃邪气正盛，邪气盛则正气大虚，不可乘其气来即迎而补之，当避其邪气之来锐。其气已往，则邪气已衰而正气将复，不可乘其气往，追而泻之，恐伤其正气。在于方来方去之微而发其机也。

⑪知机之道者，不可挂以发：马莳说：知机之道者，唯此一气而已，犹不可挂一发以间之，故守此气而勿失也。

张介宾说：机之道者，一气而已。不可挂以发，极言其精不可乱也。

张志聪说：其来不可逢，其往不可追，静守于来往之间而补泻之，少差毫发之间则失矣。

⑫不知机道，叩之不发：《素问·离合真邪论》：待邪之至时而发针焉矣。若先若后者，血气已尽，其病不可下。故曰：知其可取如发机，不知其取如扣椎。故曰："知机道者不可挂以发，不知机者扣之不发"，此之谓也。

马莳说：不知机之道者，虽叩之亦不发，以其不知虚实，不能补泻，血气已尽，而气故不下耳。

张介宾说：叩之不发，用失其道则气不至也。

张志聪说：粗工不知机道，叩之不发，补泻失时，则血气尽伤，而邪气不下。

⑬知其往来，要与之期：马莳说：知其往来，有逆顺盛虚之机。然后要与之期，乘气有可取之时。

张介宾说：知气之往来，有逆顺衰盛之机，而取舍弗失其时也。

⑭粗之闻乎，妙哉工独有之：马莳说：彼粗工冥冥，不知气之微密，其诚闻乎。妙哉工独有之，真上工尽知针意也。

张介宾说：粗者闻而弗知，妙工独见之矣。

丹波元简说：《甲乙》"工"作"上"。

钱熙祚说：原刻"上"作"工"，依《甲乙经》改。上文"粗守形，上守神，粗守关，上守机"，并以"粗"与"上"对言。又卷二《小针解篇》亦作"上"。

⑮往者为逆，来者为顺：张介宾说：往，气之去也，故为之逆。来，气之至也，故为之顺。

张志聪说：气往则邪正之气虚小，而补泻之为逆。气来则形气邪气相平，而行补泻为顺。是以明知顺逆，正行无间，知往来所取之时而取之也。

⑯明知逆顺，正行无问：马莳说：按《素问·至真要大论》亦有"明知顺逆，正行无问"二句，但彼论标本，而此论针法，辞同而意异也。

张介宾说：知往来之逆顺，则正法行之，不必疑而更问也。

丹波元简说:志本"问"作"间",非。

⑰追:钱熙祚说:原刻"随"误作"追",依《七十九难》引此文改。观下文"迎之随之"句,其义自明。

顾观光说:《素问·调经论》注引《针经》,亦作"追"。

⑱恶得无实:张介宾说:逆其气至而夺之,泻其实也,恶得无虚?随其气去而济之,补其虚也,恶得无实?故泻必因吸内针,补必因呼内针,此即迎来随去之义。

⑲迎之随之,以意和之,针道毕矣:马莳说:往者其气虚小,即为逆,故追而济之以行补法,恶得无实,来者形气将平,即为顺,故迎而夺之以行泻法,恶得无虚,此所以明知逆顺,乃正行之道,而不必复问于人,惟以追之随之而以吾意和之,此针道之所以毕也。

张介宾说:用针之法,补泻而已。补泻之法,迎随而已。必得其知,则针道毕于是矣。

凡用针者,虚则实之,满则泄之①。宛陈②则除之,邪胜则虚之③。大要④曰:"徐而疾则实,疾而徐则虚⑤。"言实与虚,若有若无⑥。察后与先,若亡若存⑦。为虚为实,若得若失⑧。虚实之要,九针最妙⑨。补泻之时,以针为之⑩。

泻曰迎之,迎之意必持而内之⑪,放而出之,排阳出针⑫,邪气得泄⑬。按而引针,是谓内温⑭,血不得散,气不得出也⑮。补曰随之⑯,随之意若忘之⑰。若行若按,如蚊虻止⑱。如留如还,去如弦绝⑲。令左属右,其气故止。外门已闭,中气乃实⑳。必无留血,急取诛之㉑。

【本段提纲】　马莳说:此承上文而言,用针之要,全凭虚实以为补泻也。按此节明解于《小针解篇》,彼《素问·针解篇》所解与此稍异。

【集解】

①凡用针者,虚则实之,满则泄之:马莳说:凡用针者,其气口虚则当补之,故曰虚则实之也。其气口盛则当泻之,故曰满则泄之也。气口为百脉所朝,故候此以知盛虚,《素问·阴阳别论》云:"气口成寸,以决死生。"(伯坚按:此出《素问·经脉别论》,非《阴阳别论》)。

张介宾说:此篇言用针之要,全凭虚实以为补泻,实即补也,泄即泻也。

②宛陈:陆懋修说:宛,纡勿切,与"苑""菀""郁"通。《甲乙经》作"菀"。《素问·针解篇》亦作"菀"。《礼·内则》:"兔为宛脾。"注:"宛,或作'郁'。"《史记·仓公传》:"寒湿气宛。"《集解》:"音'郁'。"陈,《汉书·食货志》:"陈陈相因。"注:"陈谓久旧也。"《素问·奇病论》:"治之以兰,除陈气也。"注:"陈,谓久旧也。"

伯坚按:宛陈,是体内的郁积。参阅《素问·汤液醪醴论》第五段"去宛陈莝"句下集解。

③宛陈则除之,邪胜则虚之:马莳说:血脉相结,则当去之,故曰宛陈则除之也。诸经邪盛,则当泻之,故曰邪胜则虚之也。

张介宾说:"宛""郁"同。陈,积也。除之去其滞,虚之泄其邪也。

张志聪说:宛陈则除之者,去胀中之蓄血也。邪胜则虚之者,言诸经有盛者皆泻其邪也。

④大要:丹波元简说:《大要》,古经篇名。

⑤徐而疾则实,疾而徐则虚:马莳说:凡欲补者,徐纳其针而疾出之,则为补,故曰徐而疾则实也。凡欲泻者,疾纳其针而徐出之,则为泻,故曰疾而徐则虚也。

张介宾说:徐出针而疾按之为补,故虚者可实。疾出针而徐按之为泻,故实者可虚。

⑥言实与虚,若有若无:马莳说:言实与虚,真若有而若无者,盖实者止于有气,虚者止于无

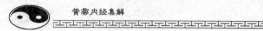

气,气本无形,似在有无之间耳。

张介宾说:实之为虚,在有气无气耳。气本无形,故若有若无,善察之者,神悟于有无之间也。

⑦察后与先,若亡若存:马莳说:察后与先,真若存而若亡者,盖实者先虚而后实,若亡而又若存也,虚者先实而后虚,若存而又若亡也。亦以虚实本于一气,似在存亡之间耳。

张介宾说:察后与先,求病所急而治分先后也。若存若亡,察气之行与不行,以为针之去留也。

张志聪说:察后与先,若亡若存者,言气之虚实补泻之先后也,察其气之以下与常存也。

钱熙祚说:原作"若存若亡",依卷二《小针解》文乙转,以此上下文并韵语也。古"先"字,读若"诜",正与"存"为韵。

⑧为虚为实,若得若失:马莳说:为虚与实,真若得而若失者,盖泻之而虚,恍然若有所失,补之而实,必然若有所得,亦以虚实本于一气,似在得失之间耳。

张介宾说:欲虚而虚,欲实而实,是得法也。粗工妄为,则失之矣(丹波元简说:《小针解》云:"为虚与实,若得若失者,言补者必然若有得也,泻则恍然若有失也。"知张注失经旨矣)。

顾观光说:"为虚为实",《小针解》作"为虚与实",与《素问·针解篇》合。

⑨虚实之要,九针最妙:《素问·针解篇》帝曰:"余闻九针上应天地、四时、阴阳、愿闻其方,令可传于后世以为常也。"岐伯曰:"夫一天、二地、三人、四时、五音、六律、七星、八风、九野,身形亦应之,针各有所宜,故曰九针。人皮应天,人肉应地,人脉应人,人筋应时,人身应音,人阴阳合度应律,人齿、面、目应星,人出入气应风,人九窍、三百六十五络应野,故一针皮,二针肉,三针脉,四针筋,五针骨,六针调阴阳,七针益精,八针除风,九针通九窍,除三百六十五节气,此之谓各有所主也。"

马莳说:虚实二字,实为用针之要,其九针之最妙者乎。

张志聪说:虚实之要,九针最妙,为其各有所宜也。

⑩补泻之时,以针为之:马莳说:因虚而补之以时,因实而泻之以时,不过以针为之而已。

张介宾说:当补当泻,用有其时,在气会之顷。

张志聪说:补泻之时,以针为之者,与气开合相得也。

丹波元简说:《针解篇》曰:"补泻之时者,与气开阖相合也。"

⑪泻曰迎之,迎之意必持而内之:《灵枢·终始篇》:泻者迎之。

马莳说:内,纳同。

钱熙祚说:原作"泻曰必持内之",共脱五字,依《甲乙经》补,与《素问·离合真邪论》注引此文合。

陆懋修说:内,奴对切,古"入"字通作"内"。《说文》:"内,入也,自外而入也。"

⑫排阳出针:张志聪说:排阳得针者,排针而得阳气者也。

钱熙祚说:原刻"出"作"得",依《甲乙经》改。又《甲乙经》,"阳"作"扬"。

⑬邪气得泄:张介宾说:凡用泻者,必持纳之,谓持之坚而入之锐也。放而出之,谓因其气来,出之疾而按之徐也,故可排开阳道以泄邪气。

张志聪说:得其正气,则邪气去矣。

⑭按而引针,是谓内温:丹波元简说:连下二句言补法,若病当用泻法,而反按而引针以补之,是谓内温,引针谓退其针。温,蕴同,乃《素问》温血之温,谓血气蕴蓄于内而不得散泄也。

诸注并接下文补曰为"释",恐误。

⑮血不得散,气不得出也:马莳说:其泻者始必持针以纳之,终必放针以出之,排阳气以得针,则邪气自得泄矣。其补者,按而引针以入之,是谓内温,使血不得散,气不得出,此则所以补之也。

张介宾说:凡用补者,必按其穴,而引退其针,是谓内温,故血不散,气不出,而虚者实矣。

张志聪说:内温者,针下热也,谓邪气去而正气不出也。此论泻邪而养其正也。

⑯补曰随之:《灵枢·终始篇》:补者迎之。

⑰随之意若忘之:张介宾说:随者因其气去,追而济之也。妄,虚妄也。意若妄之,言意会于有无之间也。

张志聪说:随之者,追而济之也。之,往也。若妄之者,虽追之而若无有所往。

丹波元简说:"妄",《甲乙》作"忘"。

钱熙祚说:原刻"忘"误作"妄",依《甲乙经》改。与《素问·离合真邪论》注引此文合。

⑱若行若按,如蚊虻止:马莳说:补之者,随之也。随之之意,若人之意妄有所之,若人之出妄有所行,若人之指妄有所按,如蚊虻止于其中。

张介宾说:若行若按,言行其气按其处也。若蚊虻止,言当轻巧无迹,而用得其精也。

⑲如留如还,去如弦绝:马莳说:如有所留而后有所还,及针将出时,如弦之绝,即始徐而终疾者也。

张介宾说:留,留针也。还,出针也。去如弦绝,轻且捷也,故无损而能补。

张志聪说:去如弦绝者,疾出其针,令左手按痏,右手出针,其正气故得止于内。

丹波元简说:"还",《甲乙》作"环"。

⑳令左属右,其气故止。外门已闭,中气乃实:马莳说:右手出针,而左手闭其外门,乃令左属右之法,其正气已止于其中,门户已闭于其外,中气乃实,必无留血。

张介宾说:右手出针,左手随而按扪之,是令左属右也,故门户闭于外,中气实于内。

㉑必无留血,急取诛之:马莳说:如有留血,当急取以责之,但此补法,必无留血者。

张介宾说:凡取血络者,不可使有留血,宜急去之也。

张志聪说:此补正运邪之法,故必无留血,没有留血,急取而诛之。

丹波元简说:以理推之,此间恐有遗脱。

　　持针之道,坚者为宝①。正指直刺,无针左右②。神在秋毫,属意病者③,审视血脉,刺之无殆④。方刺之时,必在悬阳及与两卫⑤。神属勿去,知病存亡⑥。取血脉者⑦,在腧横居,视之独满⑧,切之独坚⑨。

【本段提纲】　马莳说:此言持针之道,在守医者之神气,以视病者之血脉也。

【集解】

①持针之道,坚者为宝:马莳说:持针之道,贵于至坚,故坚者为宝。

张介宾说:坚而有力,则直达病所。

张志聪说:坚者,手如握虎也。

丹波元简说:《甲乙》"宝"作"实"。

钱熙祚说:"宝",《素问·针解篇》注引作"实"。

②正指直刺,无针左右:马莳说:既以坚持其针,乃正指而直刺之,无得轻针左右。

张介宾说:正而不斜,则必中气穴。

张志聪说：正指直刺者，义无邪下，欲端以正也。

③神在秋毫，属意病者：马莳说：当自守神气，不可眩惑，其妙在于秋毫之间而已。上文言"上守神"者，病者之神气。而此曰"神在秋毫"，"神属勿去"，乃医工之神气也。

④审视血脉，刺之无殆：马莳说：所谓神在秋毫者何哉，须知属意于病者，审视其血脉之虚实而刺之，则无危殆矣。

张介宾说：医之神见，在悉秋毫，必精必确，加意病者，详审血脉，然后刺之，庶无危殆。

张志聪说：神在秋毫，审视病者，静志观病人，无左右视也。

⑤方刺之时，必在悬阳及与两卫：马莳说：方刺之时，又在扬吾之卫气为阳气者，精爽不昧，而病人之卫气亦阳气也，当彼此皆扬，使吾之神气，属意于病者而勿去，则病之存亡可得而知也。

张介宾说：悬，犹举也。阳，神气也。凡刺之时，必先举神气为主，故曰悬阳。两卫者，卫气在阳，肌表之卫也。脾气在阴，藏府之卫也。二者皆神气所居，不可伤犯，凡用针者，首宜顾此，故曰两卫。

张志聪说：悬阳，心也。心藏神。方刺之时，得之于心，则神属于病者，而知病之存亡矣。经云："取血于荣，取气于卫。"卫气行阳行阴者也，故于两卫间以取阴阳之气。《卫气行篇》曰："是故谨候气之所在而刺之，是谓逢时。"病在于三阳，必候其气在阳分而刺之。病在于三阴，必候其气在阴分而刺之。

丹波元简说：《甲乙》"必"作"心"，"卫"作"衡"，注云"一作'冲'"。马以"阳"为"扬"，志以"悬阳"为心，并义难通，姑仍张注。

⑥神属勿去，知病存亡：张介宾说：此即悬阳之义，故存亡系之。

⑦取血脉者：钱熙祚说：原刻脱"取"字，依《甲乙经》补。

⑧视之独满：钱熙祚说："满"原刻作"澄"，依《甲乙经》改。

⑨切之独坚：马莳说：血脉何以验之，在于各经腧穴而横居其中者是也。视之独澄，切之独坚，此其为血脉耳。然必先自守其神，而后可以视病人之血脉，其乃要之要乎。

张介宾说：上文言神气之所居，此言血脉之所在也。视之独澄者，必欲索其隐。切之独坚者，必欲拔其本也。

张志聪说：腧，经腧也，《灵枢》第七十五《刺节真邪》曰："六经调者，谓之不病。一经上实下虚而不通者，此必有横络盛加于大经，令之不通，视而泻之，此所谓解结也。"故有血络横在于经腧者，当视之独清，切之独确而去之也。

九针之名，各不同形①。一曰镵针②，长一寸六分。二曰员针，长一寸六分。三曰鍉③针，长三寸半。四曰锋④针，长一寸六分。五曰铍⑤针，长四寸，广二分半。六曰员利针，长一寸六分。七曰毫针，长三寸六分⑥。八曰长针，长七寸。九曰大针，长四寸。镵针者，头大末锐，去泻阳气⑦。员针者，针如卵形，揩摩分间，不得伤肌肉，以泻分气⑧。鍉针者，锋如黍粟之锐，主按脉勿陷以致其气⑨。锋针者，刃三隅以发痼疾⑩。铍针者，末如剑锋以取大脓⑪。员利针者，大如氂⑫，且员且锐，中身微大，以取暴气⑬。毫针者，尖如蚊虻喙，静以徐往，微以久留之，而养以取痛痹⑭。长针者，锋利身薄，可以取远痹⑮。大针者，尖如梃⑯，其锋微员，以泻机关之水也⑰。九针毕矣⑱。

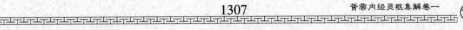

【本段提纲】　马莳说：此言九针之体而及其所以为用也。大义见本经《九针论》。

伯坚按：《灵枢》中讨论九针的共有三篇，一为本篇，一为第七《官针篇》，一为第七十八《九针论》。现将这三篇所讨论的关于九针的长度、形式和作用列表于下，以期明显：

九针	长度		形式		作用		
	九针十二原	九针论	九针十二原	九针论	九针十二原	官针	九针论
镵针	长一寸六分	长一寸六分	头大末锐	取法于巾针，去末半寸卒锐之	去泻阳气	病在皮肤无常处者取以镵针于病所	主热在头身
员针	长一寸六分	长一寸六分	针如卵形，揩摩分间，不得伤肌肉	取法于絮针，筒其身而卵其锋	以泻分气	病在分肉间，取以员针于病所	主治分肉间气
锓针	长三寸半	长三寸半	锋如黍粟之锐	取法如黍粟之锐	主按脉勿陷以致其气	病在脉气少当补之者，取之锓针于井荥分输	主按脉取气，令邪出
锋针	长一寸六分	长一寸六分	刃三隅	取法于絮针，筒其身，锋其末	以发痼疾	病在经络痼痹者，取以锋针	主痈热出血
铍针	长四寸，广二分半	长四寸，广二分半	末如剑锋	取法于剑锋	以取大脓	病为大脓者，取以铍针	主大痈脓、两热争者也
员利针	长一寸六分	长一寸六分	大如氂，且员且锐，中身微大	取法于氂针，微大其末，反小其身，令可深内也	以取暴气	痹气暴发者，取以员利针	主取痈痹
毫针	长三寸六分	长一寸六分	尖如蚊虻喙	取法于毫毛	静以徐往，微以久留之，而养以取痛痹	病痹气痛而不去者，取以毫针	主寒热痛痹在络者也
长针	长七寸	长七寸	锋利身薄	取法于綦针	以取远痹	病在中者取以长针	主取深邪远痹
大针	长四寸	长四寸	尖如梃，共锋微员	取法于锋针，其锋微员	以泻机关之水	病水肿不能通关节者，取以大针	主取大气不出关节者

【集解】

①九针之名，各不同形：《素问·针解篇》：九针之名，各不同形者，针穷其所当补泻也。

②镵针:陆懋修说:镵,钮衔切。《史记·扁鹊传》:"镵石桥引。"《索隐》:"镵,谓石针也。"

③锃:丹波元简说:锃,音时,又音低。镝也,箭镞也。

陆懋修说:锃,都奚切。《玉篇》:"锋也。"

④锋:丹波元简说:"锋",王本作"蜂",非。

⑤铍:丹波元简说:铍,音"皮"。《说文》:"大针也。"

⑥长三寸六分:《灵枢·九针论》:七曰毫针,长一寸六分。

丹波元简说:《九针论》作"一寸六分",是。

⑦镵针者,头大末锐,去泻阳气:《灵枢·官针》:病在皮肤无常处者,取以镵针于病所。肤白勿取。

《灵枢·九针论》:一曰镵针者,取法于巾针,去末半寸,卒锐之,主热在头身也。

⑧员针者,针如卵形,揩摩分间,不得伤肌肉,以泻分气:《灵枢·官针》:病在分肉间,取以员针于病所。

《灵枢·九针论》:二曰员针,取法于絮针,筩其身而卵其锋,主治分肉间气。

⑨锃针者,锋如黍粟之锐,主按脉勿陷以致其气:《灵枢·官针》:病在脉气少当补之者,取之锃针于井荥分输。

《灵枢·九针论》:三曰锃针,取法于黍粟之锐,主按脉取气,令邪出。

⑩锋针者,刃三隅以发痼疾:《灵枢·官针》:病在经络痼痹者,取以锋针。

《灵枢·九针论》:四曰锋针,取法于絮针,筩其身,锋其末,主痈热出血。

⑪铍针者,末如剑锋以取大脓:《灵枢·官针》:病为大脓者,取以铍针。

《灵枢·九针论》:五曰铍针,取法于剑锋,主大痈脓,两热争者也。

⑫大如氂:丹波元简说:前《王莽传》师古注:"毛之强曲者曰氂。"又《后汉·岑彭传》注:"氂,长毛也。"

陆懋修说:氂,莫袍切。《说文》:"氂,牦牛尾也。"

⑬员利针者,大如氂,且员且锐,中身微大,以取暴气:《灵枢·官针》:痹气暴发者,取以员利针。

《灵枢·九针论》:六曰员利针,取法于氂针,微大其末,反小其身,令可深内也,主取痈痹者也。

张介宾说:暴气,痹气之暴发也。

⑭毫针者,尖如蚊虻喙,静以徐往,微以久留之,而养以取痛痹:《灵枢·官针》:病痹气痛而不去者,取以毫针。

《灵枢·九针论》:七曰毫针,取法于毫毛,主寒热痛痹在络者也。

⑮长针者,锋利身薄,可以取远痹:《灵枢·官针》:病在中者,取以长针。

《灵枢·九针论》:八曰长针,取法于綦针,主取深邪远痹者也。

⑯梃:丹波元简说:"梃",《道藏》本作"挺"。"梃""挺"同,杖也。

⑰大针者,尖如梃,其锋微员,以泻机关之水也:《灵枢·官针》:病水肿不能通关节者,取以大针。

《灵枢·九针论》:九曰大针,取法于锋针,其锋微员,主取大气不出关节者也。

⑱九针毕矣:张志聪说:九针者,有九者之名,有九者之形,各随其所宜而用之,九针之论毕矣。

夫气之在脉也，邪气在上①，浊气在中②，清气在下③。故针陷脉则邪气出④，针中脉则浊气出⑤，针太深则邪气反沉，病益甚⑥。故曰：皮肉筋脉各有所处，病各有所舍⑦，各不同形，各以任其所宜。无实实，无虚虚⑧。损不足而益有余，是谓甚病，病益甚⑨。取五脉者死⑩，取三脉者恇⑪。夺阴者死⑫，夺阳者狂⑬。针害毕矣。

【本段提纲】　马莳说：此言三气之当刺，而又举针害以为戒也。

　　张志聪说：此复论小针刺邪之法，而并论其要害焉。

【集解】

①邪气在上：马莳说：邪气之中人也高，凡风寒暑雨之邪由上感之，故曰邪气在上也。

　　张介宾说：邪气在上者，贼风邪气也。

　　丹波元简说：此以下当参考《小针解》。

②浊气在中：张介宾说：浊气在中者，水谷之气也。

　　张志聪说：水谷入胃，其精气上注于肺，浊流于肠胃，寒温不适，饮食不节，病生于肠胃，故浊气在中也。

③清气在下：马莳说：清湿之地气，中人也必从足始，故曰清气在下也。

　　张介宾说：清气在下者，寒湿之气也。

　　张志聪说：清湿地气之中人也，必从足始，故清气在下也。

④故针陷脉则邪气出：马莳说：治之者必针其上，以取其陷脉，则上之邪气可出。

　　张介宾说：诸经孔穴，多在陷者之中，如《刺禁论》所谓"刺缺盆中内陷"之类是也。故凡欲去寒邪，须刺各经陷脉，则经气行而邪气出，乃所以取阳邪之在上者。

　　张志聪说：陷脉，额颅之脉，显陷于骨中，故针陷脉，则阳之表邪去矣。

⑤针中脉则浊气出：马莳说：针其中脉，以取足阳明胃经之合，即三里穴，则中之邪气可出。

　　丹波元简说：《小针解》云："取之阳明合也。"

⑥针太深则邪气反沉，病益甚：马莳说：针之勿宜太深，正以浮浅之病，不欲深刺，若刺之深，则邪气从之反沉，而病益深也。

　　张志聪说：针太深则邪气反沉者，言深浅之病不欲深刺也。深则邪气从之入，故曰反沉也。

　　钱熙祚说：原刻脱"甚"字，依《甲乙经》补。

⑦病各有所舍：原文作"病各有所宜"。今据《甲乙经》卷五针道第四改。

⑧无实实，无虚虚：丹波元简说：《甲乙》作"无实实虚虚"，是。

　　钱熙祚说：原刻"实""虚"二字并不重，依《甲乙经》补，与《素问·针解篇》注引此文合。

⑨是谓甚病，病益甚：马莳说：皮肉筋脉经络各有所主，九针各不同形，各当任其所宜，无实其实而益其有余，无虚其虚而损其不足，若实实虚虚，是谓甚人之病，彼病反益甚也。

　　张志聪说：皮肉筋骨各有所处者，言经络各有所主也。故病各有浅深之所宜，形有皮肉筋脉之不同，各随任其所宜而刺之，无实实，无虚虚，若损不足而益有余，则病益甚矣。

⑩取五脉者死：马莳说：凡病在中气不足，用针以大泻其诸经之脉，则五藏皆虚，故曰取五脉者死。

　　张介宾说：五脉者，五藏五输也。病在中气不足，而复尽泻其诸阴之脉，故必死。

　　张志聪说：五脉，五藏诸阴之脉也，为中气不足，则血脉之生原已虚，再泻其诸阴之脉，是虚于中而脱于外也。

⑪取三脉者恇:史嵩说:恇,曲王切。谨按,恇谓不足也。

马莳说:手足各有三阳,若尽泻三阳之气,则病人恇然而形体难复,故曰取三脉者恇。

张介宾说:手足各有三阳,六府脉也。六府各有六输,若不知虚实而尽泻之,令人恇然羸败,形气不可复也。恇,音匡,衰残也。

张志聪说:三脉,三阳之脉。恇,却也。言尽泻三阳之气,令人病怯然不复也。

丹波元简说:"三脉",据《小针解》,当作"三阳之脉"。

⑫夺阴者死:马莳说:本经《玉版篇》云:"追之五里,中道而止,五至而已,五往而藏之气尽矣。"言五里系手阳明大肠经穴,乃禁刺者也。追之五里以泻之,中道以出针,又复刺之者五,则五次泻之,而藏之气已尽。所谓藏者,手太阴肺经也,肺为百脉之宗,故曰夺阴者死。

张志聪说:夺阴者死,言取人之五里五往者也。《玉版篇》曰:"迎之五里,中道而止,五至而已,五往而藏之气尽矣。"张开之曰:"取尽五里,取皮肤阳分之气血也,而曰夺阴者,谓阳分之血气生于五藏之阴也。"

⑬夺阳者狂:马莳说:取三阳之脉,而夺之已尽,故曰夺阳者狂。

张志聪说:夺阳者狂,正言取之五里而或夺其阳也。

刺之而气不至,无问其数①。刺之而气至,乃去之,勿复针②。针各有所宜,各不同形,各任其所为③。刺之要,气至而有效。效之信,若风之吹云,明乎若见苍天。刺之道毕矣④。

【本段提纲】　马莳说:此又言刺道之要,以气之至与不至为度也。

张志聪说:此言刺之效,以得气为要也。上文言病各有所宜,此言针各有宜,而有大小长短之不同,各任其所宜而用之也。

【集解】

①无问其数:张介宾说:无问其数者,必以气至为度也,即"如待贵人不知日暮"云谓。

②刺之而气至,乃去之,勿复针:马莳说:若刺之而气已至,乃去之其针耳。

张介宾说:气至勿复针,恐其真气脱也。

③针各有所宜,各不同形,各任其所为:马莳说:上文曰皮肉筋脉各有所处,病各有所宜,各不同形,各以任其所宜,而此又重言针各有所宜,各不同形,各任其所为者,呼吸之意也。

张介宾说:皮肉筋骨,病各有处,用针各有所宜也。

④刺之要,气至而有效。效之信,若风之吹云,明乎若见苍天。刺之道毕矣:马莳说:既以气至而有效,则信哉有效之时,若风吹云,明乎若见苍天,此为有效之验也。

张介宾说:刺以气为要,以效为信,得其要则效,故如风之吹云,邪气去则正气见,故明乎若见苍天也。

张志聪说:若风之吹云,明乎若见青天,邪散而正气光明也。

黄帝曰:愿闻五藏六府所出之处①。

岐伯曰:五藏五腧,五五二十五腧②。六府六腧,六六三十六腧③。经脉十二④,络脉十五⑤,凡二十七气以上下⑥。所出为井⑦,所溜⑧为荥⑨,所注为输⑩,所行为经⑪,所入为合⑫。二十七气所行,皆在五腧也⑬。

【本段提纲】　马莳说:此言藏府有井荥输原经合之穴,皆经络之脉所由行也。

张志聪说:此言用针者当知藏府经脉之血气生始出入。

【集解】

①愿闻五藏六府所出之处：张介宾说：言脉气所出之处也。

②五藏五腧，五五二十五腧：马莳说：五藏者，心、肝、脾、肺、肾也。每藏有井、荥、输、经、合之五腧，则五五二十五腧也。

③六府六腧，六六三十六腧：马莳说：六府者，胆、胃、大肠、小肠、三焦、膀胱也。每府有井、荥、输、原、经、合之六腧，则六六三十六腧也。

张介宾说：五腧，即各经井、荥、腧、经、合穴，皆谓之腧。六府，复多一原穴，故各有六腧。

④经脉十二：马莳说：藏有五，府有六，而又加心包络经，则经脉计有十二。

⑤络脉十五：马莳说：十二经有十二络穴，而又加以督之长强，任之尾翳，及脾又有大包，则络脉计有十五。此十五络穴，据本经《经脉篇》而言，《难经》不言长强尾翳，而言阳跷阴跷，非经旨也。又据《素问·平人气象论》，则胃有二络，乃丰隆、虚里，观脾有二络公孙、大包，则胃宜有一络也。

伯坚按：络脉十五，详见《灵枢·经脉篇》。

⑥凡二十七气以上下：马莳说：以十二而加十五，凡有二十七气也，以此井荥输原经合之腧而行上行下。

⑦所出为井：马莳说：其始所出之穴，名为井穴，如水之所出，从山下之井始也，如肺经少商之类。

张介宾说：脉气由此而出，如井泉之发，其气正深也。

丹波元简说：《六十三难》杨注云："凡藏府皆以井为始。井者，谓谷井尔，非为掘作之井。山谷之中，泉水初出之处，名之曰井。井者，主出之义也。"

⑧溜：史嵩说："溜"，谨按《难经》当作"流"。

马莳说："溜"，"流"同。《难经》以"流"代之。

陆懋修说：溜，力救切。《一切经音义》引《苍颉篇》："溜，谓水下垂也。"《素问·阴阳别论》："阴阳相过曰溜。"

⑨荥：史嵩说：荥，音"营"，绝小水也。

马莳说：水从井而流，则为荥穴，荥者《释文》为小水也，如肺经鱼际之类。

张介宾说：急流曰溜，小水曰荥，脉出于井而溜于荥，其气尚微也。（丹波元简说：急流曰溜，未见所据。）

⑩所注为输：马莳说：输者，注此而输运之也，如肺经太渊之类。

张介宾说：注，灌注也。输，输运也。脉注于此而输于彼，其气渐盛也。

⑪所行为经：马莳说：经，从此而经过之，则为经穴，如肺经经渠之类。

张介宾说：脉气大行，经营于此，其正盛也。

丹波元简说：《六十三难》杨注云："经者，经也，亦经营之义也。"

⑫所入为合：马莳说：水有所会，则为合穴，如肺经尺泽之类。

张介宾说：脉气至此，渐为收藏，而入合于内也。

丹波元简说：《六十三难》杨注云："经行既达，合会于海，故名之曰合，合者会也。"

⑬二十七气所行，皆在五腧也：马莳说：凡二十七气所行，皆在此井荥输经合之五腧耳，言五腧而不言原穴者，以阴经有输而无原，而阳之原以输并之也。

张介宾说：二十七经络所行之气，皆在五腧之间也。

张志聪说：二十七气行于上下，五腧从络旁而入于中，与二十七气相合，水谷所生之血气从大络而出于皮肤，复从五腧而注于经脉，故曰二十七气所行皆在五腧也。六府以原经相合，亦为五腧。

节之交，三百六十五会①。知其要者，一言而终。不知其要，流散无穷②。所言节者，神气之所游行出入也，非皮肉筋骨也③。

【本段提纲】　马莳说：此言节之所交，正神之所出入，此其为要之当知也。

张志聪说：此言刺节者，当知神气之所出入也。

【集解】

①节之交，三百六十五会：马莳说：凡节之所交，计三百六十五会，实经络渗灌诸节者也。

张介宾说：人身气节之交，虽有三百六十五会，而其要则在乎五腧而已。

伯坚按：《素问·气穴论》说："溪谷三百六十五穴会。"这里所说"节之交三百六十五会"也就是指溪谷而言，是说人身有三百六十五个关节。

②知其要者，一言而终。不知其要，流散无穷：马莳说：此者者乃要之所在，故能知其要，一言而终，不知其要，则流散无穷。此四句见《素问·至真要大论》，但彼以司天在泉云寸尺左右应与不应言之。

③节之交，三百六十五会。知其要者，一言而终。不知其要，流散无穷。所言节者，神气之所游行出入也，非皮肉筋骨也：马莳说：节者，即神气之所游行出入也，非皮肉筋骨也。由此观之，则欲行针者当守其神，而欲守神者，当知其节，学者可不于三百六十五会而求之哉。

张介宾说：神气之所游行出入者，以穴腧为言也，故非皮肉筋骨之谓，知邪正虚实而取之弗失，即所谓知要也。

张志聪说：血者，神气也。二十七气三百六十五会，总属血气之流行，故曰知其要者一言而终。

睹其色，察其目，知其散复①。一其形，听其动静，知其邪正②。右主推之，左持而御之，气至而去之③。

【本段提纲】　马莳说：此又言用针之法，察色辨形以详审之，然后可以行针也。

【集解】

①睹其色，察其目，知其散复：马莳说：人之五色，皆见于目，故上下睹其色，必察其目，知其正气之散复。

张志聪说：此言上工观五色于目，知色之散复，即知病之散复矣。

②一其形，听其动静，知其邪正：马莳说：又必一其形，听其动静，凡尺之大小缓急滑涩无不知之，遂以言其所病，然后能知虚邪正邪之风。

张志聪说：知其邪正者，知论虚邪与正邪之风也。风乃天之正气四时有之。

③右主推之，左持而御之，气至而去之：马莳说：右手主于推之，所以入此针也。左手则持针而御之，然后可以出此针也。正以候其补泻已调，气之已至，始去其针也。

张介宾说：右主推之，所以入针也。左持而御之，所以护持也。邪气出而谷气至，然后可以出针。

张志聪说：右主推之，左持而御之，言持针而出入也。气至而去之者，言补泻气调而去之也。

凡将用针,必先诊脉,视气之剧易,乃可以治也①。五藏之气已绝于内,而用针者反实其外,是谓重竭,重竭必死,其死也静②。治之者辄反其气,取腋与膺③。五藏之气已绝于外,而用针者反实其内,是谓逆厥,逆厥则必死,其死也躁④。治之者反取四末⑤。

【本段提纲】　马莳说:此又言用针之要,必先诊脉,而误治者所以害人也。

【集解】

①凡将用针,必先诊脉,视气之剧易,乃可以治也:马莳说:凡将用针,必先诊脉,视脉气之剧易,乃可以治之。

张介宾说:病之虚实,不易识也,必察其脉,乃可知之。故凡将用针,必先诊脉,察之重轻,方可施治,否则未有不误而杀人者矣。

张志聪说:此言用针者必先诊脉,视五藏之气剧易,乃可以治也。

②五藏之气已绝于内,而用针者反实其外,是谓重竭,重竭必死,其死也静:马莳说:五藏之气已绝于内,则脉口气内绝不至(内绝不至者,重按之而脉不至),当实其内焉可也,而用针者反取其外之病处与阳经之合穴,有留针以致阳气,阳气至则内重竭。重竭则死,其死也无气以动,故静。

张介宾说:藏气已绝于内,阴虚也,反实其外,误益阳也。益阳则愈损其阴,是重竭也。阴竭必死,死则静也。

张志聪说:此言五藏之阴生于中焦之阳,故外致其阳,则内重竭矣。

③治之者辄反其气,取腋与膺:马莳说:所谓反实其外者,即辄反其气,取腋与膺也。腋与膺者,诸藏穴之标也,外也。

张介宾说:腋与膺皆藏脉所出,气绝于内而复取之,则致气于外而阴愈竭矣。

④五藏之气已绝于外,而用针者反实其内,是谓逆厥,逆厥则必死,其死也躁:马莳说:五藏之脉已绝于外,则脉口之气外绝不至(外绝不至者,轻举之而脉不至),当实其外焉可也。而用针者反实其内,取其四末之穴,即井荥输经合,诸藏之本也,内也。乃留针以致其阴气,则阳气入。阳气入则厥逆,厥逆则必死。其死也阴气为阳搏而有余,故躁(阳气内入而阴气有余,故阳入则躁)。又按此节以脉口气内绝不至为阴虚,理当补阴,即补藏。脉口气外绝不至,理当补阳,即补府。《难经》以寸口之心、肺为外为阳,尺之肾、肝为内为阴,乃奏越人之臆说,而非《小针解》之本义也。

张介宾说:藏气已绝于外,阳虚也,反实其内,误补阴也,助阴则阳气愈竭,故致四逆而厥,逆厥必死,死必躁也。

张志聪说:此言阴内而阳外,阳气内入则为逆矣。

⑤治之者反取四末:张介宾说:四末为诸阳之本,气绝于外而取其本,则阴气至而阳愈陷矣。

陆懋修说:《左》昭元年《传》:"风淫末疾。"注:"末,四肢也。"

刺之,害中而不去则精泄;不中而去①则致气。精泄则病益甚而恇②,致气则生为痈疡③。

【本段提纲】　马莳说:此承上文而言行针之误也。

张志聪说:此言取气之太过不及而皆能为害也。

【集解】

①不中而去：原文作"害中而去"。本经《寒热病篇》云："凡刺之，害中而不去则精泄；不中而去，则致气。"丹波元简也说："害"当作"不"。今据丹波元简说，依《灵枢·寒热病篇》改。

②精泄则病益甚而恇：马莳说：凡刺者泻实，既中其害，则当去其针，而久之不去，则精气反泄，所以病益甚而恇也。

张志聪说：夫气坐于精，故刺之害，中病而不去其针，则过伤其气，而致泄其生原，故病益甚而恇。

③致气则生为痈疡：马莳说：凡刺者补虚，既中其害，则当留针，而遂乃去之，则邪气仍致，所以生为痈疡也。

张介宾说：害中而不去，去针太迟也，不中而去，去针太早也，均足为害。

张志聪说：刺之害中而即去其针，邪未尽而正气未复，则致气留聚而为痈疽。《痈疽篇》曰："经脉流行而不上，与天同度，与地合纪，天宿失度，日月薄蚀，地经失纪，水道流溢，血脉荣卫，周流不休，气血不通，故为痈肿。"盖荣卫气血运行于外内上下之不息也，是以首篇与第八十一篇《始终论》精气之生始出入，若阴阳不调血气留滞，则为痈疡矣。

五藏有六府，六府有十二原。十二原出于四关，四关主治五藏。五藏有疾，当取之十二原①。十二原者，五藏之所以禀三百六十五节气味也。五藏有疾也，应出十二原。十二原各有所出。明知其原，观其应，而知五藏之害矣②。

阳中之少阴，肺也③，其原出于太渊。太渊，二④。阳中之太阳，心也⑤，其原出于大陵。大陵，二⑥。阴中之少阳，肝也⑦，其原出于太冲。太冲，二⑧。阴中之至阴，脾也⑨，其原出于太白。太白，二⑩。阴中之太阴，肾也⑪，其原出于太溪。太溪，二⑫。膏之原⑬出于鸠尾⑭。鸠尾，一。肓之原⑮出于脖胦⑯。脖胦，一。凡此十二原者，主治五藏六府之有疾者也⑰。

【本段提纲】　马莳说：此言五藏六府之有疾者，当取之十二原穴也。

【集解】

①五藏有六府，六府有十二原。十二原出于四关，四关主治五藏。五藏有疾，当取之十二原：马莳说：内有五藏，外有六府，以为之表里。藏府有十二原穴，十二原穴出于四关。四关者，即手肘足膝之所，乃关节之所系也。故凡井荣输经合之穴，皆手不过肘，而足不过膝也。此四关者，主治五藏，凡五藏有疾，当取之十二原。

张介宾说：藏府之气，表里相通，故五藏之表有六府，六府之外有十二原，十二原出于四关。四关者，即两肘两膝，乃周身骨节之大关也。故凡井荣输原经合穴，皆手不过肘，足不过膝。而此十二原者，故可以治五藏之疾。

②十二原者，五藏之所以禀三百六十五节气味也。五藏有疾也，应出十二原。十二原各有所出。明知其原，观其应，而知五藏之害矣：马莳说：十二原者，五藏之所以禀三百六十五节之气味也。故五藏有疾，应出于十二原。十二原各有所出，必明知其原，睹其应而知五藏之为害矣。

张介宾说：此十二原者，乃五藏之气所注，三百六十五节气味之所出也。故五藏有疾者，其气必应于十二原而各有所出。知其原，睹其应，则可知五藏之疾为害矣。

张志聪说：《痈疽篇》曰："中焦出气如露，上注溪谷，而渗孙脉，津液和调，变化而赤为血，血和则孙脉先满溢,乃注于络脉,皆盈,乃注于经脉,阴阳巳张,因息乃行,行有经纪,周有道理,与天合同,不得休止。"夫溪谷者,皮肤之分肉,是津液外注于皮肤,从孙络化赤,而注于藏府之原经,故曰十二原者,五藏之所以禀三百六十五节气味也。四关者,两肘两腋两髀两腘,皆机关之室,真气之所过,血络之所游行者也。十二原出于四关,四关主治五藏者。藏合府,而府有原,原有关,而关应藏,藏府阴阳相合,外内出入之相通也。故曰:"明知其原,睹其应,而知五藏之害矣。"

③阳中之少阴,肺也:《素问·金匮真言论》:背为阳,阳中之阴,肺也。

《素问·六节藏象论》:肺者,为阳中之少阴。

④其原出于太渊。太渊,二:张介宾说:心肺居于膈上,皆为阳藏,而肺则阳中之阴,故曰少阴。其原出于太渊二穴,即寸口也。

⑤阳中之太阳,心也:《素问·金匮真言论》:背为阳,阳中之阳,心也。

《素问·六节藏象论》:心者,为阳中之太阳。

⑥其原出于大陵。大陵,二:张介宾说:心为阳中之阳,故曰太阳。其原出于大陵。按大陵系手厥阴心主腧穴也。《邪客篇》:"帝曰:'手少阴之脉独无腧,何也?'岐伯曰:'少阴,心脉也。心者,五藏六府之大主也,精神之所舍也,其藏坚固,邪弗能容也。容之则心伤,心伤则神去,神去则死矣。故诸邪之在于心者,皆在于心之包络。包络者,心主之脉。'"故此言大陵也。大陵二穴,在掌后骨下两筋间。

⑦阴中之少阳,肝也:《素问·金匮真言论》:腹为阴,阴中之阳,肝也。

《素问·六节藏象论》:肝者,为阴中之少阳。

⑧其原出于太冲。太冲,二:张介宾说:肝脾肾居于膈下,皆为阴藏,而肝则阴中之阳,故曰少阳。其原出于太冲二穴,在足大趾本趾后二寸,动脉陷中。

⑨阴中之至阴,脾也:《素问·金匮真言论》:腹为阴,阴中之至阴,脾也。

《灵枢·阴阳系日月篇》:脾为阴中之至阴。

⑩其原出于太白。太白,二:张介宾说:脾属土而象地,故为阴中之至阴。其原出于太白二穴,在足大趾后内侧核骨下陷中。

⑪阴中之太阴,肾也:《素问·金匮真言论》:腹为阴,阴中之阴,肾也。

《素问·六节藏象论》:肾者,为阴中之太阴。

⑫其原出于太溪。太溪,二:张介宾说:肾在下而属水,故为阴中之太阴。其原出于太溪二穴,在足内踝后跟骨上动脉陷中。

⑬膏之原:张志聪说:津液者,水谷气味之所生也。中焦之气,蒸津液,化其精微,发泄于腠理;淖泽注于骨,补溢髓脑,润泽皮肤,是津液注于三百六十五节,而渗灌于皮肤肌腠者也。溢于外则皮肉膏肥,余于内则膏肓丰满。盖膏者藏府之膏膜,肓者肠胃之募原也。气味所生之津液,从内之膏肓而淖泽于外,是以膏肥之人,其肉淖而皮纵缓,故能纵复垂腴,外内之相应也。

丹波元简说:《左传》成公十年:"居肓之上,膏之下。"杜云:"肓,鬲也。心下为膏。"

⑭膏之原出于鸠尾:马莳说:膏之原,出于鸠尾,其穴一。(一名尾翳,一名𩪀骭。蔽骨之端,在臆前蔽骨下五分。人无蔽骨者,从歧骨下一寸。言其骨垂下如鸠尾形。禁灸。大妙手方可针。)

张介宾说:鸠尾,任脉穴,在臆前蔽骨下五分。

⑮肓之原：丹波元简说：志云："肓者肠胃之募原也。"简按：《腹中论》云："此风极也，其气溢于大肠，而著于肓，肓之原在脐下。"《刺禁论》云："鬲肓之上，中有父母。"杨注："心下鬲上为肓。"《痹论》云："陷于肓膜。"王注："肓膜谓五藏之间，鬲中之膜也。"《胀论》云："熏于肉肓，而中气穴。"《杂病篇》云："上冲肠胃，熏肝，散于肓，结于脐，故取之肓原以散之。"据以上经文考之，肓即鬲膜也，而藏府之间，悉有薄膜，其于躯壳中，遮隔浊气，最有用者为鬲膜，故单言肓则指鬲膜。张注《痹论》云："肓者，凡腔腹肉理之间，上下空隙之处，皆谓之肓。"然《史·扁鹊传》"搦荒"，《说苑》作"肓莫"，即肓膜也。空隙之处，安得搦之？肓自肓，原自原，安得释肓以膜原？二张之说，俱不可从。

　　陆懋修说：肓，呼尧切。《说文》："肓，心下鬲上也。"《左》成十年《传》："居肓之上。"注："肓，鬲也。"

⑯肓之原出于脖胦：张介宾说：脖胦，即下气海，一名下肓，在脐下一寸半，任脉穴。

　　丹波元简说：《玉篇》："脖胦，脐也。"犹天枢即脐，而其穴则在侠脐两傍各一寸邪。

　　陆懋修说：脖，蒲没切。胦，于良切。《甲乙经》："气海穴，一名脖胦，在脐下。"

⑰凡此十二原者，主治五藏六府之有疾者也：张介宾说：上文五藏之原各二，并膏肓之原，共为十二，而藏府表里之气皆通于此，故可以治五藏六府之有疾者也。

　　陈璧琉、郑卓人合编的《灵枢经白话解》：本节所指的十二原名称，是属于五藏各二穴及膏肓各一穴，并无六府所属的原穴，在《本输篇》中，则分别指出六府的原穴。后世所通称的十二原，就是将这六个阳经的原穴和本节所指出的五藏原穴，再加上心经的神门，这样藏府十二经就各有一个原穴。现在临床上所应用的十二原，也就是以每经一个原穴的十二穴，作为依据的。

　　胀取三阳①。飧泄取三阴②。

【本段提纲】　马莳说：此言胀与飧泄各有所取之经也。

【集解】

①胀取三阳：马莳说：凡病胀者，当取足三阳经，即胃、胆、膀胱也。

　　张介宾说：胀，腹胀也。病胀者当取足之三阳，即胃、胆、膀胱三经也。

②飧泄取三阴：马莳说：凡飧泄者，当取足三阴经，即脾、肝、肾也。

　　张介宾说：飧泄，完谷不化也。飧泄者当取足之三阴，即脾、肝、肾三经也。

　　今夫五藏之有疾也，譬犹刺也，犹污也，犹结也，犹闭也，刺虽久犹可拔也，污虽久犹可雪①也，结虽久犹可解也，闭虽久犹可决也，或言久疾之不可取者，非其说也。夫善用针者取其疾也，犹拔刺也，犹雪污也，犹解结也，犹决闭也，疾虽久犹可毕也。言不可治者，未得其术也②。

【本段提纲】　马莳说：此详喻久疾之犹可治也。

【集解】

①雪：丹波元简说：雪，洗也。

②疾虽久犹可毕也。言不可治者，未得其术也：张介宾说：此详言疾虽久而血气未败者，犹可以针治之。故善用针者，犹拔刺也，去刺于肤，贵轻捷也。犹雪污也，污染营卫，贵净涤也。犹解结也，结留关节，贵释散也。犹决闭也，闭塞道路，贵开通也。四者之用，各有精妙，要在轻摘其邪，而勿使略伤其正气耳，故特举此为谕。若能效而用之，则疾虽久未有不愈者矣。

张开之说:(张志聪注本):百病之始生也,皆生于风雨寒暑,阴阳喜怒,饮食起居,大惊卒恐,则血气分离,阴阳破散,经络厥绝,脉道不通。夫风雨寒暑,大惊卒恐,犹刺、犹污,病从外入者也。阴阳喜怒,饮食起居,犹结、犹闭,病从内生者也。千般疢难,不出外内二因,是以拔之、雪之,仍从外解;解之、决之,从内解也。知是二者,病虽久犹可毕也。言不可治者,不得其因也。

张兆璜说(张志聪注本):污在皮毛,刺在肤肉,结在血脉,闭在筋骨。

刺诸热者,如以手探汤[1]。刺寒清者,如人不欲行[2]。阴有阳疾者,取之下陵三里,正往无殆,气下乃止,不下复始也[3]。疾高而内者,取之阴之陵泉。疾高而外者,取之阳之陵泉也[4]。

【本段提纲】　马莳说:此言诸病各有当治之穴也。

【集解】

[1]刺诸热者,如以手探汤:马莳说:凡刺诸热者,如以手探汤,其热可畏也。

张介宾说:如以手探汤者,用在轻扬。热属阳,阳主于外,故治宜如此。

张志聪说:刺诸热者如以手探汤,谓热在皮肤,所当浅取之也。

[2]刺寒清者,如人不欲行:马莳说:刺寒冷者,如人不欲行,其寒可畏也。

张介宾说:如人不欲行者,有留恋之意也。阴寒凝滞,得气不易,故宜留针若此。

张志聪说:寒冷者内阴之虚寒,宜深取之,静以守气,故如人不欲行也。

[3]阴有阳疾者,取之下陵三里,正往无殆,气下乃止,不下复始也:马莳说:阴经有阳病者,当取之下陵三里,系足阳明胃经穴。用针以正往者,则无殆,候其气至乃止针。如不下,当复始也。

张介宾说:阴有阳疾者,热在阴分也。下陵即三里,足阳明经穴。殆,怠同。气下,邪气退也。如不退,当复刺之。

张志聪说:阴有阳疾者,阳邪而入于内也。下陵三里,在膝下三寸,足阳明之经,阳明之主阖也,至往无殆,气下乃止,使即从下解也。

[4]疾高而内者,取之阴之陵泉。疾高而外者,取之阳之陵泉也:马莳说:疾高而在内者,当取之下,故阴陵泉在膝下内廉,系足太阴脾经穴,必取此而刺之,所以应其上之内也。疾高而在外者,亦当取之下,故阳陵泉在膝下外廉,系足少阳胆经穴,必取此而刺之,所以应其上之外也。

张介宾说:疾高者,在上者也,当下取之。然高而内者属藏,故当取足太阴之阴陵泉。高而外者属府,故当取足少阳之阳陵泉也。

《九针十二原第一》今译

黄帝问岐伯说:我爱护万民,亲养百官,并征收了他们的租税,而哀怜他们发生疾病而不能自给。我想不用药物和砭石的治法,而用微针来疏通经脉,调和血气,以恢复正常的生理功能,必须找出针刺的规律,制定明确的方法,使人易于使用而难于忘掉,编成一部针经,以便永传后世,我希望知道关于针刺的一些详细内容。

岐伯回答说:我现在按次序从第一种针到第九种针谈起,这样系统分明,有条不紊。

现在讲一讲小针治病的原理。这个原理,说起来虽很容易,但技术上达到精妙的地步却很难。庸医只知道拘守形迹,按着固定的方法去做,而良医则自有神妙,可以随着病人的情况而使用针刺。邪气侵入人体的时候是很微妙的。如果不能确定疾病的所在,就不可能知道取用什么孔穴来治疗。针刺的微妙在于出入的快慢。庸医只知道注意四肢的关节,而良医则注意针刺的时机。针刺的时机是随着所取用的孔穴而变化的,是很微妙的。邪气正盛的时候,不可使用补法。邪气正在衰退的时候,不可使用泻法。善于掌握时机的医生则在时间上不会有毫发之差,不善于掌握时机的医生则不能起一点作用。必须知道邪气的盛虚,以便掌握针刺的时机。这些原理,庸医是不知道的,只有良医才知道。气去的时候是逆,气来的时候是顺。了解了逆顺,则在施行针刺时只须照着法则去做,不必更有什么疑惑了。在气来的时候施行泻法,自然造成虚的现象。在气去的时候施行补法,自然造成实的现象。或泻或补,随着不同的情况而使用,针刺的原理尽在于此了。

凡使用针刺疗法,对于虚的病人应当使用补法,对于实的病人应当使用泻法,郁积太久的东西应当除去,邪气太盛则应当攻邪。《大要》说:慢进针而快出针是补法。快进针而慢出针是泻法。针有气的为实,针下没气为虚,如何分别这种虚实的情况,究竟应当先使用哪一种针刺方法,这些都是很微妙而不易决定的。应当使其虚则用泻法,泻法是仿佛失掉了什么东西一样。应当使其实则用补法,补法是仿佛得到了什么东西一样。用泻法治虚和用补法治实,都需要使用九种形式不同的针。

泻法又叫作"迎",很快进针,得气后慢慢出针,退针时摇大针孔排出表阳,驱除邪气;如果在出针之时,按压穴孔,则会使血气蕴蓄在内,血不得散,邪不得出,这就不是泻法了。补法又叫作"随",进针时应慢慢刺入,轻轻提插,进针时如同蚊虫叮咬,似有似无,出针时快捷如同弦断,用右手出针而用左手按扪穴孔,使经气留止,不致外散,这样中气就会充实。皮下不可有血停留,如有血停留则应即时除去。

持针的法则,紧握针柄最重要。进针的时候要端正直下,不可左右斜插,要集中精神,注意病人,避开血脉,然后下针,方没有危险。下针之后,也要聚精会神,注意病人的两目和面部的神色变化,来观察疾病的消长情况。如果需要刺血脉放血,则应当刺横着在孔穴上的、看去特别充满而按着特别坚实的血脉。

九种针的形状各有不同。第一种叫作镵针,长一寸六分。第二种叫作员针,长一寸六分。第三种叫作锟针,长三寸半。第四种叫作锋针,长一寸六分。第五种叫作铍针,长四寸,宽二分半。第六种叫作员利针,长一寸六分。第七种叫作毫针,长三寸六分。第八种叫作长针,长七寸。第九种叫作大针,长四寸。镵针的上端粗大而下端尖锐,适用于浅刺泻肌表的阳热。员针下端圆钝如蛋形,用以揩摩肌肉,既不伤肌肉,又可泻出肌肉间的邪气。锟针下端尖锐,尖端如同黍粒,用以按摩经,不刺入皮肤之内,流通气血,以除邪气。锋针三面有刃,锐而锋利,用以治疗久病。铍针下端如同剑锋一样,用以排脓。员利针大小如同长毛,圆而尖锐,针身稍粗,用来治疗急病。毫针下端尖锐如同蚊虫的尖嘴,用这种针可以慢慢刺入皮肉,长时间留针,扶正祛邪,治疗痛痹。长针下端尖锐而全身细小,用这种针治疗久痹。大针下端稍圆如同杖棍一样,用这种针来泻出关节的积水。九种针的情况大致如此。

邪气侵犯经脉的部位各不相同,风热暑邪侵伤人上部;饮食不节,寒湿不适,浊气停于人体中部;清冷的寒湿之邪多伤人体下部。因此,针刺部位不同,其作用也不同,针刺上部筋骨陷中的腧穴,可使风热暑邪外出;针刺中部阳明经合穴,可调和胃肠,使浊气外出;病在浅表而针刺太深则引邪入里,使病更加重。所以说:皮肉筋脉的深浅部位不同,每种疾病邪气所侵犯的部位不同,针刺的深浅也各不相同。九种针的形状不同,各有它的适应证。病有虚实,治疗不能实证用补法,虚证用泻法,如果虚证用了泻法,实证用了补法,不仅不能减轻疾病,反而使疾病加重。若精气不足的人,误泻五脏腧穴,必致阴虚而死亡。阳气不足的人,误泻三阳经的腧穴,则使病人怯然不复。总之,阴气尽泻的必死,阳气尽泻的必狂,这些就是针刺补泻不当的害处。

进针之后要得气,如果没有得气则应当继续针刺,不问次数。如果已得气,则应当出针,不要再刺。九种针的形状各异,用途不同,要根据病情选用。针刺有效的关键是针下要有得气的感觉。疗效显著的,犹如风吹云散,天气由阴暗变晴朗一样。针刺的道理就是这样。

黄帝说我希望知道五脏六腑脉气所出之处。

岐伯说:五脏经脉各有井荥输经合五个特定的腧穴,五五共有二十五个腧穴。六腑经脉各有井荥输原经合六个特定的腧穴,六六共有三十六个特定的腧穴,这些腧穴是脏腑经气循行出入的地方。经脉有十二条,络脉有十五条,十二经加十五络,二十七脉之气通行全身上下。经脉所出为井,所流为荥,所注为输,所行为经,所入为合。这五个特别的腧穴,都是二十七脉气所行走的地方。

人身关节相交部位共有三百六十五处。把握要点的人,只须一两句话就能概括出来。不能把握要点的人,就会散漫不经。所谓关节相交处,指神气游行出入的地方,不是指皮肉筋骨而言。

观察病人的颜色和眼睛,就可以知道有病或已恢复。观察病人的整个形态动静和声音变化,就可以知道疾病的虚实变化。然后,右手插针,左手护针,待针下有针感时,即可出针。

在施行针刺疗法之前,必先诊脉,以观察病气的轻重,然后才可以开始治疗。如果脉搏重按似无,这是阴虚之象,若再用补法来针刺阳经,阳气盛则会使阴气更虚,这叫作重竭,这种病人必死,死的时候很安静。治疗这种病人应当针刺腋部和膺部的腧穴。如果脉搏轻按若无,这是阳虚之象,若再用补法来针刺阴经,阴气盛则会使阳气更虚,这叫作逆厥,这种病人必死,死的时候非常躁动。治疗这种病人应当针刺四肢的腧穴。

针刺一定要掌握好留针的时间,如已刺中病的要害,应当立即出针,若久久留针,则会使精气外泄;如没有刺中病的要害就出针,则邪气仍旧存在。如果精气外泄,则病会加重而人更衰弱;如果邪气仍旧存在,则会发生痈肿疮疡。

人身里面有五脏,表面有六腑,表里相合,六腑有十二个特别的腧穴,名叫十二原穴。这十二原穴出于四个大关节(两个肘关节和两个膝关节)。四关的原穴主治五脏的疾病,五脏如果有病,应当针刺这十二个原穴。这十二原穴,是五脏汇聚了全身三百六十五个关节的气所通过的地方,所以五脏有病能反映到这十二原穴,而十二原各有所属的脏腑,观察十二原的反应情况,就能知道五脏的疾病变化。

肺是阳中的少阴,它的原穴是太渊穴。太渊穴共有二穴,左右各一。心是阳中的太阳,它的原穴是大陵穴。大陵穴共有二穴,左右各一。肝是阴中的少阳,它的原穴是太冲穴。太冲穴共有二穴,左右各一。脾是阴中的至阴,它的原穴是太白穴。太白穴共有二穴,左右各一。肾是阴中的太阴,它的原穴是太溪穴。太溪穴共有二穴,左右各一。膏的原穴是鸠尾穴。鸠尾穴只有一穴。肓的原穴是脖胦穴。脖胦穴只有一穴。以上十二个原穴,是主治五脏六腑疾病的腧穴。

凡患腹胀的,应当针刺足三阳经脉的腧穴。凡患腹泻、食不消化的,应当针刺足三阴经脉的腧穴。

五脏有病,犹如身上扎了刺一样,犹如漂亮的东西沾染污秽一样,犹如绳子打了结一样,犹如江河被淤蔽一样。刺扎得虽久,仍然可以拔除。污垢虽久,仍然可以洗净。绳结打了虽久,仍然可以解开。江河壅蔽虽久,仍然可以疏通。有人说病如太久则不可以针刺,这是不正确的。凡是善于用针的医生治病,犹如拔刺,洗净污垢,解开绳结,疏通壅蔽一样,虽是久病仍旧可以治好。说久病不能治的人是由于他没有掌握治病的方法。

针刺外感热病,应浅刺快刺,如同用手试探沸水一样,一触即起。针刺阴寒凝滞之病,应当深刺留针待气,如同有所留恋不想行走一样。如果热在阴分,则应当针刺足三里穴,端正插针,不可懈怠,气至就要出针。如果没有感觉则应当再刺。病在上属于在脏的里证,则应当针刺阴陵泉穴。病在上属于腑的表证,则应当针刺阳陵泉穴。

本　输　第　二①

①本输第二:伯坚按:本篇和《甲乙经》《黄帝内经太素》《类经》三书的篇目对照,列表于下:

　　【释题】　马莳说:"输""俞""腧"三字,古通用。输者,以其脉气之转输也。俞者,从省。腧从肉。本篇"输"字,是言推本各经之有腧穴也,故名篇。

　　【提要】　本篇用黄帝、岐伯问答的形式,讲针刺疗法所用腧穴的部位。五藏的每一藏有井、荥、输、经、合五种腧穴,五五计二十五腧。六府的每一府有井、荥、输、原、经、合六种腧穴,六六计三十六腧。每一个腧有一个专名和一定的部位。末了讲春、夏、秋、冬四季不同,施行针刺疗法时所刺的腧穴也应不同,春天应刺荥,夏天应刺输,秋天应刺合,冬天应刺井。

　　黄帝问于岐伯曰:凡刺之道,必通十二经络之所终始①,络脉之所别处②,五输③之所留④,六府之所与合⑤,四时之所出入⑥,五藏之所溜处⑦,阔数之度⑧,浅深之状⑨,高下所至⑩,愿闻其解⑪。

岐伯曰：请言其次也⑫。肺出于少商。少商者，手大指端内侧也，为井木⑬。溜于鱼际。鱼际者，手鱼也，为荥⑭。注于太渊。太渊，鱼后一寸陷者中也，为输⑮。行于经渠。经渠，寸口中也，动而不居，为经⑯。入于尺泽。尺泽，肘中之动脉也，为合⑰。手太阴经也⑱。

【本段提纲】　马莳说：此言肺经井荥输经合之穴也。

【集解】

①必通十二经络之所终始：杨上善说：手之三阴始之于胸，终于手指。手之三阴始于手指，终之于头。足之三阳始起于头，终之于足。足之三阴始起于足，终之于腹。

马莳说：十二经者，手足经各有三阴三阳也。十五络者，十二经各有一络穴，唯脾有公孙、大包二络，其督脉经之长强、任脉经之尾翳，共有十五络穴也。

张介宾说：谓如十二经脉之起止有序也。

张志聪说：按经脉之所终始，手之三阳从手走头，足之三阴从头走足，足之三阴从足走腹，手之三阴从腹走手，始于肺而终于肝，常荣无已，终而复始，此血气循行之终始也。本篇论五藏六府之脉，皆出于指井，溜于荥，注于输，行于经，入于合，从四肢而通于藏府，此经脉之终始也。

②络脉之所别处：杨上善说：十五络脉，皆从藏府正经别走相入。

张介宾说：如十五络脉各有所别也。

张志聪说：络脉之所别处者，藏府之经别大络，与经脉缪处，通血脉于孙络，渗入于皮肤者也。六府之血气，从大络而外注于皮肤，复从指井而内注于血脉，故曰必通络脉之所别处。

③五输：陆懋修说：输，伤遇切，与腧通。《史记·扁鹊传》：“五藏之输。”《正义》：“十二经皆以输为原”。

④五输之所留：杨上善说：各从井出，留止于合。

马莳说：五输者，即每经之井荥输经合也。

张介宾说：如下文井荥输经合穴各有所留止也。

张志聪说：五藏之所留，谓五藏之五输也。

⑤六府之所与合：杨上善说：五藏六经为里，六府六经为表，表里合也。

马莳说：六府者，胆、胃、大小肠、膀胱、三焦也。

张介宾说：藏府有相合，三焦曰孤府。

张志聪说：六府之所与合，谓六府之六输也。

⑥四时之所出入：杨上善说：秋冬阳气从皮外入至骨髓，阴气出至皮外。春夏阴气从皮外入至骨髓，阳气出至皮外。

张志聪说：四时之所出入，血气随四时之气而生长收藏也。

⑦五藏之所溜处：杨上善说：藏府出于营卫二气，流行于身也。

肖延平说：《灵枢》“藏府”作“五藏”，“流行”作“溜处”。

张介宾说：言藏气所流之处，即前篇所出为井，所溜为荥也。

张志聪说：五藏之所溜处，谓五藏之血气溜于脉中，变见于气口，五藏之气血溜于脉外，从五里而变见于尺肤，此五藏之血气溜于皮肤经脉之外内者也。

⑧阔数之度：杨上善说：营卫所行阔数度量。

张志聪说：阔数，宽窄也。夫经脉有三百六十五穴会，络脉有三百六十五穴会，孙脉亦有三百六十五穴会,经脉宽大,孙脉窄小,故有阔数之度也。

⑨浅深之状:杨上善说:络脉为浅,经脉为深。

⑩高下所至:张志聪说:高下所至者,血气之上下循行也。

⑪愿闻其解:杨上善说:经脉高上于头,下至于足。此之九义,并请闻之。

张介宾说:阔数以察巨细,浅深以分表里,高下以辨本末,凡此者,皆刺家之要道,不可不通者也。

⑫请言其次也:杨上善说:次者,井荥输经合等阴阳五行次第也。

马莳说:凡经脉之所出者为井,所溜者为荥,所注者为输,所行者为经,所入者为合,如水之出于各井,而流之注之经之,始有所合也。阳经则有原穴,遇输穴,并过之,故治原即所以治输也。阴经止有输穴,遇输穴即代之,故治输即所以治原也。阳经之井属庚金,以阴经之井乙木为之合。阴经之井属乙木,以阳经之井庚金为之合。阳井金生阳荥水。阳荥水生阳输木。阳输木生阳经火。阳经火生阳合土。阴井木生阴荥火。阴荥火生阴输土。阴输火生阴经金。阴经金生阴合水。此五行相生之次也。

张志聪说:次,序也。

⑬为井木:杨上善说:肺脉从藏而起,出至大指次指之端,今至大指之端,还入于藏,此依经脉顺行从手逆数之法也。井者,古者以泉源出水之处为井也,掘地得水之后,仍以本为名,故曰井也。人之血气出于四肢,故脉出处以为井也。手足三阴皆以木为井,相生至于水之合也,手足三阳皆以金为井,相生至于土之合也。所谓阴脉出阳至阴而合,阳脉出阴至土而合也。

马莳说:肺出于少商,手大指端内侧也,为井木,去爪甲如韭叶。针一分,留三呼,泻五吸,不宜灸。

张介宾说:少商穴,乃肺经脉出为井也,其气属木。此下凡五藏之井,皆属阴木,故《六十四难》谓之阴井木也。按本篇五藏止言井木,六府止言井金,其他皆无五行之分,考之《六十四难》分析阴阳十变,而滑氏详注谓:"阴井木生阴荥火,阴荥火生阴输土,阴输土生阴经金,阴经金生阴合水,此言五藏之腧也。六府则阳井属金,阳井金生阳荥水,阳荥水生阳输木,阳输木生阳经火,阳经火生阳合土而五行始者矣。"

张志聪说:井者木上有水,乃淡渗皮肤之血,从井木而溜于脉中,注于输,行于经,动而不居,行至于肘膝,而与经脉中之血气相合者也。肺、心、肝、脾、肾,内之五藏也。胆、胃、大肠、小肠、三焦、膀胱,内之六府也。手足太阴、少阴、太阳、少阳,外之经气也。肺出于少商者,谓藏府之血气从大络而注于孙络皮肤之间,肺藏所出之血气从少商而合于手太阴之经也。十二藏府之脉出于井者,非经脉之贯通,是以十二经脉止论至肘膝而已。

丹波元简说:少商,《甲乙》云:"在手大指端内侧,去爪甲如韭叶。"

⑭手鱼也,为荥:杨上善说:腕前大节之后,状若鱼形,故曰手鱼也。脉出少商,溢入鱼际,故曰荥也。

马莳说:溜者,流也,溜于鱼际,即手之鱼肉也,为荥火。在大指本指后内侧陷中,针一分,留三呼,灸三壮。

张介宾说:此肺之所溜为荥也,属阴火。手鱼义详前二肺经条下。

张志聪说:鱼际在大指下高起之白肉际,为荥火,有如鱼腹,因此名之。

丹波元简说:《甲乙》云:"鱼际者火也,在手大指本节后内侧散脉中。"

⑮太渊,鱼后一寸陷者中也,为输:杨上善说:输,送致聚也。《八十一难》曰:"五藏输者,

三焦行气之所留止。"故肺气与三焦之气,送致聚于此处,故名为输也。

马莳说:注于太渊,鱼后一寸,陷者中也,为输土,掌后陷中,针一分,留三呼,灸三壮。

张介宾说:此肺经之所注为输也,属阴土。

⑯行于经渠。经渠,寸口中也,动而不居,为经:杨上善说:寸口之中,十二经脉历于渠沼,故曰经渠。居,停也。太阴之脉,动于寸口不息,故曰不居。经者,通也。肺气至此常通,故曰经也。

马莳说:行于经渠,寸口中也,动而不居,为经金,寸口陷中。针一分,留三呼,禁灸。

张介宾说:此肺金之所行为经也,属阴金。经渠当寸口陷中,动而不止,故曰不居。居,止也。

⑰尺泽,肘中之动脉也,为合:马莳说:入于尺泽,肘中约纹之动脉也,为合水。针三分,留三呼,灸三壮。

张介宾说:此肺经所入为合也,属阴水。

⑱手太阴经也:杨上善说:如水出井,以至海为合,脉出指井,至此合于本藏之气,故名为合。解余十腧,皆放于此。诸腧穴名义,已《明堂》具释也。

张介宾说:以上肺之五腧,皆手太阴经也。

心出于中冲。中冲,手中指之端也,为井木①。溜于劳宫。劳宫,掌中中指本节之内间也,为荥②。注于大陵。大陵,掌后两筋之间③,方下者也,为输④。行于间使。间使之道,两筋之间三寸之中也,有过则至,无过则止,为经⑤。入于曲泽。曲泽,肘内廉下陷者之中也,屈而得之,为合⑥。手少阴经也⑦。

【本段提纲】　马莳说:又以手厥阴心包络经言之。

【集解】

①心出于中冲。中冲,手中指之端也,为井木:张介宾说:此下五腧皆属手厥阴之穴,而本经直指为心腧者,正以心与心包本同一藏,其气相通,皆心所主,故诸邪之在于心者,皆在于心之包络,包络者心主之脉也。《邪客篇》曰:"手少阴之脉独无腧",正此之谓。

马莳说:出于中冲,在手中指之端,为井木,去爪甲如韭叶陷中。针一分,留三呼,灸一壮。

张介宾说:此心主之所出为井也,属阴木。

张志聪说:手少阴心经也,中冲,胞络之经也。心主血而胞络主脉,君相之合也。心出于中冲者,心藏所出之血气渗于皮肤之间,从中冲之井而行于手厥阴之经也。

②溜于劳宫。劳宫,掌中中指本节之内间也,为荥:杨上善说:《明堂》一名五星也,掌中动脉也。

马莳说:溜于劳宫在掌中,即中指本节后之内间也,为荥火。针三分,留六呼,禁灸。

张介宾说:此心主之所溜为荥也,属阴火。

丹波元简说:劳宫,《甲乙》云:"在掌中央动脉中。"

③掌后两筋之间:原文作"掌后两骨之间"。《甲乙经》卷三手厥阴心主及臂凡一十六穴第二十五:"大陵者,土也,在掌后两筋间陷者中。"今依《甲乙经》改。

④注于大陵。大陵,掌后两筋之间,方下者也,为输:杨上善说:方下,陷中也。

马莳说:注于大陵,在掌后两骨之间方下者也,为腧土。针五分,留七呼,灸三壮。

张介宾说:此心主之所注为输也,属阴土。方下,谓正当两骨之下也。

⑤行于间使。间使之道,两筋之间三寸之中也,有过则至,无过则止,为经:杨上善说:三寸之中者,三寸之际也。有虚实之过则气使至此,无过不至故止也。《明堂》此手心主经,下有少

阴五腧,此经所说心不受邪,故手少阴无腧也。

马莳说:行于间使,间使脉行两筋之间,三寸之中。有过者,有病也。有病则其脉至,无病则其脉止。所行为经金。针三分,留三呼,灸三壮。

张介宾说:此心主之所行为经也,属阴金。有过,有病也。此脉有病则至,无病则止也。

丹波元简说:间使,《甲乙》云:"在掌后三寸两筋间陷者中。"

⑥入于曲泽。曲泽,肘内廉下陷者之中也,屈而得之,为合:陆懋修说:廉,力盐切。《说文》:侧边曰廉。

马莳说:入于曲泽,即肘内廉下陷者之中也,屈肘而得之,所入为合水。针三分,留七呼,灸三壮。

张介宾说:此心主之所入为合也,属阴水。

⑦手少阴经也:马莳说:心为五藏六府之大主,不可受病,而心包络与心经相通,代君主以行事者也,凡刺穴者刺心包络而已,故此诸穴,本系包络经,而遂以手少阴心经名之也。

张介宾说:以上心主五腧,皆心所主,故曰手少阴也。

张志聪说:手少阴心脉也,故始曰心,末复曰手少阴也,然其中皆手厥阴心主包络之五腧,盖血者心神之化,与包络血脉相通,心藏所出之血气,间行于手少阴之经、手厥阴之经也。

肝出于大敦。大敦者,足大趾之端及三毛之中也,为井木①。溜于行间。行间,足大趾间也,为荥②。注于太冲。太冲,行间上二寸陷者之中也,为输③。行于中封。中封,内踝之前一寸半,陷者之中,使逆则宛,使和则通,摇足而得之,为经④。入于曲泉。曲泉,辅骨之下、大筋之上也,屈膝而得之,为合⑤。足厥阴经也⑥。

【本段提纲】 马莳说:此言肝经井荥输经合之穴也。

【集解】

①肝出于大敦。大敦者,足大趾之端及三毛之中也,为井木:杨上善说:足大趾端及三毛,皆是大敦厥阴脉井也。

马莳说:肝出于大敦,在足大趾之端、三毛之中也,为井木,去爪甲如韭叶。一云,内侧为隐白,外侧为大敦。针三分,留十呼,灸三壮。

张介宾说:此肝经之所出为井也,属阴木。

②溜于行间。行间,足大趾间也,为荥:马莳说:流于行间,在足大趾缝间,动脉应手之陷中,为荥火。针三分,留五呼,灸三壮。

张介宾说:此肝经之所溜为荥也,属阴火。

③注于太冲。太冲,行间上二寸陷者之中也,为输:杨上善说:《明堂》:"本节后二寸或一寸半陷中也。"

马莳说:注于太冲,在行间上二寸陷者之中,动脉应手,为腧土。……针三分,留十呼,灸三壮。

张介宾说:此肝经之所注为输也,属阴土。

④行于中封。中封,内踝之前一寸半,陷者之中,使逆则宛,使和则通,摇足而得之,为经:杨上善说:气行曰使。宛,不伸也,塞也。《明堂》:"内踝前一寸,仰足而取之,陷者中,伸足乃得之也。"

马莳说:行于中封,在内踝之前一寸半筋里宛宛陷中,使针而逆其气,是谓迎之也,迎而泻之,则宛宛中之穴可得,使其气既和,则其气自通,摇其足而得之,为经金。针四分,留七呼,灸三壮。

张介宾说:此肝经之所行为经也,属阴金。使逆则宛,使和则通,言用针治此者,逆其气则郁,和其气则通也。宛,郁同。

张志聪说:宛,郁也。所行为经者,为经行之道路,所以通往来之行使,故所行之血气厥逆,则郁滞其间而不行,如往来之血气相和,则通行于经脉之中矣。

⑤入于曲泉。曲泉,辅骨之下、大筋之上也,屈膝而得之,为合:《素问·骨空论》:侠膝之骨为连骸。骸下为辅。

杨上善说:《明堂》:"在膝内辅骨下,大筋上,小筋下,陷中也。"

马莳说:入于曲泉,在膝辅骨之下,大筋之上,屈膝横纹头取之,为合水。针六分,留十呼,灸三壮。

张介宾说:此肝经之所入为合也,属阴水。

丹波元简说:曲泉,《甲乙》云:"在膝内辅骨下,大筋上,小筋下,陷者中。"

⑥足厥阴经也:经,原脱,据《太素》卷十一本输补。

张介宾说:以上肝之五腧,皆足厥阴经也。

脾出于隐白。隐白者,足大趾之端,内侧也,为井木①。溜于大都。大都,本节之后下,陷者之中也,为荥②。注于太白。太白,核骨之下也③,为输④。行于商丘。商丘,内踝之下,陷者之中也,为经⑤。入于阴之陵泉。阴之陵泉,辅骨之下,陷者之中也,伸而得之,为合⑥。足太阴也⑦。

【本段提纲】 马莳说:此言脾经井荥输经合之穴也。

【集解】

①脾出于隐白。隐白者,足大趾之端,内侧也,为井木:马莳说:脾出于隐白,在足大趾之端内侧,为井木,去爪甲如韭叶。针一分,留三呼,灸三壮。

张介宾说:此脾经之所出为井也,属阴木。

②溜于大都。大都,本节之后下,陷者之中也,为荥:马莳说:流于大都,在本节之后内侧陷者之中,赤白肉之际,为荥火。针三分,灸三壮。

张介宾说:此脾经之所溜为荥也,属阴火。

③核骨之下也:原文作"腕骨之下也"。《甲乙经》卷三足太阴及股凡二十六穴第三十:"太白者,土也,在足内侧核骨下陷者中。"今据《甲乙经》改。

杨上善说:核骨在大指本节之后,然骨之前,高骨是也。

④注于太白。太白,核骨之下也,为输:马莳说:注于太白,在内踝前、核骨下、陷中,为腧土。针三分,灸三壮。

张介宾说:此脾经之所注为输也,属阴土。

⑤行于商丘。商丘,内踝之下,陷者之中也,为经:杨上善说:《明堂》:"足内踝下微前。"

马莳说:行于商丘,在内踝之下陷者之中也,为经金。针三分,灸三壮。

张介宾说:此脾经之所行为经也,属阴金。

⑥入于阴之陵泉。阴之陵泉,辅骨之下,陷者之中也,伸而得之,为合:马莳说:入阴陵泉,在膝内廉辅骨之下陷者之中,伸足而得之,为合木。阴陵泉当屈膝取,阴陵泉当伸足,与外廉阳

陵泉相对。针五分。

　　张介宾说：此脾经之所入为合也，属阴水。

　　丹波元简说：阴陵泉，《甲乙》云："在膝下内侧辅骨下陷者中，伸足乃得之。"

　　⑦足太阴也：张介宾说：以上脾之五腧，皆足太阴经也。

　　肾出于涌泉①。涌泉者，足心也，为井木。溜于然谷。然谷，然骨②之下者也，为荥③。注于太溪。太溪，内踝之后，跟骨之上，陷者中④也，为输⑤。行于复留。复留，内踝⑥上二寸，动而不休，为经⑦。入于阴谷。阴谷，辅骨之后，大筋之下，小筋之上也，按之应手，屈膝而得之，为合⑧。足少阴经也⑨。

　　【本段提纲】　马莳说：此言肾经井荥输经合之穴也。

　　【集解】

　　①涌泉：杨上善说：《明堂》："一名地冲也。"

　　马莳说：肾出于涌泉，在足心，为井木，屈足踡趾足心宛宛陷中，跪取之。针三分，留三呼，无令出血。灸三壮，灸不及针。

　　张介宾说：此肾经之所出为井也，属阴木。

　　②然骨：杨上善说：《明堂》："一名龙泉，在足内踝前起大骨下陷中。"即此大骨为然骨。

　　③溜于然谷。然谷，然骨之下者也，为荥：马莳说：流于然谷，在然骨之下，为荥火，一名龙渊，足内踝起大骨一寸下陷中。针三分，留三呼，不宜见血，令人立饥。灸三壮。

　　张介宾说：此肾经之所溜为荥也，属阴火。

　　④者中：钱熙祚说：原刻"者中"二字误倒，依《甲乙经》乙转，与前后文一例。

　　⑤注于太溪。太溪，内踝之后，跟骨之上，陷者中也，为输：杨上善说：《明堂》："跟骨上动脉也。"

　　马莳说：注于太溪，在内踝之后跟骨之上，动脉应手，为腧土。男女有此脉则生，无此则死。针三分，留七呼，灸三壮。

　　张介宾说：此肾经之所注为输也，属阴土。

　　⑥内踝：钱熙祚说：原刻"上"字在"内踝"上，依《甲乙经》乙转。

　　⑦行于复留。复留，内踝上二寸，动而不休，为经：杨上善说：《明堂》："一名昌阳，一名伏白，足少阴脉动不休也。"

　　马莳说：行于复溜，在足内踝上二寸筋骨陷中，其脉动而不休，为经金。前旁骨是复溜，后旁筋是交信，二穴止隔一条筋。针三分，留七呼，灸五壮。

　　张介宾说：此肾经之所行为经也，属阴金。

　　丹波元简说："复留"，此穴诸书不言有动脉。

　　⑧入于阴谷。阴谷，辅骨之后，大筋之下，小筋之上也，按之应手，屈膝而得之，为合：杨上善说：《明堂》："在膝内辅骨之后，按应手。"谓按之手下觉异也。

　　马莳说：入于阴谷，为合水。

　　张介宾说：此肾经之所入为合也，属阴水。

　　⑨足少阴经也：张介宾说：以上肾之五腧，皆足少阴经也。

　　膀胱出于至阴。至阴者，足小趾之端也，为井金①。溜于通谷。通谷，本节之前，外侧也，为荥②。注于束骨。束骨，本节之后，陷者中也，为输③。过于京骨。京

骨,足外侧大骨之下,为原④。行于昆仑。昆仑,在外踝之后,跟骨之上,为经⑤。入于委中,委中,腘⑥中央,为合,委⑦而取之⑧。足太阳经也⑨。

【本段提纲】　马莳说:此言膀胱经井荥输原经合之穴也。

【集解】

①膀胱出于至阴。至阴者,足小趾之端也,为井金:马莳说:膀胱出于至阴,在足小趾外侧端,为井金,去爪甲如韭叶,针一分,留五呼,灸三壮。

张介宾说:此膀胱经所出为井也。以下凡六府之井,皆属阳金,故《六十四难》谓之阳井金也。

丹波元简说:至阴,《甲乙》云:"在足小趾外侧,去爪甲如韭叶。"

②溜于通谷。通谷,本节之前,外侧也,为荥:杨上善说:《明堂》:"通谷者,小指外侧本节前陷中也。"

马莳说:流于通谷,在本节前外侧陷中,为荥水。针二分,留五呼,灸三壮。

张介宾说:此膀胱经所溜为荥也,属阳水。

③注于束骨。束骨,本节之后,陷者中也,为输:马莳说:注于束骨,在本节之后赤白肉际陷者中,为腧木。针三分,留七呼,灸三壮。

张介宾说:此膀胱经所注为输也,属阳木。

丹波元简说:《甲乙》云:"束骨,在足小趾外侧,本节后陷者中。"

④过于京骨。京骨,足外侧大骨之下,为原:杨上善说:脐下动气者人之生命,十二经之根本也,故名曰原。三焦者原气之别使,主行三气,经营五藏六府,故原者三焦之尊称也,是以五藏六府皆有原也。肺之原出大泉,心之原出大陵也,肝之原出太冲,脾之原出太白,肾之原出太溪,手少阴经原出神门掌后兑骨之端,此皆以输为原者,以输是三焦所行之气留止处也。六府原者,胆原出丘墟,胃原出冲阳,大肠原出合谷,小肠原出完骨,膀胱原出京骨,三焦原出阳池。六府者阳也,三焦行于诸阳,故置一输名原,不应五时也。所以府有六腧,亦与三焦共一气也。

马莳说:过于京骨,在外侧大骨之下赤白肉际陷中,为原木。针三分,留七呼,灸三壮。

张介宾说:本篇惟六府有原,而五藏则无,前十二原篇所言五藏之原,即本篇五藏之输,然则阴经之输即原也。阳经之原自输而过,本为同气,亦当属阳木,下仿此。

丹波元简说:《甲乙》云:"京骨,在足外侧大骨下,赤白肉际陷者中,按而得之。"

⑤行于昆仑。昆仑,在外踝之后,跟骨之上,为经:马莳说:行于昆仑,在外踝之后,跟骨之上,细脉应手,为经火。针五分,留十呼。妊妇刺之落胎。灸三壮。

张介宾说:此膀胱经所行为经也,属阳火。

丹波元简说:《甲乙》云:"昆仑,在足外踝后跟骨上陷中,细脉动应手。"

⑥腘:《至真要大论》:腘如结。注:腘,谓膝后曲脚之中也。

⑦委:丹波元简说:委,曲也。

⑧入于委中,委中,腘中央,为合,委而取之:马莳说:入于委中,膝后腘中约纹中动脉,为合土,一名郄血,令人面柤伏地卧取之。针五分,留七呼,灸三壮。

张介宾说:此膀胱经所入为合也,属阳土。

丹波元简说:《甲乙》云:"委中,在腘中央约纹中动脉。"《素问·骨空论》注云:"腘谓膝解之后,曲脚之中,背面取之。"《素问·刺腰痛论》注云:"在膝后屈处。"

⑨足太阳经也:经,原脱,据《太素》卷十一本输补。

张介宾说:以上膀胱六输,皆太阳经也。

胆出于窍阴。窍阴者,足小趾次趾之端也,为井金①。溜于侠溪。侠溪,足小趾次趾之间也,为荥②。注于临泣。临泣,上行一寸半,陷者中也,为输③。过于丘墟。丘墟,外踝之前下,陷者中也,为原④。行于阳辅。阳辅,外踝之上,辅骨之前,及绝骨⑤之端也,为经⑥。入于阳之陵泉。阳之陵泉,在膝外,陷者中也,为合,伸而得之⑦。足少阳经也⑧。

【本段提纲】　马莳说:此言胆经井荥输原经合之穴也。

【集解】

①胆出于窍阴。窍阴者,足小趾次趾之端也,为井金:马莳说:胆出于窍阴,在足小趾之次趾即第四趾之端,为井金,去爪甲如韭叶。针一分,留三呼,灸三壮。

张介宾说:此胆经之所出为井也,属阳金。

丹波元简说:《甲乙》云:"窍阴,在足小趾次趾之端,去爪甲如韭叶。"

②溜于侠溪。侠溪,足小趾次趾之间也,为荥:陆懋修说:侠,胡类切,与挟通。……《内经》"挟"字多作"侠",举此例之。溪,苦奚切。《素问·气穴论》:"肉之小会为溪。"《甲乙经》:"侠溪穴在足小趾次趾二歧骨间。"

马莳说:流于侠溪,在足小趾次趾歧骨间本节前,为荥水。针三分,留三呼,灸三壮。

张介宾说:此胆经之所溜为荥也,属阳水。

丹波元简说:《甲乙》云:"侠溪,在足小趾次趾二歧骨间,本节前陷者中。"

③注于临泣。临泣,上行一寸半,陷者中也,为输:马莳说:注于临泣,去侠溪上行一寸半,即本节后陷者中,为腧木。针二分,留五呼,灸三壮。

张介宾说:此胆经之所注为输也,属阳木。

丹波元简说:《甲乙》云:"临泣,在足小趾次趾本节后间陷者中,去侠溪一寸五分。"

④过于丘墟。丘墟,外踝之前下,陷者中也,为原:马莳说:过于丘墟,在外踝之前陷中,去临泣三寸,为原木。针五分,留七呼,灸三壮。

张介宾说:此胆经之所过为原也,亦属阳木。

丹波元简说:《甲乙》云:"丘墟,在足外廉踝下如前陷者中,去临泣一寸。"

⑤绝骨:绝骨是足外踝上附着腓骨的细而短的骨。

⑥行于阳辅。阳辅,外踝之上,辅骨之前,及绝骨之端也,为经:杨上善说:《明堂》无"及","及"即两处也。

马莳说:行于阳辅,在外踝之上四寸,辅骨之前绝骨之端三分,去丘墟七寸,为经火。针五分,留七呼,灸三壮。

张介宾说:此胆经之所行为经也,属阳火。

⑦入于阳之陵泉。阳之陵泉,在膝外,陷者中也,为合,伸而得之:马莳说:入于阳陵泉,在膝外廉下一寸陷者中,伸足而得之,为合土。针六分,留十呼,灸三壮。

张介宾说:此胆经之所入为合也,属阳土。

丹波元简说:《甲乙》云:"阳陵泉,在膝下一寸䯒外廉陷者中。"

⑧足少阳经也:经,原脱,据《太素》卷十一本输补。

张介宾说:以上胆之六输,皆足少阳经也。

　　胃出于厉兑。厉兑者,足大趾内次趾之端也,为井金①。溜于内庭。内庭,次趾外间也,为荥②。注于陷谷。陷谷者,上中趾内间,上行二寸,陷者中也,为输③。过于冲阳。冲阳,足跗上五寸,陷者中也,为原,摇足而得之④。行于解溪。解溪,上冲阳一寸半,陷者中也,为经⑤。入于下陵。下陵,膝下三寸,胻骨外三里也,为合⑥。复下三里三寸为巨虚上廉,复下上廉三寸为巨虚下廉也。大肠属上,小肠属下。足阳明,胃脉也,大肠小肠皆属于胃⑦。是足阳明经也⑧。

【本段提纲】　马莳说:此言胃经井荥输原经合之穴也。

【集解】

　　①胃出于厉兑。厉兑者,足大趾内次趾之端也,为井金:马莳说:胃出于厉兑,在足大趾之次趾端,为井金,去爪甲如韭叶。针一分,灸一壮。

　　张介宾说:此胃经之所出为井也,属阳金。

　　丹波元简说:《甲乙》云:"厉兑,在足大趾次趾之端,去爪甲角如韭叶。"

　　②溜于内庭。内庭,次趾外间也,为荥:马莳说:流于内庭,在次趾外间陷中,为荥水。针三分,留十呼,灸三壮。

　　张介宾说:此胃经之所溜为荥也,属阳水。

　　③注于陷谷。陷谷者,上中趾内间,上行二寸,陷者中也,为输:马莳说:注于陷谷,在次趾之外间上中趾之内间,上行去内庭二寸陷者中,为腧木。针五分,留七呼,灸三壮。

　　张介宾说:此胃经之注为输也,属阳木。

　　④过于冲阳。冲阳,足跗上五寸,陷者中也,为原,摇足而得之:陆懋修说:跗,甫无切,亦作跌。

　　杨上善说:过于冲阳,冲阳者足跗上五寸陷者中也,为原,摇足而得之。《明堂》:"一名会原,足跗上五寸骨间动脉上,去陷谷三寸也。"

　　马莳说:过于冲阳,在足跗上五寸去陷谷三寸陷者中,摇足而得之,为原木。针三分,留十呼,灸三壮。

　　张介宾说:此胃经之所过为原也,亦当属木。

　　丹波元简说:《甲乙》云:"冲阳,在足跌上五寸骨间动脉上,去陷谷三寸。"

　　⑤行于解溪。解溪,上冲阳一寸半,陷者中也,为经:杨上善说:行于解溪,解溪者上冲阳一寸半陷者中也,为经。

　　马莳说:行于解溪,上冲阳一寸半陷者中,为经火。针五分,留三呼,灸三壮。

　　张介宾说:此胃经之所行为经也,属阳火。

　　⑥入于下陵。下陵,膝下三寸,胻骨外三里也,为合:陆懋修说:胻,户庚切,亦作"骭"。《说文》:"胻,胫耑也。"

　　马莳说:入于下陵,即膝下三寸胻骨外廉大筋宛宛中之三里穴也,为合土。针五分,留五呼,多可日灸七壮,加至百壮。

　　张介宾说:此胃经之所入为合也,属阳土。

　　⑦复下三里三寸为巨虚上廉,复下上廉三寸为巨虚下廉也。大肠属上,小肠属下。足阳明,胃脉也,大肠小肠皆属于胃:杨上善说:人膝如陵,陵下三寸,一寸为一里也。三里以下三寸之下上下处,上际为上廉,下际为下廉。以在骭骨外侧,故名为廉。足阳明脉行此虚中,大肠之

气在上廉中与阳明合,小肠之气在下廉中与阳明合,故曰大肠属上,小肠属下也。

马蒔说:又三里下三寸为巨虚上廉(一名上巨虚),复下上廉三寸为巨虚下廉(一名下巨虚),大肠经属于上巨虚,小肠经属于下巨虚,正以胃为五藏六府之海,而大小肠二经又属之胃穴耳。

张介宾说:三里下三寸为上廉,上廉下三寸为下廉,大肠属上廉,小肠属下廉,盖胃为六府之长,而大肠、小肠皆与胃连,居胃之下,气本一贯,故皆属于胃,而其下输于足阳明经也。

⑧是足阳明经也:经,原脱,据《太素》卷十一本输补。

张介宾说:以上皆胃之腧,即足阳明经也。

三焦者,上合手少阳,出于关冲。关冲者,手小指次指之端也,为井金①。溜于液门。液门,小指次指之间也,为荥②。注于中渚。中渚,本节之后,陷者中也,为输③。

过于阳池。阳池,在腕上陷者之中也,为原④。行于支沟。支沟,上腕三寸两骨之间陷者中也,为经⑤。入于天井。天井,在肘外大骨之上陷者中也,为合,屈肘乃得之⑥。三焦下输⑦,在于足太阳之前⑧、少阳之后、出于腘中外廉,名曰委阳,是太阳络也⑨。手少阳经也⑩。

三焦者,足少阳太阳之所将⑪,太阳之别也⑫。上踝五寸别入贯腨肠⑬,出于委阳,并太阳之正,入络膀胱,约下焦⑭。实则闭癃⑮,虚则遗溺。遗溺则补之,闭癃则泻之⑯。

【本段提纲】 马蒔说:此言三焦经井荥输原经合之穴也。

【集解】

①三焦者,上合手少阳,出于关冲。关冲者,手小指次指之端也,为井金:马蒔说:本经《本藏篇》言肾合三焦、膀胱,则是左肾合膀胱,而右肾合三焦也。然于焦下与右肾相合,而其脉上行于手之第四指,故曰上合于手之少阳也。出于关冲,在手小指之次指,即手第四指之端也,为井金。针一分,留三呼,灸三壮。

张介宾说:此三焦之所出为井也,属阳金。

丹波元简说:《甲乙》云:"关冲,在手小指次指之端,去爪甲角如韭叶。"

张志聪说:三焦之气出于肾,游行于上中下而各归其部,出于手少阳之经,故曰三焦者上合手少阳。

②溜于液门。液门,小指次指之间也,为荥:马蒔说:流于液门,在小指之次指间陷中,握拳取之,为荥水。针一分,留三呼,灸三壮。

张介宾说:此三焦之所溜为荥也,属阳水。

③注于中渚。中渚,本节之后,陷者中也,为输:马蒔说:注于中渚,在手小指之次指本节后陷中,为输木,液门下三寸。针三分,留二呼,灸三壮。

张介宾说:此三焦之所注为输也,属阳木。

④过于阳池。阳池,在腕上陷者之中也,为原:杨上善说:阳池,《明堂》:"一名别阳,在手表腕上陷中也。"

马蒔说:过于阳池,在手腕上陷者,为原木。针二分,留六呼,禁灸。

张介宾说:此三焦之所过为原也,亦属阳木。

⑤行于支沟。支沟,上腕三寸两骨之间陷者中也,为经:马莳说:行于支沟,上手腕后臂外二寸两骨间陷中,名经火,一名飞虎,针二分,留七呼,灸三壮。

　　张介宾说:此三焦之所行为经也,属阳火。

　　⑥入于天井。天井,在肘外大骨之上陷者中也,为合,屈肘乃得之:马莳说:入于天井,在肘外大骨之上陷中,屈肘拱胸得之,为合土。针三分,留七呼,灸五壮。

　　张介宾说:此三焦之所入为合也,属阳土。

　　⑦三焦下输:杨上善说:上焦如雾,中焦如沤,下焦如渎,此三焦之气上下皆通,故上输在背第十三椎下两旁各一寸半,下输在此太阳之间,出腘外廉足太阳络。三焦下行气聚之处,故曰下输也。

　　马莳说:三焦之经脉虽行于手,而其府则附于右臂而生,故其所附之下输又在于足,其穴在足大指之前,即足太阳膀胱经脉气所行及足少阳胆经脉气所行之后,出于腘中外廉,名曰委阳,是足太阳膀胱经之络脉所别,正手少阳三焦经之下输也。

　　张介宾说:按三焦者虽经属手少阳,而下输仍在足,可见三焦有上中下之分,而通身脉络无所不在也。

　　⑧三焦下输,在于足太阳之前:马莳说:"足大趾之前",当作"足小趾之前",盖小趾乃足太阳膀胱经脉气所行也。

　　张介宾说:"足大趾"当作"足小趾",盖小趾乃足太阳脉气所行,而三焦下输则并足太阳经出小趾之前,上行足少阳经之后,上出腘中外廉委阳穴,是足太阳之络也。按《邪气藏府病形篇》曰:"三焦病者,候在足太阳之外大络,大络在太阳少阳之间。"则此为小趾无疑。

　　丹波元简说:考《甲乙》云:"委阳,三焦下辅输也,在足太阳之前,少阳之后,出于腘中外廉两筋间,承跌下六寸,此足太阳之别络也。"据《邪气藏府病形篇》及《甲乙》,"足大趾之前"当作"足太阳之前"。

　　钱熙祚说:原刻"太阳"误作"大趾",依《甲乙经》改。

　　⑨是太阳络也:钱熙祚说:《甲乙经》云:"足太阳之别络也",于文为备。

　　⑩手少阳经也:张介宾说:以上三焦之输,皆手少阳经也。

　　⑪三焦者,足少阳太阳之所将:张介宾说:将,领也。

　　丹波元简说:"足少阳太阴之所将",一本作"阳",注亦见道藏本。据上文,"阴"作"阳"为是。马氏仍此,而张云:"阳阴二字互谬也,当作少阴太阳,盖三焦属肾与膀胱也。将,领也。"改少阳为少阴,亦未为得矣。《宣明五气篇》王注引本经云:"三焦者太阳之别也。"

　　⑫太阳之别也:张志聪说:夫直行者为经,斜络者为络,此太阳之别络,间于足少阳太阴之间,故曰少阳太阴之所将,太阳之别也。

　　顾观光说:《素问·金匮真言论》《宣明五气篇》两注并引"足三焦者太阳之别也",与王海藏《此事难知》合。今本"足"字误脱在下,当依王注乙转。三焦为孤府,自下至上无所不统,故经之在上者属手,输之在下者居足,曰足三焦谓三焦输之在足者耳,王氏谓三焦有二,则大误矣。

　　⑬上踝五寸别入贯腨肠:杨上善说:腨,腓肠也。

　　马莳说:腨肠者,即足腹也。

　　陆懋修说:腨,市兖切,亦作踹腨。《说文》:"腨,腓肠也。"

　　⑭入络膀胱,约下焦:杨上善说:肾间动气,足太阳将原气,别使三焦之气出足外侧大骨下赤白肉际陷中为原,上踝五寸,别入贯踹肠,出委阳,并太阴之正,入腹络膀胱。下焦,即膀胱

也。原气太阳络于膀胱,节约膀胱,使溲便调也。以此三焦原气行足,故名足三焦也。

马莳说:此三焦者乃足少阳胆经,足太阳膀胱经之所将。将者,相将而行也,此委阳者,正足太阳膀胱经脉别行之穴也。其上外踝计五寸名光明穴,又足少阳胆经之络穴,别行者三焦与之别入贯腨肠。其出于委阳穴,乃并足太阳膀胱经之正脉,入内络于膀胱,同约束下焦。

张介宾说:此复言三焦下输之所行及其所主之病也。将,领也。三焦下输即足太阳之别络,故自踝上五寸间,别入腨肠,以出于委阳穴,乃并太阳之正脉,入络膀胱,而约束下焦,而其为病如此。

⑮实则闭癃:陆懋修说:癃,立中切,亦作癃。《素问·宣明五气篇》:"膀胱不利为癃。"……义同。癃,不得小便也。

⑯闭癃则泻之:马莳说:实则为病闭癃,闭癃者水道不利也,当泻之。虚则为病遗溺,当补之。

小肠者①,上合手太阳,出于少泽。少泽,小指之端也,为井金②。溜于前谷。前谷,在手外廉本节前,陷者中也,为荥③。注于后溪。后溪者,在手外侧本节之后也,为输④。过于腕骨。腕骨,在手外侧腕骨之前,为原⑤。行于阳谷。阳谷,在锐骨之下陷者中也,为经⑥。入于小海。小海,在肘内大骨之外⑦,去端半寸,陷者中也,伸臂而得之⑧,为合⑨。手太阳经也⑩。

【本段提纲】 马莳说:此言小肠经井荥输原经合之穴也。

【集解】

①小肠者:钱熙祚说:原刻"小肠"上衍"手太阳"三字,依《甲乙经》删,与前后文一例。

②小肠者,上合手太阳,出于少泽。少泽,小指之端也,为井金:马莳说:手太阳小肠经者,其府于腹,而经脉所行在于手,故曰上合手太阳也。出于少泽,在手小指之端外侧为井金,去爪甲如韭叶。针一分,留二呼,灸三壮。

张介宾说:此小肠经所出为井也,属阳金。

丹波元简说:《甲乙》云:"少泽,在手小指之端,去爪甲一分陷者中。"

③溜于前谷。前谷,在手外廉本节前,陷者中也,为荥:马莳说:流于前谷,在手小指外侧本节前陷中,为荥水。针一分,留三呼,灸三壮。

张介宾说:此小肠经所溜为荥也,属阳水。

丹波元简说:《甲乙》云:"前谷,在手小指外侧本节前陷者中。"

④注于后溪。后溪者,在手外侧本节之后也,为输:马莳说:注于后溪,在手小指外侧本节后,捏拳得之,为输木。针一分,留二呼,灸三壮。

张介宾说:此小肠经所注为输也,属阳木。

丹波元简说:《甲乙》云:"后溪,在手小指外侧本节后陷者中。"

⑤过于腕骨。腕骨,在手外侧腕骨之前,为原:杨上善说:《明堂》:"在手外侧腕前起骨下陷中。"即此起骨为腕骨,此经名完骨。

马莳说:过于腕骨,在手外侧腕骨之前陷中,为原木。针三分,留三呼,灸三壮。

张介宾说:此小肠经所过为原也,亦属阳木。

⑥行于阳谷。阳谷,在锐骨之下陷者中也,为经:马莳说:行于阳谷,在手外侧腕中锐骨下陷中,为经火。针三分,留三呼,灸三壮。

张介宾说:此小肠经所行为经也,属阳火。

丹波元简说:《甲乙》云:"阳谷,在手外侧腕中锐骨下陷者中。"

⑦在肘内大骨之外:顾观光说:沈果堂云:"'内'乃'外'之误字。"

⑧伸臂而得之:钱熙祚说:《甲乙经》云:"屈肘乃得之。"

⑨入于小海。小海,在肘内大骨之外,去端半寸,陷者中也,伸臂而得之,为合:马莳说:入于小海,在肘内大骨外去肘端半寸陷者中,屈手向头取之为合土。针二分,留七呼,灸五壮。

张介宾说:此小肠经之所入为合也,属阳土。

⑩手太阳经也:张介宾说:以上小肠之六输,皆手太阳经也。

大肠上合手阳明,出于商阳。商阳,大指次指之端也,为井金①。溜于本节之前二间,为荥②。注于本节之后三间,为输③。过于合谷。合谷,在大指歧骨之间,为原④。行于阳溪。阳溪,在两筋间,陷者中也,为经⑤。入于曲池⑥,在肘外辅骨陷者中,屈臂而得之⑦,为合⑧。手阳明也⑨。

【本段提纲】　马莳说:此言大肠经井荥输原经合之穴也。

【集解】

①大肠上合手阳明,出于商阳。商阳,大指次指之端也,为井金:马莳说:大肠之为府在下,而其经脉则行于手,故曰上合手阳明也,出于商阳在手大指之次指端,为井金,去爪甲如韭叶。针一分,留一呼,灸三壮。

张介宾说:此大肠经所出为井也,属阳金。

丹波元简说:《甲乙》云:"商阳,在手大指次指内侧去爪甲如韭叶。"

②溜于本节之前二间,为荥:杨上善说:《明堂》:"间在手大指次指本节前内侧陷中也。"

马莳说:流于二间,在次指本节前内侧陷中,为荥水。针三分,留六呼,灸三壮。

张介宾说:此大肠经所溜为荥也,属阳水。

③注于本节之后三间,为输:杨上善说:《明堂》:"三间,一名小谷,在手大指次指本节后内侧陷中也。"

马莳说:注于三间,在本节后内侧陷中,为输木。针三分,留二呼,灸三壮。

张介宾说:此大肠经所注为输也,属阳木。

④过于合谷。合谷,在大指歧骨之间,为原:杨上善说:《明堂》:"合谷,一名虎口,在大指歧骨间也。"

马莳说:过于合谷,在大指次指歧骨间陷中,为原木。针三分,留六呼,灸三壮。

张介宾说:此大肠经所过为原也,属阳木。

⑤行于阳溪。阳溪,在两筋间,陷者中也,为经:杨上善说:《明堂》:"阳溪,一名中槐,在腕中上侧两筋间也。"

马莳说:行于阳溪,在腕中上侧两筋间陷中为经火。针三分,留七呼,灸三壮。

张介宾说:此大肠经所行为经也,属阳火。

⑥入于曲池:钱熙祚说:依上文例,当叠"曲池"二字。

⑦屈臂而得之:钱熙祚说:《甲乙经》云:"以手按胸取之。"

⑧入于曲池,在肘外辅骨陷者中,屈臂而得之,为合:马莳说:入于曲池,在肘外辅骨屈肘两骨中,以手拱胸取之,为合土。针五分,留七呼,灸七壮。

张介宾说:此大肠经所入为合也,属阳土。

沈彤《释骨》云："肘大骨之两起者,曰肘外辅骨。"

⑨手阳明也:张介宾说:以上大肠之六输,皆手阳明经也。

是谓五藏六府之腧,五五二十五腧,六六三十六腧也①,六府皆出足之三阳,上合于手者也②。

【本段提纲】 马莳说:此承上文之论诸穴者而结言其数也。

【集解】

①是谓五藏六府之腧,五五二十五腧,六六三十六腧也:杨上善说:心不受邪,手少阴无腧,故五藏各五腧有二十五腧,依《明堂》手少阴有五腧,总有三十腧。六府有原腧,故有三十六腧。皆是藏府之气送致聚于此穴,故名为腧也。

马莳说:腧从肉者穴之总名,非井荥输经合之输。五藏各有井荥输经合五穴,是谓五五二十五腧也。六府各有井荥输原经合六穴,是谓六六三十六腧也。

张介宾说:五藏有井荥输经合五穴,共计二十五腧。六府复多一原穴,共计三十六腧也。

②六府皆出足之三阳,上合于手者也:杨上善说:六府足阳明脉上合手阳明,足太阳上合手太阳,足少阳上合手少阳也。

马莳说:六府足有太阳膀胱经而手则有太阳小肠经,足有阳明胃经而手则有阳明大肠经,足有少阳胆经而手则有少阳三焦经,是足经上合于手经者也,然谓之曰足者,正以其井荥输原经合等穴自足而行,谓之曰手者,正以其井荥输原经合等穴自手而行,此曰手曰足之辨也。

张介宾说:凡五藏六府之经,藏皆属阴,府皆属阳。虽六府皆属三阳,然各有手足之分。故足有太阳膀胱经,则手有太阳小肠经。足有阳明胃经,则手有阳明大肠经。足有少阳胆经,则手有少阳三焦经。此所谓上合于手者也。不惟六府,六藏亦然。如足有太阴脾经则手有太阴肺经,足有少阴肾经则手有少阴心经,足有厥阴肝经则手有厥阴心主,此藏府阴阳手足皆相半也,然其所以分手足者,以经行有上下,故手经之腧在手,足经之腧在足也。

附:马莳注本五藏井荥输经合图

五藏	井(木)所出	荥(火)所流	输(土)所注	经(金)所过	合(水)所入
肺	少商	鱼际	太渊	经渠	尺泽
心	少冲	少府	神门	灵道	少海
肝	大敦	行间	太冲	中封	曲泉
脾	隐白	大都	太白	商丘	阴陵泉
肾	涌泉	然谷	太溪	复溜	阴谷
心包络(心主)	中冲	劳宫	大陵	间使	曲泽

附:马莳注本六府井荥输经合图

六府	井(金)所出	荥(水)所流	输(木)所注	原所过	经(火)	合(土)所入
大肠	商阳	二间	三间	合谷	阳溪	曲池
小肠	少泽	前谷	后溪	腕骨	阳谷	小海
胆	窍阴	侠溪	临泣	丘墟	阳辅	阴陵泉
胃	厉兑	内庭	陷谷	冲阳	解溪	三里
膀胱	至阴	通谷	束骨	京骨	昆仑	委中
三焦	关冲	液门	中渚	阳池	支沟	天井

伯坚按:关于五脏六腑的井荥输原经合各穴,应参阅《难经集注》第六十二至第六十六各难及注、《甲乙经》卷三第二十四至第三十五各篇。《灵枢》本篇各家注解都是根据《难经》和《甲乙经》解释的。所有各腧穴的阴阳五行配合都详见于《难经》和《甲乙经》中。本篇经文中所载五脏的井荥输经合,只有厥阴心包络经的腧穴而没有手少阴心经的腧穴,马莳这一图中所列的心经腧穴是根据《甲乙经》列入的。

　　缺盆之中,任脉也,名曰天突,一①。次②,任脉侧之动脉,足阳明也,名曰人迎,二③。次脉,手阳明也,名曰扶突,三④。次脉,手太阳也,名曰天窗,四⑤。次脉,足少阳也,名曰天容,五⑥。次脉,手少阳也,各曰天牖,六⑦。次脉,足太阳也,名曰天柱,七⑧。次脉,颈中央之脉,督脉也,名曰风府,八⑨。腋内动脉,手太阴也,名曰天府⑩。腋下三寸,手心主也,名曰天池⑪。

【本段提纲】　马莳说:此举诸经之穴,有列其行次而言者,有指其穴所而言者,皆示人以觅穴之法也。

【集解】

①缺盆之中,任脉也,名曰天突,一:杨上善说:此言脉在胸项颈腋之下次,以任脉在阴居于前中,督脉在阳处于后中,任之左右,六阳为次,两侧腋下,二阴所行,此之十输,脉之要者也。

马莳说:腹部中行系任脉经,然在缺盆之中间,是为任脉,其穴曰天突,在颈前结喉下四寸宛宛中,乃腹中央第一行次之脉也。缺盆系足阳明胃经穴,在肩下横骨陷中,去中行二寸,故任脉当为缺盆之中央。

张介宾说:此下言颈项中诸经之次也。缺盆足阳明经穴,居横骨之上,左右各一。缺盆之中,即任脉之天突穴,是为颈前居中第一行脉也。

伯坚按:此处断句,马莳、顾观光作"名曰天突一","一"字属上句。张介宾作"一次脉",以"一"字属下句。按《灵枢·寒热病篇》说:"婴筋之后,手阳明也,名曰扶突。次脉,手少阳脉也,名曰天牖。次脉,足太阳也,名曰天柱。"依照此例,则这一段的"一"字应当属上句,"次脉"二字应当属下句。下面的"二""三""四""五""六""七"同。

②次:马莳说:"次"字下,据下文当有一"脉"字,犹言脉之一行也,下仿此。

③任脉侧之动脉,足阳明也,名曰人迎,二:马莳说:任脉之侧开二寸,即足阳明胃经也,其在颈之穴名曰人迎,夹结喉两旁一寸半,乃腹部第二行次之脉也。

张介宾说:一次者,次于中脉一行,足阳明也。其动脉名曰人迎,即颈中第二行脉也。

④次脉,手阳明也,名曰扶突,三:马莳说:手阳明大肠经名曰扶突,乃腹部第三行次之脉也,在颈当曲颊下一寸,人迎后一寸半。

张介宾说:二次于足阳明之外者,手阳明也,穴名扶突,在颈当曲颊下一寸,人迎后一寸五分,即第三行脉也。

⑤次脉,手太阳也,名曰天窗,四:马莳说:手太阳小肠经名曰天窗,乃前部第四行次之脉也,在颈大筋间前曲颊下扶突后,动脉应手陷中。

张介宾说:三次于手阳明之外者手太阳也,穴名天窗,在颈大筋前曲颊下扶突后,即第四行脉也。

⑥次脉,足少阳也,名曰天容,五:马莳说:按天容系手太阳经,非足太阳经,疑是天冲。足少阳胆经名曰天冲,乃侧部第五行次之脉也。耳后发际二寸耳上如前三寸。

张介宾说:四次于手太阳之后者足少阳也,上出天窗之外而颈中无穴,是第五行脉也。此云天容者手太阳经穴,疑误。

⑦次脉,手少阳也,名曰天牖,六:马莳说:手少阳三焦经名曰天牖,乃侧部第六行次之脉也,在颈大筋外,缺盆上,天容后,天柱前,完骨下,发际上。

张介宾说:五次于足少阳之后者,手少阳也,穴名天牖,在颈大筋外天容后,天柱前,完骨后,发际上,是第六行脉也。

⑧次脉,足太阳也,名曰天柱,七:马莳说:足太阳膀胱经名曰天柱,乃背后第七行次之脉也。盖自在前任脉为第一行次,自前而侧而后,则以此为第七行也宜矣。天柱,挟项后发际大筋外廉陷中。

张介宾说:六次于手少阳之后者足太阳也,穴名天柱,在侠项后大筋外廉发际陷中,是第七行脉也。

俞正燮说:按扶突不至曲颊一寸,天窗当曲颊,天容在耳下曲颊后,天牖耳后完骨上,天柱夹项大筋之中发际。天容穴不误,《根结篇》文亦同。(伯坚按:《灵枢·根结篇》说:"足少阳根于窍阴,溜于丘墟,注于阳辅,入于天容光明也。")

⑨颈中央之脉,督脉也,名曰风府,八:马莳说:颈之中央即后项也,后项之下乃督脉一经,其在项后入发际一寸大筋内宛宛中名曰风府(一名舌本,疾言其肉立起,言休立下,禁灸令人失音),由此而一直下行以至长强,皆督脉经穴也。

张介宾说:七次于足太阳之后而居颈之中央者督脉也,穴名风府,在项后入发际一寸,自前中行任脉至此是为第八行,而颈脉止于此也。

原脱。顾观光说:上文"一""二""三""四"等字,并当绝句。此"风府"下脱"八"字。今据顾观光说校补。

⑩腋内动脉,手太阴也,名曰天府:马莳说:腋内动脉,即腋下三寸臂臑内廉动脉陷中,以鼻取之,系手太阴肺经也,其穴名曰天府。自此而下行肘臂以至大指之端少商皆肺经穴也。

⑪腋下三寸,手心主也,名曰天池:马莳说:腋下三寸,即乳后一寸,着胁,直腋,撅肋间,系手心主,即手厥阴心包络经也,其穴名曰阳池。自此而上行手腋以至于肘臂之天泉、曲泽,至手中指之中冲,皆手厥阴心包络经穴也。夫自督脉至此三经,盖各指在项在臂在腋之首穴,无非示人以觅穴之法耳。

张介宾说:此言腋下二经之脉也,手太阴之穴名天府,手厥阴之脉名天池,二穴俱在腋下三寸,然天府则在臂臑内廉,天池则在肋间乳后一寸也。

　　刺上关者,呿不能欠①。刺下关者,欠②不能呿③。刺犊鼻者,屈不能伸④。刺两关者,伸不能屈⑤。

【本段提纲】　马莳说:此言取穴之法也。

【集解】

①呿不能欠:杨上善说:上关,开口有空,刺之有伤,而得开口,故不能欠也。呿,口张也。

马莳说:上关即客主人穴,系足少阳胆经。呿,大张口也。欠,撮口出气也。刺上关者必开口有空,故张口乃得之,所以呿而不能欠也。在耳后起骨上廉,针一分,灸七壮。

张介宾说:此言取穴之法有所验也。呿,张口也。欠,张口复合也。

②欠:陆懋修说:欠,去剑切。《说文》:"张口气悟也。"《释名》:"欠,欱也。开张其口作声,唇欱欱然也。"

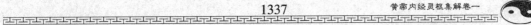

③欠不能呿：杨上善说：下关，合口有空，刺之有伤，不得合口，故不能呿也。

马莳说：下关系足阳明胃经穴，刺下关者必合口乃得之，故能欠而不呿也。在客主人下，耳前动脉下廉，开口则闭，闭口有穴。针三分，留七呼，灸三壮。

④刺犊鼻者，屈不能伸：杨上善说：犊鼻在膝髌下骭上侠解大筋中，刺之伤筋，筋病屈不能伸，《明堂》无禁也。

马莳说：犊鼻系足阳明胃经穴，膝髌下骱骨上侠解大筋陷中，形如牛鼻故名。针三分，灸七壮。刺犊鼻者必屈足以取之，故屈而不能伸也。

⑤刺两关者，伸不能屈：马莳说：两关者，内关系手厥阴心包络经，手掌腕后二寸两筋间，与外关相抵，针五分，灸三壮。外关系手少阳三焦经，手背腕后三寸两筋间，阳池上一寸，针三分，留七呼，灸三壮。刺两关者必伸手以取之，故伸而不能屈也。

张介宾说：两关，内关外关也，内者手厥阴，外者手少阳，俱伸手取之，故刺两关则伸不能屈也。

足阳明，挟喉之动脉也，其腧在膺中①。手阳明，次在其腧外，不至曲颊一寸②。手太阳，当曲颊③。足少阳，在耳下曲颊之后④。手少阳，出耳后上加完骨之上⑤。足太阳，挟项大筋之中发际⑥。

【本段提纲】　马莳说：此历承上文缺盆之中任脉也一节而申言之，皆指穴之在行次者有各所也。

【集解】

①足阳明，挟喉之动脉也，其腧在膺中：马莳说：缺盆之中为任脉，自天突以下而为一行，固至明而不必言矣。其曰任脉侧之动脉，乃足阳明经名人迎者为二行，正以人迎为足阳明挟喉之动脉，自此而下，凡水突、气舍、缺盆，以至气户、库房、屋翳之类，无非膺中之穴也，故曰其腧在膺中。何也？胸之两旁，谓之膺也。

张介宾说：此下乃重言上文六阳经脉以明其详也。挟喉动脉，即足阳明人迎也，阳明之脉自挟喉而下行于胸膺，凡气户，库房之类，皆阳明之腧，故曰其腧在膺中。

②手阳明，次在其腧外，不至曲颊一寸：杨上善说：颊，曲颊也，近颊车是也。

杨上善说：手阳明从缺盆上颈，贯颊，入下齿中。不至曲颊，故去曲颊一寸也。

马莳说：其曰手阳明大肠经名扶突者，为三行，然行次又在足阳明之腧外，不至曲颊一寸，盖在曲颊下一寸正扶突穴也。

张介宾说：此言扶突穴在足阳明动腧之外，当曲颊下一寸也。

③手太阳，当曲颊：杨上善说：手太阳循颈上颊。

马莳说：其曰手太阳经名天窗者为四行，然穴正当曲颊之下扶突之上陷中也。

张介宾说：此复言天窗穴也。

④足少阳，在耳下曲颊之后：杨上善说：足少阳支从耳后出走耳前，至目锐眦后，故在耳下曲颊后是。

马莳说：其曰足少阳经名天冲者为五行，然穴在耳下曲颊之后，正耳后发际二寸耳上如前三寸也。

丹波元简说：《甲乙》云："天冲在耳上如前三分。"《铜人》云："天冲在耳后入发际二寸。"知是马注不可据。

张介宾说：耳下曲颊后，仍如上文言手太阳之天容也，此非足少阳之穴，而本篇重言在此，意者古以此穴属足少阳经也。

⑤手少阳,出耳后上加完骨之上:杨上善说:手少阳上项挟耳后,故直上出耳上角。完骨在耳后,故上加完骨上是也。

马莳说:其曰手少阳经名天牖者为六行,然穴在耳后上加完骨之上,正以完骨在上而天牖在下,则完骨加其上也。(丹波元简说:《甲乙》云:"天牖在颈筋间缺盆上,天容后,天柱前,完骨后,发际上。"今考文理,其穴在完骨下者,不宜言加在完骨之上,马注未清晰。)

张介宾说:此复言天牖穴也。

⑥足太阳,挟项大筋之中发际:杨上善说:两大筋中发际,此太阳腧也。

马莳说:其曰足太阳经名天柱者为七行,然穴挟项后大筋之中,发际之阴也。(丹波元简说:马以下文阴字接际字下为句。注云:挟项后大筋之中,发际之阴也。不可从。)

张介宾说:此复言天柱穴,挟后项大筋中发际也。

阴尺动脉,在五里,五腧之禁也①。

【本段提纲】 马莳说:此举大肠经有五里之穴,乃五藏之所禁刺者也。

【集解】

①阴尺动脉,在五里,五腧之禁也:杨上善说:阳为寸,故阴为尺。阴尺之中,五藏动脉在肘上五里五腧大脉之上。《明堂》云:"五里在肘上三寸,手阳明脉气所发,行向里大脉中央,禁不可刺,灸十壮。左取右,右取左。"大脉,五藏大脉气腧也,故禁刺不禁灸也。

马莳说:肘中约纹上有尺泽穴,乃手太阴肺经之动脉也。尺泽之上三寸有动脉即肘上三寸向里大脉之中央名五里穴,属手阳明大肠经,此穴禁刺,乃五藏之腧所同禁也。按本经《玉版论》:"黄帝曰:'能杀生人不能起死者,不能反之乎?'岐伯曰:'经隧者五藏六府之大络也,迎而夺之而已矣。迎之五里,中道而止,五至而已,而藏之气尽也,故五五二十五而竭其腧矣,此所谓夺其天气者也。'"又曰:"阖门而刺之者,死于家中。入门而刺之者,死于堂上。"又《九针十二原》有云:"夺阴者死。"《小针解》释云:"夺阴者死,言取尺之五里五往者也。"由此观之,则五里穴乃禁刺者,不可不慎也。

张介宾说:阴尺动脉,言阴气之所在也。《小针解》曰:"夺阴者死,言取尺之五里",其义即此。

丹波元简说:逆夺之,凡五至并荥输经合,五藏之血气尽,故言五腧之禁也,详见《素问·气穴论》,本经《玉版论》。

肺合大肠。大肠者,传道之府①。心合小肠。小肠者,受盛之府②。肝合胆。胆者,中精之府③。脾合胃。胃者,五谷之府④。肾合膀胱。膀胱者,津液之府也⑤。少阴属肾⑥,肾上连肺,故将两藏⑦。三焦者,中渎之府也,水道出焉,属膀胱,是孤府也⑧。是六府之所与合者⑨。

【本段提纲】 马莳说:此言六府之所合者在五藏也。

【集解】

①肺合大肠。大肠者,传道之府:《素问·灵兰秘典论》:大肠者,传道之官,变化出焉。

杨上善说:传导糟粕令下也。

马莳说:肺与大肠为表里,故肺合大肠经。然大肠经者,为传导之府,凡小肠已化之物,从此传道而下也。

张介宾说：此言藏府各有所合，是为一表一里。肺与大肠为表里，故相合也。

张志聪说：此论五藏六府阴阳相合。藏货物曰府，六府受盛水谷，传化糟粕，受藏精汁，故名曰府。大肠者传道之官，变化出焉，故为传道之府。此节上论五藏所合之六府者，本篇论十二经脉之所出，从井而入于合，盖自外而内也。

②心合小肠。小肠者，受盛之府：《素问·灵兰秘典论》：小肠者，受盛之官，变化出焉。

杨上善说：胃化糟粕，小肠受而盛也。

张介宾说：心与小肠为表里，故相合也。

张志聪说：小肠者受盛之官，化物出焉，故为受盛之府。

③肝合胆。胆者，中精之府：《素问·灵兰秘典论》：胆者，中正之官，决断出焉。

杨上善说：胆不同肠胃受传糟粕，惟藏精液于中也。

马莳说：肝与胆为表里，故肝合胆经。然胆者为中精之府，盖他府之所受者，皆至浊之物，而惟胆则受五藏之精汁也。

张介宾说：肝与胆为表里，故相合也。胆为中正之官，藏清净之液，故曰中精之府。盖以他府所盛者皆浊，而此独清也。

张志聪说：胆主藏精汁，故曰中精之府。

钱熙祚说：《甲乙经》作"清净之府"。

④脾合胃。胃者，五谷之府：《素问·灵兰秘典论》：脾胃者，仓廪之官，五味出焉。

杨上善说：受五谷之味也。

马莳说：脾与胃为表里，故脾与胃合。然胃者为五谷之府，盖五谷入胃，而胃则纳受之也。

张介宾说：脾与胃为表里，而胃司受纳，故为五谷之府。

张志聪说：胃为仓廪之官，主受纳水谷，故为五藏之府。

⑤肾合膀胱。膀胱者，津液之府也：《素问·灵兰秘典论》：膀胱者，州都之官，津液藏焉，气化则能出矣。

杨上善说：膀胱盛尿，故曰津液之府也。

马莳说：肾与膀胱为表里，故肾合于膀胱。然膀胱者为津液之府，盖饮入于胃，游溢精气，上归于肺，而通调水道，下输膀胱，故膀胱为津液之府也。

张介宾说：肾与膀胱为表里，而津液藏焉，故为津液之府。

张志聪说：膀胱者，州都之官，津液藏焉，故为津液之府。

⑥少阴属肾：钱熙祚说：原刻"少阴"误作"少阳"，依《甲乙经》改。

⑦肾上连肺，故将两藏：杨上善说：足少阴脉贯肝入肺中，故曰上连也。肾受肺气，肾便有二，将为两藏。《八十一难》曰：五藏亦有六者，谓肾有两藏也。

马莳说：手少阳三焦者，属于右肾，而肾又上连于肺，本经《经脉篇》谓：肾脉从肾上贯肝膈，入肺中，正肾之上连于肺也。故左肾合膀胱，右肾合三焦，故将两藏（膀胱、三焦亦可名藏），必皆以肾为主耳。

张介宾说：少阳，三焦也。三焦之正脉指天，散于胸中，而肾脉亦上连于肺；三焦之下腧属于膀胱，而膀胱为肾之合，故三焦亦属乎肾也。然三焦为中渎之府，膀胱为津液之府，肾以水藏而领水府，理之当然，故肾得兼将两藏。将，领也。两藏，府亦可言藏也。《本藏篇》曰："肾合三焦膀胱"，其义即此。

张志聪说：少阳，三焦也。《水热穴论》曰："肾者，至阴也。至阴者，盛水也。肺者，太阴也。少阴者,冬脉也。故其本在肾,其末在肺,皆积水也。"是一肾配少阳而主火,一肾上连肺而主水,故肾将两藏也。

⑧三焦者,中渎之府也,水道出焉,属膀胱,是孤府也:《素问·灵兰秘典论》:三焦者,决渎之官,水道出焉。

杨上善说:中,谓藏府中也。下焦如渎,从上焦下气,清液入于下焦,下焦津液流入膀胱之中,无藏为合,故曰孤府也。

马莳说:三焦者,为中渎之府,乃水道之所由出也。《素问·灵兰秘典论》曰:"三焦者,决渎之官,水道出焉。"正以下焦如渎,而此有以聚之决之,故曰决渎之官。又曰中渎之府也。彼膀胱合于左肾,即此三焦合于右肾,然三焦虽与膀胱为类,其实膀胱与肾为表里,而三焦不与肾为表里,乃与手厥阴心包络经为表里,非孤之府者而何? 由前观之,凡六府之所与合者盖如此。

张介宾说:中渎者,谓如川如渎,源流皆出其中也。即水谷之入于口,出于便,自上而上,必历三焦,故曰中渎之府,水道出焉。膀胱受三焦之水,而当其疏泄之道,气本相依,体同一类,故三焦下腧出于委阳,并太阳之正入络膀胱,约下焦也。然于十二藏之中,惟三焦独大,诸藏无与匹者,故名曰是孤之府也。按本篇之表里相配者,肺合大肠皆金也,心合小肠皆火也,肝合胆皆木也,脾合胃皆土也,肾合膀胱皆水也,惟三焦者虽为水渎之府,而实总护诸阳,亦称相火,是又水中之火府也。故在本篇曰:"三焦属膀胱",在《血气形志篇》曰"少阳与心主为表里",盖其在下者为阴,属膀胱而合肾水;在上者为阳,合包络而通心火。此三焦之所以际上极下,象同六合,而无所不包。观本篇六府之别,极为明显。以其皆有盛贮,因名为府;而三焦者曰中渎之府,是孤之府,分明确有一府,盖即藏府之外,躯体之内,包罗诸藏,一腔之大府也。故有中渎是孤之名,而亦有大府之形。《难经》谓其有名无形,诚一失也。是盖譬之探囊以计物,而忘其囊之为物耳,遂致后世纷纷无所凭据。有分为前后三焦者,有言为肾傍之脂者,即以东垣之明,亦以手三焦、足三焦分而为二。夫以一三焦尚云其无形,而诸论不一,又何三焦之多也? 画蛇添足,愈多愈失矣,后世之疑将焉释哉? 余因著有《三焦包络命门辨》,以求正于后之君子焉。详见《附翼》第三卷。

丹波元简说:肺合大肠,心合小肠,肝合胆,脾合胃,肾合膀胱,而三焦唯属膀胱,无所配合,故谓孤之府也。肖吉《五行大义》云:"三焦处五藏之中,通上下行气,故为中渎府也。"又引《河图》云:"三焦孤立,为内渎之府。"并与本节之旨符矣。而此所言三焦,专指下焦,张氏《质疑录》论之详矣。

⑨是六府之所与合者:杨上善说:府之聚也,五谷清浊气味皆聚于中,故六皆名府。孤府内与六府气通,故曰合也。

　　春取络脉诸荣,大经分肉之间。甚者深取之,间者①浅取之②。夏取诸输孙络,肌肉皮肤之上③。秋取诸合,余如春法④。冬取诸井诸输之分,欲深而留之⑤。此四时之序⑥,气之所处⑦,病之所舍⑧,藏之所宜⑨。

【本段提纲】 马莳说:此言四时各有所刺,而善刺者其病立已也。

伯坚按:《黄帝内经》讲四时刺法,共有六处,计为《素问·诊要经终论》《水热穴论》《灵枢·本篇》《四时气篇》《寒热病篇》《顺气一日分为四时篇》,所说各有出入,这表明是不同学派医学家的作品。参阅《素问·水热穴论》第三段提纲附表。

【集解】

①间者:病差也。参阅《素问·诊要经终论》第二段:"间者环也"下集解。

②春取络脉诸荥，大经分肉之间。甚者深取之，间者浅取之：杨上善说：春时阳气始生微弱，未能深至经中，故取络脉及取诸荥并大筋分肉之间也。

马莳说：络穴者，十二经皆有络穴，如手太阴肺经列缺，手阳明大肠经偏历之类。诸荥者，十二经皆有荥穴，如肺经鱼际，大肠经二间之类。大经者，十二经皆有经穴，如肺经经渠、大肠经阳溪之类。春则取此络脉、诸荥、大经之分肉间，且以病之间甚而为刺之浅深也。

张介宾说：络脉者，十二经之大络，如手太阴列缺之类是也。诸荥者，十二经之荥穴，如手太阴鱼际之类是也。络浅荥微，皆应春气，春以少阳之令，将升未升，其气在中，故刺之者在络在荥，皆中取于大经分肉之间，因其间甚而可深可浅也。

丹波元简说：《水热穴论》曰："春者木始治，肝气始生，肝气急，其风疾，经脉常深，其气少，不能深入，故取络脉分肉之间。"简按：四时之刺，诸篇所说不同，《甲乙》类例通会，殆为明备，当参考。(伯坚按：详见《甲乙经》卷五针灸禁忌第一上。)

③夏取诸输孙络，肌肉皮肤之上：杨上善说：阳气始长，热薰腠理，内至于经，然犹脉疲气弱，故取诸输孙络之分，腠理肌肉皮肤之上也。

马莳说：诸输者，十二经皆有输穴，如肺经太渊、大肠经三间之类，孙络者，大络之小络也。夏则取此诸输孙络于肌肉皮肤之上。

张介宾说：诸输者，十二经之输穴，如手太阴经太渊之类是也。络之小者为孙络，皆应夏气，夏以老阳之令，阳盛于外，故宜浅刺于诸输孙络及肌肉皮肤之上也。

张志聪说：夏气在孙络，长夏气在肌肉故宜取孙络肌肉皮肤之上，此春夏之气自内而外也。

④秋取诸合，余如春法：杨上善说：秋气始杀，犹未能盛，故取于腧及以合也。春时阴气衰少为弱，阳气初生为微。秋时阳气衰少为弱，阴气始生为微。病间故如春法，取络荥大经分间，亦随病间甚浅深为度也。

马莳说：诸合者，十二经皆有合穴，及络穴诸荥大经等穴之分肉，如春时之所刺也。

张介宾说：诸合者，十二经之合穴，如手太阳尺泽之类是也。诸合应秋，故宜取之。秋以少阳之令，将降未降，气亦在中，故余如春法，谓亦宜中取于大经分肉之间，而可浅可深也。

张志聪说：秋气降收，故如春法，盖复从孙络而入于络脉也。

⑤冬取诸井诸输之分，欲深而留之：杨上善说：冬时足少阴气急紧，足太阳伏沉，故取诸井以下阴气，取荥以实阳气，皆深为之者也。

马莳说：诸井者，十二经皆有井穴，如肺经少商，大肠经商阳之类。诸输者，即前太渊、三间之类。冬则取此诸井诸输之分，但比他时所刺则深而留之，以冬气入藏也。

张介宾说：诸井者，十二经之井穴，如手太阴少商之类是也。诸腧者，藏府之俞，如肺俞、心俞之类是也，非上文五输之谓。诸井诸藏皆主冬气，冬以老阴之令，阳气伏藏，故宜取井腧，欲其深而久留之也。

张志聪说：冬气收藏，故欲深而留之。

⑥此四时之序：杨上善说：依于四时行疗次序。

⑦气之所处：杨上善说：随于四时人气在处也。

张介宾说：谓气之所居也。

⑧病之所舍：杨上善说：随于四时邪之居所也。

⑨藏之所宜：杨上善说：疗五藏病，依四时所宜也。

张志聪说：此四时出入之序，人气之所处，病之所舍，五藏应五时之所宜也，春取荥，夏取输,秋取合,冬取井,皆从子以行母气也。

转筋者,立而取之,可令遂已①。痿厥者,张而刺之,可令立快也②。

【集解】

①转筋者,立而取之,可令遂已:杨上善说:人立,筋病痛聚,故立燔针刺之。

马莳说:有转筋病者,当立而取此各穴,可令病之遂已也。

张介宾说:转筋者必拘挛,立而取之,故筋可舒也。

②痿厥者,张而刺之,可令立快也:杨上善说:手足痿厥,开张即得其腧,然后刺之。

马莳说:有痿病厥病者,当张而取此各穴,可令病之即快也。张者,提其手足而取各穴也。

张介宾说:痿厥者必体废,张其四肢而取之,故血气可令立快也。

张志聪说:转筋者,病在筋。痿者,两臂不举。厥者,两足厥逆也。张者,仰卧而张大其四肢。立之张之,应天地之上下四旁,四时之气得以往来流行而无阻滞矣,故伸舒其四体,则筋脉血气之厥逆者可令立快也。此言人之气血随四时之气流行,阻则为挛厥之病,故当伸舒四体以顺四时之气焉。

钱熙祚说:上文泛论四时刺法并无穴名,此处独举转筋痿厥二症,殊不可解。检《甲乙经》"转筋"四句,则见于《八虚受病发拘挛篇》。(伯坚按:见《甲乙经》卷十)。其上文云:"从项至脊,自脊已下至十二椎,应手刺之立已。"所谓取之刺之,即指项脊十二椎而言,安得移属此处?盖此篇之末,本有缺文,后人不审文义,漫以四语足之,犹幸有《甲乙经》可据正也。

《本输第二》今译

黄帝问岐伯说:凡使用针刺疗法,必须通晓十二经脉的起止,络脉的别出处,井荥输经合各穴的部位,六腑如何与五脏的表里相合,四时针刺有何不同,五脏经气所流行的地方,经络的宽窄、深浅和高下,我希望知道这些内容。

岐伯说:现在按着次序来讲。肺经脉气从少商穴出。少商穴在手大指端的内侧,为井穴,五行属木。流到鱼际穴。鱼际穴在手的鱼部,为荥穴。注到太渊穴。太渊穴在手鱼部后一寸陷入的部位,为输穴。行过经渠穴。经渠穴在寸口中,脉动不止的部位,为经穴。进入到尺泽穴。尺泽穴在肘部的动脉处,为合穴。以上是手太阴经的五腧穴。

心经脉气从中冲穴出。中冲穴在手中指的前端,为井穴,五行属木。流到劳宫穴。劳宫穴在手掌中、中指本节的内侧,为荥穴。注到大陵穴。大陵穴在掌后两筋中间陷入的部位,为输穴。行过间使穴。间使穴在掌后三寸两筋的中间,有病则搏动,没有病则不搏动,为经穴。进入到曲泽穴。曲泽穴在肘内陷下的部位,屈着肘即可以找到穴位,为合穴。以上是手少阴经的五腧穴。

肝经脉气从大敦穴出。大敦穴在足大趾的前端、三毛中,为井穴,五行属木。流到行间穴。行间穴在足大趾和第二趾中间的陷下部位,为荥穴。注到太冲穴。太冲穴在行间穴上二寸陷下的部位,为输穴。行过中封穴。中封穴在内踝前面一寸半陷下的部位。在针刺时如果逆其气则脉气郁滞,如果顺其气则气通顺。摇动其足可找到穴位,为经穴。进入到曲泉穴。曲泉穴在膝部股骨内髁的后面,大筋的部位,屈膝可找到穴位,为合穴。以上是足厥阴经的五腧穴。

脾经脉气从隐白穴出。隐白穴在足大趾前端的内侧,为井穴,五行属木。流到大都穴。大都穴在足大趾本节后下陷的部位，为荥穴。注到太白穴。太白穴在足内侧核骨下，为输穴。行过商丘穴。商丘穴在足内踝下陷入的部位，为经穴。进入到阴陵泉穴。阴陵泉穴在膝部股骨内髁下陷入的部位，伸足即可以找到穴位，为合穴。以上是足太阴经的五腧穴。

肾经脉气从涌泉穴出。涌泉穴在足掌心，为井穴，五行属木。流到然谷穴。然谷穴在然骨（舟状骨）的下面，为荥穴。注到太溪穴。太溪穴在足内踝后面、跟骨上面、陷下的部位，为腧穴。行过复溜穴。复溜穴在足内踝上二寸，脉动不止处，为经穴。进入到阴谷穴。阴谷穴在膝部股骨内髁的后面、大筋的下面、小筋的上面，按着有脉搏动，屈膝可找到穴位，为合穴。以上是足少阴经的五腧穴。

膀胱经脉气从至阴穴出。至阴穴在足小趾的前端，为井穴，五行属金。流到通谷穴。通谷穴在足小趾本节前面的外侧，为荥穴。注到束骨穴。束骨穴在足小趾本节后陷下的部位，为腧穴。经过京骨穴。京骨穴在足部外侧大骨的下面，为原穴。行过昆仑穴。昆仑穴在足外踝后的跟骨部位，为经穴。进入到委中穴。委中穴在腘窝中央，为合穴。俯卧取穴。以上是足太阳经的六腧穴。

胆经脉气从窍阴穴出。窍阴穴在足第四趾前端的外侧，为井穴，五行属金。流到侠溪穴。侠溪穴在足小趾和第四趾的歧骨间，为荥穴。注到临泣穴。临泣穴在侠溪穴向上一寸半陷下的部位，为腧穴。经过丘墟穴。丘墟穴在足外踝前下、陷下的部位，为原穴。行过阳辅穴。阳辅穴在足外踝的上部、膝部股骨外髁的前面，绝骨（腓骨）的部位，为经穴。进入阳陵泉穴。阳陵泉穴在膝外陷入的部位，为合穴。仰卧即可找到穴位。以上是足少阳经的六腧穴。

胃经脉气从厉兑穴出。厉兑穴在足第二趾前端，为井穴，五行属金。流到内庭穴。内庭穴在足第二趾外侧，为荥穴。注到陷谷穴。陷谷穴在足第三趾内侧、上行二寸陷入的部位，为腧穴。经过冲阳穴。冲阳穴在足背上部五寸陷入的部位，为原穴。摇足取穴。行过解溪穴。解溪穴在冲阳穴上部一寸半陷入的部位，为经穴。进入下陵穴。下陵穴在膝下三寸骱骨外廉，又叫三里穴，为合穴。在三里穴下三寸是巨虚上廉穴，再下三寸是巨虚下廉穴。大肠属巨虚上廉穴。小肠属巨虚下廉穴。足阳明经脉是胃脉，大肠小肠都属于胃。以上是足阳明经的六腧穴。

三焦经脉气上合于手少阳经脉，从关冲穴出。关冲穴在手第四指靠小指侧的前端，为井穴，五行属金。流到液门穴。液门穴在手第四指靠小指侧，为荥穴。注到中渚穴。中渚穴在手第四指本节后陷入的部位，为输穴。经过阳池穴。阳池穴在手腕上陷入的部位，为原穴。行过支沟穴。支沟穴在腕部上三寸，两骨中间陷入的部位，为合穴。屈着肘即可以找到穴位。三焦经脉的下输穴，在足太阳膀胱经脉的前面、足少阳胆经脉的后面、腘窝外侧之委阳穴，这是足太阳膀胱经的络穴。以上是手少阳经的六腧穴。

下部的三焦经脉是由足少阳胆经和足太阳膀胱经所领导的，是足太阳膀胱经脉的别支。它在足踝上五寸，贯入小腿肚，经过委阳穴，和足太阳膀胱经的正脉一同络属于膀胱，能约束下焦。这一部分经脉脉气壅实则小便不通，虚则小便失禁。小便失禁则应当用补法治疗，小便不通则应当用泻法治疗。

小肠经脉气上合于手太阳经脉，从少泽穴出。少泽穴在手小指的前端，为井穴，五行属金。流到前谷穴。前谷穴在手小指本节上的外侧陷入的部位，为荥穴。注到后溪穴。后溪穴在手小指本节后的外侧，为输穴。经过腕骨穴。腕骨穴在手腕部的外侧，为原穴。行过阳谷穴。阳谷穴在腕部锐骨（尺骨茎突）前面陷下的部位，为经穴。进入小海穴。小海穴在肘内大骨（肱骨内上髁）外面距肘端半寸陷入的部位，伸展手臂即可取穴，为合穴。以上是手太阳经脉的六腧穴。

大肠经脉气上合于手阳明经脉，从商阳穴出。商阳穴在手第二指靠大指侧的前端，为井穴，五行属金。流到手第二指本节前面的二间穴，为荥穴。注到手第二指本节后面的三间穴，为输穴。经过合谷穴。合谷穴在手大指和第二指歧骨的中间，为原穴。行过阳溪穴。阳溪穴在腕后两筋当中陷入的部位，为经穴。进入曲池穴。曲池穴在肘外辅骨（肱骨外上髁）陷入的部位，曲肘取穴，为合穴。以上是手阳明经的六腧穴。

以上所说五脏六腑的腧穴，五脏计有五五二十五个，六腑计有六六三十六个。六腑的脉气都分别起于足三阳经脉和手三阳经脉，足经合于手经，相互密切联系。

两缺盆的中央是任脉，其穴名天突，这是一行。次一行，任脉侧边的动脉是足阳明胃经，其穴名人迎，这是第二行。次一行，是手阳明大肠经脉，其穴名扶突，这是第三行。次一行，是手太阳小肠经脉，其穴名天窗，这是为第四行。次一行，是足少阳胆经脉，其穴名天容，这是第五行。次一行，是手少阳三焦经脉，其穴名天牖，这是第六行。次一行，是足太阳膀胱经脉，其穴名天柱，这是第七行。次一行，后颈中央的经脉是督脉，其穴名风府，这是第八行。腋内动脉是手太阴肺经脉，其穴名天府。腋下三寸是手心主厥阴经脉，其穴名天池。

刺上关穴时，应张口而不应闭口。刺下关穴时，应闭口而不应张口。刺犊鼻穴时，应当屈膝而不应当伸腿。刺内关穴、外关穴时，应伸腕而不应屈腕。

足阳明胃经脉是夹喉部的动脉，其腧穴在膺部。手阳明大肠经脉，在足阳明胃经脉的外侧，距离曲颊（下颌角）一寸。手太阳小肠经脉，正经过曲颊。足少阳胆经脉，经过耳下曲颊的后面。手少阳三焦经脉，经过耳后高骨的上面。足太阳膀胱经脉，经过后颈发边大筋的中间。

手太阴肺经尺泽穴上三寸有动脉处，是手阳经的五里穴，这是五脏的禁穴，不可针刺。

肺和大肠表里相合，大肠是传送糟粕之腑。心和小肠表里相合，小肠是接受胃部已消化的水谷并泌别清浊之腑。肝和胆表里相合，胆是贮藏精汁之腑。脾和胃表里相合，胃是容纳水谷之腑。肾和膀胱表里相合，膀胱是贮藏津液之腑。肾属足少阴经，肾经上膈络肺，肾所以统领着膀胱和三焦。三焦能通调周身道，主管水的代谢，它也属于膀胱，没有单独和它配合的脏，是一个孤单单的腑。这是六腑和五脏表里相合的情况。

春季针刺时，应当刺各络穴和荥穴，以及大经脉间的肌肉纹理。病得厉害的应当深刺。病得不厉害的应当浅刺。夏季针刺时，应当针刺各输穴和孙络，只刺到肌肉皮肤上面，不可太深。秋季针刺时，应当刺各合穴，其他和春季相同。冬季针刺时，应当针刺各井穴和腧穴。须要刺得深，留得久。这是根据四时气候所施行的针刺方法，四时阴阳消长有一定秩序，人的气血随之变化，发病也有一定的部位，五脏各有所适宜的腧穴，用针就要随之变化。

对于患转筋病的，病人站着取穴和针刺，可以治愈。对于患痿或厥的，要病人仰卧伸张四肢针刺，可以使病人即刻舒适。

卷　　二

小针解第三
邪气藏府病形第四

小针解第三①

①小针解第三:伯坚按:今存残本《黄帝内经太素》和《甲乙经》都没有收载本篇的文字。本篇和《类经》的篇目对照,列表于下:

灵　枢	类　　　　　　　经
小针解第三	卷十九——九针之要(针刺类一·二) 卷十九——用针虚实补泻(针刺类七·三) 卷十九——候气(针刺类十六·三) 卷十九——候气(针刺类十六·四) 卷二十二——针分三气失宜为害(针刺类五十九·二) 卷二十二——用针先诊反治为害(针刺类六十·二)

【释题】　马蒔说:第一篇《九针十二原》中,有"小针之要",而此篇正以解其首篇,故名之曰《小针解》。

【提要】　本篇是将《九针十二原》篇中的文字,从"小针之要,易陈而难入"起,到"五藏之气已绝于外"止,摘取几段重要的逐句加以解释。

所谓易陈者,易言也。难入者,难著于人也①。粗守形者,守刺法也。上守神者,守人之血气有余不足可补泻也。神客者,正邪共会也②。神者正气也,客者邪气也。在门者③,邪循正气之所出入也。未睹其疾者,先知邪正何经之疾也。恶知其原者,先知何经之病,所取之处也④。刺之微在数迟者⑤,徐疾之意也。粗守关者⑥,守四肢而不知血气正邪之往来也。上守机者,知守气也⑦。机之动不离其空中者,知气之虚实,用针之徐疾也。空中之机清净以微者,针以⑧得气,密意守气勿失也。其来不可逢者,气盛不可补也。其往不可追者,气虚不可泻也。不可挂以发者,言气易失也⑨。扣之不发者,言不知补泻之意也。血气已尽而气不下也⑩。知其往来者,知气之逆顺盛虚也。要与之期者,知气之可取之时也。粗之闇者,冥冥不知气之微密也。妙哉上独有之者,尽知针意也。往者为逆者,言气之虚而小,小者逆也⑪。来者为顺者,言形气之平,平者顺也⑫。明知逆顺正行无间者,言知所取之处也。迎而夺之者,泻也。追⑬而济之者,补也。

【本段提纲】 张介宾说:本篇即前篇之释义,故不详注,凡后篇有同者皆仿此。

【集解】

①所谓易陈者,易言也。难入者,难著于人也:陆懋修说:著,直略切,附也。《汉书·贾谊传》:为黑子之著面。

②神客者,正邪共会也:张介宾说:神,正也,客,邪也。邪正相干,故曰共会。

③在门者:张介宾说:出入所由,故谓之门。

④恶知其原者,先知何经之病,所取之处也:张介宾说:若不能先知,是为未睹其疾,文曰恶知其原。

⑤刺之微在数迟者:丹波元简说:马本、志本作“数迟”,非。

钱熙祚说:按《九针十二原篇》:“数”作“速”。

⑥粗守关者:张介宾说:手之两肘,足之两膝,谓之四关。

⑦上守机者,知守气也:张介宾说:往来逆顺,至与不至,皆气之机也。

⑧针以:丹波元简说:张云以、已同。

顾观光说:“以”即“已”。

⑨不可挂以发者,言气易失也:张介宾说:毫厘之差,即失其气之机也。

⑩血气已尽而气不下也:张介宾说:补泻不得其法,虽竭尽血气而病气不应也。

⑪往者为逆者,言气之虚而小,小者逆也:张介宾说:气去故脉虚而小。

⑫平者顺也:张介宾说:气来故脉平而和。

⑬追:钱熙祚说:此“追”字亦当作“随”。

所谓虚则实者,气口虚而当补之也。满则泄之者,气口盛而当泻之也。宛陈则除之者,去血脉也。邪胜则虚之者,言诸经有盛者皆泻其邪也①。徐而疾则实者,言徐内而疾出也。疾而徐则虚者,言疾内而徐出也②。言实与虚若有若无者,言实者有气,虚者无气也。察后与先若亡若存者,言气之虚实,补泻之先后也。察其气之已下③与常存也。为虚与实若得若失者,言补者佖④然若有得也,泻则怳⑤然若有失也⑥。

【本段提纲】 张介宾说:此与下文《针解篇》皆释前篇之义,但此以气口言虚实,彼以针下气至言虚实,义虽若异,然互有发明,皆当察也。

【集解】

①泻其邪也:张介宾说:此云泻其邪,与下文出针勿按义同。

②徐而疾则实者,言徐内而疾出也。疾而徐则虚者,言疾内而徐出也:张介宾说:此二句释义,其用似反,当以下文《针解篇》者为得。(丹波元简说:《针解篇》曰:徐而疾则实者,徐出针

而疾按之,疾而徐则虚者,疾出针而徐按之。

③已下:张介宾说:已下,言已退也。

④似:史崧说:似,皮笔切,又音必,满貌。

⑤怳:史崧说:怳,吁往切,狂貌。

张志聪说:怳,惚也(丹波元简说:怳,恍同,恍惚,又作怳惚,不分明也。志为是。字典:怳然,失意貌)。

陆懋修说:怳,许访切,亦作恍。《楚辞·宋玉〈登徒子好色赋〉》:怳若有望而不来。注:怳,失意貌。

⑥为虚与实若得若失者,言补者似然若有得也,泻则怳然若有失也:张介宾说:此释与《针解篇》不同,其义皆通。

夫气之在脉也,邪气在上者,言邪气之中人也高,故邪气在上也①。浊气在中者,言水谷皆入于胃,其精气上注于肺,浊溜于肠胃,言寒温不适,饮食不节,而病生于肠胃,故命曰浊气在中也②。清气在下者,言清湿地气之中人也,必从足始,故曰清气在下也③。

针陷脉则邪气出者,取之上④。针中脉则浊气出者⑤,取之阳明合也⑥。

针太深则邪气反沉者,言浅浮之病,不欲深刺也,深则邪气从之入,故曰反沉也⑦。皮肉筋脉各有所处者,言经络各有所主也⑧。取五脉者死,言病在中气不足,但用针尽大泻其诸阴之脉也⑨。取三脉者恇⑩,言尽泻三阳之气,令病人恇然不复也⑪。夺阴者死,言取尺之五里五往者也⑫。夺阳者狂,正言也⑬。

【集解】

①夫气之在脉也,邪气在上者,言邪气之中人也高,故邪气在上也:张介宾说:此释上文之义也。伤于风者上先受之,故凡八风寒邪之中人,其气必高而在上。

②浊气在中者,言水谷皆入于胃,其精气上注于肺,浊溜于肠胃,言寒温不适,饮食不节,而病生于肠胃,故命曰浊气在中也:张介宾说:水谷入胃,其清者化气,上归于肺,是为精气。若寒温失宜,饮食过度,不能运化,则必留滞肠胃之间而为病,此浊气在中也(丹波元简说:溜,张读为"留",非也。所溜为荥,《难经》作"流",知"溜""流"古通)。

③清气在下者,言清湿地气之中人也,必从足始,故曰清气在下也:张介宾说:伤于湿者下先受之,故凡清湿地气之中人,必在下而从足始。

④针陷脉则邪气出者,取之上:张介宾说:诸经孔穴多在陷者之中,如《刺禁论》所谓刺缺盆中内陷之类是也。故凡欲去寒邪,须刺各经陷脉,则经气行而邪气出,乃所以取阳邪之在上者(丹波元简说:志注《十二原篇》云:陷脉额颅之脉,显陷于骨中,故针陷脉则阳之表邪去矣。据此则取之上之上字,与下文阳明合对,殆为稳贴,但以颅额之脉为陷脉者,未见所本,俟考)。

⑤针中脉则浊气出者:丹波元简说:张本,"邪"作"浊",据《十二原》,作"浊"为是。

钱熙祚说:按《九针十二原篇》,此"邪"字作"浊"。

⑥取之阳明合也:张介宾说:阳明合穴,足三里也。刺之可以清肠胃,故能取浊气之在中者。

⑦故曰反沉也:张介宾说:反沉,病益深也。

⑧皮肉筋脉各有所处者,言经络各有所主也:张介宾说:皮肉筋脉各有浅深,各有所主,以

应四时之气也。

⑨取五脉者死，言病在中气不足，但用针尽大泻其诸阴之脉也：张介宾说：五脉者五脏五输也。病在中气不足，而复尽泻其诸阴之脉，故必死。

⑩取三脉者恇：钱熙祚说：原刻三下衍"阳之"二字。又"恇"误作"唯"，并依《九针十二原篇》删正。

⑪令病人恇然不复也：张介宾说：手足各有三阳六府脉也，六府有六输，若不知虚实而尽泻之，令人恇然羸败，形气不可复也。

⑫夺阴者死，言取尺之五里五往者也：张介宾说：夺阴者死，夺藏气也。尺之五里，尺泽后之五里也。手阳明经穴，禁刺者也。详见后六十一。

⑬正言也：张介宾说：正言，即如上文取三阳之谓。

睹其色，察其目，知其散复。一其形，听其动静者，言上工知相五色于目，有①知调尺寸小大缓急滑涩②，以言所病也③。知其邪正者，知论虚邪与正邪之风也。

右主推之，左持而御之者，言持针而出入也。气至而去之者，言补泻气调而去之也④。调气在于终始⑤一者，持心也⑥。节之交三百六十五会者，络脉之渗灌诸节者也⑦。

【集解】

①有：顾观光说："有"即"又"。下并同。

②涩：《素问·至真要大论》："短而涩。"注：往来不利，是谓涩也。

③有知调尺寸小大缓急滑涩，以言所病也：张介宾说：察形色于外，可以知其散复。察脉于内，可以知其动静。

丹波元简说：《邪气藏府病形篇》云：调其脉之缓急小大滑涩，而病变定矣。又《论疾诊尺篇》云：审其尺之缓急小大滑涩，肉之坚脆，而病形定矣。此云小大缓急滑涩者，乃兼寸口之脉与尺之皮肤而言也。

④言补泻气调而去之也：张介宾说：补不足，泻有余，必得其平，是气调也，方可去针。

⑤终始：张介宾说：终始，本经篇名。

⑥一者，持心也：张介宾说：一者持心也。释前文一其形，听其动静，知其邪正者，皆主持于心也。

⑦络脉之渗灌诸节者也：陆懋修说：渗，所禁切，《说文》：渗，下漉也……。又《素问·至真要大论》：淡味渗泄为阳。义别。

张介宾说：人身气节之交，虽有三百六十五会，而其要则在乎五腧而已。故知其要，则可一言而终，否则流散无穷而莫得其绪矣。

所谓五藏之气已绝于内者，脉口气内绝不至①，反取其外之病处与阳经之合，有留针以致阳气，阳气至则内重竭，重竭则死矣，其死也无气以动故静②。所谓五藏之气已绝于外者，脉口气外绝不至③，反取其四末之输，有留针以致其阴气，阴气至则阳气反入，入则逆，逆则死矣，其死也阴气有余故躁④。

【集解】

①脉口气内绝不至：张介宾说：脉口浮虚，按之则无，是谓内绝不至，藏气之虚也。

②反取其外之病处与阳经之合，有留针以致阳气，阳气至则内重竭，重竭则死矣，其死也无

气以动故静：张介宾说：外此阳之分，阴气既虚，复留针于外以致阳气，则阴愈虚而气竭于内，无气以动，故其死也静。

③脉口气外绝不至：张介宾说：脉口沉微，轻取则无，是谓外绝不至，阳之虚也。

④其死也阴气有余故躁：张介宾说：阳气既虚，复留针四末以致阴气，则阳气愈竭，必病逆厥而死，阳并于阴，则阴气有余，故其死也躁。

所以察其目者，五藏使五色循明，循①明则声章，声章者则言声与平生异也②。

【集解】

①循：钱熙祚说：按《素问·六节藏象论》云："五气入鼻，藏于心肺，上使五色修明，音声能彰。"则此"循"字乃"修"之误也，古"修""循"二字多互讹。

马莳说：《素问·六节藏象论》岐伯曰："五气入鼻，藏于心肺，上使五色修明，音声能彰。"则循明当作修明。

②所以察其目者，五藏使五色循明，循明则声章，声章者则言声与平生异也：张介宾说：五藏六府之精气，皆上注于目而为之精，故能传五色循明。盖色明于外者，由气盛于内，故其声音亦必章大与本生异矣。丹波元简说：马云：循明当为修明。简按：仍张注循明，不必改字。志云：声与平生异者，散败之声也。恐误。

张志聪说：张开之曰："此篇解小针之义，而九针之论不与焉。"所以察其目者，承上文而言也。目色者。五藏之血色，声章者，五藏之气也。五色循明则声章者，血气之相应也。言声与平生异者，散败之声也。盖言五藏之气已绝于内，不宜重取之阳，五脏之气已绝于外，不宜再取之阴，阴阳内外相资，宜藏而不宜尽章著于外也。

钱熙祚说：按此篇并释首卷九针十二原之文。

《小针解第三》今译

所谓"易陈"是说针刺的道理谈起来容易。"难入"是指实施起来难以正确掌握。"粗守形"是指庸医只知道拘泥墨守刺法和在病的局部治疗。"守神"是指高明的医生则能根据病人气血的有余或不足，而灵活采取补泻的方法。"神客"，就是指正气与邪气相争，神是正气，客是邪气。"在门"者是指邪气循正气出入的门户而侵袭机体。"未睹其疾"是说没有明确是什么疾病，就不能弄清楚邪气与正气通过什么经脉导致了疾病。"恶知其原者"不愿意下功夫查明病原，就不能弄清楚疾病属于什么经脉，也就无法选择正确的针刺部位。"针之微在数迟者"，是针刺的微妙，就在于针刺出入的快慢。"粗守关者"，是说庸医在针治时只知道注意四肢关节部位的穴位，而不能辨别人体血气运行及正邪相争的变化。"上守机者"，是指高明的医生在针治时，能注意人体气血的盛衰，把握气机变化的规律。"机之动不离其空中者"，谓气机的变化都在腧穴表现出来，知道了气机的虚实变化，就能在运针时相应地采取徐疾补泻手法。"空中之机清净而微"，指穴位中气机的变化很微小，进针已经得气之后，应缜密观察以免误失时机。"其来不可逢者"，是说当邪气正盛的时候，不可采取补法。"其往不可追"，是说当邪气已衰，正气虚而未复时，不可采取泻法。"不可挂以发"，气机变化掌握不当，虽然相差毫发，却容易失去时机而不可再得。"扣之不发者"，是说不懂得气机的虚实变化，不知道抓住时机来补泻，仍然扣针不发，以致误补误泻，使气血已经竭尽，而邪气仍不能驱除。"知其往来者"，是说要了解气机的逆顺和盛衰。"要与之期者"，是说能掌握气机变化的时机，就能掌握针刺的适当时候。"粗之闇者"，是说庸医往往愚昧糊涂、不懂气机变化的微妙。"妙哉上独有之者"，是说高明的医生则往往有独到的见解，完全通晓针刺运用的道理。"往者为逆者"，是说正气去，脉虚而小，这是逆证的表现。"来者为顺者"，是说正气尚充，脉的形气和平，这是顺证的表现。"明知逆顺，正行无间者"，是说明确知道疾病的逆顺，正气的盛衰，就能知道进针时应取的穴位。"迎而夺之者"，是说迎着正气循行的方向下针，这是泻法。"追而济之者"，是说随着正气循行的方向下针，这是补法。

　　所谓"虚则实之"，是说气口脉虚的应用补法。"满则泻之"，是说气口脉盛的应用泻法。"宛陈除之"，是说血脉有郁积的应当除去。"邪盛则虚之"，是说经脉中邪气盛的应当用泻法以除去。"徐而疾则实"，是说慢进针而快出针的方法为补法。"疾而徐则虚"，是说快进针而慢出针为泻法。"言实与虚若有若无"，是说用补法后正气充实，用泻法后使邪气消失。"察后与先若亡若存"，是说观察气机的虚实，病情的缓急，然后决定采取补泻手法的先后，从而观察经气的盈虚。"为虚与实若得若失"，是说用补法可使正气充满而病人轻松若有所失。

　　"夫气之在脉也，邪气在上"，是说风热暑邪侵犯经脉多伤人的上部，所以说邪气在上。"浊气在中"，是说水谷入胃后，水谷的精气向上归于肺，而其浊气则下流于肠胃，如果寒冷温热不恰当，饮食又不知调节，肠胃就会生病，浊气则不能下行，所以称作"浊气在中"。"清气在下"，是说清冷潮湿的地气侵犯人体，多先从足部开始，所以说清气在下。"针陷脉则邪气出"，是说针刺各经下陷部位的腧穴可以排除风热邪暑。"针中脉则邪气出"，是说针刺阳明合穴足三里，可以清理肠胃，所以能治疗在中的邪浊气。"针太深则邪气反沉"，是说病邪浮浅的，针刺不能过深，过深则邪气随针由浅入深，反而引起邪气的下沉，使病情加重。"皮肉筋脉各有所处者"，是说皮肉筋脉各有深浅不同的部位，因此也各有不同的经络穴位主治其疾病。"取五脉者死"，是说病由于五脏的中气不足而发生的，如果反而用针刺，尽力大泻各阴经之脉，必然会导致病人死亡。"取三脉者恇"，是说手足各有三阳脉，如若不知病的虚实，而针刺时尽泻这些三阳脉，就会使病人更加衰败亏损不易恢复。"夺阴者死"，是说针刺尺泽后的五里，而且刺了五次，使脏阴泻尽，必然会死亡。"夺阳者狂"，如果针刺三阳经，泻尽三阳正气，必然会发狂。

　　"睹其色，察其目，知其散复，一其形，听其动静"，是说高明的医生观察病人的面色及眼睛就可辨别人的五色，从而了解病人正气的变化，又从尺部的皮肤及寸口脉象的小大、缓急、滑涩更能了解真实病情。"知其邪正"，是说知道疾病是由于正邪或虚邪之风所造成的。

　　"右主推之，左持而御之者"，是说针刺时用右手进针，左手护针，以进针和退针。"气至而去之"，是说用补、泻手法使气调平，才能去针。"调气在于终始一"，是说用针刺调气，应如《终始篇》（灵枢经篇名）所介绍的那样，必须专心一意。"节之交三百六十五会"，是说人身有三百六十五穴，为络脉将气血渗灌于全身的通会之处。

　　"五脏之气，已绝于内"，是说脉口浮虚，按下时好像没有脉一样，反映了脏气阴虚，这时如果进行针刺反而取穴于外表阳分的病变部位与阳经的合穴，又进行留针以生阳气，则内部的脏阴重复受到损害，病人必死；死的时候因脏气衰竭故显得很安静。"五脏之气已绝于外"，是说脉象沉微，轻按好像无脉，反映了脏气的阳虚，这时如果进行针刺反而取四肢的腧穴，又进行留针以生阴气，则阳气进一步衰竭，引起病人逆厥而死，死的时候阴气有余故显得烦躁不安。

　　"察其目"，是说五脏精气通过眼睛的五色而反映出来，五脏之气也可通过声音反映出来，五脏精气旺盛的，眼睛的色泽鲜明，同时伴有声音洪亮，"声章"就是说声音与平日不同，显得洪亮些。

邪气藏府病形第四①

①邪气藏府病形第四：伯坚按：本篇和《甲乙经》《黄帝内经太素》《类经》三书的篇目对照，列表于下：

灵　枢	甲　乙　经	黄帝内经太素	类　经
邪气藏府病形第四	卷四——病形脉诊第二上 卷四——病形脉诊第二下 卷五——针灸禁忌第一下 卷九——邪在心胆及诸藏府发悲恐 　　　太息口苦不乐及惊第五 卷九——脾胃大肠受病发腹胀 　　　满肠中鸣短气第七 卷九——肾小肠受病发腹胀腰 　　　痛引背少腹控睾第八 卷九——三焦膀胱受病发少腹 　　　肿不得小便第九	卷十一——府病合输 卷十五——色脉尺诊 卷十五——五藏脉诊篇 卷二十七——邪中篇	卷四——首面耐寒，因于气聚 　　　（藏象类二十） 卷五——三诊六变与尺相应（脉 　　　色类十七） 卷六——藏脉六变，病刺不同 　　　（脉色类十九） 卷十三——邪之中人，阴阳有异 　　　（疾病类三·一） 卷十三——邪之中人，阴阳有异 　　　（疾病类三·二） 卷二十——六府之病，取之于合 　　　（针刺类二十四）

【释题】　马莳说：篇内首三节论邪气入于脏腑，第四节论病形，故名篇。

【提要】　本篇内容主要可以分为三段。第一段讲邪气侵入阳经、阴经及如何伤五脏，为什么面部不受邪气影响。第二段讲望色和切脉的诊断方法，特别注意脉的缓急、大小、滑涩。第三段讲针刺疗法的技术，六种不同的脉应当如何刺法，六腑病有什么证候和应当刺什么穴。

黄帝问于岐伯曰：邪气之中人也奈何？

岐伯答曰：邪气之中人高也①。

黄帝曰：高下有度乎？

岐伯曰：身半已上者，邪中之也，身半已下者，湿中之也②。故曰：邪之中人也无有常，中于阴则溜于府，中于阳则溜于经③。

黄帝曰：阴之与阳也，异名同类，上下相会④。经络之相贯，如环无端⑤。邪之中人，或中于阴，或中于阳，上下左右，无有恒常⑥，其故何也？

岐伯曰：诸阳之会，皆在于面，中人也方乘虚时，及新用力，若饮食汗出⑦，腠理开而中于邪⑧，中于面则下阳明，中于项则下太阳，中于颊则下少阳⑨，其中于膺背⑩两胁，亦中其经⑪。

黄帝曰：其中于阴奈何？

岐伯答曰：中于阴者常从臂胻始，夫臂与胻其阴皮薄，其肉淖泽⑫，故俱受于风,独伤其阴⑬。

　　黄帝曰:此故伤其藏乎?

　　岐伯答曰:身之中于风也,不必动藏,故邪入于阴经,则其藏气实,邪气入而不能客⑭。故还之于府,故中阳则溜于经,中阴则溜于府⑮。

　　【本段提纲】　马莳说:此详言邪中阴经者,其藏尚实,故在之于府,而邪中阳经者,则止流于本经也,帝以邪气之中人为问,盖恶之亦叹之也。

　　【集解】

　　①邪气之中人高也:张介宾说:风寒中人,上先受之也。

　　②身半已上者,邪中之也,身半已下者,湿中之也:杨上善说:高者上也,身半以上,风雨之邪所中,故曰,中于高也,风为百病之长,故偏得邪名也。身半以下清湿之邪,湿最沉重,故袭下偏言也。

　　马莳说:邪气云中人甚高也。故身半以上,而风寒暑皆能中之,故中人高也。身半以下而湿能中人,则下亦能中于邪,此高下之所以有度也。

　　张介宾说:阳受风气,阴受湿气也。

　　张志聪说:邪气者,风雨寒暑,天之邪也,故中人也高,湿乃水土之气,故中于身半以下,此天地之邪,中于人身而有上下之分。

　　③中于阴则溜于府,中于阳则溜于经:杨上善说:邪中于臂胻之阴,独伤阴经,流入中藏,藏实不受,邪客故转至留于六府者也。中于头面之阳,循三阳经下留阳经,故曰无常也。

　　马莳说:邪之中人无常,中于阴经者,则留于阳经之为府,而中于阳经者,则止流于本经而已。

　　张志聪说:邪之中人,又无有恒常,或中于阴,或中于阳,或溜于府,或入于藏。

　　丹波元简说:《甲乙》:"溜"作"留"。马云:"溜"当作"流",下文"溜于经"亦同。

　　④阴之与阳也,异名同类,上下相会:杨上善说:阴阳异名,同为气类,三阳为表属上,三阴为里在下,表里气通,故曰相会。

　　张介宾说:经脉相贯合一,本同类也,然上下左右部位,各有所属,则阴阳之名异矣。

　　张志聪说:阴之与阳者,谓藏府之血气,虽有阴阳之分,然总属一气血耳,故异名而同类。上下相会者,标本之出入也。

　　⑤经络之相贯,如环无端:杨上善说:三阴之经络脉别走入于三阳,三阳之经络脉别走入于三阴,阴阳之气旋回周而复始,故曰无端。

　　张志聪说:经络之相贯,谓荣卫之循行,从手太阴出注于阳明,始于肺而终于肝,从肝复上注于肺,循环之无端也。

　　⑥邪之中人,或中于阴,或中于阳,上下左右,无有恒常:杨上善说:经络相贯,周环自有常理,邪之中人循行亦可与经络同行,然中于阴阳上下左右生病异者,其故何也。

　　张志聪说:经络之相贯,上下左右手足头面也,或在于头面而中于阳,或在于臂胻而中于阴,故无有常也。

　　⑦若饮食汗出:丹波元简说:"若饮食",《甲乙》作"热饮食足"。

　　陆懋修说:若,犹及也。……内经,若字多有作及字解者,举此例之。

　　⑧腠理开而中于邪:杨上善说:手足三阳之会皆在于面。人之受邪所由有三:一为乘年虚

时,二为新用力有劳,三为热饮热食汗出腠理开,有此三虚,故邪中人。

⑨中于面则下阳明,中于项则下太阳,中于颊则下少阳:马莳说:诸阳之会,皆在于面,凡邪之中人,方乘其虚,或新用力,或用饮食,致汗自出,腠理开,故邪遂中之,若中于面,则面部乃手足阳明经,如手阳明迎香、足阳明承泣之类,故邪遂下于阳明经也。若中于项,则项属手足太阳经,如手太阳天窗、足太阳天柱之类,故邪遂下于太阳经也。若中于曲颊,则曲颊属手足少阳经,如手少阳天牖、足少阳风池之类,故邪遂下于少阳经也。

张介宾说:此言邪之中于阳经也。手足六阳俱会于头面,故为诸阳之会,凡足之三阳从头走足,故中于面则自胸腹下行于阳明经也,中于项则自脊背下行于太阳经也,中于颊则自胁肋下行于少阳经也,脉遍周身者惟足六经耳,故但言足也。

⑩膺背:史崧说:"膺背",一作"肩背"。

⑪亦中其经:杨上善说:邪之总中于面,则著手足阳明之经循之而下,若中之后项者,则著手足太阳之经循之而下,若别中于两颊,则著手足少阳之经循之而下,若中胸背及两胁三处,亦著三阳之经循经而下也。

史崧说:亦中其经,一本作"下其经"。

马莳说:其有中于肩背两胁者,皆三阳经之分肉,亦中其经而下之耳,故曰中于阳者必流于本经也。

张介宾说:膺在前,阳明经也。背在后,太阳经也。两胁在侧,少阳经也。中此三阳经与上同。

顾观光说:音释,一本作"下"其经,以上文例之,"下"字是。

⑫淖泽:陆懋修说:淖,奴教切。《尔雅·释言》释文引《字林》:"淖,濡甚也。"《广雅·释诂》:"淖,湿也。"

⑬中于阴者常从臂胻始,夫臂与胻其阴皮薄,其肉淖泽,故俱受于风,独伤其阴:杨上善说:以下言邪中于阴经也,四肢手臂及脚胻当阴经上皮薄,其肉浊泽,故四处俱受风邪,所以独伤阴经,下经言风雨伤上,清湿伤下者,举多为言,其实脚胻亦受风邪也(萧延平说:"浊泽"依经文应作"淖泽")。

史崧说:淖泽,上奴教切,下皆同《甲乙经》上音"浊",下音"液",谨详:淖,浊也;泽,液也(丹波元简说:史云:淖泽也,泽液非。)

张介宾说:此言邪之中于阴经也。胻,足胫也。淖泽,柔润也。臂胻内廉曰阴,手足三阳之所行也。其皮薄,其肉柔,故邪中于此则伤其阴经。

⑭客:丹波元简说:史崧云"客一本作客。"《甲乙》作"客"。俱通。

⑮故中阳则溜于经,中阴则溜于府:杨上善说:邪之伤于阴经,传之至藏,以藏气不客外邪,故还流于六府之中也。故阳之邪中于面,流于三阳之经。阴之邪中臂胻溜于六府也。

马莳说:凡中于阴经者,其手经必始于臂,足经必始于胻,正以其阴经之皮薄而肉淖泽,故俱受于风,则独伤此阴经之经脉,而内藏未必伤。盖身中于风,未必动藏,故邪虽入于阴经,而藏气尚实,所以邪不能客之,而遂还之于府耳,故曰:中于阴者,则流之于府也。

张介宾说:邪中阴经当内连五藏,因问故伤其藏也。然邪入于阴而藏气固者,邪不能客,未必动藏,则还之于府,仍在表也。故邪中阳者溜于三阳之经,邪中阴者溜于三阴之府,如心之及小肠、脾之及胃、肝之及胆、包络之及三焦、肾之及膀胱,此以邪中三阴,亦有表证,明者当所察也。

张志聪说:诸阳之会,皆在于面者,精阳之气皆上于面而走空窍也,中于面则下阳明,中于项则下太阳,中于颊则下少阳,此手足三阳之络皆循项颈而上于头面膺背两胁者,复循头项而下于胁胸肩背也,此三阳络脉所循之处,外之皮肤即三阳之分部,邪之客于人也,必先舍于皮毛,留而不去,入舍于络脉,下者谓三阳皮部之邪,下入于三阳之经,故曰中于阳则溜于经。臂膊者手臂足膊之内侧,乃三阳络脉所循之处,外侧为阳,内侧为阴,其阴皮薄,其肉淖泽,故中于阴者尝从臂膊始,始者始于三阴之皮部而入于三阴之络脉也。《缪刺篇》曰:邪之客于形也,必先舍于皮毛,留而不去,入舍于孙络,留而不去,入舍于经脉,内连五藏,散于肠胃。盖五藏之脉,属藏络府,六府之脉,属府络藏,藏府经脉之相通也。夫血脉为阴,五藏之所主也。故邪入于经,其藏气实,邪气入而不能客,故还之于府,散于肠胃,阳明居中土,为万物之所归、邪归于阳明之藏胃而无所复传矣。

　　黄帝曰:邪之中人藏奈何[1]?

　　岐伯曰:愁忧恐惧则伤心[2]。形寒寒饮则伤肺,以其两寒相感,中外皆伤,故气逆而上行[3]。有所堕坠,恶血留内,若有所大怒,气上而不下,积于胁下则伤肝[4]。有所击仆,若醉入房,汗出当风则伤脾[5]。有所用力举重,若入房过度,汗出浴水则伤肾[6]。

　　黄帝曰:五藏之中风奈何?

　　岐伯曰:阴阳俱感,邪乃得往[7]。

　　黄帝曰:善哉。

　　【本段提纲】　马莳说:此言五藏之邪有内伤者,有外感者,必其阴阳俱感而后外邪得以入藏也。帝承上文而言,邪不入藏,固以其藏之实也,然岂无入藏之时乎?

　　【集解】

　　[1]邪之中人藏奈何:杨上善说:前言外邪不中五藏,次言邪从内起,中于五藏,故问起也。

　　丹波元简说:《甲乙》作"邪之中藏者奈何。"

　　[2]愁忧恐惧则伤心:杨上善说:愁忧恐惧内起伤神,故心藏伤也。

　　马莳说:有所谓内伤者,故愁忧恐惧则心神伤矣。

　　[3]形寒寒饮则伤肺,以其两寒相感,中外皆伤,故气逆而上行:杨上善说:形寒饮寒内外二寒伤肺,以肺恶寒也(萧延平说:寒饮《甲乙》作饮冷)。

　　马莳说:形寒饮寒,则肺本畏寒而肺斯伤矣,正以两寒相感,中外皆伤。故气逆而上行。

　　张介宾说:此下言邪之中于五藏也,然必其内有所伤,而后外邪得以入之,心藏神,忧愁恐惧则神怯,故伤心也。肺合皮毛,其藏畏寒,形寒饮冷,故伤肺也。若内有所伤而外复有感,则中外皆伤,故气逆而上行,在表则为寒热疼痛,在里则为喘咳呕哕等病。《体病论》曰:忧愁思虑即伤心,饮食劳倦即伤脾,人坐湿地,强力入水即伤肾,恚怒气逆,上而不下即伤肝。

　　丹波元简说:汪云形寒伤外,饮寒伤内。《素问·咳论》云:其寒饮食入胃则肺寒,肺寒则外内合邪。与此文义正同。今人惟知形寒为外伤寒,而不知饮冷为内伤寒,讹为阴证非也。凡饮冷者,虽无房事,而示每患伤寒也。若房事饮冷而患伤寒,亦有在三阳经者,当从阳症论治,不得原指为阴症也。世医不明,妄以热剂投之,杀人多矣,特揭出以告人。气逆上行,故有发热头痛诸症。简按"气逆",《甲乙》作"气迎",非。

　　[4]有所堕坠,恶血留内,若有所大怒,气上而不下,积于胁下则伤肝:杨上善说:因坠恶血留

者外伤也,大怒内伤也,内外二伤积于胁下,伤肝也。

马莳说:有所堕坠恶血在内,及有所大怒,气积胁下则肝斯伤矣。

张介宾说:肝藏血,其志为怒,其经行胁下也。

⑤有所击仆,若醉入房,汗出当风则伤脾:杨上善说:击仆当风外损也,醉以入房汗出内损也,内外二损,故伤脾也。

马莳说:有所击仆醉以入房,汗出当风,则脾斯伤矣。

张介宾说:脾主肌肉,饮食击仆者伤其肌肉,醉后入房,汗出当风者,因于酒食,故所伤皆在脾。

⑥有所用力举重,若入房过度,汗出浴水则伤肾:杨上善说:用力举重,汗出以浴水,外损也。入房过度,内损也。由此二损,故伤肾也。

马莳说:有所用力举重,入房过度、汗出浴水,则肾斯伤矣,虽曰当风浴水,而亦从内伤始也。

张介宾说:肾主精与骨,用力举重则伤骨,入房过度则伤精,汗出浴水,则水邪犯其本藏,故所伤在肾。

⑦阴阳俱感,邪乃得往:杨上善说:前言五藏有伤,次言五藏中风,阴阳血气皆虚,故俱感于风,故邪因往入也。

马莳说:五藏之中风者,亦以阴经阳经俱感于邪,则藏府俱伤,邪乃入藏,若止感阴经,则藏气尚实,其邪岂能以遽入哉。按此与《百病始生篇》末同。

张介宾说:此承上文而言五藏之中风者,必由中外俱感,而后邪乃得往。往言进也。

张志聪说:邪中于阴而留于府者,藏气实也,藏气者神气也。神气内藏,则血脉充盛,若藏气内伤,则邪乘虚而入矣,风为百病之长,善行而数变,阴阳俱感,外内皆伤也,本经云:八风从其虚之乡来,乃能病人,三阴相搏,则为暴病卒死,此又不因内伤五藏而邪中于藏也,故病人避风,如避矢石焉,上节论内养神志,下节论外避风邪。

黄帝问于岐伯曰:首面与身形也,属骨连筋同血,合于气耳,天寒则裂地凌冰,其卒寒,或手足懈惰,然而其面不衣,何也①?

岐伯答曰:十二经脉三百六十五络,其血气皆上于面而走空窍②。

其精阳气上走于目而为睛③。其别气走于耳而为听④。其宗气上出于鼻而为臭⑤。其浊气出于胃走唇舌而为味⑥。其气之津液皆上熏于面⑦,而皮又厚,其肉坚,故天气甚寒⑧,不能胜之也⑨。

【本段提纲】 马莳说:此言人面之耐寒,以气之津液,皆上熏于面也。

【集解】

①首面与身形也,属骨连筋同血,合于气耳,天寒则裂地凌冰,其卒寒,或手足懈惰,然而其面不衣,何也:杨上善说:首面及与身形两者皆属于骨,俱连于筋,同受于血,并合于气,何因遇寒手足冷而懈惰,首面无衣不寒,其故何也。

马莳说:首面之与身皆形也,无不连属筋骨合同气血,宜于寒则俱寒,热则俱热也,故天有裂地凌冰之寒,而人之手足皆畏猝寒懈惰,然而其面不衣,而独无所畏者何哉?

张介宾说:人之头面身形,本同一气,至于猝暴严寒,则地裂水冰,肢体为之凛慄,而面独不惧,故以为问。

②十二经脉三百六十五络,其血气皆上于面而走空窍:杨上善说:六阳之经并上于面,六阴之经有足厥阴经上面,余二至于舌下,不上于面,而言皆上面者,举多为言耳。其经络血气贯通,故皆上走七窍以为用也。

马蒔说:伯言十二经三百六十五络,凡曰空窍、曰睛、曰听、曰闻臭、曰辨味,皆在人身之首者,正以气之津液,皆上熏于面,而皮厚肉坚,故甚寒甚热,皆不能胜面耳。

张介宾说:头面为人之首,凡周身阴阳经络无所不聚,故其血气皆上行于面而走诸窍。空,孔同。

张志聪说:此论藏府经络之血气,渗于脉外,而上注于空窍也,属骨连筋者,谓首面与形身之筋骨血气相同也,夫太阴为阴中之至阴,在地主土,在人属于四肢,天寒则裂地凌冰,其卒寒,或手足懈惰,此脾土之上应地也,其血气皆上于面,天热甚寒,不能胜之,谓阴阳寒暑之气,皆从下而上,身半以上应天也。夫十二经脉三百六十五络之血气,始于足少阴肾,生于足阳明胃,主于手少阴心,朝于手太阴肺。精阳气者心肾神精之气,上走于目而为睛,别气者心肾之气,别走于耳而为听也。寒气者胃府所生之天气,积于胸中,上出于肺以司呼吸,故出于鼻而为臭;浊气者水谷之精气,故出于胃,走唇舌而为味,气之津液上熏于面者,津液随气上行,熏肤泽毛,而注于空窍也。夫肺主皮而属天,脾主内而应地,皮厚肉坚,天之寒热不能胜之,人气之胜天也,此章诸头面为诸阳之会,是以三阳之脉,上循于头,然阴阳寒热之气,皆从下而升于上,故复论诸脉之精气焉。

③其精阳气上走于目而为睛:杨上善说:其经络精阳之气,上走于目成于眼精也。

张介宾说:精阳气者,阳气之精华也,故曰五藏六府之精气皆上注于目而为之精。

④其别气走于耳而为听:杨上善说:别精阳气入耳以为能听。

张介宾说:别气者旁行之气也,气自两侧上行于耳,气达则窍聪,所以能听。

⑤其宗气上出于鼻而为臭:杨上善说:五藏聚气以为宗气,宗气入鼻,能知臭也。

张介宾说:宗气,大气也。宗气积于胸中,通于鼻而行呼吸,所以能臭。

⑥其浊气出于胃走唇舌而为味:杨上善说:耳目视听皆为清气,所生唇舌识味,故为浊气所成,味者知味也。

⑦其气之津液皆上熏于面:张介宾说:凡诸气之津液,皆上熏于面,如《脉度篇》曰:"五藏常内阅于上七窍也,故肺气通于鼻,心气通于舌,肝气通于目,脾气通于口,肾气通于耳。"此五藏之气,皆上通乎七窍,不独诸阳经络乃得上头也。

⑧天气甚寒:丹波元简说:诸本及《甲乙》作天热甚寒,但张本作天气甚寒与此相同,上文曰天寒,而不曰天热,则作天气甚寒为是,《四十七难》云:人面独能耐寒者何也,然人头者诸阳之会也,诸阴脉皆至颈胸中而还,独诸阳脉皆上至头耳,故令面耐寒也。

钱熙祚说:《甲乙经》"天"作"大"。

⑨不能胜之也:杨上善说:以其十二经脉三百六十五络脉血气皆薰面、以其阳多,其皮坚厚,故热而能寒也。

张介宾说:一身血气,既皆聚于头面,故其皮厚肉坚,异于他处,而寒气不能胜之也。又按本篇所言首面耐寒之义,原无阴阳之分。考之《四十七难》曰:人面独耐寒者何也?然人头者诸阳之会也,诸阴脉皆至颈胸中而还,独诸阳脉皆上至头耳,故令面耐寒也。此说殊有不然,夫头为诸阳之会则是,曰阴不上头则非,盖阴阳升降之道,亦焉有地不交天,藏不上头之理。即如本篇有曰:"诸阳之会皆在于面。"盖言面为阳聚之处,而非曰无阴也。义见疾病类三,又如《阴阳别论》曰：三阳在头，三阴在手。盖一言阳明主表，指人迎也，一言太阴主里，指脉口也，亦非云阴不上头也。又如《本输篇》所列颈项诸经行次，止言六阳而不言阴者，盖单言诸阳之次序，如伤寒止言足经而手在其中之意，亦非无阴之谓也。《难经》之意，本据此数者，而实未究其详，观《太阴阳明论》曰：阴气从足上行至头，而下行至足，及本篇所谓十二经脉三百六十五络，其血气皆上于面而走空窍，岂阴经独不上头耶？第近代所传经穴诸图，亦但云阳穴上头，而阴穴止于胸腋者。盖阳穴之见于肌表者若此，而阴脉之内行者不能悉也。别阴阳表里，俱有所会，故但取阳穴则可为阴经之胂，而阴亦在其中矣。及详考经脉等篇，则手足六阴无不上头者，今列诸脉于左，以便明者考校。手少阴上挟咽走喉咙，系舌本，出于面，系目系，合目内眦。手厥阴循喉咙出耳后合少阳完骨之下。手足少阴太阴皆会于耳中，上络左角。手太阴循喉咙。足少阴循喉咙系舌本，上至项结于桃骨与足太阳之筋合。足太阴合于阳明，上行结于咽，连舌本，支者结舌本贯舌中，散舌下。足厥阴循喉咙之后，上入颃颡，络于舌本，连目系，上出额与督脉会于巅，其支者从目系，下颊里，环唇内。

黄帝曰：邪之中人，其病形何如？

岐伯曰：虚邪之中身也，洒淅①动形。正邪之中人也微，先见于色，不知于身，若有若无，若亡若存，有形无形，莫知其情②。

黄帝曰：善哉。

【本段提纲】　马莳说：此言邪中人身之形，虚邪则易见，而正邪则难知也。此节与《素问·八正神明论》，本经《官能篇》，文义相同。

【集解】

①洒淅：陆懋修说：《素问·调经论》：洒淅起于毫毛。注：洒淅，寒貌。《风论》腠理开则洒然寒。注：洒然，寒貌。

②正邪之中人也微，先见于色，不知于身，若有若无，若亡若存，有形无形，莫知其情：杨上善说：虚邪谓八虚邪风也，正邪谓四时风也，四时之风生养万物，故为正也，八虚之风从虚乡来，伤损于物，故曰虚风。虚正二风非谷气，因腠理开辄入，故曰邪风，虚邪中人入腠理，如水逆流于洫毛立动形，故为人病。正邪中人微而难识先见不觉于身，故轻而易去也。

马莳说：《八正神明论》曰：虚邪者八正之虚邪风也，正邪者身形若用力汗出，腠理开，逢虚风，其中人也微，故莫知其情，莫见其形者是也。

张志聪说：此论人气与天气之相合也，风寒暑湿燥火，天之六气也，而人亦有六气，是以正邪之中人也，微见于色。色，气色也。中于气，微见于色，不知于身，若有若无，若亡若存。夫天之六气有正有邪，如虚邪之中于身也，洒淅动形，虚者八正之虚邪气，形者皮肉筋脉之有形，此节论天地之气中于人也，有病在气而见于色者，有病在形而见于脉者，有病在气而见于尺肤者，有病在形而见于尺脉者，有病在气而应于形者，有病在形而应于脉者，邪之变化，无有恒常，而此身之有形无形亦莫可得而知其情，故能参合而行之者，斯为上工也。《玉师》曰：天之正气，而偏寒偏热偏湿偏燥，故曰正邪。

黄帝问于岐伯曰：余闻之见其色，知其病命曰明；按其脉，知其病命曰神；问其病，知其处命曰工。余愿闻见而知之，按而得之，问而极之，为之奈何①？

岐伯答曰：夫色脉与尺之相应也②，如桴鼓影响之相应也，不得相失也③。此亦本末根叶之出候也，故根死则叶枯矣④。色脉形肉不得相失也⑤。故知一则为工，知二则为神,知三则神且明矣⑥。

黄帝曰:愿卒闻之。

岐伯答曰:色青者,其脉弦也⑦。赤者,其脉钩也⑧。黄者,其脉代也⑨。白者,其脉毛⑩。黑者,其脉石⑪。见其色而不得其脉,反得其相胜之脉则死矣⑫,得其相生之脉则病已矣⑬。

黄帝问于岐伯曰:五藏之所生,变化之病形何如?

岐伯答曰:先定其五色五脉之应,其病乃可别也⑭。

黄帝曰:色脉已定,别之奈何?

岐伯曰:调其脉之缓急、小大、滑涩,而病变定矣⑮。

黄帝曰:调之奈何?

岐伯答曰:脉急者,尺之皮肤亦急⑯。脉缓者,尺之皮肤亦缓⑰。脉小者,尺之皮肤亦减而少气⑱。脉大者,尺之皮肤亦贲而起⑲。脉滑者,尺之皮肤亦滑⑳。脉涩者,尺之皮肤亦涩㉑。凡此变者,有微有甚,故善调尺者不待于寸㉒。善调脉者不待于色㉓,能参合而行之者,可以为上工,上工十全九,行二者为中工,中工十全七,行一者为下工,下工十全六㉔。

【本段提纲】　马莳说:此详言色脉病之相应而全此三法者之难也。

【集解】

①余闻之见其色,知其病命曰明;按其脉,知其病命曰神;问其病,知其处命曰工。余愿闻见而知之,按而得之,问而极之,为之奈何:杨上善说:察色之明,按脉之神,审问之工,为诊之要,故并请之。

马莳说:见色知病为明,按脉知病为神,问病知处为工,处者各经也。

张介宾说:见色者望其容貌之五色也,按脉者切其寸口之阴阳也,问病者问其所病之缘因也。知是三者则曰明、曰神、曰工,而诊法尽矣。《六十一难》曰:望而知之谓之神,闻而知之谓之圣,问而知之谓之工,切脉而知之谓之巧。是谓神圣工巧,盖本诸此。

②夫色脉与尺之相应也:丹波元简说:《甲乙》作“与尺之皮肤相应也”,据下文“皮肤”二字正系缺文,《甲乙》为是。

③如桴鼓影响之相应也,不得相失也:丹波元简说:“桴”,“枹”同,音“浮”。击鼓槌也。

杨上善说:桴,伏留反,击鼓槌也,答中色脉及尺以为三种不言问也,色谓面色,脉谓寸口,尺谓尺中也,五藏六府善恶之气见于色部寸口尺中三候相应,如槌鼓形影声响不相失也。

④故根死则叶枯矣:杨上善说:此则尺地以为根茎,色脉以为枝叶,故根死枝叶枯变。

⑤色脉形肉不得相失也:杨上善说:形肉即是尺之皮肤色脉尺肤三种不相失也。

⑥故知一则为工,知二则为神,知三则神且明矣:杨上善说:故但知问极一者,惟可为工,知问及脉二者为神,知问及脉并能察色,称曰神明也。

张介宾说:此言色脉形肉,皆当详察。在色可望,在脉可按,其于形肉,则当验于尺之皮肤。盖以尺之皮肤,诊时必见,验于此而形肉之盛衰,概可知矣。夫有诸中必形诸外,故色之与脉,脉之与形肉,亦犹桴鼓影响之相应,本末根叶之候不相失也。三者皆当参合,故知三则神且明矣。

⑦色青者，其脉弦也：杨上善说：青为肝色，弦为肝脉，故青弦为肝表也，问色脉尺三种之异，今但答色脉不言尺者，以尺变同脉故也。

⑧赤者，其脉钩也：杨上善说：赤为心色，钩为心脉，赤钩为心表也。

⑨黄者，其脉代也：杨上善说：黄为脾色，代为脾脉，黄代为脾表也。

⑩白者，其脉毛：杨上善说：白为肺色，毛为肺脉，白毛为肺表也。

⑪黑者，其脉石：杨上善说：黑为肾色，石为肾脉，黑石为肾表也。石一曰坚，坚亦石也。

张介宾说：肝主木，其色青，其脉弦。心主火，其色赤，其脉钩。脾主土，其色黄，其脉代。肺主金，其色白，其脉毛。肾主水，其色黑，其脉石。

⑫反得其相胜之脉则死矣：杨上善说：假令肝病得见青色，其脉当弦，反为毛脉，是肺来乘肝，被克故死，余藏准此也。

⑬得其相生之脉则病已矣：杨上善说：假令肝病见青色，虽不见弦而得石脉，石为肾脉，是水生木，是得相生之脉，故病已也。

马莳说：色脉与尺相应，为桴鼓影响，如本末根叶，故知一为工，知二为神，知三为神且明何也？肝主木，其色青，脉当弦。心主火，其色赤。脉当钩。脾主土，其色黄，脉当代。肺主金，其色白，脉当毛。肾主水，其色黑，脉当石。见其色而其脉未合，反得其相胜之脉，如色本青，而脉来浮涩而短，是金来克木也，此病之所以死也，如色本青，而脉来沉石而滑，是水来生木也，此病之所以已也。

张介宾说：不得其胜脉，言不得其合色之正脉也，相胜之脉，如青色得毛脉，以金克木之类是也。相生之脉，如青色得石脉，以水生木之类是也。

张志聪说：色脉与尺之相应，为桴鼓影响不得相失者也。夫精明五色者，气之华也，乃五藏五行之神气而见于色也，脉者荣血之所循行也，尺者谓脉外之气血循手阳明之络，而变见于尺肤，脉内之血气，从手太阴之经而变见于尺寸，此皆胃府五藏所生之气血，本末根叶之出候也。形肉谓尺肤也，如色脉与尺之三者则神且明矣。青黄赤白黑、五藏五行之气色也，弦钩代毛石，五藏五行之脉象也，如影响之相应者也，故色青者具脉弦，赤色者其脉钩。见其色而得脉之相应，犹坤道之顺承天也。如色青而反见毛脉，色赤而反见石脉，此阴阳五行之反胜故死。如色青而得石脉，色赤而得代脉，此色生于脉，阳生于阴，得阳生阴长之道，故其病已矣。

⑭先定其五色五脉之应，其病乃可别也：杨上善说：欲知五藏所生变化之病，先定面之五色寸口五脉，即病可知矣。

⑮调其脉之缓急、小大、滑涩，而病变定矣：杨上善说：虽得本藏之脉，而一脉便有六变，观其六变，则病形可知矣。

张介宾说：缓急以至数言，小大滑涩以形体言。滑，不涩也，往来流利，如盘走珠。涩，不滑也，虚细而迟，往来觉难，如雨霑沙，如刀刮竹。六者相为对待，调此六者，则病变可以定矣。按此节以缓急、大小、滑涩而定病变，谓可总取诸脉之纲领也。然《五藏生成论》则曰：小大滑涩浮沉及后世之有不同者，如《难经》则曰浮沉长短滑涩，仲景则曰脉有弦紧浮沉滑涩，此六者名为残贼，能为诸脉作病也。滑伯仁曰，大抵提纲之要，不出浮沉迟数滑涩之六脉也。所谓不出乎六者，以其足统夫表里阴阳虚实冷热风寒燥湿藏府血气之病也。浮为阳为表，诊为风为虚，沉为阴为里，诊为湿为实；迟为在藏为寒为冷；数为在府为热为燥；滑为血有余；涩为气独滞，此诸说者词虽稍异，义实相通，若以愚见言之，总不出乎表里寒热虚实六者之辨而已。如其浮为在表，则散大而芤可类也；沉为在里，则细小而伏可类也；迟者为寒，则徐缓涩结之属可类也；数者为热，则洪滑疾促之属可类也；虚者为不足，则短濡微弱之属可类也；实者为有余，则弦紧动革之属可类也。此其大概，皆亦人所易知者。然即此六者之中，而复有天相悬绝之要，则人多不能识也。夫浮为表矣，而凡阴虚者脉必浮而无力，是浮不可以概言表，可升散乎。沉为里矣，而凡表邪初感之甚者，阴寒束于皮毛，阳气不能外达，则脉必先见沉紧，是沉不可以概言里，可攻内乎。迟为寒矣，而伤寒初退余热未清，脉多迟滑，是迟不可以概言寒，可温中乎。数为热矣，而凡虚损之候，阴阳俱亏，气血败乱者，脉为急数，愈数者愈虚，愈虚者愈数，是数不可以概言热，可寒凉乎。微细类虚矣，而痛极壅闭者脉多伏匿，是伏不可以概言虚，可骤补乎。洪弦类实矣，而真阴大亏者，必关格倍常，是强不可以概言实，可消伐乎。夫如是者是于纲领之中，而复有大纲领者存焉，设不能以四诊相参，而欲孟浪任意，则未有不覆人于反掌者，此脉道之所以难言，毫厘不可不辨也。

⑯脉急者，尺之皮肤亦急：杨上善说：脉急者寸口脉急也。尺之皮肤者从尺泽至关此为尺分也，尺分之中关后一寸动脉以为诊候尺脉之部也，一寸以后至尺泽，称曰尺之皮肤，尺皮肤下手太阴脉气从藏来至指端，从指端还入于藏，故尺下皮肤与尺寸脉六变同也。皮肤者以手扪循尺皮肤急与寸口脉同。

⑰脉缓者，尺之皮肤亦缓：杨上善说：寸口脉缓，以手扪循尺皮肤缓也。

⑱脉小者，尺之皮肤亦减而少气：杨上善说：寸口脉小，尺之皮肤减而少气也。

⑲脉大者，尺之皮肤亦贲而起：杨上善说：寸口脉大，尺之皮肤贲起能大，一曰亦大疑是人改从大。

丹波元简说：《甲乙》作"大"字，更有脉沉者，尺之皮肤亦沉一句，据上文举六者则为剩文。张云：贲，愤奔二音，大也，沛起也。《论疾诊尺篇》曰："审其尺之缓急小大滑涩，肉之坚脆，而病形定矣。义与此同。"又按《十三难》云：脉数尺之皮肤亦数，脉急尺之皮肤亦急，脉缓尺之皮肤亦缓，脉涩尺之皮肤亦涩，脉滑尺之皮肤亦滑。亦此义也。

陆懋修说：贲，符分切，《谷梁》僖十年传：覆酒于地而地贲。注：贲，沸起也。《甲乙经》"贲"作"大"。

⑳脉滑者，尺之皮肤亦滑：杨上善说：按寸口脉滑，即尺皮肤亦滑。

㉑脉涩者，尺之皮肤亦涩：杨上善说：寸口脉来蹇涩，尺之皮肤亦涩不滑也。

㉒凡此变者，有微有甚，故善调尺者不待于寸：张介宾说：调，察也。此正言脉之与尺，若桴鼓影响之相应，而其为变，则有微有甚，盖甚病深，微则病浅也。

㉓善调脉者不待于色：杨上善说：寸口与尺各有六变，而六变各有微甚，可审取之前调寸口脉六变，又调于尺中六变，方可知病。若能审调尺之皮肤六变，即得知病不假诊于寸口也。

杨上善说：善调寸口之脉，知病亦不假察色而知也。

㉔能参合而行之者，可以为上工，上工十全九，行二者为中工，中工十全七，行一者为下工，下工十全六：杨上善说：察色诊脉调尺三法合行得病之妙，故十全九，名曰上工；但知尺寸二者十中全七，故为中工；但明尺一法，十中全六以为下工也。

马莳说：五藏变化之病形虽异，而色脉已定，乃可别之，别之者调其脉之缓急、大小、滑涩也。调之者调其尺之皮肤缓急、大小、滑涩与脉同也，则病变虽有微甚，知病本无难易，自然调尺而可知寸，调脉而可知色，所谓见色而知病，按脉而知病，问病而知处者，此之谓也。人能行此三者为上工，行二者为中工，行一者为下工，以其所全有九分七分六分之异，故其人有上中下之分耳。

张介宾说:此正本末根叶之义也,以尺寸言,则尺为根本,寸为枝叶。以脉色言,则脉为根本,色为枝叶,故善调尺者不待于寸,善调脉者不待于色也。然必能参合三者而兼行之,更为本末皆得,而万无一失,斯足称为上工而十可全其九。若知二知一者,不过中下之材,故所全者亦惟六七而已,然曰六曰七者,轻易者在前也,曰八曰九者最难者在后也。易者何难之有,难者岂易言哉? 此其等差,虽分上下,而成败之贤不肖,其相去也天壤矣。

　　张志聪说:凡论五藏所生之病别其变化,先当调其五色五脉,色脉已定,而后调其尺肤与尺寸之脉。夫尺肤之气血出于胃府水谷之精,注于藏府之经隧,而外布于皮肤。寸口尺脉之血气,出于胃府水谷之精,荣行于藏府经脉之中,变见于手太阴之两脉口,皆五藏之血气所注,故脉急者尺之皮肤亦急,脉缓者尺之皮肤亦缓,如桴鼓之相应也。故善调尺者不待于寸口之脉,善调脉者不待于五者之色,能参合而行之,斯可为上工关。夫数始于一奇二偶,合而为三,三而两之为六,三两三之成九,此三才三极之道也。生于一而成于十,阴阳相得,而各有合,此河图之数也。知者知天地阴阳始终变化之道,故能全九十之天数,水数成于六,火数成于七,水即是精血,火即是神气,中工仅知血气之诊,故能全水火之成。下工血气之诊亦不能全知矣,故曰能参合而行之,可以为上工,行者谓色脉应天地阴阳之理数,贤者则两行之。

　　丹波元简说:《十三难》云:经言知一为下工,知二为中工,知三为上工。上工者十全九,中工者十全八,下工者十全六。《周礼·天官医师职》云:"岁终稽其医事,则以制其食,十全为上,十失一次之,十失二次之,十失三次之,十失四为下。"

　　黄帝曰:请问脉之缓、急、小、大、滑、涩之病形何如[1]?

　　岐伯曰:臣请言五藏之病变也。心脉急甚者为瘛疭[2],微急为心痛引背,食不下[3]。缓甚为狂笑[4],微缓为伏梁,在心下,上下行,时唾血[5]。大甚为喉吤[6],微大为心痹引背,善泪出[7]。小甚为善哕[8],微小为消瘅[9]。滑甚为善渴[10],微滑为心疝引脐,小腹鸣[11]。涩甚为瘖[12],微涩为血溢,维厥,耳鸣,癫疾[13]。

【本段提纲】　马莳说:此详言五藏之病异脉变而先以心言之也。

【集解】

　　[1]请问脉之缓、急、小、大、滑、涩之病形何如:杨上善说:请问五藏之脉,各有六变,以候病形。

　　张介宾说:六者为脉之提纲,故帝特举而问之。

　　[2]心脉急甚者为瘛疭:杨上善说:心脉钩脉,缓大滑等三变为热,阳也;急小涩等三变为寒,阴也。夏时诊得心脉如新张弦,急甚者寒也,筋脉急痛以为瘛也,下言急者皆如弦急非急疾也。

　　丹波元简说:心脉急,楼氏《纲目》云:谓赤色脉钩而急也。张云:急者弦之类。

　　俞正燮说:瘛,筋急。疭,筋弛。

　　[3]微急为心痛引背,食不下:杨上善说:其心脉来,如弦微急,即脉微弦急,心微寒,故心痛引背心输而痛,胸下寒咽中不下食也。

　　马莳说:急脉属肝,心得急脉而甚,当为风邪入心,病成瘛疭,瘛为筋脉蜷急,而疭为筋脉弛纵,即今所谓急慢惊风之意耳。若脉急而微,则其病为心痛引背,食亦不下。

　　张介宾说:急者弦之类,急主风寒,心主血脉,故心脉急甚则为瘛疭,筋脉引急曰瘛,弛长曰疭,弦急之脉多主痛,故微急为心痛引背,心胸有邪,食当不下也。大抵弦急之脉,当为此等病,故急甚亦可为心痛,微急亦可为瘛疭,学者当因理活变可也。余同此意。

张志聪说:此论五藏各有六者之变病,本于寒热血气之不和,与外受邪气内伤忧恐之不同也。缓急大小滑涩阴阳寒热血气之纲领也。下篇曰,诸急多寒;缓者多热;大者多气少血;小者血气皆少;滑者阳气盛,微有热;涩者多气少血,微有寒。心为火藏,故寒甚则为瘛疭,盖手足诸节,神气之所游行,出入寒伤神气故瘛疭也。微急为心痛引背,盖甚则心藏之神气受伤,微则薄于宫城之分也。食气入胃,浊气归心,心气逆,故食不下。缓甚则心气有余,心藏神,神自余则笑不休。优梁乃心下有余之积,故微主邪薄于心下也。心主血,热则上溢而时唾血也。喉吤者,喉中吤然有声,宗气积于胸中,上出喉咙,以贯心脉,而行呼吸,心气盛,故喉中有声也。心气微甚,则逆于心下,而为心痹,引背行于上,则心精随气上凑于目而泪出矣。心藏虚则火土之气弱,故善为哕。哕,呃逆也。夫五藏主精经者也,五藏之血气皆少,则津液枯竭而为消瘅。消瘅者三消之症。心肺主上消,脾胃主中消,肝肾主下消也。滑则阳气盛而有热,盛于上则善渴,微在下则少腹当有形也。心主言,心气少故为瘖,血多故溢于上也。维,四维也。心为阳中之太阳,阳气少,故手足厥冷也。南方赤色,入通于心,开窍于耳,心气虚,故耳鸣颠疾。《金匮要略》曰:五藏病各有十八,合为九十病。盖一藏有六变,三六而变为十八病。玉师曰:缓急大小滑涩,五藏之六变也。五六而变为三十,三而三之,合为九十。惟智者明之,故曰上工十全九。

④缓甚为狂笑:杨上善说:心脉缓甚者,缓为阳也,缓甚热甚也。热甚在心,故发狂多笑。

⑤微缓为伏梁,在心下,上下行,时唾血:杨上善说:心脉微缓,即知心下热聚以为伏梁之病,大如人臂从脐上至于心。伏在心下,下至于脐,如彼桥梁,故曰伏梁,其气上下行来冲心有伤,故时唾血。

马莳说:缓脉属脾,心得缓脉而甚,当为土邪相并,病成狂笑。心在声为笑,狂则失神矣。若脉缓而微,其病有伏梁之积,在于心下,或升或降,而行时或唾中有血,正以甚则病成于骤,故曰狂笑。微则病成于素,故曰伏梁也。

张介宾说:心气热则脉纵缓,故神散而为狂笑,心在声为笑也。若微缓则为伏梁在心下,而能升能降,及时为唾血,皆心藏之不清也。

丹波元简说:《经筋篇》云:手少阴之筋病,内急成伏梁,唾血脓者死不治。

⑥大甚为喉吤:杨上善说:心脉至气甚,气上冲于喉咽,故使喉中吤吤而鸣也。

钱熙祚说:《甲乙经》叠吤字,后论胆病亦云嗌中吤吤然。

⑦微大为心痹引背,善泪出:杨上善说:心脉微盛,发风湿之气,冲心为痹痛,痛后引背输反引目系,故喜泪出也。

马莳说:大脉属心,故心得大脉而甚,当为心火充溢,喉中吤然有声,若脉大而微,其病为心痹引背时善泪出,正以心脉系于喉咙,附于背,通于目,故甚则病势有余,而为喉吤,微则病势渐成而为痛引于背及出泪也。

张介宾说:心脉大甚为心火上炎也,故喉中吤然有声,若其微大而为心痹引背善泪出者,以手少阴之脉,挟咽喉连目系也。

丹波元简说:《甲乙》作“喉吤”。吤,《脉经》作“喉介”。“吤”字书无义。下文云:喉中吤吤然唾出。《素咳论》云:喉中吤吤为梗状。介,芥古通。乃“芥蒂”之“芥”,喉间有物,有妨碍之谓,“吤”唯是“介”字从“口”者,必非有声之谓。心痹,见《五藏生成篇》及《痹论》。

⑧小甚为善哕:杨上善说:小为阴也,小甚心之气血皆少,心气寒也。心气寒甚则胃咽气有聚散,故为哕也。

陆懋修说:哕,于月切……,即今俗所谓打呃者是。

⑨微小为消瘅:杨上善说:小而不盛曰微,小者阴也。心气内热而有寒来击,遂内热更甚,发为消瘅,瘅热也,内热消瘦,故曰消瘅。

马莳说:小脉者,大脉之反也,心脉既小而又小之甚,则心气不足,无以资土,其病当为哕。心脉而为小之微,则血液枯燥,病为消瘅也(丹波元简说:张为肌肤消瘦之义,非)。

张介宾说:心脉小甚则阳气虚而胃土寒,故善哕,若其微小,亦为血脉枯少,故病消瘅,消瘅者肌肤消瘦也。

⑩滑甚为善渴:杨上善说:滑阳也,阳气内盛,则中热,喜渴也。

⑪微滑为心疝引脐,小腹鸣:杨上善说:阳气盛,内有微热冲心之阴,遂发为心疝,痛引少腹肠鸣者也。

马莳说:滑脉者涩脉之反也,心脉既滑而又滑之甚,则心火有余,病为善渴。若滑而微,则病为心疝引脐,小腹必鸣也。

张介宾说:心脉滑甚则血热,血热则燥,故当为渴。若其微滑则热在于下,当病心疝而引脐腹,《脉要精微论》曰:病名心疝,心为牡藏,小肠为之使,故曰少腹当有形也。

丹波元简说:心疝,见《脉要精微论》《四时刺逆从篇》及《大奇论》。

⑫涩甚为瘖:杨上善说:涩,阴也,涩者血多气少。心主于舌,心脉血盛,上冲于舌,故瘖不能言也。

⑬微涩为血溢,维厥,耳鸣,癫疾:杨上善说:微涩血微盛也,血微盛者溢于鼻口而出,故曰血溢。维厥,血盛阳维脉厥也。阳维上冲,则上实下虚,故为耳鸣颠疾。

马莳说:涩为肺脉,心得涩脉而甚,金火相烁,病成为瘖。若脉涩而微,其血当损而溢,其阴维阳维之脉必厥,其耳必鸣,其疾在颠,正以心火不足,金反乘之,故甚则中外皆不足,微则内证杂见也。

张介宾说:心脉涩甚,则血气滞于上,声由阳发,滞则为瘖也。微涩为血溢,涩当伤血也。维厥者四维厥逆也,以四肢为诸阳之本而血衰气滞也。为耳鸣为颠疾者,心亦开窍于耳,而心虚则神乱也。瘖音音,声哑也。

丹波元简说:血溢,吐衄血之属。维厥,史崧云:经络有阳维、阴维,故有维厥。颠疾,《甲乙》"颠"作"癫"。颠、癫、瘨,三字并通。

肺脉急甚为癫疾①,微急为肺寒热,怠惰,咳唾血,引腰背胸,若鼻息肉不通②。缓甚为多汗③,微缓为痿、瘘、偏风,头以下汗出不可止④。大甚为胫肿⑤,微大为肺痹引胸背,起恶日光⑥。小甚为泄⑦,微小为消瘅⑧。滑甚为息贲上气⑨,微滑为上下出血⑩。涩甚为呕血⑪,微涩为鼠瘘在颈肢腋之间,下不胜其上,其应善酸矣⑫。

【本段提纲】 马莳说:此言肺经之脉异病变也。

【集解】

①肺脉急甚为癫疾:杨上善说:肺脉毛脉有弦急,是为冷气上冲,阳瞋发热在上,上实下虚,故为癫疾。

②微急为肺寒热,怠惰,咳唾血,引腰背胸,若鼻息肉不通:杨上善说:肺以恶寒弦急,即是有寒乘肺,肺阳与寒交战,则二俱作病为肺寒热也。肺病不行于气,身体怠惰,肺得寒故发咳,咳甚伤中故唾血。咳复引腰及背输而痛。肺病出气壅塞因即鼻中生于宿肉也。

马莳说:急为肝脉,肺得急脉而甚则本邪反乘所不胜,故为癫疾。若得急脉而微,则肺为寒热,为怠惰;为咳,为唾血。其咳引腰背与胸,又鼻中有息肉不通,皆肺气不足,风邪有余所致也。但甚则邪发于骤而为咳,微则邪积于素而为诸病耳。

张介宾说:肺脉急甚,风邪胜也,反乘金,故主癫疾。若其微急,亦以风寒有余,因而致热,故为寒热怠惰等病。

张志聪说:肺主清金而畏寒,寒甚则为癫疾,所谓重阴则癫也。肺寒热者皮寒热也,寒在皮毛,故微急也。肺主气,怠惰咳唾而引腰背胸,鼻若有息肉而气不通,皆肺气虚寒之所致。

丹波元简说:楼氏云:谓色白脉毛而急也。

③缓甚为多汗:杨上善说:缓为阳也,肺得热气,外开腠理,故为多汗。

④微缓为痿、瘘、偏风,头以下汗出不可止:杨上善说:肺脉行于两手,肺得于热,故手痿缓。又肺脉不上于头,故肺之热开腠自头以下漏风、汗不止也。

马莳说:缓为脾脉,肺得缓脉而甚,则血不养脾,脾虚不能生金,当为虚汗甚多也。若得缓脉而微,则为痿证,为鼠瘘,为偏风,为头以下汗出不可止。盖甚则病发于骤,虚汗甚多。而微则病成有日,故诸证悉见也。

张介宾说:肺脉缓甚者,皮毛不固,故表虚而多汗。若其微缓,则为痿瘘偏风,头下汗出,亦以阳邪在阴也。

张志聪说:缓则热甚,故多汗。肺热叶焦,痿也、鼠瘘,寒热病也。其本在藏,其末在脉。肺主百脉,是以微缓之有热,微涩之有寒,皆为鼠瘘,在经脉之间,本经曰:偏枯身偏不用,病主分腠之间。盖病在皮肤为肺寒热,病在血脉为寒热鼠瘘;在分腠,则为偏风。肺主周身之气而朝百脉也,腠理开,故头以下汗出不可止。头以下者,颈项胸背之间,肺之外部也(丹波元简说:偏风,《脉经》注云:一作"漏风"。据汗出不可止,作"漏风"近是。

⑤大甚为胫肿:杨上善说:肺气甚故曰肺大甚也,肺脉手太阴与足太阴相通,足太阴行胫,故肺气热甚,上实下虚,故为胫肿也。

⑥微大为肺痹引胸背,起恶日光:杨上善说:肺气微大,又得秋时寒气,故发为痹痛,前引胸后引背输,以是阴病,故引胸背,起不用见日光也。

马莳说:大为心脉,肺为大脉而甚,则金为火烁,肾水随涸,胫发为肿,若得脉大微,则肺痹引于胸背,见火知畏,虽日光亦所恶也,盖甚则心肺肾之交病,病为胫肿,内外俱形也。微则肺经之为病成于内也。

张介宾说:肺脉大甚者,心火烁肺,真阴必涸,故为胫肿。若其微大,亦由肺热,故为肺痹引胸背。肺痹者烦满喘而呕也。起畏日光,以气分火盛而阴精衰也。

张志聪说:大主多气少血,气盛于下,则为胫肿,微甚于上,则为肺痹引胸背。盖气从下而上也,日光太阳之火,阴血少故恶日光,金畏火也。

丹波元简说:肺痹,见《痹论》及《五藏生成篇》。俞氏《法律》云:肺痹心膈窒塞,上气不下,盖肺为相传之官,活节行焉,管领周身之气,无微不入。是肺痹即为气痹明矣。

⑦小甚为泄:杨上善说:肺之气血小甚即是气寒,即是胃气甚不消水谷,故泄利矣。

⑧微小为消瘅:杨上善说:肠肺之气血微小也,虚寒伤肺,反为热病,消肌肉也。

马莳说:小脉为大之反,肺得小脉而甚,则中气大衰,病当为泄,若得小脉而微,则为消瘅也,正以甚对虚甚,土金皆衰而成泄,小则病微,其消瘅之病,止在于肺也。

张介宾说:肺脉小甚,则阳气虚而府不固,病当为泄。若其微小,亦以金衰,金衰则水弱,故为消瘅。

张志聪说：小则气血皆虚而为泄，肺与大肠为表里也。微小则为消瘅，肺主津水之生原也。

丹波元简说：《论疾诊尺篇》云：尺肤寒，其脉小者泄，少气。

陆懋修说：瘅，都寒切，《尔雅·释诂》：瘅，劳也。《史记·仓公传》：风瘅客脬。《索隐》：瘅病也。《素问·脉要精微论》：瘅成为消中。注：瘅，谓湿热也。又得案切，亦作"疸"。《汉书·严助传》：南方暑湿近夏瘅热。注：瘅黄病。《山海经·西山经》：翼望之山有兽名曰讙，服之已瘅。注：黄瘅病也。义微别。

⑨滑甚为息贲上气：杨上善说：滑盛阳气盛也，阳盛击阴为积左右箱近膈，犹如覆盂，令人上气喘息，故曰息贲。贲，膈也，音"奔"。

俞正燮说：息贲，肺积名，在右胁下。

⑩微滑为上下出血：杨上善说：阳气微盛，则内伤络脉，络脉伤则上下出血，阳络伤则上衄血，阴络伤则下泄血也。

马莳说：滑为涩脉之反，肺得滑脉而甚，则火盛病炽，当为息贲之积，而其气上逆也。若得滑脉而微，则火逼肺与大肠，当为大小出血也。盖滑主气为病，气上而不下，微则主血为病，血乃上下俱行也。

张介宾说：肺脉滑甚者，气血皆实热，故为息贲上气。息贲，喘急也。若其微滑，亦为上下出血。上言口鼻，下言二阴也。

张志聪说：滑主阳气盛，故为息贲上气。微则上下出血，血随气行者也。

陆懋修说：贲，博昆切。《难经·五十六难》：肺之积名曰息贲。

⑪涩甚为呕血：杨上善说：气为阳也，血为阴也，涩为阳也。今得涩脉，即知血盛，冲于肺府阳络，阳络伤便呕血也。

⑫微涩为鼠瘘在颈肢腋之间，下不胜其上，其应善酸矣：杨上善说：微涩，血微盛也，血微盛者循肺府手阳明脉上颈为瘘，又循肺手太阴脉下支腋之间为瘘。其脉下虚不胜上实，金实遂欲克木，为味故喜酸也。酸，木味也。

马莳说：涩为肺脉，肺得涩脉而甚，则肺脉有余，血溢而呕。若得涩脉而微，则为鼠瘘，在颈与支腋之间。身为上，足为下，下休木胜其上，故足软无力，其应善酸矣。正以甚则血为有伤，微则病积于素，所有不同耳。

张介宾说：涩脉因于伤血，肺在上焦，故涩甚当为呕血。若其微涩，气当有滞，故为鼠瘘在颈腋间。气滞则阳病，血伤则阴虚，故下不胜其上，而足膝当酸软矣。

张志聪说：涩主多血少气。血多气少，则血流不行，故为呕血。酸者因寒而酸削不能行，肺主气而发原在下，少气有寒，则下不胜其上矣。

　　肝脉急甚者为恶言①，微急为肥气，在胁下，若覆杯②。缓甚为善呕③，微缓为水瘕痹也④。大甚为内痈，善呕衄⑤，微大为肝痹，阴缩，咳引小腹⑥。小甚为多饮⑦，微小为消瘅⑧。滑甚为㿉疝⑨，微滑为遗溺⑩。涩甚为溢饮⑪，微涩为瘛挛筋痹⑫。

【本段提纲】　马莳说：此言肝经之脉异病变也。

【集解】

①肝脉急甚者为恶言：杨上善说：诊得弦脉急者，是寒气来乘于肝，魂神烦乱，故恶出言语也。

②微急为肥气，在胁下，若覆杯：杨上善说：肝脉微急，是肝受寒气积在左胁之下，状若覆

杯,名曰肥气。

马莳说:肝脉急甚,为恶言,盖肝主怒,肝气有余,则听言而恶也。微急为肥气,在胁下若覆杯。盖肝素有积,其脉虽急而渐微也。

张介宾说:肝脉急甚,肝气强也,肝强者多怒少喜,故言多嗔恶也。若其微急,亦以木邪伤土,故为肥气在胁下,胁下者肝之经也。按《五十六难》曰,肝之积名曰肥气,在左胁下,其义本此。然《难经》以木旺东方,故言左胁,而此节本无"左"字。

张志聪说:肝主语,在志为怒,故急甚为恶言,微急为肥气,在胁下,若覆杯,皆有余之气也,食气入胃,散精于肝。

丹波元简说:《五十六难》杨注曰:肥气者,肥盛也。言肥气聚于左胁之下,如覆杯突出如肉,肥盛之状也。小儿多有此病。

③缓甚为善呕:杨上善说:缓甚者肝热气冲咽,故喜呕也。

④微缓为水瘕痹也:杨上善说:阳气微热,肝气壅塞,饮溢为水,气结为瘕,或聚为痹。

马莳说:缓为脾脉,肝脉缓甚,则木土相克,病为善呕。肝脉微缓,则土不胜水,当成水瘕而为痹也,水瘕者水积也。

张介宾说:缓为脾脉,以肝脉而缓甚,木土相克也,故善呕。若微缓而为水瘕为痹者,皆土为木制,不能运行而然。水瘕,水积也。

张志聪说:食入于胃,散精于肝。缓主多热,热则肝气逆,故善呕。水瘕痹者,亦饮食之所积也。(丹波元简说:马、张以缓为脾脉,恐误。)

丹波元简说:水瘕痹也。《甲乙》无"也"字,是。盖水癖癖饮之类。痹,闭也。

⑤大甚为内痈,善呕衄:杨上善说:大甚气盛,热气结为内痈也,肝气上逆,故喜呕喜衄。

⑥微大为肝痹,阴缩,咳引小腹:杨上善说:微大,少阳微盛击肝,乃为阴病肝痹者也。阴寒故筋缩,又发肝咳,循厥阴下引少腹痛。

马莳说:大为心脉,肝得大脉而甚,则火气炎木,内当为痈及善呕血,与鼻中出血为衄也。若脉得微大,则为肝痹,为阴缩,为咳引小腹,火自阴经而上而为诸病,较之甚者,仅血不上越耳。

张介宾说:肝脉大甚,肝火盛也,木火交炽故为内痈,血热不藏,故为呕衄。若其微如而为肝痹,为阴缩,为咳引小腹,皆以火在阴分也。

张志聪说:本经曰,喜怒不测,饮食不节,阴气不足,阳气有余,荣气不行,乃发为痈,火主肝气盛,盛则郁怒而不得疏达,故为内痈,呕衄。肝气逆于上也。阴缩,肝气逆于下也。肝脉抵少腹,上主肺,咳引小腹者,经气逆于上下也。

⑦小甚为多饮:杨上善说:肝脉小甚,是为气血皆少,故渴而多饮也。

⑧微小为消瘅:杨上善说:微小气血俱少,有寒气冲肝气,逆发热为瘅消肌肉。

马莳说:小为大脉之反,肝得小脉而甚,则血甚不足,当为多饮。若得小脉而微,则为消瘅,其病相类而成耳。

张介宾说:肝藏血,肝脉小甚则血少而渴,故多饮。若其微小,亦以阴虚血燥而为消瘅也。

张志聪说:小者血气皆少,少则木火盛,故多饮及为消瘅也。

丹波元简说:肝痹,见《痹论》及《五藏生成篇》。

⑨滑甚为㿉疝:杨上善说:滑甚少阳气盛也,少阳气盛则肝虚不足,发为㿉疝,丈夫小腹中为块,下冲阴痛。

⑩微滑为遗溺：杨上善说：阳气微盛，阳虚不禁，故为遗寒也。（萧延平说：注"寒"依经文应作"溺"。）

马莳说：滑为涩脉之反，肝得滑脉而甚，则睾丸属于肝经，癀疝巳成也。若得滑脉而微，则疏泄无束，当为遗溺也。

张介宾说：肝脉滑甚者，热壅于经，故为癀疝。若其微滑而为遗溺，以肝火在下而疏泄不禁也。

张志聪说：滑主气盛而热，故为癀疝，肝气盛而热，故遗溺也。

⑪涩甚为溢饮：杨上善说：肝脉涩者，肝气血多寒也，肝血多而寒不得泄，溢入肠胃皮肤之外，故为溢饮也。

⑫微涩为瘛挛筋痹：杨上善说：微涩血多而寒，即厥阴筋寒，故瘛急而挛也。

马莳说：涩为肺脉，肝得肺脉而甚，则木为金胜，邪反干脾，上不胜水，饮溢四肢也。若得涩脉而微，则血不养筋，当为瘛为挛为筋痹也。

张介宾说：肝脉涩甚，气血衰滞也。肝木不足，土反乘之，故湿溢肢体，是为溢饮。若其微涩而为瘛挛为筋痹，皆血不足以养筋也。

张志聪说：溢饮者饮留于四肢，则经脉阻滞，故脉涩。肝气虚而有寒，故为瘛挛筋痹，肝主筋也。

俞正燮说：溢饮，土不胜水，溢于四肢。

钱熙祚说：《甲乙经》作瘛疭挛筋。

陆懋修说：癀，杜回切，亦作"隤""颓""癩"，《甲乙经》作"癩"。《集韵》引《苍颉篇》：癀阴病。《释名》：阴肿曰癀，气下隤也。《素问·阴阳别论》：三阳为病发寒热，其传为颓疝。《至真要大论》：阳明之胜外发癩疝。

脾脉急甚为瘛疭①，微急为膈中，食饮入而还出，后沃沫②。缓甚为痿厥③，微缓为风痿，四肢不用，心慧然若大病④。大甚为击仆⑤，微大为疝气，腹裹大脓血在肠胃之外⑥。小甚为寒热⑦，微小为消瘅⑧。滑甚为癀癃⑨，微滑为虫毒蛕蝎腹热⑩。涩甚为肠癀⑪，微涩为内癀，多下脓血⑫。

【本段提纲】　马莳说：此言脾经之脉异病变也。

【集解】

①脾脉急甚为瘛疭：杨上善说：诊得代脉急甚，多寒为病，手足引牵来去，故曰瘛疭也。

②微急为膈中，食饮入而还出，后沃沫：杨上善说：微急者微寒也，脾气微寒，即脾胃中冷，故食入还呕出，大便沃冷沫也，膈中当咽冷不受食也。

马莳说：脾得急脉而甚，则风邪克土，病成瘛疭也。若得急脉而微，则木邪侮土，其在上为膈中，食饮入而还出，脾气不上通也。本经《上膈篇》云：气为上膈，食饮入而还出。在下为去后沃沫，脾气不下疏也。

张介宾说：脾脉急甚，木乘土也，脾主肢体，而风气客之，故成瘛疭。若其微急，亦为肝邪侮脾，则脾不能运而膈食还出，土不制水而复多涎沫也。

张志聪说：瘛者急而收引，疭者纵而懈弛。脾主四肢，故急甚为瘛疭。脾有寒不能运化饮食，故为膈中，食饮入而还出，后沃沫。盖不能游溢津液上归于肺，四布于皮毛，故涎沫之从口出也。（丹波元简说：马云：在下为去后沃沫，脾气不下疏也。误。）

陆懋修说:后,大便也,详下不得前后条……按后沃沫,谓大便下肥汁也。《素问·五常政大论》:赤沃下。《至真要大论》:少阴之胜传为赤沃。少阳之胜下沃赤白。注:沃沫也。

③缓甚为痿厥:杨上善说:缓甚者脾中虚热也。脾中主营四肢,脾气热不营,故曰四肢痿弱厥逆冷也。

④微缓为风痿,四肢不用,心慧然若大病:杨上善说:微缓脾中微热也,脾中有热受风营其四肢,令其痿弱不用,风不入心,故心慧然明了,安若无病。

马莳说:缓为脾脉,脾得缓脉而甚,则上气大弱,为痿为厥。若得缓脉而微,则为风为痿,四肢不用,心则慧然若无病也。

张介宾说:脾脉宜缓,缓甚则热。脾主肌肉四肢,故脾热则为肉痿及为厥逆。若微缓则为风痿。四肢不用者,以土弱则生风也,痿弱在经而藏无恙,故心慧然若无病。

张志聪说:痿厥风痿,皆四肢瘫痪而不为所用,甚则从中而病见于外,微则病在外而不及于中,故心慧然若无病也。

⑤大甚为击仆:杨上善说:脾脉大甚,是脾气盛血里,当是被击,或是倒仆有伤,故发此候。

⑥微大为疝气,腹裹大脓血在肠胃之外:杨上善说:脾气微大,即知阴气内盛为疝,大腹裹脓血在肠胃之外也。

马莳说:大为心脉,脾得大脉而甚,病为击仆,若击之而仆地也。若得大脉而微,则脾经成疝,则腹中必大脓血在于肠胃之外。

张介宾说:脾主中气,脾脉大甚为阳极,阳极则阴脱,故如击而仆地。若甚微大为疝气,以湿热在经。而前阴为太阴阳明之所合也,腹裹大者以脓血在肠胃之外,亦脾气壅滞所致。

张志聪说:大乃太过之脉,脾为孤藏,中央土以灌四旁,太过则令人四肢不举,故为击仆,若击之而仆地也。疝气腹裹大脓血,在肠胃之外,皆有余之积气也。

丹波元简说:击仆,楼氏云:凡患偏枯,必先仆倒。故《内经》连名称为击仆偏枯也。疝气,按他四藏举积名,而此独云疝气可疑。《脉经》作痞气,是。《五十六难》云:脾之积名曰痞气,在胃脘,覆大如盘,久不愈,令人四肢不收,发黄疸,饮食不为肌肤。杨注:痞,否也,言结成积也。腹裹大脓血,按脉经无"腹"字。里,作"裹"。《素·腹中论》云:"伏梁裹大脓血,居肠胃之外。"此则痞气而裹大脓血,在肠胃之外也。

顾观光说:腹里大脓血,《脉经》无"腹"字,"里"作"裹"。

俞正燮说:疝气应作痞气,腹里应作腹裹,此一证非两证也。据《腹中论》,此亦曰伏梁,与心积名同。上脐为逆,乃裹脓血也。《难经·五十六难》:"脾积曰痞气"其名正出于此。

⑦小甚为寒热:杨上善说:脾脉小甚,气血皆少,是病诸寒热病也。

⑧微小为消瘅:杨上善说:微小气血俱少,故多内热,热消肌肉也。

马莳说:小为大脉之反,脾得小脉而甚,则为寒热往来,以脾血不足也。若得小脉而微,则为消瘅之证,以血枯津竭也。

张介宾说:脾脉小者以中焦之阳气不足,故甚则为寒热,而微则为消瘅。

张志聪说:寒热者血气虚也,脾虚而不能为胃引其津液,故为消瘅。

⑨滑甚为㿉癃:杨上善说:滑甚者阳气盛热也,阴气虚热发为㿉癃。癃,淋也,音"隆"。

⑩微滑为虫毒蛕蝎腹热:杨上善说:微滑阳气微盛有热也。蛕,胡灰反,腹中长虫也。蝎,胡竭反,谓腹虫如桑蠹也,阳盛有热,腹内生此二虫为病,绞作腹中。

马莳说:滑为涩脉之反,脾得滑脉而甚,则为㿉疝,为癃溺。盖土不胜木则为㿉,土不运水则为癥也。若得滑脉而微，则有虫毒如蛕蝎之类，其腹内当为热，盖以滑为阳脉，其形如珠，则必有虫物毒气为热也。

张介宾说：脾脉滑甚，太阴实热也，太阴合宗筋，故为癥瘙疝。若其微滑，湿热在脾，湿热薰蒸，故生诸虫及为腹热。

张志聪说：脾为阴湿之土，湿热则为疝瘙，为小便闭癃，湿热则生虫也。

丹波元简说：蛕、蚘、蛔，并音"回"。《说文》：蛕，腹中长虫。《尔雅》注：蝎，木中蠹虫。

⑪涩甚为肠癥：杨上善说：脉涩气少血多而寒故冷气冲下，广肠脱出名曰肠癥，亦妇人带下病也。

⑫微涩为内癥，多下脓血：杨上善说：微涩是血多聚于腹中，溃坏而下脓血也。

马莳说：涩为肺脉，脾得涩脉而甚，则肺与大肠为表里，今涩脉见于脾土，而又至于甚，则上不能生金，金邪又为有余，其大肠当为内溃也。若得涩脉而微，则内溃多下脓血，盖溃在内者为甚，而脓血之下者为气，当疏通反由于微也。

张介宾说：脾脉涩甚而为肠溃，微涩而为内癥及多下脓血者，以涩为气滞血伤，而足太阴之别入络肠胃也。肠癥内癥，远近之分耳，一曰下肿病，盖即疝漏之属。

张志聪说：脾气虚而有寒，则为肠癥，多血少气，故下脓血。

丹波元简说：《脉经》："肠癥"作"肠癥"，"内癥"作"内溃"（《甲乙》同，"癥"作"癩"，注云："癩"一作"溃"）。盖二证各别，肠癩，四种癩病之一，见《千金方·内则》。马亦以"溃"字释之，然亦不详其何证，张云：疝漏之属，姑仍之。

俞正燮说：肠癥应是疡溃。

　　肾脉急甚为骨痿癫疾①，微急为沉厥奔豚，足不收，不得前后②。缓甚为折脊③，微缓为洞泄④，洞泄者食不化，下嗌还出⑤。大甚为阴痿⑥，微大为石水，起脐已下至小腹腄腄然⑦，上至胃脘死不治⑧。小甚为洞泄⑨，微小为消瘅⑩。滑甚为癃癥⑪，微滑为骨痿，坐不能起，起则目无所见⑫。涩甚为大痈⑬，微涩为不月沉痔⑭。

【本段提纲】　马莳说：此言肾经之脉异病变也。

【集解】

①肾脉急甚为骨痿癫疾：杨上善说：诊得石脉急甚者，是谓寒气乘肾阳气走骨而上，上实下虚，故骨癫也。

钱熙祚说：原刻脱"痿"字，依《甲乙经》补。

顾观光说：原脱"痿"字，依《甲乙经》补，与《脉经》引此文合，然本书《癫狂篇》有骨癫疾，则原本亦通。

②微急为沉厥奔豚，足不收，不得前后：杨上善说：微急者肾冷发沉厥之病，足脚沉重，逆冷不收，膀胱大肠壅闭，大小便亦不通。

马莳说：急为肝脉，肾得急脉而甚，则肾主骨，风邪入骨，当为骨癫疾（本经《癫狂篇》有骨癫疾）。若得急脉而微，则为沉厥。盖风邪入肾则为厥。而肾气不足，则当沉滞而无知也。及为奔豚，以肾邪渐积而成也。为足不收，以肾脉行于足也。为不得前后，以肾通窍于二便也。正以甚则骨癫，以里达表也，微则病徐，在里病多也。

张介宾说：肾脉急甚者，风寒在肾，肾主骨，故为骨癫疾。若微急而为沉厥足不收者，寒邪在经也。为奔豚者，寒邪在藏也。为不得前后者，寒邪在阴也。按《五十六难》曰：肾之积名曰奔豚,发于少腹,上至心下,若豚状,或上或下无时。其义本此。

张志聪说:肾为阴藏而主骨,阴寒太甚,故为骨癫疾。肾为生气之原,正气虚寒,则为沉厥。虚气反逆,故为奔豚。阴寒在下,故足不收。肾开窍于二阴,气虚不化,故不得前后也。

丹波元简说:肾脉急甚,楼氏云:色黑脉石而急也。骨癫疾,见《癫狂篇》。《甲乙》作骨痿癫疾。奔豚,《骨空论》曰:督脉生病,从少腹上冲心而痛,不得前后,为冲疝。又《史·仓公传》云:涌疝,令人不得前后溲。盖皆奔豚也。

俞正燮说:不得前后,谓大小便也。

③缓甚为折脊:杨上善说:阳气盛热,阴气虚弱,肾受寒气,故令腰脊痛如折。

④微缓为洞泄:钱熙祚说:原刻脱"泄"字,依《甲乙经》补,下同。

⑤洞泄者食不化,下嗌还出:杨上善说:肾脉从肾而上贯肝膈,循喉咙,故肾有热气则下津液不通,上冲喉嗌通洞不禁其食入腹还出。

马莳说:脾为缓脉,肾得缓脉而甚,则肾与膀胱为表里,膀胱之脉行于脊,今土邪乘水,肾气不足,当折脊而不能举也。若得缓脉而微,则肾气无束,当为洞泄不止。其脾气亦不运行,而所下之食宜不化,或至食饮下嗌而还出也。

张介宾说:肾脉缓甚者阴不足,故为折脊,以足少阴脉贯脊循脊内也。若其微缓,肾气亦亏,肾亏则命门气衰,下焦不化,下不化则复而上出,故病为洞,而食入还出也。

张志聪说:督脉属肾贯脊,缓则督脉懈弛,故脊折也。戊癸合而化生火土,以消入胃之饮食,肾气缓,故食不化而还出也。

丹波元简说:折脊,楼氏《纲目·脊痛门》引本经文,知是脊痛之谓,犹折髀折腰之折。洞,《甲乙》作"洞泄",《脉经》作"洞下",《根结篇》:仓廪无所输膈洞。此谓洞泄与膈证也,张则见下嗌还出之文,以为上出之义,则似为膈证不可从,盖洞即史所谓回风。仓公云:回风者饮嗌下仓而辄出不留。又云:回风之状,饮食下嗌遂后之。又云:即数十出还出即后之之谓,其为洞泄、洞下明矣。

俞正燮说:折脊,谓腰不举也。

陆懋修说:《说文》:嗌,咽也。

⑥大甚为阴痿:杨上善说:大甚多气少血,太阳气盛,少阴血少,故阴痿不起也。

陆懋修说:《史记·五宗世家》膠西王端阴痿。《正义》:不能御妇人。

⑦腄腄然:钱熙祚说:《甲乙经》作"垂垂然"。

⑧微大为石水,起脐已下至小腹腄腄然,上至胃脘死不治:杨上善说:太阳气盛血少,津液不得下通,结而为水,在少腹之中垂垂,少腹垂也。其水若至胃脘盛极故死也。

马莳说:大为心脉,肾得大脉而甚,则火盛水衰,当为阴痿也。若得大脉而微,则脐下当有石水,起脐已下至少腹,觉腄腄然而下垂,及上至胃脘,此证当至死不治耳。按《素问·阴阳别论》云:阴阳结邪,多阴少阳为石水。又《大奇论》:有肾肝并沉为石水。本经《水胀篇》有石水之问,而伯无所答,今以本节考之,则石水多生于肾经而居下部者。

张介宾说:肾脉大甚,水亏火旺也,故为阴痿。若其微大,肾阴亦虚,阴虚则不化,不化则气停水积而为石水,若至胃脘则水邪盛极,反乘土藏泛溢无制,故死不治。

张志聪说:阴痿者阴气痿而不举。石水肾水也,上至胃脘,水泛而土败也。

⑨小甚为洞泄:杨上善说:肾气小甚,是血气皆少也。肾之血气皆少,则上下俱冷,故食入口还出,故曰洞泄。

⑩微小为消瘅：杨上善说：血气俱少，是谓阴虚阳盛热为消瘅。

马莳说：小为大脉之反，肾为小脉而甚，则肾气甚衰，无以主下焦而为洞泄。若得小脉而微，亦水不配火，当为消瘅之证也。

张介宾说：肾脉小甚，则元阳下衰，故为洞泄。若其微小，真气亦亏，故为消瘅。

张志聪说：肾气虚则为洞泄，精血不足则为消瘅。

⑪滑甚为癃㿉：杨上善说：滑甚太阳热甚少，阳虚而受寒，故为癃㿉也（萧延平说：《甲乙》作"痛癫"）。

⑫微滑为骨痿，坐不能起，起则目无所见：杨上善说：微滑太阳微盛，热入骨髓，发为骨痿骨弱，坐不能起也，太阳自目内眦而起上冲于目，故目无见也。

马莳说：滑为肾脉，肾得滑脉而甚，则肾邪有余，当膀胱闭癃及成㿉疝也。若得肾脉而微，则肾气亦衰，当为骨痿而不能起床，起则昏晕目盲矣。

张介宾说：肾脉滑甚，阴火盛也，故为癃㿉。癃，膀胱不利也。㿉，疝也。若其微滑，亦由火旺，火旺则阴虚，故骨痿不能起，起则目暗无所见。

张志聪说：肾有热则为小便闭癃，为睾丸肿㿉，骨痿坐不能起，热伤肾气也。目无所见，热伤骨精也。

丹波元简说：《甲乙》"见"下有"见黑丸"三字，《脉经》"视见黑花"四字。

⑬涩甚为大痈：杨上善说：涩甚多血少气不宣，故聚成为大痈。

⑭微涩为不月沉痔：杨上善说：微涩者血微盛也，血多气少不通，故女月经不得以时下也，又其气少血聚，后为广肠内痔也，沉内也。

张介宾说：肾脉涩者为精伤，为血少，为气滞，故甚则为大痈，微则为不月，为沉痔。

张志聪说：血气皆始于肾，涩则血气阻滞，故为大痈。气血不行故为女子不月，为沉痔。

黄帝曰：病之六变者，刺之奈何？

岐伯答曰：诸急者多寒①，缓者多热②。大者多气少血③。小者血气皆少④。滑者阳气盛⑤，微有热。涩者多血少气，微有寒⑥。是故刺急者深内而久留之⑦。刺缓者浅内而疾发针，以去其热⑧。刺大者微泻其气，无出其血⑨。刺滑者疾发针而浅内之，以泻其阳气而去其热⑩。刺涩者必中其脉随其逆顺而久留之，必先按而循之，已发针，疾按其痏⑪，无令其血出，以和其脉⑫。诸小者阴阳形气俱不足，勿取以针，而调以甘药也⑬。

【本段提纲】　杨上善说：问前五脉各有六变补泻之道。

【集解】

①诸急者多寒：杨上善说：脉之弦急，由于多寒有甚有微，即五藏急合有十种，故曰诸急，自余诸变，皆仿此也。

张介宾说：急者弦紧之谓。仲景曰：脉浮而紧者名曰弦也，紧则为寒。成无己曰：紧则阴气胜。故凡紧急之脉多风寒而气化从乎肝也（丹波元简说：气化从乎肝，不可信据）。

张志聪说：六变者五藏之所生变化之病形，有缓急大小滑涩之六脉，此缘阴阳血气寒热之不和而变见于脉也。寒气收劲故脉急，热气散弛故脉缓。宗气荣气行于脉中，卫气行于脉外，故大主多气，如气血皆少则脉小也。阳气盛而微有热，则脉行滑利，气少则脉行涩滞，血随气行者也。

②缓者多热：张介宾说：缓者纵缓之状，非后世迟缓之谓……故凡纵缓之脉多中热而气化从乎脾胃也。

③大者多气少血：张介宾说：大为阳有余，阳盛则阴衰，故多气少血……故脉之大者多浮阴而气化从乎心也。

④小者血气皆少：张介宾说：小者近于微细，在阳为阳虚，在阴为阴弱，脉体属阴而化乎肾也。

⑤滑者阳气盛：张介宾说：滑脉为阳，血气实也，故为阳气盛而有热，仲景曰：滑者胃气实。《玉机真藏论》曰：脉弱以滑，是有胃气。故滑脉从乎胃也。

⑥涩者多血少气，微有寒：张介宾说：涩为气滞，为血少，气血俱虚则阳气不足，故微有寒也。仲景曰："涩者荣气不足。"亦血少之谓。而此曰多血，似乎有误，观下文刺涩者无令其血出，少可知矣。涩脉近毛，故气化近乎肺也（顾观光亦说张引仲景"涩者荣气不足"语以证血多有误为是）。

⑦是故刺急者深内而久留之：杨上善说：寒则气深来迟，故深内而久留也。

张介宾说：急者多寒，寒从阴而难去也。为，纳同。

张志聪说：深内而久留之者，俟阳气至而下针热也。

⑧刺缓者浅内而疾发针，以去其热：杨上善说：热退气浅行疾，故浅内疾发。

张介宾说：缓者多热，热从阳而易散也。

张志聪说：浅内而疾发刺者去其热也。

⑨刺大者微泻其气，无出其血：杨上善说：大者气多，故须微泻，以其少血，故不出血。

张介宾说：大者多阴虚，故无出其血。

张志聪说：气盛者微泻其气，无出其血，使阴阳血气之调和也。

⑩刺滑者疾发针而浅内之，以泻其阳气而去其热：杨上善说：以其气盛而微热，故浅内针而疾发之。

张介宾说：与刺缓者略同。

张志聪说：滑者疾发针而浅内之，泻脉外之阳热也。

⑪刺涩者必中其脉随其逆顺而久留之，必先按而循之，已发针，疾按其痏：陆懋修说：痏，荣美切。《文选》张衡《西京赋》：所恶成疮痏。薛注："疮痏谓瘢痕也。"《素问·缪刺论》："去端如韭叶各一痏。"注：痏，疮也。

⑫刺涩者必中其脉随其逆顺而久留之，必先按而循之，已发针，疾按其痏，无令其血出，以和其脉：杨上善说：脉涩即多血也，以其多血，故先须以手扪循，然涩刺之中其脉，血随其逆冷者，久而留针以其气少恐其泄气。已疾按其痏，痏干轨反谓疮瘢之也。

张介宾说：脉涩者气血俱少，难于得气，故宜必中其脉，而察其逆顺，久留疾按，而无出其血。较之诸刺更宜详慎者，以脉涩本虚而恐伤其真气耳。循，音"巡"，摩按也。

张志聪说：涩者必中其脉，随其逆顺而久留之，调经脉内外之血气也，必先按而循之，致脉外之气也，疾按其痏，无令其出血，以和其脉，无令皮肤之出血，使脉外之气以和于脉中也。

⑬诸小者阴阳形气俱不足，勿取以针，而调以甘药也：杨上善说：诸脉小者五藏之阴六府之阳及骨肉形并其气海之气，四者皆恐虚少，若引阴补阳，是则阴竭，引阳补阴，即使阳尽，阴阳既竭，形气又微，用针必死，宜以甘味之药调其脾气，脾胃气和，即四藏可生也。

张介宾说：脉小者为不足，勿取以针，可见气血俱虚者，必不宜刺，而当调以甘药也。按此节阴阳形气俱不足者,调以甘药,甘之一字,圣人用意深矣。盖药食之入,必先脾胃,而后五藏得禀其气,胃气强则五藏俱盛,胃气弱则五藏俱衰。胃属土而喜甘,故中气不足者,非甘温不可。土强则金旺,金旺则水充,此所以土为万物之母,而阴阳俱虚者,必调以甘药也。虽《玉真要》等论,所列五味,各有补泻,但彼以五行生克之理,推行而言,然用之者但当微兼五味,而以甘为主,庶足补中,如四季无土气不可,五藏无冒气不可。而春但微弦夏但微钩之义皆是也,观《阴阳应象大论》曰:"形不足者温之以气,精不足者补之以味。"故气味之相宜于人者,谓之为补则耳,若用苦劣难堪之味,而求其能补,无是理也。气味攻补之学,大有妙处,倘不善于调和,则开手便错,此医家第一著要义。

张志聪说:夫针者所以调阴阳血气之不和,若血气皆小者,必须调以甘药,非针之可能资生也。按刺涩者曰:必中其脉,要之刺急刺缓,取脉外之气也,刺大刺滑,泻脉外之阳以和脉内之血也,刺涩者必中其血,随其逆顺,必先按而循之,调脉内之血以致脉外之气也,勿取以针,调以甘药者,血气之生于阳明也。当知血气乃胃府水谷之精,有行于皮肤之外者,有行于经脉之内者,外内贯通,环转不息,故善调尺者不待于寸,善调脉者不待于色,能参合而行之,可为上工,上工者知阴阳血气之终始出入也。

黄帝曰:余闻五藏六府之气,荥输所入为合,令何道从入,入安连过,愿闻其故[1]?

岐伯答曰:此阳脉之别入于内,属于府者也[2]。

【集解】

①余闻五藏六府之气,荥输所入为合,令何道从入,入安连过,愿闻其故:杨上善说:问藏府脉之荥输之合,行交至处也。

张介宾说:五藏六府皆有五腧,五腧之所入为合,即各经之合穴也。然手之三阳,复有连属上下,气脉相通者亦谓之合,故此以入安连过为问(丹波元简说:《甲乙》作"入安从道")。

②此阳脉之别入于内,属于府者也:杨上善说:此言合者取三阳之脉别属府者称合,不取阴脉,以阳内属于府,邪入先至于府后至于藏故也。

张介宾说:此下言六阳之经,内属于府,因以明手之三阳下合在是也。

张志聪说:按藏府之十二经脉,出于指井者,受皮肤之气血,溜于荥,注于输,入于肘膝而为合,故帝问五藏六府之气,荥输所入为合,令何道从入,入安连过,谓从荥输所入,为合之气血从何道而入,入安所连而为合,安所行过而相连,帝总问五藏六府者,盖欲访明藏之五输,府之六俞,所出所入之原流,然已论于本输篇内,故伯上答六府之合,皆在于足之原因,再按脉外之卫气出于足之阳明,上冲于头面,散行于三阳,脉外之气血,从手阳明之五里散布于肤表,是手足诸阳之气,皆从上而下,复从足趾井入于脉中,从足而交于手,故曰六府之经脉,皆出于足之三阳,上合于手也。此阳之出于地中,运行于天表,复从下而贯于地脉经水之中焉。

黄帝曰:荥输与合,各有之乎?

岐伯答曰:荥输治外经,合治内府[1]。

黄帝曰:治内府奈何?

岐伯曰:取之于合。

黄帝曰:合各有名乎?

岐伯答曰:胃合于三里[2]。大肠合入于巨虚上廉[3]。小肠合入于巨虚下廉[4]。

三焦合入于委阳⑤。膀胱合入于委中央⑥。胆合入于阳陵泉⑦。

　　黄帝曰：取之奈何？

　　岐伯答曰：取之三里者，低跗取之。巨虚者，举足取之。委阳者，屈伸而索之⑧。委中者，屈而取之。阳陵泉者，正竖膝予之齐，下至委阳之阳取之⑨。取诸外经者，揄申⑩而从之⑪。

【集解】

①荥输治外经，合治内府：杨上善说：五藏六府，荥输未至于内，故但疗外经之病，此言合者惟取阳经属内府者，以疗内府病也。

张介宾说：荥输气脉浮浅，故可治外经之病，合则气脉深入，故可治内府之病。

张志聪说：此申明三阳之气外合于三阳之经，三阳之经，内合于六府也，所谓太阳少阳阳明者三阳之气也，运行于脉外与六府之经脉相合，脉外之气与经脉合于荥输之间，是以荥输治外经，治在外之经脉也，脉内之血气与三阳之气，合于肘膝之间，是以合治内府。盖脉中之血气，六府之所出也。

②胃合于三里：杨上善说：胃气循足阳明脉合于三里，故胃有病，取之三里，疗胃府也。

张介宾说：胃，足阳明也。三里，本经所入为合也。

③大肠合入于巨虚上廉：杨上善说：大肠之气循胃足阳明脉合巨虚上廉，故大肠有病，疗巨虚上廉也。

张介宾说：大肠，手阳明也。本经之合在曲池，其下腧则合于足阳明之巨虚上廉。

④小肠合入于巨虚下廉：杨上善说：小肠之气，循足阳明脉合巨虚下廉，故小肠有病，疗巨虚下廉也。

张介宾说：小肠手太阳也。本经之合在小海，其上腧则合于足阳明之巨虚下廉。

丹波元简说：马云：巨虚上廉，本足阳明胃经之穴，其实为大肠之合，前《本输篇》有云：复下三里三寸为巨虚上廉，复下上廉三寸为巨虚下廉，大肠属上廉，小肠属下廉。

⑤三焦合入于委阳：杨上善说：三焦之气，循足太阳合于委阳，故三焦有病，疗于委阳也。

张介宾说：三焦手少阳也。本经之合在天井，其下腧则合于足太阳之委阳穴。按大肠小肠三焦，皆手三阳之经，然大小肠为下焦之府，连属于胃，其经虽在上，而气脉不离于下，故合于足阳明之巨虚上下廉。三焦为孤独之府，其于三部九候无所不统，故经之在上者属手，腧之在下者居足，所以十二经中，惟此手之三阳乃有下腧，故《本输篇》曰：大肠小肠皆属于胃，三焦下腧，在于足小趾之前，少阳之后，出于腘中外廉，名曰委阳即此谓也。

⑥膀胱合入于委中央：杨上善说：膀胱之气循足太阳脉下合委中，故膀胱有病，疗于委中也。

张介宾说：膀胱，足太阳也。委中即本经之合。

⑦胆合入于阳陵泉：杨上善说：胆气循足少阳脉下合阳陵泉，故胆有病，疗阳陵泉也。

张介宾说：胆，足少阳也。阳陵泉即本经之合。

⑧委阳者，屈伸而索之：张介宾说：委阳在承扶下六寸，屈伸索之者屈其肢以察承扶之阴纹，伸其足以度委阳之分寸也。

张志聪说：三里巨虚皆足阳明之经，巨虚上下廉乃手太阳阳明之合，故取三里者低跗取之，以足经之在下也。巨虚者举足取之，欲其伸舒于上也。委阳者足太阳之经，三焦之合，屈伸而索之者,索三焦之气,往来于上下也。

⑨下至委阳之阳取之:张介宾说:正竖膝予之齐,谓正身蹲坐,使两齐也,委阳之阳当作委中之阳,盖委中之外廉,即阳陵泉之坎也。

张志聪说:膀胱主水,故屈而取之。少阳属木,故竖膝予之,使木气之条达也。齐下至委阳之阳取之者,谓胆与三焦总属少阳之气也。盖言在经脉则有手足之分,合于三阴三阳之气又无分手与足也。

⑩揄申:陆懋修说:揄申,《甲乙经》作"揄伸"。揄,余招切,详下《素问》腧臂条。伸,《尔雅·释诂》:"申,伸也,伸展也。"

⑪取诸外经者,揄申而从之:杨上善说:以下取六合之腧疗内府法也,正立则膝竖。揄,与朱反,引也。

张介宾说:揄,引也。申,明也。取外经者在荣输,然亦必引正详明,方可从而治也。揄音余。

张志聪说:取诸外经者取五藏六府之荣输也,揄申而取之者,伸舒其四体,使经脉之流通也,帝止问五藏六府之荣输,伯止答六府之合,而未言取诸外经,君臣反复问答,盖以详明阴阳血气之出入,经脉内外之贯通。

黄帝曰:愿闻六府之病①。

岐伯答曰:面热者足阳明病②。鱼络血者手阳明病③。两跗之上脉紧陷者④,足阳明病,此胃脉也⑤。

【集解】

①愿闻六府之病:杨上善说:六府与六输而合,疗内府之病,而未知府病之形也。

②面热者足阳明病:杨上善说:以下言手足阳明病面热。阳明脉起面热故足阳明病面热为候也。

马蒔说:足阳明者胃也,胃脉上于面,故面热者足阳明病。

③鱼络血者手阳明病:杨上善说:手阳明脉行于鱼后,故鱼络血见手阳明病候也。

马蒔说:手阳明者大肠也,鱼络在鱼际之下,阳溪列缺之间,大肠之脉行于此,故鱼络有血者手阳明病。

④两跗之上脉紧陷者:钱熙祚说:《甲乙经》"紧"作"坚",下有"若"字。

⑤足阳明病,此胃脉也:杨上善说:足阳明下足跗,入大趾间,故跗上脉紧若陷,足阳明病候。

马蒔说:足面为跗,两跗之上,其脉或紧或陷者,乃冲阳解溪等穴也,故知其为足阳明胃经有病耳。

张介宾说:足阳明之脉行于面,故为面热。手阳明之脉行于手鱼之表,故为鱼络血。足面为跗,两跗之上脉,即冲阳也,紧者坚而实,陷者弱而虚,皆足阳明胃脉之病。观下文云"大肠病者与胃同候。"则此胃脉也,盖兼手阳明而言。

张志聪说:卫气者阳明之悍气上冲于头,循目眦耳前散行于三阳,复循牙车,合阳明并下人迎,合于领脉,注足阳明以下行至跗上,故曰面热者足阳明病,盖以征卫气之悍热太过而上行于面也。两跗之上脉坚陷者,足阳明病,盖以征阳明之气合于领脉,以下行至跗上也,阳明之气下合于胃脉,故曰此胃脉也。夫五藏六府经脉外合于六气,则为阳明为太阳为太阴内合于藏府,则为胃脉为心脉肾脉也。盖藏府之气内合五行,五行外合于六气者也。胃府所出之血气别走于脉外者,注藏府之大络,从大络而外渗于孙络皮肤,循手阳明之经大络会于尺肤,以上鱼犹脉内之血气大会于手太阴之尺寸也,故曰鱼络血者手阳明病。盖以征脉外之气血大会于手阳明也。是以帝问六府之病,而伯先答手足之阳明,然后论及六府,盖以申明脉外之气血出于手足之阳明也。本经多因病假针以明阴阳血气之生始出入,藏府经脉之外内贯通,学者识之无忽。

俞正燮说:两跗之上脉竖陷者足阳明病,此候在太冲后冲阳。《伤寒杂病论》谓之趺阳,盖更名自功。又胃有天枢气街,肾有复溜,手心主有天池,皆动脉,经未言诊候。

大肠病者,肠中切痛而鸣濯濯,冬日重感于寒即泄,当脐而痛,不能久立,与胃同候,取巨虚上廉①。

【集解】

①大肠病者,肠中切痛而鸣濯濯,冬日重感于寒即泄,当脐而痛,不能久立,与胃同候,取巨虚上廉:杨上善说:以下言六府病形,并取穴所在当脐痛者,回肠大肠也。大肠当脐,故病当脐痛也。与病同候者,大肠之气与胃足阳明合巨虚上廉,故同候之。濯,徒角反,肠中水声也。

马莳说:大肠经有病者,肠中切痛而鸣濯濯。切痛者,痛之紧也。濯濯者,肠中有水,而往来气冲则有声也。若冬日重感于寒则即泄矣。其当脐而痛,不能久立,以大肠正在脐也。从胃经有巨虚上廉为大肠之合,故曰与胃同候取之巨虚上廉也。后《胀论》有大肠胀者,证与此同。

张介宾说:"日"当作"月",大肠属胃,故与胃同候。巨虚上廉大肠合也,故当取之(丹波元简说:张本日作"日",注云:当作"月")。

张志聪说:大肠者传道之官,故病在肠中切痛而鸣濯濯,阳明秉清金之气,故冬日重感于寒即泻,当脐而痛。大肠主津液,津液者,淖泽注于骨,故病而不见久立也。大肠属胃,故与胃同候,取胃之巨虚上廉明矣。

胃病者,腹䐜①胀,胃脘当心而痛,上支②两胁,膈咽不通,食饮不下,取之三里也③。

【本段提纲】　马莳说:此言手足阳明经之病而有刺之之穴也。

张志聪说:此复申明脉外之气血,从手足阳明所出也。

【集解】

①腹䐜:陆懋修说:䐜,昌真切。《说文》:"䐜起也。"

②上支:丹波元简说:支,《甲乙》作"揸"。

③取之三里也:杨上善说:胃管当心痛者,胃脉足阳明之正上至髀入于腹里属胃散脾,上通于心上,循咽,其足阳明大络循胫骨外廉上络头故胃管及当心而痛上交于胁,鬲中并咽并不得通也。

马莳说:胃经有病者腹必䐜胀,其胃脘当心而痛,上支两胁膈咽等处,气不能通,食饮不下,当取之本经三里穴也。

张介宾说:三里乃阳明之合,故胃病者当取之。

张志聪说:腹者肠胃之郭郭,胃脘在鸠尾内正当心处,故病则腹䐜胀,胃脘当心而痛,上支心肺之分。两胁肝之分也。食饮入胃,散精于肝,浊气归心,输布于肺。胃病气逆而不能转输,是以上支两输,膈咽不通,食饮不通,当取之三里也。

小肠病者,小腹痛,腰脊控睾①而痛,时窘之后②,当耳前热若寒甚,若独肩上热甚③,及于小指次指之间热,若脉陷者,此其候也,手太阳病也,取之巨虚下廉④。

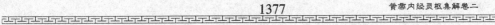

【本段提纲】　马莳说:此言小肠经之病而有刺之之穴也。

【集解】

①腰脊控睾:陆懋修说:控,苦贡切。睾,古劳切,与"皋"通。《素问·至真要大论》:"民病少腹控睾引腰脊上冲心痛。"注:"控引也。睾,阴丸也。"

②时窘之后:杨上善说:小肠当小腹附脊左环叶积,故小腹腰脊控尻而痛时急之癀大便之处也。

③若独肩上热甚:杨上善说:小肠手太阳上颐至目兑眦却入耳中,故小肠病循此寒及热也。

④小肠病者,小腹痛,腰脊控睾而痛,时窘之后,当耳前热若寒甚,若独肩上热甚,及于小指次指之间热,若脉陷者,此其候也,手太阳病也,取之巨虚下廉:杨上善说:手太阳脉出行之发故此处无脉陷以为候也。

马莳说:小肠近小腹之内后附腰脊,下连睾丸,故小腹痛,腰脊控引睾丸而痛,痛时窘甚,而欲往去后也。小肠脉自手外侧出踝中,上臂出肘后端,出肩解,绕肩脾交肩上,故耳前热,或耳前寒甚,或肩上热甚,又手小指连及次指之间热。若由小指而上至前腕处有下陷,皆本经有病之候也,彼胃经巨虚下廉穴为小肠经之合,故当取此以刺之。

张介宾说:小肠气化于小腹,后附腰脊,下引睾丸,故为诸痛,及不得大小便,而时窘之后,盖即疝之属也。耳前肩上小指次指之间,皆手太阳之经,故其病如此。其候则脉有陷者巨虚下廉小肠合也,故当取之。"睾"音"高",阴丸也。

张志聪说:小肠病者谓病小肠之腑气也。小肠名赤肠,为受盛之府,上接于胃,下通大肠,从阑门济泌别汁,而渗入膀胱,其气与膀胱相通,是以小腹痛,腰脊控睾而痛,时窘之后。当耳前热者,病府气而痛窘之后,则入于手之经脉矣。手太阳之脉起于小指之端,循臂出肩解,上颊入耳中,至目眦目陷者,此太阳之经脉病也,故首提曰小肠病,末结曰手太阳病,是府气之从下而上合于手太阳之经,故当取之巨虚下廉。

俞正燮说:小腹痛,腰脊控睾而痛,时窘之后,言疝堕时,欲急往厕也。

　　三焦病者,腹胀气满①,小腹尤坚②,不得小便,窘急,溢则水留,即为胀,候在足太阳之外大络,大络在太阳少阳之间,亦见于脉,取委阳③。

【本段提纲】　马莳说:此言三焦之病而有刺之之穴也。按此三焦分明是后三焦,乃有名有形者,与《营卫生会篇》之前三焦有名无形者不同。

【集解】

①腹胀气满:钱熙祚说:原刻脱"胀"字,依《甲乙经》补。

②小腹尤坚:杨上善说:尤甚也。

③三焦病者,腹胀气满,小腹尤坚,不得小便,窘急,溢则水留,即为胀,候在足太阳之外大络,大络在太阳少阳之间,亦见于脉,取委阳:杨上善说:下焦溢则为水也,太阳少阳之间,三焦下输,委阳也。

马莳说:手少阳三焦经之脉入缺盆,布膻中,络心包下膈,循属三焦,故腹气满,小腹尤坚也。三焦为决渎之官,故病则不得小便而窘急也,甚则水溢内留而为胀。彼委阳穴者,足太阳膀胱经之大络也,其穴在足太阳经之外,足少阳经之前,出于委中外廉两筋间,为三焦之合,故三焦有病,则脓必下陷,当取此穴以刺之。

张介宾说:三焦受病,则决渎之官失其职,水道不利,故为腹坚满,为小便窘急,为溢则水留而胀也。委阳为三焦下腧,故当取而治之。

张志聪说:三焦者下约膀胱,为决渎之府,病则气不输化,是以腹气满而不得小便也。不得小便则窘急而水溢于上,留于腹中而为胀。候在足太阳经外之大络,大络在太阳少阳经脉之间,其脉亦见于皮部,当取之委阳。此言六府之气,皆从足三阳之别络而通于经脉者也。开之曰:按足三阳六脉,循于足者亦皆系支别。

膀胱病者,小腹偏肿而痛①,以手按之,即欲小便而不得,肩上热,若脉陷及足小趾外廉及胫踝后皆热,若脉陷,取委中央②。

【本段提纲】 马莳说:此言膀胱经之病而有刺之之穴也。

【集解】

①小腹偏肿而痛:杨上善说:偏肿者,大腹不肿也,此府病也。

②膀胱病者,小腹偏肿而痛,以手按之,即欲小便而不得,肩上热,若脉陷及足小趾外廉及胫踝后皆热,若脉陷,取委中央:杨上善说:膀胱足太阳脉起日内眦,上额下项,循胫踝后至足小趾外侧,故膀胱病循脉行处,热及脉陷以为候也。

马莳说:膀胱有病则欲小便时,奈小腹中偏肿而痛,以手按痛处,即欲小便而不可得,其肩上热脉或陷,以膀胱之脉凡大杼等穴皆在肩背也。足小趾外廉及胫踝后皆热脉亦若陷,以其脉自至阴、通谷、束骨、金门、申脉、仆参、昆仑、附阳、飞阳等穴,皆在足小趾外廉与胫踝等处也。委中者乃本经之合穴,故当取此穴以刺之。

张介宾说:此皆膀胱之府病,取委中央者足太阳经之合也。

张志聪说:膀胱者津液之府,气化则出,府气病,故小腹肿痛而不得小便也。肩上、足小趾外廉及胫踝后,乃足太阳经脉之所循,若热而脉陷,此病府而及于经矣,故当取委中之中央。

胆病者,善太息①,口苦,呕宿汁②,心下澹澹③,善恐,如人将捕之④,嗌中吤吤然数唾,在足少阳之本末⑤,亦视其脉之陷下者灸⑥之,其寒热者取阳陵泉⑦。

【本段提纲】 马莳说:此言胆经之病有刺之之穴也。

【集解】

①胆病者,善太息:杨上善说:胆病则魂神不畅,故好太息也。

②口苦,呕宿汁:杨上善说:胆热溢水精,故口苦,呕宿胆汁。

③心下澹澹:陆懋修说:澹,徒鉴切。《说文》:"澹,水摇也。"《素问·刺热论》:"其逆则项痛员员澹澹然。"注:"澹澹为似欲不定也。"

④善恐,如人将捕之:杨上善说:胆病心动怖畏,故如人将捕之也。

钱熙祚说:原刻脱"善"字、"如"字,并依《甲乙经》补。

⑤嗌中吤吤然数唾,在足少阳之本末:杨上善说:吤吤谓阆咽嗌之中,如有物阆也,居雍反,足少阳本在窍阴之间,标在窗笼,即本末也。

⑥灸:陆懋修说:灸,居祐切。《说文》:"灸,灼也。"

⑦其寒热者取阳陵泉:杨上善说:脉陷下者寒,故灸之也,寒热取阳陵泉,通行针灸也。

马莳说:胆病者善太息,口苦呕宿汁,心下澹澹然如人将捕之,盖以胆气之虚也。嗌中吤吤然有声,且数多唾,以胆之有邪也。在取足少阳经之本末而视之,盖以经穴之始为本,经穴之终为末也。其本末脉有陷下者当灸之,若有寒热往来,则取阳陵泉之合穴而刺之。

张介宾说:澹澹,失意貌。吤吤然,有声也。本末者为,在府为本,在经为末也。其脉陷下者为不足,故宜灸。其寒热者为有邪,故宜取之阳陵泉,即足少阳经之合也。

张志聪说:胆病在胆气不升,故太息以伸出之。口苦呕宿汁者,胆汁也。心下澹澹恐人将捕之者,胆气虚也。嗌中吩吩然数唾者,少阳之脉病也。足少阳之本在下,其末在颈嗌之间,宜灸之以起陷下之脉气。其寒热者,少阳之枢证也,当以经取之,少阳之经气外内出入者也。

黄帝曰:刺之有道乎?

岐伯答曰:刺此者必中气穴,无中肉节,中气穴则针游于巷①,中肉节即皮肤痛②。补泻反则病益笃③。中筋则筋缓④。邪气不出与其真相搏,乱而不去,反还内著,用针不审,以顺为逆也⑤。

【本段提纲】 马莳说:此言刺穴有道而反之者有害也。

【集解】

①中气穴则针游于巷:《说文》:"巷,里中道也。"《大藏音义》引《韵英》:"巷,小街也。"

②中肉节即皮肤痛:杨上善说:以下行针法也,中于肉者不著分肉之间,中于节者不针骨穴之内,皆不游巷也。巷,谓街巷空穴之处也。

张介宾说:经气所至是谓气穴,肉有节界是谓肉节。染,著也。巷,道也。中其气穴则针著脉道而经络通,失其气穴则徒伤肉节,则反为痛苦矣。

③补泻反则病益笃:杨上善说:虚而泻之,实而补之,故曰反也。

④中筋则筋缓:杨上善说:中筋不中其痛,则筋伤无力,故缓也。

⑤用针不审,以顺为逆也:杨上善说:若中肉节及中于筋不当空穴,邪气不出,与其气相薄,正邪相乱,更为内病也,以其用针不审,乘理故也。

马莳说:凡刺上节等穴者,必中其经气所会之正穴,无中气穴之肉节相连处也。盖中气穴则针游于苍,而气脉相通,即《素问·气穴论》游针之居也。如名气冲穴为气街,而《卫气篇》有胸气、腹气、头气、颈气皆有街,则巷即街之义。中肉节则皮肤徒痛。若中于筋则筋缓无束。若当补而泻,当泻而补,补泻相反,病当益笃,是以邪气不出与真气相搏而乱,邪反内著,此皆用针不审,以顺为逆之故,殊非刺穴之道也。

张介宾说:补泻反用,病必盖甚。不中邪而中筋,邪必乘虚反与真气相乱,还著于内,皆以不审逆顺,用针者之罪也。

张志聪说:气穴者,府气所注之经穴。则针游于巷,即气穴论之,所谓游针之居,言针入有间,恢恢乎有余地矣。此言府邪之从经脉而出于气穴,即上章面热者足阳明病,鱼络血者手阳明病,谓府气之从经脉而出于皮肤也,皮肉筋骨脉外之气分也。若中肉节即皮肤痛,中筋则筋缓,邪气不出与其真气相乱而不去,反还内著,言刺皮肉筋骨,使府邪不能从气穴而出,元真之气反内著而与邪相乱。盖言脉外之气血,合于经脉,而复通于内府,即上章所谓两跗之上脉坚陷者,足阳明病。余故曰本经多因病假针,以明阴阳血气之生始出入,宜顺而不宜逆也。张开之曰:"有邪处泻邪,无邪处补正,邪在经脉而不在肉节,故当泻气穴以去之,反补其肌腠之元真,则真气入而与邪气相搏,故曰补泻反则病亦笃。"

《邪气藏府病形第四》今译

黄帝问岐伯说:外邪是如何侵犯人体的?

岐伯回答说:风热暑邪伤人多侵犯人体的上部。

黄帝说:邪气伤人部位的高低有一定尺度吗?

岐伯说:上半身发病的,是受了风热暑邪的侵袭,下半身发病的,是清冷湿邪侵犯所致。由于邪气伤人可以发生、传变,因此病变表现的部位与邪气侵入人体的部位并不是一成不变的,如邪气侵犯阴经,可以流传到属于阳经的六腑,邪气侵犯阳经,可以在本经流传而发病。

黄帝说:阴经与阳经虽然名称不同,但内连脏腑,外络肢体,上下相会,内外相贯,如环无端是一样的。而邪气伤人,有的侵犯阴经,有的侵犯阳经,而病变的部位或上或下,或左或右,并无一定的规律,这是什么原因呢?

岐伯说:手足三阳经均会聚于头面部,邪气伤人多乘经脉空虚的时候,或刚刚用力劳累之后,或因饮食出汗,皮肤汗孔开放而容易受到邪气侵袭。如邪气侵袭面部,可以下传阳明经脉;如邪气侵犯项部,可以下传太阳经脉;如果邪气侵犯颊部,可以下传少阳经脉;如邪气侵犯胸背及两胁,也会循着阳明、太阳、少阳经脉而发病。

黄帝说:邪气侵犯阴经又会怎样呢?

岐伯答道:邪气侵犯阴经,常从手臂或足胫的内侧开始,因为这些地方的皮肤浅薄,肌肉柔润,所以虽然身体各部都受到风邪侵犯,唯独这些部位最易受到侵犯。

黄帝说:由于这些特点,邪气会伤及五脏吗?

岐伯答道:身体受风邪侵犯,不一定伤及五脏,邪气侵犯阴经时,如脏气充实,则邪气虽然侵入,但却不能停留,而还归六腑。所以阳经受邪流于本经,直接在本经发病,而阴经受邪若脏气充实,不会向里传变,而是流传于与其相表里的六腑而发病。

黄帝说:邪气是如何侵犯人体五脏的呢?

岐伯说:愁忧恐惧可以内伤神而侵犯心。形体外受风寒,又食寒饮,则可使(本来畏怕寒冷的)肺受伤,原因是外寒与寒饮两寒相迫,内外均伤,所以肺失清肃而逆。如因跌仆堕坠瘀血积留在内,又内大怒气逆上升气滞血瘀积于胁下,就会伤肝。如跌打损伤,或酒醉后行房,汗出当风,就会伤脾。如用力举重,再加房事过度,或汗出沐浴,就会伤肾。

黄帝说:五脏是怎样受到风邪的伤害呢?

岐伯说:在阴阳同时受伤,内外都虚的情况下,风邪才会内侵入脏。

黄帝说:你讲得好。

黄帝问岐伯说:人的头面与身体其他各部,与筋骨连属与气血的运行都是相同的,但天气严寒,地面冻裂,水结成冰,或突然发生寒冷时,人的手足显得麻木不灵活,然而人的面部却不怕冷,不必用衣物覆盖,这是为什么呢?

岐伯回答说:全身阴阳十二经脉与三百六十五络脉的血气均运行到头面,而通达七窍。其精之阳气均上注于目而能视物。其旁行两侧的别气上行到耳而能听声;其宗气上行到鼻部而能嗅;其重浊的精气出于胃,上行到唇舌而能辨别五味。人体各种气所化生的津液都上行熏蒸面部,而且面部的皮肤厚,肌肉也坚实,所以天气虽然非常寒冷,仍然能够具有耐受寒冷的能力。

黄帝说:邪气侵犯人体后,疾病形态是怎样表现的呢?

岐伯说:病邪有虚邪和正邪之分。四时反常的邪风为虚邪,虚邪侵犯人体后,发病轻重,病人恶寒战栗。四时正常之风乘人之虚侵袭人体,称为正邪,正邪侵犯人体,发病轻微,开始先从面色上有些变化,而身体却没有什么不适感觉,好像有病又好像没病,或在表面有些轻微的变化,但不明显,病人好像有反应又好像没有反应。不容易察觉疾病存在的情况。

黄帝说:你讲得好!

黄帝向岐伯说:我听说看面部气色变化,就可以知道病情,可谓之明。通过切脉象就可以知道病情,可说是神,问发病情况就可以知道病变部位的,可说是工。我想了解为什么望色就知道病情,切脉可了解病情,问病人情况就能彻底了解病情,这是什么道理呢?

岐伯回答说:病人的气色、脉象与尺肤的变化同疾病都有一定的相应关系,这种关系犹如用槌击鼓随之就有响声一样,因此诊断疾病不能有所偏废。这种关系也如树的根本与枝叶的关系一样,树根死了,枝叶就会枯萎。病人的气色、脉象、尺肤的变化是相应的,应当详细观察,所以仅根据一种现象判断病情,只是一般的医生,能根据二种现象来判断病情的,是较高明的医生,如能全面掌握三种现象来判断病情的,则是最高明的医生。

黄帝说:希望你详细讲解一下色脉的关系。

岐伯回答说:病人气色青,脉象就弦。病人气色红,脉象就钩。病人气色黄,脉象就代。病人气色白,脉象就毛。病人气色黑,脉象就石。如果病人出现一定的气色,而没有相应的脉象,甚至反而出现相克的脉象,则病情危险;如果呈现相生的脉象,病情就会好转。

黄帝问岐伯说,五脏所生的疾病,其相应的色脉形态表现有怎样的关系呢?

岐伯回答说:首先要确定病人五种气色及五种脉象的相应关系,才可以辨别疾病的情况。

黄帝说:病人的气色与脉象均已确定那又如何辨别病情呢?

岐伯说:诊察脉象是缓还是急,是小还是大,是滑还是涩,就可以确定病情变化的情况。

黄帝说:怎样诊察脉象与尺肤相应关系呢?

岐伯回答说:脉象急的,尺肤表现也紧急。脉象缓的,尺肤表现也弛缓。脉象小的,尺肤也瘦薄。脉象大的,尺肤也隆起。脉象滑的,尺肤也滑。脉象涩的,尺肤也涩。以上这些变化,是有轻重不同的。所以善于诊察尺肤的,不必依赖寸口脉象的诊察,善于诊察脉象的,不必依赖气色诊察。能将气色、脉象、尺肤三方面的诊察结合起来,对病情进行综合判断,那是很高明的医生,十个病人可以治好九个;能运用二种诊察方法的医生,那是中等水平的医师,十个病人可以治好七个;只能掌握一种诊察方法的医生,那是庸医,十个病人只能治好六个。

黄帝说:请问脉象缓、急、小、大、滑、涩时的病情表现是怎样的呢?

岐伯说:请让我谈谈关于五脏见此六脉微甚的病变吧。心脉急甚的,是筋脉抽搐,微急的为心痛牵引背部,食不能下。心脉缓甚的,发狂多笑,微缓的为伏梁病,积块在心下,有气上下攻冲,有时唾血。心脉大甚的,喉中如有物梗塞,微大的,是心痹,心痛引背,常流泪。心脉小甚的,常呃逆,微小的,为多食善饥的消瘅病。心脉滑甚的,常口渴;心脉微滑的,为腹痛牵引脐部,并肠鸣之心疝。心脉涩甚的,为不能说话之瘖病。心脉微涩的,为吐血、衄血、四肢厥逆,耳鸣精神失常。

肺脉急甚的是癫疾,微急的是肺寒热,倦怠、无力、咳嗽咯血,咳引腰背胸痛,鼻中有息肉,呼吸不通畅。肺脉缓甚的,多汗,微缓的是痿症,鼠瘘,偏风,头以下汗出不能止。肺脉大甚的,小腿肿,大微的为肺痹牵引胸背部,怕日光。肺脉小甚的,泄泻,微小的为消瘅。肺脉滑甚的为上气喘息之息贲病,微滑的为口鼻或便尿血,肺脉涩甚的呕血,微涩的,在颈部及腋下位出鼠瘘,下肢无力,难于支持上身,下肢感觉酸软。

　　肝脉急甚的心烦言语粗暴,微急的为肥气积块在胁下,形如扣着的杯子。肝脉缓甚的常呕吐,微缓的为水瘕痹。肝脉大甚的为内痈,经常呕吐和衄血,微大的为肝痹。前阴收缩,咳嗽时牵引小腹疼痛。肝脉小甚的口渴多饮,微小的为消瘅。肝脉滑甚的为阴囊肿大的癀疝,微滑的为遗尿。肝脉涩甚的为饮溢四肢溢饮病,微涩的为肌肉抽搐筋脉拘挛的筋痹病。

　　脾脉急甚的肌肉肢体抽搐,微急为膈中病,食不化,纳而复出,大便多泡沫。脾脉缓甚的是痿厥病,微缓的为风痿病,四肢软弱无力,而神清好像没有病一样。脾脉大甚的为卒然仆倒卒中病,脾脉微大的为疝气,腹部在肠胃外,里结有脓血。脾脉小甚的为寒热往来,微小的是消瘅病。脾脉滑甚的为阴囊肿大、小便淋溺的癀癃病,微滑的腹中生有蛔虫等寄生虫,虫毒可以引起腹部发热。脾脉涩甚的,是直肠脱出的肠癀病,微涩的肠内溃烂,大便多带脓血。

　　肾脉急甚的为骨痿癫疾,微急为沉厥奔豚,腿足屈伸无力,大小便不通畅。肾脉缓甚的腰痛如折,微缓的为完谷不化的洞泄病,或食物下咽即吐出。肾脉大甚的为阴痿病,微大的为石水病,腹腔积水,水满脐下,小腹小垂,如积水上过胃脘,则难以治疗,病人必死无疑。肾脉小甚的为洞泄病,微小的是消瘅病。肾脉滑甚的为阴囊肿大、小便淋闭的癃癀病,微滑的为骨痿病,坐下后不能站起,站起则双目昏花视物不清。肾脉涩甚的,是大痈病,微涩的除妇女为月经不调,还可见内痔。

　　黄帝说:疾病表现的六种不同脉象,应当如何进行针刺呢?

　　岐伯回答说:各种脉急的大多有寒。脉缓的大多有热,脉大的阳气有余,阴衰血少。脉小的阳虚阴弱,气血均少。脉滑的阳气盛,微有热。脉涩的多血少气,微有寒。因此遇到脉急的,应当深刺久留针。脉缓的应当浅刺疾出针,以泻热。脉大的,应当微泻其气,不出血。脉滑的,应当浅刺疾出,以泻脉外阳热。脉涩的,针刺经脉要准确,随着病情的逆顺而行针,并且采取久留针的手法,同时必须加以按摩,出针后迅速按住针孔,不使出血,以调和经脉。各种脉象小的,病人阴阳、形气都不足,因此不能用针刺治疗,而应用甘药来调治。

　　黄帝说:我听说五脏六腑的气血都出于井穴,经过荥,注入输,而归于合穴。其气血是沿什么道路注入合穴进入后又与那些脏腑经脉有互联属的关系呢? 我愿了解其中的道理。

　　岐伯答道:这就是手足阳经从别络而进入内部,而连属于六腑。

　　黄帝说:荥、输与合穴,是否各有不同的治疗作用呢?

　　岐伯回答说:荥输的气脉浮浅,可以治外经的疾病。合穴气脉深入,可以治内腑的疾病。

　　黄帝说:人体内腑的疾病如何治疗呢?

　　岐伯说:要取三阳经的合穴。

　　黄帝说:三阳经的合穴都有名称吗?

　　岐伯答道:足阳明胃的合穴在足三里穴。手阳明大肠脉气循足阳明胃脉,合于巨虚上廉穴。手太阳小肠的脉气循足阳明胃脉合于巨虚下廉穴。手少阳三焦的脉气循足太阳膀胱脉合于委阳。足太阳经膀胱的合穴在委中。足少阳经胆的合穴在阳陵泉。

　　黄帝说:合穴怎样取法呢?

　　岐伯回答说:取足三里穴,应使足背放低。取巨虚穴,应将足向上举起。取委阳穴,应先屈下肢,看清楚承扶穴的阴纹,再将足伸直,测定承扶下六寸的部位,认真探索而加以确定。取委中穴,屈膝取之。取阳陵泉穴,应正身端坐,膝盖平脐,向下到委阳穴的外侧取之。治疗在外经脉的病,取五脏六腑的荥输穴,应使四肢伸展,经脉流通,以便选取穴位。

黄帝说:我愿听听关于六腑病变的情况。

岐伯回答说:面部发热是足阳明经有病的表现。行于鱼际的络脉有瘀血时,是手阳明经有病的表现。两足背上的脉坚实或虚弱下陷,是足阳明经病,也就是胃脉有病的表现。

大肠有病,肠中急剧疼痛,肠内有水声鸣响,冬天再受寒冷就会发生泄泻和当脐痛,痛时不能过久地站立,与胃经有病相同,应取巨虚上廉穴进行针刺治疗。

胃有病时,腹部膜胀,胃脘当心窝部位疼痛,并向上支撑两胁,膈和咽部阻塞不通,饮食不下,治疗时可取足三里穴。

小肠病时,小腹疼痛,牵引腰脊及睾丸疼痛,时感大小便窘迫,还可见耳前发热或有时发凉,或独肩上发热,以及手小指与次指间的部位发热,络脉下陷,都是小肠的病证。治疗手太阳小肠病时,应取巨虚下廉穴。

三焦有病时,腹部胀气,小腹尤甚,小便不通,有窘迫的感觉,水道不利,水溢皮下,则成水肿,或停在腹部,则为水胀病,三焦痛也可以观察足太阳膀胱经外侧大络的变化,大络在足太阳膀胱经与足少阳胆经之间,三焦有病此处脉现赤色。治疗时,应取膀胱经的委阳穴针刺。

膀胱有病时,小腹偏肿而疼痛,用手按时,虽有尿意但排不出小便,肩上发热,或脉下陷,以及足小趾的外侧和胫骨踝后均发热,或脉虚陷。治疗时应取委中穴针刺。

胆有病时,常常叹气,口苦,呕出积留的胆汁心中悸动不安,常害怕,好像有人将要逮捕他一样,咽中如有物梗塞,总想将其咳唾出来。治疗这种病,可在足少阳胆经的从起始到终止间循行的通路上取穴。在发现络脉下陷时,也可以采用灸法治疗。如有寒热时,应取足少阳经的合穴阳陵泉穴进行针刺。

黄帝说:针刺这些腧穴有什么规律吗?

岐伯答道:针刺这些穴,必定要刺中穴位,不要刺在肌肉的关节处上。因为刺中了穴位,则针好像游动在空巷内一样,经脉就能疏通。如刺中肌肉的关节处,就会使皮肤疼痛。补泻手法也应正确运用,如补泻不当,就会使病情更加严重。如果误刺在筋上,不仅筋伤无力而弛缓,而且邪气也不能逐出,邪气和真气在体内相互斗争,扰乱人体气机,邪气甚至还会内陷停滞体内。这些都是针刺不审慎,刺法错乱的结果。

卷　　三

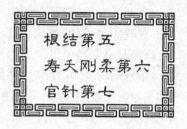

根结第五
寿夭刚柔第六
官针第七

根结第五①

① 根结第五：伯坚按：本篇和《甲乙经》《黄帝内经太素》《类经》三书的篇目对照，列表于下：

灵　枢	甲　乙　经	黄帝内经太素	类　经
根结第五	卷一——气息周身五十营四时 日分漏刻第九 卷二——经脉根结第五 卷四——经脉第一上 卷五——针道自然逆顺第六	卷十——经脉根结篇 卷十四——人迎脉口 诊篇 卷二十二——刺法篇	卷五——五藏之气脉有常数(脉色类四) 卷九——诸经根结开阖病刺(经络类三十) 卷二十二——贵贱逆顺(针刺类五十六)

【释题】　马莳说：内有阴阳诸经，根于某穴，结于某穴，故名篇。

【提要】　本篇内容主要可以分为二段。前一段是岐伯说的，讲阴阳各经脉根(起源)于什么穴，结(归结)于什么穴。后一段是用黄帝、岐伯二人问答的形式，讲针刺疗法，由于所处社会地位的不同，形体有余和不足的差异，施行针刺疗法时各有应当注意的地方。

岐伯曰①：天地相感，寒暖相移，阴阳之道，孰少孰多②，阴道偶，阳道奇③。发于春夏，阴气少，阳气多④，阴阳不调，何补何泻？发于秋冬，阳气少，阴气多，阴气盛而阳气衰，故茎叶枯槁，湿雨下归⑤，阴阳相移⑥，何泻何补⑦？奇邪离经，不可胜数⑧，不知根结，五藏六府，折关败枢，开阖而走，阴阳大失⑨，不可复取⑩。九针之玄，要在终始⑪；故能知终始，一言而毕，不知终始，针道咸绝⑫。

【本段提纲】　马莳说：此言九针之玄，其要在于《终始篇》也。按《终始篇》全以人迎知六阳经之病,气口知六阴经之病,阳盛阴虚,则泻阳补阴,阴盛阳虚,则泻阴补阳,真针道玄妙之法也。

【集解】

①岐伯曰:丹波元简说:岐伯曰《甲乙》作"黄帝曰"。

钱熙祚说:《甲乙经》,"岐伯"作"黄帝"。

②阴阳之道,孰少孰多:杨上善说:推前后皆有其问,此中义例,须说岐伯,即亦不待于问也。二仪之气交泰,故曰相感。阴盛移为阳,阳盛移为阴,故阴阳之气,不可偏为多少也。

③阴道偶,阳道奇:杨上善说:阳为天道,其数奇也。阴为地道,其数偶也。

史崧说:阳道奇。奇,音"箕"。

张介宾说:天地阴阳之道,有相感则有相移,有相移则有相胜,而孰多孰少,斯不齐矣。欲求其道,则阴阳有奇偶之分,奇者数之单,如一三五七九是也,偶者数之折,如二四六八十是也,奇得其清,偶得其浊,所以成阴阳之象数。

④发于春夏,阴气少,阳气多:丹波元简说:马莳云:"凡病发于春夏者,则阴气少而阳气多,是谓阴阳不调也。"

杨上善说:有病发于春夏,春夏阳多阴少,是为阴阳不调。若为补泻也。

⑤故茎叶枯槁,湿雨下归:丹波元简说:此二句盖谓上茎叶枯槁,则湿雨归其下根而养之,乃秋冬之时候也,然与上文之例不同,或恐是衍文。

⑥阴阳相移:丹波元简说:阴阳相移,《甲乙》"移"作"离"。

⑦发于秋冬,阳气少,阴气多,阴气盛而阳气衰,故茎叶枯槁,湿雨下归,阴阳相移,何泻何补:杨上善说:有病发于秋冬,秋冬阴多阳少,阳气衰,故茎叶枯槁,阴气盛,故津液渧根,是亦阴阳相移,多少不同,若为补泻也(萧延平说:"渧"与"浸"同,渍也)。

张介宾说:四时之气,阴阳各有盛衰,人气随之,故治法当分补泻。

⑧奇邪离经,不可胜数:杨上善说:风寒暑湿,百端奇异,侵经络为病,万类千殊,故不可胜数也。离,历也。

⑨折关败枢,开阖而走,阴阳大失:丹波元简说:马莳云:"折关败枢,开阖误走其气,阴阳大失,气难复取。"张云"败折其关枢,走失其阴阳。"据张注八字为一句,今仍马注。

⑩不知根结,五藏六府,折关败枢,开阖而走,阴阳大失,不可复取:杨上善说:根,本也。结,系也。人之不知根结是藏府之要,故邪离经脉,折太阳骨节关,亦败少阳筋骨维枢,及开阳明之阖,胃及太阳气有失泄也。良以不知根结,令关枢阖不得有守,故阴阳失于纲纪,病成不可复取也。

张介宾说:奇邪,弗常之邪也,离经,流传无定也,下者为根,上者为结,疾之中人不可胜数,而治之者当审根结之本末,察藏府之阴阳,明开阖枢之浅深出入,斯得其要,否则败折其关枢,走失其阴阳,不可复取矣。

⑪九针之玄,要在终始:丹波元简说:九针之玄,要在终始。《甲乙》作"九针之要,在于终始"。

⑫不知终始,针道咸绝:杨上善说:终始,根结也。知根结之言,即一言也。

马莳说:天地相感而寒暑生,其阴阳之道,有多有少,阴道为偶,阳道为奇,故人身与天地相参,凡病发于春夏者,则阴气少而阳气多,是谓阴阳不调也,当于何经而补之泻之? 凡病发于秋冬者,则阳气少而阴气多,是谓阴阳相移也,当于何经而补之泻之? 奇邪,不正之邪也,感此入彼,谓之离经,脉气所起为根,所归为结。《素问·离合真邪论》曰:"太阳为开,阳明为阖,少阳为枢,太阴为开,厥阴为阖,少阴为枢。"正与下文相同。今曰关者,是有关,乃所以开阖也。终始,本经第九篇名,言不正之邪,至变难纪,用针者若不知穴之根结,则五藏六府,关折枢败,开阖误走其气,阴阳大失,气难复取。是故九针玄妙之法,其要在终始篇中,人有知否,乃针道之所以明暗也。

张介宾说:终始,本末也,即下文根结开阖之义。又本经有《终始篇》,所载者皆针道,故不知终始,针道咸绝。

张志聪说:此章论三阴三阳之气,主开主阖主枢,乃无形之气,出入于外内而合于有形之经也。夫人之阴阳,应天之六气,天之六气,合于四时,春夏主阳,故发于春夏,阴气少阳气多。秋冬主阴,故发于秋冬,阳气少阴气多,发者谓人之阴阳开阖,应天地之四时,是以春夏人迎微大,秋冬寸口微大,如是者是为平人。奇邪离经者,邪入于经流于大络,而生奇病,言邪之变易,不可胜数也,根结者六气合六经之本标也,开阖枢者藏府阴阳之六气也,终始者经脉血气之始终也。

太阳根于至阴[1],结于命门。命门者,目也[2]。阳明根于厉兑[3],结于颡大。颡大者,钳耳也[4]。少阳根于窍阴[5],结于窗笼。窗笼者,耳中也[6]。太阳为开,阳明为阖,少阳为枢[7]。故开折则肉节溃缓[8],而暴病起矣,故暴病者取之太阳,视有余不足。溃缓者,皮肉缓膲[9]而弱也[10]。阖折则气无所止息而痿疾起矣,故痿疾者取之阳明,视有余不足[11]。无所止息者,真气稽留,邪气居之也[12]。枢折即骨繇[13]而不安于地,故骨繇者取之少阳[14],视有余不足,骨繇者节缓而不收也,所谓骨繇者摇故也,当穷[15]其本也[16]。

【本段提纲】 马莳说:此言足三阳经之有根结,而成病有由,治病有法也。

【集解】

①太阳根于至阴:马莳说:足太阳膀胱经,其根起于至阴,在足小趾外侧,去爪甲如韭叶,针一分,留五呼,灸三壮。

②结于命门。命门者,目也:马莳说:结于命门。命门者,目也,谓睛明穴也,在目内眦头一分宛宛中,针一分,留六呼,禁灸。

张介宾说:足太阳下者根于至阴穴,上者结于睛明穴,故曰命门者目也。王氏曰:"命门者藏精光照之所,则两目也。"

③阳明根于厉兑:马莳说:足阳明胃经,根于厉兑,在足大趾之次趾端,去爪甲如韭叶,针一分,灸三壮。

④结于颡大。颡大者,钳耳也:陆懋修说:钳耳,钳,巨淹切。《甲乙经》作"钳大者耳也"。

杨上善说:此与标本终始同也。

马莳说:颡大者,钳耳也,谓头维穴也,在额角入发际本神旁一寸半,神庭旁四寸半,针三分,禁灸。

丹波元简说:楼氏云:"颡大谓额角入发际头维二穴也,以其钳于耳上,故名钳耳也。"知马依楼说,今从之。《甲乙》作结于颃颡,颃颡者,钳大,钳大者耳也,义未详。

张介宾说:足阳明下者根于厉兑,上者结于承泣。今曰颡大者,意谓项颡之上,大迎穴也。大迎在颊下两耳之旁,故曰钳耳。钳,音"铃"。

⑤少阳根于窍阴：马莳说：足少阳胆经，根于窍阴，足小趾之四趾端，去爪甲如韭叶，针一分，留一呼，灸三壮。

⑥结于窗笼。窗笼者，耳中也：杨上善说：亦与标本同也。

马莳说：窗笼者，耳中也，谓听宫穴也。耳微前陷中，上关上一寸，动脉宛宛中，张口得之，针三分。按手太阳小肠经有天窗穴，一名窗笼，去颈大筋前曲颊下扶突后，动脉应手陷中，观下文肾经结于任脉经之廉泉，肝经结于任脉经之玉英，则本经有结之他经者，疑天窗为足少阳经之所结欤？

张介宾说：足少阳下者根于窍阴，下者结于窗笼。耳中者，乃手太阳听宫穴也，为手足少阳、手太阳之会，故足少阳结于此。

丹波元简说：窗笼者耳也，亦出卫气篇。

⑦太阳为开，阳明为阖，少阳为枢：马莳说：太阳为三阳，最在表，故为关之开。阳明为二阳，居阳之中，故为关之阖。少阳为一阳，最在里，故为关之枢。

张介宾说：开阖枢义见前章，所谓开阖枢者，不过欲明内外而分其辨治之法也。

⑧溃缓：钱熙祚说：原刻"溃"作"渎"，又脱"缓"字。依《甲乙经》补正，与林亿校《素问》引此文合，下同。

⑨溃缓者，皮肉缓脹：《类经》第三十注：其皮肉缓脹而弱，即消瘦干枯之谓。《淮南子·天文训》高注：脹，肉不满。

⑩太阳为开，阳明为阖，少阳为枢。故开折则肉节溃缓，而暴病起矣，故暴病者取之太阳，视有余不足。溃缓者，皮肉缓脹而弱也：杨上善说：太阳主骨气为关，故骨气折，肉节内败。胎生内败曰殇。肉节内败故暴病起。暴病起者，则知太阳关折，所以调太阳也。

马莳说：关之开折，则肉节渎而暴病起。是以有暴病者，当取足之太阳，视其有余不足，而补泻之，所谓肉节渎者，其皮肉宛脹而弱也。

张介宾说：折，损伤也。下同。开属太阳，为阳中之表，故气在肌肉为肉节渎也。表主在外，邪易入之，故多新暴病也。凡治开折之为病者，当取太阳之经，因其虚实而补泻之。所谓渎者，其皮肉宛脹而弱，即消瘦干枯之谓。

钱熙祚说：原刻"缓"作"宛"，依《甲乙经》改。

⑪阖折则气无所止息而痿疾起矣，故痿疾者取之阳明，视有余不足：杨上善说：阳明主肉主气，故肉气折损，则正气不能禁用，即身痿厥，痿而不收，则知阳明阖折也。

⑫阖折则气无所止息而痿疾起矣，故痿疾者取之阳明，视有余不足。无所止息者，真气稽留，邪气居之也：杨上善说：能止气不泄，能行气滋息者，真气之要也。阳明阖折，则真气稽留不用，故邪气居之，痿疾起也。

马莳说：关之阖折，则气无所止息，而痿疾起，是以有痿疾者，当取足之阳明，视其有余不足而补泻之。所谓气无止息者，正气稽留，而邪气反居之也。

张介宾说：阖属阳明，为阳中之里，其气在内，故阖折则气无所止息也。阳明主润宗筋，束骨而利机关，故为痿疾。凡治阖折之为病者，当取阳明之虚实而补泻之。真气稽留，谓胃气不行也，故邪居之，则气上逆而痿生于下矣。

⑬枢折即骨繇：陆懋修说：繇，余招切。《史记·苏秦传》："莫不尽繇。"《索隐》："繇，摇动也。"《素问·气交变大论》："筋骨繇复。"注："繇，摇也。"

⑭故骨繇者取之少阳：杨上善说：少阳主筋，筋以约束骨节。骨节气弛，无所约束，故骨摇。

骨摇,则知少阳枢折也。

⑮当穷:丹波元简说:《甲乙》"穷"作"窍"。

⑯当穷其本也:马莳说:关之枢折,则骨繇而不安于地,是以有骨繇病者,当取足之少阳,视其有余不足而补泻之。所谓骨繇者,正以其节缓而不能收,即骨之摇动故也。夫曰渎,曰气无所止息,曰骨摇,皆折关败枢,开阖而走使然也,皆当穷其本以治其病者。

丹波元简说:《至真要大论》有筋骨繇并,文亦同义。

张介宾说:枢属少阳,为三阳之半表半里,故其气在筋骨间。骨繇者,骨节纵缓不收,摇动不安于地也。凡治枢折之为病者,当取少阳经之虚实而补泻之。穷其本者,穷此三阳所在之本,或开或阖或枢以治之也。繇,"摇"同。

张志聪说:太阳、太阴为开,阳明、厥阴为阖,少阳、少阴为枢者,三阴三阳之气也,太者气之盛,故主开;阳明者两阳合明,厥阴者两阴交尽,故主阖。少者初生之气,故主枢。此阴阳之六气,内合藏府,外合六经,应司天在泉之气,运行环转之不息,而复通贯于地道经水之中外内出入者也。夫外合于六经,有循经而合者,为伤寒之病在六气相传,虽见六经之症,而气不入于经也。有入于经而合者,根结是也。根者,经气相合而始生,结者,经气相将而归结于命门窗笼之间,复从此而出于气街,走空窍,而仍行于脉外也。命门者,太阳为水火生命之原,目窍乃经气所出之门也。颡大者,顽颡也,在上腭之中,两耳之间,故曰钳耳。窗笼者,耳中也,为葱之通气于上也。此三阳之气,随经而归结于此,复出于气街也。行于气分,故能为开为阖为枢,出入于形身藏府之外内,开阖如户扉,枢犹转牡,舍枢则不能开阖,舍开阖则无从运枢,此三阳之气,互相出入于经脉皮肤形身藏府之外内者也。太阳之气主皮肤,故开折则肉节渎而暴疾起矣。宗气者,阳明之所生,上出于喉,以司呼吸而行于四肢,故阖折则气无所止息而痿疾起也。少阳主骨,故枢折则骨节缓而不收也。《阴阳离合论》曰:"太阳根起于至阴,名曰阴中之阳,阳明根起于厉兑,名曰阴中之阳,少阳根起于窍阴,名曰阴中之少阳。"三阴三阳之气,皆从阴而生,自下而上,故当穷其本也。张玉师曰:"三阳之气,循经而出于气街,上于面而走空窍,太阳精阳之气,上走于目而为睛,少阳之别气,走耳而为听,阳明之宗气,上出于鼻而为臭,目之开阖,耳之听闻,鼻之呼吸,是三阳之气,上走于空窍而为开阖枢也。宗气者阳明之所生,上出于肺,以司呼吸。顽颡者,鼻之内窍,通于喉咙,故顽颡不开,则洞涕不收,是阳明之气上出于鼻而为臭也。"

太阴根于隐白,结于太仓①。少阴根于涌泉,结于廉泉②。厥阴根于大敦,结于玉英,络于膻中③。

太阴为开,厥阴为阖,少阴为枢④。故开折则仓廪无所输,膈洞。膈洞者,取之太阴,视有余不足。故开折者,气不足而生病也⑤。阖折即气绝⑥而喜悲。悲者,取之厥阴,视有余不足⑦。枢折则脉有所结而不通。不通者,取之少阴,视有余不足。有结者皆取之⑧。

【本段提纲】 马莳说:此言足三阴经之有根结,而成病有由,治病有法也。

【集解】

①太阴根于隐白,结于太仓:马莳说:足太阴脾经,其根起于隐白,在大指端内侧,去爪甲为韭叶,针一分,留三呼,灸三壮。结于太仓,以胃与脾相为表里也。太仓即中脘穴,系任脉经脐上四寸,针八分,灸三壮。

张介宾说:足太阳下者根于隐白,上者结于太仓。太仓即中脘,任脉穴也。

　　②少阴根于涌泉,结于廉泉:杨上善说:少阴先出涌泉为根,行至踝下二寸中为本,上行至结喉上廉泉为结,上至舌本及肾输为标,有此不同也。

　　马莳说:足少阴肾经根于涌泉,足心陷中,针三分,留三呼,灸三壮。结于廉泉,一名舌本,颔下结喉上四寸中央,针二分,留七呼,灸三壮。

　　张介宾说:足少阴下者根于涌泉,上者结于廉泉,任脉穴也。

　　③厥阴根于大敦,结于玉英,络于膻中:杨上善说:厥阴先出大敦为根,行至行间上五寸所为本,行至玉英膻中为结,后至肝输为标,有此不同也。

　　马莳说:足厥阴肝经,其根起于大敦,足大趾端,去爪甲如韭叶三毛中。一云内侧为隐白,外侧为大敦,针三分,留十呼,灸三壮。结于玉英,即玉堂穴,系任脉经紫宫下一寸六分,针三分,灸五壮。络于膻中,玉堂下一寸六分,两乳间陷中,禁针,灸五壮。

　　张介宾说:足厥阴下者根于大敦,上者结于玉英。玉英即玉堂,任脉穴也。

　　丹波元简说:《甲乙》云:"玉堂一名玉英。"张兆璜曰:"谓唇内之龈交英饬也,谓齿白如玉饬也。"张以玉英为龈交,亦未见所据。络于膻中,厥阴特多此一句。

　　陆懋修说:膻,徒旱切。《说文》:"膻,气海也,在两乳中间。"

　　④太阴为开,厥阴为阖,少阴为枢:杨上善说:门有二种,有内门外门,三阴为内门,三阳为外门。内门关者,谓是太阴。内门阖者,谓是厥阴。内门枢者,谓是少阴也。

　　马莳说:太阴为三阴,为阴之表,故为关之开。厥阴为一阴,居阴之里,故为关之阖。少阴为二阴,居阴之中,故为关之枢。

　　张介宾说:此三阴开阖之义,详如前章。

　　⑤故开折则仓廪无所输,膈洞。膈洞者,取之太阴,视有余不足。故开折者,气不足而生病也:杨上善说:太阴主水谷以资身肉,太阴脉气关折,则水谷无由得行,故曰仓无输也。以无所输,膈气虚弱,洞泄无禁,故气不足而生病也。

　　马莳说:关之开折,则脾不运化,仓廪无所转输,其病为膈证,为洞泄。是以有膈洞病者,当取足之太阴,视其有余不足而补泻之。正以开折者,其脾气不足而病生膈洞也。

　　张介宾说:开属太阴,主于脾也。输,运行也。膈,隔塞也。洞,如《邪气藏府病形篇》曰:"洞者,食不化,下嗌还出也。"脾伤则运行失职而为是病,故当取之太阴,视其有余不足以治之。然脾虽阴经,而开折者,则亦阴中之阳气不足而生病也。

　　⑥绝:钱熙祚说:《甲乙经》"绝"作"弛",林亿校《素问》亦引作"弛"。

　　⑦阖折即气绝而喜悲。悲者,取之厥阴,视有余不足:杨上善说:厥阴主筋,厥阴筋气缓纵,则无禁喜悲。

　　马莳说:关之阖折,则肝气绝而喜悲,是以气绝喜悲者,当取足之厥阴,视其有余不足而补泻之。

　　张介宾说:阖属厥阴,主于肝也。肝伤即气绝于里,而肺气乘之则为悲。故阖折者当取足厥阴,视其有余不足而治之。

　　⑧枢折则脉有所结而不通。不通者,取之少阴,视有余不足。有结者皆取之:杨上善说:少阴主骨,骨气有损,则少阴之脉不流,故有所结不通。结,即少阴络结也。

　　马莳说:开关之枢折,则肾脉有所结,而下焦不通。是以下焦不通者,当取足之少阴,视其有余不足而补泻之。然此有结者,不可以有余视之,仍以不足取之也。

张介宾说:枢属少阴,主于肾也。肾伤则脉有所结,而下焦有所不通。故枢折者当取足少阴,视其有余不足而治之。然脉有结者,皆不足之所致。

张志聪说:太仓者,舌本也。脾为仓廪之官,其脉连舌本,散舌下,使之迎根,故结于舌本,名曰太仓(丹波元简说:以太仓为舌本无所考)。廉泉任脉穴,在喉上四寸中央,任脉发原于肾,故结于肾之廉泉。《卫气篇》曰:厥阴标在背腧,是玉英当在背腧之间。络于膻中者,肝脉贯膈也。脾为仓廪之官,故开折则气不足而为膈洞。膈者上不开而不受纳,洞者下关折而飧泄也。厥阴为两阴交尽,而一阳始生,故阖折则生气绝而喜悲。一阳之气,发于肾藏,志不舒故喜悲也。少阴主脉,故枢折则脉有所结而不通。不通者取之少阴,视有余不足,有结者皆取之不足。盖有余者邪结之有余,不足者正气之不足,通其正气则结自解矣。按《九针篇》,缺盆之中任脉也,颈中央之脉督脉也,腋内动脉手太阴也,腋下三寸手心主也。盖手太阴心主出于胸气之街,少阴、厥阴从任督二脉出于头气之街也。玉师曰:廉泉玉英上液之道也。玉英谓唇内之龈交。盖肾藏之精液,一从任脉而出于舌下之廉泉,一从脊骨髓空而上通于脑,脑空在脑后三分颅际锐骨之下,一在龂基下,一在项后复骨下,一在脊骨上空,在风骨上,是骨之精髓,从脊骨上空,上通于脑,而下渗于龂基,督脉循于脊骨,厥阴肝脉与督脉上会于巅,而下玉英。英,饬也。谓齿白如玉饬也。

钱熙祚说:原刻此下衍"不足"二字,依《甲乙经》删。

足太阳,根于至阴,溜于京骨,注于昆仑,入于天柱、飞扬也[①]。足少阳,根于窍阴,溜于丘墟,注于阳辅,入于天容、光明也[②]。足阳明,根于厉兑,溜于冲阳,注于下陵,入于人迎、丰隆也[③]。手太阳,根于少泽,溜于阳谷,注于少海,入于天窗、支正也[④]。手少阳,根于关冲,溜于阳池,注于支沟,入于天牖、外关也[⑤]。手阳明,根于商阳,溜于合谷,注于阳溪,入于扶突、偏历也[⑥]。此所谓十二经者,盛络皆当取之[⑦]。

【本段提纲】　马莳说:此言手足六阳之经,皆自井而入于络也。

【集解】

[①]足太阳,根于至阴,溜于京骨,注于昆仑,入于天柱、飞扬也:杨上善说:输穴之中,言六阳之脉,流井荣输原经合,五行次第至身为极。今此手足六阳,从根至入,流注上行,与本输及明堂流注有所不同。此中根者皆当彼所出,此中流者皆当彼所过,唯手太阳流,不在完骨之过,移当彼经阳谷之行,疑其此经异耳。此中注者皆当彼行,唯足阳明不当解溪之行,移当彼合下陵,亦谓此经异耳。此中入者并与彼不同,六阳之脉皆从手足指(趾)端为根,上络行至其别走大络称入。入有二处,一入大络,一道上行至头入诸天柱,唯手足阳明至颈于前人迎扶突。流注以所出为井,此为根者,井为出水之处,故根即井也。天柱,侠项大筋外廉陷中,足太阳之正经也。飞扬,在足外踝上七寸,足太阳之大络也。

马莳说:足太阳膀胱经,根于至阴之井,流于京骨之原,注于昆仑之经,入于天柱之在头者,络于飞扬之在足者。

张介宾说:此下言手足三阳之盛络,凡治病者所当取也。足太阳之至阴井也,京骨原也,昆仑经也,天柱在头,飞扬在足,皆本经之当取者。

[②]足少阳,根于窍阴,溜于丘墟,注于阳辅,入于天容、光明也:杨上善说:天容在耳下曲颊后,足少阳正经也。光明在外踝上七寸,足少阳大络也。

马莳说:足少阳胆经,根于窍阴之井,流于丘墟之原,注于阳辅之经,入于天冲之在头者,络于光明之在足者。"天容"当作"天冲"。

　　张介宾说:足少阳之窍阴井也,丘墟原也,阳辅经也,天容乃手太阳经穴,此在头者当为天冲,在足者为光明也。

　　③足阳明,根于厉兑,溜于冲阳,注于下陵,入于人迎、丰隆也:杨上善说:人迎在结喉傍大脉动应手,足阳明正经也。丰隆在足外踝上八寸骭外廉陷者中,足阳明之大络也。

　　马莳说:足阳明胃经,根于厉兑之井,流于冲阳之原,注于解溪之经,入于人迎之在头者,络于丰隆之在足者。"下陵"当作"解溪",经也。

　　张介宾说:足阳明之厉兑井也,冲阳原也,下陵当作解溪,经也。人迎在头,丰隆在足。

　　④手太阳,根于少泽,溜于阳谷,注于少海,入于天窗、支正也:杨上善说:天窗在曲颊下扶突后动应手陷者中,手太阳之正经也。支正在腕后五寸,手太阳之大络也。

　　马莳说:手太阳小肠经,根于少泽之井,流于阳谷之经,注于少海之合,入于天窗之在头者,络于支正之在手者。

　　张介宾说:手太阳之少泽井也,阳谷经也,小海合也,天窗在头,支正在手。

　　⑤手少阳,根于关冲,溜于阳池,注于支沟,入于天牖、外关也:杨上善说:天牖在颈,缺盆上,天容后,天柱前,完骨下,发际上,手少阳正经也。外关在腕后三寸,空中一寸,手少阳之大络也。

　　马莳说:手少阳三焦经,根于关冲之井,流于阳池之原,注于支沟之经,入于天牖之在头者,络于外关之在手者。

　　张介宾说:手少阳之关冲井也,阳池原也,支沟经也,天牖在颈,外关在手。

　　⑥手阳明,根于商阳,溜于合谷,注于阳溪,入于扶突、偏历也:杨上善说:扶突在曲颊下一寸人迎后,手阳明正经也。偏历在腕后三寸,手阳明之大络也。

　　马莳说:手阳明大肠经,根于商阳之井,流于合谷之原,注于阳溪之经,入于扶突之在头者,络于偏历之在手者。

　　张介宾说:手阳明之商阳井也,合谷原也,阳溪经也,扶突在颈,偏历在手。

　　张志聪说:上章统论三阴三阳之气,合于六经,根于下而结于上,此复分论三阳之气,入于手足之经,皆循颈项而上出,故曰此十二经者盛络皆当取之。盖气留于脉络,则络盛,取而泻之,使三阳之气,仍上出于脉外也。飞阳、光明、丰隆、支正、外关、偏历,在经穴、合穴两者之间。夫曰所入为合者,谓脉外之气血,从井而溜于脉中,至肘膝而与脉内之血气相合,故曰脉入为合。此论三阳之气,从井而入脉中,上入于颈项之天柱、天容、人迎、天窗、天牖、扶突,而上出于头面,与血气之溜于荥,注于输,行于经,入于合者之不同,故另提曰飞扬、光明、丰隆、支正,盖以分别阳气之与荥血,出入于经脉外内之不同也。是以所论一次脉、二次脉者,谓手足之十二经脉,皆从四肢之五腧,而归于中,复从中而上出颈项。此章论三阳三阴之气,合于六经,而复出于脉外,五十二篇论荥气,七十一篇论宗气,盖三阳、三阴,荥气、宗气,相将而行于经脉皮肤形身藏府,外内出入,循环无端,是以数篇辞句相同,而所论者各别。学者分而论之,合而参之。人之阴阳血气,有形无形,应天地之五运六气,寒暑往来,如桴鼓影响之相合也。

　　⑦此所谓十二经者,盛络皆当取之:杨上善说:此根入经,惟有六阳,具而论者,更有六阴之脉,言其略耳。此谓根者,皆是三经,循此十二正经,傍有络脉血之盛者,皆当其部内量而取之。

张介宾说:此六阳盛络之当取也。所谓十二经者,以手足左右共言之。

一日一夜五十营,以营五藏之精,不应数者,名曰狂生①。所谓五十营者,五藏皆受气,持其脉口,数其至也②。五十动而不一代者,五藏皆受气③。四十动一代者,一藏无气④。三十动一代者,二藏无气⑤。二十动一代者,三藏无气⑥。十动一代者,四藏无气⑦。不满十动一代者,五藏无气⑧。予之短期⑨,要在终始⑩。所谓五十动而不一代者,以为常也⑪。以知五藏之期,予之短期者,乍数乍疏⑫。

【本段提纲】 马莳说:此言脉口之脉五十动者为常脉,而其数减者,其藏危也。

【集解】

①一日一夜五十营,以营五藏之精,不应数者,名曰狂生:杨上善说:营气一日一夜,周身五十,营于身者也,经营五藏精气,以奉生身。若其不至五十营者,五藏无精,虽生不久,故曰狂生。

马莳说:五十营者,脉运五十度。本经有《五十营篇》,正此义耳。凡人周身之脉,计一十六丈二尺,自夫宗气积于胸中,主呼吸而行脉隧,一呼脉行三寸,一吸脉行三寸,呼吸总为一息,则脉行六寸,由一息六寸推之,则一日一夜,即一十六丈二尺之脉,积至五十次,周于身,通计一万三千五百息,则脉行八百一十丈,以运五藏之精,如不应此数者,名曰狂生,犹曰侥倖而生也。

张介宾说:营,运也。人之经脉运行于身者,一日一夜,凡五十周,以营五藏之精气,如《五十营篇》者即此义。其数则周身上下左右前后凡二十八脉,共去十六丈二尺。人之宗气积于胸中,主呼吸而行经隧,一呼气行三寸,一吸气行三寸,呼吸定息,脉行六寸。以一息六寸推之,则一昼一夜,凡一万三千五百息,通计五十周于身,则脉行八百一十丈。其有太过不及而不应此数者,名曰狂生。狂犹妄也,言虽生未可必也。

②所谓五十营者,五藏皆受气,持其脉口,数其至也:张介宾说:凡此五十营者,即五藏所受之气也。但诊持脉口而数其至,则藏气之衰旺可知矣。

③五十动而不一代者,五藏皆受气:杨上善说:脉口,寸口,亦曰气口。五十动者,肾藏第一,肝藏第二,脾藏第三,心藏第四,肺藏第五,五藏各为十动,故曰从脉十动,以下次第至肾满五十动,即五藏皆受于气也。持脉数法,先将不病人之脉口,以取定数,然后按于病人脉口,勘知病人脉数多少,谓从平旦,阴气未散,阳气未行,按于脉口,以取定数也。

马莳说:正以五十营者,五藏皆受气,持其脉口之脉(脉口以脉会于此,故曰脉口,又以脉气会于此,故曰气口,又以太渊去鱼际一寸,故曰寸口),数其来至之数,五十动而不一代者,乃五藏皆受气也。《素问·脉要精微论》曰:代则气衰,盖代脉中止,不能自还,如有求代之义,故名。今五十动而不见止脉,所以五藏皆受气也。

张介宾说:代,更代之义,谓于平脉之中,而忽见软弱,或乍数乍疏,或断而复起。盖其藏有所损而气有所亏,故变易若此,均名为代。若五十动而不一代者,五藏受气皆足,乃为和平之脉。

丹波元简说:《十一难》"代"作"止",《脉经》作"投",《脉要精微论》:"代则气衰。"张守节《史记正义》云:候脉动不定曰代。即此义也。杨玄操云:"代者还尺中停久方来,名曰代也。"此本于《伤寒论》,不可从。

陆懋修说:代,脉形也。《伤寒论》:"脉来动而中止,不能自还,因而复动者名曰代。"

④四十动一代者,一藏无气:杨上善说:其脉得四十动巳,至四十一动巳去,有一代者,即五十数少,故第一肾藏无气也。

马莳说:四十动一代者,是五藏中一藏无气也。

张介宾说:四十动一代者,是五藏中一藏亏也。按《十一难》曰:经言脉不满五十动而一止,一藏无气者,何藏也? 然人吸者随阴入,呼者因阳出,今吸不能至肾,至肝而还,故知一藏无气者,肾气先尽也。然则五藏和者气脉长,五藏病者气脉短。观此一藏无气必先乎肾,如下文所谓二藏三藏四藏五藏者,当自远而近,以次而短,则由肾及肝,由肝及脾,由脾及心,由心及肺。故凡病将危者,必气促似喘,仅呼吸于胸中数寸之间。盖其真阴绝于下,孤阳浮于上,此气短之极也。医于此际而尚欲平之、散之,未有不随扑而灭者,良可衰也。夫人之生死由乎气,气之聚散由乎阴,而残喘得以尚延者,赖一线之气未绝耳,此藏气之不可不察也。

⑤三十动一代者,二藏无气:杨上善说:其脉得三十动巳,至三十一动巳去,有一代者,即四十数少,故第二肝藏无气。

马莳说:三十动一代者,是五藏中二藏无气也。

⑥二十动一代者,三藏无气:杨上善说:其脉得二十动巳,至二十一动巳去,有一代者,即三十数少,故第三脾藏无气也。

马莳说:二十动一代者,是五藏中三藏无气也。

⑦十动一代者,四藏无气:杨上善说:其脉得十动巳,至十一动巳去,有一代者,即二十数少,故第四心藏无气。

马莳说:十动一代者,是五藏中四藏无气也。

⑧不满十动一代者,五藏无气:杨上善说:其脉不满十数有一代者,即十数少,故第五肺藏无气。

马莳说:不满十动一代者,是五藏皆无气也。

⑨予之短期:杨上善说:肺主五藏之气,肺气既无,所以五藏之气皆不至,欲与之短期也。

丹波元简说:李中梓云:"短,近也。死期近矣。"

⑩予之短期,要在终始:马莳说:可以短期与之,其要法在本经之《终始篇》中。《终始篇》云:"终始者经脉为纪,持其脉口人迎以知阴阳有余不足,平与不平。"又曰:"不病者脉口人迎应四时也,上下相应,而俱往来也,六经之脉,不结动也。"

张介宾说:短期,死期也。言五藏无气,可与之定死期矣。《终始》,本经篇名,具十二经终之义。

⑪所谓五十动而不一代者,以为常也:杨上善说:五十动而不一代者,盖是五藏终始,常道之要也。

马莳说:正以五十动而不一代者,乃平人之常脉,故可以知五藏之期。

⑫以知五藏之期,予之短期者,乍数乍疏也:杨上善说:与短期者,谓五藏脉乍疏乍数,不合五十之数,故可与之死期也。

马莳说:以短期与之者,即乍疏乍数之脉,非脉之代者而何!

张介宾说:以为常者,言人之常脉当如是也,故可因此以察五藏之气。若欲知其短期,则在乎乍疏乍数,此其时相变代,乃与常代者不同,盖以藏气衰败,无所主持而失常如此,故三部九候等论皆云乍疏乍数者死。按代脉之义,自仲景、叔和俱云:"动而中止不能自还,因而复动,脉代者死。"又曰:"脉五来一止,不复增减者死,经名曰代。脉七来,是人一息半时,不复增减,亦名曰代，正死不疑。"故王太仆之释代脉，亦云动而中止，不能自还也。自后滑伯仁因而述之曰：动而中止，不能自还，因而复动，由是复止。寻之良久，乃复强起为代。故后世以结促代并言，均目之为止脉，岂足以尽其义哉？夫缓而一止为结，数而一止为促，其至则或三或五，或七八至不等，然皆至数分明，起止有力。所主之病，有因气逆痰壅而为间阻者，有因血气虚脱而为断续者，有因生平禀赋多滞而脉道不流利者，此自结促之谓也。至于代脉之辨，则有不同。为《宣明五气篇》曰："脾脉代。"《邪气藏府病形篇》曰："黄者其脉代。"皆言藏气之常候，非谓代为止也。又《平人气象论》曰：长夏胃微软弱曰平，但代无胃曰死者，乃言胃气去而真藏凶者死，亦非谓代为止也。由此观之，则代本不一，各有深义。如五十动而不一代者，乃至数之代，即本篇之所云者是也。若脉本平匀而忽强忽弱者，乃形体之代，即《平人气象论》所云者是也。又若脾主四季而随时更代者，乃气候之代，即《宣明五气》等篇所云者是也。凡脉无定候，更变不常，则均谓之代。但当各因其变而察其情，庶得其妙。设不明此，非惟失经旨之大义，即于脉象之吉凶，皆茫然莫知所辨矣，又乌足以言诊哉：又按本篇但言动止之数，以诊五藏无气之候，未尝凿言死期，而王氏《脉经》乃添出死期岁数，曰：脉来四十投而一止者，一藏无气，却后四岁春草生而死。脉来三十投而一止者二藏无气，却后三岁麦熟而死。脉来二十投而一止者，三藏无气，却后二岁桑椹赤而死。脉来十投而一止者，四藏无气，岁中死。脉来五动而一止者，五藏无气，却后五日而死。自后诸家言脉者皆宗此说，恐未有一藏无气而尚活四岁，二藏无气而尚活三岁之理，诊者辨之。

张志聪说：此言三阴三阳之气，外循于经脉，内荣于五藏，五藏主藏经者也。气营五藏之精，五藏皆以受气，精气之相合也。夫五藏生于五行，五行之气，本于十干合化，是以五十动而不一代者，以为常也。代者，止而不还也。乍疏乍数者，死脉见也。要在终始者，大要在《终始篇》之生于六气，而死于六经也。

黄帝曰：逆顺五体者，言人骨节之小大，肉之坚脆，皮之厚薄，血之清浊，气之滑涩，脉之长短，血之多少，经络之数，余已知之矣，此皆布衣匹夫之士也，夫王公大人血食之君，身体柔脆，肌肉软弱，血气慓①悍②滑利，其刺之徐疾浅深多少，可得同之乎③？

岐伯答曰：膏粱菽藿之味④，何可同也。气滑即出疾，气涩则出迟⑤，气悍则针小而入浅，气涩则针大而入深，深则欲留，浅则欲疾⑥，以此观之，刺布衣者深以留之，刺大人者微以徐之⑦，此皆因气慓悍滑利也⑧。

【本段提纲】马莳说：此言人有贵贱，而刺法因以异也。

【集解】

①慓：陆懋修说：慓，抚招切。《说文》："慓，急也。"

②慓悍：史崧说：慓悍，上比昭切，下侯岸切。勇健貌也。

③逆顺五体者，言人骨节之小大，肉之坚脆，皮之厚薄，血之清浊，气之滑涩，脉之长短，血之多少，经络之数，余已知之矣，此皆布衣匹夫之士也，夫王公大人血食之君，身体柔脆，肌肉软弱，血气慓悍滑利，其刺之徐疾浅深多少，可得同之乎：马莳说：五体者，即《阴阳二十五人篇》有五形五人也。布衣匹夫之士，其骨节有小大，肉有坚脆，皮有厚薄，血有清浊，气有滑涩，脉有长短，血有多少，此皆经络之数，大抵相类。至于王公大人，血食之君，身体肌肉软弱，血气慓悍滑利，必非贱者之可同也，其用针之徐疾浅深多少，可以同否？

张介宾说：五体者，五形之人也。故其骨节皮肉，血气经脉，禀有不齐，刺治亦异，所以有逆顺之变，至于贵贱之间，尤有不同，故欲辨其详也。

④膏梁菽藿之味：陆懋修说：膏梁，梁与粱通。《素问·通评虚实论》："肥贵人则高粱之疾也。"注："粱，粱米也。"

⑤气滑即出疾，气涩则出迟：马莳说：伯言贵者之用膏粱，贱者之用菽藿，难以同也。

张介宾说：膏，脂肥也。粱，粟类，谷之良者也。菽，豆也。藿，豆叶也。贵者之用膏粱，贱者之用菽藿，食味有厚薄，禀质所以不同也。

钱熙祚说："气涩"上原有"其"字，依《甲乙经》删，与上下文一例。

⑥气滑即出疾，气涩则出迟，气悍则针小而入浅，气涩则针大而入深，深则欲留，浅则欲疾：马莳说：气滑者则疾出其针，气涩者则迟出其针。气悍者则针小而所入又浅，气涩者则针大而所入又深。入针深者则欲久留其针，入针浅者则欲疾去其针。

张介宾说：气滑者易行，故出宜疾。气涩者难致，故出宜迟。气悍者来必勇利，故针宜小而入宜浅。气涩者至必艰迟，故针宜大而入宜深。所以宜深者则欲留，宜浅者则欲疾也。

⑦刺大人者微以徐之：丹波元简说：据上文疾迟留疾推之，似徐是疾之误，此岂徐出而不留之谓欤！

⑧刺布衣者深以留之，刺大人者微以徐之，此皆因气慓悍滑利也：马莳说：刺布衣者，气之涩者也，可以针大而深入，又当以久留其针也。刺大人者，气之滑且悍者也，可以针小而入浅，又当徐以纳之也。此皆因其气之慓悍滑利，异于布衣之士耳。

张介宾说：布衣气涩，故宜深宜留。大人气滑，故宜微宜徐。盖贵人之气，慓悍滑利，有异于布衣之士耳。

张志聪说：此言三阴三阳，本于五谷五畜五菜五味之所生也。逆顺五体者，谓三阴三阳之气，出入于皮肤经脉之外内，交相逆顺，而行有疾有徐也。夫行于脉外之皮薄肉脆者，则行疾，皮厚肉坚者，则行迟，行于脉中之血清脉短者，则出疾，血浊脉长者，则出迟，此因有形之皮肉血脉而疾迟也。然又有因迟无形而为之疾迟者，气之滑涩也。膏，谓膏肥之厚味。粱，稻也。王公贵人美其食，厚其味，则肌肉柔弱，血气滑利而行疾，山野之人，啜菽茹藿，则其气涩而行迟，此贵贱所秉之气不同，而气生于味也。黄载华曰："皮厚肉坚，血气和缓者多寿；皮薄肉弱，血气慓悍者少寿。王公大人，膏粱厚味，则身体柔脆，肌肉软弱，血气慓悍滑利，不若田野之人，饮食淡薄之多寿也。此勉富贵之人，当节饮食，不宜过于厚味。"

黄帝曰：形气之逆顺奈何？

岐伯曰：形气不足，病气有余，是邪胜也，急泻之[①]。形气有余，病气不足，急补之[②]。形气不足，病气不足，此阴阳气俱不足也，不可刺之，刺之则重不足，重不足则阴阳俱竭，血气皆尽，五藏空虚，筋骨髓枯，老者绝灭，壮者不复矣[③]。形气有余，病气有余，此谓阴阳俱有余也，急泻其邪，调其虚实[④]，故曰有余者泻之，不足者补之，此之谓也[⑤]。故曰刺不知逆顺，真邪相搏[⑥]，满而补之[⑦]，则阴阳四溢[⑧]，肠胃充郭[⑨]，肝肺内膜[⑩]，阴阳相错[⑪]；虚而泻之，则经脉空虚，血气竭枯，肠胃㑋辟[⑫]，皮肤薄著，毛腠夭膲，予之死期[⑬]。故曰，用针之要，在于知调阴与阳。调阴与阳，精气乃光[⑭]，合形与气，使神内藏，故曰上工平气，中工乱脉[⑮]，下工绝气危生。故曰下工不可不慎也[⑯]。必审五藏变化之病，五脉之应，经络之实虚，皮肤之柔粗[⑰]，而后取之也⑱。

【本段提纲】　马莳说:此详言补泻当知逆顺,而反此者有害,所以当明用针之要也。

【集解】

①形气不足,病气有余,是邪胜也,急泻之:杨上善说:急泻邪气,补形气也。

马莳说:人之形气本不足,病气反有余,是邪胜也,急泻之。

张介宾说:貌虽不足,而神气病气皆有余,此外似虚而内则实,邪气胜也,当急泻之。

②形气有余,病气不足,急补之:杨上善说:急以正气补之,气实则病除也。马莳说:人之形气本有余,病气则衰弱,是正衰也,急补之。

张介宾说:形虽壮伟,而病气神气则不足,此外似实而内则虚,正气衰也,当急补之。

③形气不足,病气不足,此阴阳气俱不足也,不可刺之,刺之则重不足,重不足则阴阳俱竭,血气皆尽,五藏空虚,筋骨髓枯,老者绝灭,壮者不复矣:杨上善说:俱不足者,不可行刺,宜以汤药调也。

马莳说:若形气病气皆不足,此阴阳诸经之气皆不足也,不可刺之,刺之则重不足,而阴阳俱竭,血气皆尽,五藏空虚,筋骨髓枯,年老者必至绝灭其气,壮者其气终不能复矣。

张介宾说:阳主外,阴主内,若形气病气俱不足,此表里阴阳俱虚也,最不可刺。若再刺之,是重虚其虚,而血气尽,筋髓枯,老者益竭,故致灭绝;壮者必衰,故不能复其元矣。

④形气有余,病气有余,此谓阴阳俱有余也,急泻其邪,调其虚实:张介宾说:形气病气俱有余,邪之实也,故当急泻。既当急泻,其实无疑,何以又云调其虚实?盖未刺之前,防其假实,既刺之后,防其骤虚,故宜调之也。

⑤有余者泻之,不足者补之,此之谓也:马莳说:形气病气皆有余,此谓阴阳诸经之气皆有余也,急泻其邪而后调其正气之虚实,此正有余则泻,不足则补,其理为顺。

张介宾说:凡用针者,虚则实之,满则泄之,故曰虚实之要,九针最妙,补泻之时,以针为之。又曰虚则实之者,气口虚而当补之也。满则泄之者,气口盛而当泻之也。此用针之大法,似乎诸虚可补矣。何上文云形气不足,病气不足,此阴阳气俱不足也,不可刺之?《宝命全形论》曰:"人有虚实,五虚勿近,五实勿远。"《五阅五使篇》曰:"血气有余,肌肉坚致,故可苦以针。"《奇病论》曰:"所谓无损不足者,身羸瘦无用镵石也。"《本神篇》曰:"是故用针者,察观病人之态,以知精神魂魄之存亡得失之意,五者以伤,针不可以治之也。"《小针解》曰:"取五脉者死,言病在中气不足,但用针大泻其诸阴之脉也。"《脉度篇》曰:"盛者泻之,虚者饮药以补之。"《邪气藏府病形篇》曰:"诸小者阴阳形气俱不足,勿取以针而调以甘药也。"诸如此者,又皆言虚不宜针也。及详考本经诸篇,凡所言应刺之疾,必皆邪留经络,或气逆藏府,大抵皆治实证,此针之利于泻不利于补也明矣。然则诸言不足者补之,又何为其然也?盖人身血气之往来,经络之流贯,或补阴可以配阳,或固此可以攻彼,不过欲知其阴阳,调其血气,使无偏胜,欲得其平,是即所谓补泻也。设有不明本末,未解补虚之意,而凡营卫之亏损,形容之羸瘦,一切精虚气竭等证,概欲用针调补,又伤真元,未有不立败者也。故曰针有泻而无补,于此诸篇之论可知矣。凡用针者,不可不明此针家大义。

⑥真邪相搏:马莳说:若有余则补,不足则泻,其理为逆。故所刺不知逆顺,则真邪相搏。

张介宾说:补泻反施,乃为之逆,不知逆顺,则真气与邪气相搏,病必甚也。

⑦满而补之:丹波元简说:《甲乙》"满"作"实"。

⑧则阴阳四溢:钱熙祚说:《甲乙经》云:阴阳血气皆溢。

⑨肠胃充郭:陆懋修说:郭,古博切。《释名》:"郭 ,廓也。"《方言》:"张小使大谓之郭。"《素问·汤液醪醴论》:"津液充郭。"王注 :"郭,皮也。"本经《胀论》:"排藏府而郭胸胁。"《甲乙经》"郭"作"廓"。

⑩肝肺内䐃:丹波元简说:《甲乙》"䐃"作"胀"。

⑪阴阳相错:杨上善说:满而补之……,阴阳俱盛,所以相错也。

张介宾说:益其有余,故病如此。

⑫肠胃㑥辟:陆懋修说:㑥,尺涉切,与聂、摄通。辟,房益切。《甲乙经》作㑥辟,林亿校据《太素》作"摄辟"。

杨上善说:摄辟,肠胃无气也。

⑬予之死期:马莳说:满者当泻而反补之,所以邪气有余,当有阴阳四溢,肠胃充郭,肝肺内䐃,阴阳相错之害;虚者当补而反泻之,所以正气不足,当有经脉空虚,血气枯竭,肠胃㑥辟(辟积之意),皮肤薄著,毛腠夭膲之害,皆当与之以死期也。

张介宾说:损其不足,故病如此。㑥,畏怯也。辟,邪僻不正也。薄者,瘦而涩也。夭,短折也。予,"与"同。辟,"僻"同。膲,"焦"同。

⑭乃光:丹波元简说:《甲乙》"光"作"充"。

⑮中工乱脉:丹波元简说:《甲乙》"脉"作"经"。

⑯故曰上工平气,中工乱脉,下工绝气危生,故曰下工不可不慎也:杨上善说:平气,致气和也。下工守形,不知平气,伤生损实,故不可不慎也。

马莳说:用针之要,在于知调阴阳,自然精气生光,形气相合,而神气内藏,此乃上工平气之法。彼中工下工,则乱脉与绝气耳。

张介宾说:上工知阴阳虚实,故能平不平之气。中工无的确之见,故每多淆乱经脉。下工以假作真,以非作是,故绝人之气,危人之生也。

⑰皮肤之柔粗:钱熙祚说:原刻脱"肤"字,依《甲乙经》补。

⑱五脉之应,经络之实虚,皮肤之柔粗,而后取之也:杨上善说:五脉,五时之脉也。柔粗,谓调尺之皮肤柔弱粗强也。

马莳说:凡若此者,必审五藏有变化之病,五脉之异,经络之有虚实,皮肤之有柔脆,而后可以用针取气也。

张介宾说:五脉,五藏之脉应也。

丹波元简说:五藏变化之病,《甲乙》作"五藏之变化。"无"之病"二字。

张志聪说:形气,谓皮肉筋骨之形气。病气,谓三阴三阳之经气为邪所病也。病气之有余不足者,阴阳血气之实虚也。邪气胜者急泻之,血气虚者急补之。刺者,所以取其气也,故阴阳气俱不足者,不可刺之。血气皆尽,五藏空虚者,血气之内荣于五藏也。筋骨髓枯者,血气之外濡于筋骨也。阴阳俱有余者,当泻其邪,调其虚实。盖邪之所凑,其正必虚,故当泻其邪而兼调正气之虚实也。满而补之,则阴阳四溢于外也。肠胃充郭,肝肺内䐃,溢于内也。外内皆溢,则阴阳相错矣。㑥,虚怯也。辟,僻积也。血气盛则充肤热肉,血独盛则淡渗皮肤,生毫毛。经脉空虚,血气竭枯,是以肠胃㑥辟,皮肤薄著,毛腠夭膲,而可与之死期矣。调阴与阳,精气乃光,阴阳精气之相合也。合形与气,使神内藏,形气为神气外固也。言能调其阴阳,则精神形气外华而内藏矣。夫三阴三阳之精气,有因于外邪所伤者,有因于五藏之病而应变于脉者,故当审其外内虚实而调之,斯可为上工也。

《根结第五》今译

岐伯说:自然界的气候变化是寒去暖至,暖去寒至,而自有一定的规律,天地间阴阳的消长,哪一个多,哪一个少,也有一定规律可循。阴道为双数,阳道属单数。春夏季节发生的疾病,阴气偏少,阳气偏多,这种阴阳不相协调的疾病,治疗时应如何进行补泻呢?在秋冬季节发生的疾病,阳气偏少,阴气偏多,阴气旺盛而阳气虚衰,因此植物的茎叶都已枯萎,水湿都集中在根部,这种阴阳相移变化,治疗时应如何进行补泻呢?外邪侵袭经脉,流传不定,引起的疾病和症状,真是多得数也数不清这是因为不懂得根结的道理;不知道五脏六腑的功能;不了解各经脉的开、阖、枢的关系,外邪侵入后,导致开、阖、枢功能失调,阴阳之间失去了相互协调的作用,最后造成的后果将不可能挽回。九针的玄妙机理,关键在于掌握好经脉循行的起始和终止情况。只有掌握了经脉循行的起始和终止情况,才能在治疗中运用自如。一句话就可以概括清楚九针的玄妙道理。如果不能掌握经脉循行的起始与终止情况,则九针的机理就难以理解。

足太阳膀胱经脉气起始于足小趾外的至阴穴,而终结于命门。命门,就是眼睛内角的睛明穴。足阳明胃经脉气,起始于足大趾第二节端的厉兑穴,终结于颡大。颡大,也就是额角部位的头维穴。足少阳胆经脉气起始于足小趾第四节端的窍阴穴,而终结于窗笼。窗笼,就是耳部的听宫穴。

足太阳膀胱经为三阳经之表,其功能为开;足阳明胃经为三阳经之里,其功能为阖;足少阳胆经在三阳经表里之间,其功能为枢。所以,当太阳膀胱经开的功能受损时,则会发生肉节溃缓,而有急性的暴病发生。因此,对于急性暴病的治疗,应该取足太阳膀胱经,根据是邪气有余还是正气不足,再施以补泻。肉节溃缓时,皮肤、肌肉干枯消瘦,软弱无力。当阳明胃经阖的功能障碍时,就会发生阳气无所止息的疾病,而使肌肉痿缩,肢体软弱无力。因此,对于肌肉痿缩,肢体软弱无力的疾病,可以选足阳明胃经,看是邪气有余还是正气不足,再进行补泻。所谓阳气无所止息,是指真气滞留,运行不畅,邪气停留于体内久而不去。足少阳胆经枢的功能障碍时,就会发生骨摇站立不稳的疾病。因此,对于骨摇的病,可以选取足少阳胆经,看是邪气有余还是正气不足,再进行补泻。骨摇就是筋骨松弛纵缓,肢体动摇不定,治疗上应当研究如何治本。

足太阴脾经脉气起始于足大趾内侧的隐白穴,而终结于腹部的太仓(中脘)穴。足少阴肾经脉气起于足底的涌泉穴,而终结于咽喉处的廉泉穴。足厥阴肝经脉气起于足大趾外侧的大敦穴,而终结于胸部的玉英穴,并与膻中穴相联络。

足太阴脾经的功能为开,足厥阴肝经的功能为阖,足少阴肾经的功能为枢。足太阴脾经开的功能受损,则饮食不能运化转输,以致上为膈塞,下为洞泄。治疗膈塞洞泄,应选取足太阴脾经,看是邪气有余还是正气不足,再进行补泻。足太阴脾经开的功能受到损害,是因经脉中的阳气不足所致。足厥阴肝经阖的功能受损,则肝气不舒,因而时常悲伤。治疗这种悲伤的病证,应选足厥阴肝经,看是邪气有余还是正气不足,再进行补泻。足少阴肾经枢的功能受损,则足少阴肾经经气郁滞不通,治疗应选足少阴肾经,看是邪气有余还是正气不足,再行补泻。凡是经脉郁结不通的,都应采取上法刺之。

足太阳膀胱经脉气起于本经的井穴至阴,流经原穴京骨,注入经穴昆仑,再向上进入头顶的天柱穴,向下进入足部的飞扬穴。足少阳胆经脉气起于本经的井穴窍阴,流经原穴丘虚,注入经穴阳辅,向上进入头部的天容穴,向下进入足部的光明穴。足阳明胃经脉气起于井穴厉兑,流经原穴冲阳,注入经穴足三里,向上进入头部的人迎穴,向下进入足部的丰隆穴。手太阳小肠经脉气起于井穴少泽,流经经穴阳谷,注入经穴小海,向上进入头部的天窗穴,向下进入足部的支正穴。手少阳三焦经脉气起于井穴关冲,流经原穴阳池,注入经穴支沟,向上进入头部的天牖穴,向下进入臂部的外关穴。手阳明大肠经脉气起于井穴商阳,流经原穴合谷,注入经穴阳溪,向上进入头部的扶突穴,向下进入足部的偏历穴。以上所讲的是十二条经脉的起始、终结部位和大致的循行情况,如果六阳经脉的经气偏盛,应当用泻的方法进行治疗。

经气的运行,一昼夜在体内运行五十周、营运输送五脏的精气,以保证机体活动的需要。如果经气运行不足五十周,就叫作狂生。经气运行五十周,将饮食化生的精微运输到五脏,使五脏都得到精微物质的营养。用手按寸口部位的脉搏,即可得知其运行情况。如果脉搏跳五十次而没有歇止,说明五脏功能正常,经气畅通。如果脉搏跳四十次就有一次歇止的,说明有一脏(肾脏)的经气不足;脉搏跳三十次就有一次歇止的,说明有两脏(肝与肾)的经气不足;脉搏跳二十次就有一次歇止的,说明有三脏(肝、肾和脾)的经气不足;脉搏跳动十次就有一次歇止的,说明有四脏(肝、肾、脾和心)的经气不足;脉搏跳动不到十次就有一次歇止的,说明五脏(肾、肝、脾、心和肺)的经气都不足。

根据上述道理,可以用脉搏的歇止情况来预测死亡日期。这些认识在本经的《终始篇》中已经阐述过了。上面讲的脉搏跳五十次如果没有一次歇止,这是五脏精气充盛,健康无病的正常状况。如果脉搏跳动忽快忽慢,为五脏经气衰败,死亡的日期也就不远了。

黄帝说:五种不同类型的人,他们的形体有正常和异常之分,主要表现在骨节有大有小,肌肉有的坚实,有的脆弱,皮肤有厚有薄,血液有清有浊,经气有滑有涩,经脉有长有短,营血分有多有少,以及人体经络数目的多少,我已经都知道了,这些都是对平民百姓来讲的。对那些高官厚禄的王公贵族来说,他们常吃荤食,他们的身体柔脆、肌肉软弱、气血运行迅速滑利,给这些人治疗疾病时,针刺的速度,进针的深浅,选穴的多少,是否相同呢?

岐伯回答说:那些常吃肥美肉食的王公贵族,怎么能与吃粗茶淡饭的平民百姓相同呢? 一般的针刺原则是,经气运行滑利迅速的进针快,经气运行涩滞不畅的进针慢;经气运行慓悍迅猛的用小针且进针要浅,经气运行涩滞不畅的用大针且进针要深。进针深的要留针,进针浅的要迅速出针。根据以上的原则,治疗平民百姓,进针要深并留针,治疗王公贵族,要用细针,且进针要缓,这是因王公贵族的经气运行迅速滑利的缘故。

黄帝说:形气和病气的表现不一致时,应如何治疗呢?

岐伯说:形气不足,病气有余,是邪气胜,应迅速采用泻法。形气有余,病气不足,是正气虚,应迅速采用补法。形气不足,病气也不足,这是阴阳皆虚,不能采用针刺疗法。如果进行针刺,就会使阴阳更加不足,如果误刺就会导致阴阳衰竭,气血消尽,五脏精气空虚,筋脉骨髓枯竭,发展下去,年老体弱的人就会死亡,年轻体壮的人也会难以恢复健康。若形气有余,病气也有余,说明阴阳表里俱实,治疗时,应当迅速采取泻法,驱除邪气,并根据具体情况,调整病人的虚实。所以说,病邪有余的,应采用泻法,正气不足的,应采用补法,就是这个道理的。所以说:针刺治疗,不懂得形气和病气的逆顺,误刺之后,可致正气与邪气的相互搏结。如邪气有余的实证误用补法,则阴阳血气四溢,邪气壅盛,肠胃胀大,肝肺胀满,阴阳错乱。对于正气不足的虚证,误用了泻法,则经脉更加空虚,气血耗散枯竭,肠胃虚弱而邪气充斥,皮肤变得瘦薄,毛发干枯,腠理憔悴,到了这种程度,死亡的日期就不远了。因此说:使用针刺的关键,在于调整机体的阴阳,阴阳协调后,则精气才能充沛,使形气结合,神气内藏而不外泄。所以说:高明的医生调整阴阳,使阴阳平衡;一般的医生,往往为病人脉象所迷惑;低水平的医生,常常耗尽气血,因而危害病人生命安全。因此说:低水平的医生,不能不慎而又慎,必须先仔细审察五脏的病理变化,与五脏脉象的相应变化,全身各经络的虚实情况,以及皮肤的粗柔状况,然后在此基础上,全面分析,从而制定确定切的针刺方案。

寿夭刚柔第六①

①寿夭刚柔第六:伯坚按:本篇和《甲乙经》《黄帝内经太素》《类经》三书的篇目对照,列表于下:

灵　枢	甲　乙　经	黄帝内经太素	类　经
寿夭刚柔第六	卷六——内外形诊老壮肥瘦病旦慧夜甚大论第六 卷六——寿夭形诊病候耐痛不耐痛大论第十一 卷十——阴受病发痹第一上	卷二十二——三变刺	卷三——寿夭(藏象类十五) 卷二十一——阴阳形气外内易难(针刺类三十一) 卷二十一——刺有三变营卫寒痹(针刺类三十二)

【释题】　马莳说:内有寿夭刚柔等字,故名篇。

【提要】　本篇内容主要可以分为四段。第一段用黄帝和少师问答的形式,讲疾病所在地阴阳的分别和应当刺的部位。第二段以下都是用黄帝和伯高问答的形式,其中第二段讲针刺疗法所需要的时间;第三段讲寿夭的预测;第四段讲刺营、刺卫和寒痹的三种针刺方法和寒痹的药熨疗法。

黄帝问于少师曰:余闻人之生也,有刚有柔,有弱有强,有短有长,有阴有阳,愿闻其方①。

少师答曰:阴中有阴,阳中有阳②,审知阴阳,刺之有方③。得病所始,刺之有理,谨度病端,与时相应,内合于五藏六府,外合于筋骨皮肤④。是故内有阴阳,外亦有阴阳,在内者五藏为阴,六府为阳,在外者筋骨为阴,皮肤为阳⑤。故曰,病在阴之阴者刺阴之荥输⑥,病在阳之阳者刺阳之合⑦,病在阳之阴者刺阴之经⑧,病在阴之阳者刺络脉⑨。故曰,病在阳者命曰风,病在阴者命曰痹病,阴阳俱病命曰风痹⑩。病有形而不痛者,阳之类也⑪,无形而痛者,阴之类也⑫。无形而痛者,其阳完而阴伤之也,急治其阴无攻其阳,有形而不痛者,其阴完而阳伤之也,急治其阳无攻其阴⑬。阴阳俱动,乍有形,乍无形,加以烦心,命曰阴胜其阳,此谓不表不里,其形不久⑭。

【本段提纲】　马莳说:此详言病有阴阳,而刺之者必分阴阳也。

【集解】

①黄帝问于少师曰：余闻人之生也，有刚有柔，有弱有强，有短有长，有阴有阳，愿闻其方：

张志聪说：此章论人秉天地阴阳而生，在天为气，在地成形，形与气相任则寿，不相任则夭，刚柔阴阳之道也。立天之道曰阴与阳，立地之道曰柔与刚，是故阴中有阴，阳中有阳，内有阴阳，外亦有阴阳。玉师曰："强弱长短，即如四时有寒暑，昼夜有长短。盖人与万物皆禀此天地阴阳之形气与时相应，故各有刚柔长短之不同也。"

丹波元简说："少师"《甲乙》作"岐伯"。

②阴中有阴，阳中有阳：丹波元简说：《甲乙》作阴中有阳，阳中有阴，据下文《甲乙》非是。

③审知阴阳，刺之有方：马莳说：少师言阴阳之义足以概之，但阴中有阴，阳中有阳，能审知之，则刺之者可获其方。

张介宾说：刚柔强弱短长，无非阴阳之化，然曰阴曰阳，人皆知之，至若阴中复有阴，阳中复有阳，则人所不知也，故当详审阴阳，则刺得其方矣。

④得病所始，刺之有理，谨度病端，与时相应，内合于五藏六府，外合于筋骨皮肤：张介宾说：得病所始者，谓知其或始于阴，或始于阳，故刺之有理也。谨度病端者，谓察其风因木化，热因火化，湿因土化，燥因金化，寒因水化，故与时相应也。内而五藏六府，外而筋骨皮肤，莫非此理，合而求之，得其病之原矣。

⑤是故内有阴阳，外亦有阴阳，在内者五藏为阴，六府为阳，在外者筋骨为阴，皮肤为阳：马莳说：病者所始，有其端；得其始，刺之为有理；度其端，故应之合其时。其内合于五藏六府，而分阴分阳，故五藏为阴，六府为阳。外合于筋骨皮肤，而亦分阴分阳，故筋骨为阴，皮肤为阳。

张介宾说：内为阴，外为阳，理之常也。然内有阴阳，外亦有阴阳。故在内者五藏为阴，藏属里也。六府为阳，府属表也。在外者筋骨深而为阴，皮肤浅而为阳。所以阴阳之中复有阴阳，即如五藏皆有血气，六府亦有血气。血在六府，则阳中之阴，气则阳中之阳也。气在五藏，则阴中之阳，血则阴中之阴也。皮肤筋骨，无不皆然。故《天元纪大论》曰："天有阴阳，地亦有阴阳。"其义即此。由此观之，可见阴阳合一之道，则无往不在。

⑥病在阴之阴者刺阴之荥输：马莳说：病有在阴之阴者，即五藏有病，而在于筋骨，当刺阴经之荥输，如刺手太阴肺经之鱼际为荥，太渊为输之类。

张介宾说：阴之阴者，阴病在阴分也，当刺其荥输。以诸经荥输气微，亦阴之类，如手太阴经鱼际为荥，太渊为输者是也。

⑦病在阳之阳者刺阳之合：马莳说：病有在阳之阳者，即六府有病而在于皮肤，当刺阳经之合，如刺手阳明大肠经曲池为合之类。

张介宾说：阳之阳者，阳病在阳分也，当刺其合穴。盖所入为合，犹在阳分，刺此以防深入，如手阳明经曲池之类是也。

⑧病在阳之阴者刺阴之经：马莳说：病有在阳之阴者，即六府有病而在于筋骨，当刺阴经之经，如刺手太阴肺经经渠为经之类。

张介宾说：阳之阴者，阳病在阴也，当刺阴之经穴。盖所行为经，其气正盛，即阴中之阳，如手太阴经渠之类是也。

⑨病在阴之阳者刺络脉：马莳说：病有在阴之阳者，即五藏有病，而在于皮肤，当刺阳经之络，如刺手阳明大肠经偏历为络之类（丹波元简说：络脉《甲乙》作阳之络，义尤明矣。马以阴阳为五藏六府皮肤筋骨之义，觉不允当）。

张介宾说：阴之阳者，阴病在阳也，当刺诸络脉。盖络脉浮浅，皆在阳分，如手阳明经偏历之类是也。

钱熙祚说：《甲乙经》作刺阳之络。

⑩病在阳者命曰风，病在阴者命曰痹病，阴阳俱病命曰风痹：马莳说：病在阳经者，其名曰风（义见《素问·风论》）。病在阴经者，其名曰痹（义见《素问·痹论》）。阴阳两经俱受其病，其名曰风痹。

张介宾说：阳受风气，故在阳者命曰风。邪入于阴则痹，故在阴者命曰痹。

丹波元简说：东垣李氏云："病在阳者命曰风，此病在阳，因十二经各受风邪，以高言之气分也，故身半以上，风之中也，病在阴者命曰痹，身半以下，湿之中也。"楼氏曰："阴阳俱病，言阴阳气血俱病也。"二氏所取义各异，然以上文阴阳推之，马注为得，张意亦同（《张氏医通》云：行痹者走注无定，风之用也。经云：病在阳者命曰风，在阴者命曰痹，阴阳俱病命曰风痹，越婢加术附汤）。

⑪病有形而不痛者，阳之类也：马莳说：病涉有形，而按之不痛，是乃属之阳经者也。

张介宾说：病浅在外也。

⑫无形而痛者，阴之类也：马莳说：病本无形，而不免于痛者，是乃属之阴经者也。

张介宾说：病深在内也。

⑬无形而痛者，其阳完而阴伤之也，急治其阴无攻其阳，有形而不痛者，其阴完而阳伤之也，急治其阳无攻其阴：马莳说：正以无形而痛者，乃阳经不伤而阴经受伤耳，理当急治其阴经，无攻其阳经。有形而不痛者，乃阴经不伤而阳经受伤耳，理当急治其阳经，无攻其阴经。

张介宾说：完，固也。病在阴者勿攻其阳，病在阳者勿攻其阴，凡表里虚实，其治皆然。

⑭阴阳俱动，乍有形，乍无形，加以烦心，命曰阴胜其阳，此谓不表不里，其形不久：马莳说：病有阴阳俱病，形似有无，而心为之烦，此乃阴经阳经各受其伤，而阴为尤甚。欲治其表，阴亦为病；欲治其里，阳亦为病，治之固难，形之不久矣。

张介宾说：阴阳俱动，表里皆病也。乍有形，乍无形，往来不常也。加以烦心，阴病甚于阳也。大凡治病必求于本，若求其在表而里亦病，求其在里而表亦病，此以阴阳并伤，故曰不表不里，治之为难，形将不久矣。

张志聪说：夫阳者，天气也，主外；阴者，地气也，主内。然天地阴阳之气，上下升降，外内出入，是故内有阴阳，外亦有阴阳，皮肉筋骨，五藏六府，外内相合，与时相应者也。五藏为阴，六府为阳，在内之阴阳也，筋骨为阴，皮肤为阳，在外之阴阳也。病在阴之阴者，病内之五藏，故当刺阴之荣输。病在阳之阳者，病在外之皮肤，故当刺阳之合，谓六府外合于皮肤，故当取府经之合穴也。病在阳之阴者，病在外之筋骨，故当刺阴之经，谓五藏外合于筋骨，故当取阴之经也。病在阴之阳者，病在内之六府，故当刺络脉。故曰病在阳者名曰风，病在阴者名曰痹。盖风者天之阳气，痹者人之阴邪，阴阳俱病，命曰风痹，外内之相合也。有形者皮肉筋骨之有形，无形者五藏六府之气也。病有形而不痛者，病在外之阳也。病无形而痛者，气伤痛也。阴完阳完者，藏府阴阳之气不伤也。夫天地者，万物之上下也。动静者，天地之体用也。水火者，阴阳之征兆也。天气下降，气流于地；地气上升，气腾于天，天地之气交也。离中有虚，坎中有满，水火之相济也。如阴阳俱动，乍有形，乍无形，乃阴阳之不表不里矣。心为阳而主火，水为阴而居下，加以烦心，此阴胜其阳矣。阴阳外内不交，水火上下相克，此天地阴阳之气不调，故其形不久,形气之相应也。开之曰(张志聪注本):针合天地人三才之道,此篇论人合天地阴阳,故用针以调其不和。经中大义,当以针病之外求之。

黄帝问于伯高曰:余闻形气病之先后,外内之应奈何①?

伯高答曰:风寒伤形,忧恐忿怒伤气,气伤藏,乃病藏,寒伤形,乃应形,风伤筋脉,筋脉乃应,此形气外内之相应也②。

黄帝曰:刺之奈何?

伯高答曰:病九日者三刺而已,病一月者十刺而已,多少远近,以此衰之③。久痹不去身者,视其血络,尽出其血④。

黄帝曰:外内之病,难易之治奈何⑤?

伯高答曰:形先病而未入藏者,刺之半其日⑥,藏先病而形乃应者,刺之倍其日,此外内难易之应也⑦。

【本段提纲】 马莳说:此言形气与病之相应,而刺法有难易也。

【集解】

①外内之应奈何:张介宾说:形见于外,气运于中。病伤形气,则或先或后,必各有所应。

②风寒伤形,忧恐忿怒伤气,气伤藏,乃病藏,寒伤形,乃应形,风伤筋脉,筋脉乃应,此形气外内之相应也:马莳说:风寒伤人之形,故寒气伤形,乃病于形,而应之于外。忧恐忿怒伤人之气,故气伤藏,乃病于藏,而应之于内。至于风伤筋脉,则筋脉为应,而应之于内外之间,此形气与病外内之相应者如此。

张介宾说:风寒外袭,故伤于形。情欲内劳,故伤于气。内伤则病在藏府,外伤则应于皮毛。若风伤筋脉,则居于外内之间,故应于筋脉。此形气表里之有辨也。

③病九日者三刺而已,病一月者十刺而已,多少远近,以此衰之:马莳说:刺之之法,病有九日则三次刺之,而病可已。病有一月则十次刺之,而病可已。其间人之感病不同,日数各有多少远近,以此大略,病三日而刺一次者之法,等而杀之。衰,去声。

张介宾说:大约病三日者,可一刺而已,故九日者当三刺,一月者当十刺。凡病之多少远近,当推此以衰去之,是刺之大法也。

④久痹不去身者,视其血络,尽出其血:马莳说:久痹而其身不能往来者,则视其血络,尽出其血,不必拘于三日一刺之法也。

张介宾说:久痹不去身者,其身不能往来,以阴邪在于血脉,故当视其血络而尽去之。

丹波元简说:不去身,谓留著而不退去也,马及张并为行去之去,恐非。

⑤外内之病,难易之治奈何:张介宾说:上文言久近之难易,故此复问外内之难易。

⑥刺之半其日:马莳说:病有内外,治有难易,风寒伤形,形先病,而未入藏者,其病尚在于表,犹甚浅也,刺之日数,一半而已。如病九日而刺二次,病一月而刺五次之谓也。

张介宾说:外病而内不病者其病浅,故当半其日,谓减于前法日数之半,如病一月者,可五刺而已也。

⑦藏先病而形乃应者,刺之倍其日,此外内难易之应也:马莳说:忧恐喜怒伤气,气伤藏,而外形又应者,其病表里皆然,殊为深也,刺之日数,必加倍之。如病九日而刺三次,病一月而刺十次之谓也,此乃月内病有多少远近,而刺之乃难易之应耳。

张介宾说:内病而应于外者其病深,故当倍其日,如浅者一月五次,重者一月十刺也。病有浅深,故治有难易耳。

张志聪说:此论外因之病,从外而内,内因之病,从内而外,形气内外之相应也。风寒者外受之邪,故病形。忧恐忿怒,在内之气,故病藏。夫外为阳,内为阴,病九日者,病发于阳,故用三之奇,病一月者,病发于阴,故用十之偶,此以针之奇偶,应病之阴阳也。出络血者,通地之脉道也。形先病而未入藏者,病发于阳而未入于里也,故刺三寸而可愈矣。藏先病而形乃应者,病发于阴而出于外也,刺之倍其日乃愈矣。夫病发于阴而出于外者易愈,留于内者难已,故刺有十日者,有倍其日而刺两日者,此一月之病在内者,有难易之应也。

钱熙祚说:原刻"外"误作"月",依藏本改,与《甲乙经》合。又自篇首至此,《甲乙经》并以为黄帝、岐伯问答,与经文不同。

丹波元简说:"月"字,甲乙《道藏》吴本并作"外",是。

黄帝问于伯高曰:余闻形有缓急,气有盛衰,骨有大小,肉有坚脆,皮有厚薄,其以立寿夭奈何①?

伯高答曰:形与气相任则寿,不相任则夭②。皮与肉相果则寿,不相果则夭③。血气经络胜形则寿,不胜形则夭④。

黄帝曰:何谓形之缓急?

伯高答曰:形充而皮肤缓者则寿,形充而皮肤急者则夭⑤。形充而脉坚大者顺也,形充而脉小以弱者气衰,衰则危矣⑥。若形充而颧不起者骨小,骨小则夭矣⑦。形充而大肉䐃⑧坚而有分者肉坚,肉坚则寿矣,形充而大肉无分理不坚者肉脆,肉脆则夭矣⑨。此夭之生命所以立形定气而视寿夭者,必明乎此,立形定气而后以临病人,决死生⑩。

黄帝曰:余闻寿夭,无以度之。

伯高答曰:墙基卑高不及其地者,不满三十而死,其有因加疾者,不及二十而死也⑪。

黄帝曰:形气之相胜以立寿夭奈何?

伯高答曰:平人而气胜形者寿⑫,病而形肉脱气胜形者死,形胜气者危矣⑬。

【本段提纲】　马莳说:此详言立形定气,可以决人之寿夭也。

【集解】

①余闻形有缓急,气有盛衰,骨有大小,肉有坚脆,皮有厚薄,其以立寿夭奈何:马莳说:帝问人身形有缓急,大气有盛衰,骨有大小,肉有坚脆,皮有厚薄,果可即此五者而定人之寿夭乎?

张介宾说:此欲因人之形体气质而知其寿夭也。

②形与气相任则寿,不相任则夭:马莳说:人身之大体为形,人形之所充者为气,形缓而气盛,是之谓相任也,相任者相当也,故曰寿。若形缓而气反衰,形急而气反盛,或形急气衰,则不相当也,其夭必矣。

张介宾说:任,相当也。盖形以寓气,气以充形,有是形当有是气,有是气当有是形,故表里相称者寿,一强一弱而不相胜者夭。

③皮与肉相果则寿,不相果则夭:马莳说:有皮必有肉,皮厚而肉坚,是谓之相果也。相果者如果木之果,皮肉相称,即所谓坚果也,故曰寿。若皮厚而肉脆,皮薄而肉坚,或皮薄而肉脆,

则不相果也,其天也必矣。

张介宾说:肉居皮之里,皮为肉之表,肉坚皮固者是为相果,肉脆皮疏者是为不相果,相果者气必蓄故寿,不相果者气易失故天。

丹波元简说:二"果"字,《甲乙》作"裹",是。志云:"果,成也。"不可从。蒋示吉《望色启微》云:"果,裹也。皮所以裹肉,皮厚肉坚则相果,若皮厚肉脆,皮薄肉坚,则不相果也。"

钱熙祚说:《甲乙经》"果"作"裹",此省文。

④血气经络胜形则寿,不胜形则天:马莳说:人身有血有气,有经有络,四者不能胜其形,如形缓而气血经络皆衰也,其天必矣。

张介宾说:血气经络者,内之根本也。形体者,外之枝叶也。根本胜者寿,枝叶胜者则天也。

⑤形充而皮肤缓者则寿,形充而皮肤急者则天:马莳说:凡形体充大而皮肤宽缓者则寿,至若形体充大而皮肤紧急者则必天矣。

张介宾说:形充而皮肤和缓者气脉从容故当寿,形充而皮肤紧急者气脉促迫故当天。

⑥形充而脉坚大者顺也,形充而脉小以弱者气衰,衰则危矣:马莳说:凡形体充大,而脉气坚大者为顺,若形体充大而脉气小弱者则为危矣。

张介宾说:形充脉大者表里如一,故曰顺形充脉弱者外实内虚故曰危。

⑦若形充而颧不起者骨小,骨小则天矣:丹波元简说:颧者骨之标于面,尤易见者,可以此相周身之骨也。

马莳说:凡形体充大而颧骨起者骨大。盖颧为诸骨之宗,颧大则一身之骨皆大,而胜其形体之充大。若形体充大而颧骨不起,则诸骨皆小,其天必矣。

张介宾说:人之形体,骨为君,肉为臣,君胜臣者顺,臣胜君者逆。颧者骨之本也,故形充而颧不起者,其骨必小,骨小肉充,臣胜君者也,故当天。

钱熙祚说:"则"原作"而"依赵本改,与《甲乙经》合。

⑧䐃:丹波元简说:《玉机真藏论》:"肉破䐃。"王注:"䐃,谓肘膝后肉如块者。"

陆懋修说:䐃,渠陨切。《玉篇》:腹中䐃脂也。

⑨形充而大肉䐃坚而有分者肉坚,肉坚则寿矣,形充而大肉无分理不坚者肉脆,肉脆则天矣:马莳说:形体充大,而臀为大肉,其䐃脂内坚,外有纹理为分者,则一身之肉皆坚。盖大肉为诸肉之宗,肉坚则有寿。若形体充大,而大肉无有分理则肉急,按之不坚则肉脆,肉脆则天矣。

张介宾说:大肉,臀肉也。䐃者,筋肉结聚之处,坚而厚者是也。有分者,肉中分理明显也。此言形体虽充,又必以肉之坚脆分寿天,其必验于大肉者,以大肉为诸肉之宗也。故凡形充而臀削者,必非福寿之兆。

⑩此天之生命所以立形定气而视寿天者,必明乎此,立形定气而后以临病人,决死生:马莳说:此天造命于有生之初者,立其形即定其气,而凡视人之寿天,亦必立形定气,而后可决死生于有生之后也。

⑪墙基卑高不及其地者,不满三十而死,其有因加疾者,不及二十而死也:马莳说:本经《五色篇》曰:"明堂者鼻也,阙者眉间也,庭者颜也,蕃者颊侧也,蔽者耳门也。"又曰:"明堂骨高以起,平以直,五藏次其中央,六府挟其两侧,首面上于阙庭,王宫在于下极,则五藏六府,固于面部而知之也。"今面部四旁为墙,其基甚卑,不及明堂阙庭等地之高,当不满三十岁而死也。其有所因而加之以疾者,盖不知慎守,而或为外感内伤也,则不满二十而死矣。

张介宾说:墙基者面部四旁骨骼也,地者面部之肉也。基墙不及其地者骨衰肉胜也,所以不寿。再加不慎而致疾,其夭更速,故不及二十而死也。按《五色篇》曰:"明堂者鼻也,阙者眉间也,庭者颜也,蕃者颊侧也,蔽者耳门也。其间欲方大,去之十步皆见于外,寿必中百岁。"

丹波元简说:蒋氏《望色启微》云:"耳边为墙基,耳前肉为地。"言耳卑小,高不及其肉也,诸说未知孰是。《天年篇》曰:"基墙高以方。"《五阅五使篇》曰:"墙下无基垂角去外。"如是虽平常,殆乃蒋说为是。

⑫平人而气胜形者寿:马莳说:平人者,不病之人也。有是形体,必有是元气,气胜其形则为寿。

张介宾说:人之生气由乎气,气胜则神全,故平人以气胜形者寿。设外貌虽充而中气不足者,必非寿器。

⑬病而形肉脱气胜形者死,形胜气者危矣:马莳说:至于有病而形肉已脱,则气虽胜形,形必难复,其死必矣。或形肉未至尽脱,而元气衰甚,不及于形,是谓形胜其气,其病必危也。夫曰形者可以概皮肉骨矣,曰气者则凡气尽于是矣。

张介宾说:若病而至于形肉脱,虽其气尚胜形,亦所必死。盖气为阳,形为阴,阴以配阳,形以寓气,阴脱则阳无所附,形脱则气难独留,故不免于死。或形肉未脱而元气衰竭者,形虽胜气,不过阴多于阳,病必危矣。按本篇大义,乃自天禀而言,又如《五常政大论》以阴阳高下言人寿夭,则地势使然,又不可不知也。

张志聪说:此论人秉天地阴阳,生成此形气,有寿夭之不同也。任当也,果成也。此天之生命,立形定气,故形与气相任则寿,不相任则夭。夫人皮应天,人肉应地,故皮与肉相果则寿,不相果则夭。形谓皮肉筋骨血气经络,应经水气脉,通贯于地中,故胜形则寿,不胜形则夭。人之形气,天命所生。皮肤缓者,天道之元亨也,是以缓则寿而急则夭。脉乃经血神气之所游行,故形充而脉坚大者为顺,脉小以弱者,荣卫宗气俱衰,衰则危矣。夫肾秉先天之阴而主骨。颧乃肾之外候,故颧不起者骨小,骨小则夭,此先天之气薄也。脾主地而主肉,肉坚者寿,不坚者夭,此后天之土基有厚薄也。此天之生命,所以立形定气,而视寿夭者必明乎此。先立形定气,而后以临病人,决死生。《天年篇》曰:以母为基,以父为楯,人之寿百岁者,使道队以长,墙基高以方。墙基者,面部之四方也。地,地阁也。墙基卑高不及地者,四方之平陷也。此人秉母气之薄,盖坤道之成形也。《天年篇》曰:人生三十岁,五藏大定,不满三十而死者,不能终地之五行也。其有因加疾者,不及二十而死,不能终地之生数也。平人气胜形者寿,谓地基固宜博厚,而气更宜胜形,盖万物资始于天,而天包乎地之外也。病而形肉脱,气胜形者,邪气胜也。形胜气也,正气脱也。

黄帝曰:余闻刺有三变,何谓三变①?

伯高答曰:有刺营者,有刺卫者,有刺寒痹之留经者。

黄帝曰:刺三变者奈何②?

伯高答曰:刺营者出血,刺卫者出气,刺寒痹者内热③。

黄帝曰:营卫寒痹之为病奈何?

伯高答曰:营之生病也,寒热少气,血上下行④。卫之生病也,气痛时来时去,怫忾⑤贲响,风寒客于肠胃之中⑥。寒痹之为病也,留而不去,时痛而皮不仁⑦。

【本段提纲】 马莳说:此言刺法之异者有三也。

【集解】

①黄帝曰：余闻刺有三变，何谓三变：顾观光说："黄帝曰余闻刺有三变"此下《甲乙经》以为黄帝、少俞问答，与经文异。

马莳说：法有不同，谓之变也。

②刺三变者奈何：张介宾说：刺营者刺其阴，刺卫者刺其阳，刺寒痹者温其经，三刺不同，故曰三变。

③刺营者出血，刺卫者出气，刺寒痹者内热：杨上善说：刺营见血，出恶血也。刺卫见气，出邪气也。刺痹见热，故曰三变。寒温之气停留于经络，久留针使之内热，以去其痹也(萧延平说："寒温"之"温"字，恐系"湿"字传写之误)。

张介宾说：《调经论》亦曰：取血于营，取气于卫。内热，义如下文。

④营之生病也，寒热少气，血上下行：马莳说：刺营气者，必出其血，正以血者营气之所化。(《营卫生会篇》云："营气化血，以奉生身。")今营气有余，则阳不胜阴，不足则阴不胜阳，所以寒热往来，而气甚衰少，其血为阳所搏，当上下行，此皆血之为病，故刺之者必出其血耳。

张介宾说：营主血，阴气也。病在阴分则阳胜之，故为寒热往来。阴病则阴虚，阴虚则无气，故为少气。邪在血，故为上下妄行。所以刺营者，当刺其血分。

⑤怫忾：陆懋修说：怫，符弗切。《说文》："怫，郁也。"《汉书·邹阳传》："太后怫郁。"注："怫郁，蕴积也。"忾，苦爱反。《广雅·释诂》："忾，满也。"

⑥营之生病也，寒热少气，血上下行。卫之生病也，气痛时来时去，怫忾贲响，风寒客于肠胃之中：马莳说：刺卫气者，必出其气，正以卫气属阳，《痹论》谓：卫气循于皮肤之中，分肉之间，熏于肓膜，散于胸腹。今卫气受病，其病当时来时去，病之或在内而或在外也。怫忾者，怒息也，以其有贲响之声，故曰怫忾。风寒之气客于肠胃之间，病之在于内也。此皆气之为病，故刺之者必出其气。

张介宾说：卫属阳，为水谷之悍气，病在阳分，故为气痛。气无定形，故时来时去。怫，郁怒也。忾，太息也。贲响，腹鸣如奔也。皆气分之病。风寒外袭而客于肠胃之间，以六府属表，而阳邪归之，故病亦生于卫气。

⑦寒痹之为病也，留而不去，时痛而皮不仁：马莳说：刺寒痹之留于经者，必熨之，以使之内热，正以寒痹为病，留而不去，时或作痛，及皮肤不知痛痒，而为不仁也。

张介宾说：寒痹久留不去，则血脉不行，或凝滞而为痛，故皮肤不知痛痒而为不仁。

张志聪说：夫形舍气，气归形，形气之相任也。然下焦所藏之精水，中焦所生之营卫，所以温分肉，充皮骨，濡筋骨，利关节，水随气而运行于皮表，环转无端，如营卫留阻，水道不行，则形气消索矣。故气有三变，变者使之运行而变化也。营之血，卫之气，道之出行于外，寒之痹，使之热散于内。夫营卫气血，主出入于外内，故病则止上下行而为寒热气痛矣。若怫忾贲响，此乃风寒客于肠胃之中，盖以分别营卫之生病。寒痹之为病，本于自生，非外因之邪也。痹者，闭也。寒痹者，寒水之为病也。肾为水藏而主骨。在外者，皮骨为阳，筋骨为阴，病在阴者名曰痹，留而不去，时痛而皮不仁者，谓肾藏寒水之痹，痛在于外，合之骨，而及于皮之不仁，病在内而外也。

陆懋修说：不仁，《素问·风论》："卫气有所疑而不行，故其肉有不仁也。"注："不仁谓痛而不知寒热痛痒。"《痹论》："皮肤不营，故为不仁。"注："不仁者皮顽不知有无也。"

黄帝曰：刺寒痹内热奈何？

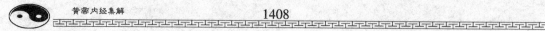

伯高答曰:刺布衣者,以火焠①之,刺大人者,以药熨②之③。

黄帝曰:药熨奈何?

伯高答曰:用淳酒二十升④,蜀椒一升,干姜一斤,桂心一斤⑤。凡四种皆㕮咀⑥,渍酒中,用棉絮一斤,细白布四丈⑦。并内酒中,置酒马矢煴⑧中,盖封涂,勿使泄⑨,五日五夜,出布绵絮曝干之,干复渍以尽其汁,每渍必晬⑩其日,乃出干之⑪,并用滓与绵絮复布为复巾,长六七尺,为六七巾,则用之生桑炭炙巾,以熨寒痹,所刺之处,令热入至于病所,寒复炙巾以熨之,三十遍而止,汗出,以巾拭身,亦三十遍而止⑫,起步内中,无见风,每刺必熨,如此病已矣,此所谓内热也⑬。

【本段提纲】 马莳说:此言刺寒痹有内热之法者,以其有熨之方也。

【集解】

①火焠:陆懋修说:焠,士内切。《史记·天官书》:"火与火合为焠。"《荀子·解蔽篇》:"有子恶卧而焠掌。"注:"焠,灼也。"《素问·调经论》:"焠针药熨。"注:"焠针,火针也。"

②药熨:陆懋修说:熨,纡物切。本作尉。《史记·扁鹊传》:"案扤毒熨。"《索隐》:"谓毒病之处,以药物熨帖也。"

③刺寒痹内热奈何? 伯高答曰:刺布衣者,以火焠之,刺大人者,以药熨之:马莳说:布衣气血清浊,刺其寒痹之后,当以火焠之。大人气血清滑,刺其寒痹之后,当以药熨之。

张介宾说:内热,谓温其经也。布衣血气涩浊,故当以火焠之,即近世所用雷火针,及艾蒜蒸灸之类。焠,音翠,灼也。

④升:钱熙祚说:原误斤依藏本改,与《甲乙经》合。

⑤桂心一斤:丹波元简说:《甲乙》"斤"作"升",无心字。《玉函经》方药炮制云:"桂削去皮,用里黑润有味者为佳。"《丹溪心法》云:"桂心者皮之肉厚,去其粗厚而无味者,止留近其木一层而味辛甘者,故名之曰心,美之之辞也。"

钱熙祚说:二斤字,《甲乙经》并作升。

⑥㕮咀:陆懋修说:㕮,方矩切。咀,慈吕切。《广韵》"㕮咀,嚼也。"《本草纲目》注:"李杲曰:'㕮咀古制也,古无刀以口齧细,令如麻豆煎之。'"

⑦细白布四丈:钱熙祚说:《甲乙经》作"四丈二尺"。

⑧马矢煴:陆懋修说:马矢煴,矢亦作屎。煴,于云切。《说文》:"煴,郁烟也。"《汉书·苏武传》:"置煴火。"注:"聚火无焰者也。"按此谓烧马矢郁烟置盛酒器于中也。

⑨盖封涂,勿使泄:丹波元简说:《甲乙》"盖"作"善","使"下有"气"字。

⑩晬:陆懋修说:晬,子对切。《类篇》:晬时者周时也。

⑪干之:钱熙祚说:原刻作"干干",依《甲乙经》改。

⑫并用滓与绵絮复布为复巾,长六七尺,为六七巾,则用之生桑炭炙巾,以熨寒痹,所刺之处,令热入至于病所,寒复炙巾以熨之,三十遍而止,汗出,以巾拭身,亦三十遍而止:丹波元简说:《甲乙》作炙巾以拭身。王子接《古方选注》云:"药熨大人之寒痹,大人者富贵之人也,寒痹者时痛而皮肤不仁也。其血脉筋骨虽痹,而禀气清灵,但以药熨导引,即可蠲痹,非若刺布衣而必以火焠之也。椒、酒、姜、桂等通营气以散血分之寒,渍酒置马矢煴中。马矢西北方常用之,取其微火,非有他义也。晬,尽日也。复巾,夹袋也。熨至于汗,庶营气得通,熨凡三十遍者,欲其寒邪去尽。以巾拭身,亦必三十遍者恐汗汁之气留也。"

张介宾说：哎咀，古人以口嚼药，碎如豆粒而用之，后世虽用刀切，而犹称哎咀者，其义本此。渍，浸也。马矢煴中者，燃干马屎而煨之也，此西北方所常用者。涂，盐泥封固也。晬，周日也。复布为复巾者，重布为巾，即今之夹袋，所以盛贮绵絮药淬也。炙巾以生桑炭者，桑能利关节，除风寒湿痹诸痛也。大人血气清滑，故当于未刺之先，及既刺之后，但以药熨，则经通汗出，而寒痹可除矣。

⑬用淳酒二十升，蜀椒一升，干姜一斤，桂心一斤。凡四种皆哎咀，渍酒中，用棉絮一斤，细白布四丈。并内酒中，置酒马矢煴中，盖封涂，勿使泄，五日五夜，出布绵絮曝干之，干复渍以尽其汁，每渍必晬其日，乃出干之，并渍与绵絮复布为复巾，长六七尺，为六七巾，则用之生桑炭炙巾，以熨寒痹，所刺之处，令热入至于病所，寒复炙巾以熨之，三十遍而止，汗出，以巾拭身，亦三十遍而止，起步内中，无见风，每刺必熨，如此病已矣，此所谓内热也：杨上善说：酒、椒、姜、桂四物，性热又泄气，故用之熨身，皮膆，适而可刺也。此在冬日血气不流之时，熨之令通也。哎咀，谓调粗细分等也。晬，一日周时也。

马莳说：哎咀，以口碎药如豆粒也……渍，浸也。马矢煴中，以马屎燥干而烧之也。晬，周日也。复布为复巾，重布为之，如今之夹袋，所以入药淬与绵絮也。用此法者，所以热其内也。

张介宾说：刺后起步于密室内中，欲其血气行而慎避风寒也。凡此者皆所谓内热之法。

张志聪说：痹者，留而不行也。寒痹者，肾水寒藏之气也。夫人秉先天之水火，以化生五行，肾受天一之精气，而交通于四藏，如水火不济，五行不交，则留而为寒痹矣。故以火焠之者，以火益水也。夫肺主皮毛，饮酒者先行皮肤，先充脉络，用淳酒者，使肺肾之相通也。蜀椒形色像心，皮红子黑，具中虚之象，用蜀椒者，使心肾之相通也。脾为阴中之至阴，干姜主理中之君品，用干姜者，使脾肾之相通也。桂为百木之长，用桂心者，使肝肾之相通也。蚕食桑而成绵，三者皆白，肺之品也。用绵絮一斤，白布四丈，熨之三十遍者，使在地之阴邪，从天表以终散，所谓热于内而使之外散也。夫王公大人，固不可以火焠，而布衣独不可以药熨乎？此盖假大人布衣，以明藏府相通，阴阳交互，是以治法之有通变也。学者当体法先圣之用意周密，取法精微，不可图安苟简也。张开之曰：上古用分两品数，汤丸散剂，各有精义。君一臣二，奇之制也。君二臣四，偶之制也。君二臣三，奇之制也。君二臣六，偶之制也。近者奇之，远者偶之。汗者不以奇，下者不以偶，近而奇偶，制小其服，远而奇偶，制大其服，大则数少，小则数多，多则九之，少则二之，此品数奇偶之多少有法也。凡治中土者，多用五数。欲下行者，多用三数。欲从阴而上升，有用至一两一分者。又如芫花乱发，熬如鸡子，石脂戎盐，大如弹丸，此分两用法之精微也。夫理中者用丸，行散者用散，行于藏府经络皮肤者用汤，又如抵当丸、陷胸丸、干姜散、败酱散之类，捣为丸为散，而复以水煎服，此汤丸散剂之各有所取也。

《寿夭刚柔第六》今译

黄帝向少师问道：我听说，由于先天禀赋不同，人的性格有刚强、柔弱之分，体质有强壮、羸弱之别，身材有高大矮小之异，阴阳有偏胜偏衰之不同，在治疗上应如何区别进行呢？

少师回答说：人体虽有阴阳之分，但在阴阳不是绝对的，阴中又可分阴阳，在阳中亦可再分阴阳，只有细心审定疾病阴阳的变化，了解疾病的性质，才能恰到好处地确定针刺方法。应当谨慎地查出疾病发生的根本原因,针刺时才能有理有据,同时,还应当认真分析疾病的发生原因是否与四时气候的变化有关。人体的阴阳,在内与五脏六腑相适应,在外与筋骨皮肤相适应。因此,对人体来说,在内有阴阳的区分,在外也有阴阳的区分。在内五脏为阴,六腑为阳;在外筋骨为阴,皮肤为阳。因此说:当疾病在属于阴中的五脏时,就应选取阴经上的荥穴和输穴进行针刺;如果疾病在属于阳的皮肤,就应选取阳经上的合穴进行针刺,如果疾病在属于阳中之阴的筋骨,就应选取阴经上的经穴进行针刺,如果疾病在属于阴中之阳的六腑,就应选取阳经的络穴进行针刺。因此,发病的部位也可用阴阳来概括。如疾病发生在阳经的叫作风;疾病发生在阴经的叫作痹病,阴阳都发生了疾病叫作风痹。疾病的发生,虽然有形态上的变化但并不痛,属于阳经发生的病变;如果外部虽然看不到形态的变化但有疼痛,属于阴经发生的病变。外部看不见形态变化而有疼痛的疾病,是阳经完好而阴经受到了外邪的伤害,应迅速针刺阴经,而不能攻泻阳经;外部有形态改变而没有疼痛的疾病,是阴经完好而阳经受到了外邪的伤害,应迅速针刺阳经,而不能攻泻阴经;如果阴阳都发生了改变,有时表现为形态的变化,而有时又没有明显的形态变化,同时兼有心烦不安的症状,这是阴阳俱伤,而阴伤尤甚,这种表里阴阳俱伤的疾病,治疗较难,生命不久就要衰败。

黄帝问伯高道:我听说疾病的发生,对外部形体和内气的影响,有先与后的不同,而且内在的变化必然引起外在的反应,具体的情况究竟是怎样的呢?

伯高回答说:风寒外邪首先损伤在外的形体;忧虑、恐惧、忿恨、恼怒等精神因素可伤气。因而影响到内脏,使内脏发生病变。寒邪侵袭可以伤外部形体,从而形体发生相应改变;风邪外侵可伤筋脉,从而筋脉发生相应改病。以上这些改变,就是外部形体和内部气的变化的相应关系。

黄帝说:如何进行针刺治疗呢?

伯高回答说:得病九天,针刺三次可愈,得病一个月,针刺十次可愈,根据得病的长短远近,针刺次数可按患病三天而针刺一次的规律进行。如果久患痹症而不好,应察看患处的血络,有瘀血的,应针刺放出瘀血。

黄帝说:由内外不同病因引起的疾病,治疗有难易的不同,应如何治疗呢?

伯高回答说:如果是形体先病而没有影响到内脏,针刺的次数可以减半;内脏先发病并影响在外形体的,针刺的次数就要增加一倍,这些就是内外因素引起形体或内脏病变,治疗时难易不同的处理方法。

黄帝问伯高说:我听说人的形体有缓有急,经气有盛有衰,骨骼有大有小,肌肉有的坚实,有的脆弱,皮肤有的厚实,有的瘦薄,根据这些情况如何来判断人寿命的长短呢?

伯高回答说:如果形与气相称则寿命长,形气不相称则寿命短。皮肤肌肉坚实协调的长寿,皮肤肌肉不坚实、不协助调的寿命短。人的气血经络胜过形体的寿命就长,如果气血经络不能胜过形体寿命就短。

黄帝说:什么叫形体缓急?

伯高回答说:凡是形体充实肥满,皮肤和缓的人、寿命就会长些;凡是形体虽然充实饱满而皮肤紧张的人,寿命就会短些;凡是形体充实饱满,血脉坚实宽大的人,人体功能顺畅,身体健康;而形体虽然也充实饱满,而血脉细小,搏动无力,这是气衰的现象,这种衰弱是生命有危险的象征。如果形体充实,但颧骨不饱满突起的人,骨骼弱小,骨骼弱小寿命就会短些;如果形体充实,四肢及臀部肌肉发达坚实,纹理清楚的人,寿命就长些。如果形体充实,四肢及臀部肌肉没有纹理，而且不坚实，说明肌肉脆弱，这些人的寿命就会短些。以上说的这些，与人的先天禀赋有密切关系，因而能影响人的寿命长短。作为医生必须明白这些道理。判断病人的形体与经气情况，再对病人进行诊治，预测病人的生死。

黄帝说：我已听你讲了有关长寿和短寿的问题，但是对于具体的病人，我还是难以测度。

伯高回答说：如果面部四旁的骨骼低矮，高度不及面部肌肉，这种人的寿命不到三十岁就会死亡，如再发生其他疾病，则不到二十岁就会死亡。

黄帝说：形体与经气之间有相胜的关系，如何根据其相胜的关系判断人的寿命长短呢？

伯高回答说：平常人如经气胜过形体，寿命就长些。如果病人形体的肌肉消瘦，虽然经气胜过形体，但也会死亡；如形体胜过气的，寿命也不会长。

黄帝说：我听说针刺有三种不同的方法，这三种方法是怎样的呢？

伯高回答说：有一种刺营，有一种刺卫，还有一种刺寒痹停留经脉的。

黄帝说：上述三种针刺方法，具体是怎样进行的呢？

伯高回答说：刺营是刺破经脉放出瘀血；刺卫是刺破经脉泻去邪气；刺寒痹时，将针停留于经脉中使其发热，以去寒邪。

黄帝说：营卫寒痹的病情是怎样的呢？

伯高回答说：当营发生病变时，病人恶寒寒热往来，少气，邪气在血内上下妄行。卫气发生疾病时，多影响到气分；表现为气痛，走窜不定，精神抑郁不畅。如果肠鸣腹胀，则为风寒侵入胃肠所引起。寒邪侵袭形体而所致寒痹，由于寒邪停留于经络不去，所以时常发生疼痛，而且皮肤常常麻木不仁。

黄帝说：针刺寒痹，使经脉发热，应当如何进行针刺呢？

伯高回答说：针刺平民百姓，可以采用"火焠法"，而针刺王公贵族时，则应采用"药熨法"。

黄帝问："药熨法"如何做呢？

伯高回答说：取醇酒二十升，蜀椒一斤，干姜一斤，桂心一斤，共药四味，将药用嘴嚼碎，浸泡于酒中，再将棉絮一斤，细白布四丈，也浸入酒中，然后将盛酒的容器放在燃烧的干马粪中煨，容器必须盖紧，并用湿泥密封，不得漏泄药气，煨五天五夜后，取出白布和棉絮，曝晒干，再浸入酒中，直到容器中的酒被吸干为止。每次浸泡的时间需一昼夜，然后才能取出晒干，将布做成夹袋，将容器内的药渣与棉絮放入夹袋中。夹袋长约六七尺，可做六七个。然后用生桑炭火将夹袋烤热，烤热以后，熨敷寒痹针刺的部位，使热传入到病变的部位。夹袋凉了，再用火烤热夹袋，熨敷，反复进行三十遍即停止。每次熨后病人出汗时，用夹袋擦去汗液，也是三十遍而止。最后让病人在室内散步，但不可受风。每次治疗时必须针刺与熨敷结合使用，只有这样，才能治好寒痹。以上就是药熨患病部位，使热传入体内的方法。

官　针　第　七①

①官针第七：伯坚按：本篇和《甲乙经》《黄帝内经太素》《类经》三书的篇目对照，列表于下：

灵　枢	甲　乙　经	黄帝内经太素	类　　　经
官针第七	卷五——九针九变十二节五刺五邪第二	卷二十二——九针所主 卷二十二——三刺篇 卷二十二——五刺篇	卷十九——九针之宜各有所为(针刺类四) 卷十九——九变十二节(针刺类五) 卷十九——三刺浅深五刺五藏(针刺类六)

【释题】　马莳说:官者任也。官针者,任九针之所宜也,故名篇。

【提要】　本篇是针刺技术的总论。首先讲针的长短大小的不同;讲镵针、圆针、锋针、锃针、铍针、圆利针、毫针、长针、大针九种针,哪一类的病应当选择哪一种针。其次讲俞刺、远道刺、经刺、络刺、分刺、大泻刺、毛刺、巨刺、焠刺,九种不同的针刺部位;针刺的手法不同,第一套手法有偶刺、扳刺、恢刺、齐刺、扬刺、直针刺、输刺、短刺、浮刺、阴刺、傍针刺、赞刺等十二种,这是配合十二经的;第二套手法有半刺、豹文刺、关刺、合谷刺、输刺,共五种这是配合五藏的。

　　凡刺之要,官针最妙①。九针之宜,各有所为。长短大小,各有所施②,不得其用,病弗能移③。疾浅针深,内伤良肉,皮肤为痈④;病深针浅,病气不泻,反为大脓⑤。病小针大,气泻大甚,疾必为害⑥;病大针小,气不泄泻,亦复为败⑦。失针之宜,大者大泻⑧,小者不移⑨,已言其过,请言其所施⑩。

　　病在皮肤无常处者,取以镵针于病所,肤白勿取⑪。病在分肉间,取以员针于病所⑫。病在脉气少当补之者,取以锃针于井荥分输⑬。病为大脓者,取以铍针⑭。病痹气暴发者,取以员利针⑮。病痹气痛而不去者,取以毫针⑯。病在中者,取以长针⑰。病水肿不能通关节者,取以大针⑱。病在五藏固居者,取以锋针,泻于井荥分输,取以四时⑲。

【本段提纲】　马莳说:此言九针各有所施也。

【集解】

①凡刺之要,官针最妙:马莳说:官者,任也。官针者任九针之所宜也。

张介宾说:官,法也,公也。制有法而公于人,故曰官针。

张志聪说:官,法也。言九针之法,有大小长短之制,有浅深补泻之宜,有三、五、九、十二刺之法,各有所施也,如不得其用,病勿能移,而反为害焉。

②各有所施:钱熙祚说:原刻衍也字,依《甲乙经》删,此上下文皆韵语。

③病弗能移:张介宾说:用不得法,则不能去病。

④皮肤为痈:马莳说:疾浅者针亦宜浅,而反入深,则内之良肉受伤,外之皮肤为痈。

张介宾说:内伤良肉,则血流于内而溃于外,故皮肤为痈。

⑤病深针浅,病气不泻,反为大脓:马莳说:病深者针亦宜深,而反入浅,则内之病气不泻,而外之皮为大脓。

张介宾说:病气不泻而伤其支络,故为大脓。凡病有沉浮,刺分深浅,过之则内伤,不及则外壅,邪反从之,后生大病。

钱熙祚说:"反"误作"支",依《甲乙经》改。

⑥病小针大,气泻大甚,疾必为害:张介宾说:气泻太甚,元气伤也,故必为害。

⑦病大针小,气不泄泻,亦复为败:张介宾说:针不及病,则病气不泄,而刺失其宜,故亦为败。

⑧大者大泻：钱熙祚说："泻"上原缺"大"字，依《甲乙经》补。

⑨小者不移：马莳说：病小而针大，则正气过泻。病大而针反小，则邪不泄，此皆失针之宜，所以为过误也。

张介宾说：当小而大，则泻伤正气，当大而小，则病不能移，皆失针之宜也。

⑩已言其过，请言其所施：杨上善说：言九针之用，所宜各异，并言用法也。

张介宾说：上文言其过失，下文言其所施。

⑪病在皮肤无常处者，取以镵针于病所，肤白勿取：杨上善说：镵针头大末锐，主泻阳气，故皮肤痛无常处。阳气盛也，痛处肤当色赤，故白处痛移，不可取也。

马莳说：本经《九针十二原篇》云："镵针者头大末锐，去泻阳气。"又《九针论》云："镵针者取法于巾，针去末寸半，卒锐之，主热在头身也。"凡皮肤太白，其气必少故也。

张介宾说：病在皮肤无常处者，火之游行也。用镵针者，主泻阳气也。肤白则无火可知，故不宜刺。

⑫病在分肉间，取以员针于病所：杨上善说：员针之状，锋如卵，揩摩分间，内不伤肌，以泻分气也。

马莳说：《九针十二原篇》云："员针者，针如卵形，揩摩分肉间，不得伤肌肉以泻分气。"《九针论》云："取法于絮针，筩其身而卵其锋，长一寸六分，主治分肉间气。"

钱熙祚说：原刻此下有"病在经络痼痹者，取以锋针"十一字，按锋针在下文，此处不当重出，其为衍文无疑。

⑬病在脉气少当补之者，取以鍉针于井荥分输：杨上善说：鍉针之状，锋如黍粟之锐，主当行补于井荥之腧，以致于气也。

马莳说：《九针十二原篇》云："鍉针者锋如黍粟之锐，主按脉勿陷以致其气。"《九针论》曰："三曰鍉针，取法于黍粟之锐，长三寸半，主按脉取气，令邪出。"

张介宾说：此针宜于用补。分输，言各经也。

钱熙祚说：取下"以"字原作"之"误，依赵本改。

⑭病为大脓者，取以铍针：杨上善说：铍针之状，末如剑锋，以取大脓也。

马莳说：一名铍针，《九针十二原篇》云："铍针者，末如剑锋，以取大脓。"《九针论》曰："五曰铍针，取法于剑锋，广二分半，长四寸，主大痈脓两热争者也。"

⑮病痹气暴发者，取以员利针：杨上善说：员利针状如氂。氂，毛也。用取暴痹。

马莳说：《九针十二原篇》曰："员利针者，大如氂，且圆且锐，中身微大，以取暴气。"《九针论》云："六曰员利针，取法于氂，微大其末，反小其身，令可深纳也。长一寸六分，主取痈痹者也。"

⑯病痹气痛而不去者，取以毫针：杨上善说：毫针之状，尖如蚊虻之喙，静以徐往，留之养神，以取痛痹也。

马莳说：《九针十二原篇》曰："毫针者尖如蚊虻喙，静以徐往，微以久留之而养，以取痛痹。"《九针论》曰："七曰毫针，取法于毫毛，长一寸六分，主寒热痛痹在络者也。"

⑰病在中者，取以长针：杨上善说：长针之状，锋利身薄，以取藏中远痹也。

马莳说：《九针十二原篇》曰："长针者，锋利身薄，可以取远痹。"《九针论》曰："八曰长针，出法于綦针，长七寸，主取深邪远痹者也。"

张介宾说：中者，言其远也。

⑱病水肿不能通关节者，取以大针：杨上善说：大针之状，尖如筵，筵如平筵，其锋微圆，以通关节也。

马莳说：《九针十二原篇》云："大针者尖如梃，其锋微圆，以泻机关之水也。"《九针论》云："九曰大针，取法于锋针，其锋微圆，长四寸，主取火气不出关节者。"

⑲病在五藏固居者，取以锋针，泻于井荥分输，取以四时：杨上善说：锋针之状，刃三隅，以发固居之疾，泻于井荥分输，取以四时也。

马莳说：此即《九针论》之第四针，前曰病在经络痼痹者，取以锋针，此则当同之也。但彼止取经取络，而此则泻其井荥与输，及照五藏以取四时耳。

凡刺有九，以应九变①。一曰输刺。输刺者，刺诸经荥输藏腧也②。二曰远道刺。远道刺者，病在上取之下，刺府腧也③。三曰经刺。经刺者，刺大经之结络经分也④。四曰络刺。络刺者，刺小络之血脉也⑤。五曰分刺。分刺者，刺分肉之间也⑥。六曰大泻刺。大泻刺者，刺大脓以铍针也⑦。七曰毛刺。毛刺者，刺浮痹皮肤也⑧。八曰巨刺。巨刺者，左取右，右取左⑨。九曰焠刺。焠刺者，刺燔针，则取痹也⑩。

【本段提纲】　马莳说：此言刺法有九者之异也。

【集解】

①以应九变：马莳说：变者，异也。

②输刺者，刺诸经荥输藏腧也：马莳说：输刺者，刺诸经之荥穴，输穴及背间之心俞、肺俞、脾俞、肝俞、肾俞也。

张介宾说：诸经荥输，凡井荥经合之类皆腧也。藏腧，背间之藏府俞也。本经"输""腧""俞"三字皆通用。

张志聪说：一曰输刺，刺五藏之经腧，所谓荥输治外经也。

③远道刺者，病在上取之下，刺府腧也：马莳说：远道刺者，凡病在上反取穴于下，所以刺足三阳经也。

张介宾说：府腧，谓足太阳膀胱经，足阳明胃经，足少阳胆经。十二经中，惟此三经最远，可以因下取上，故曰远道刺。

张志聪说：远道刺者，病在上而取之合穴，所谓合治六府也。盖手足三阳之脉，其原皆在足而上循于颈项也。

④经刺者，刺大经之结络经分也：马莳说：经刺者，刺大经之结络于经穴之分也。

张介宾说：刺结络者，因其结聚而直取之，所谓解结也。

张志聪说：大经者，五藏六府之大络也。邪客于皮毛，入舍于孙络，留而不去，闭结不通，则流溢于大经之分，而生奇病，故刺大经之结络而通之。

⑤络刺者，刺小络之血脉也：马莳说：络刺者，刺小络之血脉也。

张介宾说：《调经论》曰："病在血，调之络。"《经脉篇》曰："诸刺络脉者，必刺其结上，甚血者虽无结，急取之以泻其邪而出其血，留之发为痹也。"

张志聪说：络刺者，见于皮肤之小络也。

⑥分刺者，刺分肉之间也：马莳说：分刺者，刺各经分肉之间也。

张介宾说：刺分肉者，泄肌肉之邪也。

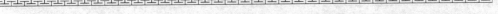

张志聪说：分刺者，分肉之间，溪谷之会，亦有三百六十五穴会，邪在肌肉者，取之。

⑦大泻刺者，刺大脓以铍针也：马莳说：大泻刺者，用第五铍针，以刺大脓也（丹波元简说：《甲乙》注，一作大刺）。

张介宾说：治痈疡也。

张志聪说：用第五铍针以泻大脓也。

⑧毛刺者，刺浮痹皮肤也：马莳说：毛刺者，刺浮痹之在皮肤也。

张介宾说：其治在浅也。

张志聪说：毛刺者，邪闭于皮毛之间，浮浅取之，所谓刺毫毛无伤皮，刺皮无伤肉也。

⑨巨刺者，左取右，右取左：马莳说：巨刺，左病取右，右病取左。《素问·调经论》曰："病在于左而右脉病者，巨刺之。"《素问·缪刺论》以刺经穴为巨刺，刺络穴为缪刺，皆左取右，右取左。

张介宾说：邪客于经而有移易者，以巨刺治之。

张志聪说：邪客于十二经别，宜巨刺之，左取右，右取左也。

⑩焠刺者，刺燔针，则取痹也：马莳说：刺以燔针，所以取痹证也。《调经论》曰："病在骨，焠刺药熨。"

张介宾说：谓烧针而刺也，即后世火针之属，取寒痹者用之。以上谓之九变。

张志聪说：焠刺者，燔针劫刺，以取筋痹也。

钱熙祚说：《甲乙经》云："燔针取痹气也。"于文为顺。

凡刺有十二节，以应十二经。一曰偶刺。偶刺者，以手直心若背，直痛所，一刺前，一刺后，以治心痹，刺此者，傍针之也①。二曰报刺。报刺者，刺痛无常处②，上下行者，直内无拔针，以左手随病所按之，乃出针，复刺之也③。三曰恢刺。恢刺④者，直刺，傍之举之，前后恢筋急，以治筋痹也⑤。四曰齐刺。齐刺者，直入一，傍入二，以治寒气小深者，或曰三刺，三刺者，治痹气小深者也⑥。五曰扬刺。扬刺者，正内一，傍内四，而浮之，以治寒气之博大者也⑦。六曰直针刺。直针刺者，引皮乃刺之，以治寒气之浅者也⑧。七曰输刺。输刺者，直入直出，稀发针而深之，以治气盛而热者也⑨。八曰短刺。短刺者，刺骨痹，稍摇而深之，致针骨所以上下摩骨也⑩。九曰浮刺。浮刺者，傍入而浮之，以治肌急而寒者也⑪。十曰阴刺。阴刺者，左右率刺之，以治寒厥，中寒者，取踝后少阴也⑫。十一曰傍针刺。傍针刺者，直刺傍刺各一，以治留痹久居者也⑬。十二曰赞刺。赞刺者，直入直出，数发针而浅之，出血，是谓治痈肿也⑭。

【本段提纲】　马莳说：此言刺法有十二节要，所以应十二经也。

【集解】

①一曰偶刺。偶刺者，以手直心若背，直痛所，一刺前，一刺后，以治心痹，刺此者，傍针之也：马莳说：一曰偶刺，以一手直其前心，以一手直其后背，皆以直其痛所。直者当也，遂用一针以刺其胸前，用一针以刺其后背，正以治其心痹耳。然不可以正取，须斜针以旁刺之，恐中心者，一日死也。

张介宾说：偶，两也。前后各一，故曰偶刺。直，当也。以手直心若背，谓前心后心，当其痛所，各用一针治之。然须斜针以刺其傍，恐中心则死也。

张志聪说：偶刺者，一刺胸，一刺背，前后阴阳之相偶也。傍取之，恐中伤心气也。

②刺痛无常处:钱熙祚说:原刻衍"也"字,依《甲乙经》删。

③报刺者,刺痛无常处,上下行者,直内无拔针,以左手随病所按之,乃出针,复刺之也:马莳说:二曰报刺,所以刺其痛无常处也。凡痛时上时下者,当直纳其针,无拔出之,以左手随其痛处而按之,然后出针,俟其相应,又复刺之,刺而复刺,故曰报刺。

张介宾说:报刺,重刺也。痛无常处,则或上或下,随病所在,即直内其针,留而勿拔,乃以左手按之,再得痛处,乃出前针而复刺之也。

张志聪说:报刺者,刺痛无常处。出针而复刺,故曰报刺。

④恢刺:史崧说:恢刺,恢,苦回切,大也。一本作"怪"。

丹波元简说:《道藏》本,"恢"作"悭",恐误。恢,大也,出《说文》。

⑤恢刺者,直刺,傍之举之,前后恢筋急,以治筋痹也:马莳说:三曰恢刺,以针直刺其旁,复举其针,前后恢荡其筋之急者,所以治筋痹也。

张介宾说:恢,恢廓也。筋急者,不刺筋而刺其傍,必数举其针,或前或后以恢其气,则筋痹可舒也。

张志聪说:恢,大之也。前后恢荡其筋之急,以治筋痹也。

丹波元简说:楼氏云:"直刺入郄,转针头从傍挑举其筋也。"

⑥齐刺者,直入一,傍入二,以治寒气小深者,或曰三刺,三刺者,治痹气小深者也:马莳说:四曰齐刺,用一针以直入之,用二针以旁入之,所以治寒痹之小且深者,因用三针,故又曰三刺也。

张介宾说:齐者,三针齐用也,故又曰三刺。以一针直入其中,二针夹入其旁,治寒痹稍深之法也。

张志聪说:齐刺者,中正以取之,故直入一以取中,旁入二以为佐,故又曰三刺,治寒痹小深者也。

⑦扬刺者,正内一,傍内四,而浮之,以治寒气之博大者也:马莳说:五曰扬刺,正纳其针一,旁纳其针四,而又浮举其针而扬之,所以治寒气之博大者也。

张介宾说:扬,散也。中外共五针而用在浮泛,故能祛散博大之寒气。

张志聪说:扬刺者,从中而发扬于四旁也。

丹波元简说:《甲乙》寒下有"热"字,无"气"字。

⑧直针刺者,引皮乃刺之,以治寒气之浅者也:马莳说:六曰直针刺,先用针以引起其皮,而后入刺之,所以治寒气之浅者也。

张介宾说:直者,直入无避也。引起其皮而刺之,则所用不深,故但治寒气之浅者。

张志聪说:直刺者,以毫针刺在皮毛,得气而直竖也。

⑨输刺者,直入直出,稀发针而深之,以治气盛而热者也:马莳说:七曰输刺,将针直入直出,稀发其针,而又深入之,所以治气之盛而热者也。

张介宾说:输,委输也,言能输泻其邪,非上文荥输之谓。直入直出,用其锐也。稀发针,留之久也。久而且深,故可以去盛热之气。

张志聪说:输刺者,直入直出,如转输也。

⑩短刺者,刺骨痹,稍摇而深之,致针骨所以上下摩骨也:马莳说:八曰短刺,所以刺其骨痹,稍摇针而深入之,以致针于骨所,然后上下摩其骨耳。

张介宾说:短者,入之渐也。故稍摇而深,致针骨所,以摩骨痹。

张志聪说:短刺者,用短针深入而至于骨,所以便上下摩之而取骨痹也。

　　⑪浮刺者,傍入而浮之,以治肌急而寒者也:马莳说:九曰浮刺,旁入其针而浮举之,所以治肌之急而寒者也(浮刺似前扬刺,但彼有正纳旁纳,而此则止用旁入之针耳)。

　　张介宾说:浮,轻浮也。旁入其针而浮举之,故可治肌肤之寒。此与上文毛刺义大同。

　　张志聪说:浮刺者,旁入而浮浅也。

　　⑫阴刺者,左右率刺之,以治寒厥,中寒者,取踝后少阴也:马莳说:十曰阴刺,左右俱取穴以刺之,所以治寒厥。然中寒厥者,必始于阴经,自下而厥上,故取足踝后少阴经之穴以刺之。名阴刺者,以其刺阴经也。

　　张介宾说:阴刺者,刺阴寒也。率,统也。言治寒厥者,于足踝后少阴经左右皆刺之。

　　张志聪说:阴刺者,刺少阴之寒厥也。

　　钱熙祚说:原刻"者"作"厥","取"作"足",并依《甲乙经》改(丹波元简说:上文言十二刺应十二经,然特举足踝后少阴,不及他经,其义无可考)。

　　⑬傍针刺者,直刺傍刺各一,以治留痹久居者也:马莳说:十一曰旁针刺,用针以直刺者一,用针以旁刺者一,所以治留痹之久居者也。

　　张介宾说:傍针刺者,一正一傍也。正者刺其经,旁者刺其络,故可以刺久居之留痹。

　　张志聪说:旁针刺者,直刺旁刺,治留痹之久居者也(丹波元简说:《甲乙》无"针"字)。

　　⑭赞刺者,直入直出,数发针而浅之,出血,是谓治痈肿也:马莳说:十二曰赞刺,直入直出其针,且数发针而浅刺之,使之出血,所以治痈肿也。

　　张介宾说:赞,助也。数发针而浅之,以后助前,故可使之出血而治痈肿。

　　张志聪说:赞,助也。数发针而浅之出血,助痈肿之外散也。按十二刺中,独提少阴者,少阴主先天之阴阳水火,五运六气之生原者也。

　　脉之所居,深不见者,刺之微内针而久留之,以致其空脉气也①。脉浅者勿刺,按绝其脉乃刺之,无令精出,独出其邪气耳②。

　　【本段提纲】　马莳说:此言脉有浅深而刺之有法也。

　　【集解】

　　①脉之所居,深不见者,刺之微内针而久留之,以致其空脉气也:马莳说:凡脉之所居,深不可见者,必微纳其针而久留之,所以致其空中之脉气上行也。

　　张介宾说:刺深脉者,亦必微内其针,盖恐太过,反伤正气,故但久留而引致之,使其空中之脉气上行也。

　　张志聪说:此言经脉内合五行之化运,外应六气之司天,用针者不可不知也。夫经脉内连藏府,外合六气,五藏内合五行,应五运之在中,命曰神机而主出入。六气旋转于外,命曰气立而主升降。六气之司天在泉,应人之精水,随气而运行于肤表。故脉之所居深不见者,内连五藏也,微内针而久留之,以致其空脉气者,致五藏之神气运行于外也。

　　丹波元简说:《甲乙》作"致其脉空也。"张兆璜曰:"致五藏之神机,非营卫血气,故曰空脉气。"

　　②脉浅者勿刺,按绝其脉乃刺之,无令精出,独出其邪气耳:马莳说:脉之所居浅者,初时勿即刺之,且以左手按绝其穴中之脉,然后以右手刺之,盖欲无使精气之出,将以独出其邪气耳。

　　张介宾说:脉浅者最易泄气,故必先按绝其脉而后入针,则精气无所伤,独取其邪矣。

张志聪说：脉浅者，见于皮肤之脉，外合于六气也。精水随气行于肤表，故脉浅者勿刺，按绝其脉乃刺之，是使六气运行，而无令精出也（丹波元简说：脉浅者勿刺，《甲乙》"脉"下有"气"字）。

　　所谓三刺则谷气出者①，先浅刺绝皮，以出阳邪②，再刺则阴邪出者，少益深，绝皮致肌肉，未入分肉间也，后刺深之③，已入分肉之间，则谷气出④，故《刺法》曰：始刺浅之，以逐阳邪之气，后刺深之，以致阴邪之气⑤，最后刺极深之，以下谷气，此之谓也⑥。

【本段提纲】　马莳说：此言一刺之中而有三刺之法也。

【集解】

①所谓三刺则谷气出者：张介宾说：自此至下文谷气，皆释于《终始篇》之义。

②先浅刺绝皮，以出阳邪：杨上善说：三刺者，阳邪刺，阴邪刺，谷道气刺也。阳邪浮浅在皮，故一刺浅之，阳邪得出也。

张介宾说：绝，透也。浅刺皮腠，故出阳邪。

③再刺则阴邪出者，少益深，绝皮致肌肉，未入分肉间也，后刺深之：杨上善说：阴邪次深，在于肌肉，故再刺出之也。

张介宾说：绝皮及肌，邪气稍深，故曰阴邪。大肉深处，各有分理，是谓分肉间也。

钱熙祚说："后刺深之"四字原脱，依《甲乙经》补。

④已入分内之间，则谷气出：杨上善说：谷气者，正气也。故后刺极深，此致正气也。

张介宾说：谷气即正气，亦曰神气。出，至也。《终始篇》曰：所谓谷气至者，已补而实，已泻而虚，故以知谷气至也。

⑤始刺浅之，以逐阳邪之气，后刺深之，以致阴邪之气：钱熙祚说：原刻"始刺浅之，以逐邪气而来血气，后刺深之，以致阴气之邪。"语不分明，今依《甲乙经》改。四卷《终始篇》亦有"一刺阳气出，再刺阴邪出"之语，可互证也。

⑥最后刺极深之，以下谷气，此之谓也：杨上善说：逐邪气者，逐阳邪。来血气，引正气也。下，谷气不下，引之令下也。

马莳说：《终始篇》云："凡刺之属三，刺至谷气，故一刺则阳邪出，再刺则阴邪出，三刺则谷气至，谷气至而止。所谓谷气至者，已补而实，已泻而虚，故已知谷气至也。"正与此节相同。夫所谓刺有三法，而致其谷气之出者何也？先浅刺其按绝之皮，以出其卫气之邪，即上脉浅者勿刺，按绝其脉乃刺之，无令精出，独出其邪气之谓也。又再刺之，以出其营气之邪，则比绝皮稍益深之，至肌肉内，未入分肉间也。肌肉分肉之辨，肌肉在皮内肉上，而分肉则近于骨者也。又最后刺之，则已入分肉之间，而谷气乃出。彼刺法之言，亦与此互相发明者耳。按分肉有二，各部在外之肉，曰分肉。其在内近骨之肉，与骨相分，亦曰分肉。

张介宾说：凡刺之浅深，其法有三，先刺绝皮，取卫中之阳邪也。再刺稍深，取营中之阴邪也。三刺最深，及于分肉之间，则谷气始下。下，言见也。按《终始篇》之义，与此互有发明。

张志聪说：此申明三阴三阳之气，运行于皮表也。谷气者，通会于肌腠之元真，脾胃之所主也。故曰谷气。阴邪阳邪者，谓邪在阴阳之气分也。少益深绝皮，致肌肉未入分肉间者，在皮肉相交之间，仍在皮之绝处，未入于分肉也。

丹波元简说："致阴气之邪"《甲乙》作"以致阴邪之气"。

故用针者,不知年之所加,气之盛衰,虚实之所起,不可以为工也。①

【本段提纲】 马蒔说:此言用针之法,当知年之所加,气之盛衰,虚实之所起也。

【集解】

①故用针者,不知年之所加,气之盛衰,虚实之所起,不可以为工也:杨上善说:人之大忌,七岁以上,次第加九,至一百六,名曰年加也。不知年加气之盛衰虚实为不知也。

马蒔说:《素问·六元正纪大论》言每年所加,各有太过不及,自初气以至终气,有主有客,有胜有负,其天时民病不同,中间盛衰虚实,悉考而知,始足以为工耳。

张介宾说:年之所加,如《天元纪》《至真要》等论是也。气之盛衰,如《八正神明论》《阴阳系日月》等篇是也。知天地之气候,则人有五虚五实,皆可因而知矣。此数句又见《六节藏象论》。

张志聪说:盖言三阴三阳之气,运行于皮表,以应天之六气,故用针者,不知年之所加,气之盛衰虚实之所起,不可以为工也。年之所加者,六气之加临。气之盛衰者,五运之气有太过不及也。运有太少,气有盛衰,则人之虚实所由起矣。

凡刺有五,以应五藏。一曰半刺。半刺者,浅内而疾发针,无针伤肉,如拔毛状,以取皮气,此肺之应也①。二曰豹文刺。豹文刺者,左右前后针之,中脉为故,以取经络之血者,此心之应也②。三曰关刺。关刺者,直刺左右尽筋上以取筋痹,慎无出血,此肝之应也,或曰渊刺,一曰岂刺③。四曰合谷刺。合谷刺者,左右鸡足针于分肉之间,以取肌痹,此脾之应也④。五曰输刺。输刺者,直入直出,深内之至骨,以取骨痹,此肾之应也⑤。

【本段提纲】 马蒔说:此言刺有五法,所以应五藏也。

【集解】

①半刺者,浅内而疾发针,无针伤肉,如拔毛状,以取皮气,此肺之应也:杨上善说:凡刺不减一分,今言半刺,当是半分,故以拔发爪,欲令浅刺,多则恐伤气也。

马蒔说:一曰半刺,浅内其针,而又速发之,似非全刺,故曰半刺,无深入以伤其肉,如拔毛之状,所以止取皮间之气。盖肺为皮之合,故为肺之应也。

张介宾说:此即前章毛刺之义,浅入而疾发,故可取皮分以应肺。

张志聪说:此言五藏之气,外合于皮脉筋肉骨,五藏主中,故取之外合而应于五藏也。夫血者神气也,故五藏之神机运行于血脉,以应五运之化。五藏之气外合于皮肉筋骨,以应天之四时。玉师曰:九宜九变应地之九野九州,人之九藏九窍十二节应十二月,三刺应三阴三阳,五刺应五行五时,针道配天地人,而人合天地者也。

顾观光说:"无针伤肉如拔毛状。"《素问·刺要论》注引《针经》云:"令针伤多如拔发状。"张景岳云即前毛刺之义。

②豹文刺者,左右前后针之,中脉为故,以取经络之血者,此心之应也:杨上善说:左右前后针痏状若豹文,故曰豹文刺也。中经及络,以出血也。

马蒔说:二曰豹文刺,因多其针,左右前后刺之,故曰豹文,中其脉以为故,悉取经络中之血。盖心主血,故为心之应也。

张介宾说:豹文者,言其多也,主取血脉,所以应心。

③关刺者,直刺左右尽筋上以取筋痹,慎无出血,此肝之应也,或曰渊刺,一曰岂刺:杨上善说:刺关身之左右尽至筋上,以去筋痹,故曰关刺,或曰开刺也。

马莳说：三曰关刺，直刺左右手足尽筋之上，正关节之所在，所以取筋痹也。慎无出血。盖肝主筋，故为肝之应也。外此又有渊刺，岂刺之名。

张介宾说：关，关节也。左右，四肢也。尽筋，即关节之处也。慎无出血，血以养筋也。肝主筋，刺筋所以应肝。渊刺、岂刺，皆古名也。

钱熙祚说："或曰渊刺，一曰岂刺"此八字，《甲乙经》在"四曰合谷刺"之下。

④合谷刺者，左右鸡足针于分肉之间，以取肌痹，此脾之应也：杨上善说：刺身左右分肉之间，痛如鸡足之迹，以合分肉间之气，故曰合谷刺也。

马莳说：四曰合谷刺，左右用针如鸡足然，针于分肉之间，以取肌痹。盖脾主肌肉，故为脾之应也。

张介宾说：合谷刺者，言三四攒合，如鸡足也。邪在肉间，其气广大，非合刺不可。脾主肌肉，故取肌痹者，所以应脾。

丹波元简说：张戴人治郾城梁贾麻痹，针用鸡足法，向上卧针，三进三引，复向下卧针送入。见《儒门事亲》。

⑤输刺者，直入直出，深内之至骨，以取骨痹，此肾之应也：杨上善说：依于输穴，深内至骨，以去骨痹，故曰输刺也。

马莳说：五曰输刺，直入直出，深纳其针，以至于骨，所以取骨痹也。盖肾主骨，故为肾之应也。按此输刺，乃上文十二节中之第八刺法也。又按后世《金针赋》等书，有烧山火八法、青龙摆尾四法名也，俱出后人揣摩，并非圣经宗旨。今《灵枢》明有九变输刺等法、十二节偶刺等法，五刺半刺等法，《刺节真邪篇》有振蒙等法，后之学者果能熟读详味，渐能用针起危，顾乃弃圣经而终末学，致使针法不行，疲癃无所倚赖，痛哉！

《官针第七》今译

针刺的要领，在于选用合乎规格的针具，并正确运用操作方法。有九种不同的针具，每种各有不同的功能和施用范围。针的长短、大小各有不同的用途，如果使用不当，就不能治好病。病位浅而深刺，可损伤好的肌肉，皮肤生痈。病位深而浅刺，不但邪气不能祛除，反会引起大的脓疡。如果病轻而用大针，必然大伤元气，病情加重。如果病重而用小针，不仅邪气不能祛除，还会引起不良后果。如果用针没有一定的准则，轻病误用大针，就会大伤元气；重病而误用小针，不仅邪气不能驱除，疾病也不会痊愈。以上所说，是指用针不当造成的危害。让我再来具体谈谈正确使用针具的方法。

如病在皮肤，部位游走不定，可选镵针刺病变部位，当见到皮肤变白时，就不能再用镵针治疗了。如病在皮下肌肉间，应选圆针刺病变部位。如病在经脉，元气不足，应用补法，而选用鍉针，刺各经脉上的井穴，荥穴。如病变是脓疡，应选用铍针治疗。如是急性发作的痹病，应选用圆利针治疗。如患有痹症，疼痛日久的，应选用毫针治疗。如病在里，应选用长针治疗。如有水肿病，四肢关节经气不通畅，应选用大号针治疗。如病在五脏，病变顽固的，应选用锋针，采用泻的针法，根据四时气候变化，泻各经井穴、荥穴。

针刺治疗疾病，共有九种不同的方法，以适应九种不同的病变。第一种叫输刺。输刺，就是选取十二经脉上的荥穴和输穴，以及五脏背部的俞穴。第二种叫远道刺。远道刺，就是疾病发生在身体上部,选取身体下部的穴位进行针刺,也就是针刺足三阳经上与六腑有关的腧穴。第三种叫经刺。经刺,就是选取五脏六腑的大络上有结节而使经气不通的地方进行针刺。第四种叫络刺。络刺,就是选取小络脉进行针刺,以泻去小络里的瘀血。第五种叫分刺。分刺,就是选取皮肤与肌肉之间的部位进行针刺。第六种叫大泻刺。大泻刺,就是选取铍针刺脓疡以排脓。第七种叫毛刺。毛刺,就是在皮肤浅层进行针刺,以治疗皮肤浅层的痹症。第八种叫巨刺。巨刺,就是左侧发生病变时刺右侧相应的穴位,右侧发生病变时刺左侧相应的穴位。第九种叫焠刺。焠刺,就是将针烧热即用火针,治疗寒痹。

针刺治疗疾病有十二个方法,以适应十二条经脉不同的病症变化。第一个叫偶刺。偶刺是在胸前背后直当痛处进针,可以治疗心痹症,但在针刺时,应向两旁斜刺,以免伤及心脏。第二个叫报刺。报刺是用于治疗痛无定处、上下游走不定的病症。针刺时,应在疼痛部位垂直进针并留针,然后用左手按住病变部位起针,随后再如法针刺。第三个是恢刺。恢刺是直刺筋脉,然后再或上下,或前后提插,以解除筋急,治疗筋痹症。第四个叫齐刺。齐刺是在病变部位中央刺一针,在两边各刺一针,用以治疗寒邪小而病位深的寒痹症。用这一方法是三针共刺。所以也叫三刺。三刺,就是用来治疗痹阻病位小而深的寒痹症的针法。第五个叫扬刺。扬刺是在病变部位的正中刺一针,周围刺四针,用浅刺法,以治寒气侵袭面大的病症。第六个叫直针刺。直针刺是用手捏皮肤沿皮直刺,用以治疗寒气侵袭浅表的病症。第七个叫输刺。输刺是直刺直出,选穴少针刺深而留针久的方法,用来治疗气盛热重的病症。第八个叫短刺。短刺是治疗骨痹症的一种方法,要求进针慢,并缓缓摇动针体,使针刺入深部,当达到骨骼附近时,再上下提插以摩擦骨骼。第九个叫浮刺。浮刺是从病变部位的旁边进针,刺入部位浅,用来治疗寒气侵袭而引起的肌肉痉挛。第十个叫阴刺。阴刺是从左、右两个部位快速进针,用以治疗阴寒内盛引起的寒厥症。寒厥症,应选取足内踝后方少阴肾经上的太溪穴,左右穴均刺。第十一个叫傍针刺。傍针刺是在病变部位正中和附近各刺一针,用来治疗邪气久留而不散的留痹症。第十二个叫赞刺。赞刺是直刺直出,针刺浅而快起针,多次刺入,刺后出血,用来治疗痈疡、肿胀的病症。

经脉的分布深而不显露于外的,针刺时应轻缓进针,并留针时间较长,以引导脉气。经脉分布在浅表的,不应急着针刺,应先用手按住经脉,使经脉之血暂时停止流动,再进行针刺,使经脉中的精气不致于外泄,而单独祛除邪气。

所谓的三刺针法,先是浅刺,只刺破皮肤,以便宣泄肌表的阳邪;再稍微刺得深些,穿过皮肤,到达肌肉部位,但还没有进入分肉之间,以泄去肌表中的阴邪;最后再深刺一些,至分肉之间,这时谷气流通,针感明显。因此《刺法》一书中说过,开始时浅刺,以便驱逐体表阳邪,使气血流通;后再深刺一些,以便驱除阴邪之气;最后针刺更深时,便会出现由于胃气作用而产生的酸、麻、胀的感觉。这些,就是三刺针法的具体内容。

因此,用针刺治病的医生,如果不懂得当年的运气情况,主气的盛衰,客气的加临等天时变化,以及疾病虚实的原因所在,就不能当医生。

针刺的方法,还有五种针法,可以适应五脏的病变。第一种方法叫半刺。半刺是指进针浅而出针快的一种方法,不能刺伤肌肉,如同拔毫毛一样,这种方法可以祛除肌表皮毛中的邪气。由于肺主皮毛,所以,这种针法与肺相应。第二种方法叫豹文刺。豹文刺是指在病变部位的前、后、左、右进针的一种方法,目的在于刺中经脉,使之出血。由于心主血脉,所以这种针法与心相应。第三种方法叫关刺。关刺是指直刺四肢关节,筋的尽端,用以治疗筋痹,针刺时应特别谨慎,不能刺出血,由于肝主筋,所以这种针法与肝相应。这种针法也叫渊刺,也有叫岂刺的。第四种方法叫合谷刺。合谷刺是指在病位的左右进针,呈鸡足形,针刺深入分肉之间,用以治疗肌痹。由于脾主肌肉,所以这种针法与脾相应。第五种方法叫输刺。输刺是直入直出,将针深刺到骨骼附近,用来治疗骨痹。由于肾主骨,所以这种针法与肾相应。

卷　　四

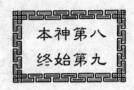

本　神　第　八①

①本神第八：伯坚按：本篇和《甲乙经》《黄帝内经太素》《类经》三书的篇目对照，列表于下：

灵　枢	甲　乙　经	黄帝内经太素	类　经
本神第八	卷一——精神五藏论第一 卷一——五藏六府官第四	卷六——□□篇	卷三——本神（藏象类九） 卷三——五藏异藏·虚实异病（藏象类十）

【释题】　马莳说：此篇推本五藏之神，故名篇。

【提要】　本篇用黄帝、岐伯问答的形式，讲高级神经活动的卫生。详细叙述怵惕思虑、忧愁、悲哀、喜乐、盛怒、恐惧各种情况，对于人身的损害。这些损害不是针刺疗法可以治好的，必须要顺四时，适寒暑、和喜怒、安居处、节阴阳、调刚柔，方能够保持健康，延长寿命。

黄帝问于岐伯曰：凡刺之法，必先本于神，血脉营气精神，此五藏之所藏也，至其淫泆①离藏则精失，魂魄飞扬，志意恍②乱，智虑去身者，何因而然乎？天之罪与？人之过乎？何谓德、气、生、精、神、魂、魄、心、意、志、思、智、虑？请问其故。

岐伯答曰：天之在我者德也，地之在我者气也，德流气薄而生者也③。故生之来谓之精④。两精相搏谓之神⑤。随神往来者谓之魂⑥。并精而出入者谓之魄⑦。所以任物者谓之心⑧。心有所忆谓之意⑨。意之所存谓之志⑩。因志而存变谓之思⑪。因思而远慕谓之虑⑫。因虑而处物谓之智⑬。故智者之养生也⑭，必顺四时而适寒暑⑮，和喜怒而安居处⑯，节阴阳而调刚柔⑰，如是则僻邪不至，长生久视⑱。

【本段提纲】　马莳说:此详言人身德气等义,而惟智者为能养生也。

【集解】

①淫泆:陆懋修说:泆,夷质切,《说文》:"泆水与荡泆也。"

②恍:张介宾说:恍,恍惚也。详如下文。

③天之在我者德也,地之在我者气也,德流气薄而生者也:杨上善说:未形之分,挽与我身,谓之德者,天之道也。故《庄子》曰:未形之分,物得之以生,谓之德也。阴阳和气,质成我身者,地之道也。德中之分流动,阴阳之气和亭,遂使天道无形之分,动气和亭,物得生也(萧延平说:"挽"字恐"施"字之误)。

马莳说:天非无气,而主之以理,故在我之德,天之德也。地非无德,而运之以气,故在我之气,地之气也。则吾之生,德所流,气所薄而生者也,故谓之生。

张介宾说:人禀天地之气以生。天地者,阴阳之道也。自太极而生两仪,则清阳为天,浊阴为地。自两仪而生万物,则乾知大始,坤作成物。故易曰:天地之大德曰生。《宝命全形论》曰:"人生于地,悬命于天。"然则阳先阴后,阳施阴受,肇生之德本乎天,成形之气本乎地,故天之在我者德也,地之在我者气也。德流气薄而生者,言理赋形全,而生成之道斯备矣。

张志聪说:此言人之德气,受天地之德气所生,以生精气魂魄志意智虑,故智者能全。此神智以顺天地之性,而得养生之道等。德者所得乎天,虚灵不昧,具众理应万事者也。目之视,耳之听,鼻之臭,口之味,手之舞,足之蹈,在地所生之形气也。乾知大始,坤作成物,德流气薄而生者也。

④故生之来谓之精:杨上善说:雌雄两神相搏,共成一形,先我身生,故谓之精也。

马莳说:生之来者谓之精。《易》曰:"男女媾精,万物化生。"则吾人之精,虽见于有生之后,而实由有生之初之精为之本也。

张介宾说:太极动而生阳,静而生阴,阴阳二气,各有其精。所谓精者,天之一,地之六也。天以一生水,地以六成之,而为五行之最先。故万物初生,其来皆水,如果核未实犹水也,胎卵未成犹水也,即凡人之有生,以及昆虫草木,无不皆然。《易》曰:"男女媾精,万物化生",此之谓也。

张志聪说:《决气篇》曰:"常先身生是谓精"。盖未成形而先受天一之精,故所生之来谓之精。

⑤两精相搏谓之神:杨上善说:即前两精相搏共成一形,一形之中,灵者谓之神者也,即乃身之微也。问曰,谓之神者,未知于此精中始生? 未知先有今来? 答曰:按此《内经》但有神伤、神去与此神生之言,是知来者,非曰始生。及按释教相合之时,有神气来托,则知先有,理不虚也。释故孔丘不答有知无知,量有所由。惟佛明言是可依。

马莳说:人生有阴斯有营,有阳斯有卫,营卫相搏,神斯见面,按相搏之搏音博。

张介宾说:两精者,阴阳之精也。搏,交结也。《易》曰:"天数五,地数五。五位相得而各有合"。《周子》曰:"二五之精,妙合而凝。"是皆两精相搏之谓。凡万物生成之道,莫不阴阳交而后神明见。故人之生也,必合阴阳之气,媾父母之精,两精相搏,形神乃成,所谓天地合气,命之曰人也。又《决气篇》曰:"两神相搏,合而成形,常先身生,是谓精。"按神者,灵明之化也,无非理气而已。理依气行,气从形见,凡理气所至,即阴阳之所居。阴阳所居,即神明之所在,故曰阴阳者,神明之府也。《天元纪大论》曰:"阴阳不测之谓神。"《气交变大论》曰:"善言化言变者,通神明之理。"《易》曰:"知变化之道者,其知神之所为乎?"是皆神之为义。然万物之神,随象而应，人身之神，惟心所主。故本经曰："心藏神。"又曰："心者君主之官，神明出焉。"此即吾身之元神也。外如魂魄志意五神五志之类，孰非元神所化，而统乎一心？是以心正则万神俱正，心邪则万神俱邪，迨其变态，莫可名状。如《八正神明论》曰："神乎神，耳不闻，目明心开而志先，慧然独悟，口弗能言，俱视独见，适若昏，昭然独明，若风吹云，故曰神。"《淮南子》曰："或问神，曰心，请闻之，曰潜天而天，潜地而地，天地神明而不测者也。"《黄庭经》曰："至道不烦诀有真，泥凡百节皆有神。"《金丹大要》曰："心为一身君主，万神为之听命。以故虚灵知觉，作生作灭，随机应境，千变万化，瞬息千里，梦寝百般，又能逆料未来，推测祸福，大而天下国家，小而僻陋蟀隙，无所不至。然则神至心必至，心住神亦住。"《邪客篇》曰："心者，五藏六府之大主也，精神之所舍也。心伤则神去，神去则死矣"。故曰：事其神者神去之，休其神者神居之，则凡治身者太上养神，其次养形也。

张志聪说：《平人绝谷篇》曰："神者，水谷之精气也。盖本于先天所生之精，后天水谷之精而生此神。故曰两精相搏谓之神"。

⑥随神往来者谓之魂：杨上善说：魂者，神之别灵也，故随神往来，藏于肝，名曰魂。

⑦并精而出入者谓之魄：杨上善说：魄，亦神之别灵也，并精出此而入彼，谓为魄也。

马莳说：其所谓魂者属于阳，然魂则随神而往来。其所谓魄者属于阴，然魄则并精而出入，正以精对神而言，则精为阴而神为阳，故魂属神而魄属精也。

张介宾说：精对神而言，则神为阳，而精为阴。魄对魂而言，则魂为阳而魄为阴，故魂则随神而往来，魄则并精而出入。按精神魂魄，虽有阴阳之别，而阴阳之中，复有阴阳之别焉。如神之与魄皆阳也，何谓魂随神而往来？盖神之为德，如光明爽朗，聪慧灵通之类皆是也。魂之为言，如梦寐恍惚，变幻游行之境皆是也。神藏于心，故心静则神清。魂随乎神，故神昏则魂落。此则神魂之义，可想象而悟矣。精之与魄皆阴也，何谓魄并精而出入？盖精之为物，重浊有质，形体因之而成也。魄之为用，能动能作，痛痒由之而觉也。精生于气，故气聚则精盈。魄并于精，故形强则魄壮。此则精魄之状，亦可默会而知也。然则神为阳中之阳，而魂则阳中之阴也。精为阴中之阴，而魄则阴中之阳者乎？虽然此特其阴阳之别耳。至若魂魄真境，犹有显然可鞠者，则在梦寐之际。如梦有作为而身不应者，乃魂魄之动静，动在魂而静在魄也。梦能变化而寤不能者，乃阴阳之离合，离从虚而合从实也。此虽皆魂魄之证，而实即死生之几。苟能致心如太虚，而必清必静，则梦觉死生之关，知必有洞达者矣。

张志聪说：火之精为神，水之精为精，肝为阳藏而藏魂，肺为阴藏而藏魄，故魂随神而往来，魄并阴而出入。

丹波元简说：唐孔氏曰："人之生也，始变化为形，形之灵曰魄，魄内自有阳气。气之神曰魂，魂魄神灵之名。初生时，耳目心识，手足运动，此魄之灵也，及其精神性识，渐有知觉，此则气之神也。"乐祁曰："心之精爽，是谓魂魄，魄属形体，魂属精神，精又是魄，魄是精之神，神又是魂，魂是气之神。"邵子曰："气形盛则魂魄盛，气形衰则魂魄亦从而衰，魂随气而变，魄随形而化，故形存则魄存，形化则魄散。"朱子曰："魂神而魄灵，魂阳而魄阴，魂动而魄静，生则魂载于魄，而魄检其魂，死则魂游散而归于天，魄沦坠而归于地，运用动作底是魂，不运用动作底是魄。魄盛则耳目聪明，能记忆，老人目昏耳聩，记事不得者，魄衰也。"又曰："人生则魂魄相交，死则各相离去。月之黑晕是魄，其光是魂。魂是魄之光焰，魄是魂之根柢。火是魂镜，其魄灯有光焰，物来便烧，镜虽照见，却在里面。火日外景，金水内景。火日是魂，金水是魄。阴主藏受，故魄能记忆在内，阳主运用，故魂能发用出来。二物本不相离，精聚则魄聚，气聚则魂聚，是为人物之体。至于精竭魄降,则气散魂游而无知矣。"

⑧所以任物者谓之心:马莳说:其所谓心意志思智虑,举不外于一心焉耳。故凡所以任物者谓之心。《素问·灵兰秘典论》曰:"心者君主之官,神明出焉。"则万物之伙,孰非吾心之所任者乎?

张介宾说:心为君主之官,统神灵而参天地,故万物皆其所任。

张志聪说:心为君主之官,神明出焉,故夫天地之万物,皆吾心之所任。

⑨心有所忆谓之意:杨上善说:意,亦神之用也,任物之心,有所追忆,谓之意也。

张介宾说:忆,思忆也。谓一念之生,心有所向而未定者曰意。李云:"心已起而未有定属者意也。"

⑩意之所存谓之志:杨上善说:志,亦神之用也,所忆之意,有所专存,谓之志也。

张介宾说:意之所存,谓意已决而卓有所立者曰志。

丹波元简说:《甲乙》"意"下"之"字作"有"。李云:"意已决而确然不变者志也。"

⑪因志而存变谓之思:杨上善说:思,亦神之用也。专存之志,变转异求,谓之思也。

张介宾说:因志而存变,谓意志虽定,而复有反复计度者曰思。

⑫因思而远慕谓之虑:杨上善说:虑,亦神之用也。变求之思,逆慕将来,谓之虑也。

张介宾说:深思远慕,必生忧疑,故曰虑。

⑬因虑而处物谓之智:杨上善说:智,亦神之用也。因虑所知,处物是非,谓之智也。

张介宾说:疑虑既生,而处得其善者曰智。按此数者,各有所主之藏,今皆生之于心,此正诸藏为之相使,而心则为之主宰耳。

⑭故智者之养生也:杨上善说:神之所用,穷在于智,故曰智者之养生也。

⑮必顺四时而适寒暑:杨上善说:智者养生要有之道,春夏养阳,使适于暑也;秋冬养阴,使适于寒。

⑯和喜怒而安居处:杨上善说:喜怒所生,生于居处,智者发而中节,故因以和安也。

⑰节阴阳而调刚柔:杨上善说:阴以致刚,阳以起柔,两者有节,则刚柔得矣。

⑱故智者之养生也,必顺四时而适寒暑,和喜怒而安居处,节阴阳而调刚柔,如是则僻邪不至,长生久视:杨上善说:智者行和节养之道,则五养神安,六府气调,经脉用营,腠理密致,如此疵疠,元本不生,八正四邪,无由得至,自斯已往,或齐天地,莫见冬扸,或类彭年,长生久视也(萧延平说:"五养"恐系"五藏"之误,"冬扸"二字未详,因原抄如是,故仍之)。

马莳说:由是而心有所忆者意也,意有所存者志也,志有所变者思也,思有所慕者虑也,虑有所处者智也。此十三者,愚人则伤之,智者善于养生,上顺天时,下尽人事,如能节阴阳而调刚柔,所以邪僻不至,而能长生久视于天地间也。

张介宾说:此言四时也,寒暑也,喜怒也,居处也,皆明显易晓,惟节阴阳调刚柔二句,其义最精,其用至博,凡食息起居,病治脉药,皆有最切于此而不可忽者。欲明是理,当求《易》义而渐悟之。

张志聪说:心有所忆者意也,意之所存者志也,志有所变者思也,思有所慕者虑也,虑有所处者智也,此皆心神之运用,故智者顺承天地之性,而得养生之道也。

是故怵惕①思虑者则伤神,神伤则恐惧流淫而不止②,因悲哀动中者竭绝而失生③,喜乐者神惮散而不藏④,愁忧者气闭塞而不行⑤,盛怒者迷惑而不治⑥,恐惧者神荡惮而不收⑦。心怵惕思虑则伤神⑧,神伤则恐惧自失,破䐃脱肉⑨,毛悴色夭,死于冬⑩。脾愁忧而不解则伤意,意伤则悗乱⑪,四肢不举⑫,毛悴色夭,死于春⑬。肝悲哀动中则伤魂⑭,魂伤则狂妄不精⑮,不精则不正当人⑯,阴缩而挛⑰筋⑱,两胁骨不举⑲,毛悴色夭,死于秋⑳。肺喜乐无极则伤魄㉑,魄伤则狂,狂者意不存人,皮革焦㉒,毛悴色夭,死于夏㉓。肾盛怒而不止则伤志㉔,志伤则喜忘其前言,腰脊不可以俛仰屈伸㉕,毛悴色夭,死于季夏㉖。恐惧而不解则伤精㉗,精伤则骨酸痿厥,精时自下㉘,是故五藏主藏精者也㉙,不可伤,伤则失守而阴虚,阴虚则无气,无气则死矣㉚。是故用针者察观病人之态,以知精神魂魄之存亡得失之意,五者以伤㉛,针不可以治之也㉜。

【本段提纲】 马莳说:此言伤五神者,必伤五藏而危也。心藏神,脾藏意,肝藏魂,肺藏魄,肾藏精与志,是之谓五神藏也。

【集解】

①怵惕:史崧说:怵惕,上耻律切,下他的切,悚惧也。

②神伤则恐惧流淫而不止:杨上善说:怵惕思虑,多伤于心,神伤无守,所为不固也。

张介宾说:此节言情志所伤之为害也。怵,恐也。惕,惊也。流淫,谓流泄淫溢,如下文所云恐惧而不解则伤精,精时自下者是也。思虑而兼怵惕,则神伤而心怯,心怯则恐惧,恐惧则伤肾,肾伤则精不固。盖以心肾不交,故不能收摄如此。

张志聪说:此承上文而言思虑志意,皆心之所生,是以思虑喜怒悲忧恐惧皆伤其心藏之神气。

丹波元简说:《甲乙》"止"作"正"。

③因悲哀动中者竭绝而失生:杨上善说:人之悲哀动中,伤于肝魂,肝魂泪竭,筋绝失□也(萧延平说:"失"下原缺一字,据经文应作"生")。

张介宾说:悲则气消,悲哀太甚,则胞络绝,故致失生。竭者绝之渐,绝则尽绝无余矣。

④喜乐者神惮散而不藏:杨上善说:喜乐志达气散,□于肺魄,故精不守藏也。惮,立安反,牵引也。

张介宾说:喜发于心,乐散于外,暴喜伤阳,故神气惮散而不藏。惮,惊惕也。

⑤愁忧者气闭塞而不行:杨上善说:愁忧气结,伤于脾意,故闭塞不行也。

张介宾说:愁忧则气不能舒,故脉道为之闭塞。

⑥盛怒者迷惑而不治:杨上善说:盛怒气聚,于了肾志,故迷惑失理也。

张介宾说:怒则气逆,甚者必乱,故致昏迷,惶惑而不治。不治,乱也。

⑦恐惧者神荡惮而不收:杨上善说:右肾命门藏精气,恐惧惊荡,则精气无守,而精自下,故曰不收。

张介宾说:恐惧则神志惊散,故荡惮而不收。上文言喜乐者,神惮散而不藏,与此稍同。但彼云不藏者,神不能持而流荡也,此云不收者,神为恐惧而散失也。所当详辨(丹波元简说:《甲乙》注云,"不收"《太素》作"失守")。

钱熙祚说:林亿校《甲乙经》云,《太素》"不收"作"失守"。

⑧心怵惕思虑则伤神:杨上善说:心,藏也。怵惕,肾来乘心也。思虑,则脾来乘心。二邪乘甚,故伤神也。

⑨破䐃脱肉:杨上善说:神为其主,故伤神则反伤右肾,故恐惧自失也,亦反伤脾,故破䐃脱

肉也。

⑩毛悴色夭,死于冬:杨上善说:毛悴,肺伤也。色夭,肝伤也。以神伤则五藏皆伤也。冬,火死时也。

马莳说:心因怵惕思虑则伤神,神伤则心虚,而肾来侮之。肾在志为恐,所以恐惧流淫而不止也。惟其恐惧自失,故䐃破肉脱,毛悴色夭,而死于冬何也?以水克火也。

张介宾说:此下言情志所伤之病,而死各有时也。心藏神,神伤则心怯,故恐惧自失。䐃者,筋肉结聚之处。心虚则脾弱,故破䐃脱肉。毛悴者,皮毛憔悴也。下文准此。色夭者,心之色赤,欲如白裹朱,不欲如赭也。火衰畏水,故死于冬。

张志聪说:此分论七情伤五藏之神志。思虑,脾之情也,如心因怵惕思虑,则伤心藏之神,神伤则不能主持,而恐惧自失矣。脾主土而主肌肉。肺主气而主皮毛。肉之膏肥曰䐃。色者,气之华也。䐃肉者,地所成之形也。毛色者,天所生之气也。破䐃脱肉,毛悴色夭,天地所生之命绝矣。死于冬者,五行之气,死于四时之胜克也。开之曰:"心思虑伤神者,脾志并于心也,余藏同。"

⑪意伤则悗乱:陆懋修说:悗,母本切。《庄子·大宗师篇》:"悗乎忘其言也。"《释文》引李注:"悗,废忘也。"又与懑通。《说文》:"懑烦也。"《甲乙经》作"闷"。

⑫四肢不举:杨上善说:肺来乘脾,故忧愁不已伤意,发狂悗乱,并脾病四肢不举也。

⑬脾愁忧而不解则伤意,意伤则悗乱,四肢不举,毛悴色夭,死于春:杨上善说:春,土死时也。问曰脾主愁忧。又云精气并于肝则忧,即肝为忧也。《素问》云:心在变动为忧,即心为忧也。肺在志为忧也,即肺为忧。其义何也?答曰:脾为四藏之本,意主愁忧。故心在变动为忧,即意之忧也。或在肺志为忧,亦意之忧也。若在肾志为忧,亦是意之忧也。故愁忧所在,皆属脾也。(萧延平说:心之忧在心变动,肺之忧在肺之志,详《素问·阴阳应象大论》《新校正》引杨注。又见《甲乙经·精神五藏论》所引杨注。按《甲乙经》云:肝之与肾,脾之与肺,互相成也。脾者土也,四藏皆受成等。故恐发于肝而成于肾,爱发于脾而成于肝。又云:心之与肺,脾之与心,亦互相成也。故喜变于心而成于肺,思发于脾而成于心,一过其节,二藏俱伤,此经互言其义耳。又《新校正》谓:《甲乙经》具有此说,取五志迭相胜而为言,各举一则义俱不足,两见之则互相成义也)。

马莳说:脾因愁忧而不解,则气闭塞而不行,遂伤意,意为脾之神也。意伤则闷乱,四肢不举,脾主四肢也。至于毛悴色夭而死于春,何也?以木克土也。

张介宾说:忧本肺之志而亦伤脾者,母子气通也。忧则脾气不舒,不舒则不能运行,故悗闷而乱。四肢皆禀气于胃而不得至经,必因于脾,乃得禀也,故脾伤则四肢不举。脾色之夭者,黄欲如罗裹雄黄,不欲如黄土也。土衰畏木,故死于春。

张志聪说:忧愁,肺之情也,如脾因忧愁不解,则伤脾藏之意,意伤则悗乱而四肢不举,盖意乃心之所生,而脾主四肢也。

⑭肝悲哀动中则伤魂:杨上善说:肝藏也,悲哀太甚伤肝,故曰动中。肝伤则魂伤。

⑮魂伤则狂妄不精:钱熙祚说:原刻"妄"误作"忘",依《甲乙经》改。

⑯不精则不正当人:杨上善说:魂既伤已,肝肾亦伤,故□□及□不精,不敢当人也。

⑰挛:陆懋修说:挛,吕员切,《说文》:"挛,系也。"《素问·皮部论》:"寒多则筋挛。"注:"挛,急也。"

⑱阴缩而挛筋:顾观光说:《脉经》作"狂妄不精不敢正当人。"林亿校云,一作"其精不守令

人阴缩。"又《脉经》"挛筋"二字倒。

⑲两胁骨不举:杨上善说:肝足厥阴脉环阴器,故魂肝伤,宗筋缩也。肝又主诸筋,故挛也。肝在两胁,故肝病两胁骨举也。

⑳肝悲哀动中则伤魂,魂伤则狂妄不精,不精则不正当人,阴缩而挛筋,两胁骨不举,毛悴色夭,死于秋:杨上善说:秋,木死时也。

马莳说:肝因悲哀动中则伤魂,魂伤则善狂善忘而不精爽,其志向亦不正,其人当阴缩而筋挛,其两胁骨当不举,渐至竭绝而失生。毛悴色夭而死于秋何也? 以金克木也。

张介宾说:肝藏魂,悲哀过甚则伤魂,魂伤则为狂为忘而不精明,精明失则邪妄不正。其人当阴缩筋挛,两胁骨不举者,皆肝经之败也。肝色之夭者,青欲如苍璧之泽,不欲如蓝也。木衰畏金,故死于秋。

张志聪说:悲哀肺之情也,如肝因悲哀动中,则伤肝藏所藏之魂,魂伤则狂妄不精。盖肝者将军之官,谋虑出焉,肝志伤则不能处事精详矣。胆为中正之官,决断出焉,藏气伤,则府亦不正,而无决断矣。肝主筋而脉络阴器,阴缩筋挛,胁骨不举,情志伤而及于形也。玉师曰:"胆附于肝,藏府相通,惟肝胆最为亲切。"

丹波元简说:《甲乙》作"狂妄,其精不守,令人阴缩而筋挛。"李云:"悲哀亦肺之志,而伤肝者,金伐木也。"

㉑肺喜乐无极则伤魄:杨上善说:肺,藏也。喜乐,心喜乘肺,无极伤魄也。

㉒魄伤则狂,狂者意不存人,皮革焦:杨上善说:魂伤则伤藏,故发狂病也。以乐荡神,故狂病意不当人。又肺病,皮革焦也。

㉓毛悴色夭,死于夏:杨上善说:夏,金死时也。

马莳说:肺因喜乐无极则伤魄,魄伤则神惮散而不藏,不藏则狂。狂者意不存,脾本藏意而母气亦衰,故意不存也。其人皮革当焦,毛悴色夭而死于夏何也? 以火克金也。

张介宾说:喜本心之志,而亦伤肺者,暴喜伤阳,火邪乘金也。肺藏魄,魄伤则神乱而为狂。意不存人者,傍若无人也。五藏之伤无不毛悴,而此独云皮革焦者,以皮毛为肺之合,而更甚于他也。肺色之夭者,白欲如鹅羽,不欲如盐也。金衰畏火,故死于夏。

张志聪说:喜乐,心之情也,如肺因喜乐无极,则伤肺藏之魄,魄伤则狂。狂者意不存,意者心之发,盖喜乐无极,则神亦惮散而不存矣。肺主皮毛,故人皮革焦。

丹波元简说:《甲乙》作"意不存其人"。其人接下句似是。

㉔肾盛怒而不止则伤志:杨上善说:肝来乘肾,故不已伤志也。

㉕腰脊不可以俛仰屈伸:杨上善说:肾志伤,故喜忘。肾在腰脊之中,故肾病不可俛仰屈伸也。

顾观光说:《脉经》"腰脊"下有"痛"字。

㉖毛悴色夭,死于季夏:杨上善说:季夏,水死时也。

马莳说:肾盛怒而不止,则迷惑而不治,遂伤志,以肾藏志也。志伤则前言易忘,及腰脊不可以俛仰屈伸。又恐惧而不解,则神荡散而不收,及伤精,以肾又藏精也。精伤则骨痿,而为痿为厥。以肾主骨,而痿厥皆成于下也。其精时或自下,至于毛悴色夭而死于季夏何也? 以土克水也。

张介宾说:怒本肝之志,而亦伤肾者,肝肾为子母,其气相通也。肾藏志,志伤则意失而善忘其前言也。腰脊不可俛仰屈伸者,腰为肾之府也。肾色之夭者,黑欲如重漆色,不欲如地苍也。水衰畏土，故死于季夏。

张志聪说：怒者肝之情也，如肾盛怒不止，则伤肾藏之志，志伤则喜忘其前言。夫神志相合，喜忘者神志皆伤也。腰者肾之府也，故腰脊不可以俛仰屈伸。夫脾志并于心，肺志并于脾，肝气并于肾，乃子气并于母也。肺志并于肝，心志并于肺，受所不胜之相乘也。《平脉篇》曰：水行乘火，金行乘木，名曰纵。水行乘金，火行乘木，名曰逆。盖母乘子者顺，子乘母者逆也。相生者顺，相克者逆，逆则伤矣。

㉗恐惧而不解则伤精：杨上善说：恐惧起自命门，故不解伤精也。

㉘精伤则骨酸痿厥，精时自下：杨上善说：精为骨髓之液，故精伤则骨酸痛及骨痿也。

张介宾说：此亦言心肾之受伤。盖盛怒虽云伤肾，而恐惧则伤肾藏之本志，恐则气下而陷，故能伤精。肾主骨，故精伤则骨酸。痿者，阳之痿。厥者，阳之衰。命门不守，则精时自下，是虽肾藏受伤之为病，然《邪气藏府病形篇》曰："愁忧恐惧则伤心"。上文曰："神伤则恐惧流淫而不止"义与此通。

丹波元简说：李云："此亦肾伤也，特伤于本藏之志，为异于前耳，闭藏失职，则不因交感，而精自下。"

张志聪说：恐伤肾，故恐惧不解，则伤肾藏之精。肾主骨，故精伤则骨酸痿厥。精时自下者，藏气伤而不能藏也。

㉙是故五藏主藏精者也：杨上善说：人肾有二，左为肾藏，右为命门。命门藏精，精者五藏精液，故五藏藏精。

㉚阴虚则无气，无气则死矣：杨上善说：五藏之神不可伤也，伤五神者则神去无守，藏守失也。六府为阳，五藏为阴，藏无神守，故阴虚也。阴藏气无，遂致死也。故不死之道者，养五神也。人皆怵惕思虑，则以伤神。悲哀动中，日亡魂性。喜乐无极，神魂散扬。愁忧不解，志意悗乱。盛怒无止，失志多忘。恐惧惊神，伤精痿骨。是以千端之祸，害此一生。终以万品欲情，浇乱真性，仍服金石贵宝，摧斯易生之躯。多求神仙芳草，日役百年之命。昔彭聃以道怡性，寿命遐长，秦武采药求仙，早升霞气。故广成子语黄帝曰：来，吾语汝。至道无视无听，抱神以静，形将自正也。必静必清，无劳汝形，无摇汝精，心无所知，神将守形，可以长生。故我修身千二百岁，人皆尽死，而我独存。得吾道者，上为皇，下为王。失吾道者，上见光，下为土。是知安国安人之道，莫大怡神。亡神、亡国之灾，无出情欲。故岐伯以斯至道，上答黄轩，述千古之遗风，极万叶之荼苦也。

马莳说：是故五藏皆有气，则各有精，而五藏各有以藏之，伤则失守而阴气虚，以五藏皆属阴也。阴虚则五藏无气，所以随时而死耳。

张介宾说：此总结上文而言五藏各有其精，伤之则阴虚，以五藏之精皆阴也。阴虚则无气，以精能化气也。气聚则生，气散则死，然则死生在气，而气本于精，故《阴阳应象大论》曰："年四十而阴气自半者。"正指此"阴"字为言也。

张志聪说：火之精为神，水之精为志，上节论伤肾藏之志，此论伤肾藏之精，盖魂魄智意，本于心肾精神之所生，故首言怵惕思虑者则伤神，末言恐惧而不解则伤精，神生于精，而精归于神也。夫水谷入胃，津液各走其道，酸先入肝，苦先入心，甘先入脾，辛先入肺，咸先入肾。五藏主藏水谷之精者也。神气生于精，故五藏之精不可伤，伤则失守而阴虚，阴虚则神气绝而死矣。

㉛五者以伤：钱熙祚说：《甲乙经》"以"作"已"，二字古通。

㉜五者以伤，针不可以治之也：杨上善说：上古但有汤液之为而不用针，至黄帝贼邪伤物，

故用针石,并药灸等杂合行之,以除疾病。疗病之要,必本其人,五神存亡,可得可失,死生之意,然后命诸针药,以行调养。若其人纵逸,五神以伤,愚医不候神气存亡,更加针药,必其早天,不待时也。

马莳说:是故用针者,当察观病人之态,以知精神魂魄意志,或存或亡,或得或失。若五神巳伤,则毛悴色天,死期将至,针不能以治之也。《素问·五藏别论篇》曰:"病不许治者,病不必治,治之无功矣。"愚思针不可妄用,则药亦不可妄投矣。

张介宾说:此承篇首之问而言。凡用针者,必当察病者之形态,以酌其可刺不可刺也。设或五藏精神巳损,必不可妄用针矣。故《五阅五使篇》曰:"血气有余,肌肉坚致,故可苦以针。"《邪气藏府病形篇》曰:"诸小者阴阳形气俱不足,勿取以针,而调以甘药也。"《根结篇》曰:"形气不足,病气不足,此阴阳气俱不足也,不可刺之。"观此诸篇之训,可见针能治有余,而不可治虚损明矣。凡用针者,当知所慎也。

张志聪说:是故用针者,察观病人之态,以知精神魂魄之存亡,意之得失。五者巳伤,针不可以治之矣。故当顺天之性,以调养其精神焉。玉师曰:恐惧不解则伤精,先天之精也。五藏主藏精者,后天水谷之精也。神气皆生于精,故曰阴虚则无气。

　　肝藏血,血舍魂,肝气虚则恐,实则怒①。脾藏营,营舍意,脾气虚则四肢不用,五藏不安,实则腹胀,泾溲不利②。心藏脉,脉舍神,心气虚则悲,实则笑不休③。肺藏气,气舍魄,肺气虚则鼻息不利④,少气。实则喘喝⑤胸盈仰息⑥。肾藏精,精舍志,肾气虚则厥,实则胀,五藏不安⑦。必审五藏之病形,以知其气之虚实,而谨调之也⑧。

【本段提纲】　马莳说:此言五脏有虚实,而其病形亦异也。

【集解】

①肝藏血,血舍魂,肝气虚则恐,实则怒:杨上善说:肝心脾肺肾谓之五藏,藏精气也。血脉营气精谓之五精气,舍五神也。肝主于筋,人卧之时,血归于肝,故魂得舍血也。肾为水藏,主于恐惧。肝为木藏,主怒也。水以生木,故肝子虚者,肾母乘之,故肝虚恐也。

马莳说:人身之血藏于肝,(《素问·五藏生成篇》云:"人卧血归于肝。")而血为魂之舍,惟肝气虚则为恐,实则为怒。

张介宾说:《宣明五气论》曰:"肝藏魂。"《五藏生成篇》曰:"人卧则血归于肝。"《调经论》曰:"肝藏血,血有余则怒,不足则恐。"

张志聪说:肝者将军之官,故气虚则恐,气实则怒。

②脾藏营,营舍意,脾气虚则四肢不用,五藏不安,实则腹胀,泾溲不利:杨上善说:溲,小留反。营,肉血也。脾主水谷,藏府之主,虚则阳府四肢不用,阴藏不安。实则胀满及女子月经并大小便不利,故以他乘致病也。

马莳说:人之营气藏于脾,而营则为意之舍,惟脾气虚则四肢不用,及五藏不安,以脾主四肢,而脾为五藏之主也。实则腹胀,经溲不利,以脾之脉行于腹,而土邪有余,故小便不利。

张介宾说:营出中焦,受气取汁,变化而赤是谓血,故曰脾藏营。营舍意,即脾藏意也。脾虚则四肢不用,五藏不安,以脾主四肢,而脾则为五藏之原也。太阴脉入腹络胃,故脾实则腹胀经溲不利。《调经论》曰:"形有余则腹胀经溲不利。""经"当作"泾"。

张志聪说:脾主四肢,故虚则四肢不用。土灌四藏,是以五藏不安。腹乃脾土之郭郭,故实则腹胀,经溲不利者,不转输其水也。

丹波元简说:《甲乙》"经"作"泾"。《厥论》亦作"泾"。

钱熙祚说:原刻泾作经,依《甲乙经》改,与《素问·调经论》注引此文合,《素问》注又云:"泾,大便。溲,小便。"

陆懋修说:《素问·调经论》:"形有余则腹胀,泾溲不利。"注:"泾大便,溲小便也。"林校据杨上善云:"泾作经,妇人月经也。"

③心藏脉,脉舍神,心气虚则悲,实则笑不休:杨上善说:肝为木藏,主悲哀也。心为火藏,主于笑也。木以生火,故火子虚者,木母乘之,故心虚悲者也。

马莳说:人之脉藏于心,而脉则为神之舍,惟心气虚则悲,实则笑不休。

张介宾说:《宣明五气篇》曰:"心主脉。"《调经论》曰:"心藏神,神有余则笑不休,神不足则悲。"

张志聪说:夫神慈则悲,喜无心志,故心气虚则悲盛,实则笑不休。

④肺气虚则鼻息不利:钱熙祚说:原作鼻塞不利,依《素问·调经论》注引此文改。下文喘喝胸盈仰息方是鼻息不利之症,与此相反对也。《甲乙经》作"鼻息不利",亦是浅人妄改。

⑤实则喘喝:陆懋修说:喘,昌兖切,《说文》:"喘疾息也。"喝,于犗切。《玉篇》:"嘶声。"《后汉书·张酺传》:"声音流喝。"注引《广苍》:"喝声之幽也。"本经《经脉篇》:"喝喝而喘。"《金匮方论》:"蚀于上部则声喝。"

⑥肺藏气,气舍魄,肺气虚则鼻息不利,少气。实则喘喝胸盈仰息:杨上善说:肺主五藏谷气,亦不受他乘,故虚则喘息利而少气,实则胸满息难也。

马莳说:人之气藏于肺,而气则为魄之舍,惟肺气虚则鼻塞不利且少气。(《素问·五藏别论》云:"心肺有病而鼻为之不利也。")实则喘喝,其胸必盈,而息则首仰也。

张介宾说:喘喝者,气促声粗也。胸盈,胀满也。仰息,仰面而喘也。《宣明五气篇》曰:"肺藏魄。"《经调论》曰:"气有余则喘咳上气,不足则息利少气。"

张志聪说:肺主气以司呼吸,故肺气虚则鼻塞不利少气,实则喘喝胸满而不得偃息也(丹波元简说:《甲乙》"盈"作"凭",注云:《九墟》作"盈")。

⑦肾藏精,精舍志,肾气虚则厥,实则胀,五藏不安:杨上善说:肺为金藏,主于狂厥。肾为水藏,主于水胀。五藏不安,金以生水,故水子虚者,金母乘之,故狂厥逆也。

马莳说:人之精藏于肾,而精则为志之舍。惟肾气虚,则为厥证;实则胀,以肾脉行于小腹也。其五藏不安,盖脾肾为胀,皆五藏不安,以胀则自不能安也。

张介宾说:《九针论》曰:"肾藏精,志也。"《调经论》曰:"肾藏志,志有余则腹胀飧泄,不足则厥。"

张志聪说:肾为生气之原,故虚则手足厥冷,肾者胃之关也,故实则关门不利而为胀矣。

⑧必审五藏之病形,以知其气之虚实,而谨调之也:杨上善说:医疗之道,先识五藏气之虚实及知虚实所生之病,然后命乎针药,谨而调之。

马莳说:凡五藏之病形如此,当知各藏之气,虚实为病,然后可以调之,而调之又不可不谨也。

张介宾说:此与前《本神》原属同篇,彼言情志损伤,此分五藏虚实。故凡五藏有不安者,必审其病形虚实情志所属,乃可随其藏以调之。此总结前章而言其治法也。

张志聪说:此五藏之气,各有太过不及,而不安和,当审其所见之气而调之也。

《本神第八》今译

　　黄帝问岐伯说：凡采用针刺方法时，必须以神气为根本。血、脉、营、气、精、神都藏在五脏中，在生活方面失去节制，过度放纵，就会使五脏精气失藏，以致魂魄飞扬，意志恍惚迷乱，失去理智和考虑问题的能力，这是什么原因呢？是天降的罪过呢？还是病人自己的过失呢？什么叫德、气、生、精、神、魂、魄、心、意、志、思、智、虑？请问其中的道理。

　　岐伯回答说：天赋予人的是德，地赋予人的是气，天地德气交感而有生命的发生。生命的原始物质叫作精，阴阳两精相搏而形成的生命力叫作神；随着神气往来的称作魂；并随精气而出入的叫作魄；具有支配指使事物功能的总中枢称作心；心有所追忆的称作意；意念久存就是志；为实现志向，反复思考的叫作思；在思考的基础上估计事物的变化称作虑；因深谋远虑妥善处理事物的就称作智。所以明智的人养生之道，必顺应四时气候，适应寒暑变化，调和阴阳刚柔，这样邪气就不能侵犯，从而健康长寿。

　　所以惊恐、思虑太过就会伤神气，神气受伤就会使人心怯恐惧，恐惧伤肾，精液不藏，可致精液遗泄不止。悲哀太过而动伤内脏，可使脏气逐渐衰竭，甚至丧失生命。喜乐太过，可使神气外散而不能收藏。忧愁太过，会使气机闭塞不通。大怒，木火太盛，神明被扰，可见神志惑乱不能自治。恐惧过度，神气散荡，不能收敛。

　　惊恐及思虑过度可损伤心神，心神受伤则心怯恐惧，使自己失去控制的能力，并且肌肉消瘦，毛发憔悴，肤色枯槁，到了冬季病情加重就会死亡。忧愁太过，而日久不解，可以损伤脾意，意气受伤则心胸烦闷，四肢无力，毛发憔悴，肤色枯槁，到了春季病情加重就会死亡。悲哀太过会伤内脏而损肝魂，魂伤可使人发狂，神志不精明，言行不当，前阴收缩，筋肉拘挛，两胁肋骨不能上举，毛发憔悴，肤色枯槁，到了秋季病情加重就会死亡。喜乐太过就会损伤肺魄，魄受伤就会使人发狂乱，好像旁若无人一样，皮肤干燥，毛发憔悴，颜色枯槁，到了夏季病情加重就会死亡。大怒不止会使肾志受伤，志受伤就会记忆减退，好忘前言，腰脊不能俯仰屈伸，毛发憔悴，肤色枯槁，到了夏季病情加重就会死亡。恐惧日久不解就会伤精，精受伤可致骨骼酸痛，四肢痿厥，精液自溢。因为五脏藏精，不能受伤，受伤就会使精气散失不能内守，从而发生阴虚，阴虚不能化生阳气，阳气不能产生，生命就会停止。因此用针刺治病时，应详细观察患者的状态，以测知病人精、神、魂、魄的存在或消亡，从而了解五脏精气的盛衰，如果五脏的精气均受伤，就不是针刺所能治疗的了。

　　肝贮藏血液，魂居肝血之中，肝气虚则恐惧，肝气盛则怒。脾藏营气，意居营气之中，脾气虚则四肢无力，五脏均不安和，脾气壅盛则腹胀，二便不利。心主身之血脉，神居血脉之中，心气虚则产生悲哀，心气盛且有余，就会使人大笑不止。肺主一身之气，魄居肺气之中，肺气虚则鼻塞呼吸不利而短气，肺气壅盛，就会使呼吸急促喘息有声，胸满仰息。肾贮藏阴精，志居肾精之中，肾气虚则四肢厥冷，肾有实邪可致水停腹胀，并波及五脏失调。所以当治疗的时候，必须详细观察五脏的病态变化，以了解各种脏的虚实，谨慎而周密地加以调理。

终　始　第　九①

①终始第九:伯坚按:本篇和《甲乙经》《黄帝内经太素》《类经》三书的篇目对照,列表于下:

灵　枢	甲　乙　经	黄帝内经太素	类　经
终始第九	卷二——十二经脉络脉支别第一上 卷五——针灸禁忌第一上 卷五——针道终始第五 卷七——阴衰发热厥阳衰发寒厥第三	卷十四——人迎脉口诊篇 卷二十二——三刺篇	卷二十——四盛关格之刺(针刺类二十八) 卷十九——候气(针刺类十六·六) 卷十九——阴阳虚实补泻先后(针刺类八·一) 卷二十二——刺四肢病(针刺类五十一·一) 卷二十一——刺头项七窍病(针刺类四十四·十四) 卷二十二——刺四肢病(针刺类五十一·二) 卷十九——阴阳虚实补泻先后(针刺类八·二) 卷二十二——刺诸病诸痛(针刺类五十三·十) 卷二十——四时之刺(针刺类十八·五) 卷二十二——刺诸病诸痛(针刺类五十三·十一) 卷二十二——刺厥痹(针刺类五十·一) 卷二十二——久病可刺(针刺类五十二·二) 卷二十二——得气失气在十二禁(针刺类六十二) 卷十八——十二经终(疾病类九十七)

【释题】　马莳说:终始本古经篇名,而伯乃述之,故前《根结篇》有云:"九针之玄,要在终始。"此又曰:"毕于终始。"故知其为古经篇名也。按无起句,当同前篇,俱为岐伯言也。

【提要】　本篇主要讲针刺疗法的一些技术。首先讲切脉,根据人迎脉口的脉象来决定疾病所在的部位。继则讲补泻的原则。其次讲针刺的部位和深浅。再次讲外、内、醉、怒、劳、饱、饥、渴、惊、恐、专步十二禁。末了讲六经脉终结时呈现一些什么症状。

凡刺之道,毕于终始,明知终始,五藏为纪,阴阳定矣。阴者主藏,阳者主府,阳受气于四末,阴受气于五藏①。故泻者迎之,补者随之,知迎知随,气可令和②。和气之方,必通阴阳③。五藏为阴,六府为阳。传之后世,以血为盟,敬之者昌,慢之者亡,无道行私,必得夭殃④。

【集解】

①阴者主藏,阳者主府,阳受气于四末,阴受气于五藏:杨上善说:阴气主于五藏,在内。阳气主于六府,在外也。

马莳说:藏为阴,府为阳;阳在外受气于四肢,阴在内受气于五藏。

张介宾说:手足三阴,俱主五藏。手足三阳,俱主六府。

杨上善说:清阳实于四肢,浊阴者走于六府,故阳受气于四末也。清阴起于五藏,浊阴者营于四肢,故阴受气于五藏也。

张介宾说:阳主外,故受气于四末。阴主内,故受气于五藏。四末,手足末也。

②故泻者迎之,补者随之,知迎知随,气可令和:马莳说:因其气之来而迎之者,泻之法也。因其气之往而随之者,补之法也。知迎随为补泻,则阴阳诸经之气,可和调矣。

张介宾说:迎者,迎其来而夺之。随者,随其去而济之。

张志聪说:《五运行论》曰:东方生风,风生木,木生酸,酸生肝。南方生热,热生火,火生苦,苦生心。夫风寒暑湿燥热,天之六气也。木火土金水,地之五行也。天食人以五气,地食人以五味,是天之六气,化生地之五行五味,五行五味,以生人之五藏。五藏内合六府,以应地之五行,外合六经,以应天之六气。故曰:明知终始,五藏为纪,谓人之五藏,本于五行之化也。请言终始,经脉为纪,平与不平,天道毕矣。谓人之经脉,应天之六气也。末结曰:太阳之脉,其终也,戴眼反折。太阴终者,腹胀不得息,是人之阴阳血气,始于地之五行,天之六气所生,而终于地之六经,天之六气也。故曰其生五,其数三,谓生于五行而终于三阴三阳之数也。阴者主藏,阳者主府,藏府阴阳之相合也。阳受气于四末,阳受天气于外也。阴受气于五藏,阴受地气于内也。故泻者迎之,迎阴气之外出也。补者随之,追阳气之内交也。故曰知迎知随,气可令和,和气之方,必通阴阳。

③和气之方,必通阴阳:杨上善说:故补泻之道,阴阳之气,实而来者,迎而泻之,虚而去者,随而补之,人能知此随迎补泻之要,则阴阳气和,有疾可愈也。

④传之后世,以血为盟,敬之者昌,慢之者亡,无道行私,必得夭殃:杨上善说:敬其传方,令守道去私也。

张介宾说:不明至道,而强不知以为知,即无道行私也。伐人长命,殃必及之,天道不爽,当知所畏。

谨奉天道,请言终始①,终始者,经脉为纪②,持其脉口人迎,以知阴阳,有余不足,平与不平,天道毕矣③。

所谓平人者不病,不病者脉口人迎应四时也④,上下相应而俱往来也⑤,六经之脉不结动也⑥,本末之相遇⑦,寒温之相守司也⑧,形肉血气必相称也,是谓平人⑨。

少气者脉口、人迎俱少而不称尺寸也,如是者则阴阳俱不足⑩,补阳则阴竭,泻阴则阳脱,如是者可将以甘药,不可饮以至剂⑪,如此者弗灸,不已者因而泻之,则五藏气坏矣⑫。

【本段提纲】 马莳说:此言持寸口人迎之脉,可以别平人与病人,而病人之少气者,宜调以甘药,而不宜施以针灸也。

【集解】

①谨奉天道,请言终始:杨上善说:言其奉诚,因请五藏终始之纪也。

②终始者,经脉为纪:马莳说:请言《终始篇》之义,凡以《经脉篇》为之纲纪耳。盖右手寸部曰脉口,左手寸部曰人迎,持其脉以诊之,则阴阳诸经之虚实平否,皆可奉天道以知之矣。

张介宾说:天道阴阳,有十二辰次为之纪;人身血气,有十二经脉为之纪。循环无端,终而复始,故曰终始。

张志聪说:谨奉天道,请言终始者,谓阴阳经脉应天之六气也。夫血脉本于五藏,五行之所生,而外合于阴阳之六气,有生始而有经终。故曰,终始者,经脉为纪也。

③持其脉口人迎，以知阴阳，有余不足，平与不平，天道毕矣：杨上善说：五藏终始纪者，谓经脉也。欲知经脉为终始者，可持寸口人迎动脉，则知十二经脉终始，阴阳之气有余不足也。

张介宾说：脉口在手，太阴脉也，可候五藏之阴。人迎在颈，阳明脉也，可候六府之阳。人之血气经脉，所以应天地阴阳之盛衰者，毕露于此，故曰天道毕矣。

张志聪说：持其脉口人迎，以知阴阳有余不足，平与不平，盖诊其脉以候其气也。

④不病者脉口人迎应四时也：杨上善说：春夏人迎微大寸口，秋冬寸口微大人迎，即应四时也。

⑤上下相应而俱往来也：杨上善说：人迎在结喉两旁，故为上也。寸口在两手关上，故为下也。上下虽别，皆因呼吸而动，故俱往来也。往谓阳出，来谓阴入也。往来虽别异，同时而动，故曰俱也。

⑥六经之脉不结动也：杨上善说：阴阳之脉俱往来者，即三阴三阳经脉动而不结。

⑦相遇：钱熙祚说：原刻脱此二字，依《甲乙经》补。

⑧寒温之相守司也：杨上善说：春夏是阳，用事时温，人迎为本也。秋冬是阴，用事时寒，脉口为本也。其二脉不来相乘，复共保守其位，故曰相守司也。

⑨所谓平人者不病，不病者脉口人迎应四时也，上下相应而俱往来也，六经之脉不结动也，本末之相遇，寒温之相守司也，形肉血气必相称也，是谓平人：马莳说：所谓平人者，不病之人也。春夏人迎微大，秋冬脉口微大，与四时相应。又俱往俱来，与尺寸相应（上谓寸，下谓尺），手足各有六经，无结脉，无动脉，审其本末，察其寒温，（此语见本经《禁服篇》）各有所司，与时相宜，形肉血气相称，是谓平人也。

张介宾说：春夏人迎微大，秋冬寸口微大，应四时也。上谓人迎，下谓脉口，相应往来，即如下篇所谓，俱往俱来，若引绳大小齐等也。结涩则不足，动疾则有余，皆非平脉也。藏气为本，肌体为末，表里寒温，司守不致相失，故必外之形肉，内之血气，皆相称者，谓之平人（丹波元简说：马以上为寸口，以下为尺，恐非）。

张志聪说：应四时者，春夏之气，从左而右，秋冬之气，从右而左，是以春夏人迎微大，秋冬气口微大，是谓平人。上下相应者，应天之六气，上下环转，往来不息。六经之脉，随气流行，不结动也。本末者有本标之出入，寒温者，应寒暑之往来，各相守司也。形肉血气，谓脉外之血气，与六经阴脉必相称也。脉口人迎，以候三阴三阳之气（丹波元简说：《甲乙经》作"本末相遇，寒温相守司"，似是。《禁服篇》曰："察其本末之寒温，以验其藏府之病。"志注义未明晰）。

⑩少气者脉口、人迎俱少而不称尺寸也，如是者则阴阳俱不足：杨上善说：脉口，寸口也。寸部有九分之动，尺部有一寸之动。今秋冬寸口反小于人迎，即寸口不称尺寸也。春夏人迎反小于寸口，即人迎不称尽寸也。为此勘检，则知藏府阴阳二气俱少也。

⑪补阳则阴竭，泻阴则阳脱，如是者可将以甘药，不可饮以至剂：杨上善说：夫阳实阴虚，可泻阳补阴，阴实阳虚，可泻阴补阳。今阴阳俱虚，补阳其阴益以竭，泻阴之虚，阳无所依故阳脱。所以不可得于针石，可以甘善汤液将扶补之，若不已，可至于齐也。

⑫少气者脉口、人迎俱少而不称尺寸也，如是者则阴阳俱不足，补阳则阴竭，泻阴则阳脱，如是者可将以甘药，不可饮以至剂，如此者弗灸，不已者因而泻之，则五藏气坏矣：杨上善说：如此二皆是虚，可以汤液补者，日渐方愈，故曰不久不已。若不如此，即用针泻，必坏五藏之气也。为不灸于义不顺，灸当为久也。

马莳说：正气衰少，故脉口少气，而尺亦然，乃阴经不足也。人迎少气，而寸亦然，乃阳经不足也。欲补阳经则阴经愈竭,欲泻阴经则阳经益脱,此针之所以不可施也。仅可将理以甘和之药,不可饮以至补至泻之剂,且灸亦不可妄用。倘病有未已,而针灸误泻,则五藏之气亦坏矣,岂可哉?

张介宾说:少气者,元气虚也,兼阴阳而言,故上之人迎,下之脉口,必皆衰少无力,而两手之尺寸亦不相称也。凡阴阳气俱不足者,不可刺,若刺而补阳则阴竭,泻阴则阳脱,如是者但可将以甘药。甘药之谓,最有深意,盖欲补虚羸,非甘纯不可也。至剂,刚毒之剂也。正气衰者不可攻,故不宜用也。非惟不可攻,而灸之亦不可,以火能伤阴也。临此证者,不可忘此节之义。

张志聪说:少气者,脉口人迎俱少。尺以候阴,寸以候阳,不称尺寸者,阴阳气虚,而又应于尺寸之脉也。甘药者,调胃之药,谓三阴三阳之气,本于中焦胃府所生,宜补其生气之原,道之流行,故不可饮以至剂,谓甘味太过,反留中也。弗灸者,谓阴阳之气不足于外,非经脉之陷下也。因而泻之,则五藏气坏者,六气化生夫五行,五行上呈六气,五六相得,而各有合也。

丹波元简说:尺寸,诸家为寸关尺之尺寸,然《内经》无此义,今言不称尺寸者,其脉短少,不称常时之尺寸。又按以至剂为至甘之剂,殆乖经旨。

人迎一盛,病在足少阳,一盛而躁,病在手少阳[1]。人迎二盛,病在足太阳,二盛而躁,病在手太阳[2]。人迎三盛,病在足阳明,三盛而躁,病在手阳明[3]。人迎四盛,且大且数,名曰溢阳,溢阳为外格[4]。脉口一盛,病在足厥阴[5],一盛而躁,在手心主[6]。脉口二盛,病在足少阴,二盛而躁,在手少阴[7]。脉口三盛,病在足太阴,三盛而躁,在手太阴[8]。脉口四盛,且大且数者,名曰溢阴,溢阴为内关,内关不通死不治[9]。人迎与太阴脉口俱盛四倍以上,命曰关格,关格者与之短期[10]。

【本段提纲】 马莳说:此言脉口人迎之脉,而决其病在何经,甚至脉为关格则死也。人迎一盛、二盛、三盛、四盛者,较之脉口之脉,大一倍、二倍、三倍、四倍也。

【集解】

①人迎一盛,病在足少阳,一盛而躁,病在手少阳:杨上善说:病在足少阳。足少阳病,大于足厥阴一倍,故人迎盛于寸口一倍。一盛而躁,病在手少阳经也。

马莳说:人迎一盛,病在足少阳胆经,若一盛而加之以躁动,则在手少阳三焦经矣。

②人迎二盛,病在足太阳,二盛而躁,病在手太阳:杨上善说:躁,手道反,扰也。阳气渐大,在足太阳。足太阳病大于足少阴二倍,故人迎盛于寸口二倍也。

马莳说:人迎二盛,病在足太阳膀胱经,若二盛而加之以躁动,则在手太阳小肠经矣。

③人迎三盛,病在足阳明,三盛而躁,病在手阳明:杨上善说:阳气更盛,在足阳明。足阳明病,大于足太阴三倍,故人迎盛于寸口三倍也。

马莳说:人迎三盛,病在足阳明胃经,若三盛而加之以躁动,则在手阳明大肠经矣。盖人迎主外(左手寸关,为东南,为春夏),故足手六阳经之病,验于此也。

张介宾说:人迎,足阳明脉也。一盛、二盛,谓大于气口一倍二倍也。阳明主表而行气于三阳,故人迎一盛,病在足经之少阳。若大一倍而加之以躁动,则为阳中之阳,而上在手经之少阳矣。凡二盛、三盛,病皆在足,而躁则皆在手也。下仿此(丹波元简说:《禁服篇》曰:"人迎大一倍于寸口,病在足少阳。"以下文例同,故张以一盛为一倍也。马、志以人迎气口,为左寸口而释之,此王叔和以降之说,非古之义,不可从)。

④人迎四盛,且大且数,名曰溢阳,溢阳为外格:杨上善说:人迎盛至四倍,大而动数,阳气

盈溢在外,格拒阴气不得出外,故曰外格也。

马莳说:人迎甚至四盛,且大且数,是六阳汛溢,格拒于外,而在内六阴经之脉,不得运之以出于外矣,夫是之谓外格也。

张介宾说:人迎盛至四倍,且大且数者,乃六阳偏盛之极,盈溢于府,格拒六阴,是为外格。按下文曰溢阴为内关,内关不通,死不治。则此外格者,亦死无疑。

⑤病在足厥阴:钱熙祚说:原刻此下复衍厥阴二字,依《甲乙经》删,与上下文一例。

⑥脉口一盛,病在足厥阴,一盛而躁,在手心主:杨上善说:足厥阴盛病大于足少阳一倍,故脉口盛于人迎一倍也。

马莳说:脉口一盛、二盛、三盛、四盛者,较之人迎,大一倍、二倍、三倍、四倍也……脉口一盛,病在足厥阴肝经,若一盛而躁,则在手厥阴心包络经矣。

⑦脉口二盛,病在足少阴,二盛而躁,在手少阴:杨上善说:足少阴盛,病大于足太阳二倍,故脉口盛于人迎二倍也。

马莳说:脉口二盛,病在足少阴肾经,若二盛而躁,则在手少阴心经矣。

⑧脉口三盛,病在足太阴,三盛而躁,在手太阴:杨上善说:足太阴盛,病大于足阳明三倍,故脉口盛于人迎三倍也。

马莳说:脉口三盛,病在足太阴脾经,若三盛而躁,则在手太阴肺经矣。盖脉口主内(右手尺寸,为西北,为秋冬),故手足六阴经之病,验于此也。

张介宾说:脉口,手太阴脉也。太阴主里而行气于三阴,故脉口一盛,病在足经之厥阴。若加以躁,则为阴中之阳,而上在手厥阴心主矣。凡二盛、三盛皆在足,而躁则皆在手也。

⑨脉口四盛,且大且数者,名曰溢阴,溢阴为内关,内关不通死不治:杨上善说:阴气四盛于阴,脉口大而且数,阴气盈溢在内,关闭阳气不得复入,名曰内关,不可疗也。

马莳说:脉口甚至四盛,且大且数,是六阴汛溢,关闭于内,而在外六阳经之脉,不得运之以入于内矣,夫是之谓内关也。内关不通,当为死不治。

张介宾说:脉口四盛,且大且数者,乃六阴偏盛,盈溢于藏,表里隔绝,是为内关,主死不治。

⑩人迎与太阴脉口俱盛四倍以上,命曰关格,关格者与之短期:杨上善说:脉口,寸口也。阳盛四倍,格而不关,阴盛四倍,关而不格,皆与死期。脉口人迎俱四倍已上,称曰关格,死之将近,故与短期。此云人迎与太阴脉口,即知手太阴脉无人迎也。

马莳说:人迎脉口之脉俱盛,而四倍以上,是谓关格兼见也,皆与之以短期而已(后世医籍,皆以饮食不下为关格,视此节大义,可深惭云)。

张介宾说:人迎主阳,脉口主阴,若俱盛至四倍以上,则各盛其盛,阴阳不交,故曰关格,可与言死期也。

张志聪说:左为人迎,右为气口,以候三阴三阳之气。圣人南面而立,前曰广明,后曰太冲,左东而右西,天道右旋,地道左迁,故以左候阳而右候阴也。躁者阴中之动象,盖六气皆由阴而生,从地而出,故止合足之六经。其有躁者,在手以合六藏六府十二经脉。盖十二经脉,以应三阴三阳之气,非六气之分手与足也。外格者,谓阳盛于外,而无阴气之和。内关者,阴盛于内,而无阳气之和。关格者,阴关于内,阳格于外也。开之曰:脉口太阴也,人迎阳明也。盖藏气者,不能自至于手太阴,必因于胃气,乃至于手太阴,是左右皆属太阴,而皆有阳明之胃气,以阳气从左而右,阴气从右而左,故以左候三阳,右候三阴,非左主阳而右主阴也。阴中有阳,阳中有阴,是为平人。若左独主阳,右独主阴,是为关阴格阳之死候矣。

人迎一盛,泻足少阳而补足厥阴①,二泻一补②,日一取之③,必切而验之④,疏取之上⑤,气和乃止⑥。人迎二盛,泻足太阳,补足少阴,二泻一补,二日一取之,必切而验之,疏取之上,气和乃止⑦。人迎三盛,泻足阳明而补足太阴,二泻一补,日二取之,必切而验之,疏取之上,气和乃止⑧。

脉口一盛,泻足厥阴而补足少阳,二补一泻,日一取之,必切而验之,疏取之上,气和乃止⑨。脉口二盛,泻足少阴而补足太阳,二补一泻,二日一取之,必切而验之,疏取之上,气和乃止⑩。脉口三盛,泻足太阴而补足阳明,二补一泻,日二取之,必切而验之,疏取之上,气和乃止⑪。所以日二取之者,太阴主胃⑫,大富于谷气,故可日二取之也⑬。

人迎与脉口俱盛三⑭倍以上,命曰阴阳俱溢,如是者不开,则血脉闭塞,气无所行,流淫于中,五藏内伤,如此者因而灸之,则变易而为他病矣⑮。

凡刺之道,气调而止,补阴泻阳⑯,音气益彰,耳目聪明,反此者血气不行⑰。

【本段提纲】　马莳说:此言据人迎脉口之脉,当施补泻之法也。

【集解】

①人迎一盛,泻足少阳而补足厥阴:杨上善说:人迎一倍大于脉口,即知少阳一倍大于厥阴,故泻足少阳,补足厥阴,余皆准此也。

②二泻一补:杨上善说:其补泻法,阳盛阴虚,二泻于阳,一补于阴。阴盛阳虚,一泻于阴,二补于阳。然则阳盛得二泻,阳虚得二补,阴盛得一泻,阴虚得一补,疗阳得多,疗阴得少,何也?阴气迟缓,故补泻在渐,阳气疾急,故补泻在顿,倍于疗阳也。余仿此也。

③日一取之:杨上善说:一取,一度补泻也。足太阳盛,足少阴虚;足少阴盛,足太阳虚,此二经者气血最少,故二日一补泻也。足少阳盛,足厥阴虚;足厥阴盛,足少阳虚,此二经者气血次多,故日一补泻也。足阳明盛,足太阴虚;足太阴盛,足阳明虚,此二经者血气最富,故日二补泻,以为例准。厥阴血气最少,少阴次多,太阴最多。此中少阴二日一取,厥阴一日一取,太阴一日二取,或经错耳。

④必切而验之:杨上善说:必须切诊人迎脉口,以取验也。

⑤疏取之上:杨上善说:人迎躁而上行,皆在手脉,故曰取上。取者,取于此经所发穴也。

⑥气和乃止:杨上善说:泻实补虚,令阴阳气和乃止,亦为例也。

马莳说:人迎一盛,病在足少阳胆经,则胆与肝为表里,乃胆实而肝虚也,当泻足少阳胆经,而补足厥阴肝经。泻者二穴,而补者一穴,泻倍而补半也。一日刺之者一次,必切其脉而验其病之退否,疏而取穴于胆肝二经之上。盖彼此之穴相间之谓疏也。候至气和乃止针。由此推之,则一盛而躁,病在手少阳,当泻手少阳三焦经,而补手厥阴心包络经矣。

张介宾说:人迎主府,故其一盛病在胆经,肝胆相为表里,阳实而阴虚,故当泻足少阳之府,补足厥阴之藏也。泻者二,补者一,泻倍于补也。疏取之者,欲其从容,不宜急也。上气言气之至也,气至而和,谷气至矣,故可止针。下仿此。

⑦人迎二盛,泻足太阳,补足少阴,二泻一补,二日一取之,必切而验之,疏取之上,气和乃止:马莳说:人迎二盛,病在足太阳膀胱经,则膀胱与肾为表里,乃膀胱实而肾虚也。当泻足太阳膀胱经,而补足少阴肾经。泻者二穴,而补者一穴。二日内止刺一次,则间日一刺也,必切其脉而验其病之退否,疏而取穴于膀胱肾经之上。由此推之,则二盛而躁,病在手太阳,当泻手太

阳小肠经,而补手少阴心经矣。

张介宾说:人迎二盛,病在膀胱经,膀胱与肾为表里,表实而里虚,故当泻足太阳,补足少阴也。二泻一补,义见后。

⑧人迎三盛,泻足阳明而补足太阴,二泻一补,日二取之,必切而验之,疏取之上,气和乃止:马莳说:人迎三盛,病在足阳明胃经,则胃与脾为表里,乃胃实而脾虚也。当泻足阳明胃经,而补足太阴脾经。泻者二穴,而补者一穴。一日之内,二次刺之,必切其脉而验其病之退否,疏而取穴于脾胃二经之上,候其气和,而乃止针(下文曰所谓日二取之者,阳明主胃,大富于谷气,故可日二取之,此处缺此语)。由此推之,则三盛而躁,病在手阳明,当泻手阳明大肠经,而补手太阴肺经矣。

张介宾说:人迎三盛,病在胃经,胃与脾为表里,胃实脾虚,故当泻足阳明,补足太阴。以上三阳盛者,俱二泻一补(丹波元简说:据马、志上气之上,接上句。且志改疏作躁,并不允)。

⑨脉口一盛,泻足厥阴而补足少阳,二补一泻,日一取之,必切而验之,疏取之上,气和乃止:马莳说:脉口一盛,病在足厥阴肝经,则肝实而胆虚也。当泻足厥阴肝经,而补足少阳胆经。补者二穴,而泻者一穴,补倍而泻半也。一日刺之者一次,必切其脉而验其病之退否,疏而取穴于肝胆之上,候至其气和而乃止针。由此推之,则一盛而躁,病在手心主,当泻手厥阴心包络经,而补手少阳三焦经矣。

张介宾说:脉口主藏,故其一盛病在肝经,肝实胆虚,当泻足厥阴,补足少阳也。

⑩脉口二盛,泻足少阴而补足太阳,二补一泻,二日一取之,必切而验之,疏取之上,气和乃止:马莳说:脉口二盛,病在足少阴肾经,则肾实而膀胱虚也,当泻足少阴肾经,而补足太阳膀胱经。补者二穴,而泻者一穴。二日内止刺一次,则间日一刺也,必切其脉而验其病之退否,疏而取穴于肾与膀胱之上,候至气和而乃止针。由此推之,则二盛而躁,病在手少阴,当泻手少阴心经,而补手阳小肠经矣。

张介宾说:脉口二盛,病在肾经,肾经实而膀胱虚,故当泻足少阴,补足太阳也。

⑪脉口三盛,泻足太阴而补足阳明,二补一泻,日二取之,必切而验之,疏取之上,气和乃止:马莳说:脉口三盛,病在足太阴脾经,则脾实而胃虚,当泻足太阴脾经,而补足阳明胃经。补者二穴,而泻者一穴。一日之内,二次刺之,必切其脉而验其病之退否,疏而取穴于脾胃二经之上,候至气和而乃止针。由此推之,则三盛而躁,病在手太阴,当泻手太阴肺经,而补手阳明大肠经矣。

张介宾说:脉口三盛,病在脾经,脾实胃虚,故当泻太阴,补阳明也。

⑫所以日二取之者,太阴主胃:钱熙祚说:原刻太阴作太阳,依《甲乙经》改,马注本作阳明,亦浅人以意改也。太阴属脾,脾与胃为表里,上文人迎三盛,泻足阳明,脉口三盛,泻足太阴,并日二取之,故言太阴主胃,以互发其义,若作阳明主胃,则泻足太阴,日二取之义不著矣。

⑬可日二取之也:杨上善说:释此二经,多取所由也。

马莳说:夫肝、胆,则曰一日一取之,膀胱与肾,则曰间日一刺之,惟胃与脾,则曰一日二取之者,正以阳明主胃,大富于谷气,故一日可二取之者。

张介宾说:此释上文脾胃二经之治也。太言太阴,阳言阳明,脾与胃为表里,故曰太阴主胃,二经皆富于谷气,较他藏为盛,故可日二取之。按上文人迎之治,治三阳也,皆曰二泻一补。气口之治,治三阴也,皆曰二补一泻。盖以三阳主表,病在表者,宜泻倍于补也。三阴在里,病在里者,宜补倍于泻也。皆以藏气为重,惟恐其或伤耳。又如厥阴少阳,肝胆木藏也,东方多实，故可日二取之。惟少阴太阳，则二日一取之。盖肾与膀胱为天一之藏，真阴之原，故宜保重如此。圣人之顾根本，岂惟针刺为然哉！

⑭三：钱熙祚说：《甲乙经》"三"作"四"，以上文考之正合。然林亿引《灵枢》亦作"三倍"，则误已久矣。

⑮人迎与脉口俱盛三倍以上，命曰阴阳俱溢，如是者不开，则血脉闭塞，气无所行，流淫于中，五藏内伤，如此者因而灸之，则变易而为他病矣：杨上善说：人迎脉口俱三倍已上，未至四倍，阴阳俱有溺溢，当尔之时，必须以针开泻通之。若不开者，气无所行，淫溢反流，内伤五藏，不可灸也。

马莳说：人迎与脉口俱盛，皆三倍已上，命曰阴阳俱溢，谓之关格，为此者，而不刺以开之，则血气闭塞，脉气不行，邪气流淫于中，五藏内伤。病至若此，而始图灸之，则变易而为他病矣。

张介宾说：俱盛三倍以上，即四盛也。阴阳俱溢，即溢阴溢阳也。不开，即外关内格也。如此者血气闭塞无所行，五藏真阴伤于内，刺之已不可，灸之则愈亡其阴而变生他病，必至不能治也。

张志聪说：补泻者，和调阴阳之气平也。阳二泻而阴一泻者，阳常有余而阴常不足也。阳补二而阴补一者，阳可盛而阴不可盛也。故溢阳不曰死，溢阴者死不治矣。必切而验之者，切其人迎气口，以验三阴三阳之气也。疏，当作躁，谓一盛而躁，二盛而躁，当取手之阴阳也。阳明主胃，大富于谷气，故可日二取之。盖三阴三阳之气，乃阳明水谷之所生也。人迎与脉口俱盛，命曰阴阳俱溢，盖阴盛于内则阳盛于外矣，阳盛于左则阴盛于右矣。如是者，若不以针开之，则血脉闭塞，气无所行，流溢于中，则内伤五藏矣。夫盛则泻之，虚则补之，陷下则灸之，此阴阳之气，偏盛不和，非陷下也，故灸之则生他病矣。

⑯补阴泻阳：杨上善说：夫泻阴为易，补阴为难，补阳为易，泻阳为难。刺法补阴泻阳，二气和者，即可停止也。

⑰凡刺之道，气调而止，补阴泻阳，音气益彰，耳目聪明，反此者血气不行：杨上善说：阴阳和者，言音清朗，吐纳和畅，故曰并章。七窍开通，所以耳目聪明，反此为逆，故血气不行也。

马莳说：凡行刺者，必乘其病势，以调其气，候至气和而止针。或补阴经以泻阳经，或补阳经以泻阴经，则音声能彰，耳聪目明矣。否则血气不行，而病必至危也。按此即人迎脉口，以知虚实，遂泻阴补阳，泻阳补阴，乃诊治至妙之法也。岂特用针为然？奈何后世不讲，而脉既不明，治亦无法，致人天札者多，痛哉！

张介宾说：此阴阳以表里言。凡正气在中，所当补也，故曰补阴。邪自外入，所当泻也，故曰泻阳。阳邪去而真阴复，故音气益彰，耳目聪明也。

张志聪说：此言三阴三阳之气，从五藏之所生，故曰明知终始，五藏为纪，凡刺之道，气调而止，谓阴阳之气偏盛，刺之和调则止矣。然又当补阴泻阳，补阴者补五藏之里阴，泻阳者导六气之外出。《六节藏象论》曰："五气入鼻，藏于心肺，上使五色修明，音声多彰。"《顺气篇》曰："五者音也，音主长夏。"是补其藏阴，则心肺脾藏之气和，而音声益彰矣。肝开窍于目，肾开窍于耳，肝肾之气盛，则耳目聪明矣。补其藏阴，导其气出，则三阴三阳之气和调，而无偏盛之患也。夫阴阳血气，本于胃府五藏之所生。胃者，水谷气血之海也。海之所以行云气者，天下也。胃之所出血气者，经隧也。经隧者，五藏六府之大络也，故不补阴泻阳，则气血不行。

所谓气至而有效者[①]，泻则益虚，虚者脉大如其故，而不坚也，坚如其故者，适虽言故，病未去也[②]。补则益实，实者脉大如其故而益坚也，大如其故而不坚者[③]，适虽言快,病未去也④。故补则实,泻则虚,痛虽不随针减,病必衰去⑤。必先通十二经脉之所生病,而后可得传于终始矣。故阴阳不相移,虚实不相倾,取之其经⑥。

【本段提纲】 马莳说:此承上文而言补泻之法,候气至而有效也。

【集解】

① 所谓气至而有效者:杨上善说:针入肤肉,转而待气,气至行补泻而得验者,谓有效也。

马莳说:《九针十二原篇》有云:"刺之效,气至而有效,效之信,若风之吹云,明乎若见苍天。"夫所谓气至而有效者,正以其泻者已虚,而补者以实也。

②泻则益虚,虚者脉大如其故,而不坚也,坚如其故者,适虽言故,病未去也:杨上善说:以其有实,所以须泻,泻者益虚损实。其实损者,其脉大如故,而脉中不坚,即为损实也。若泻已脉大如故,脉中仍坚者去针,适虽以损称快,病未除也。

马莳说:泻则益之以虚,虚者贵于脉之不坚,所以脉尽如其旧而按之不坚也(大如其旧,犹今之所谓尽如其旧,非脉之盛大也)。苟坚如其初,则适才虽言病去复旧,其病尚未去也。

张介宾说:凡气至之效,泻者欲其虚也,既泻之后,虽其脉大如旧,但得和软不坚,即其效也。若脉坚如旧者,虽欲文饰其故,而病实未除也(丹波元简说:据下文言,快而推之,故乃病去而复其故之谓,马注为是)。

③大如其故而不坚者:钱熙祚说:原刻"大"误作"夫",依《甲乙经》改。

④病未去也:杨上善说:以其有虚,所以须补,补者补虚益实者也。其得实者脉大如故,而脉中坚即为得实。若补已脉大如故,脉不中坚去针,适虽快,病未愈也。

马莳说:补则益之以实,实者贵于脉之坚,所以脉尽如其旧,而按之坚也。苟不坚如其初,则适才虽言身体已快,其病尚未去也。

张介宾说:补者欲其实,实则脉必坚,既补之后,而脉之大小不坚如旧者,不可言快,病未除也。二节云大者,乃概指脉体进退而言,非洪大之谓。

⑤痛虽不随针减,病必衰去:钱熙祚说:原刻脱"减"字,依《甲乙经》补。又《甲乙经》痛作病。

杨上善说:补则补虚令实,泻则泻实令虚,补泻未尽其工,去针适虽言差,病未除也。若补泻穷理,其痛虽不随针去,病必衰去也。

马莳说:然则脉之坚与不坚,虚实之所由验也,故补之而实则脉必坚,泻之而虚则脉必不坚。其病有痛者虽不随针而即去,然亦必以渐而衰矣。

张介宾说:补则实者,其脉必坚。泻则虚者,其脉必不坚。若或有痛,虽未随针即愈,亦必以渐而去矣。

⑥故阴阳不相移,虚实不相倾,取之其经:杨上善说:十二经病所由通之者,知诸邪气得之初始,亦知为病所差之终,是以可得传于终始,贻诸后代也。

马莳说:为医者必先通于十二经脉之所生病,或虚或实,当补当泻,而后可传以《终始篇》之大义矣(欲通十二经脉之所生病及虚实补泻,必明于本经《经脉》第十篇而后可)。

张介宾说:十二经脉各有左右上下,其受病之处亦有先后,必治其病所从生,而后可得终始之义。终始,本篇名,即本末之谓。

杨上善说:是故学者须知阴阳虚实不相倾移者,可取十二经脉行补泻也。

马莳说:正以阴经阳经病各有在,不相转移,虚之实之,法有攸当,不得倾易,故当取之于其各经耳。按此则用药以补泻,而病之去否,亦可以脉之坚否为验矣。

张介宾说：移，移易也。倾，相伤也。或阴或阳，无所改易，不相移也。虚者自虚，实者自实，不相倾也。此则无所从生，而各病其病，但求其经而取之。

张志聪说：此言补泻三阴三阳之气，必候经脉和调。所谓终始者，经脉为纪也。泻者，泻其盛而益其虚也。坚，实也。虚者，大如其故而不坚也。若坚如其故者，适虽言故已和调，而所生之病未去也。补者，所以益实也。实者，脉大如其故而益坚也。夫如其故而不坚者，适虽言快，乃阴阳之气和而快，然经脉之病未去也。盖始在三阴三阳之是动，渐及于经脉之所生，故所谓气至而有效者，针在三阴三阳之气分，经脉虽不随针，而经脉之病必衰去，经气之相应也。故必先通十二经脉之所生病，而后可传于终始矣。故阴阳不相移，虚实不相倾，言阴阳之气，无虚实之倾移，则当取之其经，所谓不虚不实，以经取之。盖言阴阳之气已无虚实，则脉应和调矣。脉不调者，所生病也，故当取之其经。故曰脉大如其故者，谓阴阳之气已如其故，而无盛虚。坚不坚者，经脉所生之病尚未平也。开之曰："光为是动，后病所生，此因气以及经也。"

凡刺之属，三刺至谷气①，邪僻妄合②，阴阳易居③，逆顺相反④，沉浮异处⑤，四时不得⑥，稽留淫泆⑦，须针而去⑧，故一刺则阳邪出⑨，再刺则阴邪出⑩。三刺则谷气至，谷气至而止，所谓谷气至者，已补而实，已泻而虚，故以知谷气至也⑪。邪气独去者，阴与阳未能调，而病知愈也⑫。故曰补则实，泻则虚，痛虽不随针减，病必衰去矣⑬。

【本段提纲】　马莳说：此承上文而言病必衰去者，正以三法行而谷气至也。此节大意，见前《官针》第五节。

张志聪说：此承上文而言去阴阳偏盛之邪，又当调其经脉也。

【集解】

①三刺至谷气：杨上善说：三刺得于谷气也。

张志聪说：谷气者荣卫血气，生于水谷之精，谓经脉之气也。

②邪僻妄合：杨上善说：阴阳二邪，妄与正气相合，一也。

张志聪说：阳邪阴邪者，阴阳偏盛之气也，盖因邪僻妄合于气分，使阴阳之气不和而易居也。

③阴阳易居：杨上善说：藏府一气相乘，名曰易居，二也。

④逆顺相反：杨上善说：营气逆肺，卫气顺脉，以为相反，三也。

张志聪说：逆顺者，谓皮肤之气血，从臂肘而行于手腕之前，经脉之血气，从指井而行于手腕之后，病则逆顺相反矣。

⑤沉浮异处：杨上善说：春脉或沉，冬脉或浮，故曰异处，四也。

张志聪说：浮沉异处者，阴阳之气与经脉不相合也。

⑥四时不得：杨上善说：谓四时脉不相顺，五也。

张志聪说：四时不得者，不得其升降浮沉也。

⑦稽留淫泆：杨上善说：言血气或有稽留壅遏，或有淫泆过度，六也。

张志聪说：此因邪僻淫泆于阴阳之气分，而致经脉之不调也。

⑧须针而去：杨上善说：以此六过，故须微针以去之也。

马莳说：凡刺之所属有三，由初刺、次刺、三刺，以致其谷气来者何哉？盖病者始时邪僻之气，妄合正脉阴阳诸经似相易而居，表里逆顺似相反而行，脉气浮沉似所处各异，其邪气稽留淫泆,必待针以去之耳。

张介宾说:三刺义如下文。邪僻妄合等六句,详言病变也。凡此者皆须用针,治以三刺之法,则诸病可去也。

⑨故一刺则阳邪出:张介宾说:初刺之,在于浅近,故可出阳分之邪。

⑩再刺则阴邪出:张介宾说:再刺之,在于深远,故可出阴分之邪。

⑪三刺则谷气至,谷气至而止,所谓谷气至者,已补而实,已泻而虚,故以知谷气至也:杨上善说:已补而实,已泻而虚,皆正气至,故病愈也。

马莳说:初刺之以出其阳气之邪,再刺之以出其阴气之邪,三刺之以致其谷气,则已补而实,已泻而虚,故已知其谷气之至也。

张介宾说:三刺之,在候谷气。谷气者,元气也。止,出针也。盖邪气来也紧而疾,谷气来也徐而和,必邪气去而后谷气至。故已补而实,则虚者坚;已泻而虚,则坚者软,是以知谷气之至也。

张志聪说:一刺则阳邪出,再刺则阴邪出,而阴阳之气调矣。三刺则谷气至,而经脉之血气和矣。故已补其三阳之虚,则阳脉实矣。已泻其三阴之实,则阴脉虚矣。已补其三阴之虚,则阴脉实矣。已泻其三阳之实,则阳脉虚矣。故已知谷气至而脉已调矣。

⑫邪气独去者,阴与阳未能调,而病知愈也:杨上善说:行补泻已,邪气已去,以阴阳未调,病虽不愈,后必愈矣。

马莳说:斯时也,邪气已去,阴阳诸经虽未即调,而知其病之必愈。

张志聪说:如气分之邪独去,而阴与阳之经脉,虽未能调,而病知愈也。

⑬病必衰去矣:杨上善说:引上经证也。

马莳说:上文所谓补则实,泻则虚,病虽不随针即去,而病必衰去者,复何疑哉。

张介宾说:谷气至者,知邪气之去也。虽阴阳经气未见即调,而病则已愈,故上文曰补则实,泻则虚,病必衰去矣。

张志聪说:《官针篇》曰:"先浅刺绝皮,以出阳邪,再刺则阴邪出者,少益深绝皮,致肌肉未入分肉间也。已入分肉之间,则谷气出。"盖在皮肤分腠之间,以致谷气不在脉也。故曰痛虽不随针,谓针在皮肤,而痛应于脉,非针在脉而痛于脉也。开之曰:经脉之血气,水谷之所生也。病在三阴三阳之气,故补之泻之,则阴阳之气和而经脉未调也。谷气至而后经脉和调,故曰凡刺之属三。

阴盛而阳虚,先补其阳,后泻其阴而和之①。阴虚而阳盛,先补其阴,后泻其阳而和之②。

【本段提纲】 马莳说:此承上文而言,阴经阳经之补泻,其法当有先后也。

【集解】

①阴盛而阳虚,先补其阳,后泻其阴而和之:马莳说:夫脉口盛而六阴为病,是阴经盛而阳经虚也,然必先补其阳而后泻其阴以和之。

②阴虚而阳盛,先补其阴,后泻其阳而和之:杨上善说:重实泻之为易,重虚补之为难,故先补后泻也。

马莳说:人迎盛而六阳为病,是阳经盛而阴经虚也,必先补其阴而后泻其阳以和之,何也?邪气虽当去,而尤以扶正气为先也。

张介宾说:此以脉口人迎言阴阳也。脉口盛者,阴经盛而阳经虚也,当先补其阳,后泻其阴

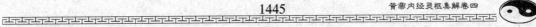

而和之。人迎盛者,阳经盛而阴经虚也,当先补其阴后泻其阳而和之,何也? 以治病者宜先顾正气,后治邪气。盖攻实无难,伐虚当畏,于此节之义可见,用药用针,其道皆然。

张志聪说:此复论调和经脉之阴阳,所谓盛则泻之,虚则补之者,调和三阴三阳之气也。不虚不实,以经取之者,谓阴阳之气已调,无虚实之偏僻,而经所不调者,又当取之于经也。夫经脉之血气,本于藏府之所生,故当先补其正虚,而后泻其邪实。开之曰:前节论调气而经脉不调,上节论在皮肤,以致谷气,此节论取之其经。

三脉动于足大趾之间①,必审其实虚,虚而泻之,是谓重虚,重虚病益甚②,凡刺此者,以指按之。脉动而实且疾者,疾泻之;虚而徐者则补之,反此者病益甚③。其动也,阳明在上,厥阴在中,少阴在下④。

【本段提纲】　马莳说:此言足之三经,当验其虚实而补泻之也。

【集解】

①三脉动于足大趾之间:杨上善说:三脉,足阳明、足厥阴、足太阴三脉也。足太阴脉起足大趾端,循趾内侧白肉际,过核骨后,上内踝,不言大趾歧间。此言重在大趾间者,从大趾端,循大趾内侧入大趾间,以过核骨而上也。足厥阴脉起大趾聚毛上,入大趾间,重在太阴之上,上循足跗。足阳明支,别跗上,入大趾间,重在厥阴之上。

马莳说:三脉者,足阳明胃经、足厥阴肝经、足少阴肾经也。三脉动于足大趾之间者,正以阳明动于大趾、次趾之间,凡厉兑、陷谷、冲阳、解溪皆在足跗上也。厥阴动于大趾、次趾之间,正以大敦、行间、太冲、中封在足跗内也。少阴则动于足心,其穴涌泉,乃足跗之下也。

②重虚病益甚:杨上善说:必审大趾间三脉虚实,以手按之,先补虚者,后泻实者。若不知三脉有虚,泻其虚者,是谓重虚,重虚病益甚也。

马莳说:必审其脉之虚实,若虚者而泻之,是谓重虚,病之所以益甚也。

张介宾说:三脉动者,阳明起于大趾、次趾之间,自厉兑以至冲阳皆是也。厥阴起于大趾之间,自大敦以至太冲皆是也。少阴起于足心,自涌泉以上太溪皆是也。三者皆在大趾之后,故曰动于足大趾之间也。虚而泻之,故病益甚。

③反此者病益甚:马莳说:凡刺此者,须以指按之,脉动而实且疾者为实,宜急泻之;脉动而虚且徐者为虚,宜急补之,否则重虚其虚,重实其实,其病当益甚也。

张介宾说:泻虚补实,是为反也。

④三脉动于足大趾之间,必审其实虚,虚而泻之,是谓重虚,重虚病益甚,凡刺此者,以指按之。脉动而实且疾者,疾泻之;虚而徐者则补之,反此者病益甚。其动也,阳明在上,厥阴在中,少阴在下:杨上善说:三脉有动而实者,有徐而虚者,皆审调补泻也。

马莳说:视其脉之所动者,阳明则在于足之上,厥阴则在于二经之中,少阴则在于足之下耳。

张介宾说:阳明行足跗之上,厥阴行足跗之内,而在二经之中,少阴行足跗之下也。

张志聪说:此篇论三阴三阳之气,本于五藏五行之所生,而五藏之气,生于后天水谷之精,始于先天之水火。盖水生木,而火生土金也。以上数节,论三阴三阳之气,候于人迎气口,谓本于阳明水谷之所生,从五藏之经隧,出于皮肤,而见于尺寸,此复论五行之气,本于先天之肾藏,下出于胫气之街,散于皮肤,复从下而上。本经《论腧篇》曰:冲脉者,十二经之海也,与少阴之大络起于肾下,出于气街,循阴股内廉,斜入腘中,循胫骨内廉,并少阴之经,下入内踝之后,入足下,其别者,斜入踝,出属跗上,入大趾之间,注诸络以温足胫,是先天水火之气,下出于胫气之街,故阳气起于足五趾之表,阴气起于足五趾之里,此水火阴阳之气,出气街而散于足五趾也。其别者,斜入踝,出属跗上,入大趾之间,是先天之水火,化生五行之气,随冲脉与少阴之大络,注于足大趾之间,而复上行。故少阴在下者,谓天一之水,地二之火。厥阴在中者,谓天三之木,阳明居中土,而主秋金之气,阳明在上者,谓地四生金,天五生土也。此言五行五藏之气,生于中焦之阳明,始于下焦之少阴,其上行者,出于阳明,而走尺跗,其下行者,出于少阴,而动于足大趾之间。

丹波元简说:楼氏《纲目》曰:"阳明在上,冲阳脉也,厥阴在中,太冲脉也,少阴在下,太溪脉也。"

膺腧中膺,背腧中背①,肩膊②虚者取之上③。

【本段提纲】 马莳说:此言凡取穴者,必当各中其所也。

【集解】

①膺腧中膺,背腧中背:杨上善说:膺腧在胸中,背腧在背中也。

②肩膊:陆懋修说:膊,补各切,本作髆。

③膺腧中膺,背腧中背,肩膊虚者取之上:杨上善说:补肩髃、肩井等穴,曰取之上也。

马莳说:胸之两旁,谓之膺,故膺内有腧,如胃经气户、库房、屋翳、膺窗。肾经腧府、彧中、神藏、灵墟、神封之类。凡刺膺腧者,当中其膺可也。背内有腧,如督脉经诸穴,居脊之中,膀胱经诸穴,居背之四行之类。凡刺背腧者,当中其背与背膊可也。凡按分肉虚处,则取之耳。

张介宾说:胸之两旁高处曰膺。凡肩膊之虚软而痛者,病有阴经阳经之异。阴经在膺,故治阴病者,当取膺腧,而必中其膺。阳经在背,故治阳病者,当取背腧,而必中其背。病在手经,故取之上,上者手也。如手太阴之中府、云门,手厥阴之天池,皆膺腧也。手少阳之肩髎、天髎,手太阳之天宗、曲垣、肩外腧,皆背腧也,咸主肩膊虚痛等病。

丹波元简说:二家(马、张)所取义各异,未审孰是,然张添痛字释之,似于原文未允当,但马以肩膊二字接上句,以上字接次节重字上,非。

重舌,刺舌柱以铍针也①。

【本段提纲】 马莳说:此言刺重舌之法也。

【集解】

①重舌,刺舌柱以铍针也:杨上善说:重舌,谓舌下重肉生也。舌柱,舌下柱。以铍针刺出血也。

马莳说:舌在上,故曰上。舌下生舌,谓之重舌。当刺其舌柱(在舌下之柱),用之以铍针耳。《九针篇》云:"铍针取法于剑锋,广二分半,长四寸,去大痈脓两热相争者。"《官能篇》云:"病为大脓者,取以铍针。"

张介宾说:舌下生小舌,谓之重舌。舌柱,即舌下之筋,如柱者也,当用第五针曰铍针者刺之(丹波元简说:刺出恶血也)。

手屈而不伸者,其病在筋。伸而不屈者,其病在骨。在骨守骨,在筋守筋①。

【本段提纲】 马莳说:此言屈伸可验筋骨之病,当各守其法以刺也。

【集解】

①手屈而不伸者,其病在筋。伸而不屈者,其病在骨。在骨守骨,在筋守筋:杨上善说:肾足少阴脉主骨,可守足少阴脉发会之穴,以行补泻。肝足厥阴脉主筋,可守足厥阴脉发会之穴,以行补泻也。

马莳说:凡手虽能屈而实不能伸者,正以筋甚拘挛,故屈易而伸难,其病在筋,治之者亦惟在筋守筋耳,不可误求之骨也。手虽能伸,而实不能屈者,正以骨有所伤,故伸易而屈难,其病在骨,治之者亦惟在骨守骨耳,不可误求之筋也。

　　张介宾说:屈而不伸者,筋之拘挛也,故治当守筋,不可误求于骨。伸而不屈者,骨之废弛也,故治当守骨,不可误求于筋也。

　　补须一方实,深取之,稀按其痏,以极出其邪气①。一方虚,浅刺之,以养其脉,疾按其痏,无使邪气得入②。邪气来也紧而疾,谷气来也徐而和③。脉实者深刺之,以泄其气。脉虚者浅刺之,使精气无得出,以养其脉,独出其邪气④。

　　【本段提纲】　马莳说:此言补泻之法,所以出其邪气,而得其正气也。

　　【集解】

　　①补须一方实,深取之,稀按其痏,以极出其邪气:杨上善说:量此"补"下脱一"泻"字。方,处也。欲行泻者,须其泻处是实,然后得为泻也。深取之者,令其出气多也。稀,迟也。按其痏者,迟按针伤之处,使气泄也。

　　马莳说:补泻之法,须待其一时方实,则行泻法(方,犹俗云终方也),当深其针以取之,少按其痏,以极出其邪气。

　　张介宾说:"补"当作"刺"。刺法虽多,其要惟二,则补泻而已。一者因其方实,故当深取之,勿按其痏,欲以出其邪气,此泻法也。痏,委、伟二音,针瘢也。

　　②一方虚,浅刺之,以养其脉,疾按其痏,无使邪气得入:杨上善说:行于补者,须补处是虚也。浅刺者,恶其泄气,所以不深也。以养其脉者,留针养其所处之经也。按其痏者,按针伤之处,疾关其门,使邪气不入,正气不出也。

　　马莳说:一时方虚,当浅其针以取之,以养其正气之脉,且急按其痏,无使邪气又得而入也。

　　张介宾说:一者因其方虚,故当浅刺之,以养其血脉,疾按其穴以拒其邪气,此补法也。

　　③邪气来也紧而疾,谷气来也徐而和:杨上善说:针下得气坚疾者,邪气也,徐和者,谷气也。

　　马莳说:邪气之来其针下必紧而疾,谷气之来,其针下必徐而和,可得而验者也。

　　张介宾说:邪气,病气也。谷气,元气也,即胃气也。此虽以针下之气为言,然脉气之至亦如此。

　　④脉虚者浅刺之,使精气无得出,以养其脉,独出其邪气:杨上善说:实者邪气盛也,虚者正气少也。

　　马莳说:况病之虚实,系于脉之虚实,故即脉之虚实,以为刺之深浅,而泄其邪气,养其正气焉耳。

　　张介宾说:诸篇皆言虚实,而未详虚实之辨,此言脉实则实,脉虚则虚。实则深刺之以泄其气,虚则浅刺之无伤精气,以养其脉,而独出其邪气,庶补泻知其要矣。

　　张志聪说:此论身形之应四方也。一方实,深取之,一方虚,浅刺之。脉实者,深刺之,脉虚者,浅刺之,此论四方之虚实也。

　　刺诸痛者,其脉皆实①。

　　【本段提纲】　马莳说:此承上文而言脉实者当泻,以凡刺诸痛者,其脉必实故也。

　　【集解】

①刺诸痛者,其脉皆实:杨上善说:脉之实满为痛,故刺深也。

张介宾说:此言痛而可刺者,脉必皆实者也。然则脉虚者,其不宜刺可知矣。

故曰①:从腰以上者,手太阴阳明皆主之。从腰以下者,足太阴阳明皆主之②。

【本段提纲】　马莳说:此言病有所主之经,见治之者当分经也。

【集解】

①故曰:钱熙祚说:《甲乙经》无此二字。

②从腰以上者,手太阴阳明皆主之。从腰以下者,足太阴阳明皆主之:杨上善说:腰以上为天,肺主天气,故手太阴、手阳明主之也。腰以下为地,脾主地土,故足太阴、足阳明主之也。

马莳说:《素问·六微旨大论》曰:“天枢之上(天枢脐旁二寸),天气主之,天枢之下,地气主之。”本经《阴阳系日月篇》曰:“腰以上为天,腰以下为地。”故曰从腰以上,手太阴肺经、手阳明大肠经主之。盖肺经自胸行手,大肠经自手行头也。从腰以下,足太阴脾经、足阳明胃经主之,盖脾经自足入腹,胃经自足上面也。四经各有所主,则各经宜各有所取耳。

张介宾说:此近取之法也。腰以上者,天之气也,故当取肺与大肠二经。盖肺经自胸行手,大肠经自手上头也。腰以下者,地之气也,故当取脾胃二经。盖脾经自足入腹,胃经自头下足也。病之在阴在阳,各察其所主而刺之。

张志聪说:手太阴、阳明主天,足太阴、阳明主地。身半以上为天,身半以下为地,故此承上文而言,言人之形气,生于六合之内,应天地之上下四旁,故曰天地为生化之宇。

病在上者下取之。病在下者高取之①。病在头者取之足。病在腰者取之腘②。

【本段提纲】　马莳说:此言治病有远取之法也。

【集解】

①病在上者下取之。病在下者高取之:杨上善说:手太阴下接手阳明,手阳明下接足阳明,足阳明下接足太阴,以其上下相接,故手太阴、阳明之上有病,宜疗足太阴、阳明,故曰下取之。足太阴、阳明之下有病,宜疗手太阴、阳明,故曰高取之也。

②病在头者取之足。病在腰者取之腘:杨上善说:足之三阴三阳之脉,从头至足,故病在头取之足也。足太阳脉,循腰入腘,故病在腰以取腘也。

马莳说:有病虽在上,其脉与下通,当取之下。病虽在下,其脉与上通,当取之高。故病在于头,而取之于足,病在于腰而取之于腘。皆在上取下之法也。至于在下取高之义,可反观矣。

张介宾说:此远取之法也。有病在上而脉通于下者,当取于下。有病在下而脉通于上者,当取于上。故在头者取之足,在腰者取之腘。盖疏其源而流自通,故诸经皆有井荥输原经合之辨。

张志聪说:此言形身之上下,应天地之气交。《六微旨论》曰:“天气下降,气流于地,地气上升,气腾于天。”上下相召,升降相因。是以病在上者下取之,病在下者高取之,因气之上下升降也。《邪客篇》曰:“天圆地方,人头圆足方以应之。”病在头者取之足,以头足之应天地也。病在腰者取之腘,以肾藏膀胱之水气,应天泉之上下也,夫谨奉天道,请言终始,知血气之生始出入,应天地之五运六气,上下四旁,天道毕矣。

病生于头者头重,生于手者臂重,生于足者足重。治病者,先刺其病所从生者也①。

【本段提纲】　马莳说:此言治病有先取之法也。

【集解】

①病生于头者头重，生于手者臂重，生于足者足重。治病者，先刺其病所从生者也：杨上善说：头手足有病之处，其候皆重，各审其病生所由，以行补泻也。

马蒔说：病生于头者，其头必重，余病皆从此始。故治病者，先取之头，至于手病而臂重，足病而足重，其法亦犹是耳，即先求其本之义也。

张介宾说：先刺所从生，必求其本也。

张志聪说：上节论上下之气交，此论天地之定位。头以应天，足以应地，手足应四旁。盖天地四方之气，各有所生之本位，故生于头者头重，生于足者足重，随其所生而取之。重者守而不动也。开之曰："前节论四方之气流行，故有一方实，一方虚，如金行乘木，则东方实而西方虚矣。此论上下四方之定位，故生于手者臂重，生于足者足重也。"

春气在毫毛①，夏气在皮肤②，秋气在分肉③，冬气在筋骨④，刺此病者，各以其时为齐⑤。故刺肥人者，以秋冬之齐；刺瘦人者，以春夏之齐⑥。

【本段提纲】 马蒔说：此言治法有浅深，当随时因人而施也。按齐剂同（《素问·刺齐论》）。

【集解】

①春气在毫毛：杨上善说：人之毫毛中虚，故春之阳气在毫毛。

钱熙祚说：原刻脱毫字，依《甲乙经》补。

②夏气在皮肤：杨上善说：肤，肉上也，阳气在皮肉也。

③秋气在分肉：杨上善说：分肉，谓䐃肉分间也。

④冬气在筋骨：杨上善说：筋附骨上最深，故冬阳气深在筋骨也。

马蒔说：春气初发在毫毛间，夏气则出于皮肤，秋气初入于分肉间，冬气则入于筋骨。

张介宾说：此言病气之中人，随时气而为深浅也。按《四时刺逆从论》曰："春气在经脉，夏气在孙络，长夏气在肌肉，秋气在皮肤，冬气在骨髓中。"与本篇若异者何也？盖本篇言病邪之应时令，有表有里。《四时刺逆从论》言人气之合天地，有升有降。义本不同，非矛盾也。

张志聪说：此言三阴、三阳之气，应天地之四时。皮肉筋骨，脉外之气分也，阴阳之气始于肤表，从外而内，与经脉之出入不同，故春气在毛，夏气在皮肤，秋气在分肉，冬气在筋骨。盖始于皮毛而入于筋骨，自外而内也。

⑤刺此病者，各以其时为齐：马蒔说：凡刺此病者，春夏则取之毫毛皮肤而浅其针，秋冬则取之分肉筋骨而深其针，所谓随时以为齐也（后世之齐从剂，盖用刀以制药也，今针曰齐者，犹之用药故耳，故云）。

张介宾说：齐，剂同。药曰药剂，针曰砭剂也。春夏阳气在上，故取毫毛皮肤，则浅其针。秋冬阳气在下，故取分肉筋骨，则深其针，是以时为齐也。

陆懋修说：《易·系辞》："齐大小者存乎卦。"注：齐，犹言辨也。

⑥故刺肥人者，以秋冬之齐；刺瘦人者，以春夏之齐：杨上善说：秋冬之齐者，刺至筋骨，言其深也。春夏之齐，刺于皮肤，言其浅也。

马蒔说：人之肥者，其病必深，故用秋冬之剂，人之瘦者，其病乃浅，故用春夏之剂，所谓因人而施者又如此。

张介宾说：此又于四时之中，而言肥瘦之异也。肥人肉厚，浅之则不及，故宜秋冬之剂，瘦人肉薄，深之则太过，故宜春夏之齐也。

张志聪说：肥人之皮肤湿，分肉不解，气留于阴久，故刺肥人者，以秋冬之齐，深取之也。瘦人之皮肤滑,分肉解,气留于阳久,故刺瘦人者,以春夏之齐,浅取之也。齐者,与时一之也。开之曰:"首六句论四时,谓气之从外而入,后四句论肥瘦,谓气之从内而出。盖六气虽运行于肤表,然本于内之所生。"张应略曰:"从外而内,天之气也。从内而生,人之气也。人与天地相合,故或从外,或从内,外内出入者也。"(丹波元简说:志注非是,《七十难》与本篇之义合。)

　　病痛者,阴也①。痛而以手按之不得者,阴也,深刺之②。痒者,阳也,浅刺之。病在上者,阳也,病在下者,阴也③。

【本段提纲】　马莳说:此言病有阴阳,故刺之有浅深也。

【集解】

　　①病痛者,阴也:张介宾说:凡病痛者,多由寒邪滞逆于经,及深居筋骨之间,凝聚不散,故病痛者为阴也。

　　②痛而以手按之不得者,阴也,深刺之:张介宾说:按之不得者,隐藏深处也,是为阴邪,刺亦宜深。然则痛在浮浅者,有属阳邪可知也,但诸痛属阴者多耳。

　　③痒者,阳也,浅刺之。病在上者,阳也,病在下者,阴也:杨上善说:卫气行皮肤之中,壅遏作痒,故浅刺之也。

　　马莳说:阴经为阴,阳经为阳。痛为阴,痒为阳。上为阳,下为阴。病在阴者深取之,病在阳者浅刺之。

　　张介宾说:阳主升,故在上者为阳。阴主降,故在下者为阴。痒者,散动于肤腠,故为阳。凡病在阳者,皆宜浅刺之。其在下者,自当深刺无疑也(丹波元简说:《四十八难》曰:"痒者为虚,痛者为实。"义似相庚)。

　　张志聪说:此论表里上下之阴阳。夫表为阳,里为阴;身半以上为阳,身半以下为阴。病者阳者名曰风,故痒者阳也。病在皮肤之表阳也。病在阴者名曰痹,痹者痛也,故病痛者阴也。以手按之不得者,留痹之在内也。此言表里之阴阳也。病在上者为阳,病在下者为阴,以形身之上下分阴阳也。

　　钱熙祚说:此十二字,原刻在"痒者阳也"之上,依《甲乙经》乙转。

　　病先起阴者,先治其阴,而后治其阳。病先起阳者,先治其阳,而后治其阴①。

【本段提纲】　马莳说:此言病有所由起,故刺有所先也。阴阳者,阴经阳经也。按此节大义,与上病生于头者头重一节相同。

【集解】

　　①病先起阴者,先治其阴,而后治其阳。病先起阳者,先治其阳,而后治其阴:杨上善说:皆疗其本也。

　　张介宾说:此以经络部位言阴阳也。病之在阴在阳,起有先后。先者病之本,后者病之标。治必先其本,即上文所谓先刺其病之所从生之义。

　　张志聪说:此承上文而言表里上下阴阳之气,交相贯通,故有先后之分焉。《内经》云:"阳病者上行极而下,阴病者下行极而上,从内之外者先调其内,从外之内者先治其外。"

　　刺热厥者留针反为寒。刺寒厥者留针反为热①。刺热厥者二阴一阳。刺寒厥者二阳一阴。所谓二阴者二刺阴也,一阳者一刺阳也②。

【本段提纲】　马莳说:此言刺厥病之有法也。按《素问》明有厥论,本经《寒热病篇》亦有刺寒厥热厥法。

中正之官,其气亦刚,胆病则失其刚,故病及于骨。凡惊伤胆者骨必软,即其明证。

⑮是主骨所生病者,头痛颔痛,目锐眦痛,缺盆中肿痛,腋下肿,马刀侠瘿:杨上善说:水以主骨,骨生足少阳,故足少阳痛病还主骨也。额角,在发际也。头角,谓顶两箱,额角后高骨角也。颔,谓牙车骨,上抵颅以下者,名为颔骨。脉从缺盆下腋,故腋下肿。复从颊车下颈,故病马刀挟瘿也。马刀,谓痛无脓者是也。

张介宾说:马刀,瘰疬也。侠瘿,侠颈之瘤属也。

⑯汗出振寒,疟:杨上善说:汗出振寒疟等,皆寒热病,是骨之血气所生病也。

张介宾说:少阳居三阳之中,半表半里者也。故阳胜则汗出,风胜则振寒为疟。

⑰是动则病,口苦,善太息,心胁痛,不能转侧,甚则面微有尘,体无膏泽,足外反热,是为阳厥。是主骨所生病者,头痛颔痛,目锐眦痛,缺盆中肿痛,腋下肿,马刀侠瘿,汗出振寒,疟,胸胁肋髀膝外至胫绝骨外踝前,及诸节皆痛,小趾次趾不用:张介宾说:皆本经之脉所及也。

⑱盛者人迎大一倍于寸口,虚者人迎反小于寸口也:张介宾说:足少阳为厥阴之表,故候在人迎。

肝足厥阴之脉,起于大趾丛毛之际①,上循足跗上廉,去内踝一寸②,上踝八寸③,交出太阴之后,上腘内廉④,循股阴,入毛中,过阴器⑤,抵小腹,挟胃属肝络胆⑥,上贯膈,布胁肋⑦,循喉咙之后,上入颃颡,连目系,上出额与督脉会于巅⑧。其支者从目系,下颊里,环唇内⑨。其支者复从肝,别贯膈,上注肺⑩。是动则病,腰痛不可以俛仰⑪,丈夫㿉疝,妇人少腹肿⑫,甚则嗌干,面尘脱色⑬。是主肝所生病者⑭,胸满呕逆,飧泄狐疝,遗溺闭癃⑮。为此诸病,盛则泻之,虚则补之,热则疾之,寒则留之,陷下则灸之,不盛不虚,以经取之,盛者寸口大一倍于人迎,虚者寸口反小于人迎也⑯。

【本段提纲】　马莳说:此言肝经脉气之行,乃为第十二经也。

【集解】

①肝足厥阴之脉,起于大趾丛毛之际:杨上善说:足厥阴脉,从足趾上行,环阴器,络胆属肝,通行肝之血气,故曰,肝足厥阴脉也。

张介宾说:肝为足厥阴经也。起于足大趾,去爪甲横纹后,丛毛际大敦穴。丛毛,即上文所谓"三毛"也。

顾观光说:起于大趾丛毛之际,《圣济总录》云,起于大趾三毛之上。《素问·厥论》注亦作"三毛"。

丹波元简说:《千金》《铜人》《发挥》丛作㚻。滑氏云,足大趾爪甲后为三毛,三毛后横为㚻毛,足厥阴起于大趾聚毛之大敦穴。今从张注。

②上循足跗上廉,去内踝一寸:张介宾说:足跗上廉,行间、太冲也。内踝前一寸,中封也。

③上踝八寸:钱熙祚说:《甲乙经》"上"作"外"。

④交出太阴之后,上腘内廉:张介宾说:上踝过足太阴之三阴交,历蠡沟、中都,复上一寸,交出太阴之后,上腘内廉,至膝关,曲泉也。

⑤入毛中,过阴器:杨上善说:髀内近阴之股,名曰阴股。循阴器一周,名环也。

张介宾说:股阴,内侧也。循股内之阴包,五里、阴廉,上会于足太阴之冲门、府舍,入阴毛中之急脉,遂左右相交,环绕阴器,而会于任脉之曲骨。

莫文泉说：《脉经》"阴"字在"入"字下。按本篇之例，或曰前廉后廉，或曰内侧外侧，内廉外廉。从无以阴阳立名者，依例当云"循股内廉"，以上文已云"上腘内廉"，故省其文曰"循股"，当从《脉经》更正。

⑥抵小腹，挟胃属肝络胆：张介宾说：自阴上入小腹，会于任脉之中极、关元，循章门至期门之所挟胃属肝，下足少阳日月之所络胆，而肝胆相为表里也。

⑦上贯膈，布胁肋：张介宾说：自期门上贯膈，行足太阴食窦之外，大包之里，散布胁肋，上足少阳渊腋，手太阴云门之下，足厥阴经穴止于此。

⑧循喉咙之后，上入颃颡，连目系，上出额与督脉会于巅：张介宾说：颃颡，咽颡也。目内深处为目系。其内行而上者，自胁肋间，由是阳明人迎之外，循喉咙之后，入颃颡，行足阳明大迎、地苍、四白之外，内连目系，上出足少阳阳白之外，临泣之里，与督脉相会于顶巅之百会。

丹波元简说：志云，颃颡，腭上窍也，循喉咙之后，上入颃颡，连目系，是颃颡在会厌之上，上腭与鼻相通之窍是也，故曰颃颡不开，则洞涕不收，分气失也，分气者口鼻两分之气，故颃颡得志聪注而始明矣。

陆懋修说：颃，胡朗切，亦作肮亢。《史记·陈余传》："乃仰绝肮。"《索隐》引苏林云：肮，颈大脉也。《汉书·娄敬传》："不搤其亢"。注引张晏曰，亢，喉咙也。

⑨其支者从目系，下颊里，环唇内：张介宾说：此文者，从前目系之分，下行任脉之外，本经之里，下颊里，交环于口唇之内。

⑩其支者复从肝，别贯膈，上注肺：张介宾说：又其支者，从前期门属肝所行足太阴食窦之外，本经之里，别贯膈，上注于肺，下行至中焦，挟中脘之分，后接于手太阴肺经，以尽十二经之一周，终而复始也。

⑪腰痛不可以俛仰：张介宾说：足厥阴支别者，与太阴少阳之脉，同结于腰髁下中髎、下髎之间，故为腰痛。《刺腰痛篇》曰，厥阴之脉，令人腰痛，腰中如张弓弩弦。

丹波元简说：马云肝与肾通，则脊筋之脉通于肝。

⑫丈夫㿉疝，妇人少腹肿：张介宾说：足厥阴气逆，则为睾肿卒疝。妇人少腹肿，即疝病也。

丹波元简说：汪云，脉抵少腹，妇人亦有疝，但不名疝而名瘕。

陆懋修说：《素问·四时刺逆从论》厥阴滑则病狐疝风，林校据杨上善云，狐夜不得尿，日出方得人之所病与狐同，故曰狐疝。《金匮方论》阴狐疝气者偏有大小，时时上下。

⑬甚则嗌干，面尘脱色：张介宾说：肝脉循喉咙之后，上入颃颡，上出额，其支者从目系下颊里，故为此病。按《至真要大论》列以上诸证于阳明在泉司天之下，以燥淫所胜，则病本于肝也。

⑭是主肝所生病者：张介宾说：足厥阴经，肝所生病也。

⑮胸满呕逆，飧泄狐疝，遗溺闭癃：张介宾说：本经上行者挟胃贯膈，下行者过阴器，抵小腹，故为此诸病。

⑯盛者寸口大一倍于人迎，虚者寸口反小于人迎也：张介宾说：足厥阴为少阳之里，故候在寸口。

手太阴气绝则皮毛焦，太阴者行气温于皮毛者也，故气不荣则皮毛焦，皮毛焦则津液去皮节，津液去皮节者则爪枯毛折，毛折者则毛先死，丙笃丁死，火胜金也①。

【本段提纲】　马莳说：此言肺绝之证候死期也。

【集解】

①手太阴气绝则皮毛焦,太阴者行气温于皮毛者也,故气不荣则皮毛焦,皮毛焦则津液去皮节,津液去皮节者则爪枯毛折,毛折者则毛先死,丙笃丁死,火胜金也:马莳说:肺经之荣在毛,合在皮,正以肺主气,行气以温于皮毛,惟气绝而不荣,则皮毛焦,是皮节之津液亦去,而爪枯毛折,不特皮毛之焦之而已。故病至毛折,其毛已死,火日克金,死可必矣。

张介宾说:手太阴者,肺也。肺主皮毛,故其气绝,则津液去于皮节,而证在爪枯毛折也。肺金畏火,故危于丙丁。

顾观光说:"毛折者则毛先死",当依《脉经》作气先死。

莫文泉说:《难经》"则津液去"句,"皮节津液去皮节者"、八字作津液去则皮节伤皮节伤者十一字,《脉经》同。"爪"字《难经》作"皮",《脉经》与经同。"毛先死"《难经》与经同,《脉经》作"气先死"。按"津液去皮节"无义,《难经》为长。若爪则足厥阴之候,非手太阴之候,不当列此。即《难经》"皮"字亦与上"皮伤"义复,以经文单承"毛折"二字推之,"爪枯"二字当为衍文。"毛先死"与"毛折"义复,以下四段经文例之,则作"气先死"为的,且与上气不荣则皮毛焦允协。又按上文已云"皮毛焦"此文复云"皮节伤",何于皮独详也? 古人恐无此重复文法,"皮节"当为"肢节"之误,"肢"古或作"支"与"皮"形似,故误。

手少阴气绝则脉不通,脉不通则血不流,血不流则毛色不泽,故其面黑如漆柴者血先死,壬笃癸死,水胜火也①。

【本段提纲】　马莳说:此言心绝之证候死期也。

【集解】

①手少阴气绝则脉不通,脉不通则血不流,血不流则毛色不泽,故其面黑如漆柴者血先死,壬笃癸死,水胜火也:马莳说:心主脉,又生血,惟心气绝,则血脉俱枯,毛色不泽,面色如漆柴然,水所刑也。此则血已先死,水日克火,死可必矣。

张介宾说:手少阴者,心也。心主血脉,故心脉绝则血先死,其证在毛色不泽,而面黑如漆也。心火畏水,故危于壬癸。

顾观光说:"手少阴气绝则脉不通"此下《脉经》有"少阳者心脉也,心者脉之合也"二句,以上下文例之当有。血不流则毛色不泽,《难经·二十四难》无"毛"字,此衍文当删,观下文面黑如漆柴,则谓面色非毛色也。《甲乙经》《脉经》毛作发,则与足少阴气绝证同亦误。

莫文泉说:《脉经》"则脉不通"四字下,有"少阴者,心脉也;心者,脉之合也"十二字。《难经》与经同,《难经》"毛色不泽"作"色去",无毛字。按以上下四节经文例之,则十二字当有,此十二字是释经文以脉不通候少阴气绝之故,无者传写脱之耳。"毛"字衍。《素问·六节藏象论》云:"心,其华在面,其充在血脉"是候心者当在面与脉,"色不泽"谓面色黑与"故"字紧接,下若有"毛"字,则谓毛发之枯,非谓面色之黑矣,"故其"以下八字接得上否? 且毛为手太阴之候,何得列此?

足太阴气绝者则脉不荣肌肉,唇舌者肌肉之本也,脉不荣则肌肉软,肌肉软则舌萎人中满,人中满则唇反,唇反者肉先死,甲笃乙死,木胜土也①。

【本段提纲】　马莳说:此言脾绝之证候死期也。

【集解】

①足太阴气绝者则脉不荣肌肉,唇舌者肌肉之本也,脉不荣则肌肉软,肌肉软则舌萎人中

满,人中满则唇反,唇反者肉先死,甲笃乙死,木胜土也:马莳说:脾主肌肉,唇舌为肌肉之本,故脾气不荣,则肌肉软,其舌萎,其人中满,其唇反,斯则肉已先死,木日克土,死可必矣。

张介宾说:足太阴者,脾也。脾主肌肉,故脾气绝则肉先死,其证在人中满而舌萎唇反也。脾土畏木,故死于甲乙。

莫文泉说:《难经》《脉经》并作脉不荣其口唇者,义长,如马本则上下皆不圆,且舌为足厥阴之候,非足太阴之候,自是"口"字之误。又"萎",《难经》《脉经》并无"舌萎"二字,当从彼削正,义见前。

足少阴气绝则骨枯,少阴者冬脉也,伏行而濡骨髓者也,故骨不濡则肉不能著也,骨肉不相亲则肉软却,肉软却故齿长而垢,发无泽,发无泽者骨先死,戊笃己死,土胜水也①。

【本段提纲】　马莳说:此言肾绝之证候死期也。

【集解】

①足少阴气绝则骨枯,少阴者冬脉也,伏行而濡骨髓者也,故骨不濡则肉不能著也,骨肉不相亲则肉软却,肉软却故齿长而垢,发无泽,发无泽者骨先死,戊笃己死,土胜水也:马莳说:肾主骨,其脉行于冬,而滑骨髓,惟肾气绝,则骨枯肉脱,齿槁发焦,其骨已死。土日克水,死可必矣。

张介宾说:足少阴者,肾也。肾属水,故为冬脉。肾主骨,故肾气绝则骨先死。其证在骨肉不相亲附,则齿长而垢。精髓不能濡润,则发枯无泽也。肾水畏土,故死于戊己。

丹波元简说:《难经》濡作温,下同,不能著下有"骨"字。《甲乙》亦有"骨"字。

莫文泉说:《脉经》"着"下有"骨"字,按《难经》云:"肉不着骨",是经文固有"骨"字。

足厥阴气绝则筋绝,厥阴者肝脉也,肝者筋之合也,筋者聚于阴器①,而脉络于舌本也,故脉弗荣则筋急,筋急则引舌与卵,故唇青舌卷卵缩则筋先死,庚笃辛死,金胜木也②。

【本段提纲】　马莳说:此言肝绝之证候死期也。

【集解】

①器:钱熙祚说:原刻误作气,依《甲乙经》改。

②足厥阴气绝则筋绝,厥阴者肝脉也,肝者筋之合也,筋者聚于阴器,而脉络于舌本也,故脉弗荣则筋急,筋急则引舌与卵,故唇青舌卷卵缩则筋先死,庚笃辛死,金胜木也:马莳说:肝之合在筋,其筋下聚于阴器,而上络于舌本,故气绝则筋急引舌与卵,其筋已先死。金日克木,死可必矣。

张介宾说:肝气绝者筋先死,其证在唇青舌卷而卵缩囊拳也。肝木畏金,故死于庚辛。

顾观光说:则筋绝,"绝"字误,当依《难经》作缩《脉经》云,则筋缩引卵与舌。

莫文泉说:聚于阴"气",《难经》《脉经》"气"并作"器"又筋急则引舌与卵故唇青,《脉经》"急"上有"缩"字。《难经》同,义长。《难经》无唇青二字。按唇为足太阴之候,非足厥阴之候,虽青色属厥阴,而此篇通例,皆纪经不绝色,其为衍文无疑。

五阴气俱绝则目系转,转则目运,目运者为志先死,志先死,则远一日半死矣①。

【本段提纲】　马莳说:此言手足阴经之绝者,而有病证死期也。

【集解】

①五阴气俱绝则目系转,转则目运,目运者为志先死,志先死,则远一日半死矣:马莳说:五阴者,心肝脾肺肾皆属阴经也。不言心包络经者,以手少阴心经统之耳。目为五藏之精,故五藏绝则目系转而运,此乃志已先死,所以死在一日半也。曰一日半者,盖周五藏之表里,而半日则余之耳。

张介宾说:五藏之精,皆上注于目,故五阴气绝则目转而运,志先死矣。盖志藏于肾,阴之神也,真阴已竭,死在周日间耳。今有病剧而忽尔目无所见者,正阴气竭绝之候。

六阳气绝则阴与阳相离,离则腠理发泄,绝汗乃出,故旦占夕死,夕占旦死。

【本段提纲】 马莳说:此言手足阳经之绝者,而有病证死期也。

【集解】

①六阳气绝则阴与阳相离,离则腠理发泄,绝汗乃出,故旦占夕死,夕占旦死:马莳说:六阳者,胆、胃、大小肠、膀胱、三焦也。六阳经气绝,则阴经与阳经相离而不相连,致腠理开泄,绝汗如珠,其死在旦夕间也。

张介宾说:汗本阴精,固于阳气,阳气绝则阴阳相离,而腠理不闭,脱汗乃出,其死在顷刻间也。

经脉十二者,伏行分肉之间,深而不见,其常见者,足太阴过于外踝之上,无所隐故也,诸脉之浮而常见者,皆络脉也①,六经络手阳明、少阳②之大络,起于五指间,上合肘中③,饮酒者卫气先行皮肤,先充络脉,络脉先盛故卫气已平,营气乃满,而经脉大盛④。脉之卒然动者,皆邪气居之,留于本末,不动则热,不坚则陷且空,不与众同,是以知其何脉之动也⑤。

雷公曰:何以知经脉之与络脉异也?

黄帝曰:经脉者常不可见也,其虚实也,以气口知之。脉之见者,皆络脉也⑥。

【本段提纲】 马莳说:此详言经脉不可见,而络脉则可见也。

【集解】

①经脉十二者,伏行分肉之间,深而不见,其常见者,足太阴过于外踝之上,无所隐故也,诸脉之浮而常见者,皆络脉也:杨上善说:十二经脉及诸络脉,其不见者,谓十一经也。其可见者,谓足太阴经,上行至于踝上,以其皮薄故见也。诸余络脉皆见者也。

马莳说:经脉者,如肺经自中府以至少商是也。络脉者,如肺经之列缺旁行偏历是也。然十二经者,伏行于各经分肉之间,深而不可见,其常见者,仅有脾经之脉,过于外踝之上,与胃脉相通,无所隐焉、故耳。凡诸脉之浮而常见者,皆络脉也。

张介宾说:足太阴当作手太阴。经脉深而直行,故手足十二经脉,皆伏行分肉之间,不可得见。其有见者,惟手太阴一经,过于手外踝之上,因其骨露皮浅,故不能隐。下文云,经脉者常不可见也,其虚实也,以气口知之,正谓此耳。此外诸脉,凡浮露于外而可见者,皆络脉也。分肉,言肉中之分理也。

②少阳:钱熙祚说:《甲乙经》少阳作少阴。

③六经络手阳明、少阳之大络,起于五指间,上合肘中:杨上善说:六阳络中,手阳明络,肺府之络也,手少阳络,三焦之络也。手阳明大肠之经,起大指次指之间,即大指次指及中指内间,手阳明络起也。手少阳经,起小指次指间,即小指次指及中指外间,手少阳脉起也。故二脉

络起五指间也。

马莳说：有经络皆盛，其惟饮酒之时，即如手之六经，皆有络脉，其手阳明大肠经之络，名曰偏历，手少阳三焦之络，名曰外关，虽在臂腕之间，然皆起于手之五指，手阳明则起于食指，手少阳则起于无名指，上则合于肘中。

张介宾说：此举手络之最大者，以明视络之法也。手足各有六经，而手六经之络，则惟阳明、少阳之络为最大。手阳明之络名偏历，在腕后三寸上侧间，别走太阴。手少阳之络名外关，在臂表腕后二寸两筋间，邪行向内，历阳明、太阴，别走厥阴。二络之下行者，阳明出合谷之次，分络于大食二指。少阳出阳池之次，散络于中名小三指，故起于五指间。其上行者，总合于肘中内廉厥阴曲泽之次。凡人手背之露筋者，皆显然可察，俗谓之青筋，此本非筋非脉，即蓄血之大络也。凡浮络之在外者，皆可推此而知耳。

④饮酒者卫气先行皮肤，先充络脉，络脉先盛故卫气已平，营气乃满，而经脉大盛：杨上善说：酒是熟谷之液，入胃先行皮肤，故卫气盛。卫气注入脉中，故平，营气满也。营气满于所入之经，则所入经，脉络大盛动也。

张介宾说：卫气者，水谷之悍气也，其气慓疾滑利，不入于经。酒亦水谷之悍气，其慓疾之性亦然。故饮酒者，必随卫气先达皮肤，先充络脉，络脉先盛，则卫气已平，而后营气满，经脉乃盛矣。平，犹潮平也，即盛满之谓。按脉有经络，经在内，络在外，气有营卫，营在内，卫在外。今饮酒者，其气自内达外，似宜先经而后络，兹乃先络而后经者何也？盖营气者，犹原泉之混混，循行地中，周流不息者也，故曰营行脉中。卫气者，犹雨雾之郁蒸，透彻上下，偏及万物者也，故曰卫行脉外。是以雨雾之出于地，必先入百川而后归河海。卫气之出于胃，必先充络脉而后达诸经，故《经水篇》以十二经分配十二水。然则经即大地之江河，络犹原野之百川也，此经络营卫之辨。

⑤脉之卒然动者，皆邪气居之，留于本末，不动则热，不坚则陷且空，不与众同，是以知其何脉之动也：杨上善说：十二经脉有卒然动者，皆是营卫之气，将邪气入此脉中，故此脉动也。本末，即是此经本末也。络脉将邪入于卫气，卫气将邪入于此脉本末之中，留而不出，故为动也。酒即邪也。若邪在脉中，盛而不动，则当邪居处蒸而热也。当邪居处热邪盛也，必为坚硬。若寒邪盛多，脉陷内空，与平人不同。以此候之，知十二经中何经之病。

张介宾说：上文言饮酒者，能致经脉之盛，故脉之平素不甚动而卒然动者，皆邪气居之，留于经脉之本末而然耳。邪气者，即指酒气为言。酒邪在脉，则浮络者虽不动，亦必热也。虽大而不坚，故陷且空也。此浮络与经脉之不同，故可因之以知其动者为何经之脉也。此特举饮酒为言者，正欲见其动与不动，空与不空，而经脉络脉为可辨矣。

⑥经脉者常不可见也，其虚实也，以气口知之。脉之见者，皆络脉也：杨上善说：经脉不见，若候其虚实，当诊寸口可知云也。络脉横居，五色可见，即目观之，以知虚实也。

张介宾说：气口者，手太阴肺经也。肺朝百脉，气口为脉之大会，凡十二经脉，深不可见，而其虚实，惟于气口可知之，因其无所隐也。若其他浮露在外而可见者、皆络脉而非经也。

雷公曰：细子无以明其然也①。黄帝曰：诸络脉皆不能经大节之间，必行绝道而出入，复合于皮中，其会皆见于外②，故诸刺络脉者，必刺其结上，甚血者虽无结，急取之以泻其邪而出其血，留之发为痹也③。凡诊络脉，脉色青则寒且痛，赤则有热，胃中寒，手鱼之络多青矣，胃中有热，鱼际络赤；其暴黑者，留久痹也；其有赤、有黑、有青者,寒热气也;其青短者,少气也④。凡刺寒热者皆多血络,必间日而一取之,血尽而止,乃调其虚实⑤,其青而短者少气,甚者泻之则闷,闷甚则仆,不得言,闷则急坐之也⑥。

【本段提纲】　马莳说:此言刺络脉者,必出其血,诊络脉者,必别其色也。

【集解】

①细子无以明其然也:杨上善说:细子,谦称也。经脉诊气口可知虚实,犹未明其络脉见之然也。

②诸络脉皆不能经大节之间,必行绝道而出入,复合于皮中,其会皆见于外:杨上善说:大节,谓四肢十二大节也。凡络脉之行至大节间止,缘于络道出节至外,入于皮中,与余络合,见于皮。绝,止也。

马莳说:凡诸络脉,皆不能经历于大节之间,一如经脉之行也,必行于阻绝之道而出入之,复合于皮中,如肺经列缺为络,别行于大肠经之偏历,直行似阻而旁行之也。其所会处,皆见于外。

张介宾说:大节,大关节也。绝道,间道也。凡经脉所行,必由溪谷大节之间。络脉所行,乃不经大节,而于经脉不到之处,出入胼络,以为流通之用。然络有大小,大者曰大络、小者曰孙络。大络犹木之干,行有出入。孙络犹木之枝,散于肤腠,故其会皆见于外。

③故诸刺络脉者,必刺其结上,甚血者虽无结,急取之以泻其邪而出其血,留之发为痹也:杨上善说:此言疗络所在也。结,谓聚也。邪客于络,有血聚处,可刺去之。虽无聚处,观于络脉血盛之处,即有邪居,可刺去之,恐其邪气停留,发为痹病也。

张介宾说:凡刺络脉者,必刺其结上,此以血之所聚,其结粗突倍常,是为结上,即当刺处也。若血聚已甚,虽无结络,亦必急取之以去其邪血,否则发为痹痛之病。今西北之俗,但遇风寒痛痹等疾,即以绳带紧束上臂,令手肘青筋胀突,乃用磁锋于肘中曲泽穴次,合络结上,砭取其血,谓之放寒,即此节之遗法,勿谓其无所据也。

④凡诊络脉,脉色青则寒且痛,赤则有热,胃中寒,手鱼之络多青矣,胃中有热,鱼际络赤;其暴黑者,留久痹也;其有赤、有黑、有青者,寒热气也;其青短者,少气也:杨上善说:此言诊络虚实法也。络色有三,青、赤、黑也。但青有寒,但赤有热,但黑有痹,三色俱者即有寒热也。色之候者,青赤二色候胃中也。皆候鱼络胃者,手阳明脉与太阴合,太阴之脉循胃口至鱼,故候太阴之络,知胃寒热。胃中有痹,亦可候鱼,若邪客处久留成痹,即便诊之。

马莳说:欲诊络脉,有色可据,某经络脉之色青者,则寒且痛,某经络脉之色赤者,内必有热,若胃中有寒,则鱼际之络多青,若胃中有热,则鱼际之络多赤,若手鱼之络暴黑,则留之必为久痹。故上文曰当泻其邪而出其血也。若鱼际之脉,赤黑青之兼见者,必为寒热气,若鱼际之脉,青而且短者,必正气之衰少。但此寒热气者,理当刺之,刺之者,以其血络之多故也。

张介宾说:诊,视也。此诊络脉之色可以察病,而手鱼之络尤为显浅易见也。寒则气血凝涩,凝涩则青黑,故青则寒且痛。热则气血淖泽,淖泽则黄赤,故赤则有热。手鱼者,大指本节间之羊肉也。鱼虽手太阴之部,而胃气至于手太阴,故可以候胃气。五色之病,惟黑为甚,其暴黑者,以痹之留久而致也。其赤黑青色不常者,寒热气之往来也。其青而短者,青为阴胜,短为阳不足,故为少气也。

⑤凡刺寒热者皆多血络,必间日而一取之,血尽而止,乃调其虚实:杨上善说:此言刺络脉法也。寒热,胃中寒热也。以胃气故青赤,络脉血乃多者也。欲为多日刺之,故间日取,得平乃

止也。

马莳说:若鱼际之脉青而且短者,必正气之衰少。但此寒热气者,理当刺之,刺之者,以其血络之故也,必间日而一取之,候其血尽而止针,随即调其虚实,虚则补而实则泻也。

张介宾说:凡邪气客于皮毛,未入于经而为寒热者,其病在血络,故当间日一取以去其血。血尽则邪尽,邪尽则止针,而后因其虚实以调治之也。邪自皮毛而入,极于五藏之次。

⑥其青而短者少气,甚者泻之则闷,闷甚则仆,不得言,闷则急坐之也:马莳说:色青而短为元气衰少者,病势若甚,切不可泻,泻之则必闷,闷甚则必仆,须于初闷时,不得言语,急静坐之,即可以不至于仆矣。

张介宾说:视其络脉之小而短者,气少故也,不可刺之。虚甚而泻,其气重虚,必致昏闷,甚则运仆暴脱不能出言,急扶坐之,使得气转以渐而甦。若偃卧则气滞,恐致不救也。

手太阴之别,名曰列缺,起于腕上分间,并太阴之经,直入掌中,散入于鱼际①。其病实则手锐掌热,虚则欠㰦,小便遗数。取之去腕半寸②,别走阳明也③。

【本段提纲】　马莳说:此下十二节详言十二络穴,而此先以肺经言之也。

【集解】

①手太阴之别,名曰列缺,起于腕上分间,并太阴之经,直入掌中,散入于鱼际:杨上善说:十二正经,有八奇经,合二十脉,名为之经。二十脉中,十二经脉、督脉及任脉、冲脉,有十四经,各别出一脉,有十四脉,脾藏复出一脉,合有十五脉名为大络。任冲及脾所出,散络而已。余十三络,从经而出,行散络已,别走余经,以为交通。从十五络别出小络,名为孙络。任冲二脉虽别,同称一络,名曰尾翳,似不别也。别于太阴口经,故曰别也,余皆仿之。此别走络,分别大经,所以称缺。此穴列于缺减大经之处,故曰列缺也。腋下分间,即手太阴经也。

马莳说:不曰络而曰别者,以此穴由本经而别走邻经也。手太阴肺经之别穴,名曰列缺,起于腕上分肉之间,并本经太阴之经,入于阳明大肠经,以直入掌中,而散入于鱼际。

张介宾说:此下即十五络穴也。不曰络而曰别者,以本经由此穴而别走邻经也。手太阴之络名列缺、在腕后一寸五分,上侧分肉间,太阴自此别走阳明者。其太阴本经之脉,由此直入掌中,散于鱼际也。人或有寸关尺三部脉不见,自列缺至阳溪见者,俗谓之反关脉,此经脉虚而络脉满,《千金翼》谓阳脉逆,反大于气口三倍者是也。

②取之去腕半寸:钱熙祚说:去腕半寸,《甲乙经》作"一寸"。

③别走阳明也:杨上善说:络入鱼际,别走阳明经也。阳明与太阴合也。

马莳说:其病如邪气盛而实,则手之锐掌当热,如正气衰而虚,则小便必遗而且数。凡取此穴者,必觅之去手腕寸半间,乃别走阳明之穴,正以肺与大肠为表里也。

张介宾说:掌后高骨为手锐骨。实为邪热有余,故手锐掌热。欠㰦,张口伸腰也。虚因肺气不足,故为欠㰦,及小便遗而且数。通俗文曰,体倦则伸,志倦则㰦也。治此者取列缺,谓实可泻之,虚可补之。后诸经皆准此。半寸当作寸半。此太阴之络别走阳明,而阳明之络曰偏历,亦入太阴,以其相为表里,故互为注络以相通也,他经皆然。

顾观光说:"去腕半寸"《甲乙经》作"一寸"亦误,当依《脉经》作"一寸半"。"去腕一寸半"《圣济总录》无"半"字,与下文合。

莫文泉说:《脉经》"半寸"作"一寸半"无"别走阳明也"五字,按考古针灸家说,列缺穴在腕间寸半,于此知经文误倒也,当从《脉经》乙正。《脉经》别走阳明在腕上分间下,故于此无之。

丹波元简说:《正脉》本音注,㰦音去,开口也,《藏经音义》引桂苑珠丛云,引气而张口曰欠㰦。

手少阴之别，名曰通里，去腕一寸①，别而上行，循经入于心中，系舌本，属目系。其实则支膈，虚则不能言。取之掌后一寸，别走太阳也②。

【本段提纲】　马莳说：此言心经之络穴也。

【集解】

①去腕一寸：守山阁本及赵府居敬堂本原刻均作"去腕一寸半"。今据《黄帝内经太素》卷九十五络脉、《千金》卷十三第一及《圣济总录卷》一九一将半字删去，与下文"取之掌后一寸"合。

②手少阴之别，名曰通里，去腕一寸，别而上行，循经入于心中，系舌本，属目系。其实则支膈，虚则不能言。取之掌后一寸，别走太阳也：杨上善说：里，居处也。此穴乃是手少阴脉气，别通为络居处，故曰通里也。支，指也。少阴脉起心中，故实则指膈而间之，虚则不能言也。

马莳说：通里穴为络，去腕一寸，别而上行，循本经入于心中，系舌本，属目系。其邪气有余而实，则膈间若有所支而不畅，正气不足而虚则不能言，以言为心之声也。取此穴者，当觅之掌后一寸，乃别走太阳小肠经之通里穴，正以心与小肠为表里也。

张介宾说：手少阴之络名通里，在腕后一寸陷中，别走手太阳者也。此经入心下膈，故邪实则支膈，谓膈间若有所支而不畅也。其支者上系舌本，故虚则不能言。当取通里，或补或泻以治之也。

手心主之别，名曰内关，去腕二寸，出于两筋之间，循经以上，系于心包络①。心系实则心痛，虚则为头强②。取之两筋间也。

【本段提纲】　马莳说：此言心包络经之络穴也。

【集解】

①手心主之别，名曰内关，去腕二寸，出于两筋之间，循经以上，系于心包络：杨上善说：手心主至此太阴、少阴之内，起于别络，内通心包，入于少阳，故曰内关也。检《明堂经》两筋间下，有别走少阳之言，此经无者，当是脱也。

马莳说：夫手厥阴心包络经而谓之手心主者，以其代心经以行事也（本经《邪客篇》云：心者五藏六府之大主，诸邪之在心者，皆在心之包络。包络者，心主之脉也，皆如手少阴心主之脉行也），其别者，名曰内关，去手腕上廉二寸之两筋间，循本经以上，系于心包络。如心系间邪气盛而实则心必痛，正气衰而虚则头必强。取此穴者，觅之两筋间耳。

张介宾说：手厥阴之络名内关，在掌后去腕二寸两筋间，别走手少阳者也。此经系心包，络心系，又出耳后，合少阳完骨之下，故邪实则心痛，虚则头强不利也。皆取内关以治之。

莫文泉说：《脉经》"头强"作"烦心"。按手心主脉并无至头者，不得有头强一症，且头强是项筋所生，当属足太阳，列此非也，若"烦心"，则于经络心系三字允协，当从《脉经》改正。

顾观光说：《圣济总录》，"头"作"烦"无强字。

丹波元简说：志云，此不曰别走少阳，或简脱也。

手太阳之别，名曰支正，上腕五寸，内注少阴①。其别者上走肘，络肩髃②。实则节弛肘废，虚则生肬③，小者如指痂疥。取之所别也④。

【本段提纲】　马莳说：此言小肠经之络穴也。

【集解】

①手太阳之别,名曰支正,上腕五寸,内注少阴:杨上善说:正,正经也。支,络脉也。太阳正经之上,支别此络,走向少阴,故曰支正也。

马莳说:支正,上手腕外廉五寸,内注于手少阴心经,以心于小肠为表里也。

张介宾说:手太阳之络名支正,在腕后五寸,走臂内侧,注手少阴者也。

②其别者上走肘,络肩髃:马莳说:上走于肘,络手阳明大肠经之肩髃穴。

③肬:陆懋修说:肬,羽求切,亦作疣。《说文》肬,赘也,释名肬丘也,出皮上聚高如地之有丘也。

④实则节弛肘废,虚则生肬,小者如指痂疥。取之所别也:杨上善说:弛,纵缓也。痂,疮甲也。

马莳说:邪气有余而实,则节弛而肘废,正气不足而虚,则大者为肬,小者为指间痂疥之类,凡此疾者取此别穴而已。

张介宾说:此经走肘络肩,故邪实则脉络壅滞,而节弛肘废,正虚则血气不行,大则为肬,小则为指间痂疥之类。取之所别,即支正也。

丹波元简说:肬与瘤自别,《巢源·疣目候》云,疣目者人手足边忽生如豆,粗强于肉。楼氏《纲目》云,肬,俗称鸡眼子。《藏经音义》:肬,"疣"同,《埤苍》云:皮上结也。《庄子》云:附赘悬肬。或作默,今俗谓之侯。志云,即皴瘟之类,误也。

手阳明之别,名曰偏历,去腕三寸,别入太阴①。其别者上循臂,乘肩髃,上曲颊偏齿②。其别者入耳,合于宗脉③。实则龋④齿耳⑤聋,虚则齿寒痹隔⑥。取之所别也⑦。

【本段提纲】 马莳说:此言大肠经之络穴也。

【集解】

①手阳明之别,名曰偏历,去腕三寸,别入太阴:杨上善说:手阳明经上偏出此络,经历手臂,别走太阴,故曰偏历也。

马莳说:偏历,去手腕后三寸,别走入于手太阴肺经。

张介宾说:手阳明之络名偏历,在腕后三寸上侧间,别走手太阴者也。按本经筋脉皆无入耳上目之文,惟此别络有之。

②其别者上循臂,乘肩髃,上曲颊偏齿:马莳说:其别者,上循臂之温溜、下廉、上廉、三里、曲池,以乘肩髃,上曲颊,入上齿缝中。

③其别者入耳,合于宗脉:杨上善说:宗,总也。耳中有手太阳、手少阳、足少阳、足阳明络四脉总会之处,故曰宗脉。手阳明络别入耳中,与宗脉会。

④龋:陆懋修说:龋,驱雨切,亦作"𪘚"。《释名》:龋,齿朽也,虫啮之齿,缺朽也。

⑤齿耳:钱熙祚说:原刻脱齿耳二字,依《甲乙经》补。

⑥虚则齿寒痹隔:马莳说:如邪气有余而实,则为龋而齿痛,为耳聋。正气不足而虚,则止为齿寒,为内痹,为隔塞不便,皆当取此穴以治之耳。

张介宾说:宗脉者,脉聚于耳目之间者也。龋,齿蠹病也。此经上曲颊偏齿入耳,络肺下膈,故实则为齿龋耳聋,虚则为齿寒内痹而隔。治此者,当取所别之偏历。

⑦取之所别者:丹波元简说:尚徊云,谓偏齿入耳之别络,非偏历也,十二络皆同。

手少阳之别,名曰外关,去腕二寸,外绕臂,注胸中,合心主①。病实则肘挛,虚则不收②。取之所别也。

【本段提纲】　马莳说：此言三焦经之络穴也。

【集解】

①手少阳之别，名曰外关，去腕二寸，外绕臂，注胸中，合心主：杨上善说：此处少阳之络，别行心主外关，故曰外关也。

马莳说：外关，去手腕外廉二寸，外绕于臂，注于胸中，以合手厥阴心主之脉，以三焦与心包络为表里也。

张介宾说：手少阳之络名外关，在腕后二寸两筋间，别走手厥阴心主者也。

②病实则肘挛，虚则不收：杨上善说：实则肘急故挛，虚则纵缓故肘不收也。

马莳说：邪气有余而实，则为肘挛；正气不足而虚，则手不能收，皆取此穴以治之耳。

张介宾说：此经绕臂，故为肘挛及不收之病治此者，当取所别之外关。

足太阳之别，名曰飞阳，去踝七寸，别走少阴①。实则鼽窒头背痛，虚则鼽衄②。取之所别也。

【本段提纲】　马莳说：此言膀胱经之络穴也。

【集解】

①足太阳之别，名曰飞阳，去踝七寸，别走少阴：杨上善说：此太阳络，别走向少阴经，迅疾如飞，故曰飞扬也。

马莳说：飞扬，去足外踝上七寸，别走少阴肾经，以膀胱与肾为表里也。

张介宾说：足太阳之络名飞扬，在足外踝上七寸，别走足少阴者也。

②实则鼽窒头背痛，虚则鼽衄：杨上善说：窒，塞也。太阳走目内眦，络入鼻中，故实则鼻塞也。虚则无力自守，故鼻衄也。

马莳说：邪气有余而实，则为鼽出于鼻而窒，为头与背痛。正气不足而虚，则为衄为鼽，皆当取此穴以治之耳。

张介宾说：此经起于目内眦，络脑行头背，故其为病如此。治此者，当取所别之飞扬。衄，鼻出血也。

足少阳之别，名曰光明，去踝五寸，别走厥阴，下络足跗①。实则厥，虚则痿躄，坐不能起②。取之所别也。

【本段提纲】　马莳说：此言胆经之络穴也。

【集解】

①足少阳之别，名曰光明，去踝五寸，别走厥阴，下络足跗：杨上善说：光明，即眼也。少阳厥阴主眼，故少阳络得其名也。

马莳说：光明穴，去外踝上五寸，别走足厥阴肝经，以胆与肝为表里也。下络足之跗面，即侠溪、地五会、临泣等处也。

张介宾说：足少阳之络名光明，在外踝上五寸，别走足厥阴者也。

②实则厥，虚则痿躄，坐不能起：杨上善说：少阳之络，腰以上实，多生厥逆病也。腰以下脉虚，则痿躄，跛不能行也。

马莳说：邪气有余而实，则气逆而为厥，以肝脉在下也。正气不足而虚，则为痿为躄，虽坐亦不能起，以肝主于筋也。皆取此穴以治之耳。

张介宾说:此经下络足跗,故为厥为痿躄。治此者,当取所别之光明。

足阳明之别,名曰丰隆,去踝八寸,别走太阴①。其别者循胫骨外廉,上络头项,合诸经之气,下络喉嗌②。其病气逆,则喉痹卒喑,实则狂巅,虚则足不收,胫枯③。取之所别也。

【本段提纲】　马莳说:此言胃经之络穴也。

【集解】

①足阳明之别,名曰丰隆,去踝八寸,别走太阴:杨上善说:足阳明谷气隆盛,至此处丰溢,出于大络,故曰丰隆。

马莳说:丰隆,去外踝上八寸,别走足太阴脾经,以胃与脾为表里也。

张介宾说:足阳明之络名丰隆,在外踝上八寸,别走足太阴者也。

②其别者循胫骨外廉,上络头项,合诸经之气,下络喉嗌:马莳说:循胫骨外廉之上下巨虚等穴,上至头项而络之,以合于诸经之气,盖胃为五藏六府之大海也。其头项之下,则络于喉嗌。

③其病气逆,则喉痹卒喑,实则狂巅,虚则足不收,胫枯:杨上善说:实并于上,故为癫疾。虚则不下足,故足不收。

马莳说:胃气一逆,则为喉痹,为卒喑也。邪气有余而实,则为狂癫,正气不足而虚,则足不能收,而胫亦枯槁,皆当取此穴以治之也。

张介宾说:此经循喉咙,入缺盆,胃为五藏六府之海,而喉嗌缺盆为诸经之孔道,故合诸经之气下络喉嗌,而为病如此。治之者,当取所别之丰隆也。

顾观光说:"虚则足不收胫枯"。《圣济总录》云"胫偏枯"。

足太阴之别,名曰公孙,去本节之后一寸,别走阳明①。其别者入络肠胃。厥气上逆则霍乱,实则肠中切痛,虚则鼓胀。取之所别也②。

【本段提纲】　马莳说:此言脾经之络穴也。

【集解】

①足太阴之别,名曰公孙,去本节之后一寸,别走阳明:杨上善说:肝木为公,心火为子,脾土为孙。穴在公孙之脉,因名公孙也。

马莳说:公孙,去足大趾本节后一寸,别走足阳明胃经,以脾与胃为表里也。

张介宾说:足太阴之络名公孙,在足大趾本节后一寸,别走阳明者也。

②厥气上逆则霍乱,实则肠中切痛,虚则鼓胀。取之所别也:杨上善说:阳明络入肠胃,清浊相干,厥气乱于肠胃,遂有霍乱。食多脉实,故腹中痛。无食脉虚,故邪气胀满也。

马莳说:入络于肠胃之中,脾气上逆而厥,则为霍乱,霍乱者挥霍拢乱也。邪气有余而实,则为肠中切痛,正气不足而虚,则为鼓胀,皆取此穴以治之耳。

张介宾说:厥气者,脾气失调而或寒或热,皆为厥气。逆而上行则为霍乱。本经入腹属脾络胃,故其所病如此。治此者,当取所别之公孙也。

足少阴之别,名曰大钟,当踝后,绕跟,别走太阳①。其别者并经上走于心包下,外贯腰脊②。其病气逆则烦闷,实则闭癃,虚则腰痛③。取之所别也。

【本段提纲】　马莳说:此言肾经之络穴也。

【集解】

①足少阴之别,名曰大钟,当踝后,绕跟,别走太阳:杨上善说:钟,注也。此穴是少阴大络别注之处,故曰大钟。

马莳说:大钟穴,当内踝后绕跟处,别走足太阳膀胱经,以肾与膀胱为表里也。

张介宾说:足少阴之络名大钟,在足跟后骨上两筋间,别走足太阳者也。

②其别者并经上走心包下,外贯腰脊:马莳说:其别者,并本经脉气之行,以上上走于手厥阴心包络经之下,而外则贯于腰脊间。

张介宾说:前十二经脉言本经从肺出络心,此言上走心包,下外贯腰脊,故其为病此。而治此者,当取所别之大钟也。

顾观光说:上走于心包下,外贯腰脊《脉经》无"外"字,则下字属下句。

③其病气逆则烦闷,实则闭癃,虚则腰痛:杨上善说:大钟络走心包,故病则烦闷,实则膀胱闭淋,不足则为腰痛也。

马莳说:邪气有余而实,则为闭癃,以肾通窍于二便也。正气不足而虚,则为腰痛,皆取此穴以治之耳。

足厥阴之别,名曰蠡沟,去内踝五寸,别走少阳①。其别者循经上睾②结于茎③。其病气逆,则睾肿卒疝,实则挺长,虚则暴痒④。取之所别也。

【本段提纲】　马莳说:此言肝经之络穴也。

【集解】

①足厥阴之别,名曰蠡沟,去内踝五寸,别走少阳:杨上善说:蠡,瓢勺也。腨骨之内,上下虚处,有似瓢勺渠沟,此因名曰蠡沟。

马莳说:蠡沟,去内踝上五寸陷中,别走足少阳胆经,以肝与胆为表里也。

②其别者循经上睾:钱熙祚说:原刻"循经"作"径胫"依《甲乙经》改。

③其别者循经上睾结于茎:杨上善说:此络上囊,聚于阴茎也。

马莳说:经于足胫,以上于睾丸,结于茎垂。

④其病气逆,则睾肿卒疝,实则挺长,虚则暴痒:马莳说:其病气逆则睾丸肿胀而卒成疝气。邪气有余而实,则睾丸挺长,正气不足而虚,则为暴痒,皆当取此穴以治也。

张介宾说:本经络阴器,上睾结于茎,故其所病如此。而治此者,当取所别之蠡沟。

顾观光说:"其别者循经上睾"《圣济总录》"经"作"胫",与《素问·缪刺论》注合。

莫文泉说:"实则挺长"。《脉经》"长"下有"热"字,义长。

丹波元简说:志云,茎,阴茎,乃前之宗筋。挺,即阴茎也,此注似未允。《经筋篇》云,足厥阴伤于寒,则阴缩入;伤于热,则纵挺不收,盖此指睾丸而言。

任脉之别,名曰尾翳,下鸠尾,散于腹。实则腹皮痛,虚则痒搔。取之所别也①。

【本段提纲】　马莳说:此言任脉经之络穴也。

【集解】

①任脉之别,名曰尾翳,下鸠尾,散于腹。实则腹皮痛,虚则痒搔。取之所别也:杨上善说:尾则鸠尾,一名尾翳,是心之蔽骨。此之络脉,起于尾翳,故得其名。任冲二经,此中合有一络者,以其营处是同,故合之也。任冲浮络行腹皮中,故实盛痛也。虚以不足,故邪为痒搔。

马莳说:尾翳下于鸠尾,散于腹中。邪气有余而实,则腹皮必痛;正气不足而虚,则痒而搔之,皆当取此穴以治之耳。

张介宾说:尾翳,误也,任脉之络名屏翳,即会阴穴,在大便前、小便后,两阴之间,任督冲三脉所起之处。此经由鸠尾下行至于腹,故其为病若此,而治之者,当取所别之会阴。

　　河北医学院《灵枢经校释》:关于尾翳的名称和部位,有不同说法。第一种,认为尾翳即会阴穴。如《类经》七卷第六注:"尾翳误也,任脉之络名屏翳,即会阴穴,在大便前、小便后,两阴之间任督冲三脉所起之处。"第二种认为尾翳即鸠尾,如《太素》卷九十五络脉注:"尾则鸠尾,一名尾翳,是心之蔽骨。"本经卷三第二十九:"鸠尾一名尾翳,任脉之别"。但从本经奇经八脉"任脉起于中极之下,以上毛际,循腹里"和本节"下鸠尾,散于腹"之言。《类经》所云似不可从,《太素》与本经之说也非贴切。考会阴穴也并非主治腹皮痛、瘙痒之穴。第三种,张志聪主张:"所谓尾翳者,即鸠尾之上,盖任脉之别络。"此说较妥。

　　督脉之别,名曰长强,挟膂上项,散头上,下当肩胛左右,别走太阳,入贯膂。实则脊强,虚则头重,高摇之,挟脊之有过者。取之所别也①。

　　【本段提纲】　马莳说:此言督脉经之有络穴也。

　　【集解】

　　①督脉之别,名曰长强,挟膂上项,散头上,下当肩胛左右,别走太阳,入贯膂。实则脊强,虚则头重,高摇之,挟脊之有过者。取之所别也:杨上善说:督脉诸阳脉长,其气强盛,穴居其处,故曰长强也。挟脊有过则知督脉两道以为定也。

　　马莳说:长强,挟膂上项,散于头上,下则当于肩胛之左右。其别者,则走于足太阳膀胱经,以入贯于膂筋之间。邪气有余而实,则脊必强,正气不足而虚,则头必重,且头重难支,必从高而摇之,此皆挟脊之有病所致也,皆取此穴以治之耳。

　　张介宾说:督脉之络名长强,在尾骶骨端,别走任脉足少阴者也。此经上头项走肩背,故其所病如此。头重高摇之,谓力弱不胜而颤掉也。治此者,当取所别之长强。

　　脾之大络,名曰大包,出渊腋下三寸,布胸胁。实则身尽痛,虚则百节尽皆纵。此脉若罗络之血者。皆取之脾之大络脉也①。

　　【本段提纲】　马莳说:此言脾经又有大络穴也。

　　【集解】

　　①脾之大络,名曰大包,出渊腋下三寸,布胸胁。实则身尽痛,虚则百节尽皆纵。此脉若罗络之血者。皆取之脾之大络脉也:杨上善说:脾为中土,四藏之主,包裹处也,故曰大包也。脾之盛气,腋下三寸,当泉腋而出,布于胸胁,散于百体。故实则遍身皆痛,虚则谷气不足,所以百节纵缓。此脉乃是人身之上罗络之血脉也,由是有病皆取之也。

　　马莳说:脾固有公孙穴为络,又有大络,名曰大包,出足少阳胆经渊液下之三寸,布于胸胁之中,邪气有余而实,则一身尽痛,正气不足而虚,则百节尽皆纵弛,此脉若罗纹之络,其络中必有血,皆当取此穴以治之耳。

　　张介宾说:脾之大络名大包,在渊液下三寸,布胸胁,出九肋间,总统阴阳诸络,由脾灌溉五藏者也,故其为病如此。罗络之血者,言此大络包罗诸络之血,故皆取脾之大络以去之。大络即大包也。

　　凡此十五络者,实则必见,虚则必下,视之不见,求之上下,人经不同,络脉异所别也①。

　　【本段提纲】　马莳说:此结言取络穴之有法也。

　　【集解】

①凡此十五络者,实则必见,虚则必下,视之不见,求之上下,人经不同,络脉异所别也:杨上善说:盛则血满脉中,故必见。虚则脉中少血,故必下。脉下难见,故上下求之。人之禀气得身,百体不可一者,岂有经络而得同乎? 故须上下求之,方得见也。

马莳说:凡此十五络者,邪气实则其脉必见,正气虚则其脉陷下,若陷下而视之不见,则求之上下诸穴,即其不陷下者,而知此穴之为陷也。盖人之经脉不见,有十二经之分,故络脉之异而别行者,亦有十五络耳。夫以十二经而谓之十五络者,以督任有二,脾有大包。故谓之十五也。按此篇以督之长强。任之尾翳,为十五络,《难经》以阳跷、阴跷之络为十五络,殊不知督脉所以统诸阳,任脉所以统诸阴,还以《灵枢》为的也。

张介宾说:十二经共十二络,而外有任督之络,及脾之大络,是为十五络也。凡人之十二经脉,伏行分肉之间,深不可见。其脉之浮而可见者,皆络脉也。然又必邪气盛者,脉乃壅盛,故实则必见。正气虚者,脉乃陷下,而视之不见矣。故当求上下诸穴,以相印证而察之,何也? 盖以人经有肥瘦长短之不同,络脉亦异其所别,故不可执一而求也。按本篇以督脉之长强,任脉之尾翳,合为十五络。盖督脉统络诸阳,任脉统络诸阴,以为十二经络阴阳之纲领故也。而《二十六难》以阳跷、阴跷合为十五络者,不知阳跷为足太阳之别,阴跷为足少阳之别,不得另以为言也,学者当以本经为正。又按本篇足太阴之别名曰公孙,而复有脾之大络名曰大包,足阳明之别名曰丰隆,而《平人气象论》复有胃之大络名曰虚里。然则诸经之络惟一,而脾胃之络各二。盖以脾胃为藏府之本,而十二经皆以受气者也,共为十六络。

《经脉第十》今译

雷公向黄帝说:《禁服篇》说,针刺治疗疾病,首先应当了解经脉,懂得经脉的运行,知道其长短,在内与五脏相通,在外与六腑相连。我很想详尽地懂得这段话的道理。

黄帝说:人的生命开始诞生,最先由(男女两方的)精气相搏而成,而后由精发育产生脑髓,以后逐渐形成形体,骨骼是身体的支柱,脉络经营运血气,筋力刚劲约束骨骼,肌肉如墙壁护卫脏腑、筋骨、血脉,皮肤坚韧可以生长毛发,成为人体牢固的外表。出生之后,水谷进入胃后,转化成为谷气,使脉道得以贯通,从而血气能够正常地运行。

雷公说:我想听听关于经脉起始循行的情况。

黄帝说:经脉不仅营运气血,通调阴阳,而且还可以决断人的生死,诊断多种疾病,协调人体的虚实,所以关于经脉的理论不可不明白。

肺的经脉叫手太阴经,起始于中焦,向下联络大肠,回绕胃的上下口,上贯膈膜,而入属肺脏,再通过气管、喉咙横行出走腋下,然后往下沿着上臂内侧,在手少阴心经及手厥阴心主经的前面,下到肘中,沿前臂内侧,经掌后高骨下缘,入寸口动脉处,前行至鱼部,沿鱼际而出于大指尖端。手太阴肺经的支脉,从手腕后直出食指内侧的尖端与手阳明大肠经相连。本经经脉因外邪侵犯所发生的病证,为肺部胀满、膨闷喘咳,缺盆部疼痛,病情严重的,病人常两手交叉紧按前胸,视物模糊不清,这叫臂厥病。肺脏有病而影响到本经的病证有:咳嗽,呼吸气逆,张口哮喘,心烦、胸廓胀满,上臂内侧发痛、掌心发热。手太阴肺经气盛而有余时可发生肩背疼痛,恶风,出汗,小便次数增加而尿量不多。经气虚时,可见肩背疼痛怕冷,呼吸短促,尿的颜色发生改变。以上这些病证,治疗时,气盛的采用泻法,气虚的采用补法,有热的采用速刺法,有寒的则要留针,阳气虚而脉下陷的则采用灸法,若不盛不虚的,则从本经取穴治疗。本经气盛的病人,其寸口脉大于人迎脉三倍;气虚的病人,其寸口脉反而小于人迎脉。

大肠的经脉叫手阳明经,起始于食指尖端,沿食指的拇指侧,通过拇、食指第一掌骨间的合谷穴,向上进入腕上两筋凹陷处,沿前臂上缘而到达肘部的外侧,再向上经过臂部外前缘而到达肩部,经髃骨(肩端与锁骨相接的骨缝)前面,向上通过天柱骨而到达六阳经均会合于督脉的大椎穴,再向下入缺盆,联络于肺,通过膈肌,而与大肠相连属。它的支脉,从缺盆上走颈部,通过颊部入下齿龈,回转过来经上唇,左右两脉相交于人中穴,自此左脉走右,右脉走左,再往上走,挟行于鼻孔的两侧,与足阳明胃经相接。外邪侵犯经脉发生的病证为牙齿痛,颈部肿大。大肠经所主津液生病时,可见眼睛发黄,口干,鼻塞或出鼻血,喉部肿痛,肩前及上臂疼痛,食指疼痛不能动等。本经气有余时,在大肠经脉所过的部位发热而肿;气虚时,畏寒战慄,难以恢复温暖。以上这些病证,治疗时,气盛的用泻法,气虚的用补法,有热的用刺法,有寒的要留针,脉下陷的用灸法,气既不盛又不虚的,则从本经取穴治疗。本经气盛的病人,其人迎脉大于寸口脉三倍;(本经)气虚者,其人迎脉反而小于寸口脉。

胃的经脉叫足阳明经,起于鼻旁,上行至鼻根部,左右相交,旁靠足太阳膀胱经,至睛明穴,由此下行,沿着鼻的外侧,入上齿龈,复出环绕口唇,向下至承浆穴,左右相交,沿腮部的后下缘,经地仓穴到达大迎穴,经颊车穴,上行于耳前,过足少阳胆经上关穴沿头际抵达额颅部。其支脉,从大迎穴前下至人迎穴,沿喉咙进入缺盆,再向下通过膈膜入属胃,联络与其经相表里的脾脏。其直行的经脉,从缺盆往下经乳内侧,再向下至脐两侧,而进入毛际两旁的气冲;另一支脉,起于胃口,下至腹内,再向下至气冲部,而与前直行经脉相会合,再向下经股骨的髀关直抵伏兔穴,下入膝盖,沿小腿的外侧至足背,而进入中趾内侧;再一支脉,从膝下三寸处别出,向下至中趾外侧;又一条脉,从足背斜出足厥阴经的外侧,沿大趾至尖端而出,与足太阴脾经相连接。因外邪侵犯经脉而发生的病证,表现为畏寒怕冷,如伸懒腰,常打哈欠,额部色黑,病情严重时,怕见人及火光,听到木头声响则恐惧,心动不安,喜欢将门窗紧闭,独居室内,更为严重时,想登高而歌,弃衣而走,且有腹胀肠鸣,这种病叫作骭厥。本腑经所主血发生的疾病有,神志狂乱、高热、出汗、鼻塞,出血,嘴角歪斜,口唇生疮,颈部发肿,喉部肿痛,水肿腹大,膝盖肿痛;沿着前胸、乳部、气冲穴、大腿、伏兔穴、小腿外缘及足背等处均痛,足中趾不能活动。本经气盛,则身前均热。胃气有余,易于消化水谷,容易饥饿,小便色黄。胃气不足,则身前感觉寒冷,胃中有寒,则感觉胀满。以上这些病证,治疗时,气盛的用泻法,气虚的用补法,有热的用速刺法,有寒的则要留针,有脉下陷的则用灸法,既不气盛又不气虚的,则从本经取穴治疗。本经气盛的病人,其人迎脉大于寸口脉三倍,气虚的,其人迎脉反而小于寸口脉。

脾的经脉叫足太阴经,起于足大趾尖端,沿大趾内侧赤白肉分界处,经过大趾本节后的圆骨,向上至内踝的前面,到达小腿肚的内侧,沿胫骨向后,穿过足厥阴肝经,复出足厥阴经之前,再向上,沿膝、股内侧前缘,进入腹内,入属于脾,并与其相表里的胃相联络,再向上穿过膈膜,挟咽喉两侧,与舌根相连,散于舌下。它的支脉,从胃分出,向上穿过膈膜,而到达心中,与手少阴三焦经相连。因外邪侵犯经脉而发生的病证,表现为舌根强硬,食后呕吐,胃脘部痛,腹部胀,常嗳气,大便及得矢气后虽感到轻快,但全身沉重无力。本经所主的脾脏生病时,会出现舌根痛,身体不能转动,吃不下东西,心中烦乱,心下制手引疼痛,大便溏泄,或水闭于内,发生黄疸,睡卧不安,勉强站立时股膝内侧肿痛,厥逆发冷,足踇趾不能活动。以上这些病证,治疗时,气盛的用泻法,气虚的用补法,有热的用速刺法,有寒的则要留针,有脉下陷的用灸法,既不气盛又不气虚的,则从本经取穴治疗。本经气盛的病人,其寸口脉大于人迎脉三倍;气虚的,寸口脉反而小于人迎脉。

心的经脉叫手少阴经,起于心脏,通过心与五脏联系的络脉,向下穿过膈膜联络小肠。它的支脉,从心脏出发,上挟咽喉,与眼球内连于脑的络脉。直行的经脉,从心与五脏联系的脉络出发,向上至肺,横出腋下,沿上臂内侧后缘,行手太阴肺经及手厥阴心主经的后面,向下经过肘部,沿前臂内侧后缘,而抵达小指掌后的尖骨端,再进入掌内后缘,沿小指的内侧而至指端,与手太阳小肠经相连。本经因外邪侵犯而引起的病证,表现为咽喉干燥,心痛,渴欲饮水,这就是臂厥病。本经所主的心包络发生病证时,可见眼睛发黄,胁肋疼痛,上下臂内侧后缘疼痛或厥逆发冷,掌心热痛。以上这些病证,治疗时,气盛的用泻法,气虚的用补法,有热的用速刺法,有寒的则要留针,有脉下陷的用灸法,既不气盛又不气虚的,则从本经取穴治疗。本经气盛的病人,其寸口脉大于人迎脉两倍;气虚的,其寸口脉反而小于人迎脉。

小肠的经脉叫手太阳经,起于小指的尖端,沿手外侧经过腕部小指侧的高骨,径直向上,沿前臂骨下缘,到达肘内侧两骨间,再向上沿上臂外侧后缘,到达肩骨与上臂骨相接的骨缝处,绕过肩胛,左右交于肩上,入缺盆,联络与小肠相表里的心脏,沿咽喉下行,通过膈膜到胃,再向下入属小肠。它的支脉,出缺盆,沿颈部上颊,到眼外眦,而后进入耳部;另一支脉,从颊部别出,由眼眶下达鼻部,再至眼内眦,斜络于颧部。本经因外邪侵犯而引起的病证,表现为咽喉疼痛,口颊肿,颈部转侧不利,肩部疼痛,如被拔扯了一样,上臂疼痛如折断了一样。本经所主液发生病证时,可见耳聋,眼睛发黄,口颊肿,在颈部、口颊、肩部、上臂、肘部、前臂的外后缘疼痛。以上这些病证,治疗时,气盛的用泻法,气虚的用补法,有热的用速刺法,有寒的则要留针,有脉下陷的用灸法,既不气盛也不气虚的,则从本经取穴治疗。本经气盛的病人,其人迎脉大于寸口脉二倍;气虚的,其人迎脉反小于寸口脉。

膀胱的经脉叫足太阳经,起自眼睛的内眦,向上经过额部,交会于头顶。它的一条支脉从头顶到耳上角,直行的经脉从头顶入内络脑,又从脑部复出,下行后项部,沿肩髆内侧,挟行脊柱两旁到达腰部,入深层,沿着脊柱两旁的肌肉行走,而联络于与膀胱相表里的肾脏,入属于膀胱;又一支脉,从腰部下行,沿脊柱两旁向下,通过臀部而进入腘窝;还有一支脉,沿肩髆内侧从左右两侧(经过附分穴、魄户穴)挟脊柱下行,过髀枢,沿大腿外侧后缘继续下行,与前面叙述的那条支脉在腘窝中相会,由此再向下经小腿肚(腓肠肌),出于足外踝的后面,沿小趾本节后的圆骨到小趾外侧尖端,与足少阴肾经相接。本经因外邪侵犯而引起的病证,表现为气上冲头痛,眼睛好像要脱出,颈项如被扯拔一样,脊背疼痛,腰好似被折断一样,大腿不能屈曲,腘窝如打了结一样,运动不灵活,小腿肚疼痛得像裂开一样,这种病叫踝厥。本经所主筋生病时,可见痔疮、疟疾、狂病、癫病、头脑内及颈部疼痛,眼睛发黄,流泪,鼻塞流涕或流血,颈、背、腰、臀、腘窝、足跟等部位疼痛,小趾用补法,有热的用速刺法,有寒的则要留针,有脉下陷的用灸法,既不气盛也不气虚的,则从本经取穴治疗。本经气盛的病人,其人迎脉大于寸口脉二倍;气虚的,其人迎脉反而小于寸口脉。

肾的经脉叫足少阴经,起于小趾下,斜走至足心,出内踝前大骨下的然谷穴下面,沿内踝后,别出一支至足跟,由此向上至小腿肚内侧,出腘窝内侧,再向上至股部内侧后缘,贯穿脊柱,会属肾脏,联络与本脏相表里的;它的直行经脉,从肾脏上行,贯穿肝脏,通过膈膜,进入肺中,沿喉咙,挟行至舌(下两旁的脉,而终于舌)根;有一支脉,从肺向下走,联络于心,进入胸中与手厥阴心主经相接。本经受外邪侵犯而引起的病证,表现为虽饥饿但不想吃东西,面色晦暗,咳唾液带血，喘息有声，不能平卧，时而想起来活动，眼睛视物不清，心情不安，如悬空似的，如似有饥饿之感，肾气虚的，容易产生恐惧情绪，心中惊惕不安，如像有人将要逮捕自己，这样的病证叫骨厥。本经所主的肾脏生病时，可见口热舌干，咽部肿大，气向上逆，喉咙干燥疼痛，烦躁心痛，黄疸，大便泻痢，脊柱及股内后缘痛，下肢痿软厥冷，喜欢睡卧，足心发热而痛。以上这些病证，治疗时，气盛的用泻法，气虚的用补法，有热的用速刺法，有寒的则要留针，有脉下陷的用灸法，既不气盛又不气虚的，则从本经取穴治疗。采用灸法治疗时，应多吃些肉类，身上的束带要放松，披着头发，扶着手杖，穿着很沉重的鞋子，缓步而行。本经气盛的病人，寸口脉大于人迎脉二倍；气虚的，寸口脉反而小于人迎脉。

心包络的经脉叫手厥阴心主经，又名手厥阴经，起于胸中，从心包络出发，向下穿过膈膜，依次历经上中下三焦，并与之相联系。它的一条支脉，从胸部起，走胁，当腋缝下向上至腋窝，向下再沿上臂内侧，行走于手太阴肺经及手少阴心经之间，进入肘中，向下到前臂，沿两筋之间，进入手掌，沿中指直达尖端；另一支脉，从掌中（劳宫穴）别出，沿无名指直达尖端与手少阳三焦经相接。本经因外邪侵犯而发生的病证为手心发热，臂肘部肌肉挛缩，腋下肿，病情严重的胸中及胁下胀满，心中动荡不安，面红目黄，喜笑不休。本经所主经脉生病时，可见心烦，心痛，掌心发热。以上这些病证，治疗时，气盛的用泻法，气虚的用补法，有热的用速刺法，有寒的则要留针，有脉下陷的用灸法，气既不盛也不虚的，则从本经取穴治疗。本经气盛的病人，其寸口脉大于人迎脉一倍；气虚的，其寸口脉反而小于人迎脉。

三焦的经脉叫手少阳经，起于无名指尖端，向上自小指和无名指之间走出，沿手背经过腕部，再走于前臂外侧两骨中间，向上穿过肘部，沿上臂外侧向上经过肩部，而于足少阳胆经的后面相交，入缺盆，行经膻中穴，联络心包，向下穿过膈膜，按次入属上、中、下三焦；它一条支脉，从膻中穴向上，出缺盆，再往上经项部，连耳后，直行向上，出耳上角，再屈曲下行到口颊，而后抵达眼眶下部；又一支脉，从耳后进入耳中，自耳前走出，经过客主人穴，向前交于口颊部，而后到达眼外眦，与足少阳胆经相接。本经因外邪侵犯而引起的病证，为耳聋，轰轰作响，咽肿，喉痹。本经所主气生病时，病人表现出汗，眼外角痛，口颊痛，耳朵后面及肩、上臂、肘、前臂外侧痛，无名指不能活动。以上这些病症，治疗时，气盛的用泻法，气虚的用补法，有热的用速刺，有寒的则要留针，有脉下陷的用灸法，气既不盛又不虚的，则从本经取穴治疗。本经气盛的病人，其人迎脉大于寸口脉一倍；气虚的，其人迎脉反小于寸口脉。

胆的经脉叫足少阳经，起于眼外眦，向上抵达额角，折向下至耳后，在颈部沿手少阳三焦经的前面，继续下行至肩部，又复交叉至手少阳三焦经的后面，进入锁骨上窝，向前行在足阳明胃经的外面；它的一条支脉，从耳后分出，进入耳中，再走在耳前，行至眼外眦的后面；另有一支脉，从眼外眦分出，向下到大迎穴附近，与手少阳三焦经会合而行抵眼眶下部，经颊车穴上面，再向下，经过颈部，而与本经前述进入缺盆的经脉相会合，然后下经胸部，穿过膈膜，而联络于肝脏，并与本腑胆相连属。再沿着胁肋，下行至足阳明大肠经的气街穴，绕过阴毛的边缘，而横入环跳穴。直行的经脉，从缺盆下至腋部，沿胸部过季胁，向下再与前述的支脉会合于环跳穴。由此再向下，沿股外侧，至膝部外侧，向下经膝部外侧高骨的前面，直下达外踝上，在外踝的前面进入足背，沿足背而终于足四趾尖端。另一支脉，在足背上分出，走向大趾，沿大趾、次趾的骨缝，至大趾尖端，又返回穿爪甲，从大趾爪甲后的二节间走出，与足厥阴肝经相接。本经因外邪侵犯引起的病症为口苦，常常叹气，胸胁疼痛不能转动翻身，病情严重的，面部像罩有尘垢，全身皮肤失其润泽，足的外侧发热，这叫作阳厥病。本经所主骨生病时，可见头痛，下颌痛，眼外眦痛,缺盆肿痛,腋部肿,颈部发生瘰疬,出汗,寒战,疟疾,在胸、胁、肋、股、膝的外侧,直到胫骨、外踝上的凹陷处及外踝前面、各关节等部位均可发生疼痛,足四趾不能活动。以上这些病症,治疗时,气盛的用泻法,气虚的用补法,有热的用速刺法,有寒的则要留针,有脉下陷的用灸法,气既不盛又不虚的,则从本经取穴治疗。本经气盛的病人,其人迎脉大于寸口脉一倍;气虚的,其人迎脉反小于寸口脉。

　　肝的经脉叫足厥阴经,起于足大趾爪甲横纹后的丛毛处,向上沿足背上缘上行至距内踝前一寸,再走至踝上八寸,与足太阴脾经相交后,复交出太阴经的后面,向上到腘窝内侧,再沿股内侧,入阴毛中,左右相交,环绕阴器,抵达小腹,继续向上行,沿胃的两侧挟行,与肝相接属,并联络于胆,再向上穿过膈膜,散布于胁肋,沿喉咙的后面,向上进入喉咙与眼球和脑相接的络脉相联系,上出额部,而与督脉会合于头顶;它有一支脉,从眼球后的根部分出,向下到口颊的里面,环绕于口唇的内部;另一支脉,从肝脏分出,穿过膈膜,上注于肺中。本经因外邪侵犯而引起的病证,为腰痛不能俯仰,男的可发生阴囊肿大的㿉疝病,女的下腹肿大,病情严重的,咽喉干燥,面部如蒙尘垢暗无光泽。本经所主肝脏生病时,出现胸部胀满、呕吐、呃逆、腹泻完谷不化,出现狐疝病,遗尿或尿闭。以上这些病证,治疗时,气盛的用泻法,气虚的用补法,有热的用速刺法,有寒的则要留针,有脉下陷的用灸法,既不气盛又不气虚的,则从本经取穴治疗。本经气盛的病人,其寸口脉大于人迎脉一倍;气虚的,其寸口脉反而小于人迎脉。

　　手太阴肺经脉气竭绝时,则肺所主皮肤及毫毛会变得枯焦。太阴经脉气运行正常时,能温养皮肤及毫毛,如果脉气不荣于体表,皮肤及毫毛就会枯焦,皮毛枯焦是津液耗损的表现,津液耗损不仅皮毛焦枯,肌表也会受到伤害,肌表受伤进而使皮肤焦枯,毫毛折断脱落,毫毛折断脱落是太阴精气要衰竭的象征,这种病证,因为肺属金,丙丁属火,肺金畏火,所以丙日病加重,丁日死亡,这是因为火能胜金的缘故。

　　手少阴心经脉气竭绝时,则经脉不通,手少阴经是心脏的经脉,心与血脉相配合,若经脉不通,则营血不流畅,营血不流畅,则面部颜色无光泽,暗黑枯槁,好像漆柴一样,这是血脉枯竭的象征,因为心属火,壬癸属水,心火畏水,所以这种病证壬日加重,癸日死亡,这是因为水能胜火的缘故。

　　足太阴脾经脉气竭绝时,其脉气不能营养脾所主的肌肉,唇与舌是肌肉的本,脉气不能营养,肌肉就软弱,肌肉软故舌肌萎缩,人中部胀满,人中部胀满就会使口唇外翻,口唇外翻就是肌肉枯死的象征,因为脾属土,甲乙属木,脾土畏木,所以这种病证甲日加重,乙日死亡,这是因为木能胜土的缘故。

　　足少阴肾经脉气竭绝时,肾所主的骨会枯槁,肾主水,应于冬所以少阴肾脉又叫作冬脉,这条经脉在体内伏行而营养骨髓,如果骨得不到营养,则肌肉不能附着在骨骼上,若骨肉不相亲合而分离,则肌肉软弱萎缩,肌肉软弱萎缩就使牙齿显得长且有污垢,头发枯槁而没有光泽,头发没有光泽就说明骨气衰败,因为肾属水,戊己属土,所以这种病证戊日加重,己日死亡,这是因为土能胜水的缘故。

　　足厥阴肝经脉气竭绝时,则经筋也将竭绝,足厥阴经为肝脉,经筋是肝之合,经筋向下聚于外阴,肝脉向上与舌体相联络,如肝脉不能运行精血荣养于筋,则筋会拘急,筋拘急可以牵引舌与阴囊,引起口唇发青、舌头卷起,阴囊收缩等症状,这是经筋将要竭绝的象征,因为肝属木,庚辛属金,所以这种病证庚日加重,辛日死亡,这是因为金能胜木的缘故。

　　五脏精气皆上注于目,若五脏阴气竭绝,则会使眼与脑相连的脉络旋转,这种旋转便引起目眩头晕,出现目眩头晕就说明代表精神活动的志已经丧失,如志已丧失,这种病人最多不超过一天半就会死亡。

六腑阳气败绝时,则人的阴阳二气分离,阴阳分离则腠理不闭,精气外泄,大汗不止,汗出如珠,疑涩不流,这是精气将竭,这种病证,早上出现,予示晚上就会死亡;晚上出现,第二天早上就会死亡。

手足十二条经脉,都伏行于分肉之间,因为较深,所以从体表看不见,通常能够看见的,只有足太阴经行于足内踝上面的这一部分由于皮肤薄,无法隐蔽之故。其他的经脉浮露于表浅而能看到的,都是络脉。手六经的络脉以阳明、少阳二经的络脉为最大,这些络脉分别起于五指间,向上汇合于肘窝。饮酒的人,酒随卫气外达于皮肤,使络脉先充盈起来,络脉先充盈,所以卫气亦盛满,进而营气也随着而充满于经脉中,致经脉盛大。十二经脉中的任何一条经脉突然发生异常搏动,都是由于邪气留于经脉所致。如邪气在经脉留聚,经脉不动,可郁而化热,脉形坚实,若不坚实,下陷虚空,为寒邪偏盛,而与其他经脉不同,由此而可以了解是哪一经脉出现了病态。

雷公说:怎样才能知道经脉与络脉的二者病变的不相同呢?

黄帝说:经脉通常都是看不见的,经脉的虚实情况,可以从诊察寸口脉而知道。能够在外表看见的脉,都是络脉。

雷公说:我还没有完全弄明白你讲的这些区别。

黄帝说:所有的络脉都不能通过大的关节,而必走行于与纵经横截的路径,才能外出,然后再入于皮中会合,会合后,都可以在外面见到,所以凡是针刺络脉以治病的,必需刺在络脉有血聚结之处,若络脉中邪血很盛,虽然没有聚结之处,也应立即针刺络脉,以便放出恶血,以泻其邪气,以免邪血留结不去,发生痹病。在察看络脉而诊断疾病时,络脉色青,为有寒,而且疼痛;络脉色红,为有热。胃中有寒,手鱼部络脉色青;胃中有热,手鱼部络脉色红;手鱼部络脉色黑的,为邪留日久的痹病;若络脉时红、时黑、时青的,为寒热错杂的病证;若络脉呈现青短的,为阳气衰少。在治疗时,对于发冷发热的病人,均应多刺浅表血络,必需隔日一次,直到邪血泻完为止,然后再依病人的虚实情况,进行调治。络脉色青短小的阳气虚少,如果气虚较重采用泻法,可以发生昏闷,严重的可以仆倒,不能言语,发生昏闷的病人,应该立即扶其坐起来进行抢救。

手太阴肺经分出的络脉,名叫列缺,起于腕上侧的分肉间,与太阴本经的经脉并列行走,直入掌中,而散布于鱼际处。如果发病,邪气盛实的,掌后高骨及手掌发热;正气虚弱的,则打哈欠、遗尿或尿频。治疗时,可针刺腕后一寸半的列缺穴,本络脉即由此分出而与手阳明大肠经发生联系。

手少阴心经分出来的络脉,名叫通里,起于腕后一寸的凹陷中,本络脉分出后继续往上行,沿本经脉而进入心中,再向上而与舌根联系,接属于眼球与脑相联系的络脉。有病时,如邪气盛实,胸膈间好像有东西支撑不适;正气虚衰,则不能讲话。治疗时,可针刺掌腕后一寸的通里穴,本络脉由此分出,而与手太阳小肠经发生联系。

手厥阴心主经分出来的络脉,名叫内关,起于腕后二寸,从两筋间走出,沿着本经上行,而与心包络发生联系。有病时,如果邪气盛实,则心痛;正气虚弱,则头项强直。治疗时,可针刺腕后二寸两筋间的内关穴。

手太阳小肠经分出来的络脉,叫支正,起于腕上五寸,经手臂内侧,而注于手少阳心经。另一分出的络脉向上经过肘部,而与手阳明大肠经的肩髃穴相联络。有病时,如邪气盛实,则骨节弛缓,肘关节痿废不能活动;正气虚弱,血气不行,则皮上生赘疣,小的犹如手指间的疮痂一样。治疗时,可针刺本经分出的络穴支正。

手阳明大肠经分出来的络脉叫偏历,起于手腕上侧三寸处,与别行走入手太阴肺经;其别而上行的另一络脉,向上沿手臂,经过肩髃穴,再向上过颈曲颊,而进入上齿龈。

另一别出的络脉,进入耳中,与宗脉在耳中相汇合。有病时,如邪气盛实,则发生龋齿、耳聋;正气虚弱,则齿寒,膈间闭塞不畅。治疗时,可针刺本经分出的络穴偏历。

手少阳三焦经分出来的络脉,叫外关,起于腕后二寸外侧的两筋间,从手臂的外侧向上走,注入胸中,与手厥阴心主经相会合。有病时,如邪气盛实,则肘部拘挛;正气虚弱,则肘部弛缓,不能屈曲。治疗时,可针刺本经分出的络穴外关。

足太阳膀胱经分出来的络脉,叫飞阳,起于足外踝上七寸,别行走入足少阴经。有病时,如邪气盛实,则鼻塞,头、背疼痛;正气虚弱,则鼻塞或出血。治疗时,可针刺本经分出的络穴飞阳。

足少阳胆经分出来的络脉,叫光明,起于足外踝上五寸别行走入足厥阴肝经与本经相并下行,联络于足背。有病时,如邪气盛实,则四肢厥冷;正气虚弱,则下肢痿弱无力,坐下后不能站起。治疗时,可针刺本经分出的络穴光明。

足阳明胃经分出来的络脉,叫丰隆,起于足外踝上八寸,别行走入足太阴脾经;另一分支,沿胫骨外缘,向上络于头、颈部,汇合其他经脉的经气,再向下联络咽喉。有病时,胃气上逆,出现喉痹,突然不能发音,如果邪气盛实,则狂癫;正气虚弱,则足弛缓不收,胫部枯萎。治疗时,可针刺本经分出的络穴丰隆。

足太阴脾经分出来的络脉,叫公孙,起于足大趾本节后一寸,别出而行,走入足阳明胃经。其别出而上行的另一支,进入腹内而与肠胃相联络。有病时,脾气上逆则可出现霍乱,如邪气盛实,则腹中剧痛;正气虚弱,则腹胀如鼓。治疗时,可针刺本经分出的络穴公孙。

足少阴肾经分出来的络脉,叫大钟,起于足内踝后,环绕足根,别行走入足太阳膀胱经。另一支络脉,与本经并行向上,至手厥阴心包络经,然后向外贯穿腰脊间。有病时,邪气上逆则心情烦闷,如邪气盛实,则大小便不通;正气虚弱,则腰痛。治疗时,可针刺本经分出的络穴大钟。

足厥阴肝经分出来的络脉,叫蠡沟,起于足内踝上五寸,别行走入足少阳胆经;另一支沿本经上走睾丸,而聚结于阴茎。有病时,邪气上逆,则出现睾丸肿胀,突然发生疝气,如邪气盛实,则阴茎挺长;正气虚弱,则阴部突然瘙痒。治疗时,可针刺本经分出的络穴蠡沟。

任脉分出来的络脉,叫尾翳,起源于鸠尾,别出下行,散于腹部。有病时,如邪气盛实,则腹痛;正气虚弱,则腹部皮肤因痒搔。治疗时,可针刺本经分出的络穴尾翳。

督脉分出来的络脉,叫长强,由此沿背脊向上到颈部,散于头部,折转向下到肩胛部左右,别行走入足太阳膀胱经,贯入背脊肌肉。有病时,如邪气盛实,则背脊肌肉强直;正气虚弱,则头部沉重,晃动震颤,这些症状都是由本络脉挟行于脊柱所经过的部位发生病患而引起的。治疗时,可针刺本经分出的络穴长强。

脾脏的大络脉,叫大包,出自渊腋穴下三寸的地方,散布于胸胁部位。有病时,如邪气盛实,则遍身疼痛;正气虚弱,则全身各关节会松弛无力。这一支络脉,较大能包罗各条络脉的血。全身络脉如果有血气方面的病态变化,都可针刺脾之大络的大包穴。

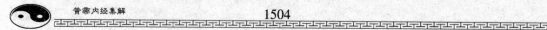
　　所有以上十五条络脉，如果邪气盛实，血满脉中，络脉在外表可见，如果正气虚弱，脉络不充，脉必下陷，因此，在外不易看见，应在该络脉的上下部位探寻。人的形体有异，各人的经脉的位置不尽相同，别出的络脉也有差异，因此在研究病情，取穴治疗时，均应灵活对待。

卷 六

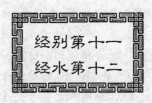

经 别 第 十 一①

① 经别第十一：伯坚按：本篇和《甲乙经》《黄帝内经太素》《类经》三书的篇目对照，列表于下：

灵 枢	甲 乙 经	黄帝内经太素	类 经
经别第十一	卷二——十二经脉络脉支别第一下	卷九——经脉正别篇 卷九——经络别异篇 卷十——带脉篇	卷七——十二经离合（经络类三）

【释题】 马莳说：内论十二经为六合经脉络脉之别也，故名篇。

【提要】 本篇用黄帝、岐伯问答的形式，讲十二经脉的互相会合，足太阳膀胱经与足少阴肾经相会合；足少阳胆经与足厥阴肝经相会合；足阳明胃经与足太阴脾经相会合；手太阳小肠经与手少阴心经相会合；手少阳三焦经与手心主经相会合；手阳明大肠经与手太阴肺经相会合。

张介宾说：十二经脉，已具前《经脉篇》。但其上下离合内外出入之道犹有未备，故此复明其详。然《经脉篇》以首尾循环言，故上下起止有别。此以离合言，故从四末始。虽此略彼详，然义有不同，所当参阅。

黄帝问于岐伯曰：余闻人之合于天道也，内有五藏，以应五音、五色、五时、五味、五位也；外有六府，以应六律，六律建阴阳诸经①，而合之十二月、十二辰、十二节②、十二经水、十二时，十二经脉者，此五藏六府之所以应天道③。夫十二经脉者，人之所以生④，病之所以成⑤，人之所以治⑥，病之所以起⑦，学之所始⑧，工之所止也⑨，粗之所易⑩，上之所难也⑪。请问其离合出入奈何⑫？

岐伯稽首再拜曰：明乎哉问也，此粗之所过，上之所息也⑬，请卒言之⑭。

【本段提纲】　马莳说：此帝问十二经之离合出入，伯欲尽言之也。

张志聪说：此论十二经脉，十五大络之外，而又有经别也。

【集解】

①人之合于天道也，内有五藏，以应五音、五色、五时、五味、五位也；外有六府，以应六律，六律建阴阳诸经：杨上善说：天地变化之理，谓之天道，人从天生，故人合天道。天道大数有二，谓五与六，故人亦应之，内有五藏，以应音、色、时、味、位等，主阴也；外有六府，以应六律，主阳也。建，立也（丹波元简说："建"《甲乙》作"主持"二字）。

②六律建阴阳诸经，而合之十二月、十二辰、十二节：杨上善说：诸经，谓人之十二经脉也，与月、辰、节、水、时等诸十二数合也。十二节，谓四时八节也，又十二月各有节也。

③余闻人之合于天道也，内有五藏，以应五音、五色、五时、五味、五位也；外有六府，以应六律，六律建阴阳诸经，而合之十二月、十二辰、十二节、十二经水、十二时、十二经脉者，此五藏六府之所以应天道：张介宾说：此言人身藏府经脉，无非合于天道者。五音五色等义，见藏象类。六律义，见附翼律原。十二月等义，俱详载图翼中。

《类经附翼》卷二·律原：律乃天地之正气，人之中声也。律由声出，音以声生，礼曰："声成文谓之音。"音之数五，律之数六，分阴分阳，则音以宫商角徵羽分太少而为十，故音以应日；律以黄钟、太簇、姑洗、蕤宾、夷则、无射为阳，是为六律、林钟、南吕、应钟、大吕、夹钟、仲吕为阴，是为六吕，合而言之，是为十二律，故律以应辰。

张志聪说：五位五方之定位。六律建阴阳者，建立六阴六阳以合诸经。诸经者，十二经脉、十二大络、十二经别也。六律分立阴阳，是以合天之十二月、十二节、十二时，合地之十二经水，人之十二经脉，此五藏六府之所以应天道也。

丹波元简说：十二辰、十二节，《周礼·哲簇氏》十有二辰注："辰，谓从子至亥。"《左传》成公九年"浃辰之间"注："浃辰，十二日也。"《邪客篇》云："辰有十二，人有足十趾，茎垂以应之。"又云："岁有十二月，人有十二节"。又《生气通天论》："五藏十二节。"十二时，顾炎武《日知录》云："古无所谓时，凡言时，若尧典之四时。《左传》之三时，（桓公六年，三时不害）皆谓春夏秋冬也，自汉以下，历法渐密，于是一日分为十二时，盖不知始于何人，而至今遵用不废。"

《辞海》（上海辞书出版社）"十二时"条：古时分一日为十二时，即夜半、鸡鸣、平旦、日出、食时、隅中、日中、日昳、晡时、日入、黄昏、人定。见《左传·昭公五年》"故有十时"杜预注。按赵翼《陔余丛考》卷三十四，谓一日十二时始于汉："其以一日分十二时，而以干支为纪，盖自太初改正朔之后，历家之术益精，故定此法。"

④夫十二经脉者，人之所以生：杨上善说：十二经脉，乃是五藏六府经隧，故遍劝通之。举其八德，以劝通之。人之受身时，一月而膏，二月而脉，为形之先，故所以生也。

⑤病之所以成：杨上善说：邪客孙脉入经，通于府藏成病，故曰所以也。

⑥人之所以治：杨上善说：行诸血气，营于阴阳，濡于筋骨，利诸关节，理身者谓经脉。

⑦病之所以起：杨上善说：经脉是动所生，故病起也。

⑧学之所始：杨上善说：将学长生之始，须行导引，调于经脉也。

⑨工之所止也：杨上善说：欲行十全之道济人，可留心调于经脉留止也。

⑩粗之所易：杨上善说：愚人以经脉为易，同楚人之贱宝也。

⑪上之所难也：杨上善说：智者以经脉为妙，若和璧之难知也。

张志聪说：夫六藏脉属藏络府，六府脉属府络藏，此营血之流行于十二经脉之中，然经脉之外又有大络，大络之外又有经别，是以粗工为易，而上工之所难也。

⑫请问其离合出入奈何：杨上善说：经脉之别曰离与出，复还本经曰合与入也。广陈其理，请解其所由，故曰奈何也。

张介宾说：经脉者，藏府之枝叶。藏府者，经脉之根本。知十二经脉之道，则阴阳明，表里悉，气血分，虚实见，天道之逆从可察，邪正之安危可辨。凡人之生，病之成，人之所以治，病之所以起，莫不由之，故初学者必始于此，工之良者亦止于此而已。第粗工忽之，谓其寻常易知耳。上工难之，谓其应变无穷也。十二经脉已具在前《经脉篇》，但其上下离合、内外出入之道犹有未备，故此复明其详。然《经脉篇》以首尾循环言，故上下起止有别；此以离合言，故但从四末始，虽此略彼详，然义有不同，所当参阅。

张志聪说：离合者，谓三阳之经别，离本经而合于三阴；三阴之经别，离本经而合于三阳，此即《缪刺篇》所当巨刺之经，左盛则右病，右盛则左病，如此者必巨刺之，必中其经，非络脉也。按上章之所谓别者，言十二经脉之外，而有别络，此章之所谓别者，言十二经脉之外，而又有别经，此人之所以生，此阴阳血气之经以成，是动所生，及大络之奇病，经别之移易，治之所以分皮刺、经刺、缪刺、巨刺也。所生之经络多歧，所成之病证各别，所治之刺法不同，故上工之所难也。尚御公曰："五藏为阴，六府为阳。阳者天气也，主外，阴者地气也，主内。本篇以六府应六律，以合阴阳诸经。盖五藏内合六府，六府外合十二经脉，故曰五藏六府之所以应天道。"朱永年曰：《五运行论》云："在藏为肝，在体为筋；在藏为肺，在体为皮，是五藏之外合于皮肉筋骨也。"《本藏篇》曰："肺合大肠，大肠者皮其应；心合小肠，小肠者脉其应，是五藏内合六府，六府外合于皮肉筋骨也。盖五藏六府，雌雄相合，离合之道，通变无穷。"高士宗曰：《太始天元册文》曰："太虚寥廓，肇基化元，布气真灵，总统坤元。"盖太始太虚者，乃空空无极之境，由无极而生太极，太极而分两仪，人虽本天地所生，而统归于天道。

⑬上之所息也：钱熙祚说：《甲乙经》"息"作"悉"。

⑭明乎哉问也，此粗之所过，上之所息也，请卒言之：杨上善说：近学浅知，谓之粗也；深求远达，谓之工也。工者，宅心经脉之道，以十全为意。粗者志存名利之弊，假媒寄过而已。息，留也。为益之大，故请卒言之。

张介宾说：过，犹经过，谓忽略不察也。息，为止息，谓必所留心也。

足太阳之正，别入于腘中，其一道下尻五寸，别入于肛，属于膀胱，散之肾，循膂，当心入散，直者，从膂上出于项，复属于太阳，此为一经也①。足少阴之正，至腘中，别走太阳而合，上至肾，当十四颗②，出属带脉，直者系舌本，复出于项，合于太阳，此为一合，或以诸阴之别，皆为正也③。

【本段提纲】　马莳说：此言膀胱与肾经之为一合也。

【集解】

①足太阳之正，别入于腘中，其一道下尻五寸，别入于肛，属于膀胱，散之肾，循膂，当心入散，直者，从膂上出于项，复属于太阳，此为一经也：杨上善说：十二大经，复有正别。正，谓六阳大经别行，还合府经。别，谓六阴大经别行，合于府经，不还本经，故名为别。足少阴、足厥阴虽称为正，生别经不还本经也，唯此二阴为正，余阴皆别。或以诸阴为正者，黄帝以后撰集之人，以二本莫定，故前后时有称或有言一曰，皆是不定之说。足太阳正者，谓正经也。别者，大经下

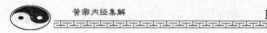

行至足小趾外侧,分出二道,一道上行至于腘中,一道上行至于尻臀,下入于肛,肛谓白膡,亦名广肠,次属膀胱,上散之肾,循脊上行,当心入内而散,直者谓循脊上行至项,属于太阳,此为一正经之别。

马莳说:足太阳膀胱经,自有正经之脉,支别入于腘中央之委中穴,其一道,下尻五寸,计承扶穴之处也。别络之脉,入于肛门,内属于膀胱,循脊膂,当心而入散之。直者,从膂即中膂内俞、膀胱俞等穴,以上出于项后,至前睛明穴,乃属于足太阳经,此为一经也。

张介宾说:此膀胱与肾为表里,故其经脉相为一合也。足太阳之正,入腘中,与少阴合而上行,其别一道下尻五寸,当承扶之次,上入肛门,内行腹中,属于膀胱,散于肾,循脊当心入散,上出于项,而复属于本经太阳,此内外同为一经也。

张志聪说:正者,谓经脉之外,别有正经,非支络也。足太阳之正,从经脉而别入于腘中,其一道者,经别之又分两歧也。尻,胱也。肛乃大肠之魄门,别入于肛者,别从肛门而入属于膀胱,散之肾,复循脊膂上行,当心而散。其直行者,从背膂上出于项,复行属于太阳之经脉,此为一经别也。盖从经而别行,复属于太阳之经脉,故名经别,谓经脉之别经也。

②颛:陆懋修说:颛,直追切。《甲乙经》作"椎"。《素问·刺热论》:"三椎下间主胸中热。"注:"脊节之谓椎。"

③足少阴之正,至腘中,别走太阳而合,上至肾,当十四颛,出属带脉,直者系舌本,复出于项,合于太阳,此为一合,或以诸阴之别,皆为正也:杨上善说:足三阳大经从头至足,其正别则从足向头,其别皆从足趾大经终处别而上行,并至其出处而论属合也。足三阴大经,从足至胸,其正别则从足上行向头,亦至其出处而言属合。足少阴正,上行至腘,别走太阳,合而上行,至肾出属带脉。起季肋端,故少阴当十四椎出属带脉也。直而不属带脉者,上行至项,复合太阳,则此少阴二合太阳,此太阳少阴表里以为一合也。

马莳说:足少阴肾经之正,由涌泉至内踝,下至于腘中,别走足太阳膀胱经而合,上至肾,当十四椎,旁有肾俞穴,出连带脉,直行者,上系舌本,复出于项,合于足太阳膀胱经,此与膀胱经为一合也。有阳经必有阴经,成以诸阴经之别,皆为正经之合耳。

张介宾说:足少阴之正,自腘中合太阳,内行上至肾,当十四椎旁肾俞之次,出属带脉。其直者,上系舌本,复出于项,合于太阳,是为六合之一也。然有表必有里,有阳必有阴,故诸阳之正,必成于诸阴之别,此皆正脉相为离合,非旁通交会之谓也。余仿此。颛,椎同,音槌。

张志聪说:足少阴之正,至腘中,别走于太阳之部分,而与太阳之正相合,上行至肾,当椎之十四椎处,外出而属于带脉,其直行者,从肾上系舌本,复出于项,与太阳上出于项之经正,相合于项间,以为一合也。《阴阳离合论》曰:"阳予之正,阴为之主,少阴之上,名曰太阳。太阳之前,名曰阳明,厥阴之表,名曰少阳。"谓阳乃阴与之正,而阴为之主,阳本于阴之所生,故曰成以诸阴之别。谓三阳之经,正合于三阴,以成手足三阴之经别,此三阳仍归于三阴之正,故曰皆为正也。是以三阳之别,外合于三阴之经,而内合于五藏。三阴之别,止合三阳之经,而不合于六府也。尚御公曰:"按十二经脉之荣气流行,六阴脉属藏络府,六阳脉属府络藏,本篇三阴之经别,上至肾,属心走肺,而皆不络于六府。又如足太阳之脉,循脊络肾,膀胱之经别,则别入于肛,属膀胱,散之肾。足少阴肾脉,贯脊属肾络膀胱,其经别至腘中,别走太阳,而上至肾,又出属带脉,而复出于项。手少阴心脉,起于心中,出络心系,下膈,络小肠,其经别入于渊液两筋之间,属于心手厥阴心包络之脉,起于胸中,出属心包,下膈,历络三焦,而经别下渊液三寸,入胸中,别属三焦。手太阴肺脉,起于中焦,下络大肠,还循胃口,上膈属肺,其经别入渊液少阴之

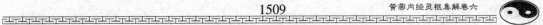

前,入走肺,散之太阳。此经脉与经别,出入不同,各走其道,而马氏以正为正经,宜与《经脉篇》之直行者相合,别者为络,宜与《经脉篇》之其支者其别者相合,噫! 经脉气血之生始出入,头绪纷纭,不易疏也。"

钱熙祚说:原刻"或"作"成",依《甲乙经》改。

足少阳之正,绕髀入毛际,合于厥阴,别者入季胁之间,循胸里属胆,散之上肝,贯心以上挟咽,出颐颌中,散于面,系目系,合少阳于外眦也[1]。足厥阴之正,别跗上,上至毛际,合于少阳,与别俱行,此为二合也[2]。

【本段提纲】 马莳说:此言肝与胆经之为一合也。

【集解】

[1]足少阳之正,绕髀入毛际,合于厥阴,别者入季胁之间,循胸里属胆,散之上肝,贯心以上挟咽,出颐颌中,散于面,系目系,合少阳于外眦也:杨上善说:足少阳正上行至髀,绕髀入阴毛中,厥阴大经环阴器,故即与合也。合厥阴外,别循胸里属胆,上肝贯心,上行至面,还合本经。

马莳说:足少阳胆经之正脉,循胁里,出气街,入髀厌中,绕毛际,合于足厥阴肝经,其别者入季胁之间,循胸里属胆,散之上肝,贯心,挟咽,出颐颌中,抵颐下,散于面,系目系,合足少阳于目之外眦也。

张介宾说:此胆肝二经为表里,经脉相为一合也。足少阳绕髀阳,入毛际,与足厥阴合。其内行而别者,乃自季胁入胸属胆,散之上肝,由肝之上系贯心,上挟咽,自颐颌中出散于面,上系目系,复合少阳本经于目外眦瞳子髎也。

张志聪说:按足少阳之脉,起于目锐眦,循头面而下行于足跗,少阳之别,绕髀上行,至目锐眦,而合于少阳之经,是经脉与经别交相逆顺而行者也。

[2]足厥阴之正,别跗上,上至毛际,合于少阳,与别俱行,此为二合:杨上善说:足厥阴正,与大经并行,至跗上,上行阴毛,少阳行于此,故与之合已,并行向头,此足少阳厥阴表里以为二合。

马莳说:足厥阴之正,别足跗上,上至毛际,合于足少阳胆经。以二经相为表里,与胆经之别脉俱行,此肝胆之为一合,即上节而次第之,故曰二合。下仿此推之。

张介宾说:足厥阴之正,别足跗内行,上至阴毛之际,合于足少阳,与别者俱行,上布胁肋,是为六合之二也。

张志聪说:足厥阴之正,别行于跗上,上至毛际,而合少阳,与少阳之别,合而偕行,此为二合也。尚御公曰:"与阳俱行,谓三阴之别,合于三阳之别俱行,而阳别成诸阴之别矣,故曰成以诸阴之别。"

足阳明之正,上至髀,入于腹里,属胃散之脾,上通于心,上循咽出于口,上颎颐,还系目系,合于阳明也[1]。足太阴之正,上至髀,合于阳明,与别俱行,上结于咽,贯舌中,此为三合也[2]。

【本段提纲】 马莳说:此言胃与脾经为一合也。

【集解】

[1]足阳明之正,上至髀,入于腹里,属胃散之脾,上通于心,上循咽出于口,上颎颐,还系目系,合于阳明也:杨上善说:足阳明正,上行至髀,入腹属胃,散之脾通心,上行至目系,还合本经也。

　　马莳说:足阳明之正,由足次趾上足跗,循胻行外廉,入膝膑,抵伏兔,以上髀关,至气冲,入腹里,属胃,络脾,上通于心,入缺盆,上循喉咙,出于口,上颊颐,还系目系,合于足阳明之经隧也。

　　张介宾说:此胃脾二经表里相为一合也。足阳明上至髀关,其内行者,由气街入腹里,属于胃,散之脾,上通于心,循咽出于口,上颊颐,入承泣之次,系目系,为目下网,以合于阳明本经也。

　　张志聪说:股内为髀,伏兔后为髀关,足阳明之正,从足跗而上至髀,从腹胸而上行头面,合手阳明之经脉,于目下承泣、四白之间,盖亦与经脉相逆顺而行也。

　　②足太阴之正,上至髀,合于阳明,与别俱行,上结于咽,贯舌中,此为三合也:杨上善说:足太阴别,上行至髀,与阳明合并而行,上贯于舌中,故舌下中脉者足太阴也,此足阳明太阴表里,以为三合也。

　　马莳说:足太阴脾经,与胃经为表里,亦上至髀关,合于足阳明胃经,与胃之别穴丰隆偕行,上胸挟咽,连舌本,散舌中,此胃与脾之为第三合也。

　　张介宾说:足太阴之正,上股内,合于足阳明,与别者俱行,上咽贯舌,是为六合之三也。

　　张志聪说:足太阴之正,别经脉而走阳明之髀分,与阳明之正相合而偕行,上结于喉,贯舌中,此为三合也。

　　丹波元简说:《甲乙》,太阴之正下有"则别"二字。结,作"络"。舌中,作"舌本"。颊颐,《正脉·道藏》、熊本、张本并作"颏颐"。马本、志本作"额颅"。

　　手太阳之正,指地,别于肩解,入腋走心,系小肠也①。

　　手少阴之正,别入于渊腋两筋之间,属于心,上走喉咙,出于面,合目内眦,此为四合也②。

　　【本段提纲】　马莳说:此言小肠与心经之为一合也。

　　【集解】

　　①手太阳之正,指地,别于肩解,入腋走心,系小肠也:杨上善说:地,下也。手太阳正,从手至肩,下行走心,系小肠,为指地也。小肠,即太阳也。手之六经,唯此一经下行,余并上行向头也。

　　马莳说:手太阳小肠经之正脉,起于手小指之端,循手外侧,上腕出肘中,直上循臂骨下廉,出肘内侧两骨之间,上循臑外后廉,出肩解,绕肩胛,交肩上,故别于肩解,入缺盆,络心,循咽下膈,抵胃,属小肠,故入腋走心,系小肠也,其曰指地者,以其脉之自上而下行也。

　　张介宾说:此小肠与心表里经脉相为一合也。指地者,地属阴,居天之内。手太阳内行之脉,别于肩解,入腋走心,系于小肠,皆自上而下,自外而内,故曰指地。《经脉篇》言交肩上,入缺盆,络心,此言别于肩解,入腋走心。盖前后皆有入心之脉。

　　张志聪说:《阴阳系日月论》曰:"天为阳,地为阴,日为阳,月为阴,其合于人也,腰以上为天,腰以下为地。足之十二经脉,以应十二月,月生于水,故在下者为阴,手之十指,以应十日,日主火,故在上者为阳。"手太阳之正,指地者谓手之太阳下合于足太阳也。盖在藏府十二经脉,有手足之分,论阴阳二气,止有三阴三阳,而无分手与足矣。故六府皆出于足之三阳,上合于手,是以手少阴之正,上出于面,亦与足太阳相合于目内眦之睛明,水火上下之相交也。夫手太阳少阴,皆属于火,天一生水,地二生火,火上水下,阴阳互交,故手太阳指地,而下交于足,手少阴上行,而合于膀胱之经。论天地水火,有上下之相交,归于先天,合为一气,故人之藏府经脉,所以应天道也。

②手少阴之正,别入于渊腋两筋之间,属于心,上走喉咙,出于面,合目内眦,此为四合也:
杨上善说:手少阴别,上行入于泉掖,入属心,上行出面,合目内眦,内眦即手太阳也,此手太阳
少阴表里以为四合。

马莳说:手少阴心经之正脉,与小肠为表里也,起于心中,出属心系,下膈,络小肠,其直者,
从心系,却上肺,别入于腋下之渊液穴,属于心,上走喉咙,出于面,合目内眦,此为四合也。

张介宾说:手少阴之正,自腋下三寸足少阳渊腋之次,行两筋之间,内属于心,与手太阳入
腋走心者合,乃上行挟于咽,出于面,合于目内眦,是当与足太阳睛明相会矣。此六合之四也。

　　手少阳之正,指天,别于巅,入缺盆,下走三焦,散于胸中也①。

　　手心主之正,别下渊腋三寸,入胸中,别属三焦,出循喉咙,出耳后,合少阳完
骨之下,此为五合也②。

【本段提纲】　马莳说:此言手三焦与心包络之为一合也。

【集解】

①手少阳之正,指天,别于巅,入缺盆,下走三焦,散于胸中也:杨上善说:天,上也。手少阳
之正,提□上颠,为指天也,下走三焦,即手少阳上散胸中也。

马莳说:手少阳三焦经之正脉,起于手四指之端,循手表腕,上贯肘,循臑外,上肩,入缺盆,
下走三焦,散于胸中,以其脉上别于巅,故曰指天也。

张介宾说:此三焦心主表里经脉相为一合也。指天者,天属阳,运于地之外。手少阳之正,
上别于巅,入缺盆,下走三焦,散于胸中,包罗藏府之外,故曰指天。

张志聪说:少阳,初阳也,从阴而生,自下而上,故曰指天也。指地者,谓手合于足也。曰指
天者,谓足合于手也。论少阳心主二经,则为六合,论阴阳之气,止三合矣。巅乃督脉之会,督
脉应天道之环转一周,故从巅而别,下入缺盆,走三焦而散于胸中也。渊液,胆经穴,在腋
下三寸。

②手心主之正,别下渊腋三寸,入胸中,别属三焦,出循喉咙,出耳后,合少阳完骨之下,此
为五合也:杨上善说:手心主别,从手上行至腋,下腋三寸,至于泉腋,入于胸中,出三焦已,上行
出耳后完骨下,合手少阳。此手少阳心主表里以为五合。

马莳说:手厥阴心包络经,乃手心主之脉也,别于腋下之天池穴……入胸中,历络三焦,出
循喉咙,出耳后,合于少阳完骨之下,此为五合也。

张介宾说:手厥阴之正,其别而内行者,与少阴之脉,同自腋下三寸,足少阳渊腋之次,入胸
中,属于三焦,乃出循喉咙,行耳后,合手少阳于完骨之下,此六合之五也。

张志聪说:手心主之正,别经脉而下行于渊液之分,下渊液三寸,以入胸中,别属三焦,出循
喉咙,上出耳后,合少阳经别于完骨之下,此为五合也。

丹波元简说:别下渊液三寸,马莳云,别于腋下之天池穴,考《本输篇》云:"腋下三寸,手心
主也,名曰天池。"马似是。

　　手阳明之正,从手循膺乳,别于肩髃,入柱骨下,走大肠,属于肺,上循喉咙,出
缺盆,合于阳明也①。

　　手太阴之正,别入渊腋少阴之前,入走肺,散之大肠②,上出缺盆,循喉咙,复合
阳明,此六合也③。

【本段提纲】　马莳说:此言大肠与肺经之为一合也。

【集解】

①手阳明之正,从手循膺乳,别于肩髃,入柱骨下,走大肠,属于肺,上循喉咙,出缺盆,合于阳明也:杨上善说:手阳明正,从手上行,注于膺乳,上行至肩髃柱骨之下,下走大肠,上属于肺,上出缺盆之处,合大经也。

马蒔说:手阳明大肠经之正脉,起于大指次指之端,出合谷两骨之间,循臂入肘,循臑上肩,别循髃骨之前廉,上出柱骨,下入缺盆,络肺,下膈,属大肠,与肺为表里,上循喉咙,出缺盆,合于手阳明之经隧也。

张介宾说:此大肠与肺为表里,经脉相为一合也。手阳明之正,循胸前膺乳之间,其内行者,别于肩髃,入于骨,由缺盆下走大肠,属于肺。其上者,循喉咙,复出缺盆,而合于阳明本经也。

张志聪说:手阳明之正,从手之经脉,循膺乳间而别行,上于肩髃,入柱骨,下走大肠,属于肺,复上循喉咙,出缺盆,而与手阳明之经脉相合也。

②散之大肠:守山阁本及赵府居敬堂本原刻均作"散之太阳"。今据《太素》、正统本《甲乙经》经文,改作"散之大肠"。

③手太阴之正,别入渊腋少阴之前,入走肺,散之大肠,上出缺盆,循喉咙,复合阳明,此六合也:杨上善说:手太阴别,从手上行至腋,下腋至泉腋,至手少阴前,入走肺至于大肠,上出缺盆,循喉咙,合于阳明,至于大肠,以为六合。至喉咙更合,故云复也。此阳明太阴表里以为六合。此十二经脉正别行处,与十二大经大有不同,学者多不在意,所以诊病生处,不能细知也。

马蒔说:手太阴肺经之正脉,别于心包络经之渊腋穴,少阴心经之前,入走于肺,相合散之本经太阴之脉,上出缺盆,循喉咙,复合于阳明,此其为六合也。按此各经,皆名曰正,则正者正经也。宜与《经脉篇》其直行者相合,别者络也,宜与《经脉篇》其支者其别者相合。今此篇之所谓正,较之《经脉篇》甚略,且非尽出正行之经,是其意之所重者在合,而于经脉之行,不必及其详耳。

张介宾说:手太阴之正,其内行者,自天府别入渊腋,由手少阴心经之前,入内走肺,散之大肠。其上行者,出缺盆,循喉咙,复合于手阳明经。以上共十二经,是为六合也。

张志聪说:手太阴之正,别经脉于天府、云门之际,入渊液之分,行太阴之前,入走肺于当心处,散之太阳,复上出缺盆,循喉咙,与少阳之正相合,此为六合也。夫阴阳六合,始于足太阳,而终于手太阴,复散之太阳,盖亦周而复始也。

附:陈璧琉、郑卓人合编《灵枢经白话解》:以上各节,具体说明了十二经别的循行概况,它不仅是联络内脏和体表,沟通十二经脉表里,与十二经循行通路密切相关的另一个系统,而且具有渗灌脏腑辅佐正经在体内外循环的功用,在生理上、病理上和十二经脉有同样重要的价值。归纳以上各节所指出的十二经别离合出入的关系,其中具备了以下的几个特点。①十二经别的循行与正经不同之处,主要是表现在离合出入的关系方面。由于每一条经别,都是从其所属的正经分出,这种现象叫作离合出入。阳经经别,自本经别出而循行体内后,仍合入本经;阴经经别,自本经别出而循行体内后,不再回入本经,却与其互为表里的阳经相合,这种现象就叫作合和入。例如足太阳与少阴经别合于膝腘窝,上合于项;足少阳与厥阴经别合于毛际;足阳明与太阴经别合于髀;手太阳与少阴经别合于眼内角;手少阳与厥阴经别合于完骨之下;手阳明与太阴经别合于喉咙。这种六合,也就加强了十二经脉在体内的联系。另一方面,各条阴经的循行通路,自胸至手或自足至腹,虽不完全能上行头面,但阴经经别的循行通路,因阴阳相合,仍可借阳经的通路,起作用于头面,所以临床上治疗头面疾患时,除了可以取治分布于该部的阳经之外,并可取治与它互为表里的阴经,如手太阴肺经的列缺穴,是主治头项疾患的穴位,也就是基于经别的原因而来的。②十二经别的循行,都是从四肢开始深入内脏,然后再上至头颈浅部,而表里相合。它出入离合的部位,虽和十二经脉的循行通路有密切的关系,但在循行的顺逆方向上,既与十二经脉的循行并不一致,而且还有显著的区别。例如:手三阴经的循行,都是自胸至手,而经别却是自腋行入胸腔以后,再上行向头,合于手三阳经。手三阳经的循行,本来都是从手走头,而手太阳的经别,却是自腋直接下行走入内脏,手少阳、阳明的经别,则自头颈而行,下行内脏。足三阴经脉的循行,本来都是从足至胸,而经别却是从足向头,合入于三阳。足三阳经脉的循行,本来都是从头至足,而经别却都是从足向头。不过经别循行,其离合的部位,主要还是决定于正经的。例如:足厥阴肝经的循行是"循股阴,入毛中",而足厥阴经别也是上行毛际。足少阳胆经循行是"出气冲,绕毛际",足少阳经别也是绕行髀部而入毛际。又因肝经是"入颃颡,连目系",胆经则"起于目外眦",所以肝胆二经的经别,也都相合于目外眦。以此为例,也都说明了经脉和经别之间的相互联系。③十二经别之中的六阳经,都要行过与其相表里的脏腑,如"足少阳之别散之上肝","足阳明之别散之脾","足太阳之别散之肾",六阴经经别也都行过本脏。这不仅说明了十二经别都和脏腑相联属,在机体内部起着濡养脏腑的作用,而且突出了阴阳两经互为表里的配偶关系,其分布与相互的关联,比四肢由络穴来沟通表里的组织更为缜密,从而不难理解表病在阴经取穴,里病在阳经取穴而能够获得一定疗效的原因。另一方面,正由于十二经别都是十二经脉别行的正经,所以不但在病理上基本和正经相同,而且在经别循行通路上所发生的病候,大多也和经脉篇所载的相同,因此在本篇中,也并不再指出经别的病候。从临床上的实验证明,经别对部分腧穴主治性能有着很大的影响,各经腧穴所能主治的证候,其发病部位,有一些并非经脉所能到达,相反地而是经别到达之处,取该经腧穴进行治疗,往往能获得显著的疗效。例如足太阳膀胱经的承山、承扶、合阳等穴,都能治疗痔疾,但是膀胱经的循行通路,并不到达肛门,只有经别的循行,则是"下尻五寸,别入于肛"。由此可见,因为每一经脉都有它的经别,所以某一经腧穴主治的范围,并不仅仅于局限在经脉的循行部位上,这也就具体地说明了经别的作用了。

《经别第十一》今译

　　黄帝问岐伯说:我听说人与宇宙间的事物有相合相应的关系。人体内有五脏,以应角、徵、宫、商、羽五音,青、赤、黄、白、黑五色,春、夏、长夏、秋、冬五时,酸、苦、甘、辛、咸五味,东、西、南、北、中央五位;外有六腑,以应六律。六律有黄钟、太簇、姑洗、蕤宾、夷则、无射阳六律和林钟、南吕、应钟、大吕、夹钟、仲吕阴六律,合为十二律,与手足阴阳十二经相应,也相应于一年的十二个月,子、丑、寅、卯、辰、巳、午、未、申、酉、戌、亥十二时辰,立春、惊蛰、清明、立夏、芒种、小暑、立秋、白露、寒露、立冬、小雪、小寒十二节,清、渭、海、湖、汝、渑、淮、漯、江、河、济、漳十二水,夜半、鸡鸣、平旦、日出、食时、隅中、日中、日昳、晡时、日入、黄昏、人定十二时。人体的十二条经脉,就是人体五脏六腑与宇宙间事物相对应的表现。十二条经脉,与人体的生长发育,疾病的形成,生理的调节,病理变化均有密切的关系。学医的人,应当开始就从这里学起,医道精通的人,也应在这方面深入研究,才能达到较高的水平。粗心的医生,认为这方面的道理很容易掌握。要求上进的医生，却认为要深入掌握这方面的道理，是一件很难的事情。请问经脉正经怎样离合出入呢？

岐伯很恭敬地回拜说：问得很好。所问的问题正是粗心的医生容易忽略的地方，也正是要求上进的医生愿意深入钻研的问题。请让我详尽地谈谈吧。

足太阳膀胱经别出而行的正经，一支进入腘窝中央，另一支上行到骶骨下五寸处，别行进入肛门，向内行于腹中属于膀胱，向上散布于肾脏，循膂脊肌肉上行，到达相当于心脏部位又复分散；其直行的正经，从膂脊肌肉向上而走出颈项，再合于足太阳本经，内外合为一经。足少阴肾经别出而行的正经，进入腘窝中，别出一支与足太阳膀胱经相合，向上到肾脏，相当于十四椎处出属带脉；其直行的，从肾上行系舌根，复出绕行颈项部，与足太阳经相合，这是阴阳二经表里相配的第一合。或者说与各阳经的正经相配合的诸阴经分出来的经脉也都是正经。

足少阳胆经别出而行的正经，上行绕于髀部而进入阴毛处，与环绕外生殖器的厥阴肝经相合。其别出的一支，进入季胁间，沿胸部里面，入属本经胆，然后散行于肝，向上贯穿心脏，向上挟咽部两侧而行，从腮部的前下方与下颌下方之间走出，散布于颜面，与目系相联系，再与足少阳胆经于外眦部位相会合。足厥阴肝经别出而行的一支正经，从足背向上，到达阴毛处，与足少阳胆经分出的正经相合并行，这是阴阳二经表里相配的第二合。

足阳明胃经别出而行的正经，上行到髀关，内入腹中，连属本经胃腑，散布于脾脏，向上通达于心，再向上沿咽喉而出于口，继续向上至鼻梁及眼框下，联系目系，与足阳明本经相合。足太阴脾经别出而行的正经，从足部向上髀关，与足阳明经分出的正经相合偕行，上络咽部，贯穿舌中，这是阴阳二经表里相配的第三合。

手太阳小肠经别出而正行的正经，自下而上行，从肩后骨缝别行入于腋下，走入心脏，与手太阳小肠经相连。手少阴心经别出而行的正经，进入腋下三寸足少阳经渊腋穴处两筋之间，入属心脏，上走喉咙，出于面部，与手太阳经的一支相合于眼内眦，这是阴阳二经表里相配的第四合。

手少阳三焦经别出而行的正经，起于手第四指的尖端，向上行至巅顶，复从巅顶别行入缺盆，向下走入手少阳三焦经，散布于胸中。手厥阴心包经别出而正行的正经，由手上行，在渊腋穴下三寸别出，进入胸中，别行入属三焦，出而上行，沿喉咙走出耳后，在完骨的下方与手少阳三焦经相合，这是阴阳二经表里相配的第五合。

手阳明大肠经别出而正行的正经，从手上行至膺乳部，其内行部分在肩髃穴别出，进入柱骨，向下至大肠，入属于肺，再向上沿喉咙出缺盆，与手阳明大肠经相会合。手太阴肺经别出而行的正经，其内行部分从渊腋别出，走在手少阴心经的前面，向内进入肺脏，散布于大肠，上行出缺盆，沿喉咙，再与手阳明大肠经相合，这是阴阳二经表里配合的第六合。

经　水　第　十　二①

①经水第十二：伯坚按：本篇和《甲乙经》《黄帝内经太素》《类经》三书的篇目对照，列表于下：

灵枢	甲乙经	黄帝内经太素	类　经
经水第十二	卷一——十二经水第七	卷五——十二水篇	卷九——十二经水阴阳刺灸之度（经络类三十三）

【释题】　马莳说：内论十二经脉合于十二经水，故名篇。

【提要】　本篇用黄帝、岐伯问答的形式，主要讲人身十二经脉与地面上十二条大河流的配合和针刺的深浅及时间。这十二条大河流，东面流入海，南面流至湖，这是汉朝的疆域地界。

　　黄帝问于岐伯曰：经脉十二者，外合于十二经水①，而内属于五藏六府②，夫十二经水者，其有大小、深浅、广狭、远近各不同。五藏六府之高下、大小、受谷之多少亦不等，相应奈何③？夫经水者受水而行之④，五藏者，合神、气、魂、魄而藏之⑤，六府者受谷而行之，受气而扬之⑥，经脉者受血而营之，合而以治，奈何？刺之深浅，灸之壮数⑦，可得闻乎⑧。

　　岐伯答曰：善哉问也，天至高不可度，地至广不可量，此之谓也，且夫人生于天地之间，六合之内，此天之高、地之广也，非人力之所能度量而至也。若夫八尺之士⑨，皮肉在此，外可度量切循而得之，其死可解剖而视之⑩，其藏之坚脆，府之大小，谷之多少，脉之长短，血之清浊，气之多少，十二经之多血少气，与其少血多气，与其皆多血气，与其皆少血气，皆有大数⑪，其治以针艾，各调其经气，固其常有合乎⑫。

【本段提纲】　马莳说：此言十二经合十二水，而刺灸之数亦相合也。

【集解】

　　①经水：《管子·度地》第五十七："水有大小，又有远近。水之出于山而流入于海者，命曰经水。"

　　②经脉十二者，外合于十二经水，而内属于五藏六府：杨上善说：天下凡有八十一州，此中国，州之一也，名为赤县神州，每一州之外，有一重海水环之，海之外，有一重大山绕之，如此三重海，三重山，环而围绕，人居其内，名曰一州。一州之内，凡有十二大水，自外小山小水不可胜数。人身亦尔，大脉总有十二，以外大络小络亦不可数。天下八十一州之中，唯取中国一州之地，用法人身十二经脉内属藏府，以人之生在此州中，禀此州地形气者也。

　　③经脉十二者，外合于十二经水，而内属于五藏六府，夫十二经水者，其有大小、深浅、广狭、远近各不同。五藏六府之高下、大小、受谷之多少亦不等，相应奈何：杨上善说：问其十二经脉，取法所由也。

　　马莳说：帝问人与天地本相参也，天地有十二经水，人身有十二经脉。十二经水者，有大小深浅远近广狭之异；十二经脉者，有高下小大受谷多少之殊，其相应者，必有故也。

　　张介宾说：人有经脉十二，手足之三阴三阳也。天地有经水十二，清渭海湖汝渑淮漯江河济漳也。经脉有高下小大不同，经水有广狭远近不同，故人与天地皆相应也。

　　④夫经水者受水而行之：杨上善说：此问其藏府经络，各有司主调养所由。十二经水，各从其源受水，输之于海，故曰受水行也。

　　⑤五藏者，合神、气、魂、魄而藏之：杨上善说：五藏合五神之气，心合于神，肝合于魂，肺合于魄，脾合于营，肾合于精，五藏与五精神气合而藏之也。

　　马莳说：五藏者，合神气魂魄而藏之者也，本经《本藏篇》云："五藏者，所以藏精神魂魄者也。"

⑥六府者受谷而行之,受气而扬之:杨上善说:胃受五谷成熟,传入小肠,小肠盛受也。小肠传入大肠,大肠传导也。大肠传入广肠,广肠传出也。胃下别汁,出膀胱之胞,传阴下泄也。胆为中精,有木精三合,藏而不泻。此即府受谷行之者也。五府与三焦共气,故六府受气,三焦行之为原,故曰扬也。

马莳说:六府者,受五谷而行化之,又受谷所化精微之气,而扬之于藏府者也(《本藏篇》云:"六府者,所以化水谷而行津液者也")。

⑦灸之壮数:陆懋修说:《魏志·华佗传》:"若当灸不过一两处,每灸七八壮。"按艾灸一灼,谓之壮,其数以壮人为则,羸者减之,《素问·骨空论》,灸法以年为壮数。

⑧经脉者受血而营之,合而以治,奈何?刺之深浅,灸之壮数,可得闻乎:杨上善说:营气从中焦并胃口,出上焦之后,所谓受气,泌糟粕,蒸津液,化精液精微,注之肺脉中,化而为血,流十二脉中,以奉生身,故生身之贵,无过血也。故营行于十二经,导营身,故曰营气。营气行经,如雾者也。经中血者,如渠中水也。故十二经受血各营也。

张介宾说:经水者,受水而行于地也。人之五藏者,所以藏精神魂魄者也。六府者,所以受水谷,化其精微之气,而布扬于内外者也。经脉犹江河也,血犹水也,江河受水而经营于天下,经脉受血而运行于周身,合经水之道以施治,则其源流远近,固自不同,而刺之浅深,灸之壮数,亦当有所辨也。

⑨若夫八尺之士:丹波元简说:《周礼·考工记》:"人长八尺。"……又《家语》:六七尺之体。今据本经《骨度篇》:"人长其实七尺五寸。"而泛言其修,或云七尺,或云八尺,举其大概耳。

⑩其死可解剖而视之:杨上善说:二仪之大,人力不可度量。人之八尺之身,生则观其皮肉,切循色脉,死则解其身部,视其藏府,不同天地,故可知也。

⑪皆有大数:丹波元简说:《甲乙》"大数"作"定数"。

⑫其治以针艾,各调其经气,固其常有合乎:杨上善说:夫人禀气受形,既有七种不同,以针艾调养,固有常契,可不同乎,天地无度量也。

马莳说:经脉者,受血而营之(《营卫生会篇》云:中焦亦并胃中,出上焦之后,此所受气者,泌糟粕,蒸津液,化其精微,上注于肺脉,乃化而为血,以奉生身)。今以藏府经脉而合之于十二经脉,以治其病,刺有深浅,灸有多寡,无不吻合,此其故又何也?伯言天地难以度量,人身犹可剖视,藏之坚脆(《本藏篇》有肝坚则藏安难伤,肝脆则善病消瘅易伤等语),府之大小(《平人绝谷篇》有胃大二尺五寸等语)。《肠胃篇》有胃长一尺五寸等语,谷之多少(《平人绝谷篇》有胃受水谷三斗五升等语)。脉之长短(《脉度篇》有脉长一十六丈二尺之数),血之清浊(《根结篇》有布衣匹夫之士、王公大人血食之君,血气涩滑之异),十二经之气血多少,皆有大数(《素问·血气形志论》云:太阳常多血少气,少阳常少血多气,阳明常多气多血,少阴常少血多气,厥阴常多血少气,太阴常多气少血),其治以针艾,深浅多寡,宜其尽与十二经水相合也。即下文刺阳明深六分等义。

张介宾说:天至高,地至广,难以测度。人生天地六合之间,虽气数亦与天地相合,似难测识。然而八尺之士,有形可据,其生也可度量其外,其死也可剖视其内。故如藏之坚脆,则见于《本藏篇》。府之大小,谷之多少,则见于《平人绝谷篇》,脉之长短,则见于《脉度篇》,血之清浊,则见于《根结篇》,十二经血气多少各有大数,则见于《血气形志》等篇,此其针艾浅深多寡,各有所宜,如下文也。

张志聪说：此篇以十二经脉，内属于五藏六府，外合于十二经水，经水有大小浅深广狭远近之不同，藏府有高下大小受谷多少之不等，五藏主藏五藏之神志，六府主行水谷之精气，经脉受营气以荣行。帝问可以合一而为灸刺之法治乎？伯曰：天之高，地之广，不可度量者也。人生于天地六合之内，亦犹此天之高，地之广，非人力之所能度量。若夫有形之皮肉筋骨，外可度量切循，内可解剖而视。其藏之坚脆，府之大小，谷之多少，脉之长短，血之清浊，气之多少，十二经之多血少气，多气少血，血气皆多，血气皆少，皆有大数。大数者，即《本藏篇》之五藏坚脆。《肠胃篇》府之大小，《绝谷篇》谷之多少，《脉度篇》脉之长短，《根结篇》布衣大人之血气，《九针篇》之多血少气，多气少血，皆有数推之。其治以针艾，调其经气，固其常有合于数者，即下文之五分六分，十呼七呼，以至于二呼一呼，此手足阴阳皆有合于数也。按前二章论十二经脉应天之六气，五藏六府应五音六律五色五时，此复论藏府经脉应地之十二经水，是人合天地之道，而不可度量者也。

黄帝曰：余闻之，快于耳，不解于心[①]，愿卒闻之。

岐伯答曰：此人之所以参天地而应阴阳也，不可不察[②]。

足太阳外合于清水[③]，内属于膀胱，而通水道焉[④]。足少阳外合于渭水，内属于胆[⑤]。足阳明外合于海水，内属于胃[⑥]。足太阴外合于湖水，内属于脾[⑦]。足少阴外合于汝水，内属于肾[⑧]。足厥阴外合于渑水，内属于肝[⑨]。手太阳外合于淮水，内属于小肠，而水道出焉[⑩]。手少阳外合于漯水，内属于三焦[⑪]。手阳明外合于江水，内属于大肠[⑫]。手太阴外合于河水，内属于肺[⑬]。手少阴外合于济水，内属于心[⑭]。手心主外合于漳水，内属于心包[⑮]。凡此五藏六府十二经水者，外有源泉而内有所禀，此皆内外相贯，如环无端，人经亦然[⑯]。故天为阳，地为阴，腰以上为天，腰以下为地[⑰]，故海以北者为阴，湖以北者为阴中之阴[⑱]，漳以南者为阳，河以北至漳者为阳中之阴[⑲]，漯以南至江者为阳中之太阳[⑳]，此一隅之阴阳也，所以人与天地相参也[㉑]。

【本段提纲】　马莳说：此承上文而言十二经脉，合于十二经水之数也。

【集解】

①快于耳，不解于心：杨上善说：快于耳，浅知也。解于心，深识也。

②此人之所以参天地而应阴阳也，不可不察：杨上善说：正以天地不可度量，人参天地，故不可不察也。

张介宾说：人与天地相参，所以为三也，应阴阳义如下文。

张志聪说：夫三阴三阳合天之六气，手足经脉应地之经水。十二经脉，外合于六气，内属于藏府。是以手足之三阴三阳，外合于十二经水，而经水又内属于藏府，此人之所以参天地而应阴阳也。

③足太阳外合于清水：丹波元简说：考《水经》无清水，王冰注《离合真邪论》引本节作泾水。盖古本有如此者，《书·禹贡》："泾属渭汭。"《诗·谷风》："泾以渭浊。"

顾观光说："清"字误，《素问·离合真邪论》注作"泾水"。

④足太阳外合于清水，内属于膀胱，而通水道焉：杨上善说：清水出魏郡内黄县，南经清泉县东北，流入河也。

马莳说：按古今舆地图，清水遗籍无之，黄河合淮处，谓之清河，今有清河县，疑是清水也。

张介宾说:此下以经脉配经水,盖欲因其象,以辨血气之盛衰也。足太阳经内属膀胱,是经多血少气,故外合于清水。按清水即大小清河。《舆地图志》曰:大清河即济水之故道,自兖州府东北流出长清等县,由利津等界入海。小清河一名溙水,源发济南府趵突泉,经章丘,受溙河之水,由新城入海。《禹贡》曰"浮于济溙达于河者",必此河也。今俱属山东省济南府。

张志聪说:清水乃黄河合淮处,分流为清河,肺属天而主气,膀胱为津液之府,受气化而出。六府皆浊,而膀胱之水独清,故足太阳外合于清水,内属于膀胱而通水道焉。

⑤足少阳外合于渭水,内属于胆:杨上善说:渭水出陇西首阳县鸟鼠同穴山,东北至华阴入河,过郡四,行一千八百七十里,雍州浸也。

马蒔说:渭水源出渭州渭原县鸟鼠山,至同州冯翊县入河。

张介宾说:足少阳经内属于胆,常少血多气,故外合于渭水。按地志,渭水出陇西郡渭源县西南鸟鼠山,至同州入河。

张志聪说:渭水出于雍州,合泾汭漆沮沔水,而渭水独清,诸阳皆浊,而胆为中精之府,独受其清,故足少阳外合于渭水,内属于胆。

丹波元简说:张注义未允当,志云渭水独清,与古说乖矣,以渭合胆,必别有所据,今不可得而考也。

⑥足阳明外合于海水,内属于胃:杨上善说:海,晦也,言其水广博,望之晦暗,不测崖际,故曰海也。海,即四海也。足阳明脉血气最多,合之四晦,众水之长也。

马蒔说:海水天地四方,皆海水相通,而地在其中,盖无几也。又四海之外皆复有海,东曰渤海,南曰涨海,西曰青海,北曰瀚海,今曰海北为阴,乃瀚海也。

张介宾说:足阳明经内属于胃,常多气多血,为五藏六府之海,故外合于海水。按海包地外,地在海中,海水周流,实一而已。今云四海者,以东西南北而分言之也。故东曰渤海,南曰涨海,西曰青海,北曰瀚海。

张志聪说:海水汪洋于地之外,而地居海之中,阳明居中土,为万物之所归,又为水谷之海,故足阳明外合于海水内属于胃。

⑦足太阴外合于湖水,内属于脾:杨上善说:湖当为摩,摩沱水出代郡卤城县,东流过郡九,行千三百四十里,为并州川。一解云湖当为沽,沽水出渔阳郡,东南入海,行七百五十里。此二水亦得为合也。

马蒔说:湖水凡洞庭彭泽、震泽之类,皆曰湖水,今曰湖以北为阴中之阴,疑是彭泽也。

张介宾说:足太阴经内属于脾,常多气少血,《九针论》云多血少气,故外合于湖水。湖即五湖,谓彭蠡、洞庭、巢湖、太湖、鉴湖也。五湖皆在东南。

张志聪说:湖水有五湖,即洞庭、彭泽、震泽之类,脾位中央,而灌溉于四旁,故足太阴外合于湖水而内属于脾(丹波元简说:湖水与五湖各异。《水经注》:湖水出桃林塞之夸父山)。

⑧足少阴外合于汝水,内属于肾:杨上善说:汝水出汝南郡定陵县高陵山,东南流入淮,过郡四,行一千三百四十里也。

马蒔说:汝水源出南阳鲁阳县天息山,东北至河南梁县,东南经襄城颍川汝南,至汝阳褒信县入淮。

张介宾说:足少阴经内属于肾,常少血多气,故外合于汝水。按汝水源出汝州天息山,由西平、上蔡、汝阳等县入淮。

张志聪说:汝水发源于河南天息山,河南居天下之中。夫天居地上,见者一百八十二度半强,地下亦然。北极出地上三十六度,南极入地下亦三十六度,而嵩正当天之中极,盖天气包于地之外,又从中而贯通于地中,故名曰天息。肾主天一之水,而为生气之原,上应于喉,以司呼吸,故足少阴外合于汝水,而内属于肾。

⑨足厥阴外合于渑水,内属于肝:顾观光说:"渑"字误,《素问》注作沔水。"渑"字无弥善切之理,显系"沔"字之误。

陆懋修说:渑,余陵切,亦绳,《春秋释例》:渑水出齐国临淄县北,入时水,《水经注》引《左传》作"渑"。

河北医学院《灵枢经校释》:"渑",《太素》卷五·十二水及《素问·离合真邪论》王注及《新校正》引《甲乙》并作"沔"。

杨上善说:沔水出武郡番冢山,东流入江也。

马莳说:渑水在今汝南府渑池县。

张介宾说:足厥阴经内属于肝,常多血少气,故外合于渑水。按渑水即涧水,源出新安县东北白石山,由渑池、新安之间入洛,而洛入于河也。今属河南省河南府。

张志聪说:渑水出于青州之临淄,而西入于淮,天下之水,皆从东去,渑水自东而来,故应足厥阴东方之肝木。

⑩手太阳外合于淮水,内属于小肠,而水道出焉:杨上善说:淮水出南阳郡平武县桐柏山,东南流入海,过郡四,行三千二百四十里也。

马莳说:淮水源出南阳桐柏山,围绕徐、扬之界,东入于海。

张介宾说:手太阳经内属小肠,常多血少气,故外合于淮水。按淮水出唐州桐柏山,绕徐、扬之界,东入于海。

张志聪说:淮水自海水而入于淮泗,小肠受盛胃之水液,而济泌于膀胱,故手太阳外合于淮水,而内属于小肠。

⑪手少阳外合于漯水,内属于三焦:陆懋修说:漯,他合切,亦作"湿",《说文》:"湿水,出东郡东武阳入海。"《书·禹贡》作"漯"。

杨上善说:漯水出平原郡东北,流入于海。又河内亦有漯水,出王屋山东南,流入河。此二水并得为合也。

马莳说:漯水古漯,受河而东入海,故《禹贡》浮漯,可以入河,自汉以后,河渐南徙,而漯亦不复存。

张介宾说:手少阳经内属三焦,常少血多气,故外合于漯水。按漯水源出章丘长白山,入小清河归海。

张志聪说:漯、济乃西北之大水,漯合济而入于兑豫诸州,少阳为君主之相,阴阳相合,故手少阳合于漯水而内属于三焦。

⑫手阳明外合于江水,内属于大肠:杨上善说:江水出蜀岷山郡升迁县东南,流入海,过郡九,行七千六百六十里也。

马莳说:江水源出西蜀之岷山,至吴地入海,其长万里,天所以限南北也。

张介宾说:手阳明经内属大肠,常多血多气,故外合于江水。按江源出西蜀之岷山,今属成都府茂州,其长万里,至吴地入海。

张志聪说:江水由西蜀之岷山发源,曲折万里,东入于海,大肠传道水谷,济泌别汁,回肠十六折,而渗入膀胱,故手阳明外合于江水,内属于大肠。

⑬手太阴外合于河水,内属于肺:杨上善说:河水出昆仑山东北隅,便潜行至葱岭于阗国,到积石山东北流入海,过郡十六,行九千四百里也。

马莳说:河有两源,一出葱岭,一出于阗,合流东至蒲昌海,潜行地中,南出积石,为中国河,又云河出昆仑,千里一曲,九曲入海,千年一清,圣人出焉,故为四渎之宗。

张介宾说:手太阴经内属于肺,常多气少血,肺为藏府之盖,其经最高而朝百脉,故外合于河水。按河有两源,一出葱岭,一出于阗,合流东注蒲昌海,潜行地中,南出积石以入中国。一说黄河源出星宿海,在中国西南,直四川马湖府之正西三千余里,云南丽江府之西北一千五百余里,合诸流自西而东,行二十日至昆仑,绕昆仑之西南,折而东北,又折而西北,又转而东北,又行二十余日,历云中、九原,至大宁始入中国,是为四渎之宗。

张志聪说:河源发于星宿海,自乾位而来,千里一曲,故曰黄河之水天上来,肺属乾金而主天,为水之生源,故手太阴外合于河水,而内属于肺。

⑭手少阴外合于济水,内属于心:杨上善说:济水出河东恒县,至王屋山东北,流入于河。

马莳说:济水即沇水,源出河北王屋山济河而南,故又曰济截河,而流水不混其清,故又曰清济,潜流屡绝,状虽微而独尊,故居四渎之一。

张介宾说:手少阴经内属于心,常少血多气,故外合于济水。按江源初发王屋山下,曰沇水,既见而伏,复出为济。济截河而流,不混其清,故又曰清济。流虽微而独尊,故居四渎之一。今属河南省济源县。

张志聪说:济水发源于王屋山,截河而流,水不混其清,故名曰青济,潜流屡绝,状虽微而独尊,故居四渎之一,心为君主之官,故手少阴外合于济水,内属于心。

⑮手心主外合于漳水,内属于心包:杨上善说:漳水,清漳水也,出上党沽县西北少山,东流合浊漳而入于海。解是浊漳,浊漳出于上党长子县,西发鸠山,东流入海也。

马莳说:漳水源出西山,由磁洛州南入冀州新河镇,与河卢河合,其后变徙入于河。

张介宾说:手厥阴经内属心主,常多血少气,故外合于漳水。按漳水有二,一出上党沽县大黾谷,曰清漳。一出上党长子县发鸠山,曰浊漳。皆入于河,今俱属山西省。沽县属太原府,长子县属潞安府。

张志聪说:漳水有二:一出上党沽县大黾谷,名清漳,一出上党长子县鹿角山,名毒漳,二漳异源,而下流相合。夫血者神气,阴中之清,心所主也,合厥阴包络而流,行于经脉之中,是犹二水之合流,故手心主外合于漳水,内属于心包。按膀胱为水府,主受藏津液,津液随三焦出气,以温肌肉,三焦下腧出于委阳,并太阳之正,入络膀胱,是中焦所生之津液,即随中焦之气而出膀胱所藏之,约下焦津液,即随下焦之气而出,运行于肤表,以温肌肉,充皮肤,故《示从容论》曰:"怯然少气者,是水道不行,形气消索也。"曰水道通者,谓水道之上通于天,非独下出之溲便也。

⑯凡此五藏六府十二经水者,外有源泉而内有所禀,此皆内外相贯,如环无端,人经亦然:杨上善说:十二经水,如江出岷山,河出昆仑,即外有源也。流入于海,即内有所禀也。水至于海已,上为天河,复从源出,流入于海,即为内外相贯,如环无端也。人经亦尔,足三阴脉从足趾起,即外有源也。上行络府属藏,比之入海,即内有所禀也。以为手三阴脉,从胸至手,变为手三阳脉,从手而起,即外有源也。上行络藏属府,即内有所禀也。上头以为足三阳脉,从头之下足复变为足三阴脉,即外内相贯,如环无端也。

⑰故天为阳,地为阴,腰以上为天,腰以下为地:杨上善说:人腰以上,为天为阳也;自腰以

下,为地为阴也。经脉升天降地,与经水同行,故得合也。

⑱故海以北者为阴,湖以北者为阴中之阴:杨上善说:清水以北已是其阴,湖在清北,故为阴中之阴也。

陈璧琉、郑卓人合编《灵枢经白话解》:"海以北者为阴",这是以河流所在的区域,在位置上做出阴阳的区别,取类比象,用来比喻经脉的分布,前后上下,也都有一定的位置和阴阳的属性。海水配合了胃经,根据古代伏义八卦的方位,左东右西,上南下北,"海以北"就是指胃经以下的胆和膀胱二经。又根据腰以下为阴的原则,也就是指这三条足阳经,都是从头部下行至足,分布在下肢方面,其中阳明胃经在前缘,少阳胆经在中,太阳膀胱经在后缘,如在仰卧时,则胆和膀胱二经的部位,都在胃经的下方,下为阴,所以说,海以北为阴。"湖以北者为阴中之阴",湖水配合脾经。"湖以北者"就是指脾经以下的肝肾二经。"阴中之阴"指下肢的内侧,意思是足三阴经都分布于下肢的内侧,太阴脾经在前缘,厥阴肝经居中,少阴肾经在后缘,如在仰卧时,肝肾二经的位置,都在脾经的下方,所以说,湖以北者为阴中之阴。

⑲漳以南者为阳,河以北至漳者为阳中之阴:杨上善说:漳南为阳,河北为阴,故河北至漳,为阳中阴也。

陈璧琉、郑卓人合编《灵枢经白话解》:"漳以南者为阳"。漳水配合心包络经。"漳以南者"就是指心包络以上的肺经;又根据腰以上为阳的原则,这里是指的上肢,意思是心包络经和肺经都分布在上肢,而肺经在前,如在仰卧时,心包络经的上方是肺经,所以说,漳以南者为阳。"河以北至漳者为阳中之阴",河水配合肺经,河以北至漳,就是指肺经以下到与漳水相配合的心包络经。阳中之阴,指上肢的内侧,意思是肺和心包络经都分布在上肢的内侧,如在仰卧时,肺经的下方,就是心包络经,所以说,河以北至漳者为阳中之阴。

⑳漯以南至江者为阳中之太阳:杨上善说:漯居阳地,故为阳中之太阳。

陈璧琉、郑卓人合编《灵枢经白话解》:"漯以南至江者,为阳中之太阳"。漯水配合三焦经。"阳中之太阳",指上肢的外侧,意思是三焦和大肠经都分布在上肢的外侧,大肠经在前缘,三焦经居中,如在仰卧时,三焦经的上方,就是大肠经的位置;所以说,漯以南至江者为阳中之太阳。

㉑所以人与天地相参也:杨上善说:阴阳之理无形,大之无外,小之无内,但人生一州之地,形必象之,故以一州阴阳合人者也。

马莳说:伯以人身藏府而合于十二经水者,盖天伍乎上为阳,地位乎下为阴,而人之腰以上象天,腰以下象地,故经水以东西南北而分阴阳及阴阳中之阴阳,则人之藏府亦以东西南北而合十二经水也。所谓人与天地相参固如此。

张介宾说:此以经脉经水相参,而合乎天地之阴阳也。夫经水者,河海行于外,而源泉出于地。经脉者,脉络行于表,而藏府主于中。故内外相贯,如环无端也。然经水经脉各有阴阳之分,如天以轻清在上,故天为阳。地以重浊在下,故地为阴。《六微旨大论》曰:"天枢之上,天气主之,天枢之下,地气主之。"人身应天地,故腰以上为天属阳,腰以下为地属阴,而经脉藏府之应于经水者亦然。如海合于胃,湖合于脾,脾胃居于中州,腰之分也。海以北者为阴,就胃府言,自胃而下,则小肠胆与膀胱皆属府,居胃之北而为阴也。湖以北者为阴中之阴。就脾藏言,自脾而下,则肝肾皆属藏,居脾之北而为阴中之阴也。腰以上者,如漳合于心主,心主之上惟心与肺,故漳以南者为阳也。河合于肺,肺之下亦惟心与心主,故河以北至漳者为阳中之阴也。凡此皆以上南下北言阴阳耳。然更有其阳者,则藏府之外为三焦,三焦之外为皮毛。《本藏篇》曰:"肺合大肠,大肠者皮其应。"今三焦合于漯水,大肠合于江水,故曰漯以南至江者,为阳中之太阳也。此天地人相合之道，天地至广，而兹所言合者，特举中国之水耳，故曰此一隅之阴阳也，所以人与天地相参也。

张志聪说：夫泉在地之下，地居天之中，水随天气上下环转于地之外，而复通贯于地中，故曰外有源泉，而内有所禀。盖地禀在泉之水，而外为十二经水之源流，内外相贯，如环无端，而人亦应之。《水热穴论》曰："肾者，至阴也。至阴者，盛水也。肺者，太阴也。少阴者，冬脉也。故其本在肾，其末在肺，皆积水也。"是肾藏之精水，膀胱之津水，皆随肺主之气，而运行于肤表，故腰以上为天，腰以下为地，天地上下之皆有水也。海以北者，谓胃居中央，以中胃之下为阴，肝肾之所居也。湖以北者，乃脾土所居之分，故为阴中之阴，脾为阴中之至阴也。漳以南者为阳，乃心主包络之上，心肺之所居也。盖以上为天为阳为南，下为地为阴为北也。河以北至漳者，谓从上焦而后行于背也，漯以南至江者，谓从中焦而前行于腹也。此以人之面南而背北也。盖人生于天地之间，六合之内，以此身一隅之阴阳，应天地之上下四旁，所以与天地参也。

陈璧琉、郑卓人合编《灵枢经白话解》：本节所述十二条河流，都是在当时版图上所有的大川，其中的名称、面积、流域和相互间的距离等等，与现代地理位置并不完全相同，主要也是历代以来，河道的屡经改变所致。因此我们对本节十二河流的位置、发源与流域等等，亦不另作注释。好在本节的主要精神，是借分布在不同区域的十二河流，川流不息，周而复始的概况，来比喻人体十二经的血气运行，等于是河流一样的有着发源、流域、纵横交叉，出入离合等情况一样，是一个循环不息的整体。基于这一认识，在这里对十二河流是怎样具体地配合十二经脉的问题，也就无须多予阐释了。

黄帝曰：夫经水之应经脉也，其远近浅深，水血之多少各不同，合而以刺之奈何①？

岐伯答曰：足阳明五藏六府之海也②，其脉大，血多气盛热壮③，刺此者不深弗散④，不留不泻也⑤。足阳明，刺深六分，留十呼⑥。足太阳，深五分，留七呼⑦。足少阳，深四分，留五呼⑧。足太阴，深三分，留四呼⑨。足少阴，深二分，留三呼⑩。足厥阴，深一分，留二呼⑪。手之阴阳，其受气之道近，其气之来疾，其刺深者皆无过二分，其留皆无过一呼⑫，其少长大小肥瘦，以心撩之⑬，命曰法天之常⑭。灸之亦然，灸而过此者，得恶火，则骨枯脉涩，刺而过此者，则脱气⑮。

【本段提纲】 马莳说：此言灸刺有多少之数也。

【集解】

①夫经水之应经脉也，其远近浅深，水血之多少各不同，合而以刺之奈何：杨上善说：问有三意：经水经脉远近，一也；浅深，二也；水之与血多少，三也。然则身经脉有三不同，请随调之。

②足阳明五藏六府之海也：杨上善说：胃受水谷，化成血气，为足阳明脉，资润五藏六府，五藏六府禀成血气，譬之四海，滋泽无穷，故名为海也。

③其脉大，血多气盛热壮：杨上善说：足阳明脉具有四义，故得名海：其脉粗大，一也；其血又多，二也；其谷气盛，三也；阳气热，四也。有此四义，故得比于海也。

④刺此者不深弗散：杨上善说：刺此道，刺中度人足三阳脉，足阳明脉，须深六分，以为深也。其脉在皮下深，血气又盛，故深六分，方得散其气也。

⑤不留不泻也：杨上善说：血气既盛，留之方得顿而泻也。若热在皮肤之中，聚为病者，即疾泻之，故曰热即疾泻也。

张介宾说:用针之法,诸经不同,故入有浅深,分寸可察,留有迟速,呼吸可纪,各随经脉之深浅远近而施其宜也。十二经中,惟足阳明之脉最大,而多气多血,其邪盛者热必壮,凡刺此者,不深入则邪弗能散,不久留则邪不能泻。数详下文。

　　⑥足阳明,刺深六分,留十呼:马莳说:足阳明胃经,多气多血,其脉大,其热壮,刺之者必深六分,留十呼,凡泻者必先吸入针,又吸转针,候呼出针,凡补者必先呼入针,又呼转针,又吸出针(后世令病人咳嗽以代呼,口中收气以代吸,气有出入,亦与呼吸相同),今曰深六分,则入之至深者也。曰留十呼,是言泻法有十呼之久,盖入针必吸,转针必吸,至十呼出针。但补法不言吸数,以理论之,其吸与呼同数也。后世凡《针灸聚英》等书,言吸若干者,皆言补法,先呼后吸;呼若干者,皆言泻法,先吸后呼。故《针赋》有云:"补者先呼后吸,泻者先吸后呼",正此义也。

　　⑦足太阳,深五分,留七呼:马莳说:足太阳膀胱经,多血少气,故刺之者深五分,较足阳明减一分也。泻之者留七呼,则呼后出针,其呼数较足阳明减三呼矣。

　　⑧足少阳,深四分,留五呼:马莳说:足少阳胆经,少血多气,刺之者,止深四分,较足太阳减一分也。泻之者留五呼,则呼后出针,其呼数较足太阳亦减二呼矣。此乃足三阳之针数也。

　　⑨足太阴,深三分,留四呼:马莳说:足太阴脾经,多气少血,止深三分,较足少阳减一分也。留四呼,则又减一呼矣。

　　⑩足少阴,深二分,留三呼:马莳说:足少阴肾经,少血多气,止深二分,较足太阴少一分也。留三呼,则又减一呼矣。

　　⑪足厥阴,深一分,留二呼:杨上善说:问曰:十二经脉之气,并有发穴多少不同,然则三百六十五穴各属所发之经。此中刺手足十二经者,为是经脉所发三百六十五穴? 为是四肢流注五藏三十腧及六府三十六腧穴也? 答曰:其正取四肢三十腧及三十六腧。余之间穴,有言其脉发会其穴,即属彼脉。故取其脉者,即是其脉所发之穴也。问曰:此手足阴阳所刺分数,与明堂分数大有不同,若为取定? 答曰:此及明堂所刺分数各举一例,若随人随病,其例甚多,不可一概也。今足太阳脉在皮肉中,有深四分有余,故以刺入五分为例。若脉行更有深浅,可以意扪循取之为当,余皆仿此。留七呼者,此据太阳脉气强弱以为一例。若病盛衰,更多少可随时调之,不可以为定例也,余皆仿此。

　　马莳说:足厥阴肝经,多血少气,止深一分,较足少阴减一分也。留二呼,则又减一呼矣。此乃足三阴经之刺数也。

　　张介宾说:此足六经之刺度也。出气曰呼,入气曰吸,曰十呼七呼之类,则吸在其中矣。盖一呼即一息也。但刺有补泻之异,呼吸有先后之分。故凡用泻者,必候病者之吸而入针,再吸转针,候呼出针。凡用补者,必因其呼而入针,再呼转针,候吸出针。故《针赋》曰:补者先呼后吸,泻者先吸后呼,正此义也。

　　丹波元简说:《甲乙》阳明下有"多血气"三字,太阳下有"多血气刺"四字,少阳下有"少血气刺"四字,太阴下有"多血少气刺"五字,少阴下有"少血多气刺"五字,厥阴下有"多血少气刺"五字。

　　⑫手之阴阳,其受气之道近,其气之来疾,其刺深者皆无过二分,其留皆无过一呼:杨上善说:手之六阴,从手至胸,属藏络府,各长三尺五寸。手之六阳,从手至头,属府络藏,各长五尺。足之六阴,从足至胸,属藏络府,各长六尺五寸。足之六阳,从足至头,属府络藏,各长八尺。此手足十二之脉,当经血气上下环流也。然足经既长,即血气环流,其道远也,复是阴气,故其行迟也。手经既短,即血气环流,其道近也,复是阳气,故其行疾也。以其道近脉浅刺深无过二分

也。以其气疾,故留之不过一呼也。

马莳说:凡手之阴阳六经,与足经不殊,而针法必异,正以手之六经在上近于肺,故肺受胃之谷气而行诸经,诸经受肺之大气而行各经,其受气之道近,故其气之来也甚疾,所以刺之者,皆无过二分,其留之者,皆无过一呼也。

张介宾说:手之六经皆在于上,肌肉薄而溪谷浅,故刺不宜深。经脉短而气易泄,故留不宜久。

⑬以心撩之:钱熙祚说:史释一本作"以意料之",按《甲乙经》亦作"料"。

⑭命曰法天之常:杨上善说:撩,力条反,取也。人之生也,五时不同,初生为婴儿,能笑以上为孩,六岁以上为小,十八岁以上为少,二十以上为壮,五十以上为老,今量三十以下为少,三十以上为长。黄帝之时,七尺五寸以上为大,不满七尺五寸为小。今时人之大小,可以意取之。天者,理也。少长小大肥瘦之变,变而不恒,合天为妙,此天之常道也。贤人以意取之,妙合其理,故曰法天之常也。

马莳说:凡人之少长大小肥瘦,皆当以心料之,命曰法天之常道也。

张介宾说:刺法大概,虽如上文所云,然人有不同,如少者盛,长者衰,大者广,小者狭,肥者深,瘦者浅,有不可以一例论者,故当以心撩之。盖以天道无穷,造化莫测,医当效之,则妙用无方,命曰法天之常也。故梅孤高氏曰:针之留几呼,虽有是言,然病有深浅,病浅者如经言可也,病甚则邪盛,邪气吸针转针尚难,况强出乎?必俟其正气之来徐而虚,然后出针,病气斯去,固不可以经言为执也,是即心撩之法。

⑮灸之亦然,灸而过此者,得恶火,则骨枯脉涩,刺而过此者,则脱气:杨上善说:灸法亦须量人少长、大小、肥瘦、气之盛衰、穴之分寸、四时寒温、壮数多少,不可卒中失于常理。故壮数不足,厥疾不瘳。若过其限,火毒入身,诸骨枯槁,经脉溃脓,名为恶火之病。火无善恶,火壮伤多,故名恶火也。

马莳说:其灸数之多寡亦然。若灸之而过此数者,则非善火,乃恶火也,其骨当枯,其脉当涩。刺之而过此数者,其气当脱矣。

张介宾说:刺有浅深迟速之度,灸有壮数大小之度。刺有补泻,灸亦有补泻。凡以火补者毋吹其火,以火泻者,疾吹其火;血实气壅,病深肉厚者,宜泻;阳衰气怯元虚体弱者,宜补;背腹股臀道远势缓者,宜大而多;头面臂臑赢弱幼小者,宜小而少;此其大法也。设不知此,而灸过其度,非惟无益,反以害之,是恶火也。故灸失其宜,则骨枯脉涩。刺失其宜,则脱泄元气,均致人之夭殃矣。

张志聪说:此论灸刺之法,以手足之阴阳,血气之多少,合经水之浅深,以应天之常数。夫数出河图,始于一而终于十。二,乃阴之始,十乃阴之终。海水者,至阴也,故从阳明以至于厥阴。厥阴者两阴交尽,阴极而阳生也。天一生水,地六成之,从六分而至一分者,法天之常也。腰以上为天,故手之阴阳,受气之道近,其气之来疾,故宜浅刺而疾出也。《终始篇》曰:"刺肥人者,以秋冬之齐,刺瘦人者,以春夏之齐。"是以少长大小肥瘦,心撩之,量其浅深疾徐,所以法天时之常也。灸法亦然。若灸而过此法,命曰恶火,则骨为之枯,脉为之涩。刺而过此法,则脱气矣。

陈璧琉、郑卓人合编《灵枢经白话解》:本节以各经脉位置的浅深远近,与是河流有浅深远近的区别一样,所以分别指出了针刺的浅深程度和留针时间的久暂等等,这也是本篇特别举出的十二河流来比喻经脉的主要目的。一般地说,人体各部的皮肉筋骨和针刺的浅深,原是有一定的比例的。例如中脘、环跳等穴，多在肌肉深部，故宜长针深刺，少商、百会等穴，位于肌肉浅薄之处，则宜短针浅刺。由此可见，本节所说各经应该针几分留几呼的标准，主要虽是就一般的情况来说明经脉深浅远近和针刺深度的比例，但在临床上仍当结合病人年龄的少长、身材的大小、体质的强弱肥瘦，和针刺感应的有无等方面，根据少者盛、长者衰、大者广、小者狭、肥者深、瘦者浅等，不同情况要灵活掌握运用，太过则造成医疗事故，不及则难以获得预期的疗效。

黄帝曰：夫经脉之大小，血之多少，肤之厚薄，肉之坚脆，及腘之大小①，可为度量乎？

岐伯答曰：其可为度量者，取其中度也，不甚脱肉，而血气不衰也，若失②度之人，痟③瘦而形肉脱者，恶可以度量刺乎，审切循扪按，视其寒温盛衰而调之，是谓因适而为之真也④。

【本段提纲】　马莳说：此言人之肉不脱，血气不衰者，可以度量而针灸之，反此者，则不可度量而止可调治也。

【集解】

①及腘之大小：守山阁本及赵府居敬堂本原刻"及腘之大小"，今据《太素》《甲乙》，杨上善注改作"及腘之大小"。

②失：钱熙祚说：原刻失误作"夫"，依《甲乙经》改。

③痟：陆懋修说：痟，相邀切，与消通。《周礼·疾医》："春时有痟首疾。"注："痟，酸削也。"

④其可为度量者，取其中度也，不甚脱肉，而血气不衰也，若失度之人，痟瘦而形肉脱者，恶可以度量刺乎，审切循扪按，视其寒温盛衰而调之，是谓因适而为之真也：杨上善说：中度者，非惟取七尺五寸以为中度，亦取肥瘦寒温盛衰处其适者，以为中度。痟，音藉也。七尺五寸人为中度者量定。扪，没屯反，摸也。

张介宾说：中度，言中人之常度也。其肌肉不至脱，气血不甚衰者，乃可为常法之准则。若肌体痟而形肉脱，不得以程度拘泥也。故必当审切循摸，随其盛衰而善调之。然则上文所云者，特为后学设规矩耳。而因其情，适其宜，必出于心，应于手，斯为病治之真诀矣。痟，通作"消"。

张志聪说：尚御公曰："适，从也。真，正也。夫天阙西北，地陷东南。至高之地。冬气常在，至下之地，秋气常在，故人亦应之。是以五方之民，有疏理致理，肥脂瘦痟之不同，故可为度量者，取其中度也。中度者，即瘦而不甚脱肉，虽弱而血气不衰，是谓适其中而为度之正也。"莫从云曰："上节法天之常，此因地之理，以适人之厚薄坚脆，所以人与天地参也。"

丹波元简说："若夫度之人"，《甲乙》"夫"作"失"，是。与中度相反，文脉贯穿。切循扪按，切谓诊寸口，循谓循尺肤。盖经脉之大小，肤之厚薄，当寸尺度之，如肉之坚脆，腘之大小，非一一扪按，不能知之，故举此四字，以见其义。因适而为之真也。真，犹如毒药为真之真，言因其各所适而为治法之真也。

《经水第十二》今译

黄帝问岐伯说：人的经脉有十二条，外合于赤县神州，也就是中国的十二条河流，内连于五脏六腑。这十二条河流的大小、深浅、宽窄、远近各不相同。人体的五脏六腑，也有位置高低的不同、形态大小和受纳水谷多少的不同,两者的对应关系是怎样的呢? 河水从发源处接受了水而向下行,五脏藏神气、魂魄等精神活动而表现于外,六腑受纳水谷,由上向下传导,并转化成精微之气,而传布扬散于全身。人的经脉受纳血液而营灌百脉。综合以上的情况,并在治疗上加以运用,那又是怎样的呢? 针刺的深浅,艾灸壮数的多少,可以讲给我听吗?

岐伯答道:问得很好。天太高不能测度,地太广不可丈量,这是很实际的。人虽生活在天地之间,东、南、西、北、上、下六合之内,但对于天的高度、地的广度,却不是人力所能度量准确的。而对于一般只有八尺高的人来说,身体有皮有肉,从外面可以度量,或用手循摸身体可以得知其尺度。人死了以后,可以通过解剖观察五脏的坚脆,六腑的大小,容纳水谷的多少,经脉的长短,血液的清浊,气的多少,十二经脉中是多血少气,或少血多气,或血与气均多,或血与气均少,都可找出一定的数目。用针刺或艾灸治疗调其经气时,都要与这些数目相联系。

黄帝说:你讲的这些道理,听起来很痛快,但心里还是不太明白,希望你更详细地说说。

岐伯回答说:人生活在天地之间,也与天地间阴阳相合,这方面的道理不能不了解。足太阳膀胱经外与清水相配合,内与膀胱相联属,而与身体中输送水液的道路相通。足少阳胆经外与渭水相配合,内与胆相联属。足阳明胃经外与海水相配合,内与胃相连属。足太阴脾经外与湖水相配合,内与脾相联属。足少阴肾经外与汝水相配合,内与肾相联属。足厥阴肝经外与渑水相配合,内与肝相联属。手太阳小肠经外与淮水相配合,内与小肠相联属,小肠承受胃的水液,泌别清浊后到达膀胱,所以水道得以疏通。手少阳三焦经外与漯河相配合,内与三焦相联属。手阳明大肠经外与长江相配合,内与大肠相联属。手太阴肺经外与黄河相配合,内与肺脏相联属。手少阴心经外与济水相配合,内与心脏相联属。手厥阴经外与漳水相配合,内与心包相联属。

举凡上述五脏六腑和自然界的十二经水一样,都是外有源泉,内有禀承,并且都是内外相连贯,如圆环一样,没有终始,循环不息,人的经脉在体内循行也是这样。天在上属阳,地在下属阴。对于人体来说,腰以上象天属阳,腰以下象地属阴。根据天、上面、南方均属阳,地、下面、北方均属阴的原则,所以海水以北为阴;湖水在海水的北方,所以湖水以北为阴中之阴;漳水以南为阳,漳水在黄河以北属阴,因此黄河以北到漳水之间为阳中之阴;漯水在黄河以南长江以北,因此漯水以南到长江之间为阳中的太阳。这里仅举部分阴阳关系,说明人体的阴阳是与天地间阴阳相应的。

黄帝说:十二条河水相应于人体十二条经脉,河水与经脉在远近、深浅、水血的多少等方面都有不同,这些特点针刺治疗时应如何考虑呢?

岐伯回答说:足阳明胃经受纳水谷,化生精微血气,滋润五脏六腑,所以说足阳明胃经为五脏六腑之海,这条经脉粗大、血多、谷气盛、阳气热。针刺这条经脉的深度不够,就不能达到驱散邪气的目的,不留针就不能泻去热邪。足阳明胃经,多气多血,因此针刺应六分深,留针时间约十次呼吸。足太阳膀胱经,多血少气,因此针刺应五分深,留针时间约七次呼吸。足少阳胆经,少血多气,因此针刺应四分深,留针时间约五次呼吸。足太阴脾经,多气少血,因此针刺应三分深,留针时间约四次呼吸。足少阴肾经,少血多气,因此针刺应二分深,留针时间约三次呼吸。足厥阴肝经,多血少气,因此针刺应一分深,留针时间约两次呼吸。

手的三阴三阳经脉,循行于身体的上部,接近输布气血的心肺,所以气血来得快,针刺的深度均不要超过二分,留针时间都不要超过一次呼吸。但是人的年龄有老少,身体有大小、肥瘦的区别,所以针刺时应当根据不同的对象,用心思考,采取适当的深度和留针时间,这才能合乎自然界的常理。采用灸法治疗时,道理也一样,如灸得太过,则致火毒内攻,产生"恶火",导致骨骼枯槁、血脉凝涩。针刺过度,则会产生脱失元气的后果。

黄帝说:经脉有大小,血分有多少,皮肤有厚薄,肉有坚脆,肉块有大小,这些都可以度量吗?

岐伯回答说:度量上述各方面,应选取中等身材,肌肉不太消瘦,血气不甚衰弱的人为标准。如果不是中等身材,而肌肉消瘦的人,那又怎能作为度量的标准,而作为针刺的依据呢?应当通过切、循、扪、按细心的检查,依病人身体的寒热及气血的盛衰,而进行恰当的治疗,这就是因人而异,适合于实际情况的正确原则。

卷　七

経筋第十三
骨度第十四

经筋第十三①

①经筋第十三:伯坚按:本篇和《甲乙经》《黄帝内经太素》《类经》三书的篇目对照,列表于下:

灵　枢	甲 乙 经	黄帝内经太素	类　经
经筋第十三	卷二——经筋第六	卷十三——经筋篇	卷七——十二经筋结结支别(经络类四) 卷十七——十二经筋痹刺(疾病类六十九)

【释题】　马莳说:各经皆有筋,而筋又有病,及各有治法,故名篇。

【提要】　本篇讲十二经筋在人体分布的概况,发生疾病时的症状和针刺治疗的方法。经筋和经脉有什么不同呢?张介宾说:"凡十二经筋所起所行之次,与十二经脉多相合。其中有小异者,乃其支别亦互相发明耳。独足之三阴则始同而终不同也。"愚按:十二经脉之外,而复有所谓经筋者何也? 盖经脉营行表里,故出入藏府,以次相传。经筋联缀百骸,故循络全身。各有定位,虽经筋所行之部,多与经脉相同,然其所结所盛之处,则惟四肢溪谷之间为最,以筋会于节也。筋属木,其华在爪,故十二经筋皆起于四肢指爪之间,而后盛于辅骨,结于肘腕,系于膝关,联于肌肉,上于颈项,终于头面,此人身经筋之大略也。筋有刚柔,刚者所以束骨,柔者所以相维,亦犹经之有络,纲之有纪。故手足项背直行附骨之筋皆坚大,而胸腹头面支别横络之筋皆柔细也。但手足十二经之筋又各有不同者,如手足三阳行于外,其筋多刚,手足三阴行于内,其筋多柔。而足三阴阳明之筋皆聚于阴器,故曰前阴者宗筋之所聚,此又筋之大会也。然一身之筋,又皆肝之所生,故惟足厥阴之筋络诸筋,而肝曰罢极之本,此经脉、经筋之所以异也"。

足太阳之筋,起于足小趾,上结于踝,斜上结于膝①。其下循足外侧,结于踵,

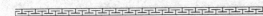

上循跟,结于腘②。其别者结于踹外,上腘中内廉,与腘中并上③,结于臀④,上挟脊上项⑤。其支者别入结于舌本⑥,其直者结于枕骨,上头,下颜,结于鼻⑦。其支者为目上纲⑧,下结于頄⑨。其支者从腋后外廉,结于肩髃⑩。其支者入腋下,上出缺盆,上结于完骨⑪。其支者出缺盆,邪上出于頄⑫。其病小趾支跟肿痛,腘挛⑬,脊反折,项筋急,肩不举,腋支缺盆中纽痛,不可左右摇⑭。治在燔针劫刺⑮,以知为数⑯,以痛为腧⑰,名曰仲春痹也⑱。

【本段提纲】　马莳说:此详言膀胱经之筋,其病为仲春痹,而刺之有法也。

【集解】

①足太阳之筋,起于足小趾,上结于踝,斜上结于膝:马莳说:足太阳之筋,起于足小趾外侧之至阴穴,由通谷、束骨、京骨、金门、申脉,结于踵跟之仆参、昆仑。

张介宾说:足太阳之筋,起于足小趾爪甲之侧,即太阳经脉所止之处,至阴穴次也。循足跗外侧上结于外踝昆仑之分,乃斜上附阳而结于膝腘之分。结,聚也。

河北医学院《灵枢经校释》:"邪",《甲乙》卷二第六及《圣济总录》卷一九一并作"斜",下同。按:"邪"与斜通,《汉书·司马相如传上》:"邪与肃慎为邻。"颜注:"邪读为斜。"

②其下循足外侧,结于踵,上循跟,结于腘:马莳说:上循跟,出于外踝,由跗阳、飞扬、承山、承筋、合阳,结于腘中央之委中穴。

张介宾说:其下,足跗之下也。踵即足跟之突出者,跟即踵上之鞍筋处也,乃仆参、申脉之分。结于腘,委中也。

③其别者结于踹外,上腘中内廉,与腘中并上:张介宾说:此即大筋之旁出者,别为柔软短筋,亦犹木之有枝也。后凡言别者,支者皆仿此。此支自外踝别行,由足踹肚之下尖处,行少阳之后,结于腘之外侧络穴飞扬之分,乃上腘内廉,合大筋于委中而一之也。

④结于臀:张介宾说:尾骶骨旁,会阳之分也。

⑤上挟脊上项:马莳说:其别者,从飞扬络穴与腘中相并,而行委阳、浮郗、殷门等穴,以上结于臀,上会阳下中次,上四髎、白环俞,直至大椎计二十一穴,开中行一寸五分,挟脊上于项之天柱、玉枕等穴。

张介宾说:挟脊背,分左右上项,会于督脉之陶道、大椎,此皆附脊之刚筋也。

⑥其支者别入结于舌本:张介宾说:其支者,自项别入内行,与手少阳之筋结于舌本,散于舌下。自此以上,皆柔软之筋而散于头面。

⑦其直者结于枕骨,上头,下颜,结于鼻:马莳说:其直者,则结于玉枕之下枕骨上,由是而上至于头以前,下于颜结于鼻。

张介宾说:其直者,自项而上,与足少阴之筋合于脑后枕骨间,由是而上过于头前,下于颜,以结于鼻下之两旁也。额上曰颜。

⑧其支者为目上纲:钱熙祚说:原刻纲误作网,依《甲乙经》改,后并同。

⑨下结于頄:马莳说:其支者,自睛明为目上纲,下结于目下之頄。

张介宾说:网,网维也,所以拘束目睫,司开阖者也。目下曰頄,即颧也。此支自通顶入脑者下属目本,散于目上,为目上网,下行者结于頄,与足少阳之筋合。

⑩其支者从腋后外廉,结于肩髃:马莳说:又其支者,从腋后外廉,结于手阳明经之肩髃。

张介宾说：又其支者，从腋脊，循腋后外廉，行足少阳之后，上至肩，会于手阳明之筋，结于肩髃。

⑪其支者入腋下，上出缺盆，上结于完骨：马莳说：又其支者，入于腋下，上出于缺盆，上结于完骨。

张介宾说：此支行行者，从腋后走腋下，向前斜出阳明之缺盆，乃从耳后直上，会手太阳、足少阳之筋，结于完骨。完骨，耳后之高骨也。

⑫其支者出缺盆，邪上出于頄：杨上善说：十二经筋与十二经脉，俱禀三阴三阳行于手足，故分为十二。但十二经脉主于血气，内营五藏六府，外营头身四肢。十二经筋内行胸腹郭中，不入五藏六府。脉有经脉络脉，筋有大筋、小筋、膜筋。十二经筋起处与十二经脉流注并起于四末。然所起处有同有别。其有起维筋缓筋等，皆是大筋别名。凡十二筋起处、结处及循结之处，皆撰为图画示人，上具如别传。小趾上，谓足趾表上也。结，曲也。筋行回曲之处谓之结□结，经脉有郄，筋有结也。颜，眉上也。下结于頄，頄中出气之孔，谓之鼻也。鼻形谓之頄也。

马莳说：又其支者，出于缺盆，斜上出于目下之頄。

张介宾说：此支前行者，同前缺盆之筋，歧出，别上颐颔，邪行出于頄，与前之下结于頄者相合也。

陆懋修说：頄，巨鸠切。《广韵》："颊间骨也。"《易·夬卦》："壮于頄。"注："頄，面权也"。

⑬其病小趾支跟肿痛，腘挛：张介宾说：其筋起于足小趾，结于踵上，循跟结于腘也。

⑭脊反折，项筋急，肩不举，腋支缺盆中纽痛，不可左右摇：杨上善说：纽，女巾反，谓转展痛也。

张介宾说：其别者结于臀上，挟脊上项，其支者，结于肩髃，入腋下，上出缺盆，故为此病。

⑮治在燔针劫刺：杨上善说：病脉言针灸之言，筋病但言燔针者，但针灸汤药之道，多通疗百病，然所便非无偏用之要也。

⑯以知为数：杨上善说：所以惟知病差为针度数，如病筋痛，一度劫刺不差，可三四度，量其病差为数也。

⑰以痛为腧：杨上善说：腧谓孔穴也。言筋但以筋之所痛之处，即为孔穴，不必要须依诸腧也。以筋为阴阳气之所资，中无有空，不得通于阴阳之气上下往来，然邪入腠袭筋为病，不能移输，遂以病居痛处为腧，故曰筋者无阴、无阳、无左、无右以候痛也。《明堂》依穴疗筋病者，此乃依脉引筋气也。

张介宾说：燔针，烧针也。劫刺，因火气而劫散寒邪也。以知为数，知其气至为度也。以痛为腧，即其痛处是穴也。

⑱名曰仲春痹也：杨上善说：圣人南面而立，上覆于天，下载于地，总法于道，造化万物，故人法四大而生，所以人身俱应四大。故正月即是少阳，以阳始起，故曰少阳。六月少阳，以阳衰少，故曰少阳。二月大阳，以其阳大，故曰大阳。五月大阳，以阳正大，故曰大阳。三月四月阳明，二阳相合，故曰阳明。十二经筋，感寒、湿、风三种之气所生诸病，皆曰筋痹。筋痹燔针为当，故偏用之。余脉、肉、皮、筋等痹，所宜各异也。

马莳说：及其为病，则足小趾支跟当为肿，为痛，为腘中筋挛，为脊中反折，为项筋急，为肩不举，为腋支缺盆中痛，不可左右摇。治之者，当以燔针劫刺之，刺之而已，知则准其刺之之数，其所取之腧穴，即痛处是也（俗云天应穴者是也）。此证当发于二月之时，故名之曰仲春痹也。

张介宾说：仲春痹者，足太阳之经，应二月之气也。此与《阴阳系日月篇》义同，但彼以左足右足分十二经,以主十二月,此以手六经足六经分主十二月,盖以辨阴阳盛衰之义也。

张志聪说:此篇论手足之筋,亦如经脉之起于指井,而经络于形身之上下,以应天之四时、六气、十二辰、十二月,盖亦秉三阴三阳之气所生也。足太阳之筋,起于足小趾之至阴穴间,循踝膝腨腘,以上臀,至项,结于脑后枕骨而上头,至前而复下于颜,结于鼻,而为目上之纲维,此皆循脉而上经于头,其支者亦如经脉之支别,从经筋而旁络也。故其病为小趾肿痛,腘挛,脊反折,项经急,经筋之为病也。肩不举,脉支缺盆中纽痛,不可左右摇,支筋之为病也。燔针、烧针也。劫刺者,如劫夺之势,刺之即去,无迎随出入之法。知者,血气和而知其伸舒也。以痛为腧者,随其痛处而即为所取之腧穴也。夫在外者皮肤为阳,筋骨为阴。病在阴者名曰痹,痹者,血气留闭而为痛也。卯者二月,主左右之太阳,故为仲春之痹。盖手足阴阳之筋,应天之四时,岁之十二月,故其为病亦应四时而生,非由外感也。

顾观光说:名曰仲春痹,此下马本有"也"字,与后诸条一例。

足少阳之筋,起于小趾次趾,上结外踝,上循胫外廉,结于膝外廉①。其支者别起②外辅骨,上走髀,前者结于伏兔之上,后者结于尻③。其直者上乘䏚④季胁,上走腋前廉,系于膺乳,结于缺盆⑤。直者上出腋,贯缺盆,出太阳之前,循耳后,上头角⑥,交巅上,下走颔,上结于頄⑦。支者结于目眦为外维⑧。其病小趾、次趾支转筋,引膝外转筋,膝不可屈伸,腘筋急⑨,前引髀,后引尻,即上乘䏚,季胁痛⑩,上引缺盆,膺乳颈,维筋急⑪,从左之右,右目不开⑫,上过右角,并跷脉而行⑬,左络于右⑭,故伤左角,右足不用,命曰维筋相交⑮。治在燔针劫刺,以知为数,以痛为腧,名曰孟春痹也⑯。

【本段提纲】 马莳说:此言胆经之筋,其病为孟春痹,而刺之有法也。

【集解】

①足少阳之筋,起于小趾次趾,上结外踝,上循胫外廉,结于膝外廉:马莳说:足少阳之筋,起于足小趾之次趾,即第四趾之窍阴穴,由侠溪、地五会、临泣,结于外踝下之丘墟,上循胫外廉悬钟、阳辅、光明外丘、阳交,结于膝外廉之阳陵泉。

张介宾说:小趾次趾,即第四趾窍阴之次也。外踝、丘墟之次。胫外廉,外丘、阳交之次。膝外廉、阳陵泉、阳关之次。此皆则筋也。

②其支者别起:顾观光说:其支者别起外辅骨,起字误,当依《圣济总录》作"走"。

③其支者别起外辅骨,上走髀,前者结于伏兔之上,后者结于尻:杨上善说:其支者,起外辅骨,凡有二支也。故前支上结伏兔,后支上走髀,结于尻前也。

马莳说:其支者,别起外辅骨,上走于髀,其在前则结于足阳明胃经伏兔之上,其在后则结于督脉经之尻尾上。

张介宾说:膝下两旁突出之骨曰辅骨。膝上六寸起肉曰伏兔。尾骶骨曰尻。此支自外辅骨上走于髀,分为二歧,前结于阳明之伏兔,后结于督脉之尻,至此刚柔相制,所以联臀膝而运枢机也。

④其直者上乘䏚:陆懋修说:䏚,弭沼切。《素问·骨空论》:"䏚络季胁引少腹而痛。"注:䏚,谓侠胁两旁空软处也。

⑤其直者上乘䏚季胁,上走腋前廉,系于膺乳,结于缺盆:杨上善说:䏚,季胁下也,以沼反。

马莳说:其直者,上乘䏚之季胁,上走于腋之前廉,系于膺乳间,上结于缺盆中。

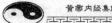

张介宾说：季胁下两旁软处曰䏚。胸上两旁高处曰膺。此直者，自外辅骨走髀，由髀枢上行乘䏚，循季胁上走腋，当手太阴之下，出腋前廉，横系于胸乳之分，上结于缺盆，与手太阴之筋相合，皆刚筋也。䏚音秒，一作眇。《五音篇》曰："少也"。盖其处少骨之义。

⑥上头角：钱熙祚说：原刻头作额，沈果堂云："耳上近巅者乃头角，非额角也。"下云右角左角，亦头角也，旧说以为额角误，今改正。

⑦直者上出腋，贯缺盆，出太阳之前，循耳后，上头角，交巅上，下走颌，上结于颃：马莳说：又其直者，上出于腋，贯于缺盆，出太阳之前，循耳后，上额角，交巅上，下走于颔，上结于颃。

张介宾说：此直者，自上走腋处直上出腋，贯于缺盆，与上之结于缺盆者相合，乃行足太阳经筋之前，循耳上额角，交太阳之筋于巅上，复从足阳明头维之分走耳前，下腮颌，复上结于颃。

⑧支者结于目眦为外维：马莳说：其支者，结于目眦为外维。

张介宾说：此支者，从颧上斜趋结于目外眦，而为目之外维，凡人能左右盼视者，正以此筋为之伸缩也。

⑨其病小趾、次趾支转筋，引膝外转筋，膝不可屈伸，腘筋急：马莳说：及其为病，则小趾之次趾当为转筋，引于膝外转筋，其膝不可屈伸，其腘中之筋甚急。

张介宾说：足少阳之筋，起于小趾次趾，上循胫外廉，结于膝外廉也。

⑩前引髀，后引尻，即上乘䏚，季胁痛：马莳说：腘中之筋甚急，前引于髀（前云上走髀前者，结于伏兔之上），后引于尻（前云后者结于尻），即上乘䏚之季胁而痛（前云上乘䏚季胁）。

张介宾说：其筋之支者上走髀，前者结于伏兔，后者结于尻，其直者上乘䏚及季胁也。

⑪上引缺盆，膺乳颈，维筋急：马莳说：上引缺盆膺乳颈维之筋皆急。

张介宾说：其直者系于膺乳，结于缺盆，上循耳后也。维者，牵系之谓。（丹波元简说：张注误。）

⑫从左之右，右目不开：杨上善说：此筋本起于足，至项上而交，至左右目，故左箱有病，引右箱目不得开，右箱有病，引左箱目不得开也。

⑬上过右角，并跷脉而行：陆懋修说：跷，其虐切，脉名，本经《脉度篇》："跷脉有阴阳。"按《难经》奇经八脉有阳跷阴跷。

⑭左络于右：马莳说：颈维之筋皆急，从左以之于右，其右目必不能开（正以甲木为东也）。上过右角，并跷脉而行，左络于右，故伤左角（皆自左而右）。

张介宾说：从左之右，则右目不开，是右病由左也。然则左目不开者，病由于右可知矣。角，额角也。并跷脉而行者，阴跷阳跷，阴阳相交，阳入阴，阴出阳，交于目锐眦，故左络于右。

⑮故伤左角，右足不用，命曰维筋相交：马莳说：其右足不能举用（为左所伤），命曰维筋相交。

张介宾说：伤左角之筋，而右足不用，则其从右之左者亦然，盖筋之维络相交如此也。

⑯治在燔针劫刺，以知为数，以痛为腧，名曰孟春痹也：杨上善说：跷脉至于目眦，故此筋交颠，左右下于目眦，与之并行也。筋既交于左右，故伤左额角，右足不用，伤右额角，左足不用，以此维筋相交故也。

马莳说：治之者当以燔针劫刺之，以知病为刺之数，以痛处为腧穴，此证当发于正月之时，故名之曰孟春痹也。

张介宾说：足少阳以生阳之经，故应正月之气也。

张志聪说：足少阳之筋，起于小趾次趾相交之窍阴井穴，而上循于头目，皆并脉而经于骨也。维筋者,阳维之筋也。阳维之脉与足少阳之脉会于肩井、风池、脑空、目窗、承泣、阳白于目之上下,故从左之右,则右目不开。盖春阳之气,从左而右,维筋左右之交维也,左络于右,故伤左角者,病从左而右也。右足不用者,复从上而下也。盖维者为一身之纲维也,从右之左,左之右,下而上,上而下,左右上下交维,故命曰筋维相交。此足少阳之筋,交于阳维之筋而为病也。寅者,正月之生阳也,主左足之少阳,故为孟春之痹。

足阳明之筋,起于中三趾,结于跗上,邪外上加于辅骨,上结于膝外廉,直上结于髀枢,上循胁属脊①。其直者上循骭,结于膝②。其支者结于外辅骨合少阳③。其直者上循伏兔,上结于髀,聚于阴器,上腹而布④,至缺盆而结,上颈,上挟口,合于頄,下结于鼻,上合于太阳,太阳为目上纲,阳明为目下纲⑤。其支者从颊结于耳前⑥。其病足中趾支胫转筋,脚跳坚⑦,伏兔转筋,髀前肿,㿉疝,腹筋急⑧,引缺盆及颊,卒口僻,急者目不合,热则筋纵目不开⑨,颊筋有寒则急,引颊移口,有热则筋弛纵,缓不胜收,故僻⑩。治之以马膏,膏其急者,以白酒和桂以涂其缓者⑪,以桑钩钩之,即以生桑炭置之坎中,高下与坐等⑫。以膏熨急颊,且饮美酒,啖美炙肉,不饮酒者自强也,为之三拊而已⑬。治在燔针劫刺,以知为数,以痛为腧,名曰季春痹也⑭。

【本段提纲】 马莳说:此言胃经之筋,其病为季春痹,而治之有法也。

【集解】

①足阳明之筋,起于中三趾,结于跗上,邪外上加于辅骨,上结于膝外廉,直上结于髀枢,上循胁属脊:杨上善说:刺疟者,刺足阳明十趾间,是知足阳明脉入中趾内间外间,脉气三趾俱有,故筋起于中趾并中趾左右二趾,故曰中三趾也。有本无三字。髋骨如臼,髀骨如枢,髀转于中,故曰髀枢也。

马莳说:足阳明之筋,起于足之中三趾,盖厉兑穴起于次趾,而其筋则自次趾以连三趾,结于足跗,上冲阳,解溪等穴,斜外而上加于辅骨、下巨虚、条口、上巨虚、三里,上结于膝外之外廉、三里,以直上结于髀枢,上循胁,属于脊。

张介宾说:中三趾,即足之中趾,厉兑之旁也。结于跗上冲阳之次,乃从足面斜行,出太阴、少阳两筋之间,上辅骨,结于膝之外廉,直上髀枢,行少阳之前,循胁向后,内属于脊。

②膝:钱熙祚说:此字原空一格,马本作结于缺盆,误甚,今依《甲乙经》补。

③其支者结于外辅骨合少阳:马莳说:其支行者,结于外辅骨,合于足之少阳。

张介宾说:骭,足胫骨也。其直者,自跗循骭,结于膝下外廉三里之次,以上膝膑中。其支者,自前跗上斜外上行,结于外辅骨阳陵泉之分,与少阳相合。

④其直者上循伏兔,上结于髀,聚于阴器,上腹而布:杨上善说:布,谓分布也。

马莳说:其直者,上循本经之伏兔,上结于本经之髀关,而聚于阴器,而上于腹中而布之。

张介宾说:此直者,由膝膑直上,循伏兔、髀关之分,结于髀中,乃上行聚于阴器,阴阳总宗筋之会,会于气街而阳明为之长也。乃自横骨之分,左右夹行,循天枢,关门等穴,而上布于腹,此上至颈,皆刚筋也。

⑤至缺盆而结,上颈,上挟口,合于頄,下结于鼻,上合于太阳,太阳为目上纲,阳明为目下纲:张介宾说:自缺盆上颈中人迎穴,乃循颐颊,上挟口吻,与阳跷会于地仓,上合于颧髎,下结于鼻旁,复上睛明穴,合于足太阳。太阳细筋,散于目上,乃为目上纲,阳明细筋,散于目下,故

为目下纲。

⑥其支者从频结于耳前：杨上善说：太阳为目上纲，故得上眦动也，阳明为目下纲，故得下眦动也。

马莳说：以上至缺盆，复结于上颈，挟于口，合于目下之颒，结颒下之鼻中，其上合于足太阳经，故彼太阳为目之上纲，此阳明为目之下纲，又其支者，从频结于耳前。

张介宾说：其支者，自颐颊间上结耳前，会于足少阳之上关、颔厌，上至头维而终也。

⑦其病足中趾支胫转筋，脚跳坚：张介宾说：本经之筋起于中趾，结于跗上，斜外上行，加于辅骨，上结于膝外廉。其直者，上循骭，结于膝也。跳者，跳动。坚者，坚强也。

⑧伏兔转筋，髀前肿，㿉疝，腹筋急：张介宾说：其直者，上循伏兔，结于髀，聚于阴器，上腹而布也。

⑨急者目不合，热则筋纵目不开：杨上善说：寒则目纲上下拘急，故开不得合也。热则上下缓纵，故合不得开。

⑩频筋有寒则急，引颊移口，有热则筋弛纵，缓不胜收，故僻：杨上善说：足阳明筋挟口过颊，故曰颊筋。移，谓引口离常处也。不胜，谓热不胜其寒，所以缓。移去，故㖞僻也。

马莳说：及其为病，则足之中趾支胫当为转筋，其脚之筋跳而且坚，其伏兔亦为转筋，其髀前为肿，为㿉疝，为腹筋急，上引缺盆及颊，为猝然口歪而僻，其目当不合。然热则筋脉纵缓，当不开而合。以缓不能收，故为僻如此。寒则颊筋急，引其颊以移其口。

张介宾说：僻，歪斜也。其筋自缺盆，上颈颊挟口，上合于太阳，太阳为目上纲，阳明为目下纲，故凡目之不合不开，口之急纵歪僻者，皆足阳明之筋病，寒则急而热则缓也。

顾观光说："有热则筋弛纵，缓不胜收"，《圣济总录》无"弛"字"胜"字。

⑪治之以马膏，膏其急者，以白酒和桂以涂其缓者：杨上善说：马为金畜，克木筋也，故马膏疗筋急病也。桂酒泄热，故可疗缓筋也。

⑫高下与坐等：钱熙祚说：原刻"与"误作"以"，依《甲乙经》改。

河北医学院《灵枢经校释》："以"《太素》卷十三经筋、《甲乙》卷二第六、《圣济总录》卷一九一及《普济方》卷四百十二并作"与"。

⑬以膏熨急颊，且饮美酒，啖美炙肉，不饮酒者自强也，为之三拊而已：张介宾说：马膏，马脂也，其性味甘平柔润，能养筋治痹，故可以膏其急者。白酒、辣桂，性味辛温，能通经络，行血脉，故可以涂其缓者。桑之性平，能利关节，除风寒湿痹诸痛，故以桑钩钩之者，钩正其口也。复以生桑火炭，置之地坎之中。高下以坐等者，欲其深浅适中，便于坐而得其暖也。然后以前膏熨其急颊，且饮之美酒，啖之美肉，皆助血舒筋之法也。虽不善饮，亦自强之。三拊而已，言再三拊摩其患处，则病自己矣。

丹波元简说：《甲乙》"炭"作"厌"（《纲目》同），以坐作与坐，并似是。

⑭治在燔针劫刺，以知为数，以痛为腧，名曰季春痹也：杨上善说：以新桑木粗细如指，以绳系之，拘其缓箱，挽急箱。仍于壁上为坎，令与坐等，坎中生桑炭火。以马膏涂其急箱，犹须饮酒啖炙，和其寒温。如此摩扪饮啖，为之至三，自得中平。啖，徒敢反。拊，摩也，音抚。

马莳说：治之者，以马膏熬膏，其寒而急者，用白酒和桂末以涂之。其热而缓者，用桑木为钩，钩而架之，即以桑炭置之地坎之中，不拘高卑，而人坐于其上，以坐等之，亦以前膏熨其急颊，且饮美酒，啖美炙肉，虽不善饮，亦自强之。又为之三拊其急颊而止。又用燔针以劫刺之，以知病为刺数，以痛处为腧穴。此证当发于三月之时，故名之曰季春痹也。

张介宾说：足阳明正盛之经，应三月之气也。

张志聪说：足阳明之筋，起于中三趾，乃厉兑之外间，循骱股而上经于颈，结于口鼻耳目之间，其病支胫伏兔转筋，脚跳而坚，经筋之为病也。溃疝腹中急者，聚于阴器，上布于腹也。口僻口移者，筋上挟口也。目不开合者，太阳为目上纲，阳明为目下纲也。太阳寒水主气而为开，故寒则筋急而目不合。阳明燥热主气而为阖，故热则筋纵而目不开。颊筋有寒，则急引颊移口而为僻，有热则筋纵缓不收而为僻，盖左筋急则口僻于左，左筋缓则口僻于右也。马膏者，以马之脂膏熬膏。钩，拘也。以桑之钩曲者，而钩架之，高下如座之相等，即以生桑炭置之坎中，令坐于上，如左颊筋急而口僻于左者，以白酒和桂以涂其右颊之缓者，以马膏慰左之急颊，左右之缓急更变，即以其法易之。且饮以美酒，啖以炙肉，不饮酒者，自强饮之，为之三拊而止，此治口颊喎僻之法也。其转筋溃疝诸证，治在燔针劫刺，以知为数，以痛为腧，辰者三月，主左足之阳明，故为季春之痹。夫在足阳明，饮以美酒，啖以美肉者，诸筋皆由胃府之津液以濡养，故阳明主润宗筋，宗筋主束骨而利机关也。尚御公曰："在阳明有寒热之开合，在少阴有阴阳之俯仰，此阳中有阴，阴中有阳，少阴主先天之阴阳，阳明主后天之阴阳也。"

丹波元简说：寒者急而热者缓也，急者皮肤顽痹，营卫凝滞，治法急者缓之，缓者急之，故用马膏之甘平柔缓，以摩其急，以润其痹，以通其血脉，用桂酒之辛热急束，以涂其缓，以和其营卫，以通其经络，桑能治风痹，通节窍也。病在上者，酒以行之，甘以助之，故饮美酒啖炙肉云。楼氏《纲目》云："以水调生桑灰于钩柄之坎缝处，连颊涂之，以收其弛，其桑钩柄以别线系于肩后，使勿走作也。"王子接《古方选注》云："坎，颊间之坎陷也，以桑灰置之坎中，务使高下厚薄相等也。"考坎字三说不同，然张注于高下以坐等，似为妥帖。李果《脾胃论》有清阳汤，治口喎颊腮急系，乃为此证设焉，当并考。治在燔针劫刺，楼氏云："治在燔针之上，当有'其病转筋者'五字，如足厥阴筋行水清阴气之下所言也。盖燔针但宜施于筋寒转筋之病，其筋热缓纵者，则不宜也。"治之以马膏，李时珍马鬐膏（鬐项上也）发明，载本法云，《灵枢》无注本，世多不知此方之妙，窃谓口颊喎僻，乃风中血脉也，手足阳明之筋，络于口，会太阳之筋，络于目，寒则筋急而僻，热则筋缓而纵，故左中寒则逼热于右，右中寒则逼于左。

顾观光说：即以生桑灰置之坎中，马本"灰"作"炭"。

陆懋修说：以马膏膏其急者，上"膏"如字，下"膏"，古到切，用以润物也。

附：河北医学院《灵枢经校释》：本段文字，有某些可疑之处，兹讨论如下：①"属脊"的"脊"字疑误。考阳明之筋，自跗上至辅骨，犹言"邪外上"，此处自前属后，而曰"上循胁，属脊"，恐无此理。足少阳筋有"出腋，贯缺盆，出太阳之前"诸句，而此自髀枢，循胁，属脊，必与足少阳、足太阳筋相交错无疑，然经无明文，而且本节叙及筋病时，并未涉及脊部，故疑"脊"为"腹"字之误。②"脚跳坚"疑误，似应作"足跗紧"。《灵枢》《素问》凡曰"脚"处多谓"足"，"跳"或作"踔"，此处以"跗"讹作"踔"，又讹作"跳"。"坚"与"紧"通。经云"结于跗上"，是急则"足跗紧"，固相合也。③"移口"的"移"字疑误，似应作"哆"。《说文》："哆，张口也。"从本节经文看，前以"目"言，急则目不合，热则目不开，此处以"口"言，急则张不能合，热则喎僻，上下文义相配。如旧注谓"移口"为移离常处，则与"故僻"相重。

足太阴之筋，起于大趾之端内侧，上结于内踝①。其直者络于膝内辅骨②，上循阴股，结于髀，聚于阴器③，上腹结于脐④，循腹里结于胁⑤，散于胸中，其内者著于脊⑥。其病足大趾支内踝痛转筋痛⑦，膝内辅骨痛，阴股引髀而痛，阴器纽痛，上引脐两胁痛⑧，引膺中脊内痛⑨。治在燔针劫刺，以知为数，以痛为腧，命曰仲秋痹也⑩。

【本段提纲】　马莳说：此详言脾经之筋，其病为孟秋痹，而刺之有法也。

【集解】

①足太阴之筋，起于大趾之端内侧，上结于内踝：马莳说：足太阴之筋，起于大趾之端内侧隐白穴。上结于内踝骨下之商丘。

张介宾说：大趾之端内侧，隐白也。循核骨而上，结于内踝下商丘之次。

②其直者络于膝内辅骨：杨上善说：膝内下小骨辅大骨者，长三寸半，名为内辅骨也。

马莳说：其直行者，络于膝内辅骨之地机、阴陵泉。

③上循阴股，结于髀，聚于阴器：杨上善说：阴器，宗筋所聚也。

马莳说：上循阴股，结于髀，而聚于阴器。

张介宾说：络，当作结。此自内踝直上，结于膝内辅骨阴陵泉之次。股之内侧曰阴股。结于髀，箕门之次也。乃上横骨两端，与足厥阴会于冲门，横绕曲骨，并足少阴、阳明之筋而聚于阴器，皆刚筋也。

丹波元简说：有直者必有支者，疑脱之。

④上腹结于脐：陆懋修说：齐与脐通。《甲乙经》作"脐"。

⑤循腹里结于胁：河北医学院《灵枢经校释》："胁"原作"肋"，据《太素》卷十三经筋，《甲乙》卷二第六，《千金》卷十五上第一及《圣济总录》卷一九一改。

⑥散于胸中，其内者著于脊：杨上善说：循腹里即别著脊也。

马莳说：上腹结之于脐，循腹里之腹结、大横腹哀等穴，以结于肋，散之于胸中，其在内者，则著之于脊。

张介宾说：其前行者，自阴器上腹，会手少阴之筋，结于脐，循腹里，由大横腹、哀之次，结于肋，乃散为柔细之筋上行，布于胸中胸乡、大包之次，其内行者，由阴器宗筋之间，并阳明、少阴之筋而上著于脊。

⑦其病足大趾支内踝痛转筋痛：马莳说：及其为病，则足大趾内踝痛，其痛乃转筋也。

张介宾说：足太阴之筋，起大趾之端，上结于内踝也。

⑧上引脐两胁痛：钱熙祚说：原刻"上"误作"下"，依《甲乙经》改。

⑨引膺中脊内痛：马莳说：如膝之内辅骨痛，为阴股引髀而痛，为阴器之纽痛，为下引于脐，及两胁作痛，为引膺中及脊内痛。

张介宾说：其直者，络于膝内辅骨，上阴股，结于髀，聚于阴器，上脐腹胸胁，其内者著于脊也。

⑩命曰仲秋痹也：守山阁本原刻作"孟秋痹"。

杨上善说：七月足之少阴始起，故曰少阴；十二月手之少阴，以其阴衰，故曰少阴。八月足之太阴，以其阴大，故曰太阴；十一月手之太阴，以其阴正大，故曰太阴。九月足之厥阴，十月手之厥阴交尽，故曰厥阴。八月之筋感三气之病，名曰筋痹。有本以足太阴为孟春（肖延平按：本注孟春，恐系孟秋传写之误），足少阴为仲秋，误耳。

马莳说：治之者以燔针劫刺之，以知病为刺数，以痛处为腧穴。此证当发于七月之时，故名之曰孟秋痹也。

张介宾说：孟秋当作仲秋，此与下文足少阴条缪误，当迭更之，盖足太阴之经，应八月之气也。

张志聪说：足太阴之筋，起于大趾内侧之隐白间，循膝股而上于胸腹，其内者著于脊，其病在筋经之部分而为痛。酉者八月，主左足之太阴，故为仲秋之痹。

河北医学院《灵枢经校释》："仲"原作"孟"，据《太素》卷十三经筋改。

足少阴之筋，起于小趾之下①，并足太阴之筋，邪走内踝之下，结于踵，与太阳之筋合，而上结于内辅之下②，并太阴之筋，而上循阴股，结于阴器③，循脊内挟膂④，上至项，结于枕骨，与足太阳之筋合⑤。其病足下转筋，及所过而结者皆痛及转筋⑥，病在此者主痫瘈及痉⑦，在外者不能俛，在内者不能仰，故阳病者腰反折不能俛，阴病者不能仰⑧。治在燔针劫刺，以知为数，以痛为腧，在内者熨引饮药⑨，此筋折纽，纽发数甚者，死不治⑩，名曰孟秋痹也⑪。

【本段提纲】　马莳说：此言肾经之筋，其病为仲秋痹，而刺之有法也。

【集解】

①起于小趾之下：钱熙祚说：此下《甲乙经》有"入足心"三字。

②并足太阴之筋，邪走内踝之下，结于踵，与太阳之筋合，而上结于内辅之下：马莳说：足少阴之筋，起于小趾之下涌泉穴，出于内踝下，并足太阴脾经之筋，斜趋内踝之下然谷、大溪，而结于踵之照海、复溜、水泉，又与太阳膀胱之筋合，而上结于内辅骨之下。

张介宾说：足少阴之筋，起小趾下，斜趋足心，又邪趋内侧，上然谷，并足太阴商丘之次，走内踝之下，结于根踵之间，与太阳之筋合，由踵内侧上行，结于内辅骨下阴谷之次。

③并太阴之筋，而上循阴股，结于阴器：张介宾说：自内辅并太阴之筋，上循阴股，上横骨，与太阴、厥阴、阳明之筋合，而结于阴器，皆刚筋也。

④循脊内挟膂：顾观光说：循脊内挟膂，"脊""膂"二字互误，当依《甲乙经》改。

⑤上至项，结于枕骨，与足太阳之筋合：马莳说：又并太阴脾之筋，以上循阴股，结于阴器，循脊内挟膂，以上至于项，结于枕骨，又与太阳之筋合。

张介宾说：自阴器内行，由子宫上系肾间，并冲脉循脊两旁，挟膂上至项，与足太阳之筋合，结于枕骨，内属髓海。

⑥其病足下转筋，及所过而结者皆痛及转筋：马莳说：其病当为足下转筋，及所过之处而凡有结者皆痛，及为转筋之病，凡此所过之处，又主痫瘈又痉疾等证。

张介宾说：足少阴之筋起于小趾之下，故病足下转筋。所过而结者，以其并太阳之筋，斜走内踝之下，结于踵，又与太阳之筋合，而上结于内辅之下，又并太阴之筋而上循阴股，结于阴器，皆能为痛及转筋也。

⑦病在此者主痫瘈及痉：张介宾说：痫，癫痫也。瘈，牵急也。痉，坚强反张，尤甚于瘈者也。足少阴为天一之经，真阴受伤，故为此痛。

陆懋修说：痉，巨郢切。《说文》："痉，强急也。"《玉篇》："风强病也。"

⑧在外者不能俛，在内者不能仰，故阳病者腰反折不能俛，阴病者不能仰：马莳说：病在于外，主不能俛，病在于内，主不能仰。盖在外不能俛者，正以阳病之腰反折，故不能俛，其病在后也。在内不能仰者，以阴病之腹不舒，故不能仰，其病在前也。

张介宾说：在外者，与太阳之筋合，故不能俛。在内者，循脊内挟膂上至项，故不能仰。阳病者，即在外者也。阴病者，即在内者也。

⑨治在燔针劫刺，以知为数，以痛为腧，在内者熨引饮药：杨上善说：痛在皮肤筋骨外者，可疗以燔针。病在腹胸内者，宜用熨法及导引，并饮汤液药等也。

⑩此筋折纽，纽发数甚者，死不治：张介宾说：熨引所以舒筋，饮药所以养血。折纽者，即转筋之甚。发日数，病日甚者，阴亏之极也，故当死不治。

⑪名曰孟秋痹也：守山阁本原刻作"仲秋痹"。

杨上善说：其筋转痛，轻而可为燔针，若折曲纽发之甚，死而不疗也。

马莳说：治之者，用燔针以劫刺之，以知病为刺数，以痛处为腧穴。且其在内有病者，当熨之导引之，饮之以药，若此筋折纽而纽痛，病发数数加甚者，当死不治。此证当发于八月之时，故名之曰仲秋痹也。

张介宾说：仲秋，误也，当作孟秋。盖足少阴为生阴之经，应七月之气也。义详前太阴、太阳条下。

张志聪说：足少阴之筋，起于足小趾之下，斜趋涌泉，上循阴股，结于阴器，循脊内挟于膂筋，上至项，结于枕骨，与足太阳之筋相合，此藏府阴阳之筋气相交也。其病足下转筋，所过而结者皆痛，病在此所过所结者，主痫瘛痉强，此经筋之为病也。在外、在内者，病阴阳之气也。少阴之上，君火主之，少阴为阴阳水火之主宰，故有外、内、阴、阳之见证，阳外而阴内也。纽折者，痫瘛强痉也。如纽发频数而甚者，死不治。盖少阴主藏津液，所以濡筋骨而利关节，阳气者柔则养筋，纽折数甚，精阳之气绝也。申者七月之生阴也，主左足之少阴，故为孟秋之痹。尚御公曰："少阴之气，从本从标。"《刺禁篇》曰："心部于表，肾治于里，少阴本阴而标阳，本内而标外也。"余伯荣曰："足少阴之筋与足太阳之筋，上合于颈项，此藏府阴阳之气交也。病在外、在阳者，病太阳之气，故腰反折不能俛。在内、在阴者，病少阴之气，故不能仰，如伤寒病在太阳，则有反折之痉强，在少阴则蜷卧矣。"

河北医学院《灵枢经校释》："孟"原作"仲"。据《太素》卷十三经筋改。

足厥阴之筋，起于大趾之上，上结于内踝之前①，上循胫，上结内辅之下，上循阴股，结于阴器，络诸筋②。其病足大趾支内踝之前痛，内辅痛，阴股痛，转筋③。阴器不用，伤于内则不起，伤于寒则阴缩入，伤于热则纵挺不收④。治在行水清阴气⑤。其病转筋者，治在燔针劫刺，以知为数，以痛为腧，名曰季秋痹也⑥。

【本段提纲】　马莳说：此详言肝经之筋，其病为季秋痹，而刺之有法也。

【集解】

①足厥阴之筋，起于大趾之上，上结于内踝之前：马莳说：足厥阴之筋，起于大趾之上大敦穴，上结于内踝之前中封。

张介宾说：大趾上三毛际，大敦次也。行跗上，与足太阴之筋并行，结于内踝前，中封之次。

②上循胫，上结内辅之下，上循阴股，结于阴器，络诸筋：杨上善说：足三阴及足阳明筋皆聚阴器，足厥阴屈络诸阴，故阴器名曰宗筋也。

马莳说：上循于胫，上结内辅骨之曲泉，以上循阴股之阴包等穴，结于阴器，以络诸筋。

张介宾说：由内踝上足胫，循三阴交之分上行，并足少阴之筋，上结于内辅骨下曲泉之次，复并太阴之筋，上循阴股中五里、阴廉之分，上急脉而结于阴器。阴器者，合太阴、厥阴、阳明、少阴之筋，以及冲、任、督之脉皆聚于此，故曰宗筋。厥阴属肝，肝主筋，故络诸筋而一之，以成健运之用。

③其病足大趾支内踝之前痛，内辅痛，阴股痛，转筋：马莳说：其病当为足大趾支内踝之前痛，为内辅骨痛，为阴股，或转筋。

张介宾说：足厥阴之筋，起于大趾之上，结于内踝之前，又结于内辅骨之下，上循阴股也。

④阴器不用，伤于内则不起，伤于寒则阴缩入，伤于热则纵挺不收：马莳说：阴器不用，若伤于内则阴器不起，若伤于寒则阴器缩入，若伤于热则阴器纵挺不收。

张介宾说：阴器者，前阴之具也，厥阴之筋结于此，阴器病者，有此三者之异。

⑤治在行水清阴气：张介宾说：清，理也。此言当以药治之，在通行水藏而调阴气，盖水则肝之母也。

钱熙祚说：《甲乙经》作"器"。

⑥治在行水清阴气。其病转筋者，治在燔针劫刺，以知为数，以痛为腧，名曰季秋痹也：杨上善说：妇人挺长为病，丈夫挺不收为病。阴气，即丈夫阴气，谓阳气虚也。阳气虚故缩或不收，得阴即愈也。

马莳说：治在行其水以清阴气，其病为转筋者，治在用燔针以劫刺之，以知痛为刺数，以痛处为输穴。此证当发于九月之时，故名之曰季秋痹也。

张介宾说：足厥阴者，阴尽之经也，故应九月之气。

张志聪说：足厥阴之筋，起于足大趾之大敦，循胫股而结于阴器络诸筋。阴器乃宗筋之会，厥阴主筋，故连络于三阴三阳之筋也。其病乃筋之所过而结者，为痛，为转筋，为阴器不用。伤于内则阴萎不用，伤于寒则阴器缩入，伤于热则阴挺不收。厥阴从中见少阳之火化，故有寒热之分。夫金气之下，水气治之，复行一步，木气治之，厥阴之木气本于水，故治在行水，以清厥阴之气。其病在有形之筋，而为转筋者，治在燔针劫刺矣。尚御公曰："两阴交尽，是为厥阴，阴极而阳生，厥阴本气，自有寒热之化。"

手太阳之筋，起于小指之上，结于腕，上循臂内廉，结于肘内锐骨之后，弹之应小指之上，入结于腋下①。其支者后走腋后廉②，上绕肩胛。颈循颈出足③太阳之前，结于耳后完骨④。其支者入耳中。直者出耳上，下结于颔，上属目外眦⑤。其病小指支⑥肘内锐骨后廉痛，循臂阴入腋下，腋下痛⑦，腋后廉痛，绕肩胛引颈而痛，应耳中鸣痛引颔，目瞑⑧良久乃得视⑨，颈筋急，则为筋瘘，颈肿⑩。寒热在颈者，治在燔针劫刺之，以知为数，以痛为腧⑪，其为肿者复而锐之⑫，名曰仲夏痹也⑬。

【本段提纲】　马莳说：此详言小肠经之筋，其病为仲夏痹，而治之有法也。

【集解】

①手太阳之筋，起于小指之上，结于腕，上循臂内廉，结于肘内锐骨之后，弹之应小指之上，入结于腋下：马莳说：手太阳之筋，起于手小指之上少泽穴，结于手外侧之腕骨、阳谷、养老等穴，以上循臂内廉，结于肘内锐骨后之小海穴，以手而弹之，则应在手小指之上，入结于腋下。

张介宾说：手小指之上外侧，少泽穴也。上行结于手腕外侧腕骨阳谷之次，上循臂内侧，结于肘下锐骨之后，小海之次。但于肘尖下两骨罅中，以指捺其筋，则酸麻应于小指之上，是其验也。又由肘上臑外廉，入结于后腋之下，此皆刚筋也。

②后走腋后廉：顾观光说：其支者后走腋后廉，走上后字误，当依《圣济总录》作别。

③足：钱熙祚说：原刻"足"误作"走"，依《甲乙经》改。

④其支者后走腋后廉，上绕肩胛。颈循颈出足太阳之前，结于耳后完骨：马莳说：其支行

者,后走腋之后廉,上绕肩胛。盖由肩贞、臑俞、天宗、秉风、曲垣、肩外俞,以入肩中俞,循颈以出,走手太阳之前,结于耳后之完骨。

张介宾说:其支者,自腋下与足太阳之筋合,走腋后廉,上绕肩胛,行肩外俞、肩中俞,循颈中天窗之分,出走太阳经筋,自缺盆出者之前,同上结于耳后完骨之次也。

丹波元简说:《甲乙》作出足太阳之筋前,张注为足太阳,乃与《甲乙》符矣,马为手太阳,误。

⑤直者出耳上,下结于颔,上属目外眦:马莳说:直行者,出于耳上,下结于颔,上属于目之外眦。

张介宾说:此支者,自颈上曲牙,入耳中听宫之分。其直者,上行出耳上,会于手少阳角孙之次。其前而下者,循颈结于颔,与手阳明之筋合。其前而上者,属目外眦瞳子髎之次,与手足少阳之筋合也。

⑥其病小指支:顾观光说:《甲乙经》"支"作"及"。

⑦循臂阴入腋下,腋下痛:顾观光说:《圣济总录》"腋下"二字不重。

⑧目瞑:陆懋修说:瞑,莫经切,《说文》:"瞑,翕目也。"《广韵》:"合目瞑瞑。"《后汉书·马援传》:"甘心瞑目。"

⑨其病小指支肘内锐骨后廉痛,循臂阴入腋下,腋下痛,腋后廉痛,绕肩胛引颈而痛,应耳中鸣痛引颔,目瞑良久乃得视:杨上善说:臂,臑肉为臂,阴也。瞑,目闭也,音"眠"。

马莳说:其颈痛应耳中鸣而痛,其颈痛又引于颔而痛,且其痛时,目瞑良久,乃得开视。

张介宾说:手太阳之筋,起于小指,上结于腕,结于肘内锐骨之后,上结于腋下,上肩循颈结于耳后,结于颔,上属目外眦,故其痛引耳颔,则瞑目良久,方可开视也。

丹波元简说:《甲乙》"得"作"能"。

⑩筋瘘,颈肿:丹波元简说:《甲乙》作"筋瘘颈肿",诸本亦作颈肿,但张本作瘇,瘇、肿同,足肿也,后世为肿胀之肿,非。

⑪寒热在颈者,治在燔针劫刺之,以知为数,以痛为腧:马莳说:其颈筋如有寒热,则治之者当用燔针以劫刺之,以知病为刺数,以痛处为腧穴。

张介宾说:筋瘘颈肿,即鼠瘘之属。

⑫其为肿者复而锐之:马莳说:若颈肿者,刺而又刺,曰复用锐针以刺之。

张介宾说:刺而肿不退者,复刺之,当用锐针,即镵针也。

钱熙祚说:原刻此下有"本支者,上曲牙,循耳前,属目外眦,上颔,结于角,其病当所过者,支转筋,治在燔针劫刺,以知为数,以痛为腧"四十一字,乃下文手少阳之筋,复衍于此,今删之(丹波元简说:《甲乙》无此四十一字,与下节手少阳之筋文重,当从《甲乙》删之)。

⑬寒热在颈者,治在燔针劫刺之,以知为数,以痛为腧,其为肿者复而锐之,名曰仲夏痹也:杨上善说:筋瘘,此之谓也。筋瘘颈肿者,皆是寒热之气也。故疗寒热筋瘘颈肿者,可以针伤于兑骨后弹应小指之处,兑之令尽。兑,尖锐尽端也。或为伤复也。六月手之少阳,正月足之少阳,五月手之太阳,二月足之太阳,四月手之阳明,三月足之阳明,筋于此时感气为病,故曰仲夏等痹也。

马莳说:此证当发于五月之时,故名之曰仲夏痹也。

张介宾说:手太阳之经,应五月之气也。

张志聪说:手太阳之筋,起于手小指之少泽,循臂肘肩项,而上结于耳颔目眦之间,其在筋之所过而结者,为痛、为肿、为筋瘘。其寒热在颈者,治在燔针劫刺。颈肿者,复以锐针刺之。

本支者,本于直者而支行也。本筋与支筋,皆属于目外眦,筋之分行而复连络也。午者五月,主于太阳,故名曰仲夏痹也。尚御公曰:"太阳之上,寒气主之,少阴之上,热气主之,故在手太阳有寒热之在颈,在手少阴有阴阳之俛仰,当知十二经筋,应三阴三阳之六气,亦无分手与足也。"余伯荣曰:太阳筋之为病,头项强痛而恶寒。寒热在颈者,病太阳之气,非手太阳之筋证也。

　　手少阳之筋,起于小指次指之端,结于腕上,循臂结于肘,上绕臑外廉,上肩走颈,合手太阳①。其支者当曲颊入系舌本②。其支者上曲牙,循耳前,属目外眦,上乘颔,结于角③。其病当所过者,即支转筋舌卷④。治在燔针劫刺,以知为数,以痛为腧,名曰季夏痹也⑤。

【本段提纲】　马莳说:此详言三焦经之筋,其病为季夏痹,而刺之有法也。

【集解】

　　①手少阳之筋,起于小指次指之端,结于腕上,循臂结于肘,上绕臑外廉,上肩走颈,合手太阳:马莳说:手少阳之筋,起于手小指之次指,即第四指之端关冲穴,由液门、中渚、结于手表腕上之阳池,上循臂之外关、支沟、会宗、三阳络,以结于肘之四渎、天井,上绕臑之外廉即臑会穴,以上于肩端之肩髎、天髎,走于颈之天牖,以合于本经之太阳。

　　张介宾说:小指次指之端,无名指关冲之次也。上结于手腕之阳池,循臂外关,支沟之次,出臂上两骨间,结于肘,自肘上臑外廉,由臑会行太阳之里、阳明之外,上肩髎,走颈中天牖之分,与手太阳之筋合,此皆刚筋也。

　　②其支者当曲颊入系舌本:杨上善说:曲颊,在颊曲骨端。足少阳筋循颈向曲颊后,当曲颊入系舌本,谓当风府下、舌根后,故风府一名舌本也。

　　马莳说:又其支者,当曲颊前,以入系于舌本。

　　张介宾说:其支者,自颈中当曲颊下入系舌本,与足太阳之筋合。

　　③其支者上曲牙,循耳前,属目外眦,上乘颔,结于角:马莳说:又其支者,上于曲牙,循于耳前之角孙、耳门、和髎,以属目外眦之丝竹空,且上乘于颔,结于角。

　　张介宾说:又支者,自颊行曲牙,会足阳明之筋,循耳前上行,与手太阳、足少阳之筋屈曲交绾,而会于耳上之角孙,乃属目外眦而复会于瞳子髎之次。颔当作额,盖此筋自耳前行外眦,与三阳交会,上出两额之左右,以结于额之上角也。

　　丹波元简说:沈氏《释骨》云:"齿左右势转微曲者曰曲牙。"《气穴论》云:"曲牙二穴,谓地仓穴。"

　　④其病当所过者,即支转筋舌卷:马莳说:及其为病,则凡筋所经过者,即为支之转筋,为舌卷。

　　张介宾说:手少阳之筋,起于小指次指之端,结于腕,上循臂,结于肘,上绕臑外廉,上肩走颈,其支者当曲颊入系舌本,故当所过者为转筋而痛。

　　⑤治在燔针劫刺,以知为数,以痛为腧,名曰季夏痹也:马莳说:治之者,用燔针劫刺之,以知病为刺数,以痛处为腧穴。此证当发于六月之时,故名之曰季夏痹也。

　　张介宾说:手少阳之经,应六月之气,名曰季夏痹也。

　　张志聪说:手少阳之筋,起于小指次指端之关冲,循腕臂肘臑而上肩颈,当曲颊处,入系舌本。其支者,上曲牙,循耳前,属目外眦,复上乘颔,结于额角。其病当所过之处,即支分而转筋舌卷。治在燔针劫刺,以知为度,即以痛处为所取之腧穴。未者六月,乃少阳主气,故名曰季夏痹也。

手阳明之筋,起于大指次指之端,结于腕,上循臂,上结于肘外,上臑结于髃①。其支者,绕肩胛,挟脊②。直者,从肩髃,上颈③。其支者,上颊,结于颃④。直者,上出手太阳之前,上左角络头,下右颔⑤。其病当所过者支痛及转筋,肩不举,颈不可左右视⑥。治在燔针劫刺,以知为数,以痛为腧,名曰孟夏痹也⑦。

【本段提纲】 马莳说:此详言大肠经之筋,其病为孟夏痹,而刺之有法也。

【集解】

①手阳明之筋,起于大指次指之端,结于腕,上循臂,上结于肘外,上臑结于髃:马莳说:手阳明之筋,起于食指之端商阳穴,由二间、三间、合谷以结于腕上之阳溪穴,循臂上结于肘外之肘髎,又上臑以结于肩之髃骨。

张介宾说:大指次指之端,食指尖商阳之次也。历合谷,结于腕上阳溪之次,循臂上廉,又结于肘外肘髎之次,乃上臑会与足太阳之筋合,结于肩髃,此皆刚筋也。

②其支者,绕肩胛,挟脊:张介宾说:此支自肩髃屈曲后行,绕肩胛,与手足太阳之筋合而挟于脊。

③直者,从肩髃,上颈:马莳说:其直者,循肩髃以上颈之天鼎穴。

张介宾说:此直者自肩髃,行巨骨,上颈中天鼎、扶突分之次。

④其支者,上颊,结于颃:杨上善说:肩髃,肩角也。

张介宾说:此支者,自颈上颊入下齿中,上结于手太阳颧髎之分。

⑤直者,上出手太阳之前,上左角络头,下右颔:马莳说:又其直者,上出于太阳之前,上于左角,以络于头,下于右颔。

张介宾说:此直者,自颈出手太阳,天窗、天容之前,行耳前上额左角络头,以下右颔。此举左而言,则右在其中,亦如经脉之左之右,右之左也。故右行者,亦上额右角,交络于头,下左颔,以合于太阳、少阳之筋(丹波元简说:《缪刺论》邪客于手足少阴、太阴、足阳明之络,此五络皆会于耳中,上络左角,又虚里之动,独应于左,则经筋之有偏于左者,不可言无也,张注难凭)。

⑥其病当所过者支痛及转筋,肩不举,颈不可左右视:马莳说:凡其所过者,为支痛,及为转筋,为肩不举,为颈不可左右以视。

张介宾说:手阳明之筋,起大指次指之端,结于腕,上结于肘外,上臑结于髃。其支者绕肩胛挟脊;其直者从肩髃上颈;又支者上颊结于颃,又直者上左角络头下右颔,故当所过之处,为支痛转筋如此。

⑦治在燔针劫刺,以知为数,以痛为腧,名曰孟夏痹也:杨上善说:其筋左右交络,故不得左右顾视。今经不言上右角、络头、下左颃,或可但言一边也。

马莳说:治之者用燔针以刺之,以知病为刺数,以痛处为腧穴。此证当发于四月之时,故名曰孟夏痹也。

张介宾说:手阳明为两阳合明之经,故应四月之气。

张志聪说:手阳明之筋,起于食指之商阳穴间,循腕臂肘臑而上肩颈,结于颃,络于颔。其病当所过所结之处,支痛,及转筋,肩不能举,颈不可以回顾。治在燔针劫刺。三月四月,乃阳两合明,故名曰孟夏痹也。

手太阴之筋,起于大指之上,循指上行,结于鱼后①,行寸口外侧②,上循臂,结肘中,上臑内廉,入腋下③,出缺盆,结肩前髃④,上结缺盆⑤,下结胸里,散贯贲,合贲下⑥,抵季胁⑦。其病当所过者,支转筋痛,甚成息贲,胁急吐血⑧。治在燔针劫刺,以知为数,以痛为腧⑨,名曰仲冬痹也⑩。

【本段提纲】 马莳说:此详言肺经之筋,其病为仲冬痹,而刺之有法也。

【集解】

①手太阴之筋,起于大指之上,循指上行,结于鱼后:杨上善说:大指表名为上,循手向胸为上行也。

②行寸口外侧:张介宾说:手大指上,少商之次也。鱼后,鱼际也。寸口外侧,即列缺之次。

丹波元简说:《甲乙》"鱼"下有"际"字。

③上循臂,结肘中,上臑内廉,入腋下:张介宾说:上循臂,结于肘中尺泽之次,上臑内廉天府之次,乃横入腋下,与手少阴之筋合,此上皆刚筋也。

④出缺盆,结肩前髃:张介宾说:此自腋下上出缺盆,行肩上三阳之前,而结于肩之前髃也。

⑤上结缺盆:杨上善说:并太阴脉行,故在臑也。肩端之骨名肩髃,是则在后骨之前,即肩前髃也。

⑥贲下:钱熙祚说:《甲乙经》作"胁下"。

⑦手太阴之筋,起于大指之上,循指上行,结于鱼后,行寸口外侧,上循臂,结肘中,上臑内廉,入腋下,出缺盆,结肩前髃,上结缺盆,下结胸里,散贯贲,合贲下,抵季胁:杨上善说:贲,谓膈也。筋虽不入藏府,仍散于膈也。

马莳说:手太阴之筋,起于手大指端之少商穴,循指上行,结鱼际之后,行寸口之外侧,上循臂,以结于肘中之尺泽,上臑之内廉,入于腋下三寸之天府,以出于缺盆,结于肩前之髃骨,又上结于缺盆,下结胸腋,散贯于贲,合贲下,抵季胁。

张介宾说:此上行者,自腋而上,并足三阳之筋,上结于缺盆。下行者,自腋入胸,结于胸里,散贯于胃上口贲门之分,与手厥阴之筋合,下行抵季胁,与足少阳、厥阴之筋合也。按《四十四难》七冲门者,胃为贲门。

丹波元简说:《甲乙》"合贲"作"合胁","季胁"作"季肋",是。

⑧其病当所过者,支转筋痛,甚成息贲,胁急吐血:马莳说:凡其病当所经过者,为支转筋痛,甚则成为息贲,又为胁急,为吐血。

张介宾说:手太阴之筋,起于大指,循指上行结于鱼后,上循臂入肘中,上臑内廉,入腋下,出缺盆,结肩前髃,上结缺盆,下结胸里,散贯贲,合贲下,抵季胁,故其所过之处当转筋痛甚而病如此。

⑨治在燔针劫刺,以知为数,以痛为腧:杨上善说:息,谓喘息。肺之积,名曰息贲,在右胁下,大如杯,久不愈,令人洒淅振寒热、喘咳、发肺痈也。

⑩名曰仲冬痹也:杨上善说:十二月手之少阴,七月足之少阴,十一月手之太阴,八月足之太阴,十月手心主厥阴,九月足厥阴,筋于此时感气为病,名为仲冬痹也。十二经脉,足之三阴三阳配十二月,手之三阴三阳配甲乙等数,与此十二经脉不同,良以阴阳之气,成物无方故耳。

马莳说:治之者,用燔针以劫刺之,以知病为刺数,以痛处为腧穴。此证当发于十一月之时,故名之曰仲冬痹也。

张介宾说:手太阴之经,应十一月之气也。

张志聪说:手太阴之筋,起于手大指端之少商间,循臂肘上臑,入腋下,结于肩之前髃,上结于缺盆,下结于胸里,散贯于胃脘之贲门间,合于贲门而下抵季胁。其病当筋之所过者,为支转筋而痛,甚则成息贲,胁急,吐血。盖十二经筋,合阴阳六气,气逆则喘急息贲,血随气奔,则为吐血。子者十一月,太阴主气,故名曰仲冬痹也。

手心主之筋,起于中指,与太阴之筋并行,结于肘内廉[①],上臂阴,结腋下,下散前后挟胁[②]。其支者入腋,散胸中,结于贲[③]。其病当所过者,支转筋手心主前[④]及胸痛息贲[⑤]。治在燔针劫刺,以知为数,以痛为腧,名曰孟冬痹也[⑥]。

【本段提纲】　马莳说:此详言心包络之筋,其病为孟冬痹,而刺之有法也。

【集解】

①手心主之筋,起于中指,与太阴之筋并行,结于肘内廉:张介宾说:中指端,中冲之次也。循指入掌中,至掌后大陵之次,并手太阴之筋,上结于肘内廉曲泽之次。

②上臂阴,结腋下,下散前后挟胁:张介宾说:上臂阴天泉之次,由曲腋间并太阴之筋结于腋下,当天池之次下行,前后布散挟胁,联于手太阴、足少阳之筋。此经自掌至腋,皆刚筋也。

③结于贲:守山阁本原刻作"结于臂"。

马莳说:手心主之筋,起于手中指之中冲,与手太阴之筋并行,结于肘之内廉曲泽,上臂阴,以结于腋下之天泉、天池,下散于在前在后之挟胁处。其支者则入于腋,散于胸中,结于臂。

张介宾说:此支者,自天池之分,入腋内,散于胸中。臂,当作贲,盖此支并太阴之筋,入散胸中,故同结于贲也。

顾观光说:散胸中结于臂,臂字误,当依《圣济总录》作"贲"。

山东中医学院《甲乙经校释》卷二经筋第六:"贲"原作"臂",据《太素》经筋改。

河北医学院《灵枢经校释》:"贲"原作"臂",据《甲乙》卷二第六(式昭按:医统正脉本甲乙经仍作"臂"。)及《太素》卷十三经筋改。

式昭按:据张介宾、顾观光说及山东中医学院、河北医学院校释,依《太素》卷十三经筋及《圣济总录》卷一百九十一《针灸门》,将"臂"改作"贲"。

④手心主前:守山阁本原刻有此四字,依赵府居敬堂本及《太素》卷十三经筋及《圣济总录》卷一百九十一《针灸门》,将手心主及此三字下的"前"字删去,文义更顺。

⑤其病当所过者,支转筋手心主前及胸痛息贲:张介宾说:手厥阴之筋,起于中指,结于肘内廉,上臂阴,结腋下,下散前后挟胁,其支者入腋散胸中,结于贲,故当所过者,为病如此。

⑥治在燔针劫刺,以知为数,以痛为腧,名曰孟冬痹也:杨上善说:当此筋所过之处为痹,即是所行之筋为病也。

马莳说:凡筋所经过者为支转筋,其筋及于前为胸痛,为息贲。治之者,用燔针以劫刺之,以知病为刺数,以痛处为腧穴。此证当发于十月之时,故名之曰孟冬痹也。

张介宾说:手厥阴以两阴交尽之经,故应十月之气。

张志聪说:手心主之筋,起于手中指之中冲穴间,与手太阴之筋并行,循胁腋,散胸中,下结于胃脘之贲门间。其病当筋之所过结处为转筋,而前及胸痛,散于胸中,结于贲门,故成息奔也。亥者十月,主两阴交尽,故名曰孟冬痹也。尚御公曰:"在足曰厥阴,在手曰心主,盖三阴三阳之气生于下而本于足,足之六经上合于手者也。"

手少阴之筋,起于小指之内侧,结于锐骨,上结肘内廉,上入腋,交太阴,挟乳里[①],结于胸中,循贲[②]下系于脐[③]。其病内急,心承伏梁,下为肘网,其病当所过者支转筋,筋痛④。治在燔针劫刺,以知为数,以痛为腧,其成伏梁,唾血脓者死不治,名曰季冬痹也⑤。

【本段提纲】　马蒔说:此详言心经之筋,其病为季冬痹,而刺之有法也。

【集解】

①手少阴之筋,起于小指之内侧,结于锐骨,上结肘内廉,上入腋,交太阴,挟乳里:张介宾说:小指内侧,少冲次也。结于锐骨神门次也。肘内廉,少海次也。上入腋极泉之次,交手太阴之筋,邪络挟乳内行,此经自指至腋,皆刚筋也。

②循贲:守山阁本原刻作"循臂"。

③手少阴之筋,起于小指之内侧,结于锐骨,上结肘内廉,上入腋,交太阴,挟乳里,结于胸中,循贲下系于脐:马蒔说:手少阴之筋,起于手小指之内侧少冲穴,结于掌后锐骨端之神门,上结肘内廉之青灵,上入腋间,以交于手太阴,挟乳里,结于胸中,循臂下系于脐。

张介宾说:自乳里内行,结于胸中,与三阴之筋合,臂字亦当作贲,盖心主少阴之筋,皆与太阴合于贲而下行也。

顾观光说:臂字误,当依《圣济总录》作"贲"。

山东中医学院《针灸甲乙经校释》卷二经筋第六:"贲"原作"臂",据《太素》经筋改。

④其病内急,心承伏梁,下为肘网,其病当所过者支转筋,筋痛:马蒔说:其病当为内急及心承伏梁,下为肘网,凡筋所经过者,为支转筋,筋则痛。

张介宾说:承,承于下也。伏梁,坚伏之积也。纲,如罗网之牵急也。手少阴之筋,起于小指内侧,结于锐骨,上结肘内廉,上入腋,于胸挟乳里,结于胸中,下系于脐,故在内则为内急,为伏梁,在外则为肘网,及当其所过之处,则为转筋、筋痛等病。

顾观光说:支转筋、筋痛,《甲乙经》"筋"字不重。

⑤治在燔针劫刺,以知为数,以痛为腧,其成伏梁,唾血脓者死不治,名曰季冬痹也:杨上善说:心之积,名曰伏梁,起脐上,如臂,上至心下。其筋循膈下脐,在此痛下,故曰承也。

马蒔说:治之者,用燔针劫刺之,以知病为刺数,以痛处为腧穴。如其已成伏梁,而吐血不止者,当死不治。此证当发于十二月之时,故名曰季冬痹也。

张介宾说:脐上脐下皆为伏梁。若伏梁已成,而唾见血脓者,病剧藏伤,故死不治。

张介宾说:手少阴之经,应十二月之气也,此节旧在后无用燔针之下,盖误次也,今移正于此。

钱熙祚说:此六字,原刻误在后"无用燔针"之下,按下文云阳急则反折,阴急则俛不仰,明是统论经筋,非专指手少阴也,故依张介宾说移置此。

张志聪说:手少阴之筋,起于手小指侧之少冲间,循肘腋,交于手太阴之筋,挟乳里,结于胸中,循臂下系于脐。其病于内,为内急,为心承伏梁,如梁之伏于心下而上承于心也。其病在外,当筋之所过者为转筋,其筋痛。治在燔针劫刺。其成伏梁而唾脓血者,此病在心藏,故为死不治。

经筋之病,寒则反折筋急①,热则筋弛纵不收,阴痿不用②。阳急则反折,阴急则俛不伸③,焠刺者,刺寒急也,热则筋纵不收,无用燔针④。

【本段提纲】　张介宾说:此以下皆结上文经筋为病而总言之也。

【集解】

①寒则反折筋急：守山阁本原作"寒则反折筋急"。

河北医学院《灵枢经校释》："筋急"此上原有"反折"二字，疑涉下文"阳急则反折"致衍，今据《素问·生气通天论》《奇病论》王注引《灵枢》文及《皮部论》王注引《针经》文删除，与《太素》卷十三经筋合。

②寒则反折筋急，热则筋弛纵不收，阴萎不用：杨上善说：凡十二经筋，寒则急，热则纵，不用之也。

③阳急则反折，阴急则俛不伸：杨上善说：人背为阳，腹为阴。故在阳之筋急者，反折也。在阴之筋急，则俛而不伸也。

张介宾说：此以下皆结上文经筋为病而总言之也。阳急、阴急，指足太阳、少阴为言，皆为背病，阳急在外，则反张而折；阴急在内，则俛而不伸也。

④焠刺者，刺寒急也，热则筋纵不收，无用燔针：杨上善说：焠，千内反，烧针刺之也。问曰热病皆有行灸，筋热为病何以不用火针？答曰皮肉受于热病脉通而易，故须行灸。筋自受病，通之为难，寒热自在于筋，病以痛为腧，不依余腧也。

马蒔说：大凡经筋之病，寒则反折筋急，热则筋必纵弛不收，阴痿不用。且寒急有阴阳之分，背为阳，阳急则反折；腹为阴，阴急则俛不伸。故制为焠刺者，正为寒也（焠刺即燔针），彼热则筋纵不收，不得用此燔针。

张介宾说：筋痹之病，属寒者多，故以上皆言治在燔针劫刺，然有因于热者，治当远热，无用燔针，验在筋之急与纵耳。

足之阳明，手之太阳，筋急则口目为僻①，眦急不能卒视，治皆如右方也②。

【本段提纲】　马蒔说：此申言胃与小肠二经之筋，其有病当治法如前也。"僻、僻"同，口僻之义。

【集解】

①足之阳明，手之太阳，筋急则口目为僻：陆懋修说：僻，普击切，按字书无僻字。《庄子·田子方篇》："口辟焉而不能言。"《释文》引司马注："辟卷不开也。"义相近。《甲乙经》作"僻"。

②眦急不能卒视，治皆如右方也：杨上善说：检手太阳有耳中鸣，引颔、目瞑之言，无口目僻，亦可引颔即口目僻也。皆用前方寒急焠刺也。

马蒔说：足之阳明胃经、手之太阳小肠经，其经若急，则口与目皆为㖞僻，其目眦亦急，不能猝然视物。治之者，用燔针以劫刺之，以知病为刺数，以痛处为腧穴，故曰治法如右方也。前俱详言，而又申言之，叮咛之意也。

张介宾说：此申言口眼歪僻之证，必系足阳明、手太阳之筋病也。

张志聪说：尚御公曰：此申明手足阴阳之筋，皆分循于左右，故腹以口目之㖞僻以证之。足阳明之筋，上挟口为目下纲，手太阳之筋，结于颔，属目外眦，故二经之左筋急，则口僻于左，而当刺其左；右筋急，则口僻于右，而当取之右。如左目不能卒视，其病在左，右目不能卒视，其病在右，如两目皆急，则左右皆病，故治法皆如右方，而其病则有左右之分也。（丹波元简说：志以右方为右㖞之方，误甚。）

陈璧琉、郑卓人合编《灵枢经白话解》：以上各节，列举十二经筋的循行与病候，从而说明了经筋是一个互有联系的、循行在浅表部分的系统。各经筋都有一定的分布区域，分别依靠十二经脉的经气渗灌与濡养，所以十二经筋不但都隶属于十二经脉，以经脉的名称为名，而且它的循行经过部位大体上和十二经脉是一致的。不同的是，十二经脉是相互衔接，周流贯通并分

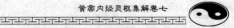

别内连脏腑;经筋的特点,仅循行于体表部,并不属于内脏,而各经的起点,都在四肢末端的指爪,上行于四肢的腕、肘、腋、踝、膝、股之间,结聚在肢节骨介之上,回环曲折,最后终止于头项部。其中分布范围最广的,是足三阳的筋,太阳行身后,少阳行身侧,阳明行身前,都经过缺盆部而到达眼的周围;手三阳的筋并经过头面,到达额角部位;足三阴的筋,都结聚于阴器,太阴还"结于胁,散于胸中,着乎脊",少阴还"循脊内,挟膂,上至项,结于枕骨",手三阴的筋并到胸中,至贲门处。太阴还下抵季胁,少阴不下系于脐。由此可见,经筋的分布范围,远超出经脉循行所及,但经筋的活动,需要依靠筋脉之气来引导的,所以仍是着重在与经脉之气的联系性。经筋所发生的病变,在篇末段曾有明确的指出:"经筋之病,寒则反折筋急,热则筋弛纵不收"。这就是说,因于寒的就发生拘急,因于热的,多是筋肉纵缓不能收持,再就上文足阳明经筋的病候中,突然发作"口角歪斜"的一个例子来看,颊部的筋肉有寒,就发生拘急,牵引颊部就会使口角移动。若有热时,则筋肉松弛无力,纵缓而不能收缩,所以口角就会歪斜。这都可供作临床上辨别寒热虚实的主要依据。不但如此,以上各节中更是重点地指出了在治疗方面,各经筋有病,若有寒邪所致,可以采用燔针劫刺法,一般在局部痛处作为腧穴(邻近患部的穴位当然仍可酌选配用);如属于热证,以冯泄阳邪为主,就不适用于燔针了,这也就是说明了治疗经筋病的主要作用,是着重在输转筋中的阴阳之气,特别是与内脏有关的病证,更必须结合十二经脉,根据标本缓急,辨证施治,以调理内脏阴阳偏胜的现象。因此,对于经筋的循行与病候,都不可以单纯地、孤立地去理解它,这是在临床上应有的认识。

　　山东中医学院《针灸甲乙经校释》卷二《经筋》第六:十二经筋所行部位,虽与十二经脉大致相同,但作用相异。十二经脉是运行血气,循环灌注,出入脏腑肢体,而十二经筋则是联缀百骸,维络周身。由于"肝主筋,其华在爪"及"诸筋者皆属于节",所以经筋皆起于四肢指爪之间,而后盛于臂骨辅骨,结于肘腕膝腘,联于肌肉,上于颈项,终于头面。筋有刚柔,手足项背直行而附着于骨之筋都坚硬而大,胸腹头面支别横行之筋都柔软而细;手足三阳行于外侧,其筋多刚,手足三阴行于内侧,其筋多柔。足之三阴及阳明之筋皆聚于阴器,故有"前阴者,宗筋之所聚"之说。十二经筋病,大体可分寒热两种。其鉴别,寒者筋拘急,热者筋弛缓。其治疗,凡是感受风寒湿三气所发生的疼痛转筋,都可称为筋痹,治用燔针,热则不可用。其他皮肉脉骨等痹,可参照使用。至于治疗经筋病的取穴法,由于邪气入于腠理,侵袭到筋而为筋病,病位多固定不移,因此遂以病之疼痛局部为腧穴,不必专依各经腧穴为治疗,这就是后世所谓之"天应穴""阿是穴"的最早记载。古人根据自然气候阴阳消长的道理来比拟人体十二经阴阳盛衰的变化,所以有手足三阴三阳十二经筋应于四季十二月的筋痹病。春夏为阳,一月为阳始生,六月为阳始衰,都属少阳,人体胆与三焦之气应之,故二经发筋病为孟春、季夏之痹;二月为阳渐大,五月为阳正大,都属太阳,人体小肠、膀胱之气应之,故二经发筋病为仲春、仲夏之痹;三月、四月是太少两阳合明,为阳盛之极,都属阳明,人体胃和大肠之气应之,故二经发筋病为季春、孟夏之痹。其在三阴痹之应于秋冬,也是如此从七月为阴始生,十二月为阴始衰而应少阴;八月、十一月为阴正大,而应太阴;九月、十月为太少两阴交尽而应厥阴。

《经筋第十三》今译

　　足太阳膀胱经的筋,起源于足小趾爪甲的外侧,沿足背外侧上行结聚于外踝,再斜着上行结聚在膝部;另有一支,在足背下沿足外侧,结聚于足跟,沿足跟向上,结聚在腘窝;从外踝分出一支,结聚于小腿肚外侧,向上至腘窝内缘,与从足跟上行结于腘窝之筋并行,再向上,结聚于臀部,继续向上沿脊柱两侧挟行到项部;由此分出的一条筋,从颈项部内行,结聚于舌根;从项部直行的筋向上结聚于枕骨,上至头部,由头的下方再向下到颜面,而后结聚于鼻部;由此分出的一条筋,成为眼睛的上纲,然后向下而结聚在眼睛下方的颧骨处;其下行的支筋,从腋后外侧,结聚于肩髃;另一条支筋,进入腋下,然后绕行到缺盆,向上结聚于耳后完骨部;再一条支筋,从缺盆分出斜行向上到眼睛下方的颧骨处,与前下行结于眼睛下方颧骨的支筋相会合。足太阳膀胱经的筋发病时,可见足小趾及足跟肿痛,腘窝处的肌肉痉挛,脊背部角弓反张,项部的筋拘挛,肩不能上抬,腋部牵扯缺盆部似扭折似疼痛,不能左右摇摆。治疗足太阳膀胱经的筋病,应用火针速刺急出的方法,针刺的次数依病愈为准,以痛处为穴。这种疾病叫仲春痹。

足少阳胆经的筋,起于足第四趾端,向上结聚于外踝,再向上沿小腿外侧,结聚在膝部外缘;其支筋,别起于膝外侧突起处,向上至髀部,分为前后二支,前支结聚于伏兔之上,后支结聚于尾骶部;其直行的筋,向上到两侧季胁部的空软处,再向上行腋部的前缘,与前胸乳部相联系,结聚于缺盆;其又直行的筋,上出于腋部,穿过缺盆,走在足太阳膀胱经筋的前面,沿耳后绕上额角,交于头顶处,左右的经筋相交至对侧,再向下到颔部,复向上结聚于眼睛下方的颧骨部分,分出的支筋结聚在眼外角,成为眼睛的外维。足少阳胆经的筋发病时,可见足第四趾掣引转筋,且牵及膝外侧也转筋,以致膝关节不能屈伸,腘窝部的筋挛急,前面可牵及髀部,后面可牵及尾骶,向上牵及季胁下空软处,使之疼痛,向上牵引缺盆、胸侧、乳房及颈部等处有联络的经筋挛缩。如果从左侧向右侧维络的筋拘急,右边的眼睛睁不开,因此,筋上过右额角与跷脉并行,阴阳跷脉左右交叉,左右之筋也是交叉的,左侧的筋维络右侧,所以,左侧头角筋伤,会引起右足不能活动,这叫维筋相交。治疗足少阳胆经的筋病时,应用火针速刺急出的手法,针刺的次数以病愈为准,以疼痛的地方作为穴位。这种疾病叫孟春痹。

足阳明胃经的筋,起始于足的中趾及邻近的二趾,结聚在足背上,从足背的外侧上行至辅骨,结聚在膝部的外侧,再直行向上而结聚于髀枢,又向上沿着季胁,向后与脊背部相连属;其直行的支筋从足背向上沿胫骨,结聚于膝部;由此分出的支筋,聚结于外辅骨,与足少阳胆经的筋相会合;其直行的筋沿伏兔上行,结聚于髀部,会聚于外阴,再向上散布于腹部,结聚于缺盆,向上到颈部,再向上走口角两侧,合于眼下方的颧骨处,向下结聚于鼻部,从鼻旁上行与足太阳经筋相合,足太阳经的细筋散于眼睑的上面,成为目上纲。足阳明经的细筋散于眼睑的下面,成为目下纲。从颧部发于的另一支筋,从颊部出来,结聚在耳前。足阳明胃经的筋发病时,可见足中趾及小腿转筋,肌肉跳动而强直。伏兔部位肌肉转筋,大腿前面肿,阴囊肿大,腹筋拘急,向上牵扯缺盆及颊部,突然发生口角歪斜,颊筋有寒则筋急,眼睑闭不合;颊筋有则筋弛纵,眼睛不开。颊部筋寒挛缩,牵引颊部而使口角移动;有热筋弛无力,则口角歪邪。治疗口角歪斜,应用马油涂在拘急的一侧面颊,用白酒调和桂末涂在弛缓无力的一侧面颊,再用桑钩钩正口角,与此同时,用生桑炭火放置在地坑中,地坑的高低应与病人坐位时能烤到歪斜的口角部位为宜,并用马油熨烫口颊拘急挛缩的一侧,同时让患者喝此酒,多吃些熏肉类的美味,平日不喝酒的,也勉强喝一些,并再三用手抚摩患病的部位,病就可以好。其他病证的治疗,可用火针速刺急出的手法,针刺的次数以病愈为准,以痛的地方为穴。这种病叫季春痹。

足太阴脾经的筋,起始于足大趾端内侧,上行结聚于内踝;其直行的筋向上结聚于膝内辅骨,沿股内侧上行,结聚于髀部与足少阴及足阳明的经筋相聚于外阴处,再向上行走至腹,结于脐部,再沿腹内上行而结于两胁,然后向上散布于胸中;其内行的支筋与足阳明及少阴经筋合并,附着于脊旁。足太阴脾经的筋发病时,可见足大趾牵引内踝转筋疼痛,膝内辅骨疼痛,股内侧牵引髀部作痛,外阴扭转疼痛,同时向上牵引脐及两胁疼痛,并可牵引前胸膺及脊柱内疼痛。治疗足太阴脾经的筋病,应用火针速刺急出的手法,针刺的次数以病愈为准,以痛的地方作为穴位。这种病叫仲秋痹。

　　足少阴肾经的筋,起始于足小趾下,入足心内侧,与足太阴脾经的筋并列而行,再斜行向上,至内踝下,结聚于足跟,与足太阳膀胱经的筋相合,向上走,结聚于膝内辅骨之下,与足太阴脾经的筋并列而行,向上沿股部内侧,结聚于外阴,又沿脊柱内,挟脊旁肌肉向上到项部,结聚于枕骨,与足太阳膀胱经的筋相合。足少阴肾经的筋发病时,可见足下转筋,本经筋所经过而又有结聚的地方均疼痛转筋。病在本经筋的,主要有癫痫、四肢抽搐和项背反张等。病发在背部的不能前俯,在胸腹部的身体不能向后仰。背为阳,腹为阴,阳病时项背部筋急。腰向后反折,所以身体不能前俯;阴病时腹部肌肉挛急,所以身体不能后仰。治疗足少阴肾经的筋病,应采用火针速刺急出的针法,针刺的次数依病愈为准,以痛的地方作为穴。病在胸腹内不宜针刺时,用熨敷导引、服汤药等办法治疗。如果转筋比较严重,发病的次数频繁,症情很重的,往往是不治的死证。这种病叫孟秋痹。

　　足厥阴肝经的筋,起源于大趾之上,上行结聚于内踝前,沿小腿向上,结聚于膝内辅骨之下,又沿股部内侧上行,结聚于外阴,与足三阴及足阳明经筋相联络。足厥阴肝经的筋发病时,可见足大趾及内踝前疼痛,内辅骨处疼痛,股内侧疼痛转筋,外阴丧失功能,若房劳耗伤阴精,则阴茎不能勃起;若伤于寒,则阴茎缩入;若伤于热,则阴茎强挺不能收回。治疗足厥阴肝经的筋病,应行水以清理厥阴经筋的阴气。若是转筋疼痛之类的病证,应用火针速刺急出的手法,针刺的次数依病愈为准,以痛的地方作为穴位。这种病叫季秋痹。

　　手太阳小肠经的筋,起始于手小指上,结聚于手腕,沿前臂内侧上行,结聚于肘内高骨之后,如用手指弹击该部位时,小指有发麻的反应,再上行入结聚在腋下;其支筋走向腋部的后缘,与足太阳膀胱经筋相合,向上绕到肩胛部,再沿颈部走出足太阳膀胱经筋的前面,结聚于耳后完骨处;由此分出的支筋,走入耳中;其直行的筋,从耳的上方走出,下行结聚于颔部又向上走联属眼外角,与手足少阳经筋相合。手太阳小肠经筋发病时,可见手小指及肘内高骨后缘疼痛,沿臂的内侧至腋下及腋下后缘疼痛,绕肩胛牵引颈部疼痛,并感到耳鸣及疼痛,而且疼痛牵引颔部且使眼睛闭合,须经很长时间才能看得见东西,颈筋拘急时,则会出现筋瘘、颈肿等症,若颈部有寒热的,应用火针速刺急出的针法治疗,针刺的次数以病愈为准,以痛的地方作为穴位,如果针刺后颈肿不消,再用锐针刺治,这种病叫仲夏痹。

　　手少阳三焦经的筋,起始于无名指靠近小指的末端,上行结聚于腕部,再沿前臂向上,结聚于肘部,向上绕臂外缘,经过肩部而到颈部,与手太阳小肠经的筋相合;从颈分出的支筋,在口颊处入内与舌根相连;又有一条支筋,向上至曲牙(又名颊车),沿耳前联属眼外角,向上经过额,结聚于额角。手少阳三焦经筋发病时,在本筋所经过的地方,发生转筋及舌卷。治疗手少阳三焦经筋病,应用火针速刺急出的针法,针刺的次数以病愈为准,以痛的地方作为穴位。这种病叫季夏痹。

　　手阳明大肠经的筋,起始于食指靠近大指的末端,结聚于腕部,沿前臂向上,结聚于肘部外侧,再向上经过臂部而结聚于肩髃;从此分出的支筋,绕过肩胛,挟脊柱两侧。直行的筋,从肩髃出,向上到颈部;从此分出的支筋,向上到面颊部,结聚于眼眶下部的颧骨处;直行的筋,向上走在手太阳小肠经筋的前面，上走额角，连络头部，交叉至对面，下至右额。手阳明大肠经筋发病时，可见本筋所经过的地方疼痛、转筋，肩不能上抬，颈部不能左右两侧看。治疗手阳明大肠经筋病，应用火针速刺急出的针法，针刺的次数以病愈为准，以痛的地方作为穴位。这种病叫孟夏痹。

手太阴肺经的筋，起源于手大指之端，沿大指上行，结聚于鱼部之后，经过寸口外侧，沿前臂向上，结聚于肘中，沿臂内缘，进入腋下，出缺盆，结聚于肩髃前，再向上结聚于缺盆，向下结聚于胸内，散布于膈，在膈部与足少阳、厥阴的经筋相合，而抵达于季胁部位。手太阴肺经的筋发病时，可见本筋所经过的地方转筋、疼痛，严重的发生息贲病，或胁下拘急、吐血。治疗手太阴肺经的筋病，应用火针速刺急出的针法，针刺的次数以病愈为准，以痛的地方作为穴位。这种病叫仲冬痹。

手厥阴心主经的筋，起源于中指之前端，循指上行，与手太阴肺经的筋并行，结聚于肘部内侧，沿臂内侧向上走，结聚于腋下，从腋下散布于胁部的前后；其支筋，进入腋下，散于胸中，结聚于膈部。

手厥阴心主经的筋发病时，可见本筋所走过的地方转筋、胸痛或成息贲。治疗手厥阴心主经的筋病，应采用火针速刺急出的针法，针刺的次数以病愈为准，以痛的地方作为穴位。这种病叫孟冬痹。

手少阴心经的筋，起源于手小指内侧，循指上行，结聚于掌后小指侧高骨，向上行，结聚于肘内侧，上走入腋内，与手太阴肺经的筋交叉，挟乳房两侧内行，结聚于胸中，沿膈下行联系脐部。手少阴心经的筋发病时，在内可见胸内拘急，心下有积块坚伏，名曰伏梁；在外筋挛，则肘部拘急，屈伸不利；本筋所经过的地方发生转筋，疼痛。治疗手少阴心经的筋病，应用火针速刺急出的针法，针刺的次数以病愈为准，以痛的地方作为穴位。如病情严重，已成伏梁，而且吐脓血时，为难于治愈的死证，这种病证叫季冬痹。

举凡经筋的病，感寒则拘急，遇热则松弛，阴痿不举。背部属阳的筋挛急则发生角弓反张，腹部属阴的筋挛急则俯屈不能直伸。火针焠刺是用来治疗因寒而筋急的疾病的，若因热而经筋松弛，就不能用火针治疗。

足阳明胃经的筋及手太阳小肠经的筋有病挛急时，则引起口角及眼睛的歪斜，眼角拘挛不能迅速视物。这些病的治疗均按照前面介绍的方法进行。

骨 度 第 十 四①

①骨度第十四：伯坚按：本篇和《甲乙经》《黄帝内经太素》《类经》三书的篇目对照，列表于下：

灵　枢	甲　乙　经	黄帝内经太素	类　经
骨度第十四	卷二——骨度肠度肠胃所受第七	卷十三——骨度篇	卷八——骨度（经络类十八）

【释题】　马莳说：此言人身之骨，皆有度数，故名篇。

【提要】　本篇用黄帝和伯高二人问答的形式，讲人体表面各部分的距离长短。这是用身

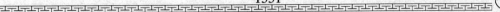

长七尺五寸的平常人体作标准的。

　　黄帝问于伯高曰:脉度言经脉之长短,何以立之①?

　　伯高曰:先度其骨节之大小、广狭、长短,而脉度定矣②。

　　【本段提纲】　马莳说:此言人身之脉度,由骨度而定也。

　　【集解】

　　①脉度言经脉之长短,何以立之:杨上善说:脉度,谓三阴三阳之脉所起之度,但不知长短也。

　　②先度其骨节之大小、广狭、长短,而脉度定矣:杨上善说:人之皮肉可肥瘦增减,骨节之度不可延缩,故欲定脉之长短,先言骨度也。

　　马莳说:脉度,脉有度数,亦本经篇名,下文将言骨有度数,而先以是启之耳。

　　张志聪说:此言经脉之长短,从骨节之大小广狭长短,而定其度数,故曰骨为干,脉为营,如藤蔓之营附于木干也。

　　黄帝曰:愿闻众人之度,人长七尺五寸者,其骨节之大小、长短各几何①?

　　伯高曰:头之大骨围二尺六寸②。

　　【本段提纲】　马莳说:此言头之大骨有也。

　　【集解】

　　①愿闻众人之度,人长七尺五寸者,其骨节之大小、长短各几何:杨上善说:圣人贤人及无别与分者之外,众人之骨,度量多同,故请众人之度,及请中度之人大小长短也。

　　张介宾说:此言欲知脉度者,必先求骨度以察其详也。众人者,众人之常度也。常人之长多以七尺五寸为率。如《经水篇》岐伯云:"八尺之士。"《周礼·考工记》亦曰:"人长八尺。"乃指伟人之度而言,皆古黍尺数也。黍尺一尺,得今曲尺八寸。

　　张志聪说:此言头之大骨度数。众人,谓天下之大众。长七尺五寸者,上古适中之人也。适中之人,则头骨亦适中矣。头骨适中,通体之骨皆适中矣。

　　②头之大骨围二尺六寸:杨上善说:众人之中,又为三等:七尺六寸以上名为大人,七尺四寸以下名为小人,七尺五寸名为中人。今以中人为法,则大人、小人皆以为定。何者?取一合七尺五寸人身量之,合有七十五分,则七尺六寸以上大人,亦准为七十五分,七尺四寸以下乃至婴儿,亦准七十五分,以此为定,分立经脉长短并取空穴。自颈项骨以上为头颅骨,以为头大骨也,当其粗处以绳围也。

　　张介宾说:此下言头围、胸围、腰围之总数也。围,周围也。二尺六寸,皆古黍尺之数,后仿此。人身之骨,头为最巨,头骨谓之髑髅。

　　胸围四尺五寸①。

　　腰围四尺二寸②。

　　【本段提纲】　马莳说:此言胸围、腰围各有其度也。

　　张志聪说:此胸骨、腰骨围转之总数也。

　　【集解】

　　①胸围四尺五寸:杨上善说:缺盆以下髑骬以上为胸,当中围也。

　　张介宾说:此兼胸胁而言也。缺盆之下两乳之间为胸,胸前横骨三条,左右肋骨各十二条,八长四短。

②腰围四尺二寸：杨上善说：当二十一椎腰俞之中围也。

张介宾说：平脐周围曰腰。人之肥瘦不同，腰之大小亦异，四尺二寸，以中人之大略言也。

发所覆者颅至项尺二寸①。发以下至颐长一尺②，君子终折③。结喉以下至缺盆中，长四寸④。缺盆以下至𩩲骭长九寸⑤，过则肺大，不满则肺小⑥。𩩲骭以下至天枢长八寸⑦，过则胃大，不及则胃小⑧。天枢以下至横骨长六寸半，过则回肠广长，不满则狭短⑨。横骨长六寸半⑩。横骨上廉以下至内辅之上廉，长一尺八寸⑪。内辅之上廉以下至下廉，长三寸半⑫。内辅下廉下至内踝，长一尺三寸。内踝以下至地，长三寸⑬。膝腘以下至跗属，长一尺六寸。跗属以下至地，长三寸⑭。故骨围大则太过，小则不及⑮。

【本段提纲】　马莳说：此言仰人之骨度，盖纵而数之也。

【集解】

①发所覆者颅至项尺二寸：杨上善说：头颅骨，取发所覆之处，前后量也。

马莳说：颅，头颅也。颅之皮生发，发所覆者即颅也，颅至项，长一尺二寸。

张介宾说：此下言仰人之纵度也。发所覆者，谓发际也。前发际为额颅。后发际以下为项。前自颅，后至项，长一尺二寸。

②发以下至颐长一尺：张介宾说：腮下为颔，颔中为颐。前发际以下至颐，长一尺。

③君子终折：杨上善说：发际以下至颐端量之一尺。一尺面分中分为三，三分谓天地人。君子三分齐等，与众人不同也。

马莳说：颔下为颐，发际已下至颐长一尺，君子终折。言士君子之面部三停齐等，可以始中终而三折之也，众人未必然耳。

张介宾说：终，终始也。折，折衷也。言上文之约数虽如此，然人有大小不同，故君子当约其终始，而因人以折衷之。此虽指头胸为言，则下部亦然矣。

张志聪说：此言头颅前后上下之骨度。发所覆者，谓从前额颅之发际，上至巅顶，以至后项之发际，计发所覆者，度一尺二寸。发以下至颐者，谓从前额颅之发际以下，至于两颐，计长一尺。君子终折者，谓从发际之始，以至发际之终，可折中而度量。盖君子之人，面方广而发际高，发所覆者，从颅至项，度一尺一寸，发以下至颐，长一尺一寸也。此言天下之众，有君子小人不同，有太过不及不等。

丹波元简说：《图翼》云："如发际不明，则取眉心直上，后至大杼骨，折作一尺八寸。"终折，《甲乙》作君子参折，注云一作三，又作终。据《甲乙》、马三停之解，似是。

钱熙祚说：《甲乙经》作"参折。"

④结喉以下至缺盆中，长四寸：杨上善说：颐端，横当结喉端也。结喉端至缺盆中，不取上下量。

马莳说：巨骨上陷中为缺盆，亦穴名。即足阳明胃经穴也。结喉已下至缺盆中，长四寸。

张介宾说：舌根之下，肺之上系，屈曲外凸者为结喉。膺上横骨为巨骨，巨骨上陷中为缺盆。

张志聪说：结喉下两旁巨骨陷中为缺盆，盖形如缺盆，因以为名。

⑤缺盆以下至𩩲骭长九寸：陆懋修说：𩩲骭，𩩲，胡葛切；骭，羽俱切。《广雅·释亲》："𩩲骭，缺盆商也。"《玉篇》《广韵》：俱训肩骨。按据此经文，缺盆以下至𩩲骭长九寸，则当在胸前。《甲乙经》：鸠尾穴一名𩩲骭，在臆前蔽骨下五分是也。

杨上善说：从缺盆中至髑骺,皮际量也。

⑥过则肺大,不满则肺小：杨上善说：心肺俱在胸中,心在肺间,故不言大小也。

马莳说：髑骺,骨名,一名尾翳,一名鸠尾。蔽骨之端,在臆前蔽骨下五分,人无蔽骨者,从歧骨际下行一寸……缺盆以下至髑骺,长九寸,若过于九寸而始至髑骺,则其肺必大,若不满九寸而即是髑骺,则其肺必小。

张介宾说：髑骺,一名鸠尾,一名尾翳,蔽心骨也。缺盆之下,鸠尾之上,是为之胸,肺藏所居,故胸大则肺亦大,胸小则肺亦小。髑骺音结于。

张志聪说：髑骺,骨名,即鸠尾骨也。自两旁缺盆而下至髑骺,计长九寸。过则肺大,不满则肺小,盖髑骺之内,心肺之所居也。

⑦髑骺以下至天枢长八寸：杨上善说：天枢侠脐,故量髑骺下但八寸。

⑧过则胃大,不及则胃小：杨上善说：八寸之中亦有脾藏,以其胃大,故但言胃大小也。

马莳说：天枢,在脐旁二寸,足阳明胃经穴也……髑骺以下至天枢长八寸,若过于八寸,而始至天枢,则其胃必大,若不及八寸,而即是天枢,则其胃必小。然天枢无形,以脐之高下为验也。

张介宾说：天枢,在脐旁二寸,足阳明经穴。自髑骺之下,脐之上,是为中焦,胃之所居,故上腹长大者胃亦大,上腹短小者,胃亦小也。

张志聪说：天枢在脐旁二寸,乃足阳明之穴,从两旁髑骺而下至天枢,计长八寸。过则胃大,不及则胃小,盖自鸠尾以至于脐,胃府之所居也。

丹波元简说：《图翼》云："天枢,足阳明穴名,在脐旁,此指平脐而言。"

⑨天枢以下至横骨长六寸半,过则回肠广长,不满则狭短：杨上善说：横骨在阴上横骨,回肠,大肠也。大肠当脐,小肠在后附脊脐上,故不言之也。

马莳说：横骨,即曲骨下,盖脐下四寸为中极,中极下一寸为曲骨,曲骨之分为毛际,毛际下乃横骨也。天枢以下至横骨,长六寸半,若过于六寸半,而始至横骨,则回肠广阔而长。若不满六寸半而即是横骨,则回肠狭而且短,且横骨之横长当有六寸半耳。

张介宾说：横骨,阴毛中曲骨也。自天枢下至横骨,是为下焦,回肠所居也。故小腹长大者回肠亦大,小腹短狭者,回肠亦小也。

张志聪说：横骨在毛际横纹中,自天枢而下至于横骨,计长六寸半,过则回肠广大,不满则狭短,盖自脐以至少腹,大肠之部分也。横骨,横长亦六寸半。

⑩横骨长六寸半：杨上善说：横量非数。

⑪横骨上廉以下至内辅之上廉,长一尺八寸：杨上善说：内辅,膝下内箱骨,辅胫也。

马莳说：内辅者,膝内辅骨也。横骨之上廉以下,至内辅骨之上廉,长一尺八寸。

张介宾说：横骨横长六寸半,一曰七寸半。廉,隅际也。内辅,膝间内侧大骨也,亦曰辅骨。

张志聪说：内辅者,内之辅骨也。内辅之上廉,长一尺八寸者,在上之腿度也。

⑫内辅之上廉以下至下廉,长三寸半：杨上善说：内辅骨长三寸半也。

马莳说：内辅骨之上廉以下至外辅骨之下廉,仅长三寸半。

张介宾说：此言辅骨上下隅也。

张志聪说：内辅之上廉以下至下廉,长三寸半者,膝之连骸,一名膝盖骨也。

⑬内踝以下至地,长三寸：杨上善说：内踝端至地也。

马莳说：内踝者,足跟前两旁起骨为踝,在外为外踝骨,而在内为内踝骨也。内辅骨之下廉以下至内踝骨,长一尺三寸。内踝骨以下至地,仅长三寸。

张介宾说:足跟前两旁高骨为踝骨,内曰内踝,外曰外踝。

　　张志聪说:内辅下廉,下至内踝,长一尺三寸者,在下之腿度也。曰内辅,内踝者,以足八字分立,则内骨偏向于外也。踝者,下廉之腿骨,与足骨相连之凹处,在内者为内踝,在外者为外踝,内踝以下至地长三寸者,足跟骨也。

　　⑭跗属以下至地,长三寸:杨上善说:从膝以下,当膝后曲处量也。

　　马莳说:腓肠上膝后曲处为腘,膝在前,腘在后,因至下之长相同,故并及之。足面为跗,跗属者,自内踝以前而统之,以跗去内踝骨不远,故膝腘以下至跗属,则长一尺六寸,跗属以下至地,仅长三寸。

　　张介宾说:膝后曲处曰腘。足面曰跗。跗属,言足面前后皆跗之属也。

　　张志聪说:膝腘者,膝前下之腿骨,跗者,足面上之跗骨,即足阳明之动脉处,自膝前而下,至于跗面,计长一尺六寸也。属者,概足面而言也。跗属以下至地,长三寸者,从足面而下至足底之骨也。

　　⑮故骨围大则太过,小则不及:杨上善说:故头骨围大,则过于身骨,头骨围小,不及身骨也。

　　马莳说:上节头之大骨为围,此节腰骨为围者,大则以下之数皆太过,小则以下之数皆不及。

　　张介宾说:凡上文所言皆中人之度,其有大者过之,小者不及也。

　　张志聪说:骨围大者骨之粗大也,小者骨之细小也。

　　角以下至柱骨长一尺①。行腋中不见者长四寸②。腋以下至季胁长一尺二寸③。季胁以下至髀④枢长六寸⑤。髀枢以下至膝中长一尺九寸⑥。膝以下至外踝长一尺六寸⑦。外踝以下至京骨长三寸。京骨以下至地长一寸⑧。

　　【本段提纲】　马莳说:此言侧人之度,亦纵而数之也。

　　【集解】

　　①角以下至柱骨长一尺:杨上善说:缺盆左右箱上下高骨,名曰柱骨。后额角至此柱骨端,合有一尺,与颐端齐也。计柱骨上下长四寸,经不言也。

　　马莳说:耳上之旁为骨角,肩髆上际会处为柱骨,挟项后发际大筋外廉陷中,自角以下至柱骨,长一尺。

　　张介宾说:此下言侧人之纵度也。角,头侧大骨,耳上高角也。柱骨,肩骨之上,颈项之根也。

　　张志聪说:耳上之旁为角。肩胛上之颈骨为柱骨。自角以下至柱骨长一尺。

　　②行腋中不见者长四寸:杨上善说:排手而行,取腋下不见处以上至柱骨四寸也。

　　马莳说:肩上胁下际为腋,自柱骨行于腋下之隐处长四寸。

　　张介宾说:此自柱骨下通腋中,隐伏不见之处。

　　张志聪说:胁下臑内为腋,自柱骨至腋中,计长四寸。

　　③腋以下至季胁长一尺二寸:杨上善说:季胁曰季胁。

　　马莳说:胁骨之下为季胁,腋以下至季胁,长一尺二寸。

　　张介宾说:胁下尽处短小之胁,是为季胁。季,小也。

　　张志聪说:胁骨之下为季胁,自腋以下至季胁,长一尺二寸。

　　④髀:史崧说:髀,步米切,股也。

　　⑤季胁以下至髀枢长六寸:杨上善说:尻髀二骨相接之处,名曰髀枢。

　　马莳说:捷骨之下为髀枢,一名髀厌,股外为髀,季胁以下至髀枢长六寸。

　　张介宾说:足股曰髀。髀上外侧骨缝曰枢,此运动之机也。

张志聪说:捷骨之下为髀枢,在臀之两旁,即足少阳之环跳穴处,自季胁以下至髀枢,计长六寸。

⑥髀枢以下至膝中长一尺九寸:杨上善说:当膝侧中。

马莳说:髀枢以下至膝之中,长一尺九寸。

张介宾说:膝中,言膝外侧骨缝之次。

张志聪说:髀枢以下至膝盖骨内之中分,计长一尺九寸,即上之腿数也。

⑦膝以下至外踝长一尺六寸:马莳说:膝以下至外踝骨,长一尺六寸。

张志聪说:膝以下至外踝,长一尺六寸,即下之腿数也。

⑧京骨以下至地长一寸:杨上善说:外踝下如前高骨,曰京骨。

马莳说:京骨,足太阳膀胱经穴名,在足外侧大骨下,赤白肉际陷中。外踝骨以下至京骨长三寸。京骨已下至地长一寸。

张介宾说:京骨,足太阳穴名,在足小指本节后大骨下,赤白肉际陷中。

张志聪说:按胁骨名扁骨,横于胁下,有膝理而无髓空,此节不度胁骨之长短,而止以腋下至季胁长一尺二寸者,又以形身之度数概皮肉脉骨而量其长短,经脉循骨度而直行于上下也。

耳后当完骨者,广九寸。①

【本段提纲】 马莳说:此言左右完骨之相去约有九寸,盖横而言之也。

【集解】

①耳后当完骨者,广九寸:马莳说:耳后高骨曰完骨,入发际四分,盖亦承上文侧人之状而备言之耳。

张介宾说:此言耳后之横度也。耳后高骨曰完骨,足少阳穴名,入发际四分,左右相去广九寸。

耳前当耳门者,广一尺三寸①。两颧之间,相去七寸②。两乳之间,广九寸半③。

【本段提纲】 马莳说:此又言仰人之骨度,盖横而数之也。

【集解】

①耳前当耳门者,广一尺三寸:杨上善说:头颅围有二尺六寸。此完骨相去九寸,耳门相去三寸,合有二尺二寸。小四寸者,各取完骨之前,至耳二寸,两箱合有四寸,并前即有二尺六寸,经不言之也。

马莳说:左右耳前之耳门,相去一尺三寸。

②两颧之间,相去七寸:张志聪说:耳后高骨为完骨,入发际四分。广者,横阔也。耳后当完骨者,从耳以至于脑后也。耳前当耳门者,从耳而至于鼻准也,此头侧之横度也,两颧之间相去七寸者,此当面之横度也。按手足少阳、阳明之脉,纵横经络之中,而左右故复度头面之广数也。

钱熙祚说:《甲乙经》作"九寸半"。

③两乳之间,广九寸半:马莳说:目下高骨为颧,两颧之间相去七寸,两乳之间相去九寸半。

张志聪说:此形身前面之横度也。

两髀之间广六寸半①。足长一尺二寸,广四寸半②。

【本段提纲】 马莳说:此又言侧人之两髀,其度数各广六寸半也。

【集解】

①两髀之间广六寸半:张介宾说:此言仰人之横度也。耳门者,即手太阳听宫之分。目下高骨为颧。两髀之间,言两股之中,横骨两头尽处也。

丹波元简说:《图翼》云,"横骨两头之处,俗名髀缝。七寸,《甲乙》作'九寸半',注云:

'《九墟》作七寸'。"

②足长一尺二寸,广四寸半:杨上善说:取足中趾至足跟端量之,以取长也。以尺二长中折处横量之,以取广也。

马莳说:自足而言,其长一尺二寸,广则四寸半。

张介宾说:足掌长一尺二寸。广,阔也。

张志聪说:此两足之纵横数也。

肩至肘,长一尺七寸。①

肘至腕,长一尺二寸半。②

腕至中指本节,长四寸③,本节至其末,长四寸半④。

【本段提纲】 马莳说:此言手之度数也。

【集解】

①肩至肘,长一尺七寸:杨上善说:从肩端至肘端量也。

马莳说:自手而言,肩至肘长一尺七寸。肘至于腕,长一尺二寸半。腕至中指之本节,长四寸。本节至指之末,长四寸半。

张介宾说:肩,肩端也。臂之中节曰肘。

②肘至腕,长一尺二寸半:杨上善说:肘端至腕,腕者,臂手相接之处。

张介宾说:臂掌之节曰腕。

顾观光说:《圣济总录》无半字,又以《难经》考之,则肘至腕仅一尺一寸。

③腕至中指本节,长四寸:杨上善说:指有三节,此为下节,故曰本节。

④本节至其末,长四寸半:杨上善说:从本节端至中指末,合四寸半。今人取手大指第一节为寸,以定针灸分寸者,不相当也。

张介宾说:本节,指之后节根也。末,指端也。

张志聪说:此两臂两手之骨度也。本节者,指掌交接之骨节。末者,指尖也。

项发以下至背骨,长二寸半①。背骨以下②至尾骶③二十一节,长三尺④。上节长一寸四分分之一,奇分在下,故上七节至于膂骨,九寸八分分之七⑤。

【本段提纲】 马莳说:此言伏人之骨度也。

【集解】

①项发以下至背骨,长二寸半:杨上善说:膂骨,脊骨。从后发际下至脊端量之也。

马莳说:项发以下,至脊骨之端,长二寸半。

张介宾说:项发,项后发际也。背骨,除项骨之外,以第一节大椎骨为言也。

张志聪说:此脊背之骨度也,项发以下至背骨者,自项后之发际至背骨之大椎,计长二寸五分。

②背骨以下:钱熙祚说:原刻此背字误作膂。沈果堂云:"此篇文体,凡骨名相承说者下皆同上,知膂本背字传写致讹。篇内又云:'上七节至于膂骨'则上七节皆背骨,而膂骨自八节以下明矣,今改正。"

③骶:陆懋修说:骶,都计切。《广雅·释亲》:"背谓之骶。"《玉篇》:"臀也。"《素问·刺热论》:"荣在骶也。"注:"脊穷之谓骶。"

④二十一节,长三尺:杨上善说:每七节长一尺也,故二十一节长三尺也,下文具之。

马莳说:脊骨为膂……脊骨以下至尾骶,共二十一节,计长三尺。

张志聪说：膂骨，脊骨也。自背骨之大椎，循膂骨以下至于尾骶，计二十一节，共长三尺。

⑤上节长一寸四分分之一，奇分在下，故上七节至于膂骨，九寸八分分之七：杨上善说：此七节之数也。每节一寸四分分之一，故七节得九寸八分分之七，其实一尺全也。何者？每节余分七分分之二，七节有余分十四，以七除十四，得二分，二分并九寸八分，故为一尺也。

马莳说：背骨以下至尾骶，共二十一节，计长三尺一寸四分一厘也，其奇分当在下节，故膂骨以下计有七节，乃项发以下至膂骨之数也，每节长一寸四分一厘，则七得七寸，四七二寸八分，共九寸八分。又每节一厘，共计九寸八分七厘，故曰九寸八分分之七也。

张介宾说：膂骨，脊骨也。项脊骨共二十四椎，内除项骨三节。膂骨自大椎而下至尾骶共二十一节，共长三尺。上节各长一寸四分分之一，即一寸四分一厘也。故上之七节，共长九寸八分七厘。其有余不尽之奇分，皆在下部诸节也。脊骨外小而内大，人之能负重者，以是骨之巨也。尾骶骨，男子者尖，女子者圆而平。

张志聪说：上节每节长一寸四分一厘，其奇分之九厘，在下节计算，故膂骨以上，计有七节，每节长一寸四分一厘，则七得七寸，四七二寸八分，共九寸八分，又每节一厘，共计九寸八分七厘，故曰九寸八分分之七也。玉师问曰：脊椎二十一节，止详论上七节之度数何也？曰：七节之旁乃膈俞也。藏府之气，皆从内膈而出，如逆伤藏气则死，刺伤府气，皆为伤中，故曰七节之旁，中有小心也，而本经论五藏之背俞，亦兼论七节之膈俞，不可妄刺者也。

丹波元简说：《甲乙》膂作脊，四分分之一作四分之七奇七之一。本节详论上七节之度数，而不及八节以下，考《神应经》云："中七椎，每椎一寸六分一厘，十四椎与脐平，共二尺一寸一分四厘（《图翼》作一尺一寸二分七厘，是），下七椎，每椎一寸二分六厘（《图翼》云：共八寸八分二厘，总共二尺九寸九分六厘，不足四厘者，有寒未尽也）。"

陈璧琉、郑卓人合编《灵枢经白话解》："奇分在下"。奇分，是指有余不尽的奇零分数。下，是指七椎以下。古法以第一椎至第七椎，称为上七节，每节长一寸四分一厘，七节共长九寸八分七厘，但从二十一节全长三尺计算，则七节以下的十四节，就不能按每节一寸四分一厘计算，而有有余不尽之数，所以说"奇分在下"。考《神应经》与《类经图翼》所载：中七椎，每椎一寸六分一厘，共一尺一寸二分七厘，上七、中七，十四椎，合共二尺一寸一分四厘。下七椎，每椎一寸二分六厘，共八寸八分二厘，上、中、下共二十一椎，合计二尺九寸九分六厘，但近代临床上都已采用数脊椎法，并不机械地按各节的分寸计算。

　　此众人骨之度也，所以立经脉之长短也①，是故视其经脉之在于身也，其见浮而坚，其见明而大者多血，细而沉者多气也②。

【本段提纲】　马莳说：此结言骨度可以定脉度之长短，而遂言视经脉血气之法也。

【集解】

①此众人骨之度也，所以立经脉之长短也：杨上善说：此为众人骨度多同者为准，以立经脉长短也。

②是故视其经脉之在于身也，其见浮而坚，其见明而大者多血，细而沉者多气也：杨上善说：见而浮坚者，络脉也。见而明大者，血盛也。细而沉者，少气少血，或作多气也。

马莳说：显者多血，微者多气，多则可泻，而少则可补矣。

张介宾说：此结首节而言。因骨度以辨经络，乃可察其血气之盛衰也。

张志聪说：此总结骨之度数，定经脉之长短也。经脉之浮而坚，明而大者多血，细而沉者多气。此篇论骨气而结经脉之血气者，血脉资始于肾骨之精气，盛则经脉之血气亦盛矣。张开之曰：肾藏之精液，奉心神化赤而为血气者，精气也。故浮为阳而主血，沉为阴而主气。尚御公曰：肾藏精气而主骨。血者，神气也。此六篇论筋骨血脉，本于少阴之阴阳。

丹波元简说：《甲乙》气下有乃经之长短五字。此一节与骨度不相涉，疑是他篇错简。此众人骨之度，计其大概，伏人八尺二寸五分，仰人七尺五寸，侧人七尺一寸。

陈璧琉、郑卓人合编《灵枢经白话解》：以上各节，将人体的不同部位规定出不同的长度和阔度，这说明了我国远在两千多年以前，就已从事体表测量的工作。千百年来，经多方面的测量、考证、对照、比较的结果，《内经》所记载的分寸，与实际情况是基本符合的，有其真实性和可靠性。针灸疗法，就是将这种骨度分寸折量法，作为循经定穴和诊断治疗上的依据，获得了显著的成就。由于这种骨度法的特点是按照人体各个部位，折量成一定的标准分寸，不论人体长或短，胖或瘦，只要在相同的一定部位内，规定为相同的分寸，然后就根据这种定点折寸法，按照分寸折量取穴，所以使用很是方便。直到现在，仍始终为临床上普遍采用，但因为它是相对的假定寸数，为了更适合定穴的要求，一般针灸书籍也曾将个别部分做了一些修改，甚至对某些不十分切合取穴需要的分寸规定，省略不谈或采用其他的定点方法来丰富它的内容，使古法的骨度更有实用价值。兹将以上各节所记载的原文，对全身各部的骨度分寸，分类列表如下：

骨度分寸折量法

部　别	部 位 起 止 点	尺　度	度量法
头面部	发所复者颅至项(前发际至后发际)	一尺二寸	直寸
	耳后当完骨者(耳后两侧乳突之间)	九　寸	横寸
	头之大骨围(头盖周围)	二尺六寸	横寸
	发以下至颐	一　尺	直寸
	两颧之间	七　寸	横寸
	耳前当耳门者(耳前两侧外耳孔前缘之间)	一尺三寸	横寸
	角以下至柱骨	一　尺	直寸
颈项部	项发以下至脊骨(即项后发际至大椎)	二寸五分	直寸
	结喉以下至缺盆中	四　寸	直寸
胸腹部	缺盆以下至髑骬(胸骨上切迹至剑突)	九　寸	直寸
	髑骬以下至天枢(剑突至脐)	八　寸	直寸
	天枢以下至横骨	六寸五分	直寸
	横骨长	六寸五分	横寸
	两乳之间	九寸五分	横寸
	胸围	四尺五寸	横寸
背腰部	膂脊骨以下至尾骶	三　尺	直寸
	腰围	四尺二寸	横寸
侧胸腹部	腋以下至季胁	一尺二寸	直寸
	季胁以下至髀枢	六　寸	直寸
上肢部	肩至肘	一尺七寸	直寸
	行腋中不见者(柱骨至腋横纹头)	四　寸	直寸
	肘至腕	一尺二寸五分	直寸
	腕至中指本节	四　寸	直寸
	本节至其末	四寸五分	直寸

续

部　别	部　位　起　止　点	尺　度	度量法
下肢部	两髀之间	六寸五分	横寸
	横骨上廉以下至内辅骨之上廉	一尺八寸	直寸
	内辅骨之上廉以下至下廉	三寸五分	直寸
	内辅骨下廉至内踝	一尺三寸	直寸
	内踝以下至地	三　寸	直寸
	膝腘以下至跗属	一尺六寸	直寸
	跗属以下至地	三　寸	直寸
	髀枢以下至膝中	一尺九寸	直寸
	膝以下至外踝	一尺六寸	直寸
	外踝以下至京骨	三　寸	横寸
	京骨以下至地	一　寸	直寸
	足长（足跖侧长）	一尺二寸	长度
	足广（足跖侧宽）	四寸五分	横度

《骨度第十四》今译

黄帝问伯高说：《脉度篇》中谈到人体经脉的长短，是根据什么标准确定的呢？

伯高回答说：先测量出各骨节的大小、宽窄、长短，尔后用这些数据确定经脉的长度。

黄帝说：我愿意听你讲讲一般人的骨度，如以身高七尺五寸为准，全身骨节大小、长短是多少？

伯高说：头围长二尺六寸。胸部周围长四尺五寸。腰部周围长四尺二寸。

头发复盖头颅的部分，即从头颅的前发际到项部的后发际，长一尺二寸。从前发际到颐端，长一尺。正常成人面部上、中、下三部分长度相等。喉头隆起处到缺盆中天突穴处，长四寸。缺盆中向下到蔽心骨（鸠尾骨），长九寸，若超过九寸则表示肺大，不到九寸的则表示肺小。胸骨下端（鸠尾骨处）向下到天枢穴中间（脐中）长八寸，超过八寸则表示胃大，不到八寸则表示胃小。两天枢之间向下到横骨，长六寸半，超过六寸半的则表示大肠又宽又长，不到六寸半的则表示大肠又窄又短。横骨长六寸半。横骨上缘向下到内辅骨上缘（股骨内髁的上缘），长一尺八寸。内辅骨上缘至下缘（髌骨长度）为三寸半。内辅骨下缘向下到足内踝处，长一尺三寸。内踝向下到地，长三寸。膝部腘窝横纹头处向下到足背的上界，长一尺六寸。足背的上界至地，长三寸。所以骨围大骨节的尺度也会超过一般标准，骨围小时骨节的尺度也将达不到上述标准。

度量人体的侧面，额角向下到颈根柱骨处，长一尺。柱骨向下到腋窝中看不见的横纹处，长四寸。腋窝的横纹向下到季胁处，长一尺二寸。季胁（浮肋处）向下到髀枢（环跳穴处），长六寸。从髀枢向下到髌骨外侧中点腘窝横纹的端头，长一尺六寸。髌骨外侧中点向下到足处踝处，长一尺六寸。从足外踝处向下到京骨穴处，长三寸。京骨处向下到地，长一寸。

耳朵后面两高骨间距离为九寸。

耳前左右两耳门间宽度为一尺三寸。两颧骨之间的宽度为七寸。两乳之间的距离为九寸半。两髀之间的宽度（耻骨两头的距离）为六寸半。足底的长度（足中趾到足跟的长度）为一尺二寸。足底宽为四寸半。

肩端到肘横纹，长一尺七寸。肘横纹到腕部，长一尺二寸半。腕横纹到手中指末节根部长四寸。手中指根部到中指末端长四寸半。

度量人的背部，从项后发际向下到背骨（大椎穴处），长三寸半。

从背骨向下到尾骶骨末端共二十一节，长度为三尺。上七节每节长一寸四分一厘，其余不尽之数都在下面脊椎长度中平均计算。所以上面的七节脊椎骨，共长九寸八分七厘。

以上这些是一般人的骨度，可以据此确定经脉的长短尺度。同时可以观察人体的经脉，如果经脉表现浮露坚实或明显粗大的是多血之经，如果经脉表现细而沉的则是多气之经。

卷　　八

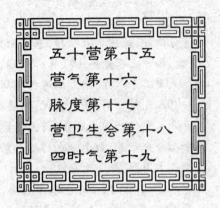

五十营第十五①

①五十营第十五:伯坚按:本篇和《甲乙经》《黄帝内经太素》《类经》三书的篇目对照,列表于下:

灵　枢	甲　乙　经	黄帝内经太素	类　经
五十营第十五	卷一——气息周身五十营四时日分漏刻第九	卷十二——营五十周篇	卷八——一万三千五百息五十营气脉之数(经络类二十六)

【释题】　马莳说:营者运也,脉之营行有五十度,故名篇。

【提要】　本篇用黄帝、岐伯问答的形式,讲气在人体内一昼夜之间,可以环绕全身行五十次。

黄帝曰:余愿闻五十营奈何?

岐伯答曰:天周二十八宿,宿三十六分①,人气行一周②千八分③。日行二十八宿,人经脉上下、左右、前后二十八脉,周身十六丈二尺④,以应二十八宿,漏水下百刻以分昼夜⑤。故人一呼脉再动,气行三寸,一吸脉亦再动,气行三寸,呼吸定息,气行六寸⑥。十息气行六尺,日行二分⑦。二百七十息,气行十六丈二尺,气行交通于中,一周于身,下水二刻,日行二十分⑧。五百四十息,气行再周于身,下水四刻,日行四十分⑨。二千七百息,气行十周于身,下水二十刻,日行五宿二十分⑩。一万三千五百息,气行五十营于身,水下百刻,日行二十八宿,漏水皆尽脉终矣⑪。所谓交通者并行一数也⑫,故五十营备得尽天地之寿矣⑬,凡行八百一十丈也⑭。

【本段提纲】　马莳说:此篇详言经脉之行,昼夜有五十度之数也。

【集解】

①天周二十八宿,宿三十六分:杨上善说:此据大率言耳,其实弱三十六分。

河北医学院《灵枢经校释》:"天周二十八宿",二十八宿,是古代天文学的星座名称,周天之星分四方,每方各有七宿,东方七宿是角、亢、氐、房、心、尾、箕,北方七宿是斗、牛、女、虚、危、室、壁,西方七宿是奎、娄、胃、昴、毕、嘴、参,南方七宿是井、鬼、柳、星、结、翼、轸,共合二十八宿。天周二十八宿,指天体运行环周于二十八宿之间。

②人气行一周:杨上善说:谓昼夜周。

③人气行一周千八分:杨上善说:其实千分耳,据三十六全数剩之,故剩八分也。宿各三十五分七分分之五,则千分也。知必然者,下云气行一周,日行二十分,气行再周,日行三十分,人昼夜五十周,故知一千分也。

马莳说:营者,运也。五十营者,谓五十度也。经脉之行于昼者,二十五度,行于夜者,二十五度,故曰五十营。伯言人身经脉之行,上合于天星之度,下合于漏水之下者也。天周二十八宿,即角、亢、氐、房、心、尾、箕,斗、牛、女、虚、危、室、壁、奎、娄、胃、昴、毕、嘴、参、井、鬼、柳、星、张、翼、轸也。按本经《卫气行篇》云:岁有十二月,月有十二辰,子午为经,卯酉为纬,天周二十八宿,而一面七星,四七二十八宿,房昴为纬,虚张为经,是故房至毕为阳,昴至心为阴,阳主昼,阴主夜者是也。每宿折为三十六分(积而推之,十宿得三百六十分,二十宿得七百二十分,八宿三八得二百四十分,六八得四十八分,共得一千八分),人之脉气,其昼夜一周,亦合此一千八分之数。

张介宾说:五十营者,即营气运行之数,昼夜凡五十度也。以周天二十八宿,宿三十六分,相因共得一千零八分。人之脉气昼夜运行一周,亦合此数。

张志聪说:此篇论宗气、营气循行于脉中,循脉度之十六丈二尺,应呼吸漏下而为五十荣也。周天二十八宿,而一面七星,子午为经,卯酉为纬,房毕为纬,虚张为经,房至毕为阳,昴至心为阴,阳主昼,阴主夜,每宿约三十六分,其乘一千零八分,人气昼夜五十荣,行二十八宿一周,计一千八分。

丹波元简说:天周二十八宿,《甲乙》作"周天",详见《卫气行篇》。

④日行二十八宿,人经脉上下、左右、前后二十八脉,周身十六丈二尺:杨上善说:日行二十分,人经脉一周,言八分者误也,以上下文会之可知也。

丹波元简说:日行二十八宿,《甲乙》无此六字。

⑤以应二十八宿,漏水下百刻以分昼夜:杨上善说:以二十八脉气之周身,上应二十八宿漏水之数,昼夜之分俱周遍。

马莳说:日之所行者,已周二十八宿,正以人之经脉,上下升降,凡左右前后,共二十八脉。盖十二经有十二脉,而左右相同,则为二十四脉,加以阳跷、阴跷、督脉、任脉共计二十八脉,其脉总计长短之数,凡手之三阴三阳,足之三阴三阳,两跷督任,周身共有一十六丈二尺,上应天之二十八宿,下漏水百刻,以分为昼夜,运行之度也。

张介宾说:二十八宿义见前章。人之经脉十二,左右相同,则为二十四脉,加以跷脉二,任督脉二,共为二十八脉,以应周天二十八宿,以分昼夜之百刻也。

张志聪说:日丽天而绕地一周,亦行二十八宿之度分,人之经脉,上下左右前后共计二十八脉,盖手之三阴三阳,足之三阴三阳,上下左右共计二十四脉,并左右之两跷脉,前之任脉,后之督脉,统共二十八脉,周身十六丈二尺,为五十营以应二十八宿,以终漏下百刻,以分昼夜。

丹波元简说:《日知录》云,"《周礼》絜壶氏注:'漏箭昼夜共百刻。'《礼记·乐记》'百度得数而有常。'注:'百度,百刻也。'《灵枢经》:'漏水下百刻,以分昼夜。'《说文》:'漏以铜受水刻箭昼夜百节。'《隋书·天文志》:'昔黄帝创观漏水,制分取则,以分昼夜,其后因以命官。《周礼》絜壶氏则其职也。'其法总以百刻分于昼夜。"

陈璧琉、郑卓人合编《灵枢经白话解》:"漏水下百刻",铜壶滴漏,是古代一种计算时间的器具。其构造的式样,历代虽有不同,但主要是用铜壶贮水,水滴下漏于受水壶,壶上有箭,标明时刻,作为计时器。古代的计时标准,都是以一百刻作为一昼一夜的时间(《说文》:"漏,以铜受水刻箭,昼夜百节")。它的计算方式,据《周礼》总义:每刻分为六十分,一百刻,共计六千分,将这数字平均分配于十二时辰,每一时辰各得五百分,以五百分按每刻的六十分去除,也就是每一时辰等于八刻二十分,在一天中计有九十六刻二百四十分,二百四十分等于四刻,合共一百刻。

⑥故人一呼脉再动,气行三寸,一吸脉亦再动,气行三寸,呼吸定息,气行六寸:杨上善说:一息之间,日行未一分,故不言日行之数也。

⑦十息气行六尺,日行二分:杨上善说:一息六寸,十息故六尺也。二分谓二十七分分之四分也。人气十息,行亦未一分也。十三息半,则一分矣。

马莳说:故人一呼脉再动,其脉气行三寸,一吸脉亦再动,其脉气行三寸,呼吸总为一息,则其脉气行六寸,积至十息,则其脉气行六尺。而天之日,其行为七厘五毫(按正文云二分,今细推之,其所谓二分者误也。假如日二分,则百息当行二十分,千息当行二百分,万息当行二千分,加三千五百息,又当行七百分,原数止得一千八分,今反多得一千六百九十二分,想此经向无明注,遂致误传未正,今考其数,当云日行七厘半,则一万三千五百息,正合日行一千八分之数。详见下文),由是而悉推之,则一百三十五息,脉行八丈一尺,水下一刻,日行十分六厘。

张介宾说:人之宗气积于胸中,以行呼吸而通经脉。凡一呼一吸是为一息,脉气行六寸。十息气行六尺。其日行之数,当以每日千八分之数为实,以一万三千五百息为法除之,则每十息日行止七厘四毫六丝六忽不尽。此云日行二分者,传久之误也。呼吸脉再动,详脉色类三,当互考。

丹波元简说:气行六尺日行二分,《甲乙》作脉,六尺下,楼补"二十七息,气行一丈六尺二寸"十二字。

钱熙祚说:按昼夜万三千五百息,日行千八分,则十息日行不满一分,此处必有脱误。然《甲乙经》及《素问·八正神明论》注引此文,并与今同,则误已久矣。

陈璧琉、郑卓人合编《灵枢经白话解》:"十息气行六尺,日行二分",此段文义不能衔接,若非误写,恐有脱简,似应补加"二十七息,气行一丈六尺"等句,即"十息,气行六尺,二十七息,气行一丈六尺二寸",始较完备。因根据五十周的循行,为日行一千零八分。一千零八用五十去除,则每一周次,为日行二十分一厘六毫,亦为气行十六丈二尺,所以气行一丈六尺二寸,为每一环周的十分之一，也就是适当日行二分零一毫六丝，由此可见，日行二分，是指气行一丈六尺二寸而言。

山东中医学院《针灸甲乙经校释》卷一气息周身五十营四时日分漏刻第九注："日行二分"。《类经》一万三千五百息五十营气脉之数注："其日行之数，当以每日千八分之数为实，以一万三千五百息为法除之，则每十息日行七厘四毫六丝六忽不尽。此云日行二分者传久之误也"。《灵枢》守山阁本注云："此处必有脱误，然《甲乙》《素问·八正神明论》注引此文，并与今同，则误已久矣"。《医学纲目》卷一阴阳云："日行二分之上，当有二十七息气行一丈六尺二寸十二字。"此处如按张介宾计算之十息为日行七厘四毫六丝六忽有奇，则二十七息即为日行二分有奇（当为二分一毫六丝），与下文之二百七十息，日行二十分有奇（当为二十分一厘六毫）相吻合，故《纲目》之说当从。

⑧二百七十息，气行十六丈二尺，气行交通于中，一周于身，下水二刻，日行二十分：杨上善说：十息六尺，故二百七十息，气行一百六十二尺。又日行二十分者，十息得二十七分之二十，百息得二百，二百息得四百，二百七十息得五百四十分，以二十七除之，则为二十分矣。

马莳说：二百七十息，脉行十六丈二尺，气行交通于中，而一周于身，其水下计二刻，日行二十分一厘二毫（按正文曰二十五分者，盖误泻一厘二毫为五分也。若据此数，则下文五百四十息，水下四刻，当云五十分，不应曰四十分。且据二十五分而推之，则一万三千五百息，水下百刻，当得一千二百五十分，比原数多得二百四十二分）。

张介宾说：凡一百三十五息，水下一刻之度也，人气当半周于身，脉行八丈一尺，故二百七十息，气行于身一周，水下当二刻，日行当得二十分一厘六毫为正。

张志聪说：二百七十息，气行十六丈二尺，交通于二十八脉之中，为一周于身，乃水下二刻，而日行二十分有奇矣。

顾观光说：下水二刻，《素问·八正神明论》注，"下水"二字倒，下并同。

钱熙祚说：原作二十五分，依《甲乙经》删，与《素问·八正神明论》注，引此文合，又日行分下，《甲乙经》并增"有奇"二字，视此文为备。

丹波元简说：《甲乙》"二十五分"作"二十分有奇"。楼以"五"字为衍。

⑨五百四十息，气行再周于身，下水四刻，日行四十分：杨上善说：倍一周身之数。

马莳说：正文缺二厘二毫。

张介宾说：气行二周，脉行三十二丈四尺，日行当得四十分三厘二毫为正。上文言二十五分者太多，本节言四十分者太少，此其所以有误也。

⑩二千七百息，气行十周于身，下水二十刻，日行五宿二十分：杨上善说：十倍一周，故日行二百分也。宿各三十六分，故当五宿二十分也。由此言之，故知五十周，以一千分为实也。

马莳说：二千七百息，其脉气十周于身，水下二十刻，日行五宿二十一分六厘（正文缺一分六厘）。

张介宾说：气行十周，脉行一百六十二丈，日行当得五宿二十一分六厘为正。

⑪一万三千五百息，气行五十营于身，水下百刻，日行二十八宿，漏水皆尽脉终矣：杨上善说：此人昼夜之息数，气行二十八脉之一，终与宿漏相毕。

马莳说：自此以下，当云五千四百息，气行二十周于身，水下四十刻，日行十一宿七分二厘，又当云八千一百息，气行三十周于身，水下六十刻，日行十六宿二十八分八厘，又当云一万八百息，气行四十周于身，水下八十刻，日行二十二宿一十四分四厘，积至一万三千五百息，气行五十营于身,下水百刻,日又行五宿二十一分六厘,则共行二十八宿,其漏水皆尽而脉气终矣。

张介宾说:此一昼夜百刻之总数,人气亦尽而复起矣。

⑫所谓交通者并行一数也:杨上善说:谓二手足脉气并行,而以一数之,即气行三寸者,两气各三寸也。而二气之行,相交于中,故曰交通。上有交通之文,故云所谓也。

马莳说:吾前所谓气行交通于中,一周于身者,并五十营而皆如始时一周之数也。

张介宾说:此释上文交通二字之义。并行一数,谓并二十八脉,通行一周之数也。

⑬故五十营备得尽天地之寿矣:杨上善说:寿,即终之义也。天地以二十八宿,水下百刻,为一终也。

马莳说:故五十营备者,必无病,而得以尽天地所赋之寿矣。否则如《根结篇》之所谓不应数者,名曰狂生也。

⑭凡行八百一十丈也:杨上善说:即二十八脉相续五十周之数也。

张介宾说:使五十营之数,常周备无失,则寿亦无穷,故得尽天地之寿矣。八百一十丈,脉气周行昼夜,五十营之总数也。

张志聪说:五百四十息,气行再周于身,乃水下四刻,日行四十分有奇矣。二千七百息,气行十周于身,乃水下二十刻,而日行五宿二十分,计二百分有奇矣。一万三千五百息,气行五十营于身,乃水下百刻,而日行二十八宿,计一千零八分也,漏水皆尽,而脉终于五十营矣。按《邪客篇》曰:宗气积于胸中,出于喉咙以贯心脉,而行呼吸焉。营气者,泌其津液,注之于脉,化而为血,以营四末,内注五藏六府,以应刻数焉。此宗气上贯于心主之脉,偕荣气荣行于脉中,以应呼吸漏下者也。《五味篇》曰:谷始入于胃,其精微者,出于胃之两焦,以溉五藏,别出两行,荣卫之道,其大气之抟而不行者,积于胸中,命曰气海,出于肺,循喉咙,故呼则出,吸则入。夫肺主气而主皮毛,人一呼则八万四千毛窍皆阖,一吸则八万四千毛窍皆开。此宗气之散于脉外之皮毛,而行吸呼者也。故所谓交通者,谓皮肤经脉之宗气,外内交通,而并行一百刻之数也。夫天主气,地主血脉,故五十荣而内外之气行周备,斯得尽天地之寿矣。凡经脉外内之宗荣,皆行八百一十丈也。

丹波元简说:皆尽脉终矣,《甲乙》注,王冰曰:"此略而言之也,细言之,则常以一千周加一分又十分分之六,乃奇分尽也。"凡行八百一十丈也。《甲乙》,凡上有"气"字,也下有"一日一夜五十营,以营五藏之精,不应数者,谓之狂生。所谓五十营者,五藏皆受气也"三十三字。注云,此段旧在经脉根结之末,今移在此。

《五十营第十五》今译

黄帝说:我想听你讲讲人体经脉之气一昼夜运行五十周的情况是怎样的?

岐伯回答说:天体环周分布有二十八星宿,星宿与星宿之间的距离为三十六分,因此天体环周共有一千零八分。人体经脉之气一昼夜运行五十周,合为一千零八分,与天体环周运行相同。在一昼夜中,太阳运行一周经历二十八星宿,人体的经脉分布在上下、左右、前后,共有二十八脉,脉气在全身运行一周共十六丈二尺,与天上二十八星宿相应,并可用铜壶滴漏的计时法,以漏水滴下一百刻度为标准,来划分昼夜,计算脉气运行一周所需的时间。人呼气一次,脉跳动二次,脉气移行三寸;人吸气一次,脉亦跳动二次,脉气移行三寸,一呼一吸叫作一息,则脉气移行六寸，十息则脉气移行六尺。以人呼吸二十七次而脉气移行一丈六尺二寸计算，相当于太阳移行二分有奇。二百七十息，每息六寸，则脉气移行十六丈二尺，此时脉气在人体内循行恰好一周，相当于一百刻铜壶滴漏流出二刻度的水，也相当于太阳移行二十分有奇。五百四十息，脉气在人体内循行二周，相当于一百刻铜壶滴漏流出四刻度的水，也相当于太阳移行四十分。二千七百息，脉气在人体内循行十周，相当于一百刻铜壶滴漏流出二十刻度的水，也相当于太阳移行五宿二十分。一万三千五百息，脉气在人体内循行五十周，相当于一百刻铜壶滴漏流出一百刻度的水，也相当于太阳运行了二十八宿，铜壶滴漏的水都流尽了，脉气的运行也走完了五十周。前面所说上下交流，内外贯通的意思，就是脉气在二十八条经脉运行一周的意思。人体的脉气如果能够经常保持一昼夜运行五十周，就说明经脉的生理循行情况正常，身体健康，可以活到天赋的年龄。脉气在人体运行五十周的总长度为八百一十丈。

营气第十六①

①营气第十六：伯坚按：本篇和《甲乙经》《黄帝内经太素》《类经》三书的篇目对照，列表于下：

灵　枢	甲　乙　经	黄帝内经太素	类　经
营气第十六	卷一——营气第十	卷十二——□□篇	卷八——营气运行之次（经络类二十四）

【释题】　马莳说：此篇论营气运行，故名篇。

【提要】　本篇讲述营气在人体内运行的路线，次序与《经脉篇》所说相同。上一篇《五十营》讲血液循行的速度，本篇讲血液循行的道路。

黄帝曰①：营气之道，内谷为宝②，谷入于胃，气传之肺③，流溢于中，布散于外④，精专者行于经隧⑤，常营无已，终而复始，是谓天地之纪⑥。故气从太阴出注手阳明⑦，上行注足阳明⑧，下行至跗上，注大趾间，与太阴合⑨。上行抵脾⑩，从脾注心中⑪，循手少阴出腋下臂，注小指之端⑫，合手太阳⑬，上行乘腋出顁内⑭，注目内眦，上巅下项，合足太阳⑮。循脊下尻，下行注小趾之端⑯，循足心，注足少阴⑰。上行注肾⑱，从肾注心，外散于胸中，循心主脉出腋下臂，出两筋之间，入掌中，出中指之端⑲，还注小指次指之端，合手少阳，上行注膻中，散于三焦⑳，从三焦注胆出胁，注足少阳。下行至跗上㉑，复从跗注大趾间，合足厥阴。上行至肝，从肝上注膈㉒，上循喉咙，入颃颡之窍，究于畜门㉓。其支别者，上额循巅下项中，循脊入骶，是督脉也㉔。络阴器，上过毛中，入脐中，上循腹里，入缺盆㉕，下注肺中，复出太阴。此营气之所行也，逆顺之常也㉖。

【本段提纲】　马莳说：此言营气之运行，一如宗气之所行也。宗气所行之次，尽见于《经脉篇》，此篇论营气所行与宗气无异，辞虽不同，而其次同也。

【集解】

①黄帝曰：萧延平说：《甲乙》无"黄帝曰"三字。

②营气之道，内谷为宝：张介宾说：营气之行，由于谷气之化，谷不入则营气衰，故云内谷为宝。

顾观光说：内谷为宝，《素问·平人气象论》《痹论》《刺志论》三注，"宝"并作"实"。

江有诰《先秦韵读》：营气之道，内谷为宝。（幽部）

③气传之肺：守山阁本原刻作"乃传之肺"。

钱熙祚说：《素问·平人气象论》《痹论》《刺志论》三注，引此文，并作气传与肺。《甲乙经》作气传之肺。

河北医学院《灵枢经校释》："气"原作"乃"，据《素问·平人气象论》王注引《灵枢》文《五藏别论》《痹论》《新校正》引文及《甲乙》卷一第十改。

④流溢于中，布散于外：杨上善说：谷入胃已，精浊下流，清精注肺，肺得其气，流溢五藏，布散六府也。

⑤精专者行于经隧：陆懋修说：经与径通。《广雅·释言》："经，径也。"隧，徐醉切，与"遂"通。《素问·调经论》："五藏之道，皆出于经隧。"注："隧，潜道也。"

江有诰《先秦韵读》：谷入于胃，乃传之肺（叶音"费"），流溢于中，布散于外（叶音"魏"），精专者行于经隧。（脂祭通韵）

⑥常营无已，终而复始，是谓天地之纪：杨上善说：精专，血气，常营无已，名曰营气也。

马莳说：宗气者，大气也。大气积于胸中，出喉咙，司呼吸，以行经隧，始于手太阴肺经，终于肝经，积至一万三千五百息，脉行八百一十丈，如前篇五十营之所论者是也。营气者，阴气也。由中焦之气，阳中有阴者，随中焦之气以降于下焦，而生此阴气。故气之清者为营，又谓之营气出于中焦者是也。然此营气者，必成于水谷所化精微之气，故曰：营气之道，内谷为宝。非谷气不能生此营气，非营气不能生血也。道者，脉气所由行之经隧也。正以谷入于胃，则精微之气即升之而为宗气者，由中焦传肺经之中府，以上云门，而行于太阴肺经，遂行手阳明大肠经，足阳明胃经，足太阴脾经，手少阴心经，手太阳小肠经，足太阳膀胱经，足少阴肾经，手厥阴心包络经，手少阳三焦经，足少阳胆经，足厥阴肝经。流溢于藏府之中，布散于经脉之外。此营气者，阴性精专，必随宗气以运行于经隧之中，始于手太阴肺经，终于足厥阴肝经，终而复始，是谓天地之纪，亘万古而不易者也。

张介宾说：谷入于胃，以传于肺，清者为营，营行脉中，故其精专者行于经隧，常营无已，终而复始，以周流于十二经也。天地之纪，义见前章。

⑦故气从太阴出注手阳明：张介宾说：此下言营气运行之次，即前十二经脉之序也。营气出于中焦，上行于肺，故于寅时始于手太阴肺经，出注中府、云门，下少商，以交于手阳明商阳也。

⑧上行注足阳明：钱熙祚说：《甲乙经》云气从太阴出，循臂内上廉，注手阳明，上行至面，注足阳明，视此文为备。

⑨下行至跗上，注大趾间，与太阴合：杨上善说：以下言营行十二经脉也。气，营气也。营气起于中焦，并胃口出上焦之后，注手太阴、手阳明乃之足阳明也。

马莳说：试以其脉气之行，一如宗气所行者言之。故气从太阴肺经，出注手阳明大肠经。上行注足阳明胃经，下行至跗……上注大趾间……与太阴合……

张介宾说：手阳明大肠经，循臂上行至鼻旁迎香穴，交于目下承泣穴，注足阳明胃经。下行至足跗，出次趾之厉兑。其支者，别跗上，入大趾出其端，以交于足太阴隐白也。

张志聪说：盖布散于皮肤之外者，应天气之运行于肤表，荣于经脉之内者，应地之十二经水也，故荣气从手太阴肺脉，出注于手大指之少商，其支者注于次指之端，以交于手阳明，上行于鼻，交额中，而注于足阳明胃脉，下行至跗上之冲阳，注足大趾间，与足太阴脾脉，合于隐白。

⑩脾：钱熙祚说：原刻误作"髀"，依《甲乙经》改。

⑪从脾注心中：马莳说：上行抵髀，即阴陵泉、血海、箕门等穴，俱在脾之内廉，属脾经穴，注心中心经。

张介宾说：足太阴脾经，自足上行抵髀，入腹属脾，上膈注于心中，以交于手少阴经也。

⑫之端：钱熙祚说：原刻脱此二字，依《甲乙经》补。

河北医学院《灵枢经校释》："之端"原脱，据《太素》卷十二首篇及《甲乙》卷一第十补。

⑬合手太阳：马莳说：循手少阴，出腋下臂，即极泉、青灵等处，皆属手少阴心经，注小指（少泽穴属心经）。合手太阳，即小指外侧，属小肠经。

张介宾说：心脉发自心中，循手少阴经出腋下极泉穴，下臂注小指内侧少冲穴，出外侧，以交于手太阳少泽也。

张志聪说：上行抵髀，从脾注心中，循手少阴之脉，出腋下之极泉，循臂注小指之少冲，合手太阳于小指外侧之少泽。

⑭上行乘腋出颐内：丹波元简说：出颐内，《甲乙》注，一作"项内"。马以"内"字接下句，恐非。

⑮注目内眦，上巅下项，合足太阳：马莳说：上行乘腋，臑俞等处，小肠经穴，出颐，目下为颐，颧髎等处小肠经穴。内注目内眦睛明，足太阳膀胱经穴。上巅，曲差、五处、通天、络却等处，足太阳膀胱经穴。下项，天柱、大杼等穴，亦膀胱经穴，合足太阳膀胱经。

张介宾说：手太阳小肠经，自小指上行，乘腋外，上出于颐内颧髎之次，注目内眦，以交于足太阳睛明穴。

⑯循脊下尻，下行注小趾之端：杨上善说：足太阴脉注心中，从心中循手少阴脉行也。合者，合手小指端也。上巅下项者，十二经中，手太阳脉支者，别颊上颐，抵鼻至目内眦。手太阳脉，起目内眦。此言上巅者，循手太阳气至目内眦，合足太阳之气，与之共行，上项下项，然后称合，理亦无违也。

⑰循足心，注足少阴：马莳说：循足心（斜趋足心之涌泉穴，属足少阴肾经），注足少阴（即肾经）。

⑱上行注肾：张介宾说：足太阳膀胱经，过巅下项，循脊下尻，注小趾端之至阴，循小趾入足心，以交于足少阴之涌泉，而上行注肾也。

⑲从肾注心，外散于胸中，循心主脉出腋下臂，出两筋之间，入掌中，出中指之端：张介宾说：足少阴肾经，从足心上行入肾，注于心，外散于胸中，以交于手心主。其脉出腋下之天池，下臂，出两筋之间，入掌中，出中指端之中冲也。

⑳还注小指次指之端，合手少阳，上行注膻中，散于三焦：张介宾说：手厥阴心主之支者，别掌中，还注无名指端，以交于手少阳之关冲，循臂上行注膻中，下膈，散于三焦也。

㉑下行至跗上：张介宾说：手少阳经自三焦注于胆，出胁肋间，以交于足少阳经，上者行于头，起于目锐眦瞳子髎穴，下者至足跗，出小趾次趾端之窍阴穴也。

㉒膈：钱熙祚说：原刻误作"肺"，若此处即已注肺，下文不当又云下注肺中，复出太阴矣。今依《甲乙经》改。

㉓上循喉咙,入颃颡之窍,究于畜门:钱熙祚说:按卷五《经脉篇》叙足厥阴之脉云:"属肝络胆,上贯膈,布胁肋,循喉咙之后,上入颃颡。"正与此文相合,益见上文"肺"为"膈"字之误无疑也。"畜门"二字无考,林亿以胃为贲门当之,不思循喉咙入颃颡,从此上行,则在头中矣,安有下及于胃之理。《素问·评热论》注云:"暴卒咳者,气冲突于畜门而出于鼻。"详其文义,亦不指胃也。张介宾以为喉鼻相通之窍得之。

㉔其支别者,上额循巅下项中,循脊入骶,是督脉也:张介宾说:足少阳胆经,支者别跗上,注大趾间,以交于足厥阴之大敦穴,乃上行至肝,上肺,上循喉咙之上,入颃颡之窍。究,深也。畜门,即喉屋上通鼻之窍门也。如《评热病论》启玄子有云:"气冲突于畜门而出于鼻。"即此谓也。其支别者,自颃颡上出额,循巅以交于督脉,循脊下行入尾骶也。

㉕络阴器,上过毛中,入脐中,上循腹里,入缺盆:丹波元简说:据上文之例,此下当有"是任脉也"四字,然《骨空论》任督互称,以其为一源也,故不别著任脉耶。

顾观光说:以上文例之,此下当云"是任脉也"。

㉖此营气之所行也,逆顺之常也:杨上善说:问曰:肝脉足厥阴,上贯膈,布胁肋,循喉咙之后,上入颃颡,连目系,上出额,与督脉会于颠。此言足厥阴脉循喉咙究于畜门,循颠入骶等是督脉者,未知督脉与足厥阴脉同异何如?答曰:足厥阴脉从肝上注肺,上循喉咙,上至于颠,与督脉会。督脉自从畜门上额至颠,下项入骶,与厥阴不同。此言别者,上额循颠之言,乃是营气行足厥阴至畜门,别于厥阴之脉,循督脉上额至颠,下项入骶,络阴器,上循腹里,入缺盆,复别于督脉,注于肺中,复出手太阴之脉,此是营气循列度数常行之道,与足厥阴及督脉各异也。颃颡,当会厌上双孔。畜门,鼻孔也。逆顺者,在手循阴而出,循阳而入,在足循阴而入,循阳而出,此为营气行逆顺常也。

马莳说:络前之阴器,上过毛中,入脐中(任脉经自会阴至神阙),上循腹里,至缺盆(自水分至天突),皆任脉也。下注肺中,复出于手太阴肺经。此营气之所行,或逆数,或顺数,皆合常脉,其运行之次,无相失也。

张介宾说:督脉自尾骶前络阴器,即名任脉,上过阴毛中,入脐上腹,入缺盆,下肺中,复出于手太阴经。前《经脉篇》未及督任,而此始全备,是十四经营气之序。

张志聪说:此篇论荣血,荣行于经隧之中,始于手太阴肺,终于足厥阴肝,常荣无已,终而复始。营血者,中焦受气取汁,化而为血,以奉生身,莫贵于此,故独行于经隧,名曰荣气。盖谓血之气为荣气也。流液于中,布散于外者,谓中焦所生之津液,有流溢于中而为精,奉心神化赤而为血,从冲脉任脉布散于皮肤肌肉之外,充肤热肉生毫毛。其精之专赤者,行于经隧之中,常荣无已,终而复始,是谓天地之纪。盖布散于皮肤之外者,应天气之运行于肤表。荣于经脉之内者,应地之十二经水也。故荣气从手太阴肺脉,出注于手大指之少商,其支者注于次指之端,以交于手阳明,上行于鼻,交额中,而注于足阳明胃脉,下行至足跗上之冲阳,注足大趾间,与足太阴脾脉合于隐白,上行抵髀,从髀注心中,循手少阴之脉,出腋下之极泉,循臂,注小指之少冲,合手太阳于小指外侧之少泽,上行乘腋,出颐内,注目内眦,而交于足太阳之睛明穴上巅下项,循脊下尻,下行注足小趾之至阴,循足心之涌泉,注足少阴之经,上行注肾,从肾注心,散于胸中,而交于心主包络,循心主之脉,出腋下臂,出两筋之间,入掌中,出中指端之中冲,还注小指次指端之关冲,而合于手少阳之脉,上行注膻中,散于三焦,从三焦注胆出胁,注足少阳之脉,下行至跗上,复从跗注大趾间之大敦,合足厥阴之脉,上行至肝,从肝复上注于肺,上循喉咙,入颃颡之窍,究于畜门。颃颡,鼻之内窍。畜门,鼻之外窍。究,终也。其支别者,从肝脉上额,循巅，而与督脉会于巅顶，复下项中，循脊入骶，是督脉也。督脉之行于前者，络阴器，上过毛中，入脐中，上循腹里，入缺盆，下注肺中，复出循于太阴之脉，此荣气之所行，外内逆顺之常也。逆顺者，谓经脉内外之血气交相逆顺而行也。夫荣卫者，精气也，乃中焦水谷之精，生此荣卫二气。清气行于脉中，浊气行于脉外，此荣气与宗气偕行于二十八脉之中，以应呼吸漏下者也。中焦之汁，化赤而为血，以奉生身，命曰荣气，此独行于经隧之血而名荣气，荣于十二经脉之中，始于手太阴肺，终于足厥阴肝，此与荣卫之荣气，循度应漏之不同也。是以本篇论荣气之行，外荣于十二经脉，内荣于五藏六府，其支者行于督脉，复注于肺中，而任脉及两跷不与焉。其荣气宗气行于脉中，以应呼吸漏下，内行于二十四脉，并任督两跷共二十八脉，以应二十八宿者也。

尚御公曰："荣气宗气行于脉中者，应呼吸漏下，昼夜而为五十荣也。荣卫相将，偕行于皮肤肌腠之间者，日行阳二十五度，夜行阴二十五度，外内出入者也。本篇之荣气，荣于脉中，始于手太阴肺，终于足厥阴肝，昼夜止环转一周，是谓天地之纪。盖天道运行于地之外，昼夜止环转一周而过一度者也。"再按《平脉篇》曰："荣卫不能相将，三焦无所仰。夫荣行脉中，卫行脉外，乃各走其道，外内逆顺而行者也。相将而行者，乃脉外之荣与卫气偕行于肌腠之间，故曰三焦无所仰。盖腠者肌肉之纹理，乃三焦通会之处，三焦之气，仰藉荣卫而游行也。"金西铭问曰："荣血之不荣于任脉两跷者何也？"曰："任脉起于胞中，阳跷乃足太阳之别脉，阴跷乃足少阴之别脉，胞中为血海，膀胱乃津液之府，肾主藏精，皆有流溢于中之精血贯通，故荣血不荣焉。"又问曰："荣气之不行于冲脉、带脉，阳维阴维者何也？"曰："冲任二脉，虽并起于胞中，任脉统任一身之阴，与督脉交通，阴阳环转者也。冲脉上循背里，为经络之海，其浮而外者，循腹上行，至胸中而散，充肤，热肉，生毫毛，盖主行胞中之血，充溢于经脉皮肤之外内，不与经脉循度环转。"越人曰："阳维、阴维者，维络于身，溢畜不能环流灌溉诸经者也。故阳维起于诸阳之会，阴维起于诸阴之交。带脉者，有如束带，围绕于腰，统束诸脉，此皆不与经脉贯通，故不循度环转。"莫云从问曰："藏府之气，本于五运六气之所生，荣气之行，始于手太阴肺，终于足厥阴肝，与五行逆顺之理，不相符合，请详示之"。曰："血脉生于后天之水谷，始于先天之阴阳，肺属天而主脉，其脉环循胃口，是以胃府所生之精血，先从肺脉，而行腹，走手，而手走头，头走足，而足走腹，藏府相传，外内相贯，此后天之道也。以先天论之，肾主天一之水，心包络主地二之火，肝主天三之木，肺主地四之金，脾主天五之土，是以肾传之包络，包络传之肝，肝传之肺，肺传之脾，脾复传于少阴、少阳之土，君火主之，君火出于先天之水中，后天之太阳也，故复从手少阴心而传于足少阴肾。肾主先天之水，肺主后天之气，督脉环绕于前后上下，应天运之包乎地外，血脉之生始出入，咸从天气以流行，故人之所以合于天道也。"

丹波元简说：逆顺之常也，志云："逆顺者，谓经脉内外之血气交相逆顺而行也。"马云："或逆数，或顺数，皆合常脉，其运行之次，无相失也。"张云："前《经脉篇》未及任督，而此始全备，是十四经营气之序。"

山东中医学院《甲乙经校释》卷一《营气第十》按语：本篇指出"营气之道，内谷为宝"。这是说营气是水谷的精微化生，胃必须能受纳水谷，营气才能正常的营运于周身。营气运行于周身，始于手太阴而终于足厥阴。其运行径路，基本上和十二经脉的循行次序是相同的。它的循行次序是：从手太阴肺开始，顺次流注手阳明、足阳明、足太阴、手少阴、手太阳、足太阳、足少阴、手厥阴、手少阳、足少阳、足厥阴，又复上行至肝，注肺，深入畜门；它的支别，注入督脉、任脉后，复注手太阴肺，然后又从肺开始循行。这样的周而复始，循环流注，日夜共循行五十周次，濡养五脏六腑四肢百骸。

河北医学院《灵枢经校释》：本篇阐述了营气由水谷精气化生而成，其流注路径与十二经顺序一致。不同点在于，十二经的循行，始于肺，渐次传注肝，由肝复入于肺，如此循行不息。营气循行是由肝别出，向上行经额、巅，下项入督脉，再绕阴器而交任脉，由任脉流注于肺，再开始新的循环，这是营气在十四经循行的次序。

附：营气流注次序表

```
          ┌─────────────────────→ 手太阴肺经 ───→ 手阳明大肠经 ┐
          │      ┌────────────── 足太阴脾经 ←─── 足阳明胃经 ┘
     任脉  │      │      ┌──────── 手少阴心经 ───→ 手太阳小肠经 ┐
          │      │      │      ┌─ 足少阴肾经 ←─── 足太阳膀胱经 ┘
     督脉  │      │      │      │  手厥阴心包经 ───→ 手少阳三焦经 ┐
          └──────┴──────┴──────┴─ 足厥阴肝经 ←─── 足少阳胆经 ┘
```

《营气第十六》今译

黄帝说：营气的运行，主要依靠进食五谷才能得到支持，五谷首先入胃，通过变化生成精微之气，水谷精微之气上注到肺，再又流溢于中，营养脏腑，布散于外，灌溉四肢百骸，其精华部分运行于经脉之中，不停息地在全身营运，终而复始地循环，这与天地的运转万古不变一样。营气的运行，从手太阴肺经开始，灌注手阳明大肠经，上行到面部，注入足阳明胃经，再循经下行到足背，流注于大趾附近，而与足太阴脾经相合。再沿足太阴脾经从足上行，抵达脾脏，从脾脏出发又流注心中，沿手少阴心经，走出腋下，向下沿臂内侧后缘注入小指末端与手太阳小肠经相合，再向上行，通过腋部，向上出于眼眶下部，流注眼的内角，然后经过头顶而下至项部，与足太阳膀胱经相合。接着沿脊柱向下到尾骶部，继续下行，流注足小趾末端，再入足心流注足少阴肾经。而后沿足少阴肾经，从足部上行注于肾，经过肾脏而注入心脏，向外散布于胸中，然后沿手厥阴心主经走出腋下，再下到臂部，走在两筋中间，进入手掌中，直出中指末端，再回转注入无名指的末端，而与手少阳三焦经相合，再沿手臂上行，注入膻中穴，向下到横膈，而散布于三焦，再由三焦而灌注入胆，从胁肋间走出，注入足少阳胆经，向下行到足背，再从足背注入足大趾间，与足厥阴肝经相合，接着循肝经上行到肝脏，再由肝脏上注入肺，而后向上流注横膈，经过喉咙，进入后鼻孔，而终止于喉鼻相通处。从肝别出而行的部分，上至额，到达头顶，再下入项部，沿脊柱而入骶部，这是沿督脉循行的道路，继续前行，又联络前阴，上过阴毛部位，进入脐部，向上沿腹里，进入缺盆，这是循任脉而行，然后注入肺中，再从手太阴肺经发出，开始新的一周循行。以上所述，是营气运行的路径；或自上而下，或自下而上，或出阴入阳，或出阳入阴，相互顺逆而行的正常规律。

脉　度　第　十　七①

①脉度第十七：伯坚按：本篇和《甲乙经》《黄帝内经太素》《类经》三书的篇目对照，列表于下：

灵 枢	甲 乙 经	黄帝内经太素	类 经
脉度第十七	卷一——五藏六府官第四 卷二——奇经八脉第二 卷二——脉度第三	卷六——藏府气液篇 卷十一——阴阳跷脉篇 卷十三——脉度篇	卷七——经络之辨、刺诊之法(经络类六·二) 卷八——五藏之气、上通七窍阴阳不和,乃成 　　　　关格(经络类二十二) 卷九——跷脉分男女(经络类二十八) 卷八——脉度(经络类十七)

【释题】 马莳说:此言脉有度数,故名篇。

【提要】 本篇用黄帝和岐伯问答的形式,首先讲十二经脉、跷脉、督脉、任脉的长度;其次讲经、络、孙三个名辞的定义;再次讲七窍和五藏的关系;最后讲阴跷脉在人体内的路线。

黄帝曰:愿闻脉度①。

岐伯答曰:手之六阳,从手至头长五尺②,五六三丈③。手之六阴,从手至胸中,三尺五寸,三六一丈八尺,五六三尺④,合二丈一尺。足之六阳,从足上至头八尺,六八四丈八尺⑤。足之六阴,从足至胸中六尺五寸,六六三丈六尺,五六三尺合三丈九尺⑥。跷脉从足至目七尺五寸,二七一丈四尺,二五一尺,合一丈五尺⑦。督脉、任脉各四尺五寸,二四八尺,二五一尺,合九尺⑧。凡都合一十六丈二尺,此气之大经隧也⑨。

【本段提纲】 马莳说:此言脉有度数也。夫手止有三阳,而今曰六阳者,以左右手各有三阳,故谓之六阳(下文称手之六阴,及足之六阳六阴,皆仿此)。虽经指为三阴三阳者以一手言也。

【集解】

①愿闻脉度:杨上善说:先言骨度及肠胃度大小长短于前,次当依□以论诸脉长短,故须问之也。

②手之六阳,从手至头长五尺:杨上善说:手阳明大肠脉也,手太阳小肠脉,手少阳三焦脉也。三脉分在两手,故有六脉,余仿此。各依营行次第,手之三阴,足之三阳,皆从内起向于手足。手之三阳,足之三阴,皆从外起向于头□。此数手足之脉长短,故皆从手足向内数之,与手□□□脉十二经流注入身数亦同也。

③手之六阳,从手至头长五尺,五六三丈:杨上善说:计手六阳,从指端至目,循骨度直行,得有五尺,不取循绕并下入缺盆属肠胃者,循骨度为数,去其复回行者及与支别,故有三丈也。

马莳说:从手至头者,太阳自小指少泽至头之听宫。阳明自手次指商阳至头之迎香。少阳自手四指之关冲至头之禾髎也。各长五尺,则五六共有三丈也。

丹波元简说:五六三丈,"六下"《甲乙》有"合"字,下文"五六三丈,六八四丈八,六六三丈六尺"并同。

④手之六阴,从手至胸中,三尺五寸,三六一丈八尺,五六三尺:杨上善说:手太阴肺脉也,手少阴心脉也,手心主心包络脉也。手之三阴皆亦直循骨度,从手至胸三尺五寸,不取下入属藏络府之者,少阴从心系上系目系及支别者亦不取。

马莳说:手之六阴,太阴自手大指之少商,至胸中之中府,少阴自手小指之少冲,至胸中之极泉,厥阴自手中指之中冲,至胸中之天池,各长三尺五寸,三六计一丈八尺,五六得三尺,共有二丈一尺也。

⑤足之六阳，从足上至头八尺，六八四丈八尺：杨上善说：足阳明胃脉也，足太阳膀胱脉也，足少阳胆脉也。计人骨度，从地至顶七尺五寸，所谓八尺者何？以其足六阳脉，从足趾端当至踝五寸，故有八尺也，亦不取府藏及支别矣。

马莳说：足之六阳，太阳自足小趾至阴至头睛明，阳明自足次趾厉兑至头头维，少阳自足四趾窍阴至头瞳子髎，各长八尺，六八计四丈八尺也。

张介宾说：足太阳起小趾至阴至头之睛明，足阳明起次趾厉兑至头之头维，足少阳起四趾窍阴至头之瞳子髎。各长八尺，六八共长四丈八尺。

⑥足之六阴，从足至胸中六尺五寸，六六三丈六尺，五六三尺合三丈九尺：马莳说：足之六阴，太阴自足大趾隐白至胸中大包，少阴自足心涌泉至胸中俞府，厥阴自足大趾大敦至胸中期门，各长六尺五寸。六六计三丈六尺，五六得三尺，共有三丈九尺也。

⑦跷脉从足至目七尺五寸，二七一丈四尺，二五一尺，合一丈五尺：马莳说：跷脉，从足至目，长七尺五寸，二七计一丈四尺，二五得一尺，共有一丈五尺也（按跷脉有阳跷、阴跷。阳跷，自足申脉行于目。阴跷，自足照海行于目，然阳跷左右相同，阴跷亦左右相同，则跷脉宜乎有四，今云二七一丈四尺，二五一尺，则止于二脉者何也？观本篇末云："跷脉有阴阳，何脉当其数？"岐伯答曰"男子数其阳，女子数其阴。"则知男子之所数者，左右阳跷，女子之所数者，左右阴跷也）。

张介宾说：跷脉者，足少阴、太阳之别，从足至目内眦，各长七尺五寸，左右共长一丈五尺。

陈璧琉、郑卓人合编《灵枢经白话解》：跷脉有阴跷、阳跷的区别，其循行都是自足至目，本节所指出的各长七尺五寸，左右共长一丈五尺，如包括阴跷、阳跷，则左右应共有四脉，这里究竟是指阴跷或阳跷而言，虽未说明，但在本篇末段，却另有补充："男子数其阳，女子数其阴，当数者为经，其不当数者为络也"。由此就不难理解，本节所称的跷脉，男子以阳跷为经，以阴跷为络，女子以阴跷为经，阳跷为络，也就是只计算了经的长度而没有计算络的长度。实际上是包括阴跷、阳跷而言的。

⑧督脉、任脉各四尺五寸，二四八尺，二五一尺，合九尺：马莳说：督脉在后，任脉在前，各长四尺五寸，二四得八尺，二五得一尺，共有九尺也。由上十二经及跷脉、督、任，大都共有一十六丈二尺，此乃脉气之大经隧也。

⑨凡都合一十六丈二尺，此气之大经隧也：张介宾说：督行于背，任行于腹，各长四尺五寸，共长九尺。右连前共二十八脉，通长一十六丈二尺，此周身经隧之总数也。按人身经脉之行，始于水下一刻，昼夜五十周于身，总计每日气候凡百刻，则二刻当行一周。故《卫行篇》曰，日行一舍，人气行一周与十分身之八。《五十营篇》曰，二百七十息，气行十六丈二尺，一周于身。此经脉之常度也。后世子午流注针灸等书，因水下一刻之纪，遂以寅时定为肺经，以十二时挨配十二经，而为之歌曰：肺寅大卯胃辰宫，脾巳心午小未中，膀申肾酉心包戌，亥三子胆丑肝通。继后张世贤、熊宗立复为分时注译，遂致历代相传，用为模范。殊不知纪漏者，以寅初一刻为始，而经脉运行之度，起于肺经，亦以寅初一刻为纪，故首言水下一刻，而一刻之中，气脉凡半周于身矣，焉得有大肠属卯时，胃属辰时等次也？且如手三阴脉长三尺五寸，足三阳脉长八尺，手少阴、厥阴左右俱止十八穴，足太阳左右凡一百二十六穴，此其长短多寡大相悬绝，安得以十二经均配十二时？其失经旨也远矣，观者须知辨察。

张志聪说：《五十营》章论气之流行，此章论脉之度数，故曰气之大经隧，谓营气宗气所容行之大隧，故维脉不与焉。手足六阳、六阴者，经脉分循于两手两足，三阳三阴分而为六也。跷脉亦分循左右而上，故合一丈五尺。夫背为阳，腹为阴，督脉主阳，起于目内眦，上额交巅，入络脑，还出别下项，挟脊，抵腰中，下循膂，络肾。任脉主阴，起于中极之下，以上毛际，循腹里，上关元，至咽喉，上颐，循面，入目。任脉从会阴之分而上行至目，督脉从目绕头而下，至脊之十四椎，故各长四尺五寸，盖气行于任督二脉，阴阳通贯而行也。尚御公曰："督脉围绕于周身之前后上下，止言四尺五寸，与任脉相等者。二十八脉皆分阴阳而行，故跷脉之阴阳，男子数其阳，女子数其阴。"

丹波元简说：潘氏《医灯续焰》云："据越人《二十三难》云：'脉数总长十六丈二尺，任督二跷在内，其始从中焦注于手太阴，终于足厥阴，厥阴复还注手太阴，所谓如环无端者，不知二跷任督从何处接入，岂附行于足少阴、太阳耶？'附则不能在循环注接之内，当俟知者。"

经脉为里，支而横者为络，络之别者为孙络①。盛而血者疾诛之，盛者泻之，虚者饮药以补之②。

【本段提纲】　马莳说：此承上文而言经络孙络之义及有用针用药之法也。

【集解】

①络之别者为孙络：守山阁本原刻作"络之别者为孙"。

钱熙祚说：《素问·三部九候论》王注引此文，"孙"下有"络"字，《甲乙经》同。

河北医学院《灵枢经校释》："络"原脱，据《素问·调经论》王注引《针经》文及《素问·三部九候论》王注引《灵枢》文补，与《太素》卷十三脉度、《甲乙》卷二第三合。

②盛而血者疾诛之，盛者泻之，虚者饮药以补之：马莳说：经脉为里者，如手太阴肺经，自中府至少商，乃直行之经在于里。里者，即上文之所谓经隧也。其支而横者，即如肺经有列缺穴，横行手阳明大肠经者为络也。其络之别者为孙，犹有子而又生孙，较之正络为尤盛也。但曰络曰孙，而血脉盛者急责之。急责之者，正以邪气盛者当泻之也。若正气虚者，则止饮药以补之耳。

张介宾说：经脉直行深伏，故为里而难见。络脉横支而浅，故在表而易见。络之别者，为孙。孙者，言其小也。愈小愈多矣。凡人遍体细脉，即皆肤腠之孙络也。络脉有血而盛者，不去之则壅而为患，故当疾诛之。诛，除也。然必盛者而后可泻，虚则不宜用针。故《邪气藏府病形篇》曰："阴阳形气俱不足，勿取以针，而调以甘药。"即虚者饮药以补之之谓。

张志聪说：此承上文而言脉度之十六丈二尺。止以经脉为数。支而横者，络脉孙络也。夫经脉内荣于藏府，外络于形身，浮而见于皮部者，皆络脉也。盛而血者，邪盛于外，血流于络脉，故当疾诛之。盛者，邪客于外，故当泻之。虚者，本虚于内，故当饮药以补之。盖言血气本于藏府之所生也。

丹波元简说：《甲乙》"孙"下有"络孙络之"四字，"而"下有"有"字。

五藏常内阅于上七窍也①，故肺气通于鼻，肺和则鼻能知臭香矣②。心气通于舌，心和则舌能知五味矣③。肝气通于目，肝和则目能辨五色矣④。脾气通于口，脾和则口能知五谷矣⑤，肾气通于耳，肾和则耳能闻五音矣⑥。五藏不和，则七窍不通。六府不和，则留为痈⑦。故邪在府则阳脉不和，阳脉不和则气留之，气留之则阳气盛矣⑧。邪在藏则阴脉不利⑨，阴脉不利则血留之，血留之则阴气盛矣，阴气太盛，则阳气不能荣也，故曰关⑩，阳气太盛，则阴气弗能荣也，故曰格。阴阳俱盛，不得相荣，故曰关格⑪，关格者不得尽期而死也⑫。

【本段提纲】　马莳说：此言五藏上通于七窍，遂即藏府不和者，以决其脉之至于关格而死也。

【集解】

①五藏常内阅于上七窍也:杨上善说:阅,余说反,简也。其和气上于七窍,能知臭味色谷音等五物,各有五别也。

钱熙祚说:"阅"字费解,《三十七难》作"关"。

顾观光说:"五藏常内阅于上七窍也"。"阅"字似费解,然十一卷《师传篇》云:五藏之气阅于面者,余已知之矣。十二卷《五阅五使篇》云:五官者,五藏之阅也。则"阅"字不误,不得引《难经》以绳之。

河北医学院《灵枢经校释》:"阅",经历之意,此处指五脏虽藏于胸腹之内,而其气却可通达于显露在外的七窍。

②故肺气通于鼻,肺和则鼻能知臭香矣:杨上善说:肺脉手太阴正脉及络皆不至于鼻,而别之入于手阳明脉中,上挟鼻孔,故得肺气通于鼻也。又气有不循经者,积于胸中,上肺循喉咙而成呼吸,故通于鼻也。鼻为肺窍,故肺气和者,则鼻得和气,故鼻知臭香。《素问》言有五臭,经无五香。香,脾之臭也。

③心气通于舌,心和则舌能知五味矣:杨上善说:舌虽非窍,手少阴别脉循经入心中,上系舌本,故得心气通舌也。

④肝气通于目,肝和则目能辨五色矣:杨上善说:肝脉足厥阴上颃颡也,连目系,故得通于目系。

⑤脾气通于口,脾和则口能知五谷矣:杨上善说:脾足太阴脉上膈挟咽,连舌本,散舌下,故得气通口也。谷有五味,舌已知之,五谷之别,口知之也,故食麦之者,不言菽也。

⑥肾气通于耳,肾和则耳能闻五音矣:杨上善说:手足少阳、手足太阳及足阳明络皆入耳中。手少阳、足少阳、手太阳,此三正经皆入于耳中。足太阳脉在耳上角,又入脑中,即亦络入于耳。足阳明耳前上行,亦可络入耳中。手阳明络别入耳中。计正经及络手足六阳皆入耳中。经说五络入耳中,疑足太阳络不至于耳也。

马莳说:七窍者,阳窍也。阳窍在于面部(目二,鼻二,耳二,口舌一。若阴窍二,则前阴后阴,乃在下部者也,总名曰九窍)。五藏虽在内,而上通于七窍,故鼻为肺之窍,必肺和而后鼻能知香臭也。舌为心之窍,必心和而后舌能知五味也。目为肝之窍,必肝和而后目能辨五色也。口为脾之窍,必脾和而后口能知五谷也(口知五谷,即舌知五味,故分之虽有二,而此共为一窍)。肾气通于耳,必肾和而后能闻五音也。

张介宾说:阅,历也。五藏位次于内而气达于外,故阅于上之七窍。如下文者,人身共有九窍,在上者七,耳目口鼻也。在下者二,前阴后阴也。《阴阳应象大论》曰:肺在窍为鼻,心在窍为舌,肝在窍为目,脾在窍为口,肾在窍为耳,故其气各有所通,亦各有所用,然必五藏气和而后各称其职。否则藏有所病,则窍有所应矣。

⑦五藏不和,则七窍不通。六府不和,则留为痈:杨上善说:五藏主藏精神,其脉手足六阴,络于六府,属于五藏。六府主贮水谷,其脉手足六阳,络于五藏,属于六府。七窍者,精神户牖也。故六阴受邪入藏,则五藏不和,五藏不和,则七窍不通利也。六阳受邪入府,则六府不和,六府不和,则阳气留处为痈疽。

张介宾说:五藏属阴主里,故其不和,则七窍为之不利。六府属阳主表,故其不利,则肌腠留为痈疡。

⑧邪在府则阳脉不和,阳脉不和则气留之,气留之则阳气盛矣:杨上善说:故外邪循脉入

府,则府内不调,流于阳脉,阳脉涩而不利,阳气留停,不和于阴,故阳独盛也。

⑨邪在藏则阴脉不利:钱熙祚说:此八字原作"阳气太盛则阴不利",依《三十七难》及《甲乙经》改,故此与上文"邪在府则阳脉不和"为对文也。

⑩阴脉不利则血留之,血留之则阴气盛矣,阴气太盛,则阳气不能荣也,故曰关:杨上善说:阴气和阳,故阴气和利也。阳气盛不和于阴,则阴气涩也。阴气涩而停留,则阴气独而盛也。阴脉别走和阳,故阳得通也。阴既独盛不和于阳,则阳气不能营阴,故阴脉关闭也。

⑪阳气太盛,则阴气弗能荣也,故曰格。阴阳俱盛,不得相荣,故曰关格:杨上善说:阳气独盛,不和于阴,则阴脉不能营阳,以阳拒格,故名格。

⑫关格者不得尽期而死也:杨上善说:阴阳脉有关格,即以其时与之短期,不可极乎天寿者也。

马莳说:若五藏不和,则五藏主里,不能通此七窍矣。彼六府不和,则六府主表,当留结为痛。故邪在六府,则阳经之脉不和,而气留于表者阳气太盛,阳气太盛,则阴经不能相和,而阴脉不利。阴脉不利,则血在内者,亦已留滞,而阴气太盛。夫此阴经之气太盛,则足手六阴俱病,而气口之脉,一盛、二盛、三盛、四盛,其病正在厥阴、少阴、太阴也,致使六阳经之脉气,不能运而入于内矣,其名曰关。关者,关六阳在外,而使之不得入于内也。阳经之气太盛,则手足六阳经俱病,而人迎之脉,一盛、二盛、三盛、四盛,其病正在少阳、太阳、阳明也,致使六阴经之脉气,不能运而出外矣,其名曰格。格者,拒六阴在内,而使之不得出于外也。阴脉、阳脉俱盛,不得相营,其名曰关格。关格者,不得尽其寿期而死(《难经·三十七难》,误以六阴脉盛为格,六阳脉盛为关,致后世不曰脉体,而指曰膈证,尤误之误也)。

张介宾说:阴阳之气,贵乎和平。邪气居之,不在于阴,必在于阳。故邪气在府,则气留之而阳胜,阳胜则阴病矣。阳病则血留之而阴胜,阴胜则阳病矣。故阴气太盛,则阳气不荣而为关。阳气太盛,则阴气不荣而为格。阴阳俱盛,不得相荣,则阴自阴,阳自阳,不相浃洽而为关格,故不得尽天年之期而死矣。本经荣营通用。不能荣,谓阴阳乖乱不能营行,彼此格拒不相通也。人迎盛者为格阳,寸口盛者为关阴,义详脉色类二十二。

张志聪说:夫手足之六阳,内通于六府,六阴内通于五藏。十二经脉之血气,由藏府之所生,故虚者饮药以补之,是藏府之气,荣于脉内者也。此复论藏府之气,通于脉外之皮肤七窍,以应天地之纪。阅,历也。五藏常内阅于七窍,是以五藏不和,则七窍不通矣。在内者六府为阳,在外者皮肤为阳。本经曰:阳气有余,荣气不行,乃发为痛,是以六府不和,则血气留滞于皮腠而为痛,此病从内而外也。故邪在府者,谓邪在于表阳,则阳脉不和,谓左之人迎不和也。阳脉不和则气留之,气留之则阳气盛矣。阳气太甚,则阴脉不利,谓右之气口不利也。阴脉不利则血留之,血留之则阴气甚矣。阴气太甚,则阳气不能荣也,故曰关,谓关阴于内,阳气不得以和之。阳气太甚,则阴气弗能荣也,故曰格,谓格阳于外,阴气不得以和之。如是则阴阳俱盛,不得相荣,故曰关格,关格者,不得尽期而死也。此病因于外也。夫五藏六府,应天地之五运六气,有升降出入之神机,上节论出入于脉中,此论运行于脉外。玉师曰:"不得尽期者,不得尽天地之寿,此注当合五十荣注参看。"

丹波元简说:故曰关,《三十七难》"关"作"格"。《六节藏象》亦以阴盛为关。故曰格。《三十七难》"格"作"关"。《六节藏象》亦以阳盛为格。《终始》《禁服》并同。汪云:"按'关格'二字,字面虽殊,而意义则一。"《难经》虽颠倒,疑无伤也。如《素问·脉要精微论》阴阳不相应,病名曰关格,是明以关格属之病矣。又仲景《平脉篇》下微本大者,则为关格不通,不得尿,又曰趺阳脉伏而涩,伏则吐逆,水谷不化,涩则食不得入,名曰关格。是仲景亦以关格为病证,而二字之义,《内经》与仲景均未尝细分也。又《难经》第三难曰:关之前者,阳之动也,遂上鱼为溢,为外关内格,此阴乘之脉也。关以后者,阴之动也,遂入尺为覆,为内关外格,此阳乘之脉也,是亦以溢覆言脉,而以关格言病也,今马氏既誉《难经》,复以仲景、东垣、丹溪为非是,而指关格为脉体不亦并背《内经》乎? 又曰关为阳不得入,格为阴不得出,是两脉共为一病矣,于义亦难分也。

俞正燮说:《灵枢·脉度篇》邪在府则阳脉不和,故曰关格。按关格以寸口人迎合诊知之,后脉书不知人迎,乃别造关格之义。

黄帝曰:跷脉安起安止? 何气荣也[①]?

岐伯答曰:跷脉者,少阴之别,起于然骨之后[②],上内踝之上,直上循阴股入阴,上循胸里入缺盆,上出人迎之前入頄,属目内眦,合于太阳、阳跷而上行[③],气并相还则为濡目,气不荣则目不合[④]。

【本段提纲】 马莳说:此言阴跷之起止也。帝问跷脉起止者,阴跷阳跷,而伯止以阴跷答之,未及于阳跷也。

【集解】

①何气荣也:钱熙祚说:原刻"也"误作"水",依《甲乙经》改。

河北医学院《灵枢经校释》:"荣水",《太素》卷十阴阳跷脉作"营此",《甲乙》卷二第二"水"作"也"。《纲目》卷一作"何荣"。《灵枢·识简》按:"荣水不成义"。似可从《甲乙》。

②跷脉者,少阴之别,起于然骨之后:张介宾说:少阴之别,足少阴肾经之别络也。然骨之后,照海也,足少阴穴,即阴跷之所生。按本篇止言阴跷之起而未及阳跷,惟《缪刺论》曰:"邪客于足阳跷之脉,刺外踝之下半寸所"。盖阳跷为太阳之别,故《二十八难》曰:"阳跷脉者,起于跟中,循外踝上行,入风池。阴跷脉者亦起于跟中,循内踝,上行至咽喉,交贯冲脉。"故阴跷为足少阴之别,起于照海,阳跷为足太阳之别,起于申脉,庶得其详也。

丹波元简说:跷脉者少阴之别,楼氏云:"跷脉始终独言阴跷,而不及阳跷者有脱简。"

河北医学院《灵枢经校释》:"跷脉"。《素问·刺腰痛》王注引作"阴跷"。楼英曰:"跷脉始终,独言阴跷,而不及阳跷者,有脱简也。"《太素》卷十阴阳跷脉杨注:"阳跷从风池脑空至口边,会地仓承泣,与阴跷于目锐眦相交已。"似可补经文之缺。

③上内踝之上,直上循阴股入阴,上循胸里入缺盆,上出人迎之前入頄,属目内眦,合于太阳、阳跷而上行:杨上善说:入阴者,阴跷脉入阴器也,此是足少阴之别,名为阴跷,入缺盆上行。阳跷从风池、脑空,至口边会地仓、承泣,与阴跷于目锐眦相交已,别出入鼻,至目内眦,阴跷与太阳、阳跷三脉合而上行之也。

马莳说:阴跷脉者,乃足少阴肾经之别脉也,起于然骨之下照海穴,出内踝上,又直上之,循阴股以入于阴,上循胸里,入于缺盆,上出人迎之前,入于目下之頄,属于目内眦睛明穴,合于足太阳膀胱经之阳跷而上行。

张介宾说:跷脉自内踝直上阴股,入阴循胸里者,皆并足少阴而上行也。然足少阴之直者,循喉咙,而挟舌本。此则入缺盆,上出人迎之前,入頄,属目内眦,以合于足太阳之阳跷,是跷脉有阴阳之异也。

④气并相还则为濡目,气不荣则目不合:杨上善说:阴阳二气,相并相还。阴盛故目中泪出濡湿也。若二气不相营者,是则不和,阳盛故目不合也。

马莳说:惟此阴阳二跷之气相并而周旋之,则能润泽于目,否则目气不营,而目不能合矣。

张介宾说:阴跷阳跷之气,并行回还,而润濡于目。若跷气不营,则目不能合。故《寒热病篇》曰:"阴跷、阳跷,阴阳相交,阳入阴,阴出阳,交于目锐眦,阳气盛则瞋目,阴气盛则瞑目。此所以目之瞑与不瞑,皆跷脉为之主也。"

张志聪说:此节论流溢之精气,从跷脉而布散于脉外,脉外之血气,从跷脉而通贯于脉中。气并相还,内外交通者也。肾为水藏,受藏水谷之精。水者,流溢于肾藏之精水也。何气荣水者,谓阴跷之脉,乃足少阴之别,直上,循阴股,入于肾阴。脉内之荣气宗气,荣运肾藏之水,上循胸里,交于手少阴之心神而化赤,上注于目内眦,合于太阳、阳跷而上行。阴跷、阳跷之气相并,经脉内外之气,交相往还,则为濡目。如气不荣,则目不合,谓流溢于脉外之气,不荣于目也。再按本经《大惑篇》曰:病有不得卧者,卫气不得入于阴,常留于阳,留于阳则阳气满,阳气满则阳跷盛。不得入于阴,则阴气虚,故不瞑矣。病有不得视者,卫气留于阴,不得行于阳,留于阴,则阴气盛,阴气盛则阴跷满,不得入于阳,则阳气虚,故目闭也。此脉外之卫气,复内通于跷脉,外内之血气,相并而往还也。尚御公曰:脉外之阴气虚,则目不瞑,气不荣则目不合者,脉外之阴气不荣于目也。此节始论跷脉之起止,而复曰气不荣则目不合,谓脉内之阴气,流溢于脉外者也。夫脉度者,乃荣气、宗气行于脉中,以应呼吸漏下,若夫荣血之流行,始于手太阴肺,终于足厥阴肝,其支者,止环转督脉一周,而跷脉不与焉。盖跷脉主荣运肾藏之精水于脉中,而为血者也。举足行高曰跷,盖取其从下行上之义。

黄帝曰:气独行五藏,不荣六府,何也①?

岐伯答曰:气之不得无行也,如水之流,如日月之行不休,故阴脉荣其藏,阳脉荣其府,如环之无端,莫知其纪,终而复始②,其流溢之气,内溉五藏,外濡腠理。

【本段提纲】　马莳说:此言藏府之气,流行而不息也。

【集解】

①气独行五藏,不荣六府,何也:杨上善说:帝问阴藏,少阴别者阴跷脉所营,谓阳气不营六府,故致斯问也。

张介宾说:帝以跷脉为少阴之别,因疑其气独行五藏,不荣六府也,故有此问。

②气之不得无行也,如水之流,如日月之行不休,故阴脉荣其藏,阳脉荣其府,如环之无端,莫知其纪,终而复始:杨上善说:阴阳二气,相注如环,故不得毋行也。水之东流,回环天地,故行不休也。日月起于星纪,终而复始,故行不止也。三阴之脉,营藏注阳,三阳之脉,营府注阴,阴阳相注如环,比水之流,日月之行,终而复始,莫知其纪也。

马莳说:阴脉者,即足手六阴经之脉也,所以运之于五藏也。阳脉者,即足手六阳经之脉也,所以运之于六府也。阴出之阳,如肺经行于大肠也。阳入之阴,如胃行于脾也。如环无端,流行不已,内溉于藏府,外濡于腠理,岂曰独行于五藏,而不营于六府者哉?

张介宾说:如水之流,如日月之行,皆言不得无行也。阴荣其藏,指阴跷也。阳荣其府,指阳跷也。言无分藏府,跷脉皆所必至也。流者,流于内。溢者,溢于外。故曰流溢之气,内溉藏府,外濡腠理,谓其不独在藏也。按此跷脉之义,阴出阳则交于足太阳,阳入阴则交于足少阴。阳盛则目张,阴盛则目瞑,似皆随卫气为言者,故阴脉荣其藏,阳脉荣其府也。

张志聪说:此承上文,复申明经脉外内之气,荣于脉中,濡于脉外也。按卫气之行,日行于阳二十五周,夜行于阴二十五周,周于五藏,其始入于阴,常从足少阴入于肾,肾注于心,心注于肺,肺注于肝,肝注于脾,脾复注于肾为一周。脉外之血气相将,妇随夫转,是止荣于五藏,而不荣于六府。上文论脉外之血气,则为濡目,故帝有此问。伯言气之不得无行于六府也。荣于脉中者如水之流,运于脉外者如日月之行,随天道之运行无息,故阴脉荣其藏,阳脉荣其府,如环之无端,莫知其纪,终而复始,其流溢之气,内溉五藏,外濡腠理。腠理者,皮肤肌肉之纹理,五藏募原之肉理也。玉师曰:荣气之行,肾传于心包络,包络传之肝,肝传之肺,肺传之脾,脾传之心,水火木金土,先天之五行也。卫气之行,肾注于心,心注于肺,肺注于肝,肝注于脾,脾复注于肾,交相胜制,后天之五行也。故曰:此逆顺之常也。盖脉内之气顺行,脉外之气逆行,有顺有逆,斯成天地之纪。

黄帝曰:跷脉有阴阳,何脉当其数?

岐伯答曰:男子数其阳,女子数其阴,当数者为经,其不当数者为络也[①]。

【本段提纲】　马莳说:此承首节而言男子数其阳跷,女子数其阴跷,故谓之跷脉而有二也。然男子以阳跷为经,阴跷为络,女子以阴跷为经,阳跷为络,其有经络之分者如此。

【集解】

①男子数其阳,女子数其阴,当数者为经,其不当数者为络也:杨上善说:男子以阳跷为经,以阴跷为络。女子以阴跷为经,以阳跷为络也。

张介宾说:跷脉阴阳之数,男女各有所属。男属阳,当数其阳。女属阴,当数其阴。故男子以阳跷为经,阴跷为络。女子以阴跷为经,阳跷为络也。

丹波元简说:楼氏云:"当数,为当脉度一十六丈二尺之数也。"

陈璧琉、郑卓人合编《灵枢经白话解》:"当其数:数是指全身脉长十六丈二尺的总数,因其中仅指出跷脉长七尺五寸。左右合共一丈五尺,如包括阴跷、阳跷在内,则左右共有四条,就和脉长的总数不相符合,所以阴跷、阳跷的长度虽是一样,但计算在总数之内的,男子是指的阳跷,女子是指的阴跷,称为当数。当数的,称为经,否则称为络,络是没有计算在经脉长度的总数之内的。"

附:二十八脉长度表

经　别	测 量 间 距	合　计
手太阳小肠经	自手至头五尺	左右二脉共一丈
手少阳三焦经	自手至头五尺	左右二脉共一丈
手阳明大肠经	自手至头五尺	左右二脉共一丈
手太阴肺经	自手至胸三尺五寸	左右二脉共七尺
手少阴心经	自手至胸三尺五寸	左右二脉共七尺
手厥阴心包络经	自手至胸三尺五寸	左右二脉共七尺
足太阳膀胱经	自足至头八尺	左右二脉共一丈六尺
足少阳胆经	自足至头八尺	左右二脉共一丈六尺
足阳明胃经	自足至头八尺	左右二脉共一丈六尺
足太阴脾经	自足至胸六尺五寸	左右二脉共一丈三尺
足少阴肾经	自足至胸六尺五寸	左右二脉共一丈三尺
足厥阴肝经	自足至胸六尺五寸	左右二脉共一丈三尺
跷脉	自足至目七尺五寸	左右二脉共一丈五尺
督脉	四尺五寸	四尺五寸
任脉	四尺五寸	四尺五寸
二十八脉		共十六丈二尺

《脉度第十七》今译

黄帝说:我希望听你讲讲脉的长度。

岐伯回答说:手太阳、手少阳、手阳明,左右手共有六条手阳经,从手到头部每条长五尺,五尺乘六共长三丈。手太阴、手少阴、手厥阴,左右手共有六条阴经,从手到胸中,每条长三尺五寸,三尺乘六是一丈八尺,五寸乘六是三尺,合起来为二丈一尺。足太阳、足少阳、足阳明,左右足共有六条阳经,从足至头每条长八尺,六乘八尺共长四丈八尺。足太阴、足少阴、足厥阴、左右足共有六条阴经,从足到胸中,每条长六尺五寸,六尺乘六是三丈六尺,五寸乘六是三尺,合起来为三丈九尺。跷脉有阴跷、阳跷之分,男的计阳跷脉长度,女的计阴跷脉长度,从足至目,长七尺五寸,二左右跷脉乘七尺是一丈四尺,二乘五寸是一尺,合起来为一丈五尺。督脉、任脉每条长四尺五寸,二乘四尺是八尺,二乘五寸是一尺,合起来为九尺。以上二十八脉的总长度是一十六丈三尺。这是营气运行的大隧道。

经脉潜伏循行人体的深处,从经脉分出的支脉横行的是络脉,络脉别出的分支是孙络。孙络盛满而有瘀血的,应立即用刺络放血法去除瘀血,邪气盛的用泻法,正气虚的应服药进行培补。

五脏的精气,常由体内通(过不同的脉道而到)达于头上的七窍。肺气与鼻相通,肺脏的功能正常,则鼻能辨别香臭;心气与舌相通,心脏的功能正常,则舌能辨别五味;肝气与眼相通,肝脏的功能正常,则眼能辨别五色;脾气与口相通,脾脏的功能正常,则口能辨别五谷;肾气与耳相通,肾脏的功能正常,则耳能辨别五音。若五脏的功能失常,脏气不能通达七窍,七窍失聪;六腑的功能失常,邪气积留,气血瘀结成痈。所以邪在六腑,属阳的经脉失和;阳脉失和,则气行留滞,气行留滞则使阳气偏盛。如果阳气偏盛则影响属阴的经脉不能和调通利,阴脉失和,则血行留滞,血留滞则使阴气偏盛。若阴气太盛,影响阳气不能营运入内与阴气相交,这叫作关。若阳气过于旺盛,则阴病,阴气亦不能营运外出与阳气相交,这叫作格。若阴气与阳气俱盛,表里相隔,则阴阳之气不能营运相交,这叫关格。关格时,由于阴阳格拒,病人就活不到正常的年岁而死亡。

黄帝说:跷脉从何处开始,终止于什么地方? 是哪一经的经气使其像流水一样运行呢?

岐伯回答说:跷脉,阳跷脉是足太阳经脉的别脉,起始于足跟,沿足外踝上行到风府穴,经过脑空穴到口边的地仓穴与承泣穴,与阴跷脉相会于眼外眦。阴跷脉是足少阴经脉的别脉,起始于然骨后的照海穴,沿足内踝向上,直上沿股部内侧进入前阴,而后沿腹部上入胸内,进入缺盆,上行从人迎穴前面走出,进入颧部,联属于眼内眦,与足太阳膀胱经及阳跷脉会合而上行。阴跷脉与阳跷脉的脉气并行回还,濡润于目。若脉气不能回还运行,濡润于目,则目不能闭合。

黄帝说:阴跷脉气,单独在五脏运行,而不营运于六腑,这是为什么呢?

岐伯回答说:脉气流行不会停息,像水的流动、像日月的运转,永不休止。阴脉营运五脏精气,阳脉营运六腑精气,如圆环一样没有起止头,周而复始,无从知道运行的起点,无法计算其流转的次数。跷脉之气,流于内灌溉五脏六腑,溢于外则濡润皮肤。

黄帝说:跷脉有阴、阳的分别,在计算经脉的长度时,应当度量哪种经脉呢?

岐伯回答说:男的以阳跷脉为经,阴跷脉为络,男的应计算阳跷脉的长度。女的以阴跷脉为经,阳跷脉为络,女的应计算阴跷脉的长度。经络的长度只是计算经脉的,而络脉是不计算在内的。

营卫生会第十八①

①营卫生会第十八:伯坚按:本篇和《甲乙经》《黄帝内经太素》《类经》三书的篇目对照,列表于下:

灵　枢	甲　乙　经	黄帝内经太素	类　经
营卫生会第十八	卷一——营卫三焦第十一	卷十二——□□篇	卷八——营卫三焦(经络类二十三·一) 卷八——营卫三焦(经络类二十三·二) 卷十六——热食汗出(疾病类五十四)

【释题】　马莳说:论营卫所由生会,故名篇。

【提要】　本篇用黄帝、岐伯问答的形式,首先讲营气和卫气的总来源,是由饮食营养而来的;其次讲营气和卫气的定义;再次讲营气和卫气的会合,最后讲营气卫气从何道而来。末了讲三焦所出的地方。

　　黄帝问于岐伯曰:人焉受气,阴阳焉会,何气为营,何气为卫,营安从生,卫于焉会,老壮不同气,阴阳异位,愿闻其会①。

　　岐伯答曰:人受气于谷,谷入于胃,以传与肺,五藏六府皆以受气②,其清者为营,浊③者为卫,营在脉中,卫在脉外,营周不休,五十而复大会。阴阳相贯,如环无端④。卫气行于阴二十五度,行于阳二十五度,分为昼夜,故气至阳而起,至阴而止⑤,故曰日中而阳陇,为重阳,夜半而阴陇,为重阴。故太阴主内,太阳主外,各行二十五度,分为昼夜。夜半为阴陇,夜半后而为阴衰,平旦阴尽,而阳受气矣。日中而阳陇,日西而阳衰,日入阳尽,而阴受气矣。夜半而大会,万民皆卧,命曰合阴,平旦阴尽,而阳受气,如是无已,与天地同纪⑥。

【本段提纲】　马莳说:此详言营卫之生会,与天地之行同其度也。

【集解】

　　①人焉受气,阴阳焉会,何气为营,何气为卫,营安从生,卫于焉会,老壮不同气,阴阳异位,愿闻其会:马莳说:帝问人身之气,必有所由受,阴升阳降,必有所由会,曰营曰卫,各以何气成之? 又生于何所? 而会于何所? 且老壮之气不同,男女之位必异,果何自而知其所会?

　　张介宾说:焉,何也。会,合也。五十已上为老。二十已上为壮。此帝问人身之气,受必有由,会必有处,阴阳何所分,营卫何所辨,而欲得其详也。

　　②人受气于谷,谷入于胃,以传与肺,五藏六府皆以受气:马莳说:伯言人身之气,受之于谷气者也。始焉谷入于胃,而后能生精微之气,此气出于中焦,以传于肺,而肺传之五藏六府,则五藏六府皆得受此精微之气矣。

　　张介宾说:人之生由乎气,气者所受于天,与谷气并而充身者也。故谷食入胃,化而为气,是为谷气,亦曰胃气。此气出自中焦,传化于脾,上归于肺,积于胸中气海之间,乃为宗气。宗气之行,以息往来,通达三焦,而五藏六府皆以受气。是以胃为水谷血气之海,而人所受气者,亦唯谷而已。故谷不入,半日则气衰,一日则气少矣。

③浊:史嵩说:一本作"淖",滑利也。

④人受气于谷,谷入于胃,以传与肺,五藏六府皆以受气,其清者为营,浊者为卫,营在脉中,卫在脉外,营周不休,五十而复大会。阴阳相贯,如环无端:马蒔说:其大气积于胸中者,为上焦,所谓宗气流于海者是也。脐上四寸曰中脘穴,为中焦;脐下一寸曰阴交穴,为下焦。此三焦者,上焦降于中焦,而中焦降之下焦,下焦升于中焦,而中焦升之上焦,犹天道下济,地道上行之象也。上焦为阳,中焦则上半为阳,下半为阴,下焦则为阴。然中焦之下半为阴者,由上焦之气,降于中焦,而中焦之气,随上焦之气,以降于下焦,而生此营气。营气者,阴气也。故曰清者为营,言由上中二焦之清气,降而生之者也。下焦之为阴者,阴极阳生,升于中焦,随中焦之上半为阳者,以升于上焦,而生此卫气。卫气者,阳气也。始时阳气甚微,而至此则阳气甚盛,故曰阳受气于上焦(见《素问·调经论》)。然此卫气者,乃下焦之浊气,升而生之,故曰浊者为卫。宗气积于胸中,出喉咙以司呼吸,而行于十二经隧之中。营则阴性精专,随宗气以行于经隧之中,所以营之行者,在于经脉之中也。卫则阳性慓悍滑利,不能入于经脉之隧,故不随宗气而行,而自行于各经皮肤分肉之间,所以卫之行者,在于经脉之外也。营气之随宗气而行者,一呼脉行三寸,一吸脉行三寸,呼吸定息,则脉行六寸,而一刻之中,计一百三十五息,脉行八丈一尺,二刻之中,计二百七十息,脉行十六丈二尺,为一周身,积至一昼一夜为百刻,则一万三千五百息,脉行八百一十丈矣。是行于昼者二十五度,行于夜者二十五度,始于手太阴肺经,终于足厥阴肝经,至五十度而复大会于肺经也。阴经行尽而阳经继之,阳经行尽,而阴经继之,阴阳相贯,如环之无端也。是营气之行如此。

张介宾说:谷气出于胃,而气有清浊之分,清者水谷之精气也,浊者水谷之悍气也,诸家以上下焦言清浊者皆非。清者属阴,其性精专,故化生血脉而周行于经隧之中,是为营气。浊者属阳,其性慓疾滑利,故不循经络而直达肌表,充实于皮毛分肉之间,是为卫气。然卫气、营气无非资藉于宗气,故宗气盛则营卫和,宗气衰则营卫弱矣。营,营运于中也。卫,护卫于外也。脉者非气非血,其犹气血之橐籥也。营属阴而主里,卫属阳而主表,故营在脉中,卫在脉外。《卫气篇》曰:其浮气之不循经者为卫气,其精气之行于经者为营气,正此之谓。营气之行,周流不休,凡一昼一夜,五十周于身,而复为大会。其十二经脉之次,则一阴一阳,一表一里,迭行相贯,终而复始,故曰如环无端也。

⑤卫气行于阴二十五度,行于阳二十五度,分为昼夜,故气至阳而起,至阴而止:张介宾说:"气至阳而起,至阴而止",谓昼与夜息,即下文"万民皆卧"之义。

陈璧琉、郑卓人合编《灵枢经白话解》:"气至阳而起,至阴而止",这是指卫气运行起点和终点的概况。卫气于一昼夜之间在全身运行五十周,白天行于阳,夜晚行于阴,环流不休。从每天的平旦到日落这一段时间,阳气出于目,目张气上行,卫气从头上起始,即所谓"气至阳而起"的意思。从此以次运行于足太阳膀胱经、手太阳小肠经、足少阳胆经、手少阳三焦经、足阳明胃经、手阳明大肠经,行于阳经者二十五周,然后至足部前入阴分;在合夜至鸡鸣的一段时间内,阴气合于脉,卫气依次运行于手足阴经的肾、心、肺、肝,而终止于脾经,由脾复至肾,循环不息,即所谓"至阴而止"的意思(详见本经卫气行篇)。

⑥故曰日中而阳陇,为重阳,夜半而阴陇,为重阴。故太阴主内,太阳主外,各行二十五度,

分为昼夜。夜半为阴陇,夜半后而为阴衰,平旦阴尽,而阳受气矣。日中而阳陇,日西而阳衰,日入阳尽,而阴受气矣。夜半而大会,万民皆卧,命曰合阴,平旦阴尽,而阳受气,如是无已,与天地同纪:马蒔说:卫气于平旦之时,遂出于目之睛明穴,以行于足太阳膀胱经,遂行于手太阳小肠经,又行于足少阳胆经、手少阳三焦经、足阳明胃经、手阳明大肠经,行于阳经者二十五度。至日西而阳尽,则行于足少阴肾经、手少阴心经、手太阴肺经、足厥阴肝经、足太阴脾经,行于阴经者亦二十五度。故卫气自足太阳膀胱经而起,至足太阴脾经而止者如此。故平旦者,天之阳也,至日中则为阳之阳,乃阳气之隆盛也,谓之曰重阳。夜者,阴也。至夜半则为阴之阴,乃阴气之隆盛也,谓之曰重阴。故营气随宗气以行于经隧之中,始于手太阴,而复大会于手太阴,此太阴之所以主内也。卫气不随宗气而行,而自行于各经皮肤分肉之间,始于足太阳,而复会于足太阳,此太阳之所以主外也。营气、卫气,各行于昼二十五度,各行于夜二十五度,分为昼夜,各为五十度也。且所谓夜半而阴隆为重阴者,宁无阳以继之? 须知夜半后而为阴衰,则至平旦之时,阴气已尽,而阳复受气矣。所谓日中而阳隆为重阳者,宁无阴以继之? 须知日已西而为阳衰,则日入为阳已尽,而阴复受气矣。此乃天地运行之纪,万古不磨者也。故至于夜半之时,阴气已尽,阳气方生,阴阳大会,万民正于此而皆卧,命曰合阴。合阴者,皆静而卧,真阴胜之候也。然至于平旦,则阴气已尽,阳复受气。营卫之行,如是无已,真与天地同其运行之纪也。

张介宾说:卫气之行,夜则行阴分二十五度,昼则行阳分二十五度,凡一昼一夜,亦五十周于身。此分昼夜之阴阳,以明营卫之行也。陇,盛也。《生气通天论》作"隆"。昼为阳,日中为阳中之阳,故曰重阳。夜为阴,夜半为阴中之阴,故曰重阴。太阴,手太阴也。太阳,足太阳也。内,言营气。外,言卫气。营气始于手太阴,而复会于太阴,故太阴主内。卫气始于足太阳,而复会于太阳,故太阳主外。营气周流十二经,昼夜各二十五度。卫气昼则行阳,夜则行阴,亦各二十五度。营卫各为五十度以分昼夜也。夜半后为阴衰,阳生于子也。日西而阳衰,阴生于午也。如《金匮真言论》曰:平旦至日中,天之阳,阳中之阳也。日中至黄昏,天之阳,阳中之阴也。合夜至鸡鸣,天之阴,阴中之阴也。鸡鸣至平旦,天之阴,阴中之阳也,故人亦应之。即此节之义。大会,言营卫阴阳之会也。营卫之行,表里异度,故尝不相值,惟于夜半子时,阴气已极,阳气将生,营气在阴,卫气亦在阴,故万民皆暝而卧,命曰合阴。合阴者,营卫皆归于藏,而会于天一之中也。平旦阴尽而阳受气,故民皆张目而起。此阴阳消息之道,常如是无已而与天地同其纪。所谓天地之纪者,如天地日月各有所会之纪也。天以二十八宿为纪,地以十二辰次为纪,日月以行之迟速为纪。故天与地一岁一会,如玄枵加于子宫是也。天与日亦以一岁一会,如冬至日缠星纪是也。日与月则一月一会,如晦朔之同宫是也。人之营卫,以昼夜为纪,故一日凡行五十周而复为大会焉。

张志聪说:此章论营卫之生始会合,因以名篇。首节论营卫之所生,而各走其道,下节论荣卫之会合,相将而行,外内出入,此阴阳离合之道也。谷入于胃,以传于肺,五藏六府皆以受气者,此荣血之荣于五藏六府十二经脉也。其清者为荣,浊者为卫,乃别出两行荣卫之道,荣在脉中,卫在脉外,荣周不休,昼夜五十荣而复大会于手太阴。阴阳相贯,如环无端,此荣气之行于脉中,循度环转,以应呼吸漏下者也。卫气夜行于阴二十五度,日行于阳二十五度,分为昼夜,故气至阳,则卧起而目张,至阴则休止而目暝。日中阳气陇,而卫气正行于阳,故为重阳。夜半阴气陇,而卫正行于阴,故为重阴。太阴主地,太阳主天,卫气日行于太阳之肤表,而夜行于五藏之募原,乃太阴所主之地中也。外内各行二十五度,分为昼夜,此卫气之所行也。夜半为阴陇,夜半后为阴衰,平旦阴尽,而阳受气矣。日中而阳陇,日西而阳衰,日入阳尽,而阴受气矣。

夜半而阴阳大会,天下万民皆卧,命曰合阴,此天气夜行于阴,而与阴气会合,天道昼夜之阴阳也。平旦卫气行阴,阴尽而衰,阳复受此卫气,如是昼夜出入之无已,与天地阴阳之同纪也。

陆懋修说:陇与隆通,《素问·生气通天论》:日中而阳气隆。注:隆,犹盛也,高也。

山东中医学院《针灸甲乙经校释》上册卷一营卫三焦第十一:卫气和营气都是由水谷的精微所化,其中清者为营,浊者为卫。二者的关系虽较密切,但又有一定的区别,以其循行的情况说,营行于脉中,是按十二经脉的顺序运行,依次往返,昼夜共五十周次。卫气行于脉外,白天行于阳二十五周次,夜间行于阴也是二十五周次。就其作用而言,营有营运于中的意义,卫有卫护于外的意义。在整个运行中,二者时时保持着密切的联系,并有几次较大的会合,即所谓"大会"。文中曾提到"夜半而大会"和"大会于手太阴"。"大会于手太阴",历来注家均认为是平旦,夜半大会又称"合阴"。另外《营卫运行考》以为夜半、日中皆有大会。但究竟大会几次,尚难肯定,仅提出以作研究参考。

黄帝曰:老人之不夜瞑者^①,何气使然,少壮之人不昼瞑者,何气使然。

岐伯答曰:壮者之气血盛,其肌肉滑,气道通,营卫之行,不失其常,故昼精而夜瞑,老者之气血衰,其肌肉枯,气道涩,五藏之气相搏,其营气衰少,而卫气内伐,故昼不精,夜不瞑^②。

【本段提纲】　马蒔说:上节言老壮不同气,故此复以老人之夜不瞑,少壮之昼不瞑问之。

【集解】

①老人之不夜瞑者:张介宾说:此帝因上文言夜则万民皆卧,故特举老人之不夜瞑者,以求其详也。

②壮者之气血盛,其肌肉滑,气道通,营卫之行,不失其常,故昼精而夜瞑,老者之气血衰,其肌肉枯,气道涩,五藏之气相搏,其营气衰少,而卫气内伐,故昼不精,夜不瞑:马蒔说:气道通者,脉气之道也。营卫之行不失其常者,如上节之论营卫是也。

张介宾说:老者之气血衰,故肌肉枯,气道涩,五藏之气搏聚不行,而营气衰少矣。营气衰少,故卫气乘虚内伐,卫失其常故昼不精,营失其常故夜不瞑也。

张志聪说:此论荣与卫合偕行于皮肤肌腠之间,分为昼夜,而外内出入者也。血气者,充肤热肉淡渗皮毛之血气。肌肉者,在外皮肤之肌肉,在内募原之肌肉。气道者,肌肉之纹理,三焦通会元真之处,营卫之所游行出入者也。故肌肉滑利,气道疏通,则营卫之行,不失其出入之常度,故昼精明而夜瞑合。如肌肉干枯,气道涩滞,则五藏之气相搏而不能通调于外内矣。夫荣血者,五藏之精气也。五藏不和,则荣气衰少,荣气衰则不能外荣于肌肉,而卫气内伐矣。卫气内伐而不得循行五藏,故昼不精而夜不瞑也。此言荣卫相将,卫随荣行者也。夫经言荣行脉中,卫行脉外者,论荣卫二气,分阴阳清浊之道路也。《本脉篇》曰,荣为血,卫为气。本经曰,化而为血,命曰荣气。盖经脉之外,有充肤热肉之血气,皆为荣气,当知脉外有荣,与卫气相将出入者也。是以本经荣卫之生始离合,计五篇有奇,第十五之《五十荣篇》论荣气之行于脉中,第七十六之《卫气行篇》论卫气之行于脉外,第十六之《荣气篇》论荣血之荣于五藏六府、十二经脉,此篇论荣卫之生各有所从来,各走其道,而复会合于皮肤肌腠之间,荣卫相将偕行出入,第五十二之《卫气篇》论脉内之血气,从气街而出于肤表,故与卫气相合而偕行。夫脉内之血气顺行,则脉外之血气逆转,此阴阳离合外内逆顺之常也。阴阳之道,变通无穷,千古而下,皆碍于荣行脉中卫气脉外之句,而不会通于全经,以致圣经大义蒙昧久矣。

陆懋修说：夜瞑，瞑，莫贤切，与"眠"通。

丹波元简说：昼瞑，《甲乙》作夜寤。昼精，熊氏俗解《难经·四十六难》注云"精，清爽也。"相搏，《甲乙》"搏"作"薄"。

黄帝曰：愿闻营卫之所行，皆何道从来？

岐伯答曰：营出于中焦，卫出于上焦①。

【本段提纲】　马莳说：此言营卫之所由生也。

【集解】

①黄帝曰：愿闻营卫之所行，皆何道从来？岐伯答曰：营出于中焦，卫出于上焦：杨上善说：夫三焦者，上焦在胃上口，主纳而不出，其理在膻中。中焦在胃中口，不上不下，主腐熟水谷，其理在脐旁。下焦在脐下，当膀胱上口，主分别清浊，主出而不纳，其理在脐下一寸。故营出中焦者，出胃中口也。卫出上焦者，出胃上口也。

张介宾说：何道从来，言营卫所由之道路也。营气者，由谷入于胃，中焦受气取汁，化其精微而上注于肺，乃自手太阴始，周行于经隧之中，故营气出于中焦。卫气者，出其悍气之慓疾，而先行于四末分肉皮肤之间，不入于脉，故于平旦阴尽，阳气出于目，循头项下行，始于足太阳膀胱经而行于阳分。日西阳尽，则始于足少阴肾经而行于阴分，其气自膀胱与肾，由下而出，故卫气出于下焦。按人身不过表里，表里不过阴阳，阴阳即营卫，营卫即血气。藏府筋骨居于内，必赖营气以资之，经脉以疏之。皮毛分肉居于外，经之所不通，营之所不及，故赖卫气以煦之，孙络以濡之。而后内而精髓，外而发肤，无弗得其养者，皆营卫之化也。然营气者，犹天之有宿度，地之有经水，出入有期，运行有序者也。卫气者，犹天之有清阳，地之有郁蒸，阴阳昼夜，随时而变者也。卫气属阳，乃出于下焦，下者必升，故其气自下而上，亦犹地气上为云也。营本属阴，乃自中焦而出于上焦，上者必降，故营气自上而下，亦犹天气降为雨也。虽卫主气而在外，然亦何尝无血。营主血而在内，然亦何尝无气。故营中未必无卫，卫中未必无营，但行于内者便谓之营，行于外者便谓之卫，此人身阴阳交感之道，分之则二，合之则一而已。

张志聪说：夫清者为荣，浊者为卫，此入胃水谷之精气，别出两行，荣卫之道，荣行脉中，卫行脉外，乃精气也。中焦受气取汁，化而为血，以奉生身，莫贵于此。故独行于经隧，命曰荣气。此血之气名荣气，故曰荣出中焦，与精气之少有别也。《决气篇》曰："上焦开发，宣五谷味，熏肤充身泽毛，若雾露之溉，是谓气。"《五味篇》曰："辛入于胃，其气走于上焦。上焦者，受气而荣诸阳者也。"卫者，阳明水谷之悍气，从上焦而出卫于表阳，故曰卫出上焦。夫充肤热肉之血，乃中焦水谷之津液，随三焦出气，以温肌肉，充皮肤，故《痈疽章》曰："肠胃受谷，上焦出气，以温分肉，而养骨节，通腠理。中焦出气如露，上注溪谷，而渗孙脉，津液和调，变化而赤为血。血和则孙脉先满溢，乃注于络脉，皆盈，乃注于经脉，阴阳已张，因息乃行，行有经纪，周有道理，与天合同，不得休止。"夫溪谷者，肌肉之分会也，是津液先和调于分肉孙络之间，变化而赤为血，血和而后孙络满溢，注于络脉、经脉，故中焦之津液，化而为血，以奉生身者，谓血荣于身形之肌肉也。独行于经隧，命曰荣气，谓血注于孙脉、经脉也。此血之气，命曰荣气，与应呼吸漏下之荣气少别，故外与卫气相将，昼夜出入，内注于经脉，因息乃行，与天道之运行于外，而复通贯于中之合同也。余伯荣曰："此论荣卫出于两焦，下节论上焦与荣俱行，中焦蒸化荣气，此节乃承上启下之文。"（丹波元简说：《千金方》三焦病论云：荣出中焦，卫出上焦。荣者，络脉之气道也。卫者，经脉之气道也。《外台》引《删繁论》亦同。志注不可言无据也。《明理论》引亦作上焦。）

陈璧琉、郑卓人合编《灵枢经白话解》：本节卫出于下焦之句，杨上善《内经太素》载为"卫出于上焦"。《千金方》三焦论亦载"荣出中焦,卫出上焦",《外台》引《删繁论》也与之相同,而历代医家大多主张以卫出上焦较为合理。又根据本书其他各篇的记载,例如《决气篇》说:"上焦开发,宣五谷味,熏肤充身泽毛,若雾露之溉,是谓气",《五味论》:"辛入于胃,其气走于上焦,上焦者,受气而荣诸阳者也",《痈疽篇》:"肠胃受谷,上焦出气,以温分肉,而养骨节,通腠理"。像这几篇所提到的充皮肤、肥腠理、熏肤、泽毛、温分肉、司开阖、若雾露之溉等等,都说的是卫气的主要功能,而且都与上焦有关。再从《难经·三十二难》所载:"心者血,肺者气,血为荣,气为卫,相随上下,谓之荣卫"来看,可见卫出上焦的说法,是比较正确的。

　　河北医学院《灵枢经校释》:"上"原作"下",据《太素》卷十二首篇、《千金》卷二十第四、《外台》卷六三焦脉病引《删繁》及《灵枢略》六气论改,与下文合。

　　黄帝曰:愿闻三焦之所出①。

　　岐伯答曰:上焦出于胃上口,并咽以上,贯膈而布胸中,走腋,循太阴之分而行,还至手阳明②,上至舌,下注足阳明③,常与营俱行于阳二十五度,行于阴亦二十五度,一周也,故五十周而复大会于手太阴矣④。

　　【本段提纲】　马莳说:此言上焦乃宗气之所出,与营气同行于经隧之中也。
　　【集解】
　　①愿闻三焦之所出:河北医学院《灵枢经校释》:本节"三焦之所出"句中的"三"字,酌文义似应作"上"字。据岐伯所答,均言上焦之气的运行与布散,并未连续述及中焦、下焦的内容。再阅本篇后段经文,有黄帝另问"中焦之所出"和"下焦之所出"两段,岐伯据帝所问,分别就中焦、下焦之气由何发出,一一做了回答,故此处不应混言三焦。

　　②还至手阳明:钱熙祚说:原刻脱"手"字,依《甲乙经》补。
　　③下注足阳明:钱熙祚说:原刻脱"注"字,依《甲乙经》补。
　　河北医学院《灵枢经校释》:"注"原脱,据《甲乙》卷一第十一、《千金》卷二十第五、《外台》卷六三焦脉病引《删繁》及《普济方》卷四十三引补。

　　④上焦出于胃上口,并咽以上,贯膈而布胸中,走腋,循太阴之分而行,还至手阳明,上至舌,下注足阳明,常与营俱行于阳二十五度,行于阴亦二十五度,一周也,故五十周而复大会于手太阴矣:杨上善说:咽胃之际,名胃上口。胃之上口出气,即循咽上布于胸中,从胸中之腋,循肺脉手太阴行至大指、次指之端,注手阳明脉,循指上廉上至下齿中。气到于舌,故曰上至舌也。此则上焦所出与卫气同,所行之道与营同行也。其脉还出挟口交人中,左之右,右之左,上挟鼻孔与足阳明合。足阳明下行至足太阴等与营气俱行也。营气行昼,故即行阳也。行夜,故即行阴也。其气循二十八脉十六丈二尺,昼行二十五周,夜行二十五周,故一日一夜行五十周,平旦会手太阴脉也。一度有一周,五十周为日夜一大周矣。上焦卫气循营气行,终而复始,常行无已也。

　　马莳说:帝问三焦之所出,而伯先以上焦答之。上焦者,即膻中也(胸中),宗气积焉。其宗气受水谷精微之气,出于胃之上口,即上脘也。并咽以上,贯膈出喉咙,司呼吸,一呼脉行三寸,一吸脉行三寸,而布于胸中,即肺经之中府、云门也。走腋之侠白、尺泽,下臂之孔最、列缺、经渠、鱼际,又下大指之少商,此正循手太阴经之分而行,还至手阳明大肠经,上至舌,又下足阳明胃经(又行脾、行心、行小肠、行膀胱、行肾、行心包络、行三焦、行胆、行肝)常与营气俱行于昼二十五度,行于夜二十五度,故五十度而复大会于手太阴肺经矣。

张介宾说：胃上口，即上脘也。咽为胃系，水谷之道路也。膈上，曰胸中，即膻中也。其旁行者，走两腋，出天池之次，循手太阴肺经之分，而还于手阳明。其上行者，至于舌。其下行者，交于足阳明，以行于中下二焦，凡此皆上焦之部分也。上焦者，肺之所居，宗气之所聚。营气者，随宗气以行于十四经脉之中。故上焦之气，常与营气俱行于阳二十五度，阴亦二十五度。阳阴者，言昼夜也。昼夜周行五十度，至次日寅时，复会于手太阴肺经，是为一周。然则营气虽出于中焦而施化则由于上焦也。

张志聪说：此复论三焦之所出，兼证荣卫之生会。上焦出于胃上口者，上焦所归之部署也。并胃咽以上贯膈而布胸中，出走腋下，循太阴之云门、中府之分而行，还至阳明之天鼎、扶突，而上至舌，复下于足阳明之分，常与荣俱行于阳二十五度，行于阴亦二十五度一周也，故五十度而复大会于手太阴也。夫手之三阴，从藏走手，足之三阴，从足走藏，荣气行于二十八脉之中，二百七十息，以应漏下二刻为一周，则阴阳外内经脉藏府，俱已循行，盖以一日分为昼夜，而为五十荣，非日行于阳而夜行于阴也，凡日行于阳二十五度，行于阴亦二十五度，乃荣卫之行于脉外，阴阳出入者也。越人首设问难，即将经义混淆，而后人非之，后人又以荣在脉中，行阳二十五度，行阴二十五度，是尤百步五十步相笑之故智耳。按《金匮要略》曰：若五藏元真通畅，人即安和，病则无由入其腠理。腠者，是三焦通会元真之处，而血气所注理者，是皮肤藏府之纹理也。盖三焦乃初阳之气，运行于上下，通合于肌腠，不入于经腧，是以上焦之气，常与荣俱行于阳二十五度，行阴二十五度者，与充肤热肉之荣血，间行于皮肤藏府之纹理也。上焦出胃上口，上贯膈，布胸中，走腋下，至阳明，上至舌，此论上焦气之所出，与经脉之循臂肘，上肩胛，入缺盆，出耳颊之不同也。再按三焦乃少阳之相火，生于肾阴，从下而上，通会于周身之腠理，藏府之膜原，总属一气耳，归于有形之部署，始分而为三。气之在上者，即归于上部，主宣五谷之气味，即从上而出，熏肤、充身、泽毛。气之在中者，即归于中部，主蒸化水谷之津液，而为荣血，即从中而出，以奉生身。气之在下者，即归于下部，主济泌别汁，即从下而出，以行决渎。此气由阴而生，从下而上，归于上中下之三部，即从上、中、下而分布流行。马氏复以下焦之气，升于中上，上焦之气，降于中下，此缘不明经理而强为臆说也。

黄帝曰：人有热，饮食下胃，其气未定，汗则出，或出于面，或出于背，或出于身半，其不循卫气之道而出，何也？

岐伯曰：此外伤于风，内开腠理，毛蒸理泄，卫气走之，固不得循其道，此气慓悍滑疾，见开而出，故不得从其道，故命曰漏泄[1]。

【本段提纲】　马莳说：此言人用热饮食而汗出者，以感风邪而开腠理也。

【集解】

[1]黄帝曰：人有热，饮食下胃，其气未定，汗则出，或出于面，或出于背，或出于身半，其不循卫气之道而出，何也？岐伯曰：此外伤于风，内开腠理，毛蒸理泄，卫气走之，固不得循其道，此气慓悍滑疾，见开而出，故不得从其道，故命曰漏泄：杨上善说：蒸，之冰反，火气上行也。卫气在于脉外分肉之间，腠理伤风，因热饮食，毛蒸理泄，腠理内开。慓，芳昭反，急也。悍，胡且反，勇也。言卫气勇急，遂不循其道，即出其汗，谓之漏泄风也。

马莳说：饮食之热者，下于胃中，气尚未定，汗遂外出，或面或背或于半身，并无定所，彼卫气之行于分肉者，自有所行之路，而此汗之出，不循卫气之道者，正以外伤于风，得热饮食，以致内开腠理，毛蒸理泄，卫气已循分肉而走之，此热饮食之气，慓悍滑疾，见腠理之开，而遂出为汗,不得从卫气之道也,名之曰漏泄耳。按上节问三焦之所出,伯所答者止以上焦,未及中下二焦,而帝遂以热饮食之汗者问之,盖承胃上口而问耳。

张介宾说:饮食入胃,其气各有所行,如《经脉别论》曰:散精于肝,淫气于筋,浊气归心,淫精于脉之类是也。卫气之道,昼行于阳,夜行于阴,有常度也。今有热饮食者,方入于胃,其气之留行未定,而汗辄外泄,出无方所,是不循卫气之道也,故以为问。风为阳邪,有外热也。热食气悍,因内热也。热之所聚,则开发腠理,所以毛蒸理泄,而卫气走之,故不循其常道也。此即热食之气也,出不由度,故曰漏泄。慓音飘,急也。

张志聪说:此申明卫气出于上焦,从上焦之气而分布于周身者也。上焦出于胃上口,上贯膈,布胸中,由脉而出于太阴之分,至手阳明之扶突,下足阳明之人迎,而后布散于皮腠,常与荣俱行阳而行阴,卫气从上焦之气而出,所出之道路,从来上未至于面,后未至于背,今饮食下胃,其荣卫宗气,未有定分,而先汗出于面,或出于背,从卫气之不循道而出也。卫气布于周身,无所不被其泽,若汗出于身半,此卫气之偏沮也。盖卫气者,水谷之悍气,其性慓悍滑疾,如腠理不密,即见开而出,故不得从其道。此假风邪汗出,以证明卫气循上焦之道路而出,上焦与荣俱行,而荣与卫又相将出入于外内者也。故曰上焦如雾,谓气之游行于肤表,熏肤充身泽毛,若雾露之溉。张开之曰:此章论卫气始出之从来,第七十六篇论卫气昼夜出入之道路,所行不同,各宜体析。

丹波元简说:志以此气为卫气,是《外台》引《删繁》载疗上焦实热,饮食下胃,其气未定,汗出而背身中皆热,名曰漏气,通脉泻热,泽泻汤……即为此证所立也。

陈璧琉、郑卓人合编《灵枢经白话解》:"出上焦之后",这里的"后",是指时间先后的"后",因卫气是通过上焦而散布全身,卫为阳,阳主燥,卫气的性质慓悍滑疾,所以比营气先行。营为阴,阴主静,营气又有和合津液取汁化血的过程,所以它出发的时间在卫气之后。本经《经脉篇》曾指出:"卫气先行皮肤,先充络脉,络脉先盛,故卫气已平,营气乃满。"这也是说明卫气先行,营气后出的一个例子。

黄帝曰:愿闻中焦之所出。

岐伯答曰:中焦亦并胃口①,出上焦之后,此所受气者,泌糟粕,蒸津液,化其精微,上注于肺脉,乃化而为血,以奉生身,莫贵于此,故独得行于经隧,命曰营气②。

【本段提纲】 马莳说:此言营气出于中焦,乃化血而行经隧者也。

【集解】

①中焦亦并胃口:河北医学院《灵枢经校释》:"口"原作"中",据《甲乙》卷一第十一、《病源》卷十五三焦病候、《太素》卷十二首篇及《素问·咳论》王注引改。

②泌糟粕,蒸津液,化其精微,上注于肺脉,乃化而为血,以奉生身,莫贵于此,故独得行于经隧,命曰营气:杨上善说;泌音必。中焦在胃中口,中焦之气,从胃中口出已,并胃上口,出上焦之后,□五谷之气也,泌去糟粕,承津液之汁,化其精微者,注入手太阴脉中,变赤称血,以奉生身。人眼受血,所以能视,手之受血,所以能握,足之受血,所以能步,身之所贵,莫先于血,故得行于十二经络之道,以营于身,故曰营气也。隧,道也,故中焦□□营气也。

马莳说:营气者,阴气也,本属下焦,而由中焦之气降以生之,故曰营气出于中焦。是中焦之气,亦并胃之中脘,出于上焦之下,此乃营气之所受也。营气泌别糟粕,蒸其津液,化其精微,随宗气以上注于肺,而行于十二经之中,凡心中所生之血,赖此营气而化,以奉养生身,乃至贵而无以尚焉者也。但阴性精专,故得独行于经隧耳。此以卫气之在外者而较之,则营气在内,如将之守营,故名之曰营气者以此。《素问·生气通天论》云,阴在内,阳之守也。正谓此耳。

张介宾说:胃中,中脘之分也。后,下也。受气者,受谷食之气也。五谷入胃,其糟粕、津液、宗气,分为三隧,以注于三焦。而中焦者,泌糟粕,蒸津液,受气取汁,变化而赤,是为血,以奉生身而行于经隧,是为营气,故曰营出中焦。按下文云:下焦者,别回肠,注膀胱。然则自膈膜之下,至脐上一寸水分穴之上,皆中焦之部分也。

张志聪说:此论荣出于中焦,中焦亦并胃中,在胃中脘之分,中焦所归之部署也。此所受气者,主泌水谷之糟粕,蒸津液,化其精微,上注于肺脉,奉心神,化赤而为血,以奉生身,莫贵于此,故独得行于经隧,命日荣气。

丹波元简说:中焦亦并胃中,出上焦之后。《千金》及《外台》引《删繁》作"其气起于胃中脘,在上焦之后"。此所受气者,"者下",《千金》有"主化水谷之味"六字,《甲乙》无肺脉之"脉"字。泌,《说文》:侠流也。"奉""俸",古通,养也。故马云,凡心中所生之血,赖此营气而化以奉养生活之身。

黄帝曰:夫血之与气,异名同类,何谓也?

岐伯答曰:营卫者,精气也,血者,神气也,故血之与气,异名同类焉,故夺血者无汗,夺汗者无血,故人生有两死而无两生。①

【本段提纲】 马莳说:此言血气本为同类,而人不可以两伤之也。

【集解】

①黄帝曰:夫血之与气,异名同类,何谓也? 岐伯答曰:营卫者,精气也,血者,神气也,故血之与气,异名同类焉,故夺血者无汗,夺汗者无血,故人生有两死而无两生:马莳说:承上文言营气化血,则血之与气,其名虽异,而其类则同,故古经有是言,而帝乃援以问之(此"气"字似承上文单指营气言,然古经所言与岐伯下文所答,则气兼营卫言,盖营卫虽分阴阳,皆出于谷气所化之精气也)。伯言营为水谷之精气,卫为水谷之悍气(此二语出《素问·痹论》),虽有阴阳之殊,而均为水谷之精气也。血则由营气所生,乃气之神化者也。有精气然后有神气,故谓之异名同类也。惟其异名同类,则邪在气者,可伤气,而不可伤血,邪在血者,可伤血,而不可伤气。不可以两伤之也。试观上文言营气泌糟粕,蒸津液,化其精微,上注于肺脉,化而为血,则血以营气而化,以液而成汗,汗即心之液,是血与汗亦一物而异名也。故夺血而泻之者,无得再发其汗,夺汗而发之者,无得再去其血。若夺血者又夺汗,夺汗者又夺血,则两者受伤,人必有死而无生,故谓之有两死而无两生者此也(按此节岐伯不言下焦,而以血气异名同类为言者,盖帝承上节而问,则伯不得不答之也,犹第四节之意亦重第三节也)。

张介宾说:营卫之气,虽分清浊,然皆水谷之精华,故曰营卫者精气也。血由化而赤,莫测其妙,故曰血者神气也。然血化于液,液化于气,是血之与气,本为同类,而血之与汗亦非两种,但血主营,为阴为里,汗属卫,为阳为表,一表一里,无可并攻。故夺血者无取其汗,夺汗者无取其血。若表里俱夺,则不脱于阴,必脱于阳,脱阳亦死,脱阴亦死,故曰人生有两死。然而人之生也,阴阳之气,皆不可无,未有孤阳能生者,亦未有孤阴能生者,故曰无两生也。

张志聪说:此承上文而言,荣卫生于水谷之精,皆由气之宣发。荣卫者,水谷之精气也。血者,中焦之精汁,奉心神而化赤,神气之所化也。血与营卫,皆生于精,故异名而同类也。汗乃血之液,气化而为汗,故夺其血者则无汗,夺其汗者则无血。无血者死,无汗者亦死,故人有两死而无两生。无两生者,谓荣卫血汗总属于水谷之精也。此言中焦之精汁,皆由气之所化而为荣为卫为血为汗,有如水中之沤气,发于水中,则为沤泡,气散则沤亦破泄矣。

丹波元简说:《外台》引《删繁论》云:夫血与气,异形而同类,卫是精气,荣是神气,故血与气异形而同类焉,夺血无汗(此是神气),夺汗无血(此是精气),故人有一死而无再也(《千金》再作两字)视之正文,觉稍明备。

黄帝曰:愿闻下焦之所出。

岐伯答曰:下焦者,别回肠,注于膀胱,而渗入焉,故水谷者常并居于胃中,成糟粕,而俱下于大肠,而成下焦,渗而俱下,济①泌别汁,循下焦而渗入膀胱焉②。

【本段提纲】　马莳说:此言下焦之所司,见卫气之所生也。

【集解】

①济:陆懋修说:"济"与"挤"通。《国语·晋语》:二帝用师以相济也。注:济,读若"挤"。《甲乙经》"济泌"作"渗泄"。

②下焦者,别回肠,注于膀胱,而渗入焉,故水谷者常并居于胃中,成糟粕,而俱下于大肠,而成下焦,渗而俱下,济泌别汁,循下焦而渗入膀胱焉:杨上善说:回肠,大肠也。下焦在脐下,当膀胱上口,主分别清浊而不纳,此下焦处也。济泌别汁,循下焦渗入膀胱,此下焦气液也。膀胱,尿脬也。

马莳说:下焦者,在脐下一寸,阴交之处。由上焦在膻中,中焦在中脘较之,而此则为下焦也。胃纳水谷,脾乃化之,化已,入于小肠,小肠之下口,在左则膀胱相着,但膀胱无上口,而有下口,在右则大肠接之(按《针灸聚英》言,回肠即大肠,当脐右。本经《肠胃篇》言,回肠当脐左,以义推之,应当脐右,其左字疑误)。此下焦之气,渣滓则别入于回肠,而在后以出之。故知水谷者,常并居于胃中,入小肠成糟粕,以俱下于大肠,其精微之气,由上、中二焦以降于此,而成下焦。若水液则渗而俱下,济泌别汁(别行水液之汁),循此下焦之气,而渗入膀胱焉。但此下焦之气,阴中有阳者,升于中、上二焦,以生阳气,乃谓之卫气也。故命之曰卫气出于下焦耳。

张介宾说:回肠,大肠也。济,泲同,犹酾滤也。泌,如浃流也。别汁,分别清浊也。别回肠者,谓水谷并居于胃中,传化于小肠,当脐上一寸水分穴处,糟粕由此别行回肠,从后而出,津液由此别渗膀胱,从前而出。膀胱无上口,故云渗入。凡自水分穴而下,皆下焦之部分也。按《三十一难》曰:下焦者,当膀胱上口,主分别清浊。其言上口者,以渗入之处为言,非真谓有口也。如果有口,则不言渗入矣。何后世不解其意,而争言膀胱有上口,其谬为甚。

张志聪说:下焦之部署在胃之下口,别走于回肠,注于膀胱而渗入焉,故水谷者,常并居于胃中,成糟粕而俱下于大肠,就下焦之气,济泌别汁,循下焦之经,而渗入膀胱,气化则出矣。

丹波元简说:《外台》引《删繁论》云:下焦如渎,起胃下管,别回肠,注于膀胱而渗入焉。故水谷常并居于胃中,成糟粕而俱下于大肠,主足阳明(《千金》作"足太阳"),灌渗津液,合膀胱,主出不主入,别于清浊,亦本节之义也。但本节似脱起胃下管。《三十一难》云:下焦者,当膀胱上口,主分清浊,亦可以见耳。介按唐容川曰:近说膀胱有上口,无下口,非也。《内经》明言下焦当膀胱上口,近人不知三焦实有其物,"焦"古作"膲",即人身之油膜,西医名为连纲,乃行水之路道。《内经》所谓三焦者,决渎之官,水道出焉,盖水之道路,全在三焦油膜之中,凡人饮水入胃,胃之通体有微丝管,将水散出,走入油膜,其能散者,肺气布之也,故肺为水道之上源,水散入油膜,走入膀胱,其水未散尽者,至小肠中,又有微丝管将水散出,走下焦,以入膀胱,膀胱上口,即在下焦连纲之中,此皆下行之水,未化为气者也。

黄帝曰:人饮酒,酒亦入胃,谷未熟而小便独先下,何也?

岐伯答曰：酒者，熟谷之液也，其气悍以清，故后谷而入，先谷而液出焉。①

【本段提纲】　马莳说：此言酒之所以先谷气而出也。

【集解】

①黄帝曰：人饮酒，酒亦入胃，谷未熟而小便独先下，何也？岐伯答曰：酒者，熟谷之液也，其气悍以清，故后谷而入，先谷而液出焉：马莳说：承上文有渗入膀胱之语，故遂以酒之先谷而下者问之，正以酒为熟谷之液，其气至悍而清，故虽后谷而入，必先谷而下也，化秽液出也。

张介宾说：此因上文言水谷入胃，必济泌别汁而后出，而何以饮酒者独先下也？盖以酒之气悍，则直连下焦，酒之质清，则速行无滞，故后谷而入，先谷而出也。

黄帝曰：善。余闻上焦如雾，中焦如沤，下焦如渎，此之谓也。①

【本段提纲】　马莳说：此帝述素所闻者而证之也。

【集解】

①黄帝曰：善。余闻上焦如雾，中焦如沤，下焦如渎，此之谓也：杨上善说：上焦之气，如雾在天，雾含水气，谓如雪雾也。沤，屋豆反，久渍也。中焦血气在脉中，润一顷，谓之沤也。下焦之气，溲液等如沟渎，流在地也。

马莳说：宗气出于上焦，出喉咙，以司呼吸，而行于十二经隧之中，弥沦布护，如天之有雾也。营气并胃中，出上焦之下，泌别糟粕，蒸为精微之气，而心中之血，赖之以生，凝聚浮沉，如水中之有沤也。胃纳水谷，脾实化之，糟粕入于大肠，水液渗入膀胱，故三焦为决渎之官，膀胱为州都之官，正以下焦如渎之渗泄乎水也。然下焦之阴中有阳者，从是升中、上二焦而卫气生矣。

张介宾说：如雾者，气浮于上也。言宗气积于胸中，司呼吸，而布护于经隧之间，如天之雾，故曰上焦如雾也。沤者，水上之泡也，水得气而不沉者也。言营血化于中焦，随气流行以奉生身，如沤处浮沉之间，故曰中焦如沤也。渎者，水所注泄。言下焦主出而不纳，逝而不返，故曰下焦如渎也。然则肺象天而居上，故司雾之化。脾象地而在中，故司沤之化。大肠膀胱象江河淮泗而在下，故司川渎之化也。按三焦者，本全体之大藏，统上、中、下而言也。本经发明不啻再四，如《本输》《本藏》《论勇》《决气》《营卫生会》《五藏别论》《六节藏象论》《邪客》《背腧》等篇，皆有详义。而《二十五难》经独言三焦包络皆有名而无形，遂起后世之疑，莫能辨正。等观本经所言，凡上、中、下三焦之义，既明且悉，乌得谓其以无为有，以虚为实哉！余因遍考诸篇，著有三焦包络命门辨及藏象类，第三章俱有详按，所当互考。

张志聪说：饮酒者，先行皮肤，则水津四布而下输膀胱矣。三焦下输出于委阳，并太阳之正，入络膀胱，约下焦，气化而出，故小便独先下，此承上文而言。下焦之气，主决渎水液，故帝曰善，余素闻上焦如雾，中焦如沤，下焦如渎，此之谓也。故此篇论营卫之生会，夫水谷之精气，清者为营，浊者为卫，荣在脉中，卫在脉外，此荣卫之生阴阳异位，又何焉会，故复论三焦之所出，以明其会焉。卫出上焦，而上焦常与荣俱行阳二十五度，行阴亦二十五度，荣出中焦，而中焦之津液，随三焦出气以温肌肉化赤为血，以奉生身。荣卫之行，是肌腠经脉之外内会也，故独得行于经隧，命曰荣气，言与卫相将于脉外，而又独得于经隧之中，是肌腠经脉之外内皆有此荣也。阴阳血气之离合出入，非熟读诸经，细心体会，不易悉也。

《营卫生会第十八》今译

黄帝问岐伯说:人是从哪里得到精气的? 阴气与阳气是怎样相会合的? 什么气是营? 什么气是卫? 营是怎样产生的? 卫如何与营相会合? 老年人与壮年人气的盛衰不同,阴阳二气循行的位置也不同,我想知道它们是怎样会合的。

岐伯回答说:人的精气来源于水谷,水谷先入胃,化生精微,其精微由胃传到肺,肺朝百脉,故五脏六腑均得到精气,精气中清的是营,浊的是卫,营气在脉中运行,卫气走在脉的外周,两者周流全身,运行不止,一昼夜各循行五十周,而后会合一次,这样沿着十二经脉阴阳表里的承接次序运行,终而复始,如环无端。卫气夜行于阴二十五周次,昼行于阳二十五周次,分为白天与黑夜各运行一半。卫气运行到阳经时人起床活动,卫气运行到阴经时人停止活动。所以说,卫气白天行于阳经,中午时阳气最盛,称为重阳,夜晚行于阴经,半夜时阴气最盛,称为重阴。营气循行于脉内,起始于手太阴肺经而复会于手太阴肺经,因此说手太阴肺经主内。卫气循行于脉外,起始于足太阳膀胱经而复会于足太阳膀胱经,因此说足太阳膀胱经主外。营气和卫气分别在白天和夜晚各运行二十五周次。夜半是阴气最盛的时候,夜半以后则阴气渐衰,到天明时,阴气已衰尽,而阳气渐盛,中午阳气最盛,夕阳西下时阳气渐衰,太阳落下以后,阳气衰尽,而阴气渐盛。夜半时,营卫之气均在阴分,是相互会合的时候,所有的人都入睡了,营卫于半夜在阴经会合,这叫作合阴,天明时阴气由极盛渐至衰尽,而阳气又逐渐转盛,如此循行不止,与天地运行消长的规律一样。

黄帝说:老人晚上不能熟睡,是什么气使他们这样呢? 少壮的人白天不睡觉,这又是什么气使他们这样呢?

岐伯回答说:壮年人的气血旺盛,肌肉滑利,气道通畅,营卫血气的运行都很正常,所以白天精神饱满,夜间睡得好。老年人的气血已衰,肌肉枯槁,气道涩滞,五脏的机能不够协调,营血衰少,卫气内扰,营卫失调,所以白天没有精神,晚上睡不好。

黄帝说:我愿听你说明一下营卫的运行,是从什么地方开始的?

岐伯答道:营气始出于中焦,卫气始出于上焦。

黄帝说:我希望你说明一下三焦气发出后运行的情况。

岐伯回答说:上焦之气由胃中水谷精微所化生,出于胃的上口,挟咽喉向上,通过横膈膜,而散布于胸中,再横走腋下,沿手太阴肺经的路径下行至手,从手注入手阳明大肠经,由上行支到舌,随下行支入足阳明胃经,与营气同行,白天行于阳二十五周次,夜间行于阴二十五周次,一昼夜共运行五十周次,而为一大周,总会于手太阴肺经。

黄帝说:人在有热的时候,饮食入胃,尚未化成精气,就已出汗,有的出于面,有的出于背部,有的出于半身,并按着卫气运行的途径而出,这是为什么呢?

岐伯说:这是因为外为风邪所伤,内有邪热,致使腠理开泄,汗液蒸腾,卫气经过肌表疏松的地方,就不能按原有的途径运行,卫气性质慓悍、运行滑利而快速,遇到开泄的毛孔,便从此而出,所以不遵循原有的途径而运行,这种现象叫漏泄。

黄帝说:我想听你讲讲中焦之气出发后运行的情况。

岐伯回答说:中焦之气也是从胃上口发出的,但出于上焦气之后,其受纳的水谷之气,通过泌别糟粕,蒸化津液的消化过程,把水谷的精华部分,向上灌注到肺脉,再化生成血液,营养全身,成为维持人体生命活动的重要物质,能独立地运行于经脉中,这就叫营气。

黄帝说:血与气同属一类,但名字不同,这是为什么?

岐伯回答说:营气与卫气都是由水谷生化的精气,血也是由水谷精微经心化赤而成,所以说血与营气,名称虽不同,但同属一类。所以失血过多的人,不可再发汗,汗出过多的人,不可再伤血,如血汗耗伤过多,都可使人死亡,即使单独失血过多,或单独大汗亡阳,病人也无法生存。

黄帝说:我想听你讲讲下焦的气是从什么部位发出来的。

岐伯回答说:下焦泌别由胃腑传下的水谷,使渣滓别行大肠,从肛门排出,水液渗入膀胱,从尿道排出,所以水谷同时进入胃中,经胃腐熟,通过小肠分别清浊,所形成的糟粕,下入大肠,水液则通过下焦而渗入膀胱。

黄帝说:人饮了酒,酒也进入胃腑,为什么先入胃的食物还没有消化,而酒却单独从小便先排泄出来呢?

岐伯回答说:酒是五谷蒸熟后酿造出来的液体,酒的性质慓悍滑利,虽在食物之后入胃,却能在食物消化之前排出体外。

黄帝说:你讲得很好。我听说上焦的作用是升腾蒸化,像雾露一样弥漫、灌溉全身,所以上焦如雾;中焦的作用是腐熟运化饮食,吸收精微,营养全身,所以说中焦如沤;下焦的作用是排泄,如同沟渎一样把水液糟粕排出体外,所以说下焦如渎。三焦的功能就是这样。

四时气第十九①

①四时气第十九:伯坚按:本篇和《甲乙经》《黄帝内经太素》《类经》三书的篇目对照,列表于下:

灵枢	甲乙经	黄帝内经太素	类经
四时气第十九	卷五——针灸禁忌第一上 卷七——阴阳相移发三疟第五 卷八——水肤胀鼓胀肠覃石瘕第四 卷九——邪在心胆及诸藏府发悲恐太息口苦不乐及惊第五 卷九——脾胃大肠受病发腹胀满肠中鸣短气第七 卷九——肾小肠受病发腹胀腰痛引背小腹控睾第八 卷九——三焦膀胱受病发小腹肿不得小便第九 卷十——阴受病发痹第一下 卷十一——气乱于肠胃发霍乱吐下第四 卷十一——足太阴厥脉病发溏泄下痢第五 卷十一——寒气客于经络之中发痈疽风成发厉浸淫第九下	卷二十三——杂刺篇	卷二十——四时之刺(针刺类十八·二) 卷二十一——肾主水,水俞五十七穴(针刺类三十八·二) 卷二十二——刺胸背腹病(针刺类四十七·九) 卷二十二——刺四肢病(针刺类五十一·六) 卷二十一——肾主水、水俞五十七穴(针刺类三十八·三) 卷二十二——刺厥痹(针刺类五十·九) 卷二十二——刺胸背腹病(针刺类四十七·七) 卷二十一——刺诸风(针刺类三十六·三) 卷二十二——刺胸背腹病(针刺类四十七·八) 卷十九——候气(针刺类十六·五)

【释题】 马莳说:篇内首节有四时之气,故名篇。

【提要】 本篇用黄帝和岐伯问答的形式,讲针刺疗法的技术。首先讲春夏秋冬四季所取的穴应当不同;其次讲一些疾病和症候群在治疗时应取的穴,针刺的手法和某些个别疾病在饮食方面应当注意的地方。

黄帝问于岐伯曰:夫四时之气,各不同形,百病之起,皆有所生,灸刺之道,何者为定①?

岐伯答曰:四时之气,各有所在,灸刺之道,得气穴为定②。故春取经、血脉、分肉之间,甚者深刺之,间者浅刺之③。夏取盛经孙络,取分间,绝皮肤④。秋取经输,邪在府,取之合⑤。冬取井荥,必深以留之⑥。

【本段提纲】 马莳说:此言灸刺之道,顺四时之气而已。春取经之经,当作络,义见《素问·水热穴论》。

【集解】

①定:钱熙祚说:一本作“宝”。

②四时之气,各有所在,灸刺之道,得气穴为定:杨上善说:灸刺所贵,以得于四时之气也。

张介宾说:时气所在,即气穴也。

③故春取经、血脉、分肉之间,甚者深刺之,间者浅刺之:杨上善说:春时人气在脉,谓在经络之脉,分肉之间,故春取经血脉分肉之间也。

马莳说:春取络之血脉分肉间,如手太阴肺经列缺为络之类,当视其病之轻重,而为刺之浅深也(《水热穴论》云:春取络脉分肉)。

张介宾说:春取经,即前篇大经分肉之间也。甚者深,间者浅,义俱如前。

④夏取盛经孙络,取分间,绝皮肤:杨上善说:夏时人气经满气溢,孙络受血,皮肤充实,故夏取盛经孙络,又取分腠以绝皮肤也。

马莳说:夏取盛经孙络处分间,盛经者如手阳明大肠经阳溪为经之类。孙络者,即脉度篇所谓支而横者为络,络之别者为孙也。视其经穴孙络处分之间,止于皮肤,绝而刺之,不至于深入也(《水热穴论》云:夏取盛经分腠。又曰:绝肤而皮去者邪居浅也,盖言夏气在表,故病在表,止于皮肤,绝而不盛入以刺之,正以推之,所居为甚浅也。又曰:所谓盛经者,阳经也,则止取手足六阳经之经穴耳)。

张介宾说:盛经孙络,皆阳分也。

⑤秋取经输,邪在府,取之合:杨上善说:秋时天气始收,腠理闭塞,皮肤引急,故秋取藏象之输,以泻阴邪,取府经之合,以泻阳邪也。

马莳说:秋取各经之输穴,如手太阴肺经太渊为输之类(《水热穴论》云:取输以泻阴邪,则知是六阴经之输穴也)。若在府,则取六阳经之合穴,如手阳明大肠经曲池为合之类(《水热穴论》云:取合以虚阳邪 ,则知是六阳经之合穴也)。

张介宾说:邪在府,谓秋阴未盛,阳邪犹在阳分也。

⑥冬取井荥,必深以留之:杨上善说:冬时盖藏,血气在中,内著骨髓,通于五藏,故取井已下阴气逆,取荥以实阳气也。

马莳说:冬取井荥,冬气入深,必当深刺,以久留之。(《水热穴论》云:取井以泻阴,逆则阴经当刺井穴,如手太阴肺经少商为井之类,取荥以实阳气,则阳经当刺荥穴,如手阳明大肠经二间为荥之类)。

张志聪说:此篇论四时之气,出入于皮肤脉络,而皮肉筋骨乃六府之外合,故百病之起,有因于在外之皮肤、脉、肉、筋、骨,而及于内之六府者,有因病六府之气,而及于外合之形层者。内因外因,皆有所生,知其气之出入,则知所以治矣。四时之气,各有所在,此春取经脉于分肉之间,夏取盛经孙络分肉皮肤,盖春夏之气从内而外也。秋取经输,邪在府,取之合,此秋气之复从外而内也。冬取井荥,必深而留之,谓冬气之藏于内也。此人气之出入应天地之四时,是以灸刺之道,得气穴为定。按本藏篇曰:肺合大肠,大肠者,皮其应。心合小肠,小肠者,脉其应。肝合胆,胆者,筋其应。脾合胃,胃者,肉其应。肾合三焦、膀胱,三焦、膀胱者,腠里毫毛其应。乃藏合府,而府合于形层,是以有病温疟、皮水之在外者,有肠中不便,腹中常鸣之在府者。

温疟汗不出,为五十九痏[①]。

【本段提纲】 马莳说:此言刺温疟之法也。

【集解】

①温疟汗不出,为五十九痏:马莳说:《素问·疟论》:"帝曰:先热而后寒者何也?岐伯曰:此先伤于风,而后伤于寒也,故先热而后寒也,亦以时作,故曰温疟"。然温疟汗不出者,当取五十九俞以刺之(五十九俞详后《热论篇》)。

张志聪说:此外因之邪,病在于骨髓也。《素问·疟论》曰:温疟者,得之冬,中于风、寒气藏于骨髓之中,至春则阳气大发,邪气不能自出,因遇大暑,脑髓烁,肌肉消,腠理发泄。或有所用力,邪气与汗皆出。此病藏于肾,而其气先从内出之于外也。是以汗不出则邪有不能去,当为五十九痏,以第四针五十九刺骨。

风痋肤胀,为五十七痏,取皮肤之血者尽取之[①]。

【本段提纲】 马莳说:此言刺风水之法也。痋即水,以水为疾,故加以疾之首。

【集解】

①风痋肤胀,为五十七痏,取皮肤之血者尽取之:杨上善说:以下杂刺。有此风水刺,一也。风水及肤胀,刺水穴为五十九痏,又尽刺去腹皮络血也。

马莳说:风水,见《素问·奇病论》《水热穴论》《评热病论》、本经《论疾诊尺篇》。肤胀者,即本经《水胀论》之所谓肤胀也(按肤胀者,寒气客于皮肤之间,蛰蛰然不坚,腹大身尽痛,皮厚,按其腹,窅而不起,腹色不变,此其候也)当取五十七俞以刺之。

张介宾说:"痋","水"同。"风水肤胀五十七痏",义俱如前。若皮肤之有血络者,亦当尽取去之。

张志聪说:此外因之邪,病在于皮肤也。痋,水病也。因汗出遇风,风水之邪,留于皮肤而为肿胀也。为五十七痏。"取皮肤之血者,尽取之"。盖邪在皮肤,当从肤表而出也。

陆懋修说:痋,释类切,《集韵》肿病,《甲乙经》作"水"。

飧泄补三阴交[①],上补阴陵泉,皆久留之,热行乃止[②]。

【本段提纲】 马莳说:此言飧泄之疾,当补脾经之阴陵泉也。

【集解】

①飧泄补三阴交:钱熙祚说:原刻交误作之,依《甲乙经》改。

②飧泄补三阴交,上补阴陵泉,皆久留之,热行乃止:马莳说:三阴者,足太阴脾经也。阴陵泉乃脾经之合穴。脾气虚,故飧泄,宜补之。必久留其针,候针下热行,乃止针。(一说补三阴之上者,补三阴交,乃足三阴脉气之所交,宜补之)。

张介宾说：三阴之上，谓三阴交穴，脾、肝、肾之会也。阳陵泉，足太阴脾经穴，补而久留之，则阳气至而热行，热行则泄止矣。

张志聪说：此内因之病在脾，而为飧泄也。脾为湿土，乃阴中之至阴，脾气虚寒，则为飧泄，故当补三阴之上，补阴陵泉，皆久留之，候热气行至乃止。三阴之上，足三阴交穴。阴陵泉，脾之合穴也。

转筋于阳治其阳，转筋于阴治其阴，皆卒刺之①。

【本段提纲】　马莳说：此言刺转筋者，当分阴阳而卒刺之也。

【集解】

①转筋于阳治其阳，转筋于阴治其阴，皆卒刺之：杨上善说：转筋刺，四也。六阳转筋，即以燔针刺其阳筋。六阴转筋，还以燔针刺其阴筋也。

马莳说：凡手足之外廉皆属阳经，若转筋于阳，则治其阳经。凡手足之内廉皆属阴筋，若转筋于阴，则治其阴经。皆当猝然刺之，而不使病人知之，则刺易入，而病易去也。

张介宾说：凡四肢外廉，皆属三阳。内廉则皆属三阴。转筋者，卒病也，故不必拘于时日，但随其病而卒刺之。

丹波元简说：楼氏《纲目》亦作"猝"，盖本于《经筋》，亦当备一说。

徒疣先取环谷下三寸，以铍针针之，已刺而筩①之，而内之，入而复之，以尽其水，必坚束之，束缓则烦悗，束急则安静②，间日一刺之，疣尽乃止。

饮闭药，方刺之时，徒饮之，方饮无食，方食无饮，无食他食，百三十五日③。

【本段提纲】　马莳说：此言刺水肿之法也。

【集解】

①筩：陆懋修说：筩，徒红切。《广雅·释诂》：筩，长也。

②必坚束之，束缓则烦悗，束急则安静：钱熙祚说：原刻必坚下脱束之二字。又两"束"字并误作"来"，今依《甲乙经》补正。

河北医学院《灵枢经校释》："束之"原脱，据《甲乙》卷八第四及《太素》卷二十三杂刺补。"束"原作"来"，据《甲乙》卷八第四改。

③饮闭药，方刺之时，徒饮之，方饮无食，方食无饮，无食他食，百三十五日：杨上善说：此水刺法，五也。环谷，当是脐中也。脐下三寸，关元之穴也。铼关元，内筩引水，水去人虚，当坚束身令实。复饮补药，饮之与食相去而进，间日刺之，不可顿去，水尽乃止，禁如药法，一百三十五日乃得愈。徒，空也。空饮无食也。

马莳说：徒，但也。上文言风水者，有风有水也。此曰徒疣，则有水无风也（见《素问·阴阳别论》《平人气象论》《宣明五气论》、本经《水胀论》），先取环谷下三寸（按各经无环谷穴，止足少阳胆经有环跳穴，今日下三寸，意者风市穴乎，理亦甚的，且《针灸聚英》不载风市治病之验，姑缺之，以俟知者），以铍针针之（本经《九针论》云：五曰铍针，取法于剑锋，广二分半，长四寸，主大痈脓两热相争者也），筩，直也。已刺而直其针以纳之，既入而又复之，必欲尽去其水，水方尽时，其肉必坚，且水来缓，则内必烦闷，来急则内必安静。间日一刺之，候水去尽而止针。但水未尽之时，小便必闭，今水已去尽，必饮通闭之药，以利其水，防其再肿。然服闭药之法，方刺之时即但饮之，方饮之时无用食物，或食物时，无饮此药，且又不可食异品他食，如此守之，至一百三十五日之外，其病始不复矣。

张介宾说:此泄水之法也。徒,但也。有水无风,故曰徒水。环谷,义无所考,或即足少阳之环跳穴。其下三寸许,垂手著股,中指尽处,惟奇穴中有风市一穴,或者即此,明者察之。铍针,第五针也。筒,箭室也。"已刺而筒之,而内之,入而复之,以尽其疢",谓用针如箭之归筒,出入频复,开通其道,以尽其疢也。然疢在肤中,其候必坚,若针后水来迟缓,则必烦闷,若来急速,则必安静矣。仍须间日一刺,以水尽而止。按针要曰:凡水气,惟得针水沟,若针余穴,水尽即死,是又不可不知也。凡患水病者,小便多不利,既已刺治如前,仍须饮通闭之药,以拔其本,即方刺之时亦但饮无碍也。药食不宜相混,混则难于取效。水肿既消,当忌伤脾发湿等物,至一百三十五日之外,方保其不复矣。

张志聪说:此内因脾胃虚寒,而水溢于肉理也。徒,众也。土位中央,主灌溉于四旁,土气虚则四方之众水,反乘侮其土,而为水病也。夫溪谷有三百六十五穴,会肉之大会为谷。大会者,手足股肱之大肉也。环谷者,取手足之分肉,以泻其水也。筒,筒也。以如筒之针而内之。入而复出,以尽其水。水肿于肌肉,则浮而软,水尽则肉必坚矣。来缓则烦闷,来急则安静者,水虽在于肌腠,而其原在内也。饮闭药者,谓水乃尽,当饮充实脾土之药,勿使水之复乘也。方刺之时,欲使水尽出于外,故徒饮之。盖脾主肌肉,疢病之因本于脾,脾水尽而后能土气充实也。夫饮入于胃,上输于脾肺,食气入胃,淫散于心肝,饮食并入,藉三焦之气,蒸化精微,济泌别汁,中焦气虚,则水谷不能分别矣。是以方饮无食,方食无饮,盖言土气虚,而水聚于中者,由三焦元气虚也。三焦者,通会元真于肌腠,三焦元真之气虚,则肤腠空疏,而水溢于内矣。无食他食者,惟食谷食,以养土气也。土之成数在十,而分王于四时八节,调养百三十五日者,逾九节候,而土气复也。

丹波元简说:"筒"之义,诸注未明。《九针论》:员针筒,其身如是。"筒","筒"同。又楼氏《纲目》:载本节文云:筒针,针中有空窍,如筒出水也。今据志以筒释之,盖此似言以筒纳针孔内,使水自筒中泄出者,世有用此术得效者,然不可妄施。张云,针要曰:凡水气,惟得针水沟,若针余穴,水尽即死,是又不可不知也。

陈璧琉、郑卓人合编《灵枢经白话解》:患水肿病,首先当取于环谷下面三寸的部位(环跳穴下相当于风市穴处),用剑形的铍针去针刺,刺过以后,再用中空如筒的针刺入该处,并且可以反复刺入,把水放尽,因此使原来浮肿的肌肉也必会恢复到正常的坚实。不过在放水时,流出来的水比较缓慢,则患者仍觉烦闷不舒,放出来的水比较快,则患者就可以安静下来。这种放水法,当间日施治一次,直到水肿退尽为止。还需要饮服通闭的药物,防其再肿。

河北医学院《灵枢经校释》:患水肿病而不兼风邪的,首先在环谷下三寸的部位,用铍针刺之,然后用中空如筒的针,刺入该处,可以反复操作,把水放尽,使原来水肿时松软的肌肉恢复坚实。同时用布带束其腰腹部,如果束得松缓,患者会感觉烦闷不舒,束得紧些则舒适安静。用针刺放水治疗,每隔一日施行一次,至水肿退尽为止,还需要饮服通闭的药物,利其小便,以防再肿。

山东中医学院《针灸甲乙经校释》:但患水病而没有风邪的,应先在脐下三寸处,用铍针深刺,退针后再进针,这样入而复出的反复操作,以出尽其水,水出尽以后,可再用布紧束其腰腹部,若束的松缓,则必烦躁满闷,束的紧急,则舒适安静。用上法治疗要隔一天刺一次,直到水尽为止,并要内服化气行水的药物,利其小便,以防再肿。(按语:本节指出了针刺治疗风水和徒水的方法,其中关于放水的刺法,后世不见使用,故其具体操作方法不详。)

著痹不去,久寒不已,卒取其三里骨为干。①

【本段提纲】　马莳说:此言刺寒痹之法也。

【集解】

①著痹不去,久寒不已,卒取其三里骨为干:杨上善说:此著皮刺,六也。卒针,燔针。准上经卒当为淬,刺痹法也。里骨,谓与著痹同里之骨,名曰里骨,以其痹深,故取此骨也。

马莳说:《素问·痹论》云:以湿胜者,为着痹。又曰:其多汗而濡者,此其逢湿甚也。盖着有沉着之意,必其重而难去者也。今久冷不已,当猝取三里而刺之,不使病人明知也(三里,系足阳明胃经穴。按久寒以冷字释者,盖以寒气胜者为痛痹。今既曰着痹,则非痛痹也,故知此为冷字之义)。

张介宾说:《痹论》曰:湿气胜者为着痹。谓其重著难动,故云不去。若寒湿相搏,久而不已,当猝取足阳明之三里穴,温补胃气,则寒湿散而痹可愈也。

张志聪说:此邪留于骨节而为痹也。《素问·痹论》曰:湿胜为着痹。盖湿流于关节,故久寒不已,当卒取其三里,取阳明燥湿之气,以胜其寒湿也。沈亮宸曰:溪谷属骨,此承上文肌腠未尽之水,流于关节,则为着痹,故取阳明之三里,从府以泻藏也。

陈璧琉、郑卓人合编《灵枢经白话解》:"骨为干",本句出《经脉篇》,在这里与上下句的意义都不相衔接,或系衍文。

河北医学院《灵枢经校释》:"骨为干",《太素》卷二十三杂刺"干"作"骭",《甲乙》卷十第一下校语同,《甲乙》卷九第七无"骨为干"三字。按:"骨为干"三字为《经脉篇》文,上下不蒙,疑为窜衍者,故不译。

　　肠中不便①,取三里,盛泻之,虚补之。②

【本段提纲】　马莳说:此言刺大便不通之法也。

【集解】

①肠中不便:钱熙祚说:《甲乙经》"肠"作"腹"。

②肠中不便,取三里,盛泻之,虚补之:马莳说:肠,大肠也,大肠不通,当取三里穴以刺之。其不便者由于邪气之盛者则泻之,由于正气之虚者则补之耳。

张介宾说:小肠不便者不能化物,大肠不便者不能传道,大肠、小肠,皆属于胃,故当取足阳明之三里穴。邪气盛则泻之,正气虚则补之。

张志聪说:沈亮宸曰:此病在三焦而为肠中不便也。三焦之气,蒸化水谷,济泌别汁。水谷者,常并居于胃中,成糟粕而俱下于大肠,是以肠中不便者,三焦之气虚也。三焦之部署,在胃府上、中、下之间,故独取足阳明之三里,邪盛者泻之,正虚者补之。

　　疠风①者,素刺其肿上,已刺,以锐针②针其处,按出其恶气③,肿尽乃止,常食方食,无食他食。④

【本段提纲】　马莳说:此言刺疠风之法也。

【集解】

①疠风:陆懋修说:疠,力制切,亦作"癞"。《说文》:"疠恶疾也。"《山海经·西山经》:"英山有鸟名曰肥遗食之已疠。"注:疠,疫病也,或曰恶创。《素问·风论》:风之伤人也,或为疠风。疠者,有荣气热胕,其气不清,故使其鼻柱坏而色败,皮肤疡溃。

②锐针:史嵩说:锐针,上余惠切,芒也。

③恶气:钱熙祚说:《甲乙经》作"恶血"。

④疠风者,素刺其肿上,已刺,以锐针针其处,按出其恶气,肿尽乃止,常食方食,无食他食:

杨上善说:此疠风刺,八也。索,苏作反,散也。刺疠风肿上也。已,复兑头之针,以兑其处,去针以手按之,出其恶气,食如禁法也。

马莳说:《素问·风论》云:疠者,有营卫热胕,其气不清,故使鼻柱坏而色败,皮肤疡溃,风寒客于脉而不去,名曰疠风。《骨空论》《长刺节论》皆谓之大风也。(内有刺法)当平日刺其肿上,已刺,数以针之锐者针其患处,仍以手按出其恶毒之气,必肿尽乃止针,不尽不止也。其食品如常者始食之,若异品他食,宜无食也。

张介宾说:疠,大风也。《风论》曰:疠者,有营气热胕,其气不清,故使鼻柱坏而色败,皮肤疡溃,风寒客于脉而不去,名曰疠风也。其治法,当于常素刺其肿上,已刺之后,又必数以锐针针其患处,仍用手按出其恶毒之气,必待肿尽,乃可止针。盖毒深气甚,非多刺不可也。食得其法,谓之方食。无食他食,忌动风发毒等物也。

张志聪说:此邪病之在脉也。肿者,脉中之荣热,出于胕肉而为肿也。恶气者,恶疠之邪留而不去,则使其鼻柱坏而色败,皮肤疡溃,故当出其恶气,肿尽乃止。常食方食,无食他食者,谓当恬淡其饮食,无食他方之异品也。

丹波元简说:《甲乙》素作索,锐针针三字作呪一字,恶气之气作血。介按:疠风,即癞病,又名麻风,属于慢性传染病,故凡传染之后,过数年,方才显露其病状,则遍体麻木不仁,甚至四体周身,逐渐毁灭,先由手指,继而足趾,终至鼻柱,均现毁败,而上状若顽癣,搔破则流稠水,其未破之处,皮肤片片脱落奇痒难当,此病可分两种,如面部、臀部、四肢等处,俱发红色结节,继即溃穿。

顾观光说:疠风者,素刺其肿上。"素"字误,《甲乙经》作"索"。

　　腹中常鸣,气上冲胸,喘,不能久立,邪在大肠,刺肓之原,巨虚上廉三里。[①]

【本段提纲】　马莳说:此言刺邪在大肠之法也。

【集解】

①腹中常鸣,气上冲胸,喘,不能久立,邪在大肠,刺肓之原,巨虚上廉三里:杨上善说:大肠气上冲刺,九也。大肠手阳明脉,络脉下膈属大肠,故邪气在大肠,循手阳明脉上冲胸,不能久立也。贲,膈也。膈之原,出鸠尾也。巨虚上廉与大肠合,以足阳明上连手阳明,故取巨虚上廉,并取三里也。

马莳说:腹中常鸣者,以水与火相激而成声也。气上冲于胸,发而为喘,不能久立,乃邪在大肠,故病如是也。当刺肓之原,按本经《九针十二原篇》云:肓之原,出于脖胦者是也(一名下气海,一名下肓,脐下一寸半,系任脉经穴,针八分,得气即泻,后宜补)又取巨虚上廉,及三里穴以刺之(按巨虚上廉一名上巨虚,在三里下三寸)。《本经·本输篇》云:胃经膝下三寸,三里为合。复下三里三寸,为巨虚上廉,复下上廉三寸,为巨虚下廉。大肠属上廉,小肠属下廉。故此篇邪在大肠,宜刺巨虚上廉,而下节邪在小肠,宜刺巨虚下廉。

张介宾说:《九针十二原篇》:肓之原,出于脖胦。即任脉之下气海也。巨虚上廉、三里,皆足阳明经穴。按《本输篇》曰:大肠属上廉。此以邪在大肠,故当刺巨虚上廉,若下文之邪在小肠者,则当取巨虚下廉也。

张志聪说:此邪在大肠而为病也。大肠为传导之官,病则其气反逆,是以腹中常鸣。气上冲胸,喘不能久立。膏肓即藏府之募原,膏在上而肓在下,肓之原在脐下一寸五分,名曰脖胦,乃大肠之分,巨虚上廉在三里下三寸,取巨虚三里者,大肠属胃也。

丹波元简说:腹中常鸣,气上冲胸,喘不能久立,《甲乙》"常"作"雷","上"作"常"。

小腹控睾,引腰脊,上冲心,邪在小肠也^①,小肠者连睾系,属于脊,贯肝肺,络心系,气盛则厥逆,上冲肠胃,熏^②肝肺,散于肓^③,结于脐,故取之肓原以散之^④,刺太阴以予之,取厥阴以下之,取巨虚下廉以去之,按其所过之经以调之。

【本段提纲】 马莳说:此言刺邪在小肠者之法也。

【集解】

①邪在小肠也:钱熙祚说:原刻脱"小肠也"三字,依《甲乙经》补。

②熏:陆懋修说:熏,许云切,亦作"熏",《列子·汤问篇》:熏则烟上。

③熏肝肺,散于肓:守山阁本原刻作"熏肝肺,散于胸"。

丹波元简说:《甲乙》"熏肝"下有"肺"字,据下文"刺太阴",《甲乙》似是。

山东中医学院《针灸甲乙经校释》卷九,肾小肠受病发腹胀腰痛引背少腹控睾散于肓,"肓"原作"胸",据《灵枢·四时气篇》《太素·杂刺》《脉经》卷六《千金·小肠府》改。

④故取之肓原以散之:杨上善说:小肠上冲刺,十也。"睪"音"高"。小肠传脊,左环叶积,其注于回肠者,外传于脐上。小肠之脉,络心,循咽下膈抵胃,属小肠。故得连睪系、属于脊、贯肝肺、络心系也。是以邪气客小肠,气盛则厥逆,上冲肠胃,动于肝气,散于肓,结于脐也。取肓原,肓原,脖胦也,脐上一寸五分也。小肠脉贯肺,故取手太阴五输疗前病之穴。小肠脉贯肝,故取肝脉足厥阴疗前病五输之穴也。巨虚下廉与小肠合,故取之。调所过之经补泻之。

马莳说:人有小腹,中控其睾丸(阴丸属肝经),引腰脊间,上冲于心者,邪在小肠也。盖小肠连睾系,属于脊,贯肝与肺,络心之系。今邪气盛,则厥逆,上冲于肠胃,熏于肝,散于任脉。经肓之原(即下气海穴),结于脐中之神阙(亦系任脉经)。故当刺肓之原,以散其结。又刺手太阴肺经穴,以与其补,又取足厥阴肝经穴以下其邪(以小肠之脉连睾丸属脊贯肝肺),又取足阳明胃经下巨虚以去其邪。又按小肠经,凡脉所过之经,以调其气可也。

张介宾说:控,引也。睾,阴丸也。小肠连于小腹。若其邪盛则厥逆,自下上冲心肺,熏于肝胃,引于腰脊,下及肓脐睾系之间也。取肓原以散之,散脐腹之结也;刺太阴以予之,补肺经之虚也;取厥阴以下之,泻肝经之实也;取巨虚下廉以去之,求小肠之所属也。按其所过之经,谓察其邪之所在,以调之也。

张志聪说:沈亮宸曰,控睾引腰脊上冲心者,小肠之疝气也。肓乃肠外之脂膜,故取肓之原以散之,刺太阴以夺之,取足厥阴以下之,取巨虚下廉以去小肠之邪,按其所过之经以调其气。

陈璧琉、郑卓人合编《灵枢经白话解》:本节所指出的症状,似属于小肠疝气病,所以在治疗方面,也采用标本兼治比较复杂的配穴法,其中的肓之原穴气海,是治疗一切气病的要穴,凡脏虚气惫,真气不足,久疾不瘳的虚证,都必须取用此穴,具有总调下焦气机的功效;下巨虚,是小肠的合穴,与小肠有密切的联系;所以取此二穴,对于治疗小肠疝气是很有效的。同时,配合手太阴肺经、足厥阴肝经以补肺泻肝;再取用本经的穴以调其气,这也是临床常用的配穴法。如结合本节的内容去体会,就不难进一步认识补肺泻肝的重要作用了。

善呕,呕有苦^①,长太息,心中憺憺,恐人将捕之,邪在胆,逆在胃,胆液泄则口苦,胃气逆则呕苦汁,故曰呕胆,取三里以下胃气逆,则刺少阳血络,以闭胆逆,却调其虚实,以去其邪^②。

【本段提纲】 马莳说:此言刺邪在胆者之法也。

【集解】

①善呕,呕有苦:钱熙祚说:原刻脱"汁"字,依《甲乙经》补。

丹波元简说:呕苦,《甲乙》《千金》"苦"下有"汁"字。

顾观光说:善呕,呕有苦,此下《脉经》有"汁"字。

河北医学院《灵枢经校释》:"善呕,呕有苦"。《脉经》卷六第二及《千金》卷十二"善呕"下不重"呕"字。《脉经》卷六第二"苦"下有"汁"字。《甲乙》卷九第五无"善呕"以下十七字,此十七字为《邪气藏府病形篇》文。

②善呕,呕有苦,长太息,心中憺憺,恐人将捕之,邪在胆,逆在胃,胆液泄则口苦,胃气逆则呕苦汁,故曰呕胆,取三里以下胃气逆,则刺少阳血络,以闭胆逆,却调其虚实,以去其邪:杨上善说:口苦刺,十一也。长太息者,太息长也。胆热之病恐惧,故如人将捕之也。邪在胆者,热邪在于胆中,溢于苦汁,胃气因逆,遂呕胆口苦,名曰胆瘅,故取三里以下,胃之逆气,取胆脉少阳,调其虚实,以去热邪也。

马莳说:病有善呕,而呕出苦味,又长太息,其心中憺憺然,静中似有人将捕之,此邪在胆经也。盖胆邪逆于胃,故胆液泄,则口苦而呕,故曰呕胆之证。当取足阳明胃经三里,以下胃气之逆,又侧刺足少阳胆经之血络,以出其血,而止胆之逆,却又调两经之虚实,虚则补而实则泻,以终去其邪,而不使之复也。

张介宾说:憺憺,心虚貌。邪在胆,逆在胃,木乘土也。胆液泄则苦,胃气逆则呕,故呕苦者,谓之呕胆。三里,足阳明经穴,故可下胃气之逆。又刺足少阳血络,以平其木,则胆液不泄,故曰以闭胆逆。然必调其虚实,或补或泻,皆可以去其邪也。

张志聪说:此邪在胆而为病也。呕有苦,胆气逆在胃也。胆气欲升,故长太息以伸之。病则胆气虚,故心中憺憺,恐人将捕之。病在胆,逆在胃者,木邪乘土也。胆汁通于廉泉、玉英,故胆液泄则口苦。胆邪在胃,故胃气逆则呕苦也。取三里以下胃气之逆,刺少阳经之血络以闭胆逆,调其虚实,以去其邪。

丹波元简说:呕苦,《甲乙》《千金》"苦"下有"汁"字。

顾观光说:善呕,呕有苦,此下《脉经》有汁字。

饮食不下,膈塞不通,邪在胃脘。在上脘,则刺①抑而下之,在下脘,则散而去之。②

【本段提纲】　马莳说:此言刺邪在胃脘者之法也。

【集解】

①则刺:钱熙祚说:《甲乙经》无"刺"字,与下句一例。

②饮食不下,膈塞不通,邪在胃脘。在上脘,则刺抑而下之,在下脘,则散而去之:杨上善说:饮食不下刺,十二也。邪在胃管,则令膈中气塞不通,饮食不下之候。邪在上管,刺胃之上口之穴,抑而下之,邪在下管,刺胃之下口之穴,散而去之也。

马莳说:凡饮食不下,而膈膜之前齐鸠尾,后齐十一椎者,膈塞不通,此乃邪在胃脘也……如在上脘,卧针刺之,当抑而下之,此即本经《上膈篇》之所谓"气为上膈",故治之者如此。如在下脘,则刺下脘,当散而去之,即《上膈篇》之所谓"虫在下膈",故治之者如此。

张介宾说:上脘、下脘,俱任脉穴,即胃脘也。刺抑而下之,谓刺上脘以泻其至高之食气。散而去之,谓温下脘以散其停积之寒滞也。针药皆然。

张志聪说:此邪在胃脘而为病也。饮食不下,膈塞不通,如邪在上脘,则不能受纳水谷,故当抑而下之。如邪在下脘,则不能传化糟粕,故当散而去之。沈亮宸曰:食饮不下,膈塞不通,病在上也。然下焦阻塞,则上焦亦为之不利。盖水谷入口,则胃实而肠虚,食下则肠实而胃虚,如下闭气,而食不下,则胃实而上焦膈塞矣。是以经文总言其病,而治分上下,学者体会毋怠。

小腹痛肿,不得小便,邪在三焦,约取之太阳大络,视其络脉与厥阴小络结而血者,肿上及胃脘,取三里。①

【本段提纲】　马莳说:此言刺邪在三焦者之法也。

【集解】

①小腹痛肿,不得小便,邪在三焦,约取之太阳大络,视其络脉与厥阴小络结而血者,肿上及胃脘,取三里:杨上善说:腹胀不通刺,十三也。邪在三焦,约而不通,故小腹肿,不得大小便。可刺足太阳大络,及足厥阴孙络结聚之血,可刺去之,又刺肿上及取胃脘,并刺三里也。

马莳说:三焦者,即后三焦合于右肾者也(本经《本藏篇》云:肾合三焦膀胱,言右肾合三焦,左肾合膀胱。《素问·灵兰秘典》云:三焦为决渎之官,膀胱为州都之官,则三焦膀胱皆可小便者也),少腹痛而腹肿,难以小便,其邪在于三焦,而三焦有邪约之也。当取足太阳大络而刺之,即飞扬穴也(本经《本输篇》:三焦者,上踝五寸光明之别,入贯腨肠,出于委阳,并太阳之正,络膀胱),又必视其络脉,与足厥阴肝经有结血者,尽取之。若少腹肿及于胃脘,则取胃经之三里穴以刺之。

张介宾说:邪在三焦约者,三焦下输出于委阳,并足太阳之正,入络膀胱,约下焦也。太阳大络,飞扬穴也。又必视其别络及厥阴小络结而血者,尽取去之,以足厥阴之经亦抵小腹也。若小腹肿痛上及胃脘者,又当取足阳明之三里穴。

张志聪说:此邪在膀胱而为病也。三焦下腧,出于委阳,并太阳之正,入络膀胱,约下焦,实则闭癃,虚则遗溺。小腹肿痛,不得小便,邪在三焦约也,故当取足太阳之大络。小络、孙络也。足太阳厥阴之络,交络于跗胭之间,视其结而血者去之。盖肝主疏泄,结在厥阴之络,亦不得小便矣。如小腹肿,上及胃脘,取足三里。

丹波元简说:《圣济总录》云,黄帝三部针灸经,言少腹肿痛不得小便,邪在三焦,病名曰三焦约。营卫不调,风邪入客,则决渎之官约而不通,所以不得大小便也。刺法取足少阴、太阳之经,辅以汤剂,则三焦疏导,清浊判矣,方载枳壳丸等六首(方中多用大黄、牵牛、郁李之类),本节三焦即指膀胱,上文列六府之病而不及膀胱,知是三焦膀胱明矣。《千金》云:三焦名中清之府,别号玉海,水道出属膀胱是也(详见《素问识·灵兰秘典注》)。盖"约"即脾约之"约",而乔世宁校本《千金》,以"约"字属下句,亦似有理。张云:太阳大络,飞阳穴也。考《甲乙》委阳,三焦下辅腧也,在足太阳之前、少阳之后云云。此足太阳之别络也,则志注为是。

陈璧琉、郑卓人合编《灵枢经白话解》:"约取之太阳大络",约,是指约束下焦的意思。太阳大络,就是称为三焦下腧的足太阳膀胱经委阳穴。《邪气藏府病形篇》:"三焦病者……候在足太阳之外大络,大络在太阳、少阳之间,亦见于脉取委阳"。又在《本输篇》明确指出:"三焦者……出于委阳,并太阳之正,入络膀胱,约下焦。实则闭癃,虚则遗溺"。这就是说明三焦的下腧,是足太阳膀胱经的别络,其脉气由于委阳穴,由此并足太阳膀胱经的正脉,入内络于膀胱,以约束下焦,因此委阳的主治症,也就包括了小便不通等有关三焦气化不及而属于膀胱的病变。

睹其色,察其目①,知其散复者,视其目色,以知病之存亡也②。一其形,听其动静者,持气口人迎③以视其脉,坚且盛且滑者病日进,脉软者病将下,诸经实者,病

三日已。气口候阴，人迎候阳也④。

【**本段提纲**】　马莳说：此言凡候病者，当尽望闻问切之法也。

【**集解**】

①察其目：钱熙祚说：原刻"目"误作"以"，依首卷《九针十二原篇》改。

河北医学院《灵枢经校释》："目"原作"以"，据《太素》卷二十三杂刺改。本书九针十二原、小针解两篇亦并作"目"，与《太素》合。

②以知病之存亡也：杨上善说：取病存亡刺，十四也。散则病亡，复则病存也。

③一其形，听其动静者，持气口人迎：杨上善说：专务不散，则一其形也。移神在脉，则听动静也。气口则手太阴寸口脉，人迎则足阳明人迎脉也。

④一其形，听其动静者，持气口人迎以视其脉，坚且盛且滑者病日进，脉软者病将下，诸经实者，病三日已。气口候阴，人迎候阳也：杨上善说：气口藏脉，故候阴也。人迎府脉，故候阳也。

马莳说：凡人有病，须知睹病人之气色，察病人之所为，知其病气之或散或复，其要在于视其目中之色，以知其病之存亡也。盖目为五藏之精华，故尤以是为主耳。又以一其形之肥瘦（曰一者，肥瘦各相等否），听其身之动静（凡身体病证语默皆是），其要又在于诊其脉体，以知其病之进退也。持其右手寸部之气口，左手寸部之人迎以视之，其脉且坚且盛且滑者，在气口为内伤日进，在人迎为外感日进也。其脉不坚不盛不滑，而软者，在气口为内伤将退，在人迎为外感将退也。纵或诸经尚实，然气口人迎已软，其病至三日而可已耳。盖气口为内，所以候足手六阴经之病。人迎为外，所以候足手六阳经之病也。《素问·六节藏象论》、本经《终始》《禁服》等篇，皆云气口一盛，病在足厥阴。一盛而躁，病在手厥阴。气口二盛，病在足少阴。二盛而躁，病在手少阴。气口三盛，病在足太阴。三盛而躁，病在手太阴。故曰气口候阴也。人迎一盛，病在足少阳。一盛而躁，病在手少阳。人迎二盛，病在足太阳。二盛而躁，病在手太阳。人迎三盛，病在足阳明。三盛而躁，病在手阳明。故曰：人迎候阳也。

张介宾说：神完则气复，神失则气散，故察其目色，即可知病之存亡也。脉坚而且盛且滑者，邪气之炽也，故病日进。脉软而和者，元气之来也，故病将下。下，退也。凡邪气未解者，最忌脉弱无力。如《平人气象论》曰：病在中脉虚。《玉机真藏论》：病在外，脉不实坚者，皆难治。《邪客篇》曰：虚而细者，久以持，皆不实之谓也。若病在诸经，而脉实有力者，邪将外达，故可三日而已矣。气口在手，太阴肺脉也，气口独为五藏主，故以候阴。人迎在头，阳明胃脉也，胃为六府之大原，故以候阳。

张志聪说：睹其色者，分别五行之色也。如色青者，内病在胆，外病在筋。色赤者，内病在小肠，外病在脉也。察其以者，察其所以然之病，或病因于外，或病因于内，或因于外而病及于内者。或因于内而病及于外者。散者，邪散而病已也。复者，病在外而复及于内。病在内而复及于外也。视其目色者，察其血色也。盖在外之皮肉筋骨，内应于六府，六府内合五藏。外内之病，皆本于五行之色，而五藏之血气，皆见于目。故视其目色，以知病之存亡也。一其形者，静守其神，形与神俱也。听其动静者，持气口人迎，以视脉之坚、滑、软、静，而知病之进退也。诸经实者，邪在经脉也。气口人迎，候三阴三阳之气也。沈亮宸曰：五藏六府应天之五运六气，五运主中，六气主外，五运主岁，六气主时，五藏内合六府，六府外应六气，阴阳相合，外内交通，故本篇首定四时，末论藏府阴阳血气，乃人与天地相参，阴阳离合之天道也。

钱熙祚说：自"睹其色"至此，释首卷《九针十二原》之文。

陈璧琉、郑卓人合编《灵枢经白话解》："气口候阴，人迎候阳"。气口属太阴经，人迎属阳明经，在正常情况下，两者是保持平衡的，如发生病变时，气口偏盛则阴盛，人迎偏盛则阳盛，所以可分别测候藏府和阴经阳经的病。

《四时气第十九》今译

黄帝问岐伯说：春、夏、秋、冬四时的天气，各有特点，而人体各种疾病的发生与气候有一定的关系，针刺治疗时，应当遵循什么样的原则呢？

岐伯回答说：春、夏、秋、冬四时气候影响人体时，各有一定的发病部位，针刺治疗时，也应根据不同的发病季节来确定有关的穴位。春季针刺应取分布于经络、血脉、肌肉间隙处的穴位，病重的应当深刺，病轻的应当浅刺。夏季针刺应取分布于阳经的络脉与孙脉的穴位，针刺宜浅，不宜深过皮肤。秋季针刺应取各经的腧穴，如邪气在六腑，则应取阳经的合穴。冬天针刺应取各经的井穴及荥穴，以便充实阳气，并需深刺而且要留针。

患伤于风邪，先热后寒的温疟，不出汗，可以取五十九个治疗热病的腧穴，进行针刺治疗。

因内有水气，外受风邪，风水留于肌腠所致，风水病，皮肤浮肿，可以取五十七个治疗水病的腧穴，进行针刺治疗。如果皮肤有血络的，都应针刺放血。

脾胃虚寒所致的飧泄，应针刺足太阴脾经的三阴交穴及阴陵泉穴，用补法，久留针，等针下有热行感时再止针。

转筋发生于肢体外侧的，则用火针刺其阳经的腧穴，转筋发生于肢体内侧的，则用火针刺其阴经的腧穴，两种情况，皆应采用速刺法。

患水病而不兼风邪的，应先在环谷下三寸处，用铍针刺之，然后插入中空如筒的针，又复退出，反复操作，以便将水排尽。同时用布袋束腹部，如果束的不紧病人则烦闷不舒，如果束得紧些，病人就舒适安静。应当隔日一刺，直到水排尽时才停止。同时要饮用通闭行水的药物，以利小便，免得积水再肿。可以在针刺时服用药物，但正在服药时，不要吃饭，正在吃饭时，则不要服药，且要禁吃其他伤脾助水的食物一百三十五天。

湿邪偏胜的著痹病，长久不愈，是寒气久留，应当用火针速刺足三里穴。

大小肠化物、泌别清浊和传导糟粕的功能失常，应取足三里穴进行针刺治疗，邪气盛的采用泻法，正气虚的则应采用补法。

患麻风的病人，采用针刺治疗时，常刺病人肿起的部位，已刺过后，再用锐利的针刺病处，出针后用手按压病处，以便排出其中的恶血毒气，直到肿消为止。治疗时，饮食与平日一样，但不要进食其他动风、发毒的食物。

腹中经常鸣响，气上逆冲胸，喘促不能久立，这是由于邪气侵犯大肠所引起，针刺治疗时应刺任脉的气海穴，以及足阳明经的上巨虚和足三里穴。

小腹疼痛控引睾丸并牵及腰脊，上冲心胸的，是邪气侵犯小肠。小肠与睾丸相连，后附于脊椎，其经脉向上连贯肝、肺，网络心系。所以当小肠邪气过盛，就会厥逆，上冲肠胃，熏蒸肝，布散于肓膜，聚结于脐部。所以针刺时，应当取肓之原（气海穴），以消散结于脐部的邪气，针刺手太阴经以补肺虚，再刺足厥阴肝经穴，以泻肝经实邪，并刺下巨虚，以去小肠的邪气，按照病邪所走过的经脉取穴调治。

病人常呕吐,呕出带苦味的东西,并常叹气,心中恐惧不安,好像有人将要逮捕他一样,这是邪病在胆,影响于胃,胃气上逆的缘故。胆液外泄,因此口苦,胃气上逆,所以呕出苦的液汁,这种病叫呕胆。治疗时,应当针刺足阳明胃经的足三里穴,以使上逆的胃气下降,侧刺肋旁少阳胆经的血络,以制止胆气上逆,同时要根据虚实的情况进行调治,以祛除病邪。

　　饮食咽下,或觉胸膈阻塞不通的,这是因病邪侵犯胃脘而致。如果病在上脘,则应针刺上脘穴,以抑降胃气,如果病在下脘,则当用温散的办法,以祛散停积的寒邪。

　　小腹部肿痛,解不出小便,这是由于邪气侵犯三焦,膀胱不利所致。治疗时,应针刺足太阳膀胱经的大络委阳穴,观察足太阳膀胱经的络脉与足厥阴肝经的小络,如果有瘀血结聚,也应针刺以去除瘀血。如果小腹部肿痛向上延及胃脘的,应取足三里穴进行针刺治疗。

　　针刺治疗时,应当看病人的气色,观察患者眼睛的神色,以测知神气的散复。观察病人眼睛的神色,可知病邪的存在或消失。同时还应专心致志,聆听病人声音的变化,切气口与人迎脉,如脉搏坚实盛大滑利,是病情将日益恶化,如脉搏软弱,是病邪将退的表现。如各经脉实而有力,是正气旺盛,邪气将衰,病可以在三日左右就好了。气口,属太阴肺脉,主内,可以测知五脏阴气的情况,人迎属足阳明胃脉,可以测知六腑阳气的情况。

卷 九

五邪第二十①

①五邪第二十:伯坚按:本篇和《甲乙经》《黄帝内经太素》《类经》三书的篇目对照,列表于下:

灵 枢	甲 乙 经	黄帝内经太素	类 经
五邪第二十	卷九——邪在肺五藏六府受病发咳逆上气第三 卷九——肝受病及卫气留积发胸胁满痛第四 卷九——邪在心胆及诸藏府发悲恐太息口苦不乐及惊第五 卷九——脾胃大肠受病发腹胀满肠中鸣短气第七 卷九——肾小肠受病发腹胀腰痛引背少腹控睾第八	卷二十二——五藏刺篇	卷二十——邪在五藏之刺(针刺类二十五)

【释题】 马莳说:内论五藏之邪,故名篇。

【提要】 本篇讲邪气在五藏时所发生的症状和施行针刺疗法时应当取的穴。

邪在肺,则病皮肤痛,寒热,上气喘,汗出,咳动肩背,取之膺中外腧,背三椎五颔之傍①,以手疾按之,快然乃刺之,取之缺盆中以越之②。

【本段提纲】 马莳说:此言肺邪诸病而有刺之之法也。

【集解】

①背三椎五颔之傍:守山阁本原刻作"背三节五颔之傍"。

史嵩说:颟,音"椎"。

丹波元简说:背三节五藏之傍,《甲乙》作"背三椎之傍",乃谓肺俞,《甲乙》为是。

顾观光说:背三节五颟之傍,三节旁乃肺俞,五椎旁则心俞也,肺病不当刺心,《甲乙经》《脉经》并无"五颟"二字,当删。

钱熙祚说:原刻"五颟"作"五藏",一本作"五颧",并不可通,据史释有"颟"字,则"颧"为"颟"字之误无疑也。又《甲乙经》无此二字。

河北医学院《灵枢经校释》:"背三椎之傍","椎"原作"节五藏"三字,据《甲乙》卷九第三、《脉经》卷六第七、《千金》卷十七第一及《普济方》卷二十六改。

②邪在肺,则病皮肤痛,寒热,上气喘,汗出,咳动肩背,取之膺中外腧,背三椎五颟之傍,以手疾按之,快然乃刺之,取之缺盆中以越之:杨上善说:肺病有五。膺中内腧在膺前也,膺中外腧,肺俞也,在背第三椎两傍。心俞在第五椎两傍,各相去三寸,按之快然,此为腧也。肺之五病,取于肺俞及肺缺盆中也。

马莳说:凡邪在于肺,皮为肺之合,故皮肤痛,发为寒热,气上而喘。汗出者,以腠理疏也。咳动肩臂者,以肺为五藏华盖,而肩乃肺经腧气所行也。当取膺中、外俞、云门、中府等穴以刺之(云门:巨骨下,侠气户旁二寸陷中,去任脉两旁,相去各六寸。中府:云门下一寸,乳上三肋间,去中行亦六寸,各灸五壮,针三分)。又取背三节旁之肺俞,及取五椎旁之心俞穴(俱是足太阳膀胱经穴,去脊中各开一寸五分,针三分,留七呼。但心俞禁针)。然先以手速按其处,自觉爽快,乃刺之耳。又必取缺盆穴,使邪气从此而上越也。(系足阳明胃经穴,肩下横骨陷中,针二分,留七呼,不宜太深,深则使人逆息。)

张介宾说:皮肤痛而寒热者,皮毛为肺之合也。气喘汗出者,肺主气而腠理疏也。肺为藏府之华盖,居于膈上,故咳则动及肩背。膺中之外腧,云门、中府也,手太阴本经穴。但云门忌深,能令人逆息。三椎之傍,肺俞也,五椎之傍,心俞也,皆足太阳经穴。以手疾按其处,觉爽快者,即其真穴,乃可刺之。缺盆,足阳明经穴也,手太阴之脉上出于此,故当取之散越肺邪,但忌太深,令人逆息。

张志聪说:此承上文复论邪在五藏而病于外也。夫六府之应于皮肉筋骨者,藏府雌雄之相合也。五藏之外应者阴阳之气,皆有出有入也。肺主皮毛,故邪在肺则病皮肤痛。寒热者,皮寒热也。盖藏为阴而皮肤为阳,表里之气外内相乘,故为寒为热也。上气喘者,肺气逆也。汗出者,毛腠疏也。咳动肩背者,咳急息肩,肺俞之在肩背也。膺中外俞,肺脉所出之中府、云门处。背三节五藏之旁,乃肺俞旁之魄户也。缺盆中者,手阳明经之扶突。盖从府以越阴藏之邪。

陈璧琉、郑卓人合编《灵枢经白话解》:本节指出的中府与肺俞相配合,是募俞同用的配穴法,也是在临床上治疗肺经疾患常用而有效的方法。

山东中医学院《针灸甲乙经校释》卷九第三篇:中府、云门、肺俞为治疗肺病常用之穴位。中府与肺俞相配,即属于俞募配穴法。至于缺盆一穴,虽能散越肺邪,但切忌深刺,以防刺破内膜,发生危险。

　　邪在肝,则两胁中痛,寒中,恶血在内,行善掣节,时脚肿①,取之行间,以引胁下,补三里以温胃中,取血脉以散恶血,取耳间青脉,以去其掣。②

【本段提纲】　马莳说:此言肝邪诸病而有刺之之法也。

【集解】

①行善瘈节,时脚肿:钱熙祚说:《甲乙经》云,胕节时肿善瘈。

②邪在肝,则两胁中痛,寒中,恶血在内,行善瘈节,时脚肿,取之行间,以引胁下,补三里以温胃中,取血脉以散恶血,取耳间青脉,以去其瘈:杨上善说:肝病有四也。行间,足厥阴脉荣,肝脉也,在大指间。肝在胁下,故引两胁下痛,与明堂少异也。三里,足阳明胃脉。人病寒中,阳虚也,故取三里补足阳明,即胃中温也。恶血在内,上下行者,取其病处脉血见者,刺而散之也。耳间青脉,附足少阳脉,瘈脉一名资脉,在耳本,如鸡足青脉络,刺出血如豆,可以去痹也。

马莳说:凡邪在于肝,则两胁中痛。盖肝之经脉贯胸中,布胁肋也。胃中必寒,水旺而土衰也。恶血在内,以肝气不疏也。行善牵瘈其关节,时或脚肿,以肝之经脉自足大趾上行内踝入阴器,以上季胁及肋也。当取足厥阴肝经行间穴,以引出胁下之邪(在足大趾缝间动脉应手,针三分,灸三壮)。补足阳明胃经三里,以温其胃中之寒。取肝经血脉外见者,以散其在内之恶血。取耳间青脉,以去其所行之瘈节。

张介宾说:两胁中痛,肝之经也。寒中,木乘脾胃也。恶血在内,肝所主也。行善牵瘈其关节,肝主筋而邪居之也。肝经自足大趾上行内踝,故时为脚肿。行间,足厥阴本经之荣,故可以引去肝邪而止胁痛。三里,足阳明经穴,补以温胃,可去寒中。取肝经血络外见者,可以散在内之恶血。足少阳经循耳前后,足厥阴主诸筋而与少阳为表里,故取耳间青脉可以去瘈节。

张志聪说:肝脉循于两胁,故邪在肝则胁中痛。两阴交尽,是为厥阴,病则不能生阳,故为寒中。盖邪在肝,胁中痛,乃病经藏之有形。寒中,病厥阴之气也。内,脉内也。行善瘈节者,行则制节而痛,此恶血留于脉内,脉度循于骨节也。时脚肿者,厥阴之经气下逆也。当取足厥阴肝经之行间,以引胁下之痛。补足阳明之三里,以温寒中。取血脉,以散在内之恶血耳。间青脉乃少阳之络,循于耳之前后,入耳中,盖亦从腑阳以去其瘈节。

丹波元简说:取耳间青脉,以去其瘈。《甲乙》"瘈"作"瘈"。《甲乙》瘈脉,一名资脉,在耳本后。鸡足青络脉,盖谓此穴。

陆懋修说:行善瘈,瘈,昌列切,亦作"瘈",《尔雅·释训》:瘈,曳也。释文本作"瘈",《甲乙经》"瘈"作"瘈"。《素问·气交变大论》,行善瘈,脚下痛。

邪在脾胃,则病肌肉痛。阳气有余,阴气不足,则热中善饥。阳气不足,阴气有余,则寒中肠鸣腹痛。阴阳俱有余,若俱不足,则有寒有热,皆调于三里。①

【本段提纲】 马莳说:此言脾胃有邪诸病而有刺之之法也。

【集解】

①邪在脾胃,则病肌肉痛。阳气有余,阴气不足,则热中善饥。阳气不足,阴气有余,则寒中肠鸣腹痛。阴阳俱有余,若俱不足,则有寒有热,皆调于三里:杨上善说:阳气即足阳明也,阴气即足太阴也,此脾之七病皆取三里以行补泻,故曰调之。

马莳说:凡邪在脾胃则病肌肉痛,以脾主肌肉也。若胃为阳经,而胃之邪气有余,则不足者,不能胜有余也,其病为胃胜,当为热中而善饥。盖火与阳为类,而火消谷则易饥耳。反此,而脾为阴经,胃之正气不足,脾之邪气有余,其病为脾胜,当为寒中而肠鸣腹痛也。设脾胃俱邪气有余,或正气不足,则胃当为热,而脾当为寒也。当取足阳明胃经三里穴以调之,有余则泻,而不足则补耳。

张介宾说:邪在脾胃则肌肉痛,脾主肌肉也。阳有余则阴不足,阳邪入府,病在阳明,故为热中善饥。阳不足则阴有余,阴邪入藏,病在太阴,故为寒中肠鸣腹痛。若脾胃之邪气皆盛,阴阳俱有余也;脾胃之正气皆虚,阴阳俱不足也,故有寒有热,随之而见。此足阳明之合,可兼治脾胃之病。

张志聪说：脾主胃、肌肉，故邪在脾胃则肌肉痛。脾乃阴中之至阴，胃为阳热之府，故阳明从中见太阴之化，则阴阳不和，雌雄相应。若阳气有余阴气不足，则热中而消谷善饥；若阳气不足而阴气有余，则寒中而肠鸣。肠鸣，阴阳俱有余者。邪病之有余、俱不足者，正气之不足，皆当调之三里而补泻之，亦从府而和藏也。

丹波元简说：阳气有余阴气不足，诸注以阴阳分说脾胃，恐非。

邪在肾，则病骨痛阴痹。阴痹者，按之而不得，腹胀腰痛，大便难，肩背颈项强痛①，时眩，取之涌泉，昆仑，视有血者尽取之②。

【本段提纲】　马莳说：此言肾邪诸病而有刺之之法也。

【集解】

①肩背颈项强痛：守山阁本原刻作"肩背颈项痛"。

河北医学院《灵枢经校释》："强"，原脱，据《脉经》卷六第九、《甲乙》卷九第八及《千金》卷十九第一补。

式昭按：现据河北医学院《灵枢经校释》，在"肩背颈项"下，补入"强"字。

②邪在肾，则病骨痛阴痹。阴痹者，按之而不得，腹胀腰痛，大便难，肩背颈项强痛，时眩，取之涌泉，昆仑，视有血者尽取之：杨上善说：涌泉足少阴脉并足心陷中，屈足卷趾宛中。昆仑足太阳经，在外踝后跟骨上陷中。肾之痹病，皆取此二穴刺去血也。

马莳说：邪在于肾，则病骨痛，以肾主骨而阴痹，当在阴分也。阴痹者痛无定所。按之而不可得。即痹论之，所谓以寒胜者为痛痹也（后世以为白虎历节风，又曰痛风）。其小腹胀，以肾脉入小腹也。其腰痛，以腰为肾之府也。其大便难，以肾通窍于二便也。其肩背颈项痛，此皆膀胱经脉所行，以肾与膀胱为表里也。且时时眩晕，亦兼膀胱与肾邪也。当取肾经之涌泉穴（足心陷中，屈足卷趾宛宛中，跪取之，针三分，留三呼，灸三壮）。又取膀胱经之昆仑穴（足外踝后跟骨上陷中，细脉动应手，针三分，灸三壮，妊妇忌之）。视有血者，则三经尽取之可也。

张介宾说：肾属少阴而主骨，故其病为骨痛阴痹。涌泉为足少阴之井，昆仑为足太阳之经，按《经脉篇》以腰脊肩背颈项痛为足太阳病，故当取昆仑，余为少阴病，故当取涌泉。二经表里，凡有血络者皆当取之。

张志聪说：在外者筋骨为阴，病在阴者名曰阴痹。痹者，病在骨也。按之而不得也，邪在骨髓也。腹胀者，藏寒生满病也。腰者肾之府也，肾开窍于二阴，大便难者，肾气不化也。肩背颈项痛时眩者，藏病而及于府也。故当取足少阴之涌泉，足太阳之昆仑。视有血者尽取之。

丹波元简说：《至真要大论》曰，"阴痹者，按之不得即是"。

邪在心，则病心痛，善①悲，时眩仆，视有余不足，而调之其输也。②

【本段提纲】　马莳说：此言心邪诸病而有刺之之法也。

【集解】

①善：钱熙祚说：原刻善作"喜"，依《甲乙经》改。

②邪在心，则病心痛，善悲，时眩仆，视有余不足，而调之其输也：杨上善说：心病三种，皆调其手心主经脉之输也。

马莳说：邪在心，故心必痛，且善悲（《本神篇》云，心气虚则悲，然实则亦然），时或眩仆，或邪气有余，或正气不足，皆病如是也。当视其有余不足而调之。实以泻而虚则补，皆取其神门之为腧穴者以刺之耳（神门系心经穴，在掌后锐骨端陷中，针三分，留七呼，灸七壮）。按本经

《邪客篇》云，少阴心脉也，心者五藏六府之大主也，精神之所舍也，其藏坚固，邪弗能容也。容之则心伤，心伤则神去，神去则死矣。故诸邪之在心者，皆在心之包络。包络者，心主之脉也。故独无腧焉，其外经病而内不病，故独取其经于掌后锐骨之端。

张介宾说：邪在心者，皆在心之包络，其应补应泻，皆当取手厥阴心主之输。

张志聪说：邪在心，邪薄于心之分也。善为心志，心气病则虚，故喜悲。神气伤，故时眩仆。视有余不足而调其输也。按皮脉肉筋骨，五藏之外合也，邪在心而不病脉者，手厥阴心主包络主脉也。《邪客篇》曰，心者五藏六府之大主也，精神之所舍也。其藏坚固，邪弗能容也。容之则心伤，心伤则神去，神去则死矣。故诸邪在于心者，皆在于心之包络。包络者，心主之脉也。本输者，皆因其气之虚实疾徐以取之。故邪在心，邪在于包络，心之分也。视有余不足而调之者，因心气之虚实而调之也。此邪薄于心之分，以致心气之有余不足。邪不在心，故不外应于脉。沈亮宸曰，邪干藏则死，非独伤于心也。曰邪在肺、邪在肝者，邪薄于五藏之分，病藏气而不伤其藏真。故首言三节五藏之傍，以手疾按之，快然乃刺之，盖五藏之傍，乃五藏之气舍也。病在气，当取之气。故以手按之则快然。曰三节，曰五藏之傍，俱宜体会。

《五邪第二十》今译

邪气犯肺，因肺合皮肤，所以疾病表现为皮肤疼痛，恶寒发热，气上逆喘息。（由于皮腠疏松，因此出汗。）由于肺为华盖，位在膈上，因此咳嗽时可以牵动肩背。针刺治疗时，应取胸部外侧的腧穴如手太阴肺经的云门、中府，及背部第三椎旁的肺腧穴，针刺前用手很快按下，有爽快舒适的感觉时，说明按下的地方就是穴位的真正位置，便可用针刺入。缺盆为足阳明胃经的穴位，是手太阴肺脉向上走出的地方，因此还应取缺盆穴，通过这一穴位而发散邪气。

邪气侵犯肝脏，（肝在胁下，所以牵引）两侧的胁肋部疼痛。（由于肝气乘脾，因此脾胃）中寒，瘀血留滞体内。（肝主筋，邪气犯肝，影响筋骨，所以）走路时常骨节掣痛，脚常发肿，应取（足厥阴肝经的荥穴）行间，以便引出胁下（的邪气）。针补足阳明胃经的三里穴，以温胃散寒，（还应）针刺本经外面看到的血络，以散去滞留的瘀血，（由于足厥阴肝经主诸筋，而与足少阳胆经互为表里，因此应刺足少阳胆经循行的）耳间青脉（之瘈脉穴），以去除骨节掣痛。

邪气侵犯脾胃，（因脾主肌肉，因此）脾胃病时可肌肉痛，（胃属阳经，如果）阳邪有余，则阴气不足，出现的症状为（胃）发热，容易饥饿。（如果胃的正气，也就是说胃的）阳气不足，（脾属阴经，脾的）阴气有余，出现的症状为（脾脏虚而）寒，肠道鸣响，腹部疼痛，（如果脾和胃）都是阴阳（邪）气有余，或都是（正气）不足，则会发生（脾虚）有寒，（胃火）有热，都应当取足阳明胃经的三里穴，以便进行调理（有余则采用泻法，有不足则采取补法）。

邪气侵犯肾脏，（因肾主骨，属少阴，因此）疾病的症状表现为骨节疼痛，发生阴痹。所谓阴痹，就是用手按压也不能确定骨痛的具体部位，（由于足少阴肾脉入小腹，所以）发生腹胀，（而腰为肾之府，所以）腰痛，（肾开窍于二阴，所以）解大便困难，（足太阳膀胱经过肩、背、颈、项等部位，膀胱与肾互为表里，因此肾病时还有）肩、背、颈、项肌肉强直而疼痛，时常眩晕。针刺治疗时，应取（足少阴肾经的井穴，）涌泉及（足太阳膀胱经）昆仑穴。看到（足少阴肾经及足太阳膀胱经）有瘀血时，应刺破尽量将血放出。

邪气侵犯心脏，疾病发生时出现心痛，容易悲伤，时常眩晕，甚至仆倒于地。针刺治疗时，应根据病人或是邪气有余,或是正气不足的具体情况,分别采取或泻或补的手法,所取穴位为手厥阴心经的输穴(也就是神门穴,位于掌后锐骨端的陷中)。

寒热病第二十一①

①寒热病第二十一:伯坚按:本篇和《甲乙经》《黄帝内经太素》《类经》三书的篇目对照,列表于下:

灵 枢	甲 乙 经	黄帝内经太素	类 经
寒热病第二十一	卷五——针道第四 卷七——六经受病发伤寒热病第一中 卷七——阴衰发热厥阳衰发寒厥第三 卷八——五藏传病发寒热第一上 卷十——阴受病发痹第一下 卷十——阳受病发风第二下 卷十——虚受病发拘挛第三 卷十一——寒气客于经络之中发痈疽风成发厉浸淫第九下 卷十二——寒气客于厌发瘖不能言第二 卷十二——太阳阳明手少阳脉动发日病第四 卷十二——手足阳明脉动发口齿病第六 卷十二——血溢发衄第七	卷十——阴阳跻脉篇 卷二十六——寒热杂说	卷二十一——刺寒热(针刺类四十一·一) 卷二十二——刺厥痹(针刺类五十·八) 卷二十二——刺诸病诸痛(针刺类五十三·二) 卷二十二——刺厥痹(针刺类五十·六) 卷二十一——刺头项七窍病(针刺类四十四·二) 卷二十二——刺厥痹(针刺类五十·五) 卷二十——四时之刺(针刺类十八·四) 卷二十二——刺痈疽(针刺类五十四·一)

【释题】　马莳说:"篇内所论诸证,不止寒热,然首节所论在寒热,故名篇。"但此寒热主外感言,与瘰疬之寒热不同。

【提要】　本篇讲针刺疗法的技术,列举一系列疾病的症状和施行针刺疗法时应取的穴。末了讲春夏秋冬四季应取不同的穴,这和《素问·水热穴论》、本书《本输篇》和《四时气篇》所讲的各有异同,可见这四篇是四个不同派别的医学家的作品。

皮寒热者,不可附席,毛发焦,鼻槁腊①不得汗,取三阳之络,以补手太阴②。肌寒热者,肌痛,毛发焦而唇槁腊,不得汗,取三阳于下以去其血者,补足太阴以出其汗③。骨寒热者,痛④无所安,汗注不休,齿未槁,取其少阴于阴股之络,齿已槁,死不治,骨厥亦然⑤。

【本段提纲】　马莳说:此言寒热不同,而刺之亦异也。

【集解】

①腊:陆懋修说:腊,思积切,亦作"昔""焟"。《说文》:"昔,干肉也。"《释名》:腊言干昔也。《广雅·释诂》:"焟,干也。"

②皮寒热者,不可附席,毛发焦,鼻槁腊不得汗,取三阳之络,以补手太阴:杨上善说:肺主皮毛,风盛为寒热。寒热之气在皮毛,故皮毛热不可近席。以热甚,故皮毛焦。鼻是肺官,气连

于鼻,故槁腊不出汗也。腊,肉干也。三阳络在手上大支脉,三阳有余,可泻之。太阴气之不足,补之也。

马莳说:邪之在人,其始寒热在皮,正以肺主皮毛,开窍于鼻,故皮痛而不可近席,毛发焦燥,鼻孔枯腊。腊者,干也。如不得汗,当取足太阳膀胱经之络穴飞扬以泻之,盖太阳为三阳也。又当取手太阴肺经之络穴列缺以补之,正以太阴主表,故宜泻其邪。而肺主皮毛,必宜补之于既泻之后也。

张介宾说:肺主皮毛,开窍于鼻,皮寒热者邪在外,故畏于近席,而毛发焦,鼻槁腊也。如不得汗,当泻足太阳之络穴飞扬,补手太阴之鱼际、太渊。盖太阳即三阳,主在表之热,而臂之太阴可以取汗也。

陈璧琉、郑卓人合编《灵枢经白话解》:关于补手太阴的取穴法,马元台认为当取列缺,张景岳认为当取鱼际、太渊。列缺是肺经的络穴,兼通肺与大肠,虚证实证,都可取用;鱼际,是肺经的荥穴,太渊是输穴,可补可泻。所以,不论列缺、鱼际、太渊,临床上均可随证选用。

③肌寒热者,肌痛,毛发焦而唇槁腊,不得汗,取三阳于下以去其血者,补足太阴以出其汗:杨上善说:寒热之气在于肌中,故肌痛,毛发焦也。唇口为脾官,气连肌肉,故肌肉热,唇口槁腊,不得汗也。是为足三阳盛,故去其血也。足太阴虚故补之出汗。

马莳说:其既也寒热在于肌肉,正以脾主肌肉,又主唇,故肌痛,而毛发焦而唇槁腊也。如不得汗,当取足太阳于下,以去其血,又补足太阴脾经以出其汗也(不言穴者,必俱是络穴)。

张介宾说:脾主肌肉,其荥在唇,肌寒热者,邪在脾,故当肌痛,毛发焦而唇槁腊也。取三阳法如上文,补足太阴之大都、太白,可以出汗。

④痛:钱熙祚说:原刻痛误作病,依《甲乙经》改。

⑤骨寒热者,痛无所安,汗注不休,齿未槁,取其少阴于阴股之络,齿已槁,死不治,骨厥亦然:杨上善说:寒热之气在骨,骨热故无所安,汗注不休也。齿槁,骨死之候。齿不槁者,可取足少阴阴股间络,以足少阴内主于骨故也。

马莳说:其终也,寒热在于骨,病既不安,汗亦不休。如齿未槁,当取足少阴肾经之络穴大钟以刺之,倘齿已槁,则死不治矣。外有骨发为厥之证,亦验其齿以治之耳。

张介宾说:肾主骨,骨寒热者邪在至阴也。阴虚者必躁,故无所安也。阴伤则液脱,故汗注不休也。齿者骨之余,若齿未槁者阴气尚充,犹为可治,当取足少阴之络穴大钟以刺之。若齿有枯色,则阴气竭矣,其死无疑。近以愚见,不独在齿,凡爪枯者必危候也,骨寒而厥者皆然也。

陈璧琉、郑卓人合编《灵枢经白话解》:阴股之络,阴股是大腿内侧。足阴经的分布都要经过大腿内侧。所以阴股之络,就是泛指足阴经的络穴。足少阴阴股之络,即是足少阴肾经的络穴大钟。

骨痹,举节不用而痛,汗注烦心,取三阴①之经补之②。

【本段提纲】 马莳说:此言病骨痹者,而有刺之之法也。

【集解】

①取三阴:史嵩说:取三阴,一本作"三阳"。

②骨痹,举节不用而痛,汗注烦心,取三阴之经补之:杨上善说:寒湿之气在于骨节,肢节不用而痛,汗注烦心,名为骨痹,是为手足三阴皆虚,受诸寒湿,故留针补之,令湿痹去之矣。

马莳说:骨痹已成,节不能举而痛,汗注于外,心烦于内,正以肾主骨,又其脉之支者从肺出络心,注胸中,故病如是也,当取足太阳膀胱之经穴昆仑以补之。盖膀胱与肾为表里也。

张介宾说：骨痹者，病在阴分也，支节不用而痛。汗注烦心者，亦病在阴分也。真阴不足，则邪气得留于其间，故当取三阴之经，察病所在而补之也。按《五邪篇》曰，邪在肾，则病骨痛阴痹，取之涌泉、昆仑，视有血者尽取之，与此互有发明，所当参阅。

张志聪说：骨痹举节不用而痛，汗注烦心，病在少阴之气而入深也，故当取太阳之经补之，以去其邪。夫经脉为里，浮见于皮部者为络，上节论三阴之气而为寒热者，病在于肤表，故取之络，此病气入深，故取之经。此篇论三阴三阳之经气为病，有病在气而不及于经者，有病在气而转入于经者，有经气之兼病者，盖阴阳六气合手足之六经也。沈亮宸曰：冬者盖藏，血气在中，内着骨髓，通于五藏，骨痹冬痹也。汗注烦心，病通于藏也。邪气者，常随四时之气血而入客也。故下文曰，冬取经腧，经腧者治骨痹。故取三阳之经，以发越阴藏之痹。莫云从曰：以本经之法，施于治道，如鼓应桴，马氏退理以先针，致使后学成视为针刺而忽之，知针刺之中，有至道存焉。

身有所伤，血出多及中风寒，若有所堕坠，四肢懈惰不收，名曰体惰[1]，取其小腹脐下三结交。三结交者，阳明、太阴也，脐下三寸关元也[2]。

【本段提纲】　马莳说：此言病体惰者，而有刺之之法也。

【集解】

①四肢懈惰不收，名曰体惰：钱熙祚说：《甲乙经》"懈惰"作"解㑊"，"体惰"作"体解"。

②身有所伤，血出多及中风寒，若有所堕坠，四肢懈惰不收，名曰体惰，取其小腹脐下三结交。三结交者，阳明、太阴也，脐下三寸关元也：杨上善说：因伤出血多一也，中风寒二也，有堕坠三也，体者四肢也。三者俱能令人四肢解堕不能收者，名曰体解之病，可取之足阳明、足太阴于脐下小肠募关元穴也。三结者，足之三阴太阴之气在脐下与阳明交结者也。

马莳说：身有所伤，出血已多，而伤处中于风寒（此证近于后世所谓破伤风），或有所堕坠，不必身伤出血也。四肢懈惰，其名曰体惰。当取小腹脐下三结交之穴以刺之。盖本经为任脉，而足阳明胃、足太阴脾经之脉亦结于此，故谓之三结交也，即脐下三寸之关元穴也。

张介宾说：身有所伤，血出多而中风寒者，破伤风之属也。或因堕坠，不必血出，而四肢懈惰不收者，皆名体惰也。关元，任脉穴，又足阳明、太阴之脉皆结于此，故为三结交也。

张志聪说：此言皮肤之血气有伤，当取之阳明、太阴也。夫首言皮腠之寒热者，病三阴之气也。此言皮腠之血气受伤，亦取之太阴、阳明，阴阳血气之相关也。身有所伤，血出多伤其血矣，及中风寒伤其营卫矣。夫人之形体藉气煦而血濡，血气受伤，故若有所堕坠，四肢懈惰不收，名曰体惰。夫充肤热肉之血气，生于阳明水谷之精，流溢于中，由冲任而布散于皮腠，故当取小腹脐下之阳明、太阴，任脉之关元，以助血气之生原。三结交者，足太阴、阳明与任脉交结于小腹脐下也。沈亮宸曰：首言三阴之气本于里阴，而外主于皮毛肌骨；下节论三阳之气从下而生，而上出于颈项头面；此言肤表之血气亦由下而上，充于皮肤。盖阴阳血气皆从下而上也。

丹波元简说：张亦云是破伤风之属，此恐不然。《甲乙》云，关元是足三阴、任脉之会，故曰三结交。

厥痹者，厥气上及腹，取阴阳之络，视主病者[1]，泻阳补阴经也[2]。颈侧之动脉人迎。人迎，足阳明也，在婴筋之前。婴筋之后，手阳明也，名曰扶突。次脉手少阳[3]也，名曰天牖。次脉足太阳也，名曰天柱。腋下动脉，臂太阴也，名曰天府[4]。

【本段提纲】　马莳说：此言厥痹者，而有刺之之法也。

【集解】

①者:钱熙祚说:原刻"者"误作"也",依《甲乙经》改。

②厥痹者,厥气上及腹,取阴阳之络,视主病者,泻阳补阴经也:杨上善说:失逆之气,从足上行,及于少腹,取足之阴阳之络所主之病,泻去其血,补足三阴经也。

马莳说:痹病在内,厥气上逆,以及于腹,当取阴经之络,即下文手太阴肺经之天府是也,刺阳经之络,即下文足阳明胃经之人迎、手阳明大肠经之扶突、手少阳三焦经之天牖、足太阳膀胱经之天柱是也。于阳经则泻之,于阴经则补之。但人迎之穴,乃颈侧之动脉。

③手少阳:守山阁本原刻作"足少阳"。

钱熙祚说:依首卷《本输篇》,当作"手少阳"。

河北医学院《灵枢经校释》:"手"原作"足",据《太素》卷二十六寒热杂说及杨注改。与本书《本输篇》合。

④颈侧之动脉人迎。人迎,足阳明也,在婴筋之前。婴筋之后,手阳明也,名曰扶突。次脉手少阳也,名曰天牖。次脉足太阳也,名曰天柱。腋下动脉,臂太阴也,名曰天府:马莳说:人迎之穴,乃颈侧之动脉,在婴筋之前。婴筋者,颈之竖筋也(颈大脉动应手,夹结喉两旁一寸五分,以候五藏气,一云禁针,又云针四分,过则杀人)。扶突之穴,在婴筋之后(气舍后一寸半,在颈当曲颊下一寸,仰而取之,针三分,灸二壮)。天牖之穴,其脉次于扶突之后(天牖本手少阳三焦经之穴,而此以为足少阳者,误以手为足。颈大筋外,缺盆上,天容后,天柱前,完骨下,发际上,针五分,得气即泻,泻尽更留三呼,泻三吸,不宜补)。天柱之穴,其脉次于天牖之后(挟项后发际大筋外廉陷中,针二分,留三呼,灸不及针)。天府之穴,乃腋下之动脉,其脉行于臂,故不称曰手太阴,而曰臂太阴也(腋下三寸,臂臑内廉动脉陷中,以鼻取之,针四分,留七呼,禁灸)。

张介宾说:颈前中行任脉也,二行动脉,即足阳明之人迎穴。《说文》曰,婴,颈饰也。故颈侧之筋曰婴筋。扶突在颈之第三行。在颈之第六行,手少阳脉也,足字疑误。天柱,在颈之第七行。臂太阴,即手太阴也。以上五穴,《本输篇》言之尤详。

张志聪说:此言阳气生于阴中,由下而上也。厥痹者,痹闭于下,以致三阳之气厥逆,上及于腹,而不能上行于头项也,取阴阳之络。视主病者,视厥痹之在何经也。泻阳者,泻其厥逆而使之上也。补阴者,阳气生于阴中也。次脉者,从喉旁而次序于项后,即《本输篇》之所谓一次脉、二次脉也。盖三阳之经气,皆循颈而上充于头面也。腋下动脉,手太阴也,太阴统主阴阳之气者也。

丹波元简说:厥痹者,至补阴经也。张云,厥必起于四肢,厥而兼痹,其气上及于腹者,当取足太阴之络穴公孙、足阳明之络穴丰隆,以腹与四肢,治在脾胃也。然必视其主病者,或阴或阳而取之。阳明多实,故宜泻。太阴多虚,故宜补。然马至名曰天府为一节,并为治厥痹之穴,恐非。

　　阳逆①头痛,胸满不得息,取之人迎②。暴瘖气鞕③,取扶突与舌本出血④。暴聋气蒙,耳目不明,取天牖⑤。暴拘挛痫疭⑥,足不任身,取天柱⑦。暴瘅内逆,肝肺相搏,血溢鼻口,取天府⑧。此为胃之大俞五部也⑨。

【本段提纲】　马莳说:上节五穴,总治厥痹之证,而此以下节,则分言五穴,可以治诸证。

【集解】

①阳逆:钱熙祚说:原刻"逆"误作"迎",依《甲乙经》改。

河北医学院《灵枢经校释》:"逆"原作"迎"。据《甲乙》卷九第一、《太素》卷二十六寒热杂说、《外台》卷二十九第六及《甲乙》卷十二第七校语引《灵枢》文改。

②人迎：杨上善说：足阳明从大迎循发际至额颅，故阳明气逆头痛也。支者下人迎循喉咙，属胃络脾，故气逆胸满不得息，可取人迎。人迎胃脉，主水谷，总五藏之气，寸口为阴，此脉为阳，以候五藏之气，禁不可灸也。

马莳说：阳明胃经，邪盛头痛，胸满不得息，当取上文人迎穴耳。

张介宾说：迎，逆也。阳邪逆于阳经而为头痛胸满者，当取之人迎也。

张志聪说：此下五节，承上文而分论厥逆之气，各有所见之证，各随所逆之经以取之。阳明头痛，阳明之气厥逆于腹，不得循人迎而上充于头，是以头痛；逆于中焦，故胸满不得息，故当取人迎以通其气。

③鞭：钱熙祚说：原刻"鞭"误作"鞭"，依林亿校《甲乙经》引此文改。

④暴瘖气鞭，取扶突与舌本出血：杨上善说：手阳明别走大络，乘肩髃上曲颊，循齿入耳中，会宗脉五络皆入耳中，故耳中脉名宗脉也。所以人暴瘖气鞭，取此手足之阳明扶突之穴，出血得已。气在咽中，如鱼鲠之状，故曰气鲠。舌本，一名风府，在项入发际一寸督脉上。今手阳明正经不至风府，当是耳中宗脉络此舌本，以血有余，故泻出也。

马莳说：暴时喑哑，而气梗于喉，当取上文扶突穴及舌本即风府穴，系督脉经（项后入发际一寸半宛宛中，针三分，禁灸，令人失喑）。

张介宾说：瘖，声哑不能言也。气鞭，喉舌强鞭也。当取手阳明之扶突穴及出其舌本之血。凡言暴者皆一时之气逆，非宿病也，故宜取此诸穴以治其标。

张志聪说：夫金主声，心主言，手阳明主气而主金，故阳明气逆于下，则暴瘖而气梗矣。取扶突与舌本出血，则气通而音声出矣。

⑤暴聋气蒙，耳目不明，取天牖：杨上善说：手阳明从膻中上系耳后，支者从耳后入耳中，走出耳前，至目锐眦，故手少阳病，耳暴聋不得明了者，可取天牖，在头筋缺盆上，天容后，天柱前，完骨下，发际上也。

张介宾说：经气蒙蔽，而耳目暴有不明者，当取天牖。

张志聪说：手少阳之脉入耳中，至目锐眦。少阳之气厥于下，则上之经脉不通，是以暴聋气蒙，耳目不明，当取之天牖。

⑥暴拘挛痫眩：钱熙祚说：原刻"痉"误作"眩"，又脱"拘"字，并依林亿校《甲乙经》引此文改。

⑦暴拘挛痫眩，足不任身，取天柱：杨上善说：足太阳脉起目内眦，上额交颠，入络脑，下侠脊抵腰，循脊过髀枢，合腘贯腨，出外踝后，至小趾外侧，故此脉病，暴脚挛，小儿痫，头眩足痿，可取天柱。天柱，侠项后发际大筋外廉陷者中也。

马莳说：暴挛者，拘挛也。暴痫者，癫痫也。暴眩者，眩晕也。合三证而足不任身，皆当取上文天柱穴耳。

张介宾说：挛，拘挛也。痫，癫痫也。眩，眩晕也。合三证而足弱不能任身者，当取天柱，如上文也。

张志聪说：足太阳主筋，故气厥则暴挛而足不任身矣。太阳之脉起于目内眦之睛明，气不上通，故痫眩也。当取之天柱。

⑧暴瘅内逆，肝肺相搏，血溢鼻口，取天府：杨上善说：热盛为瘅。手太阴脉起于中焦，下络大肠，还循胃口，上膈属肺，故此脉病，腹暴瘅。脾胃气逆，肝肺之气相薄，致使内逆，血溢鼻口，故取天府。天府，在腋下三寸，臂臑内廉动脉。

马莳说:暴时大热,而在内气逆,乃肝肺两经之火邪,相为搏击,以致血溢于鼻口,当取上文天府穴耳。

张介宾说:瘅,热病也。暴热内逆,则肝肺之气相搏,而血溢口鼻。当取天府如上文也。

张志聪说:瘅,消瘅。暴瘅,暴渴也。肝脉贯肺,故手太阴之气逆,则肝肺相搏。肺主气而肝主血,气逆于中,则血亦留聚而上溢矣。肺乃水之生原,搏则津液不生而暴瘅矣。皆取手太阴之天府,以疏其搏逆。夫暴疾,一时之厥证也。此因于气厥,故用数"暴"字。

⑨此为胃之大俞五部也:钱熙祚说:原刻"俞"误作"牖",又脱去"胃之"二字及"也"字,并依林亿校《甲乙经》引此文改。

杨上善说:此为颈项之间藏府五部大腧。

马莳说:曰天牖五部者,举一穴以统五穴耳。犹后世立汤药之方,举一品以概众品也。

张介宾说:此总结上文五穴为天牖五部者,以天牖居中,统前后上下而言也。

张志聪说:牖,窗也。头面之穴窍,如楼阁之大牖,所以通气者也。气厥于下,以致在上之经脉不通,而为耳目不明。暴喑痫眩诸证,盖言三阳之气,由下而生,从上而出,故总结曰:此曰大牖五部。以下复论其经脉等。沈亮宸曰:人迎、扶突、天牖、天柱,头气之街也,腋下动脉,胸气之街也。莫云从问曰:《本输篇》论次脉乃手足三阳之六经,此节止言手阳明、少阳、足阳明、太阳为大牖何也? 曰:太阳之气生于膀胱水中,少阳之气本于命门相火,阳明之气生于中焦,胃府在经脉有手足之六经。在二气止论三阴三阳也,其手阳明与太阴为表里,主行周身之气,故合为五大牖焉。

丹波元简说:《甲乙》作此为胃之大腧五部也,马云,"大"当作"天",张云以天牖居中统前后上下而言也。志云:牖,窗也。志注尤牵强。

臂阳明有入頄①遍齿者,名曰禾髎,或曰②大迎,下齿龋③,取之臂,恶寒补之,不恶寒泻之④。足太阳有入頄遍齿者,名曰角孙,上齿龋,取之在鼻与頄前,方病之时其脉盛,盛则泻之,虚则补之。一曰取之出鼻外⑤。足阳明有挟鼻入于面者,名曰悬颅,属口对入,系目本,头痛引颔取之⑥,视有过者取之,损有余,益不足,反者益甚⑦。

【本段提纲】　马莳说:此言齿龋者,当即上下齿而分经以治之也。

【集解】

①頄:史嵩说:頄,逵尤二音,面颧也。

②禾髎,或曰:钱熙祚说:原刻脱"禾髎或曰"四字,依林亿校《甲乙经》引此文补。

③齿龋:史嵩说:龋,丘禹切,齿蠹也。

④臂阳明有入頄遍齿者,名曰禾髎,或曰大迎,下齿龋,取之臂,恶寒补之,不恶寒泻之:杨上善说:臂阳明,手阳明也,手阳明脉从手上行,循臂入缺盆,下络肺。支者从缺盆行婴筋后,上颈入至下齿中,还出侠鼻,起足阳明,交额中,下入上齿中,遂出循颐至大迎。支者,从大迎下行婴筋之前,至人迎,至婴筋时,二经皮部之络相至二经,故臂阳明之气亦发人迎,故称有入。所以下齿龋,取于手之商阳穴也。恶寒阳虚故补之,不恶寒者阳实故泻之也。

马莳说:臂阳明即手阳明大肠经也。以其脉行于臂,故不称曰手而曰臂也。手阳明之脉,其支者从缺盆上颈,循天鼎、扶突,上贯于颊,入下齿缝中,还出挟口,交人中,左之右,右之左,上挟鼻孔,循和髎、迎香,以交于足阳明,故曰臂阳明有入頄遍齿者,其名曰大迎,正以大迎出足阳明穴,而手阳明之脉则入而交之也。(面颧为颅,名大迎,在曲颔前一寸五分骨陷中细脉,又以口下当两肩是穴针三分,留七呼,灸三壮)齿有痛病,病谓之龋,故下齿病龋者,当取此臂阳明之穴(商阳、二间、三间皆治病齿),如恶寒饮者虚也,宜补之,不恶寒饮者实也,宜泻之。

张介宾说:手阳明脉有入颅遍齿者,其道出于足阳明之大迎,凡下齿龋痛者当取之,如商阳、二间、三间皆主齿痛。但臂恶寒者多虚,故宜补,不恶寒者多实,故宜泻。

⑤足太阳有入颅遍齿者,名曰角孙,上齿龋,取之在鼻与颅前,方病之时其脉盛,盛则泻之,虚则补之。一曰取之出鼻外:杨上善说:足太阳经起目内眦上额,其太阳皮部之络,有下入于颊后遍上齿,又入于耳,气发角孙之穴,故曰有入。所以上齿龋者,取之鼻及鼽骨之前,有络见者,刺去其血,虚则补络,补络可饮补药。眉外,谓足阳明上关穴也。上关,在耳前上廉起骨,开口有空,亦量虚实以行补泻也。

马莳说:足太阳膀胱经之脉,亦入颅遍齿,其所入之脉,乃手少阳三焦经之角孙穴。其上齿龋者,正足阳明胃经脉气之所历,取之在鼻与颅前,乃地仓、巨髎等穴也。如正痛之时,其脉必盛,盛则宜泻之,虚则宜补之。一曰当取之出于鼻外,即本经之和髎、迎香等穴也。

张介宾说:足太阳脉亦有入颅遍齿者,其道出于手少阳之角孙,凡上齿龋痛者,当取之,又如鼻与颅前者,乃足阳明地仓、巨髎等穴,亦主齿痛,以足阳明入上齿中也,但当于方病之时,察其盛虚而补泻之。

⑥头痛引颔取之:钱熙祚说:原刻脱此六字,依《甲乙经》补。

⑦足阳明有挟鼻入于面者,名曰悬颅,属口对入,系目本,头痛引颔取之,视有过者取之,损有余,益不足,反者益甚:杨上善说:足阳明大经起鼻交頞,下鼻外入上齿中,还出侠口,交承浆,循颐出大迎,上耳前循发际,气发悬颅之穴,有皮部之络与口相当,入系目系。对当也。视此足阳明有余不足,可损益之。取之失者,反益甚也。

马莳说:足阳明胃经之脉有挟鼻孔入于面者,其脉会于足少阳胆经之悬颅穴,属口对入,以系于目本,当视其有病者所以取之。邪气有余则损,正气不足则益。益者,补也,正以不足与有余相反,故益之耳。

张介宾说:其,当作"甚"。足阳明之脉,有挟鼻入于面者,道出于足少阳之悬颅。其下行者,属于口。其上行者,对口入系目本。或目或口,凡有过者,皆可取之。然必察其有余不足,以施补泻者。若反用之,病必益甚。

张志聪说:此总结三阳之六次脉也。盖三阳之气上出于天牖者,循手之阳明、少阳,足之阳明、太阳。而经脉之贯通,则有手足六脉之相交矣。故手太阳有挟鼻入于面者,名曰悬颅,乃足少阳之经穴,此手太阳之气,从络脉而通于足少阳之经也。属口对入,上系目本,视有过者取之。过,病也,如病在太阳,而太阳之络有余,少阳之经不足,则当损太阳之有余,益少阳之不足。反是者,又当益太阳也。沈亮宸曰:反者当从有过上看。推此二句,当知太阳之气从络脉而贯于少阳之经,少阳之气,从络脉而通于太阳之经也。以上四脉亦然。莫云从曰,阳明手足相交,自然之道也。太阳之与少阳相合,其义何居?曰太少之气,本于先天之水火,犹两仪所分之四象,是以正月、二月主于太少,五月、六月主于太少,太少之相合也。阳明者,两阳合明,故曰阳明,主于三月、四月,此阳明之自相交合也。夫阴阳之道推变无穷,明乎经常变易之理,始可与言阴阳矣。(丹波元简说:志云,足阳明当作手太阳,非也,对口盖指玉枕下进而言,脑胆有对口发之称,可以见耳。)

钱熙祚说:原刻"甚"误作"其",依《甲乙经》改。

足太阳有通项入于脑者,正属目本,名曰眼系,头目苦痛,取之,在项中两筋间,入脑乃别阴跻阳跻,阴阳相交,阳入阴,阴出阳,交于目锐眦,阳气盛则瞋①目,阴气盛则瞑目②。

【本段提纲】　马莳说:此言头目痛者当取玉枕,而又言睛明为阴阳二跻之所交,乃寤寐之所以分病也。

【集解】

①瞋:陆懋修说:瞋,吕真切。《说文》:瞋,张目也。

②足太阳有通项入于脑者,正属目本,名曰眼系,头目苦痛,取之,在项中两筋间,入脑乃别阴跻阳跻,阴阳相交,阳入阴,阴出阳,交于目锐眦,阳气盛则瞋目,阴气盛则瞑目:杨上善说:足太阳经起目内眦,上额交颠上,其直者从颠入络脑,还出别下项,有络属于目本,名曰目系。太阳为目上纲,故亦是太阳与目为系。今别来属于头,其气是通,故头与目有固痛者,取于项中足太阳两筋间别下项者,气之所发大椎穴者。大椎,在第一椎上陷者,三阳督脉之会也。二跻皆起于足,行至于目,是为二跻同行,上行何以称阳入阴出也? 人之呼气出为阳也,吸气入为阴也,故呼气之时,在口为出,于头足亦出,吸气之时,在口称入,于头足亦入。今于目眦言阴阳出入,以相交会目得明也。所以阳盛目张不能合,阴盛则目瞑不得开,宜取此二跻也。

马莳说:足太阳膀胱经有通项入于脑者,名曰玉枕(开督脉一寸半,脑户枕骨上,入发际二寸,针三分,留三呼,灸三壮),此正属于目之根,两眼中之系皆系于此,故名之曰眼系。凡苦头痛,或苦目痛者,皆取之,其脉在项中两筋间,入于脑,与阴跻、阳跻相别,实各阴阳诸经交会之所也。又阳跻之脉入于阴,阴跻之脉出于阳,交于目锐眦之睛明穴。阳跻之气盛,则目瞋而不得闭,阴跻之气盛,则目瞑而不得开也。

张介宾说:足太阳之脉,有通项入于脑者,即项中两筋间玉枕穴也。头目痛者,当取之。太阳经自项入脑,乃别属阴跻、阳跻,而交合于目内眦之睛明穴。阳跻气盛则阴气不荣,故目张如瞋而不得合,阴跻气盛则阳气不荣,故目瞑而不能开也。

张志聪说:此言足太阳之气贯通于阳跻、阴跻也。其者承上文而言,言其足太阳又有通项入于脑者,正属目本,名曰眼系,在项中两筋间,入脑乃别于阴跻、阳跻。而阴跻相交于目锐眦,阳跻之气入于阴跻,阴跻之气出于阳跻,如阳跻之气盛则张目,阴跻之气盛则瞑目。此太阳之气,又从眼系而贯通于阴阳之跻脉也。按《脉度篇》曰,跻脉者,太阴之别,起于然谷之后,循胸上行,属目内眦,合于太阳、阳跻而上行,气并相还,则为濡目,此言阴跻之脉,起于足少阴,而上通于太阳、阳跻。此节论太阳之气通于阳跻、阴跻,故曰男子数其阳,女子以精血为主,故女子数其阴,气为阳而血为阴也。莫云从曰,举足行高者曰跻,足少阴、太阳乃阴阳血气之生原,阴跻阳跻主通阴阳血气,从下而上交于目。目者,生命之门也。

热厥取足太阴、少阳,皆留之。寒厥取阳明、少阴于足,皆留之①。

【本段提纲】　马莳说:此言寒热二厥,而各有刺之之法也。

【集解】

①热厥取足太阴、少阳,皆留之。寒厥取阳明、少阴于足,皆留之:杨上善说:失逆寒气从足而上,令足逆冷,可取足少阴脉太溪,太溪在足内踝后骨上动脉陷中,取足阳明脉解溪,解溪在足冲阳后一寸半。失逆热气从足起者,可取足少阳络光明,在外踝上五寸,别走厥阴者,及足太阴脉疗主病者也。

马莳说：按《素问·厥论》曰：阳气衰于下，则为寒厥，阴气衰于下，则为热厥。盖以热厥为足三阳气胜，则所补在阴，故当取足太阴以补之，其少阳当作少阴，皆留其针也。寒厥为足三阴气胜，则所补在阳，故当取足阳明以补之，其少阴当作少阳，皆留其针也。

张介宾说：热厥者阳邪有余，阴气不足也，故当取足太阴而补之，足少阳而泻之。寒厥者阴邪有余，阳气不足也，故当取足阳明而补之，足少阴而泻之。补者补脾胃二经以实四肢，泻者泻水火二经以泄邪气。然必皆久留其针，则泻者可去，补者乃至矣。

张志聪说：此论阴阳之气不和而为寒厥热厥也。盖在表之阴阳不和则为肌皮之寒热，发原之阴阳不和则为寒厥热厥矣。马元台曰：少阳当作少阴，少阴当作少阳。按《素问·厥论》曰：阳气衰于下，则为寒厥，阴气衰于下，则为热厥。盖以热厥为足三阳气胜，则所补在阴，故当取足太阴、少阴，皆留之，以使针下寒也。寒厥为足三阴气盛，则所补在阳，故当取足阳明、少阳于足者，留之，以俟针下热也。余伯荣曰，取之于足者谓阳气生于下也。

丹波元简说：马云少阳当作少阴，少阴当作少阳，未为得也。

舌纵涎下，烦悗，取足少阴①。

【本段提纲】　马莳说：此言舌纵涎下烦闷者，而有刺之之法也。

【集解】

①舌纵涎下，烦悗，取足少阴：杨上善说：足少阴脉，从足心上行，属肾络膀胱，贯肝膈入肺，循喉咙挟舌本，支者从肺络心，注胸中，故其脉厥热，涎下心中烦悗，取足少阴然谷穴。然谷，在足内踝前起大骨下陷者中也。

马莳说：病有舌纵而不收，其涎自下，内则烦闷者，皆足少阴肾经之衰也，当取肾经之穴以补之。

张介宾说：此下三节，皆兼寒热二厥而言也。舌纵不收及涎下烦闷者，肾阴不足，不能收摄也。故当取足少阴而补之。

张志聪说：此言上下之阴阳不和也。少阴之上君火主之，而下为水藏，水火之气上下时交，舌纵涎下烦悗者，肾气不上资于心火也。故当取足少阴以通水阴之气。

振寒洒洒鼓颔，不得汗出，腹胀，烦悗，取手太阴①。

【本段提纲】　马莳说：此言振寒为病者，而有刺之之法也。

【集解】

①振寒洒洒鼓颔，不得汗出，腹胀，烦悗，取手太阴：杨上善说：洒，音洗。手太阴脉，起于中焦，下络大肠，还循胃口，上膈属肺，别者上出缺盆，循喉咙，合手阳明，从缺盆上颈，贯颊入下齿中。肺以恶寒故虚，病振寒鼓颔也。循胃属肺，故腹胀，烦悗，可取手太阴少商穴。少商，在手大指端内侧，去爪甲角如韭叶。

马莳说：凡振寒而洒洒然鼓其颔间，汗不得出，内腹作胀而烦闷，此乃元气不足也，当取手太阴肺经以补之。

张介宾说：鼓颔，振寒鼓颔也。凡此诸证。皆阳气不足之候，故当取手太阴肺经而补之。

张志聪说：此言表里之阴阳不和也。《内经》云，阳加于阴谓之汗，肤表为阳，腹内为阴，在内之阴液，藉表阳之气宣发而为汗。振寒洒洒，鼓颔不得汗出，腹胀烦悗者，表里之阴阳不和也，故当取手太阴以疏皮毛之气，以行其汗液焉，手太阴主通水液四布于皮毛者也。莫云从曰，上节论上下，此节论表里，乃阴阳之升降出入。篇名寒热者，皆阴阳之不调也。

刺虚者，刺其去也。刺实者，刺其来也①。

【本段提纲】　马莳说:此言刺虚实者之法也。

【集解】

①刺虚者,刺其去也。刺实者,刺其来也。杨上善说:谓营卫气已过之处为去,故去者虚也,补之令实。谓营卫气所至之处为来,故来者为实,泻之使虚也。

马莳说:凡刺虚者,当乘其气之去而随之。随之者,所以补之也。凡刺实者,当乘其气之来而迎之。迎之者,所以泻之也。《九针十二原篇》云,迎而夺之,恶得无虚,追而济之,恶得无实,迎之随之,以意和之。

张介宾说:刺其去,追而济之也。刺其来,迎而夺之也。《卫气行篇》亦有此二句。

张志聪说:此总论阴阳寒热之不调,因邪正虚实之有碍也。虚者,正气之不足。实者,邪气之有余。盖邪气实,则正气虚矣。故刺虚者,刺其气之方去,所谓追而济之也。刺实者,刺其气之方来,所谓迎而夺之也,迎之随之,以意和之,可使气调,可使病已也。

春取络脉,夏取分腠,秋取气口,冬取经输,凡此四时,各以时为齐。络脉治皮肤,分腠治肌肉,气口治筋脉,经输治骨髓①。

【本段提纲】　马莳说:此言四时各有所刺者,以其各有所治也。

【集解】

①春取络脉,夏取分腠,秋取气口,冬取经输,凡此四时,各以时为齐。络脉治皮肤,分腠治肌肉,气口治筋脉,经输治骨髓:杨上善说:春时肝气始生,风疾气急,经气尚深,故取络脉分肉之间,疗人皮肤之中病也。夏时心气始长,脉瘦气弱,阳气流于经隧,沟渠熏热分腠,内至于经,故取分腠,以去肌肉之病也。秋时肺气将敛,阳气在合,阴气初胜,湿及体,阴气未盛,故取气口,以疗筋脉之病,气口即合也。冬时肾气方闭,阳气衰少,阴气紧,太阳沉,故取经井之腧,以下阴气,取荥输实于阳气,疗于骨髓五藏之病也。

马莳说:春取络脉而刺之者,以络脉治皮肤也,如肝经蠡沟为络之类。夏取分腠而刺之者,以分腠治肌肉也,如夏取心与小肠分肉腠理之类。秋取气口而刺之者,以气口治筋脉也,秋属肺经,故取之。冬取经输而刺之者,以经输治骨髓也,如肾经太溪为输、复溜为经之类。

张介宾说:春夏之取,与前《四时气篇》《水热穴论》皆同。秋取气口者,手太阴肺脉,应秋金也。冬取经输者,经穴通藏气,藏主冬也。络脉浮浅,故治皮肤。分腠有理,故治肌肉。气口者,脉之大会,故治筋脉。经输治藏,故治骨髓。按此言经输者,总言经穴也,非上文经输之谓。盖彼以五输言,故云秋取经输,冬取井荥;此以内外言,故云络脉治皮肤,经输治骨髓也,当解其意。

张志聪说:此以人之形层浅深,与四时之气为齐也。盖人之血气应天地之阴阳出入,故春取络脉,夏取分腠,春夏之气,从内而外也。秋取气口,冬取经输,秋冬之气,复从外而内也。此人之气血,随天地四时之气而外内出入者也。齐者,所以一之也。凡此四时以应人之阴阳出入,故各以时为齐,故取络脉者以治皮肤,取分腠以治肌肉,取气口以治筋脉,取经输以治骨髓。此又以四时之法以治皮肉筋骨之浅深。盖天气有四时之出入,而人有阴阳之形层,故多以时为齐也。

五藏身有五部,伏兔一;腓二,腓者,腨也;背三;五藏之腧四;项五。此五部有痈疽者死①。

【本段提纲】　马莳说:此言痈疽生于五部者,必死也。

【集解】

①五藏身有五部,伏兔一;腓二,腓者,腨也;背三;五藏之腧四;项五。此五部有疽者死:杨上善说:伏兔,在膝上六寸起肉,足阳明气所发,禁不可灸,又不言得针,此要禁为第一部,故生痈疽者死也。腓音肥,承筋一名腨肠,一名直肠,脉在腨中央陷中,足阳明、太阳气所发,禁不可刺,故腨为要害之处,生痈疽者死也。自腰俞已上二十一椎两箱称背,去藏府甚近,皮肉至薄,若生痈疽,陷而必死也。五藏手足二十五腧,当于腧穴生痈疽者死也。项之前曰颈,后曰项,三阳督脉在项,故项生痈疽致死也。痈疽害甚,故生人之要处致死。

马莳说:五藏在内,而关系于身者有五部,其一在伏兔,系足阳明胃经穴,膝上六寸起肉,正跪坐而取之。一云膝盖上七寸,以左右各三指按搽上有肉起如兔之状。其二穴名承筋,一名腨肠,一名直肠,俗云腿肚,禁针,灸三壮,足太阳膀胱经穴。其三在背,背之中曰督脉,而背傍四行,皆足太阳膀胱经穴。其四在五藏之俞,肺俞三椎旁,心俞五椎旁,肝俞九椎旁,脾俞十一椎旁,肾俞十四椎旁,各开中行一寸半。其五在项,亦系督脉与足太阳经。此五部有痈疽者必死也。

张介宾说:五藏在内,而要害系于外者有五部,如下文。伏兔一,在膝上六寸起肉间,足阳明胃经之要害也。腓二,即小腿肚也,足太阳、少阴及三焦下腧之所系者。背三,中行督脉,旁四行足太阳经,皆藏气所系之要害也。五藏之腧四,肺俞、心俞、肝俞、脾俞、肾俞,五藏之所系也。项中为督脉、阳维之会,统诸阳之纲领也。凡上五部,皆要会之所,忌生痈疽,生者多死。

张志聪说:夫在外者,皮肤为阳,筋血为阴,痈疽所发,在于皮肤筋肉之间。此言五藏各有五部,而一部之阴阳不和,即留滞而为痈矣。伏兔,肾之街也。腨者,脾之部也。背者,肺之俞也。五藏俞者,谓五椎之心俞也。项者,肝之俞也。本经曰:痈疽之发,不从天下,不从地出,精微之所生也。故五部之有痈疽者,乃五藏渐积之郁毒,外应于血气之不和,而为痈疽。故五部有此者死。按上章论五藏之邪,外应于皮肉筋骨,此言五藏各有五部,而一部之中皆有阴阳血气之流行,所谓阴中有阳,阳中有阴也。

丹波元简说:介按痈之与疽,截然两途,阳症为痈,阴症为疽,治法迥殊,若以痈疽连称,未免贻害。惟王洪绪之《全生集》分辨甚明,可参考焉。至于此条原注是系阴疽,其一即伏兔疽,其二为腓腨发,其三是发背,其四是脾发疽,肾俞发之类,其五即天柱疽之类也。

陆懋修说:腓,符非切。《说文》腓,胫腨也……本文"腓"者,腨也。

钱熙祚说:原刻疽上衍痈字,依《甲乙经》删,疽为阴症故死,若痈为阳症,尚有可生之理也。

　　热病始手臂者①,先取手阳明、太阴而汗出②。

【本段提纲】 马莳说:此承上文而言病始手臂者,而有先刺之法也。

【集解】

①热病始手臂者:钱熙祚说:原刻脱"热"字,依《甲乙经》补。

②热病始手臂者,先取手阳明、太阴而汗出:杨上善说:以下言疗热病取脉先后。热病等所起,起于四肢及头,故病起两手者,可取手阳明井商阳,在手大指次指内侧,去爪甲角如韭叶,以手阳明谷气盛也,及手太阴郄孔最,在腕上七寸也。

马莳说:手臂乃手阳明大肠经、手太阴肺经脉气所行,故病始手臂者,先取此二经刺之以出汗,则其邪可去矣。

　　病始头首者,先取项太阳而汗出①。

【本段提纲】 马莳说:此承上文而言病始于头者而有先刺之法也。

【集解】

①病始头首者,先取项太阳而汗出:杨上善说:有热等病起于头者,可取于项足太阳脉天柱之穴。天柱在侠项后发际大筋外陷也。

马莳说:项上于头,乃是太阳膀胱经脉气所行,故病始头首者,先取此经刺之以出汗,其邪可去矣。

病始足胫者,先取足阳明而汗出①。

【本段提纲】　马莳说:此承上文而言病始足胫者,而有先刺之法也。

【集解】

①病始足胫者,先取足阳明而汗出:杨上善说:病起足者,可取阳明合三里穴,三里在膝下三寸胻外廉。

马莳说:足胫外廉,乃足阳明胃经脉气所行,故病始于足胫者,先取此经刺之以出汗,其邪可去矣。

臂太阴可汗出,足阳明可汗出,故取阴而汗出甚者止之于阳,取阳而汗出甚者止之于阴①。

【本段提纲】　马莳说:此承上文而言肺胃两经,皆可以发汗,若汗多者阴取之阳、阳取之阴也。

【集解】

①臂太阴可汗出,足阳明可汗出,故取阴而汗出甚者止之于阳,取阳而汗出甚者止之于阴:杨上善说:手太阴脉主气,故出汗取之也。足阳明主水谷,多气血,故出汗取之。取阴脉出汗不止可取阳脉所主之穴止。若取阳脉出汗不止可取阴脉所主之穴止之也。

马莳说:臂太阴者,即手太阴肺经也,此经与足阳明胃经皆可发汗。若刺肺经而汗出太甚,则泻胃经以止之,盖阳泻则阴胜也。刺胃经而汗出太多,则泻肺经以止之,盖阴泻则阳胜也。

张介宾说:刺痈疽者,法当取汗,则邪从汗散,而痈自愈。然必察其始病之经,而刺有先后也。臂太阴肺经也,足阳明胃经也。按《热病篇》曰,脉顺可汗者,取之鱼际、太渊、大都、太白,泻之则热去,补之则汗出。按以上四穴,皆手足太阴经之荥输也。此言臂太阴者,即鱼际、太渊二穴。然则足阳明者,亦当取之荥输,则内庭、陷谷是也。补太阴而汗出甚者,阴之胜也,当补阳明可以止之。泻太阴而汗出甚者,阳之胜也,当泻阳明可以止之。盖以阴阳平,而汗自止也。取阳而汗出甚者。其止法亦然。

张志聪说:此分别形身上下各有所主之阴阳也。夫身半以上,手太阴、阳明皆主之,故病始于臂者,先取手阳明、太阴而汗出。太阳之气,生于膀胱,而上出于头项,故病始于头目者,先取项太阳而汗出。身半以下,足太阴、阳明皆主之,故病始足胫者,先取足阳明而汗出。曰始者,谓病始于下者,下行极而上。始于上者,上行极而下。曰先者,谓手足之阴阳,虽各有所主,然三阴三阳之气上下、升降、外内、出入又互相交通者也。

丹波元简说:《甲乙》此一节载伤寒热病中,又从病始手臂至足阳明而汗出,见《素问·刺热篇》,马、张以为承上文刺痈疽法误也。

凡刺之害,中而不去,则精泄;不中而去,则致气。精泄则病甚而恇,致气则生为痈疽也。①

【本段提纲】　马莳说:此承上文而言,行针者之误有二也。

【集解】

①凡刺之害，中而不去，则精泄；不中而去，则致气。精泄则病甚而恇，致气则生为痈疽也：杨上善说：凡行针要害，无过二种。一种者，刺中于病，补泻不以时去针，则泄人精气，刺之不中于病，即便去针，以伤良肉，故致气聚精泄益虚，故病益虚恇。恇，怯也。气聚不散为痈为疡也。

马莳说：凡刺者，泻实既中其害，则当去其针，而久之不去，则精气反泄，所以病益甚而恇羸也；既不中其害，则当留针以再泻，而遂乃去之，则邪气仍致，所以生为痈疽也。盖皆指泻实而言耳。

张介宾说：针已中病，即当去针，若中而不去，则精气反泄，故病必益甚，而恇羸也。针未中病，自当留针，若不中而去，则病未除，而气已致，故结聚而为痈疽，皆刺之害也。

张志聪说：泄精者，谓阴阳血气生于精，过伤则伤其根原矣。痈疽者，谓阴阳血气，荣行于皮肉筋骨之间，邪气留客，致正气不行，则生痈疽矣。本篇论阴阳寒热，缘邪正之实虚，故以此节重出于篇末，盖以戒夫治病者慎勿再实实而虚虚也。

丹波元简说：凡刺之害至生为痈疽也，此一节见《九针十二原篇》。

《寒热病第二十一》今译

　　皮肤（受外界风邪侵袭）发冷发热（疼痛），躺下时身体不能接触床席（并因皮肤过热），毛发枯焦，（由于肺主皮毛，开窍于鼻，所以）鼻部干燥，不出汗。针刺治疗时，应取三阳（即足太阳）经的络脉以补手太阴肺经。肌肉发冷发热的，肌肉痛，毛发焦，（由于脾主肌肉，其荣在唇，所以邪气在脾脏，）嘴唇干枯，不出汗。针刺治疗时，应取三阳（即足太阳）经下部的络穴（飞扬），以泻血热，再补足太阴脾经（的大都穴和太白穴），以使病人出汗。骨发冷发热的，（若肾阴虚）疼痛不安，（阴伤液脱）汗出不止，而牙齿尚未枯槁（阴气尚充实，还可以治疗），应取位于股内侧足少阴肾经的络穴（大钟）；若牙齿已枯槁（则阴气已竭），难以治疗，病人将会死亡。骨厥病的诊断、治疗和预后的判断，也与本病一样。

　　骨痹病，全身关节运动不灵活而疼痛，多汗心烦（由于骨痹病在阴分，真阴不足，邪气滞留），治疗时应当补三阴经穴。

　　身体受伤，出血较多，并且受到风寒邪气侵袭，或从高处摔下，四肢无力，活动不便，这种病叫体惰病。治疗时，应取小腹部脐下三经脉相交结处的穴位。三经脉相交结处的穴位，是指足阳明胃经、足太阴脾经（及任脉三经脉相交结）处的脐下三寸的关元穴。

　　厥痹病时，如厥气由足向上逆行到腹部，针刺治疗时应取阴经或阳经的络穴（阴经的络穴如手太阴肺经的天府穴，阳经的络穴如足阳明胃经的人迎穴、手阳明大肠经的扶突穴、手少阳三焦经的天牖穴、足太阳膀胱经的天柱穴），根据病情，决定采取泻阳经或补阴经的方法。颈部两侧动脉搏动部位的穴是人迎穴。人迎穴属于足阳明胃经，在颈部竖筋的前面。在颈部竖筋的后面，为手阳明大肠经的络穴扶突。再后一些，为手少阳三焦经的络穴天牖。再后一些，为足太阳膀胱经的络穴天柱。腋下动脉搏动处，就是手太阴肺经的络穴天府。

　　阳明胃经的邪气上逆，可以引起头痛、胸满、呼吸不畅，应取足阳明胃经的人迎穴进行针刺。突然失音不语，气梗于喉，应取手阳明大肠经的扶突穴进行针刺，并刺舌根使之出血。突然耳聋气蒙，耳朵听不见声音，眼睛看不清东西，应取手少阳三焦经的天牖穴针治。突然发生痉挛、癫痫痉瘛，双足不能支持身体，治疗时应取足太阳膀胱经的天柱穴。突然发生高热，气逆于上，肝肺两经火邪互相搏击，使血从口鼻流出，治疗时应取手太阴肺经的天府穴。这就是（颈项间反映脏腑）五部大俞之一的胃部大俞。

手阳明大肠经，有联系面部颧骨及所有牙齿的禾髎穴，又叫大迎，下牙龋齿疼痛时，应取手阳明大肠经上的（商阳、二间、三间等）穴位。如恶寒用补法，不恶寒用泻法。足太阳膀胱经，有联系面部颧骨及所有牙齿的角孙穴，上牙龋齿疼痛时，应取位于鼻部及颧骨前面的（地仓、巨髎等）穴位针刺。正当得病之初，脉气盛，气盛的则用泻法，气虚的则用补法。或者取鼻外侧的（和髎、迎香等）穴位进行治疗。足阳明胃经有沿着鼻部两侧进入面部的（与足少阳胆经相交的）穴位叫作悬颅，（下行）经脉与口相连属，（上行）在与口相当的部位，通过眼睛后部而与脑相连。如果头痛牵引颔部可取这些部位针刺。并根据病情采取相应的措施。邪气有余用泻法，正气不足用补法。假如采取了与此相反的原则，就会使病情加重。

足太阳膀胱经有通过后颈（玉枕穴）进入脑部的，直接连属通过眼球而入脑的络脉，叫作眼系，头部及眼睛疼痛严重的，可以在后颈部两筋间取（玉枕）穴进行针刺治疗，这一经脉进入脑部后，分别连接于阴跷脉及阳跷脉，这两条经脉相交，阳跷脉入于阴跷脉，阴跷脉出于阳跷脉，交会于目锐眦（的睛明穴），阳跷脉气盛，则眼睛睁大，阴跷脉气盛，则眼睛闭合。

热厥病时，（阳邪有余，阴气不足，因此）应取足太阴脾经的穴位（采用补法），取足少阳胆经的穴位（采用泻法），并且都要留针（以便泻去阳邪，补足阴气）。寒厥病时，（阴邪有余，阳气不足，因此）应取足阳明胃经的穴位（采用补法），取足少阴肾经的穴位（采用泻法）进行针刺，并且都要留针（以便补足阳气，泻去阴邪）。

舌头松弛不能收缩，口流涎水，心情烦闷不舒者，（是肾阴不足引起的，因此）应取足少阴肾经的（然谷）穴进行针刺治疗。

恶寒战栗，双颌抖动，不出汗，腹部胀，心情烦闷者（阳气不足），应取手太阴肺经的（少商）穴位进行针刺治疗。

治正气虚弱的病证，应顺着脉气去的方向针刺（以补其虚）。治正气充实的病证，应迎着脉气来的方向针刺（以泻其实）。

（人之血气应天地之阴阳而变化，春夏气应于外，秋冬气从外而内，因此针刺时）春季应在浅表的络脉取穴，夏季应在肌腠间取穴，秋季应取气口穴，冬季应取经脉的井荥输穴。取络脉的穴位，可以治疗皮肤的病，取肌腠部位的穴位，可以治疗肌肉的病，取气口穴，可以治疗筋脉的病，取经脉的井荥输经合穴，可以治疗骨髓的病。

五脏连系于身体外表，与生命攸关的重要部位共有五个：第一是伏兔；第二是腓部，腓就是小腿肚；第三是背部；第四是五脏的俞穴；第五是后颈。在此五个要害部位发生疽病容易导致死亡。

热性疾病，病先发生于手臂的，（由于手臂是手阳明大肠经及手太阴肺经脉气所经过的地方，因此）治疗时首先取手阳明大肠经及手太阴肺经的穴位（如商阳、孔最等）进行针刺，使病人出汗（就可以使病痊愈）。

疾病开始于头面的，治疗时可先取后颈部足太阳膀胱经（的天柱）穴进行针刺，使病人出汗即可使病痊愈。

疾病开始于足部小腿的，治疗时可先取足阳明胃经的（合穴，就是三里）穴进行针刺，使病人出汗，即可以使病痊愈。

针刺手太阴肺经的穴位,可以出汗。针刺足阳明胃经的穴位,也可以出汗。如果取阴经上的穴位进行针刺,而导致出汗过多的,应取阳经的穴位进行针刺以止汗。如果取阳经上的穴位进行针刺,而导致出汗过多的,应取阴经的穴位进行针刺以止汗。

　　针刺治疗导致对人体的危害性在于:刺中了病,却没有及时将针退出,则反而可以使精气泄漏;没有刺中病,却过早的将针退出,则可以导致邪气聚结。精气泄漏则可以使疾病加重,邪气聚结则可以发生痈疽。

癫狂第二十二①

　　①癫狂第二十二:伯坚按:本篇和《甲乙经》《黄帝内经太素》《类经》三书的篇目对照,列表于下:

灵枢	甲乙经	黄帝内经太素	类经
癫狂第二十二	卷七——阴衰发热厥阳衰发寒厥第三 卷九——三焦约内闭发不得大小便第十 卷十一——阳受病发风第二下 卷十一——阳厥大惊发狂痫第二 卷十一——动作失度内外伤发崩中瘀血呕血唾血第七 卷十二——足太阳阳明手少阳脉动发目病第四	卷三十——目痛篇 卷三十——少气篇 卷三十——癫疾篇 卷三十——惊狂篇 卷三十——厥逆篇 卷三十——风逆篇	卷二十一——刺灸癫狂(针刺类三十七·一) 卷二十二——刺厥痹(针刺类五十·二)

　　【释题】　马莳说:内论癫狂诸证,故名篇。

　　【提要】　本篇内容主要可以为三段。第一段讲癫疾和针刺疗法应取的穴;第二段讲狂和针刺疗法应取的穴;第三段讲一些其他疾病和针刺疗法应取的穴。

　　目眦外决于面者,为锐眦,在内近鼻者①,上为外眦,下为内眦。②

　　【本段提纲】　马莳说:此言目眦分为内外,而又各统其上下也。

　　【集解】

　　①在内近鼻者:钱熙祚说:原刻此下衍"为内眦"三字,依《甲乙经》删。

　　②目眦外决于面者,为锐眦,在内近鼻者,上为外眦,下为内眦:马莳说:眦,眼角也。目眦外决于面者,为锐眦(俗云外眼角)。在内近鼻者,为内眦(俗云内眼角)。眼之上泡,属于外眦。眼之下泡,属于内眦也。按本篇俱论癫狂厥逆,而此首节,独以内外眦为言者,须知人身藏府之神,以目为主,故先以目眦言之,示人以观神之法也。

　　张介宾说:目眦,眼角也。目之外角曰锐眦,目之内角曰内眦,此以中外言也。若以上下言之,则目之上网亦曰外眦,目之下网亦曰内眦。按本篇所论皆癫狂厥逆之病,而此节所言目眦,若不相涉者何也?盖以癫狂等疾,须察神气,欲察其神,当从目始,且外眦、内眦、上网、下网各有分属。病在何经,于此可验,故首及之也。

　　张志聪说:锐眦、内眦者,晴外之眼角也。太阴之气主约束,目外角为锐眦、内角为内眦者,乃太阴之气,主乎内外之目眦也。太阳为目上纲,阳明为目下纲。上为外眦,下为内眦者,乃太阳、阳明之气主乎上下之目眦也。手太阴主天,足太阴主地,太阳为开,阳明为阖,天地之气,昼明夜晦,人之两目,昼开夜阖,此人应天地之昼夜开阖者也。一息之中,有开有阖,以应呼吸漏下者也。天地开阖之气不清,阴阳出入之气混淆,则神志昏而癫狂作矣。是以治癫狂之病,独取手足之太阴、太阳、阳明焉。夫肺主皮毛,目之拳毛天气之所生也。肌肉之精为约束,地气之所生也。目眦之外内上下,又统属天地阴阳之气而为开阖者也。

丹波元简说:此节与癫狂不相涉,必是古经残文。

钱熙祚说:此上二十三字与下文不相属,疑是二十一卷《论疾诊尺篇》文,误置于此。

癫疾始生,先不乐,头重痛,直视举目赤①,甚作极,已而烦心,候之于颜,取手太阳、阳明②、太阴,血变而止③。

【本段提纲】　马莳说:此已下六节,皆论癫疾诸证而此下三节则即其始作之证而有刺之之法也。

【集解】

①直视举目赤:钱熙祚说:原刻脱"直"字,依《甲乙经》补。

②取手太阳、阳明:钱熙祚说:《甲乙经》无"阳明"。

③癫疾始生,先不乐,头重痛,直视举目赤,甚作极,已而烦心,候之于颜,取手太阳、阳明、太阴,血变而止:杨上善说:手太阳上头在目络心,手阳明络肺,手太阴与手阳明通,故不乐,头重目赤心烦取之也。

马莳说:凡癫疾始生,其意先不乐,其头先重而痛,其所视举目先赤,三者已甚,遂癫疾乃作。至于作极,则其心大烦,当候之于颜以知之,乃取手太阳小肠经、手阳明大肠经、手太阴肺经以刺之,候至血变而止针。

张介宾说:先不乐,神志将乱也。头重痛,视举目赤,厥气上行也。甚作极,已而烦心,躁急不宁也。此皆癫疾将作之兆。颜,天庭也。候之于颜,邪色必见于此也。当取手太阳支正、小海,手阳明偏历、温溜,手太阴太渊、列缺等穴,泻去邪血,必待其血色变而后止针也。

张志聪说:夫癫狂之疾,乃阴阳之气先厥于下,后上逆于癫而为病。故《通评虚实篇》曰,癫疾厥狂,久逆之所生也。又曰,厥成为癫疾。夫少阴者先天之水火,太阴者后天之天地。天地水火之气,上下平交者也,厥则不平而为疾矣。水之精为志,火之精为神。先不乐者,神志不舒也,举视目赤者,心气上逆也。癫甚作极,已而心烦者,厥逆之气上乘于太阴、阳明而复乘于少阴之心主也。《五色篇》曰,庭者,颜也。首面上于阙庭玉宫,在于下极,盖谓天阙在上,玉宫在下,故候之于颜者,候天之气色也。身半以上为阳,手太阴、阳明皆主之,故取手太阴、阳明以清天气之混浊,取手太阳以清君主之心烦。心血,血变则神气清而癫疾止矣。

丹波元简说:血甚作极,已而烦心,诸本作"血变而止,癫疾始作",当改。

癫疾始作,而引口啼呼喘悸者,候之手阳明、太阳,左强者攻其右,右强者攻其左,血变而止。①

【本段提纲】　马莳说:此又即癫疾始作之证而有刺之之法也。

【集解】

①癫疾始作,而引口啼呼喘悸者,候之手阳明、太阳,左强者攻其右,右强者攻其左,血变而止:杨上善说:手太阳支者,别颊上颁抵鼻,手阳明侠口,故啼呼左右僵皆取之也。

马蒔说：其口牵引，或啼或呼，喘急惊悸者，候之手阳明大肠经、手太阳小肠经。左强右强，凡证候脉体，俱不病也；其不强者为病，故左强攻右、右强攻左，至血出色变而止针。

张介宾说：引口者，牵引至斜也。或为啼呼，或为喘悸，当候于手阳明太阳二经，察病所在而刺之，穴如前。强，坚强也。左右牵引，病多在络，故左强者当攻其右，右强者当攻其左，必候其血变而止，此缪刺之法也。

张志聪说：此论厥气上乘，致开阖不清而为癫疾也。啼悸者，太阳之气混乱也。喘呼者，阳明之气不清也。太阳主开，阳明主阖，故当候之手阳明、太阳。夫天地开阖之气，左旋而右转，故左强者攻其右，右强者攻其左。莫云从曰，手太阳者心之表，手阳明者肺之表。在心为啼悸，在肺为喘呼。因开阖不清而啼悸喘呼者，病在表而及于内也。

癫疾始作，先反僵，因而脊痛，候之足太阳、阳明、太阴、手太阳，血变而止。①

【本段提纲】　马蒔说：此又即癫疾先作之证而有刺之之法也。

【集解】

①癫疾始作，先反僵，因而脊痛，候之足太阳、阳明、太阴、手太阳，血变而止：杨上善说：足太阳侠脊，足阳明耳前上至额颅在头，手太阳绕肩甲交肩上，故反僵脊痛取之也。

马蒔说：癫疾始作，先反僵仆，随即脊痛，当取足太阳膀胱经、足阳明胃经、足太阴脾经、手太阳小肠经以刺之，候至血变而止针。

张介宾说：反僵，反张僵仆也。足太阳之委阳、飞阳、仆参、金门，足阳明三里、解溪，足太阴隐白、公孙等穴皆主之，手阳明经穴同前。

张志聪说：先反僵者，厥气逆于寒水之太阳也。因而脊痛者，寒气乘于地中也。脊，背也。易曰，艮其背、艮为山，止而不动，乃坤土之高阜者，故当候之足太阳、阳明、太阴。按首节论厥气上乘于天及太阳君火，次节论开阖之不清，此节论厥气逆于水土之中，盖天地水火之气不清而为癫疾也。复取手太阳者，水火神志相交，足太阳之水邪上逆，必致心主之神气昏乱，故候其血变，则神气清矣。沈亮宸曰，以上三证日始生始作，盖厥气始上逆于太阴、太阳、阳明之气，而未及乎有形之筋骨也。疾在气者易于清散，其病已入深，虽司命无奈之何。故骨脉之癫疾，皆多不治。使良医得早从事，则疾可已，身可治也。奈人之所病，病疾多，而医之所病，病道少。

治癫疾者常与之居，察其所当取之处，病至视之，有过者泻之，置其血于瓠壶之中，至其发时，血独动矣，不动灸穷骨二十壮，穷骨者骶骨也①。

【本段提纲】　马蒔说：此言治癫疾之法也。

【集解】

①治癫疾者常与之居，察其所当取之处，病至视之，有过者泻之，置其血于瓠壶之中，至其发时，血独动矣，不动灸穷骨二十壮，穷骨者骶骨也：杨上善说：病有过者，视其络脉病过之处，刺取病血，盛之瓠壶之中，至其发时，血自动。不动者，灸穷骨也。

马蒔说：凡欲治癫疾者，常与之居，察其病在何经，当取何穴。及病已发时，视其有病之经泻之，即以所刺之血，置之瓠壶之中，至于此病又发，其血当独动。如血不动，宜灸脊尽之骶骨二十壮。

张介宾说：凡治癫疾者，须常与之居，庶得察其病在何经及当取之处，不致谬误也。故必于病至之时，视其有过之所，刺出其血以验其可灸与否。瓠壶，瓠卢也。若前病发，而瓠中之血不动者，乃可灸之。骶骨，即督脉之长强穴。

张志聪说：治癫疾者，当分别天地水火之气而治之。太阳之火日也，随天气而日绕地一周，动而不息者也。地水者,静而不动者也。常与之居者,得其病情也。察其所当取之处,视其有过者泻之,谓视疾之在于手足何经而取之也。瓠壶,葫芦也。致其血于壶中,发时而血独动者,气相感召也。如厥气传于手太阴、太阳,则血于壶中独动,感天地太阳之运动也。不动者,病入于地水之中,故当灸骶骨二十壮。经云陷下则灸之。此疾陷于足太阳、太阴,故当灸足太阳之骶骨。

陈璧琉、郑卓人合编《灵枢经白话解》:本节所介绍的灸骶骨法,是治癫疾的一种值得注意的疗法。因为本病,是病陷入于足太阳、太阴所致,故当灸长强穴。又,本节关于"血独动"与"不动"的说法是比较难以理解的。

骨癫疾者,颛齿诸腧分肉皆满,而骨居①,汗出烦悗,呕多沃沫,气下泄,不治②。

【本段提纲】 马莳说:此言骨癫疾之证,而决其不可治也。

【集解】

①骨癫疾者,颛齿诸腧分肉皆满,而骨居:钱熙祚说:《甲乙经》颛作颌,居作倨,下有"强直"二字。

②骨癫疾者,颛齿诸腧分肉皆满,而骨居,汗出烦悗,呕多沃沫,气下泄,不治:史崧说:颛,口感切,饥黄起行。

杨上善说:居,处也。骨之癫疾,不可疗候有八:颌、齿、腧及分肉间皆满,骨处汗出,烦悗,呕多涎沫,气下泄。有此八候,是骨癫疾,死不可疗也。

马莳说:癫疾成于骨病,故曰骨癫疾。其颌齿中诸穴分肉,邪气闭满,尫羸太甚,唯骨独居,汗出于外,烦悗于内,此或有可治者。若至于在上作呕,沃沫多出,在下气泄,则上下交病,此不可治之证也。

张介宾说:骨癫疾者,病深在骨也。其颛齿诸穴分肉之间,皆邪气壅闭,故为胀满,形则尫羸,唯骨独居,汗出于外,烦闷于内,已为危证。若呕多沃沫,气泄于下者,尤为脾胃臭败,必不可治。

张志聪说:齿者骨之余。分肉属骨。是以骨癫疾者,颛齿诸分肉皆满。骨居者,骨肉不相亲也。汗者,血之液。汗出烦悗者,病在足少阴肾,而上及于手少阴心也。呕多沃沫,太阴、阳明之气上脱也,肾为生气之原,气下泄,少阴之气下泄也,阴阳上下离脱故为不治。莫云从曰:肾入骨髓,虽良医无所用其力,故不列救治之法,此下三证病在有形之筋骨,故不言太少之阴阳。

陆懋修说:颛,玉陷切。广韵:长面也。本篇,狂耳妄闻,治之取两颛。《甲乙经》"颛"字皆作颌。史氏音释作"口感切,饥黄起行",失之。

筋癫疾者,身卷挛急,脉大①,刺项大经之大杼②。呕多沃沫,气下泄,不治③。

【本段提纲】 马莳说:此言筋癫疾者有可治之穴,有不可治之证也。

【集解】

①身卷挛急,脉大:钱熙祚说:原刻"卷"作"倦",又脱"脉"字,并依《甲乙经》补正。

丹波元简说:《甲乙》作:倦挛急脉大。《甲乙》为是。

②刺项大经之大杼:钱熙祚说:原刻此下衍"脉"字,依《甲乙经》删。

③筋癫疾者,身卷挛急,脉大,刺项大经之大杼。呕多沃沫,气下泄,不治:杨上善说:身卷挛急大者,是足太阳之病,宜刺项之大经足太阳脉大杼之穴。若呕液沫,气下泄,死不可疗也。

马莳说:筋癫疾者,癫病成于筋也。其身倦急拘挛,其脉急大,当刺足太阳膀胱经之大杼穴,若在上多呕沃沫,在下泄气,此不可治之证也。

张介宾说:筋癫疾者,病在筋也。其身倦急拘挛,其脉急大,当刺项下足太阳经之大杼穴。若上而呕沫,下而泄气,亦不治之证。

张志聪说:病在筋,故身倦挛而脉急大,足太阳主筋,故当刺膀胱经之大杼。呕多沃沫,气下泄者,病有形之藏府,而致阴阳之气脱也。

脉癫疾者,暴仆,四肢之脉皆胀而纵,脉满,尽刺之出血,不满,灸之挟项太阳,灸带脉于腰相去三寸,诸分肉本腧。呕多沃沫,气下泄,不治。①

【本段提纲】　马莳说:此言脉癫疾者,有可治之穴有不可治之证也。

【集解】

①脉癫疾者,暴仆,四肢之脉皆胀而纵,脉满,尽刺之出血,不满,灸之挟项太阳,灸带脉于腰相去三寸,诸分肉本腧。呕多沃沫,气下泄,不治:马莳说:脉癫疾者,癫疾成于脉也。猝时僵仆,四肢之脉皆胀满而弛纵,如其脉果满则尽刺之,以出其血,如其脉不满,则灸足太阳膀胱经,挟项之天柱穴(挟项后发际大筋外廉陷中,针二分,留六呼,灸三壮),又灸足少阳胆经之带脉穴,此穴相去于腰计三寸许(带脉季胁下一寸八分陷中,针六分,灸三壮),乃诸经分肉之本穴,盖指四肢之脉皆胀而纵之所也。设在上呕多沃沫,在下泄气,则不可治矣。

张介宾说:脉癫疾者,病在血脉也。暴仆,猝倒也。纵,弛纵也。治此者,如脉胀满,则尽刺之以出其血。如脉不满,则灸足太阳经挟项之天柱、大杼穴,又灸足少阳经之带脉穴,此穴相去于腰计三寸许。诸分肉本腧,谓诸经分肉之间及四肢之腧,凡胀纵之所,皆当取也。若呕沫泄气者,亦不必治。

张志聪说:经脉者所以濡筋骨而利关节。脉癫疾,故暴仆也。十二经脉皆出于手足之井荥,是以四肢之脉皆胀,而纵脉满者病在脉,故当尽刺之,以出其血。不满者,病气下陷也。夫心主脉而为阳中之太阳,不满者,病气下陷也。夫十二藏府之经俞,皆属于太阳,故当灸太阳于项间,以启陷下之疾。带脉起于季胁之章门,横束诸经脉于腰间,相去季胁三寸乃太阳经俞之处也。诸分肉本俞,溪谷之腧穴也。盖使脉内之邪仍从分肉气分而出。

丹波元简说:王氏《证治准绳》云,气下泄,则自肾间正气虚脱于下,故死。

癫疾者,疾发如狂者,死不治①。

【本段提纲】　马莳说:此言癫疾太甚如狂者,其证不可治也。

【集解】

①癫疾者,疾发如狂者,死不治:杨上善说:僵仆倒而不觉等谓之癫,驰走妄言等谓之狂。今癫疾发而若狂,病甚,故死不疗也。

张介宾说:癫病发于阴,狂病发于阳,故《二十难》曰,重阳者狂,重阴者癫也。然阳多有余,故狂发无时,其状疾而暴;阴多不足,故癫发有期,其状静而徐。此癫狂之辨也。今以癫疾而如狂者,阳邪盛极而阴之竭也,故死不治。

张志聪说:夫阴盛病癫,阳盛者病狂。癫疾者疾发如狂者,阴阳之气并伤,故死不治。夫阴阳离脱者死,阴阳两伤者亦死。

狂始生,先自悲也,喜忘,苦怒,善恐者,得之忧饥,治之,取手太阴、阳明,血变而止及取足太阴、阳明。①

【本段提纲】　马莳说:此以下六节皆论狂疾诸证,而此一节则即其始生之证,有得之于忧饥者,而有刺之之法也。

【集解】

①狂始生,先自悲也,喜忘,苦怒,善恐者,得之忧饥,治之,取手太阴、阳明,血变而止及取足太阴、阳明:杨上善说:人之狂病,先因忧结之甚,不能去解于心,又由饥虚,遂神志失守,则自悲、喜忘、喜怒、喜恐,乘即发于狂病,虽得之失志,然因疗之心府手太阳,肺府手阳明也。足太阴、阳明主谷,亦可补此二脉,以实忧饥,虚损即愈也。

马莳说:凡狂始生时,悲者肺之志,忘者心之病,怒者肝之志,恐者肾之志,今诸症皆见,皆得之于忧饥也,当取手太阴肺经、手阳明大肠经、足太阴脾经、足阳明胃经以刺之,候其血出色变而止针。

张介宾说:此下六节皆言病狂也。神不足则悲,魂伤则狂忘不精,志伤则喜忘其前言,肝乘脾则苦怒,血不足则善恐,皆得之忧而且饥,致伤藏气也。取手太阴之太渊、列缺,手阳明之偏历、温溜,足太阴之隐白、公孙,足阳明之三里、解溪等穴,亦可治之,必俟其血色变而止针也。

张志聪说:此以下论狂疾之所生,有虚而有实也。先自悲者,先因于肾虚也。经云,水之精为志,精不上传于志,而志独悲,故泣出也。喜忘善恐者,神志皆虚也。苦怒者,肝气虚逆也,盖肝木神志皆肾精之所生也。此得之忧饥,夫忧则伤肺,饥则谷精不生,肺伤则肾水之生原有亏,谷精不生,则肾精不足矣。阴不足则阳盛而为狂。取太阴、阳明者,逆气上乘于手太阴、阳明,泻出其血,而逆气散矣。及取足太阴、阳明者,补足太阴、阳明,资谷精以助肾气也。此节首论阴虚以致阳狂,即末节之所谓短气,息短不属,动作气索,补足少阴,去血络也。盖癫狂乃在上之见证,厥逆乃在下之始因,故篇名癫狂,而后列厥逆。上工之治未病者,治其始蒙也,夫癫疾多因于阴实。狂治有因于阴虚。故越人曰,重阴者癫,重阳者狂,盖阴虚则阳盛矣。夫阴虚阳盛,则当泻阳补阴矣。然阴精生于阳明,而阳气根于阴中,阴阳互相资生之妙用,学者细心体会,大有裨于治道者也。

狂始发,少卧不饥,自高贤也,自辩智也,自尊贵也,善骂詈,日夜不休,治之,取手阳明、太阳、太阴,舌下少阴,视脉①之盛者皆取之,不盛,释之也。②

【本段提纲】 马莳说:此言狂有始发之证,而有刺之之法也。

【集解】

①视脉:钱熙祚说:原刻脱脉字,依《甲乙经》补。

②狂始发,少卧不饥,自高贤也,自辩智也,自尊贵也,善骂詈,日夜不休,治之,取手阳明、太阳、太阴,舌下少阴,视脉之盛者皆取之,不盛,释之也:杨上善说:手阳明络肺,手太阳络心,手太阴属肺主气,故少卧自高等,皆是魄失气盛,故视脉盛者皆泻去之,及舌下足少阴脉盛者,互泻去之。

马莳说:上节言始生,而此曰始发,则病已成而发也。凡狂始发时,不欲卧,不言饥,自以为高贤辩智而尊贵。其骂詈,无有其时。当取手阳明大肠经、手太阳小肠经、手太阴肺经及舌下之廉泉穴与手少阴心经等处。又必视其血脉盛者,皆取之。如不盛,则释之而不取也。

张介宾说:上节言始生,病生之初也。此节言始发,病成而发也。其为少卧不饥等候,狂病之发大概如此。手阳明、太阳、太阴经穴,俱如前。舌下者,任脉之廉泉也。少阴者,心经之神门、少冲也。于此诸经,必视其盛者皆取之。若其不盛,则当释之无论也。诸治皆然。

张志聪说:此心气之实狂也。夫阴气盛则多卧。阳气盛则少卧。食气入胃,精气归心,心气实故不饥。心乃君主之官,虚则卑下,实则自尊高。阳明实,则骂詈不休。心火盛而传乘于秋金也。肺者,心之盖。火炎上,则天气不清矣。故当取手太阳之府,以泻君火之实,取手阳明、太阴,以清乘传之邪,舌下少阴,心之血络也。此病心之神志而不在血脉,故当视之,如盛者,并皆取之。如不盛,则释之而不取也。盖病在无形之神志,皆从府以清藏。府为阳而主气也,如入于血络,则取本藏之脉络矣。

　　狂,善惊①,善笑,好歌乐,妄行不休者,得之大恐,治之,取手阳明、太阳、太阴。②

　　【本段提纲】　马莳说:此言狂有得之大恐者而有刺之之法也。

　　【集解】

　　①狂,善惊:钱熙祚说:原刻善误作言,依《甲乙经》改。

　　②狂,善惊,善笑,好歌乐,妄行不休者,得之大恐,治之,取手阳明、太阳、太阴:杨上善说:此三脉乃是狂惊歌乐妄行所由,准推可知也。

　　马莳说:其证狂言,又惊,又善笑,又好歌乐,又妄行不休,此皆得之于大恐也。当取手阳明大肠经、手太阳小肠经、手太阴肺经以刺之。

　　张介宾说:恐伤志,故为惊为笑为歌乐妄行也。手阳明、太阳、太阴穴,俱见前第二节。

　　张志聪说:此肾病上传于心,而为心气之实狂也,称之大恐则伤肾。阴虚阳盛,故狂言而发惊也。经云,心气实则善笑,虚则善悲。实则心志郁结,故好歌乐以伸舒之。神志皆病,故妄行不休。取手太阳以清心气之实,取手阳明、太阴以资肾气之伤。

　　狂,目妄见,耳妄闻,善呼者,少气之所生也,治之,取手太阳、太阴、阳明,足太阴,头两颔①。

　　【本段提纲】　马莳说:此言狂有生于少气者而有刺之之法也。

　　【集解】

　　①头两颔:守山阁本原作"头两咸"。赵府居敬堂本作两头颢。《甲乙经》卷十一、《太素》卷三均作两头颔,故改。

　　杨上善说:狂而少气,复生三病,因此四经故皆取之也。

　　马莳说:妄有见闻,而口则善呼,乃正气衰所致也,当取手太阳小肠经、手太阴肺经、足太阴脾经及头与两颢之穴以治之。

　　张介宾说:气衰则神怯,所以妄见妄闻而惊呼也,手太阳、太阴、阳明、足太阴经穴俱见前二节、四节。头两颢,义亦如前。

　　张志聪说:此因肾气少而致心气虚狂也,心肾水火之气,上下相济,肾气少则心气亦虚矣。心肾气虚,是以目妄见,耳妄闻。善呼者,虚气之所发也。当取手太阳、太阴、阳明,以清狂妄,补足太阴、阳明,以资谷精。盖水谷入胃,津液各走其道。肾为水藏,受藏五藏之精气,生于精也。本经曰,胃气上注于肺,其悍气上冲头者,循咽上走空窍,循眼系入络脑,出颢下客主人,循牙车,合阳明,并下人迎。此阳明之气上走空窍,出于头之两颢,不曰足阳明而曰头两颢者,盖取阳明中上二焦之气,以纳水化谷也。按此节即下文之少气,身漯漯也,言吸吸也。盖始见在下之虚,即补少阴之阴,今发于上而为狂,又当用治狂之法矣。

　　狂者多食,善见鬼神,善笑而不发于外者,得之有所大喜,治之,取足太阴、太阳、阳明,后取手太阴、太阳、阳明。①

　　【本段提纲】　马莳说:此言狂有得之大喜者而有刺之之法也。

【集解】

①狂者多食，善见鬼神，善笑而不发于外者，得之有所大喜，治之，取足太阴、太阳、阳明，后取手太阴、太阳、阳明：杨上善说：不发于外者，不于人前病发也。得之大喜者，甚忧大喜并能发狂，然大喜发狂与忧不同，即此病形是也。手足太阴、手足阳明、手足太阳，是疗此病所由，故量取之，以行补泻也。

马莳说：狂者多食，善见鬼神，善笑而不发于外者，此乃得之有所大喜也。当取足太阴脾经、足太阳膀胱经、足阳明胃经，后又取手太阴肺经、手太阳小肠经、手阳明大肠经以治之。

张介宾说：多食见鬼善暗笑者，以大喜伤神所致。《难经》曰：脱阳者见鬼，脱阴者目盲也。足太阴、太阳、阳明穴，如前四节。手太阴、太阳、阳明穴，如前二节。

张志聪说：此喜伤心志而为虚狂也。心气虚，故欲多食。神气虚，故喜见鬼神也。因得之大喜故善笑不发于外者，冷笑而无声。食气入胃，浊气归心，故当先补足太阴、阳明以养心精。补足太阳之津以资神气。后取手太阴、太阳、阳明以清其狂焉。按因于足少阴者，先取手而后取足；因于手少阴者，先取足而后取手，皆上下气交之妙用。

狂而新发，未应如此者，先取曲泉左右动脉；及盛者，见血有顷已；不已，以法取之，灸骨骶二十壮①。

【本段提纲】 马莳说：此言狂有新发，而不宜太甚，甚者当有刺灸之法也。

【集解】

①狂而新发，未应如此者，先取曲泉左右动脉；及盛者，见血有顷已；不已，以法取之，灸骨骶二十壮：杨上善说：曲泉，肝足厥阴脉穴。

马莳说：上节狂证，俱为太甚，然狂新发，尚未应如此，当先取足厥阴肝经左右曲泉穴以刺之，及脉之盛者，皆出其血，有顷，病当自已；不已，则灸骨骶二十壮。夫曰以法取之，则如前置血于瓠之中而验之也。

张介宾说：未应如此者，谓狂病新起，未有如上文五节之见证也。宜先取足厥阴肝经之曲泉穴，左右皆刺之，及诸经之脉有盛者，皆出其血。有顷，病当自已，如不已则当照前五节求法以取之，仍灸督脉之长强穴二十壮。

张志聪说：此总结以上之狂疾，如从下而上者，则当先取肝经之曲泉。应者，谓因于下而应于上也。盖言狂乃心气虚实之为病，如因于肾气之虚实，皆因水而木，木而火也。故狂而新发，未见悲惊喜怒，妄见妄闻，如此之证者，先取曲泉左右之动脉，或者见血即已。盖病从木气清散，而不及于心神矣。如不已，用灸法以取之骶骨，乃督脉之所循。督脉与肝脉会于头项，故灸骨骶引厥阴之脉气，复从下散也。按脊骨之尽处为骶骨，乃足太阳与督脉交会之处，曰穷骨，曰骶骨，曰骨骶，盖亦有所分别也。

顾观光说：灸骨骶二十壮，骨骶二字误倒，当依《甲乙经》乙转，上文亦云穷骨者骶骨也。

风逆暴，四肢肿，身漯漯，晞然时寒，饥则烦，饱则善变，取手太阴表里，足少阴、阳明之经，肉清取荥，骨清取井经也。①

【本段提纲】 马莳说：此言有风逆者当验其证，取其穴也。

【集解】

①风逆暴，四肢肿，身漯漯，晞然时寒，饥则烦，饱则善变，取手太阴表里，足少阴、阳明之经，肉清取荥，骨清取井经也：杨上善说：手太阴为里，手阳明为表，二经主气。肉者土也，荥者

火也,火以生土,故取荣温肉也。骨者水也,井者木也,水以生木,以子实母,故取井温骨也。

马莳说:风由外感,厥气内逆,暴时四肢作肿。其身漯漯然而无所拘束。唏然,冷笑貌,此虽非笑,而身唏然受寒。未食而饥则甚烦,既食而饱则多变不宁。当取手太阴肺经、手阳明大肠经之为表里者而刺之,又取足少阴肾经、足阳明胃经以刺之。其肉冷则取各经之荣穴,若骨冷则取各经之井穴、经穴以刺之。盖亦指上四经而言耳。

张介宾说:风感于外,厥气内逆,是为风逆。身漯漯,皮毛寒粟也。唏然时寒,气咽抽息而噤也。饥则烦,饱则变动不宁,风邪逆于内也。手太阴表里,肺与大肠也。足少阴肾也,足阳明胃也。清,寒冷也。取荣、取经、取井即指四经诸穴而言。

张志聪说:经云,厥成为癫疾。盖因厥气上逆而成癫疾也。夫肾为水藏,风行则水涣。风逆者,因感外淫之风,以致少阴之气上逆也。风淫末疾,故暴肿四肢。漯漯,寒湿也。唏然,寒竞貌。乃风动水寒之气而见此证也。风伤肾水,则心气亦虚,故饥则烦。风木之邪,贼伤中土,故饱则善变也。取手太阴表里以清风邪,足少阴、阳明之经,以调逆气清冷也。肉清者,凉出于肌腠,故取荣火以温肌寒,盖土主肌肉,火能助土也。骨清者,尚在于水藏,故取井木以泻水邪。余伯荣曰,取手太阴表里者,取汗也,如用麻黄以通毛窍,配杏仁以利肺金,盖里气疏而后表气通也。

丹波元简说:漯漯,盖滴漯之义,水攒聚貌。见木华海赋,此状四肢暴肿也。张注《杂病篇》唇漯漯然,云肿起貌是也,下文身漯漯亦同。唏,盖唏嘘之唏,又惧貌,故状寒粟也。

厥逆为病也,足暴清,胸若将裂,肠若将以刀切之,烦而不能食,脉大小皆涩,暖取足少阴,清取足阳明,清则补之,温则泻之。①

【本段提纲】　马莳说:此又言厥逆诸证而有刺之之法也。

【集解】

①厥逆为病也,足暴清,胸若将裂,肠若将以刀切之,烦而不能食,脉大小皆涩,暖取足少阴,清取足阳明,清则补之,温则泻之:杨上善说:厥逆之病,足冷胸痛,心闷不能食,其脉动之大小,皆多血少气,缓而温者,可取足少阴腧穴,泻其热气;足之寒者,取足阳明腧穴,补其阳虚也。

马莳说:有厥逆为病者,其足暴冷,上胸下肠,痛如裂切之状,烦闷不能进食,脉来或大或小,俱带涩滞,如身体温暖,则取足少阴肾经以泻之,如身体清冷,则取足阳明胃经以补之。

张介宾说:足暴清,暴冷也。胸若将裂,肠若刀切,懊憹痛楚也。烦不能食,气逆于中也。脉大小皆涩,邪逆于经也。如身体温暖,则当取足少阴以泻之。身体清冷,则当取足阳明以补之。按足少阴则涌泉、然谷。足阳明则厉兑、内庭、解溪、丰隆,皆主厥逆。

张志聪说:此足少阴之本气厥逆而为病也,少阴之大络起于肾,下出于气街,循阴股内廉,斜入腘中,下出内踝之后,入足下,少阴之气逆于内,故足暴清也。胸将若裂,肠若将以刀切之,烦而不能食者,厥气从腹而上及于胸心也。血脉资始于肾,脉来或大或小皆涩者,肾气逆而致经脉之不通也。肾为生气之原,如身体暖者实逆也,故当取足少阴以泻之;清者虚逆也,故当补足阳明以资肾藏之精气。以上二节一因外感之厥,一因本气之厥,皆为癫疾之生,始见厥证,而先以治厥之法清之,即所以治未病也。

丹波元简说:《甲乙》"烦"作"膜",无"小"字。胸若将裂,肠若将以刀切之,乃膜胀之甚故也,《甲乙》为是。

厥逆腹胀满,肠鸣,胸满不得息,取之下胸二胁,咳而动应手者①,与背腧以手

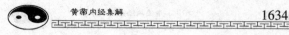

按之立快者是也②。

【本段提纲】 马莳说:此又言厥逆诸证而有刺之之法也。

【集解】

①咳而动应手者:钱熙祚说:原刻脱"应"字,依《甲乙经》补。

②厥逆腹胀满,肠鸣,胸满不得息,取之下胸二胁,咳而动应手者,与背腧以手按之立快者是也:杨上善说:厥逆胸满不得息,可量取下胸二胁,咳而动手之处,谓手太阴中府腧也,厥逆腹满胀肠鸣量取背胃及大小腹腧疗主病者也。

张介宾说:下胸二胁,谓胸之下,左右二胁之间也,盖即足厥阴之章门、期门。令病人咳,其脉动而应手者是其穴也。又当取之背俞,以手按之,其病立快者乃其当刺之处,盖足太阳经肺俞、膈俞之间也。

张志聪说:此言厥逆之气,上乘于太阴、阳明而将成癫疾也。腹胀满者乘于足太阴、阳明也,肠鸣者乘于手阳明也,胸满不得息者,乘于手太阴也。胸下二胁,乃手太阴中府、云门之动脉处。背俞者,肺之俞也。取之下胸二胁,咳而动手者。再以手按其背俞而病人立快者,是厥逆之气上乘,是成癫疾矣。病在气,故按之立快。盖言厥癫疾者,在气而不在经也。

内闭不得溲,刺足少阴、太阳与骶上,以长针①。

【本段提纲】 马莳说:此言不得溲者而有刺之之法也。

【集解】

①内闭不得溲,刺足少阴、太阳与骶上,以长针:杨上善说:足少阴、太阳主于便溲,故厥便溲闭,取此阴阳二经腧穴疗主病者。

马莳说:内闭不得小便,当刺足少阴肾经,足太阳膀胱经及督脉之骶骨上,宜用长针以刺之。

张介宾说:此下四节,皆言厥逆兼证也。内闭不得溲者,病在水藏,故当刺足少阴经之涌泉、筑宾,足太阳经之委阳、飞阳、仆参、金门等穴。骶上,即督脉尾骶骨之上,穴名长强。刺以长针,第八针也。

张志聪说:此承上文而言厥逆之气,唯逆于下,而不上乘者也。逆气在下,故内闭不得溲,当刺足少阴、太阳与骶上,以泻逆气,而通其便溲焉。夫足少阴,先天之两仪也。手足太阴、阳明后天之地天也。先后天之气,上下相通者也。是以少阴之厥气上乘,则开阖不清而成癫疾,故当取之太阴、阳明。如厥气在下止病下之闭癃,其过只在足少阴、太阳矣。

气逆则取其太阴、阳明,厥甚,取太阴、阳明,动者之经也①。

【本段提纲】 马莳说:此言气逆者而有刺之之法也。

【集解】

①气逆则取其太阴、阳明,厥甚,取太阴、阳明,动者之经也:杨上善说:若加气逆,可取手足太阴、阳明疗主病者。若此闭及气逆厥甚,可取手足少阴、阳明二经动脉疗主病者也。

马莳说:有气逆者,当取足太阴脾经、足阳明胃经、足厥阴肝经。如病甚,则取足少阴肾经之经穴复溜、足阳明胃经之经穴解溪也。

张介宾说:太阴脾经取隐白、公孙,阳明胃经取三里、解溪,厥阴肝经取章门、期门,甚则兼少阴、阳明而取之。动者之经,谓察其所病之经而刺之也。

张志聪说:此言逆气上乘而为狂疾者,则取其太阴、阳明、厥阴也。夫狂始生谓之忧饥,治之取手太阴、阳明及取足太阴、阳明。盖少阴之气,上逆于太阴、阳明而始生狂疾,故取其太阴、阳明。然又有足少阴之逆气上乘于心,而为狂疾者,则取其厥阴也。盖水气传于肝木,肝木传于心火,是以狂而新发,未应如是者,先取曲泉左右之动脉也。甚者,逆气太盛也,故当取足少阴之本经以泻之。少阴之气上与阳明相合,少阴气亦甚,则阳明亦甚矣。阳明脉盛,则骂詈不休,故并取阳明动者之经。

钱熙祚说:原刻厥下衍阴字,又太阴误作少阴,并依《甲乙经》删。

少气,身漯漯也,言吸吸也,骨酸体重,懈惰不能动,补足少阴。①

【本段提纲】　马莳说:此又言少气诸证而有刺之之法也。

【集解】

①少气,身漯漯也,言吸吸也,骨酸体重,懈惰不能动,补足少阴:杨上善说:漯漯、吸吸,皆虚乏状也。骨酸体重,皆肾虚耳。故补肾于少阴脉,于所发之穴补也。

马莳说:有少气者,身漯漯然而无所拘束。言吸吸然而无所接续。骨酸体重,懈惰不能动,当取足少阴肾经以补之(穴见前)。

张介宾说:身漯漯,寒栗也。言吸吸,气怯也。此皆精虚不能代气,故当补足少阴肾经。

张志聪说:此足少阴之气少,而欲为虚逆也。漯漯,寒栗貌。吸吸,引伸也。盖心主言,肺主声,藉肾间之动气而后发。肾气少,故言语之间不接续也。肾为生气之原而主骨,肾气少,故骨酸体重,懈惰不能动,当补足少阴以治其始蒙。

短气,息短不属,动作气索,补足少阴,去血络也。①

【本段提纲】　马莳说:此言短气诸证而有刺之之法也。

【集解】

①短气,息短不属,动作气索,补足少阴,去血络也:杨上善说:属,连也。索,取气也。亦是肾气虚,故补足少阴正经,泻去少阴络血也。

马莳说:有短气者,息短而不连属,动作而气索然,当补足少阴肾经,其有血络则去之也。

张介宾说:此亦气虚也,故宜补肾。但察有血络,则当去之。按此二节,皆属气虚,不补手太阴而补足少阴者,阳根于阴,气化于精也。治必求本,于此可见。用针用药,其道皆然。

张志聪说:此虚气上乘,而将作虚狂也。所谓气少者,气不足于下也。短气者,气上而短,故息短而不能连属。若有动作,则气更消索矣,当补少阴之不足,而去其上逆之血络焉。上节治其始蒙,故止补其少阴,此将欲始作,故兼去其血络。按足少阴虚实之厥逆,为癫狂之原始,故首论癫狂,后论厥逆。善治者,审其上下虚实之因,分别调治,未有不中乎肯綮者矣。

《癫狂第二十二》今译

眼角靠面颊部的称锐眦,近鼻部的是内眦。眼上胞睑属于外眦,下胞睑属于内眦。

癫痫刚刚发生,病人首先出现郁闷不乐,头沉重疼,目直上视,面色红赤的症状,可发展得十分严重。当发作渐缓,则心情烦躁,这些表现可通过颜面的变化进行观察。治疗应取手太阳小肠经(的支正、小海)、手阳明大肠经(的偏历、温溜)、手太阴肺经(的太渊、列缺)穴位进行针刺,直到血的颜色发生变化而止。

癫痫开始发作时,(由于面部肌肉痉挛)口角抽动,(因喉头声带痉挛而致)啼叫呼喊,呼吸喘息、心悸不安,应当取手阳明大肠经及手太阳小肠经的穴位,如果左侧肢体强硬,取右侧的穴位进行针刺,右侧肢体强硬,取左侧穴进行针刺,直到(面部的)血色变为正常时才停止。

癫痫开始发作时,(由于背部肌肉痉挛),先出现角弓反张,因而背脊部位疼痛,治疗应取足太阳膀胱经、足阳明胃经、足太阴脾经、手太阳小肠经的穴位进行针刺,直到(面部的)血色变成正常时为止。

治疗癫痫病的医生应当常与病人生活在一起,以便观察治病时应取的穴位,当疾病发作时,进行细心的观察,在疾病所通过的经脉上进行针刺放血,将血放在葫芦中,在病发作中,葫芦中的血可以跳动;如不能跳动,则应灸骶骨的长强穴二十壮。所谓穷骨,就是骶骨。

骨癫病人,口颊、牙齿部的腧穴分肉胀满,骨骼突出,如果出汗烦闷,呕吐涎沫,是足少阴肾经的气往下泄,就无法治疗了。

筋癫病人,发病时由于肌肉抽搐拘挛,因此身体蜷曲,脉搏洪大,治疗时应取后颈部足太阳膀胱经的大杼穴进行针刺。如果病人呕吐很多涎沫,气往下泄,就无法治疗了。

脉癫病人,发病时突然仆倒,四肢的经脉都胀满伸长,如果经脉确实是胀满的,治疗时,应尽量针刺放血;如果经脉没有胀满,则应采取灸法,灸挟后颈属于足太阳膀胱经的(天柱、大杼等)穴位,或灸属于足少阳胆经距腰三寸的带脉穴,各经脉胀纵的地方,都可以取穴治疗。如果病人呕吐很多涎沫,气往下泄,就无法治疗了。

患癫痫,很快发病,就像狂病似的,则会死亡,而不能治了。

狂病开始发生时,先感觉悲伤、健忘,常因苦恼而发怒,容易恐惧,这是因为过度忧伤和饥饿体弱所致。治疗时,应取手太阴肺经(太渊、列缺)及手阳明大肠经(偏历、温溜)穴位进行针刺,直到病人(面部)的血色变为正常时才停止治疗,或者取足太阴脾经(隐白、公孙)及足阳明胃经(三里、解溪)穴位进行针刺。

狂病开始发作时,很少睡觉并不感觉饥饿,自己认为自己是很了不起、特别聪明、高人一等、受人尊敬的人物。喜欢骂人打架,日夜不停。治疗时,应取手阳明大肠经(偏历、温溜)、手太阳小肠经(支正、小海)、手太阴肺经(太渊、列缺)及舌下(廉泉)穴位和手少阴心经(神门、少冲)的穴位进行针刺。看到经脉充盛的,都可在这些经脉上取穴针刺。如经脉不充盛,则不在这些经脉上取穴治疗。

狂病,易受惊吓,时常发笑,喜欢唱歌,行为错乱,没有停歇者,是因受了大的恐吓所致。治疗时,应取手阳明大肠经(偏历、温溜)、手太阳小肠经(支正、小海)、手太阴肺经(太渊、列缺)穴进行针刺。

狂病发生时,幻视,幻听,喜欢喊叫的,这是由于正气衰少而致。治疗时,应取手太阳小肠经(支正、小海)、手太阴肺经(太渊、列缺)、手阳明大肠经(偏历、温溜)、足太阴脾经(隐白、公孙)及头部、两腮的穴位进行针刺。

狂病患者,食量大增,常见到"鬼""神",并独处暗自发笑,这是因大喜伤心所致。治疗时,应先取足太阴脾经(隐白、公孙)、足太阳膀胱经(委阳、飞扬、仆参、金门)、足阳明胃经(三里、解溪),后取手太阴肺经(太渊、列缺)、手太阳小肠经(支正、小海)、手阳明大肠经(偏历、温溜)穴位进行针刺。

刚得的狂病,没有出现前面所描述的症状,治疗时先取(足厥阴肝经)左右二侧的曲泉穴,以及外表呈现充盛的经脉进行针刺放血,出血不久,病就会好。如果病不好,可按照前几节所介绍治疗狂病的办法取穴治疗,也可灸骶骨(长强穴)二十壮。

风邪外感,厥气内逆所致的风逆病,突然四肢肿胀,身体如洒冷水,寒战,唏嘘,饥饿时烦躁,饱食则不安。治疗时,应取手太阴肺经和与之表里相应的经脉、足少阴肾经和足阳明胃经的穴位进行针刺治疗。肌肉清冷的应取上述经脉的荥穴;寒冷入骨的应取上述经脉的井穴和经穴。

　　足少阴肾经气厥逆上行时,可见足部突然发冷,胸部好像要裂开,肠道像受到刀割一样,心烦而不能进食,脉搏无论大小均显得滞涩。治疗时,如果身体温暖应取足少阴肾经(涌泉、然谷)穴,身体清冷应取足阳明胃经(厉兑、内庭、解溪、丰隆)穴。清冷的,用补法,温暖的,用泻法。

　　经气厥逆上行,腹部胀满,肠中鸣响,胸部胀满呼吸困难,治疗时应取胸下左右两胁处(足厥阴肝经的章门及期门)穴,病人咳嗽时,该穴位处搏动可以触摸到。还应当取背部(肺俞)穴,用手按压时病人有舒适感的位置,就是应取的穴位。

　　经气内闭,肾与膀胱功能失调,因而小便癃闭,治疗时应针刺足少阴肾经(涌泉、筑宾)、足太阳膀胱经(委阳、飞扬、仆参、金门)与尾骶骨上(属于督脉的长强)穴位,用长针进行针刺。

　　经气上逆时,则取手或足的太阴经及阳明经的穴位进行针刺治疗。如果气逆严重的,可取手或足的太阴、阳明二经动脉处的穴位进行针刺治疗。

　　足少阴肾经气少,身体感觉寒冷而战栗,讲话时断断续续而气不连贯,(肾主骨,肾气少,所以)骨酸,身体沉重,活动不方便,这种病的治疗,应当取足少阴肾经的穴位,采用补的手法。

　　肾弱气短,呼吸迫促而不连续,如一活动则需长吸气,这种病的治疗,应当用补法针刺足少阴肾经的穴位,如有络脉充血,则针刺放血。

热病第二十三①

　　①热病第二十三:伯坚按:本篇和《甲乙经》《黄帝内经太素》《类经》三书的篇目对照列表于下:

灵　枢	甲　乙　经	黄帝内经太素	类　经
热病第二十三	卷七——六经受病发伤寒热病第一中	卷二十五——热病说篇	卷二十一——刺诸风(针刺类三十六·四)
	卷七——太阳中风感于寒湿发痓第四	卷三十——喉痹咽干篇	卷二十一——诸热病死生刺法(针刺类四十)
	卷八——五藏传病发寒热第一上	卷三十——目痛篇	卷二十一——刺头项七窍病(针刺类四十四·五)
	卷九——寒气客于五藏六府发卒心痛胸痹心疝三虫第二	卷三十——风痓篇	卷二十一——刺诸风(针刺类三十六·五)
	卷十一——阳受病发风第二下	卷三十——气逆满	卷二十二——刺胸背腹病(针刺类四十七·三)
	卷十二——足太阳阳明手少阳脉动发目病第四	卷三十——癃泄篇	卷二十二——刺诸病诸痛(针刺类五十三·三)
		卷三十——如蛊如妲篇	

　　【释题】　马莳说:篇内所言诸病不一,然论热病更多,故名篇。
　　【提要】　本篇主要讲热病的各种不同的症状,进行过程、预后、针刺疗法、九种不可刺的情况和五十九刺的穴位。末了讲七种其他疾病的症状和针刺治法。

偏枯,身偏不用而痛,言不变,志不乱,病在分腠之间,巨针取之,益其不足,损其有余,乃可复也。①

【本段提纲】 马莳说:此言偏枯之证而有刺之之法也。

【集解】

①偏枯,身偏不用而痛,言不变,志不乱,病在分腠之间,巨针取之,益其不足,乃可复也:杨上善说:偏枯病有五别:有偏一箱不收,一也;有偏不痛,此不用并痛,二也;其言不异于常,三也;神智不乱,四也;病在分肉间,五也。具此五者,名曰偏枯病也。

马莳说:有患偏枯者,半体不能举用而疼痛,言固如常,志亦不乱,其病当不在内,而在于分肉腠理之间,宜用巨针取之,虚则补之,实则泻之,所可复于无病也。

张介宾说:偏枯者,半身不随,风之类也,其身偏不用而痛。若言不变,志不乱,则病不在藏而在于分肉腠理之间,可用巨针取之,即第九针也。察其虚实以施补泻,其元可复矣。

张志聪说:此篇论外感风寒之热,内有五藏之热,内外阴阳邪正之为病,而先论其外因焉。经曰,虚邪偏客于身半,其入深,内居荣卫,荣卫稍衰,故真气去,邪气独留,故为偏枯,是风寒之邪偏中于形身,则身偏不用而痛。夫主言,肾藏志,言不变,志不乱,此病在于分腠之间,而不伤于内也,以巨针取之,益其正气之不足,损其邪气之有余,而偏伤之正气乃可复也。按《素问·热论》论热病者皆伤寒之类,本经论热病首言偏枯,次言痱之为病,而不曰中风,盖风寒之邪,皆能为热也。此篇与《刺热论》大义相同,故《刺热论》中亦用五十九刺之法。

丹波元简说:巨针,大针也,取大气不出关节。大气,虚气也。巨针取之,《千金》作温卧取汗。

痱之为病也,身无痛者,四肢不收,智乱不甚,其言微,知可治,甚则不能言,不可治也。病先起于阳,后入于阴者,先取其阳,后取其阴,必审其气之浮沉而取之①。

【本段提纲】 马莳说:此言痱病之证而有刺之之法也。

【集解】

①痱之为病也,身无痛者,四肢不收,智乱不甚,其言微,知可治,甚则不能言,不可治也。病先起于阳,后入于阴者,先取其阳,后取其阴,必审其气之浮沉而取之:杨上善说:痱,扶非反,风病也。痱风之状,凡有四别:身无痛处,一也;四肢不收,二也;神智错乱,三也;不能言,四也。具此四者,病甚不可疗也。身虽无痛,四肢不收,然神不乱,又少能言,此可疗也。疗法先取其本,后取其标,不可深取也。

马莳说:痱者,风痱也。其病身体无痛,但四肢不收耳。上节偏枯曰痛,而此痱病曰不痛,上节身偏不举,而此曰四肢俱不收,此其所以为偏枯与痱病之辨也。如神智虽乱,而不至于甚,人言虽不尽晓,而亦微有所知,此病尚有可治。若智乱太甚,自己全不能言,则不可治也。如病先起于阳经,而后入于阴经者,必先取其阳而后取其阴,当浮其针以取之。盖阳在表,病先起于表,故宜浮而取之。但经文不言病先起于阴后出于阳者,先取其阴后取其阳,沉而取之之意。须知病先起于阴者,其病终不可治,故不言之,抑亦即病先起于阳者,以反推之耶,以理详之,终为不治之证,否则经文言之悉矣,观前后篇可知也。

张介宾说:痱,亦风属,犹言废也。上节言身偏不用而痛,此言身不知痛,而四肢不收,是偏枯、痱病之辨也。智乱不甚,其言微有知者,神气未为全去,犹可治也。神失则无能为矣。此治必先其本也,病先起于阳分,故当先刺其表,浮而取之,而后取其阴。此下不言先起于阴者,盖病始于阴直中藏也,多不可治,故不复言之。

张志聪说:痱者,风热之为病也。身无痛者,邪入于里也。风木之邪,贼伤中土,脾藏智而外属四肢,四肢不收,智乱不甚者,邪虽内入,尚在于表里之间,藏真之气未伤也。其言微者,此伤于气,故知可治。甚则不能言者,邪入于藏,不可治也。夫外为阳内为阴,病先起于分腠之间而后入于里阴者,先取其阳,后取其阴。浮而取之者,使外受之邪,仍从表出也。沈亮宸曰,风之为病也,善行而数变。上节论偏客于形身,此论在于表里之间,入内而干藏则死,浮而取之外出则愈。二节之中,有左右、外内、出入、邪正、虚实、死生之别。

丹波元简说:楼氏纲目云,右《内经》论中风之浅深也,其偏枯,身偏痛而言不变、志不乱者,邪在分腠之间,即仲景、东垣所谓邪中府是也。痱病无痛,手足不收而言喑志乱者,邪入于里,即仲景、东垣所谓邪中藏是也。痱,废也。痱,即偏枯之邪气深者,痱与偏枯是二疾,以其半身无气荣运,故名偏枯,以其手足废而不收,或名痱,或偏废,或全废,皆曰痱也。

陈璧琉、郑卓人合编《灵枢经白话解》:痱,是废的意思。亦称风痱,它与偏枯一样,同属于肢体瘫痪的一种病症,二者的区别,偏枯是半身不遂而痛,神志清楚;痱病是四肢不能收引,而身体上并无疼痛,但有意识障碍。

河北医学院《灵枢经校释》:本篇名为《热病篇》,主要内容是介绍有关热病的证候、诊断、针刺治疗和禁针的情况,以及预后等等,但开篇之首,却论述了与热病无关的偏枯和痱病的证治,其意费解,疑有错简,刘衡如《灵枢经》校勘本校语曾提出本段应据《甲乙》卷十第二下,移上癫狂篇"骨清取井经也"之后。刘氏之说,可供参考。

热病三日,而气口静,人迎躁者,取之诸阳,五十九刺,以泻其热,而出其汗,实其阴以补其不足者;身热甚,阴阳皆静者,勿刺也;其可刺者,急取之,不汗出则泄,所谓勿刺者,有死征也。①

【本段提纲】 马莳说:此已下二十节皆言热病,而此一节则言热病证脉相应者当刺之以出汗而泄邪,证脉不相应者,不必刺也。

【集解】

①热病三日,而气口静,人迎躁者,取之诸阳,五十九刺,以泻其热,而出其汗,实其阴以补其不足者;身热甚,阴阳皆静者,勿刺也;其可刺者,急取之,不汗出则泄,所谓勿刺者,有死征也:杨上善说:三阳受病,未入于阴。至三日也,未入于阴,故气口静也。三阳已病,故人迎躁也。人迎,谓是足阳明脉、结喉左右人迎脉者也。以诸阳受病,故取诸阳五十九刺,泻其热气。以阳并阴虚,故补阴也。阴阳之脉皆静,谓为阴阳交争,是其死征,故不可刺也。非阴阳争,宜急取之,若不泄汗,即泄利也。

马莳说:热病已三日而气口脉静、其人迎脉躁者,乃病在六阳经也。此正证脉相应,当取之诸阳经以泻之。如前《终始篇》所谓人迎一盛病在足少阳;一盛而躁,病在手少阳。人迎二盛,病在足太阳;二盛而躁,病在手太阳。人迎三盛,病在足阳明;三盛而躁,病在手阳明。人迎四盛且大且数者,名曰溢阳,溢阳为外格。此可见人迎脉躁者为病在诸阳也,当取之诸阳经以泻之,如上文《终始篇》所谓泻足少阳等语是也。又行五十九刺之法,始本篇下文所谓五十九刺者是也,皆所以泻其实而出其汗耳。又从而实其阴经以补其不足者,即《终始篇》所谓人迎一盛泻足少阳而补足厥阴。一盛而躁,泻手少阳而补手厥阴。人迎二盛,泻足太阳而补足少阴。二盛而躁,泻手太阳而补手少阴。人迎三盛,泻足阳明而补足太阴。三盛而躁,泻手阳明而补手太阴者是也。若身本热而脉口固静人迎不躁,乃阴经阳经皆静也,是谓证脉不相应,刺之无益,勿刺之可也。但如上文所谓气口静人迎躁者,宜急取诸阳经以泻之,急取诸阴经以补之。其急取诸阳者,纵不汗出,其邪亦从此而泄矣。吾所谓身热甚而阴阳皆静,为不必刺者,以其有死征也。盖邪盛脉宜躁,今邪盛而热甚,正以正气衰而脉不能躁,不谓之死征而何。

张介宾说:此下所言热病,即伤寒时疫也。热病三日,邪犹居表,若气口静而人迎躁者,正病在三阳而未入阴分,故当取诸阳经为五十九刺,以泻阳邪之实,乃补三阴之不足也。五十九刺法如下文。身热甚而阴阳之脉皆静者,阳证得阴脉也,故不宜刺。若察其可刺者,当急取之,虽不汗出,则邪亦从而泄矣。此言勿刺者,以其脉证相反,有死征也。下文皆然。

张志聪说:沈亮宸曰,热病三日,三阳为尽,三阴当受邪。如气口静而人迎躁者,此邪尚在阳,而未传于阴也,故当取诸阳。为五十九刺以泻其邪而出其汗,实其阴以补其不足,勿使邪气之入阴也。如身热甚,而阴阳之脉皆静者,此邪热甚而阴阳之正气皆虚,有死征而勿刺也。其可刺者急取之,如邪在阳分即出其汗,在阴分即从下泄,此邪虽甚,而正气未脱,故当急泻其邪。

热病七日八日,脉口动,喘而眩者[1],急刺之,汗且自出,浅刺手大指间。[2]

【本段提纲】 马莳说:此言热病而脉口之脉证俱见者,当刺手太阴肺经也。

【集解】

[1]喘而眩者:守山阁本原作"喘而短者"。钱熙祚说,"短"一本作"弦"。今依《甲乙经》卷七六经受病发伤寒热病第一中、《脉经》卷七病可刺证第十三及《太素》卷二十五热病说,将"短"改作"眩"。

[2]热病七日八日,脉口动,喘而眩者,急刺之,汗且自出,浅刺手大指间:杨上善说:七日太阳病衰,八日阳明病衰,二阳病衰,气口之脉则可渐和。而脉喘动头眩者,热犹未去。汗若出,急刺手小指外侧前谷之穴,浅而取之,汗不出,可深刺之。

马莳说:《终始篇》谓脉口三盛。病在手太阴者,热病已七八日,其脉口之脉甚动,证则喘而短气,当急取手太阴肺经之少商,则汗当自出,但刺之者宜浅。刺手之大指间,即少商穴也。

张介宾说:热病七八日,邪必深至阴分,故脉口之脉当动疾如喘而且弦,宜急刺手太阴肺经,则汗自出,而邪可散矣。然刺此宜浅。手大指间,即少商穴也。

张志聪说:此热病七日八日而邪犹在表,阳者急从汗解也。表阳之邪,七日来复,八日不解,将作再经,而有传阴之害矣。如脉口动喘而短者,邪尚在于肤表,急取手太阴之少商,使之汗,则邪自共并而出矣。按《素问》有喘脉,喘而短者,谓脉之喘动于寸口而不及于尺,故知其可汗也。余伯荣曰:此即伤寒论之太阳病,脉浮紧无汗,发热身疼痛,八九日不解,表证仍在,麻黄汤主之,即取手大指汗出之剂也。仲祖伤寒立论,缘本于《灵》《素》诸经,学者引申触类,头头是道,何必守针。

丹波元简说:王师曰,喘者喘滑如珠也,按下文喘且复热,又喘甚者死,及《甲乙》喘即证而非脉也。

热病七日八日,脉微小,病者溲血,口中干,一日半而死,脉代者一日死。[1]

【本段提纲】 马莳说:此又言热病脉证不相应者为必死也。

【集解】

[1]热病七日八日,脉微小,病者溲血,口中干,一日半而死,脉代者一日死:杨上善说:热病至七八日,二阳病衰,其脉则可渐和,而微小者,即热甚,所以溲血口干,一日半死。脉小者,内热消瘅之候也。热病七八日脉代者,内气绝候,故一日死。

马莳说：热病已七八日，脉虽不躁，然亦不散且带数，是邪尚未退，当再过三日之中，宜有汗出而愈，若不汗出，乃正气衰而不能为汗，至于四日当死也，且未曾汗出，勿刺其肤腠，刺之无益也。

张介宾说：热病七八日，脉微小者，正气虚也。溲血、口中干者，伤其阴也，皆为死证。若脉来变乱失常，是为代脉，其死尤促。

张志聪说：此外热不解，内传少阴而为死证也。六经传遍，七日来复，八日不解，又作再经矣。微细，少阴之脉也。少阴之上，君火主之。病者溲血，病足少阴之水藏也。口中干，病手少阴之君火也。一日半死者，死于一二日之间，阴阳水火之气终也。夫脉始于肾而主于心，脉代者，已绝于下，故一日而死。沈亮宸曰，巨阳者，为诸阳主气，故伤寒热病，本于太阳，与少阳为表里。故《伤寒论》曰，伤寒一日，太阳受之。脉若静者，为不传颇欲吐，若躁烦脉数急者为传也。此太阳之邪传于少阴，少阴标阴而本热，故阳烦而阴躁也。本经之再经七八日，即《伤寒论》之初经一二日也。少阴从本从标，故伤寒有急下急温之证。本经之溲血口中干，一日半死者，标本皆病也。

热病已得汗出，而脉尚躁，喘且复热，勿庸刺[①]，喘甚者死。[②]

【本段提纲】　马莳说：此又言热病脉证不相应者为必死也。

【集解】

①勿庸刺：守山阁本原作"勿刺肤"，今依《甲乙经》卷七六经受病发伤寒热病第一中及《太素》卷二十五热病说，将"勿刺肤"改作"勿庸刺"。

②热病已得汗出，而脉尚躁，喘且复热，勿庸刺，喘甚者死：杨上善说：热病已得汗，其脉当调，犹尚躁，喘且复身热，此阴阳交，不可刺也，刺之者危。喘甚热盛者死，不须刺也。

马莳说：热病已得汗出，则邪宜退矣，其脉不宜躁，而今尚躁，其证不宜喘不宜热，而今及喘且复热。夫躁与热则邪气盛，喘则正气虚，勿刺其肤，刺之无益也，若至于喘甚，则必死矣。

张介宾说：热病已得汗，邪当退矣，若脉尚躁，气尚喘，身复热者，是谓不为汗衰，乃反证也，故勿刺其肤。刺而重伤其气，若喘甚者，则必死也。

张志聪说：热病已得汗而脉尚躁者，阳热甚而不从汗解也。喘而且复热者，邪入于里，故不刺肤。喘甚者，邪盛在里，而阴气受伤，故死。

热病七日八日脉不躁，不散数[①]，后三日中有汗，三日不汗，四日死，未曾汗者勿庸[②]刺之。[③]

【本段提纲】　马莳说：此又言热病脉证不相应者为必死也。

【集解】

①热病七日八日脉不躁，不散数：钱熙祚说：原刻"躁"字重，依《甲乙经》删，与《外台秘要》引此文合，又《外台秘要》无"散"字。

②勿庸：守山阁本原作"勿腠"。现依《甲乙经》卷七六经受病发伤寒热病第一中、《太素》卷二十五热病说及林亿注《脉经》另本，将"腠"改作"庸"。

③热病七日八日脉不躁，不散数，后三日中有汗，三日不汗，四日死，未曾汗者勿庸刺之：杨上善说：热病七八日，二阳病衰，故脉不躁，虽躁不数者，至后三日，合十二日，三阴三阳热衰，故汗出愈也。若从九日至十二日汗不出者，十三日死。计后三日者，三日后也。又曰十二日厥阴衰日，即便汗出。如其不出，至十三日为后三日，从九日后以为四日也。虽未刺之，不须刺也。

马莳说：热病已七八日，脉虽不躁，然亦不散，且带数，是邪尚未退，当再过三日之中，宜有汗出而愈，若不汗出，乃正气衰而不能为汗，至于四日当死也。且未曾出汗，勿刺其肤膝，刺之无益也。

张介宾说：凡热病七日之后，邪欲解散者，脉必躁盛，乃为将汗之兆。今热病七日八日而脉犹不躁，则阴之类也。即有躁意而力不散大，至不数疾，皆正气衰微不能鼓动，亦阴之类也。必且未能解散，故当再俟三日，庶得有汗。若三日不汗，又逾四日，则病在旬日外矣，阴阳不应期，当死也。凡若此者，既不能汗，其气必虚，故勿为肤膝之刺。

张志聪说：热病七八日脉不躁者，外已解也。脉即躁而不散数，此邪热虽未去而正气不伤，后三日乃再经之十一日，此复传于里阴，必得阴液之汗而解，故未曾汗者，勿膝刺之，当取汗于阴也。如三日不汗乃阳热盛而阴气已绝，故至四日而死。上节论热病在外，虽得汗而不解，邪复传于里阴；此论邪入于阴，如有汗而不汗，谓阳可入阴，而阴亦可出于阳也。以上论外因风寒之热病，有表里阴阳邪正虚实之死生。

热病先肤痛，窒鼻，充面，取之皮，以第一针五十九[①]。苛轸鼻干[②]，索皮于肺，不得，索之火，火者心也[③]。

【本段提纲】　马莳说：此言热病之邪在皮者，当取之皮，如病不已必补心以胜肺也。

【集解】

①热病先肤痛，窒鼻，充面，取之皮，以第一针五十九：杨上善说：窒鼻，鼻塞也。充面，面皮起也。肤痛鼻塞面皮起，皆是肺合皮毛热者也。第一镵针，大其头，兑其末，令无得深入，但去皮中之病，故五十九取之皮也。

马莳说：热病之邪在皮者，当取之皮。如病不已，必补心以胜肺也。肺属金，其合在皮。今热病之始，肤痛、鼻塞、面亦充，然而浮，乃病在于皮也，当取之皮以泻之。所谓刺皮，无伤肉之义也。用第一针，名镵针者，以刺五十九穴之皮。

张介宾说：热病先肤痛，窒塞于鼻、充浮于面者，邪在肤膝，肺经病也。刺宜浅取皮分，故当用第一针，曰镵针者，以刺五十九穴之皮部也。

张志聪说：此以下论内因之热，病在五藏，当取诸外合之皮脉肉筋骨，如不得解，当以五行胜制之法治之。热病先肤痛鼻窒者，热在肺而病气先应于皮肤鼻窍也，故当以第一之镵针取之皮，用五十九刺之法以泻五藏之热。

②苛轸鼻干：钱熙祚说：原刻脱"干"字，依林亿校《甲乙经》引此文补。

③苛轸鼻干，索皮于肺，不得，索之火，火者心也：杨上善说：苛，贺多反，鼻病，有本作"苟"。热病狭苛轸在于鼻，鼻主于肺，故此皮毛病求于肺腧，不得求之心腧，以其心火克肺金也。

马莳说：且身体苛重，鼻上生疹，皆皮病也，此其求之于皮，即所以求之于肺也。如刺之而病不得退，则当求之于火，所谓火者，心也，补其心经以致火王则金衰，肺热自可退耳。

张介宾说：苛，深也。轸，车上前后两端横木也。言鼻窒之甚，内外不通，亦犹轸之横塞也，皆属于肺。肺属金，其合在皮，故但求之于皮，即所以求于肺也。如刺此而不得效，则当求之于火，火者心也，补心之脉，益阳气以制金邪，则肺热当自退耳。

丹波元简说：苛轸谓小疹也。苛，齐也。本小草之谓，故假为齐之义。《礼记》：疾痛苛养。《素问》：苛疾肉苛，义并同。"轸"本作"胗"，见《释名》，又作"瘊"，病源多用"轸"字，乃癊疹之"疹"也，张注尤误。

陆懋修说：苛轸鼻，《甲乙经》作"苛鼻干"，《脉经》作苛菌为轸鼻，其义未详。

河北医学院《灵枢经校释》：关于"不得索之火"一句，有些注家认为是"不得，索之火"，将其解释为如刺之，而病不得退，则当求之于火，即益心火以制肺金。详酌其义，似属不妥，因肺经病，邪在浅表皮毛，当浅刺皮毛为治，肺热，反益心火，非其治也。当以《太素》卷二十五热病说杨注"此皮毛病，求之肺腧，不得求之心腧，以其心火克肺金也。"及刘衡如《灵枢经》校勘本校语"不得索之火"为是。

热病先身涩，烦而热①，烦悗，唇口嗌干②，取之脉，以第一针五十九。肤胀、口干、寒、汗出，索脉于心，不得，索之水，水者肾也③。

【本段提纲】 马莳说：此言热病之邪在脉者，当取之脉，如病不已必补骨以胜心也。

【集解】

①烦而热：守山阁本原作"倚而热"。依《甲乙经》卷七六经受病发伤寒热病第一中改作"烦而热"。

②唇口嗌干：钱熙祚说：原作"干唇口嗌"，依《甲乙经》乙转。

③热病先身涩，烦而热，烦悗，唇口嗌干，取之脉，以第一针五十九。肤胀、口干、寒、汗出，索脉于心，不得，索之水，水者肾也：杨上善说：身热甚，皮肤粗涩也。倾倚不安，烦悗，唇咽干，内热，肺热病状也。第一针，镵针也，应肺，针头大末兑，令无深入，以泻阳气，故用之五十九刺，以泻诸阳之气及皮肤胀口干，令汗出也。

马莳说：今热病之始，其身涩滞，倚着而热，心则烦闷，唇口与嗌，皆干，乃病在于脉也，当取之脉以泻之，所谓刺脉无伤皮也。

张介宾说：涩，燥涩也。倚，身无力也。兼之热而烦闷，唇口与嗌俱干者，邪在血脉，心经病也。故当用针之第一曰镵针者，以取五十九穴之脉分也。

张志聪说：此热在心主之包络，而病见于脉也。经脉者所以行血气而荣阴阳。病在血脉，故先身涩，倚而热烦悗者，相火盛而心不安也。唇口嗌干者，火炎上也。当取之脉，以第一针为五十九刺之法，以泻其热。

杨上善说：血脉索于心腧，不得索之肾腧者，水克火也。

马莳说：用第一针名曰镵针者，以刺五十九穴之脉，正以肤胀口干令汗出，皆脉病也。此其求之于脉，即所以求之于心也，如刺之而病不得退，则当求之于水。所谓水者，肾也。补其肾经，致水王则火衰，心热自可退耳。

张介宾说：肤胀口干寒汗出，亦皆脉之为病也。心属火，其合在脉，故但求之于脉即所以求之于心也。若求于脉而不得效，则当求之于水。水者肾也，补肾气于骨则水旺，定以制火而心热自退矣。

张志聪说：若肤胀者，脉盛而胀于皮肤也。仍口干而寒汗出者，热在内而蒸发其阴液也，当索脉于心。索脉于心者，刺脉而久留之，以候心气之至也。如不得解，当索之水。水者肾也，取肾气以胜制其火也。按此节当以第三针取脉，用第一针者以脉络之在皮肤，故曰肤胀，盖在皮肤间而取诸络。皮肤络脉之相通也。

丹波元简说：涩、倚未详其义。《千金》有伤寒教涩语。《巢源》作"教啬"，亦不知何谓。

顾观光说：唇口嗌干取之皮，下言索脉于心，则皮当作脉。

热病嗌干多饮，善惊，卧不能安①，取之肤肉，以第六针五十九。目眦青，索肉于脾，不得，索之木，木者肝也②。

【本段提纲】 马莳说：此言热病之邪在肉者，当取之肉，如病不已，必补肝以胜脾也。

【集解】

①卧不能安:守山阁本原作"卧不能起"。据《甲乙》卷七第一中及《脉经》卷七第十三,并参考《太素》卷二十五热病说改。

②热病嗌干多饮,善惊,卧不能安,取之肤肉,以第六针五十九。目眦青,索肉于脾,不得,索之木,木者肝也:杨上善说:热病,嗌干多饮,喜惊,卧不得安,肉病者,可以第六员利针。员利针应脾,故用取之肤肉五十有九,于脾腧穴以求其肉,不得求于肝输穴也。以肝为木,克土故名也。

马莳说:脾属土,其合在肉,今热病而嗌干,故多饮,且善惊悸,四肢懈倦,卧不能起,乃病在于肉也。当取之肤肉以泻之。所谓刺肉无伤筋也。用第六针,名曰员利针者,以刺五十九穴之肉。正以目眦色青,乃来克土,主肉病也,此其求之于肉,即所以求之于脾也。如刺之而病不得退,则当求之于木。所谓木者,肝也。补其肝木以致木旺,则土衰,脾热自可退耳。

张介宾说:热病嗌干多饮、善惊悸、支体倦怠、卧不能起者,邪在肤肉,脾经病也。当用第六针曰员利针者,以取五十九穴之肉分也。若目眦青者,正以木气乘土,亦为脾病。脾属土,其合在肉,故但求之于肉,即所以求于脾也。若求脾而不得效者,则当求之于木。木者,肝也。补肝筋之气,则木能胜土,而脾当自平矣。

张志聪说:喉主天气,嗌主地气。嗌干多饮者,脾热上行也。脾热盛,则及于胃,故善惊。脾主肌肉四肢,故卧不能起。当取之肤肉,以第六针,为五十九刺之法,以泻其热。脾主拘束,若目眦青者,脾病未去也。当索肉于脾,不得,索之木。木者,肝也。取肝木之气以胜制其土,此以第四针取肤肉。

热病面青脑痛①手足躁,取之筋间,以第四针针②于四逆,筋躄目浸,索筋于肝,不得,索之金,金者肺也③。

【本段提纲】　马莳说:此言热病之邪在筋者当取之筋,如病不已,必补肺以胜肝也。

【集解】

①面青脑痛:钱熙祚说:林亿校《甲乙经》引作"胸痛"。

河北医学院《灵枢经校释》:"面青脑痛",《素问·刺热篇》新校正引《灵枢》文作"而胸胁痛",《太素》卷二十五热病说,《甲乙》卷七第一中及《脉经》卷七第十三并同。《甲乙》校注云,《灵枢》作"面青胸痛"。

②以第四针针:钱熙祚说:原刻"针"字不重,依《甲乙经》补。

河北医学院《灵枢经校释》:"针",《脉经》卷七第十三及《甲乙》卷七第一中此下重"针"字。

③热病面青脑痛手足躁,取之筋间,以第四针针于四逆,筋躄目浸,索筋于肝,不得,索之金,金者肺也:杨上善说:热病胸胁痛,手足动,筋之病,可以第四针。应肝,故于筋间,针于四逆。筋痹目浸,求肝腧穴,不得于肺腧穴以求筋也,以其肺金克木肝也。索,求也。痹,筋挛也。目浸,目眦泪出也。

马莳说:肝属木,其合在筋。今热病而面青,肝色见也。脑痛,肝邪随督脉会于巅也。手足躁者,以脾主四肢,而肝热有余,四肢热也,且木病在于四末也,乃病在于筋,当取之筋以泻之,所谓刺筋无伤骨也,用第四针名曰锋针者,以刺四肢之厥逆,正以肝主筋,今筋躄,足不能行也。肝主目,今目浸泪出不收也,皆筋病也。此其求之于筋,即所以求之于肝也。如刺之而病不已,则当求之于金。所谓金者,肺也,补其肺金以致金旺,则木衰,肝邪自可退耳。

张介宾说:热病面青,肝色见也。脑痛,厥阴肝经与督脉会于巅也。手足躁者,肝之荣在爪,木病在四末也。皆肝经之病,故当取之筋结之间,用第四针曰锋针者,以泻其四逆等证。四逆者,肝邪盛而四肢厥也。筋躄者,足不能行也。目浸者,泪出不收也。皆为肝病,肝属木,其合在筋,故但求之于筋,即所以求于肝也。若求肝不得其效,则当求之于金。金者,肺也。补肺之气则金能胜木,而肝热可平矣。

张志聪说:色主春面青者,肝木之病色见于面也。肝脉上额循巅下项中,故脑痛。肝主筋,诸筋皆起于四肢之指井,并经而循于形身,故手足为之躁扰,当取之筋间,以第四针刺手足之四逆。肝开窍于目,筋之精为黑眼,若筋躄而目浸淫,当索筋于肝,不得索之金。金者肺也,取肺金之气,以胜制其肝木。

　　热病数惊,瘈疭而狂,取之脉,以第四针急泻有余者,癫疾毛发去,索血于心,不得,索之水,水者肾也。[①]

【本段提纲】　马莳说:此言热病之邪在血脉当取之血脉,如病不已,必补水以胜心也。

【集解】

①热病数惊,瘈疭而狂,取之脉,以第四针急泻有余者,癫疾毛发去,索血于心,不得,索之水,水者肾也:杨上善说:惊瘈疭狂,此为血病,故取之脉。第四针者,锋针也,刃参隅,应心,可以泻热出血,痼癫疾及毛发落,皆得愈也。血脉索于心腧,不得索之肾腧者,水克火也。

马莳说:心属火,其合在血脉,故上文已言热病在脉,而此又言热病在血者,又当取之血也。热病数惊,心邪有余也。瘈疭者,热极生风也。狂则邪尤甚矣,其病在脉。当用第四针,曰锋针者,以急泻心脉有余之邪。正以脉病则血病,故发为狂疾。血之热也,毛发亦去。发为血余也,此其求之于血,正所以求之于心也,如刺之而病不退,则当求之于水。所谓水者,肾也,补其肾水,以致水旺,则火衰,心邪自可退耳。

张介宾说:热病数惊,心邪盛也。瘈疭者,热极生风,阴血伤也。狂则热之甚矣。皆心经病也,故当取之于脉,用第四针曰锋针者,急泻其有余之邪。若阳极阴虚,而病癫疾,发为血余,故毛发亦去,病主乎心,心属火,其合在血脉,故但求之于血,即所以求于心也。若求心而不得其效,则当求之于水,水者肾也,补肾之水,可以制火,真阴自复矣。

张志聪说:心病热,故数惊,本经曰心脉急甚为瘈疭,心气实则狂也。当取之脉,以第四针,急泻其血络之有余者。癫疾,脉癫疾也。发者,血之余。若癫疾而毛发去,当索血于心,不得,索之水。水者,肾也。取肾水之气,以胜制其心火。

顾观光说:瘈疭而狂,取之脉,下言"索血于心"则"脉"当作"血"。

　　热病身重骨痛,耳聋而好瞑,取之骨,以第四针五十九刺骨。病不食,啮齿耳青,索骨于肾,不得,索之土,土者脾也。[①]

【本段提纲】　马莳说:此言热病之邪在骨者当取之骨。如病不已,必补脾以胜肾也。

【集解】

①热病身重骨痛,耳聋而好瞑,取之骨,以第四针五十九刺骨。病不食,啮齿耳青,索骨于肾,不得,索之土,土者脾也:杨上善说:身重骨痛,耳聋好瞑,皆肾之合骨热病,故取骨。第四针,锋针也,长一寸六分,锋其末。主泻热出血,故用五十九刺,并疗食啮齿耳青等。骨痛求之肾腧穴,不得求脾之腧穴,以土克水也。

马莳说:肾主水,其合在骨。今热病而身体重,其骨痛,其耳聋又好瞑目(阴病则目瞑)乃病在于骨也,当取之骨。用第四针曰锋针者,以刺五十九穴之骨,且其热病而不能食,又啮其齿。齿为骨余也。耳又青(肾窍在耳,肾衰故耳青)此其求之于骨,正所以求之于肾也。如刺之而病不已,则当求之于土,所谓土者脾也,补其脾经,以致土旺,则水衰,肾邪自可退耳。

张介宾说:身重骨痛,耳聋好暝,皆肾经之病。病在阴则目暝。故当取之于骨。用第四针曰锋针者,以刺五十九穴之骨分也。其不食者,阴邪盛也。啮齿者,齿为骨之余也。耳青者,肾之窍也,皆为肾病。肾属水,其合在骨,故但求之于骨,即所以求之于肾也。若求肾而不得效者,则当求之于土。土者脾也,补脾气之肉分,则土能胜水,而肾邪可平矣。

张志聪说:肾为生气之原,热伤气,故身重。肾主骨,故骨痛也。肾开窍于耳,肾气逆,故耳聋。病在少阴,故欲瞑也。当取之骨,以第四针为五十九刺之法以刺骨。未病而不欲食者,肾气实也,经曰肾是动病,饥不欲食。啮齿者,热气而咬牙也。齿者骨之余,耳者肾之窍,若啮齿耳青,当索骨于肾,不得索之土。土者脾也,取脾土之气以胜制其水焉。夫五藏者形藏也,五行者五藏之气也。病气出于外,合之皮肉筋骨,故先治其外,不得,故复内索于五藏五行之气焉。

河北医学院《灵枢经校释》:本段原文"五十九刺,骨病不食,啮齿耳青"句。刘衡如《灵枢经》校勘本校语谓《素问·刺热篇》新校正引《灵枢》文无,详文义,疑是后人沾注。又按本书"以第四针索骨于肾",即《素问·刺热篇》"刺足少阴"之意,《刺热篇》谓"病甚为五十九刺",本书乃以病甚后之措施,横插于"以第四针索骨于肾"一句中间,其非《灵枢》本文,尤为显而易见可参。

热病不知所痛,耳聋不能自收,口干,阳热甚,阴颇有寒者,热在髓,死不可治。[1]

【本段提纲】　马莳说:此言热病在髓者不可治也。

【集解】

[1]热病不知所痛,耳聋不能自收,口干,阳热甚,阴颇有寒者,热在髓,死不可治:杨上善说:阳热病者,其阳脉热甚,阴脉颇寒也。此人热在髓中,必死不疗。

马莳说:热病而痛无定所,耳中聋不能有闻,四肢懈惰,不能收持,口中干枯,此其阳经热甚,而阴经颇有寒意,若迁延日久,阴经亦热甚,遂至热在于髓,则死不可治矣。

张介宾说:凡热病有痛而不得其所,耳聋寂无所闻,体重不能收持,口液干涸,值阳胜之时,则热甚,阴胜之时颇有寒者,此以邪居阴分,热深在髓,乃死证也。

张志聪说:此篇首章论外因之热,上章论内因之热,此以下复论外内之热,合并而交争者也。凡病皆生于风雨寒暑、阴阳喜怒、饮食居处,故有因外邪而病热者,有因内伤而病热者,有因于外而不因于内者,有因于内而不因于外者,有外内之兼病者,此章与《素问·刺热论》合参,大义自明矣。热病不知所痛者,外因之热入于内也。耳聋不能自收,口干者,肾藏之热乘于上也。阳热甚而阴颇有寒者,在内之热交争于外也。热在髓者,外因之热交争于内也。凡病出于外者生,深入于内者死。

丹波元简说:阴阳,马以为阴经阳经,志以内外,并非。

热病头痛颞颥,目脉瘈[1]痛善衄,厥热病也,取之以第三针,视有余不足,寒热痔[2]。

【本段提纲】　马莳说:此言热病名厥热者有诸证,有治法也。

【集解】

①脉瘿：钱熙祚说：原刻脉瘿二字倒，依《甲乙经》乙转。

②热病头痛颞颥，目脉瘿痛善衄，厥热病也，取之以第三针，视有余不足，寒热痔：杨上善说：热病头痛，颞颥及目边脉瘿善衄，此为厥热者也。第三针，锟针也，状如黍粟之兑，长二寸半，主按脉取气，令邪气独出，故并用疗厥热寒热痔病。

马莳说：热病头痛，其颞颥（一名脑空，属足少阳胆经穴在脑后玉枕骨下陷中）与目善瘿，而筋脉动，脉亦作痛，鼻中善衄，此乃厥气上逆而成热病也，取之以第三针曰锟针者以刺之，视其有余则泻，不足则补。且厥热之病，又必发之而为寒热，结之而为痔疾也。

张介宾说：颞颥，即足少阳脑空穴，一曰颞骨也。目瘿脉痛，目脉抽掣而痛也。衄，鼻血也。厥热病，热逆于上也。取以第三针，锟针也。视有余不足，察所病之经脉虚实而为补泻也。寒热痔三字，于上下文不相续，似为衍文。

张志聪说：此外因之热与肝热交争也。肝脉上巅顶，热病头痛者，表邪之热交于肝脉也。颞颥目瘿者，口目振战之貌，此肝藏之热逆于上也。脉痛善衄者，表邪之热迫于经也，此厥阴肝经之热与外热交逆而为病也。当以第三针取脉，视其外内之有余不足而治之。经云，风客淫气，精乃亡。邪伤肝也，因而饱食，筋脉横解，肠澼为痔，如外感风淫之热，内因饱食而热，外内不解，则往来寒热而为痔矣。按外内交争之热，皆在气而不涉于经，此节论热入于经，故曰厥热，谓外之热者，厥逆于厥阴之经而为病也。盖有热在气而皆出入于气分者，有病在气而转入于经者，经气外内之相通也。

丹波元简说：《甲乙》无"瘿"字。痛作紧痔，下注云，一作"痛"，《脉经》作"痛"。

热病体重，肠中热，取之以第四针于其腧及下诸趾间，索气于胃络①，得气也②。

【本段提纲】　马莳说：此言热病在胃者当取之胃，所以去其邪气也。

【集解】

①络：钱熙祚说：原刻误作"胳"，依《甲乙经》改。

河北医学院《灵枢经校释》："络"原作"胳"，据《太素》卷二十五热病说、《脉经》卷七第十三及《甲乙》卷七第一中改。

②热病体重，肠中热，取之以第四针于其腧及下诸趾间，索气于胃络，得气也：杨上善说：体重肠中热，胃热病也。第四针锋针也。此胃热病，以锋针取胃腧及手足指间八处胃络，以得气为限也。

马莳说：热病而身体重，以胃土主肉，故体重也，及肠中必热，当取之以第四针，曰锋针者，以刺胃经之腧穴陷谷（是大趾次趾外间本节后陷中，去内庭二寸，针五分，留七呼，灸三壮）及下诸指间即厉兑、内庭等穴也，此其索气于胃之经络，则邪气必因之而泄矣。

张介宾说：脾主肌肉四肢，邪在脾，故体重。大肠小肠皆属于胃，邪在胃则肠中热，故当用第四针曰锋针者，取脾胃二经之腧，曰太白、曰陷谷也。及下诸指间者，谓在足诸腧也。下文曰五指间各一，凡八痏，足亦如是者，其义即此。索气于胃胳得气者，阳明之络曰丰隆，别走太阴，故取此可以得脾气。"胳"当作"络"。

张志聪说：此外因之热与脾热交争也。热病体重者，脾热出于外也。热病肠中热者，外热入于内也。取之于第四针于其腧，腧主土也。及下诸指间，乃足太阴之隐白、阳明之厉兑也。大肠、小肠属胃，索气于胃络，得手太阳、阳明之气，则肠中之外邪，随气而出矣。

陆懋修说：胳，古落切。《说文》胳，腋下也。《广雅·释亲》胳谓之腋。《一切经音义》引《埤苍》，胳，肘后也。《甲乙经》《脉经》，俱作"络"。瘿，尺制切，亦作"掣"。《说文》："引纵曰痹。"颞颥，颥，而涉切。颞，人朱切。《玉篇》在耳前曰颞。颞颥，耳前动也。《甲乙经》脑空穴一名颞颥。耳聋两颞颥痛，中诸主之。《脉经》作"摄颥"。

热病挟脐急痛，胸胁满，取之涌泉与阴陵泉，取以第四针针嗌里。①

【本段提纲】　马莳说：此言热病在肾脾者有诸证有治法也。

【集解】

①热病挟脐急痛，胸胁满，取之涌泉与阴陵泉，取以第四针针嗌里：杨上善说：挟脐痛，脾经热病也。胸胁满，肾经热病也。可以锋针取此二穴也。

马莳说：热病挟脐急痛，其胸胁皆满，乃脾肾二经之邪也。当取肾经之涌泉，脾经之阴陵泉以泻之。其所用者，乃第四针曰锋针者耳。又须针其嗌咽之里可也。

张介宾说：挟脐急痛，足少阴肾经所行也。胸胁满，足太阴脾经所行也。故在少阴则取涌泉，在太阴则取阴陵泉。用第四针曰锋针者刺之。针嗌里者，以少阴、太阴之脉俱上络咽嗌，即下文所谓廉泉也。

张志聪说：此外淫之热与心热并交也。《内经》云，环脐而痛者，病名曰伏梁，此风根也。热病挟脐急痛者，外淫之风邪客于心下，而为伏梁也。胸胁满者，内因之心热，逆于内也。取足少阴之涌泉，索水气以济心火。取足太阴之阴陵泉，补中土以散心腹之伏梁。嗌里，舌下也。取第四针针嗌里，以泻外内心下之热邪。

热病而汗且出，及脉顺可汗者，取之鱼际、太渊、大都、太白，泻之则热去，补之则汗出，汗出太甚，取内踝上横脉，以止之。①

【本段提纲】　马莳说：此言热病之汗，可出则出之可止则止之也。

【集解】

①热病而汗且出，及脉顺可汗者，取之鱼际、太渊、大都、太白，泻之则热去，补之则汗出，汗出太甚，取内踝上横脉，以止之：杨上善说：热病汗出及脉顺不逆可令汗者，取鱼际在手大指本节后内侧，太泉在掌后陷者中，大都在足大趾本节后陷中，太白在足内侧核骨下陷中。此之四穴，并是手足太阴疗热之穴，故皆泻去其热，还于此穴补取。其汗出太甚，取踝上横脉，量是足太阴于踝上见者，可取之以止其汗也。

马莳说：热病而汗且出，但未甚出也，其脉亦顺，非不可治之脉也。故法有可汗者，当取手太阴肺经之鱼际、太渊，脾经之大都、太白。泻此四穴，则热自去。补此四穴，则汗自出。若汗出太甚，则又取内踝上横脉曰三阴交者以泻之，则汗自止矣。

张介宾说：热病阳气外达、脉躁盛者，汗且出也。阳证得阳脉者，脉之顺也，皆为可汗，当取手太阴之鱼际、太渊，足太阴之大都、太白，泻之则热可去，补之则汗可出也。若汗出太甚，则当取内踝上横脉，即脾经之三阴交也，泻之则自止矣。上三节所言胃络、涌泉、阴陵泉、鱼际、太渊、大都、内踝上横脉，凡十四穴，皆不在下文五十九穴之数内者，故特表见于此也。按《寒热病篇》曰，病始手臂者，先取手阳明、太阴而汗出。病始头首者，先取项太阳而汗出。病始足胫者，先取足阳明而汗出。臂太阴可汗出，足阳明可汗出。故取阴而汗出甚者，止之于阳。取阳而汗出甚者，止之于阴。其义尤精，虽彼为刺痛之法，然与此节有相须之用，所当参阅。

张志聪说：此外因之热与肺热相交，可俱从汗解也。热病而汗且出，及脉顺者，外内之热皆在于肤表也，故取手太阴之鱼际、太渊，补足太阴之大都、隐白，盖泻肺经则热去，补脾土则津液生而汗出矣。内踝上横脉，即太阴之三阴交，盖汗随气而宣发于外，取气下行则汗止矣。夫外内之热入深者，死不可治。外出者易散而愈。《金匮玉函》曰，非惟一病，百病皆然。在外者可治,入里者死。然因于内者从内而外,因于外者从外而内,是以上工治皮毛,其次治肌肉,其次治经脉,其次治六府,其次治五藏者半死半生。

热病已得汗而脉尚躁盛,此阴脉之极也,死;其得汗而脉静者,生。[1]

【本段提纲】　马莳说:此言热病脉盛而不得汗者死反是则生也。

【集解】

[1]热病已得汗而脉尚躁盛,此阴脉之极也,死;其得汗而脉静者,生:杨上善说:热病得汗热去,即须脉静,而躁盛者是阴极,无阴故死。得汗脉静者热去,故脉静而生也。

马莳说:热病已得汗,脉宜静,今反躁盛者此乃阴经之脉衰弱已极,故有阳脉而无阴脉也,其人主于死。若得汗之后,而脉遂能静,则有阴以配阳,必能以有生矣。此节所重者,脉之顺也。

张介宾说:热病已得汗,则邪当退,脉当静矣。若汗后脉尚躁盛者,孤阳不敛也,此以阴脉之虚极,有阳无阴耳,乃为逆证。若汗后即脉静者,邪去正复也,乃为顺证。得逆者死,得顺者生。

热病脉常盛躁[1]而不得汗者,此阳脉之极也,死;脉盛躁得汗静者,生[2]。

【本段提纲】　马莳说:此言热病脉盛而不得汗者死反是则生也。

【集解】

[1]热病脉常盛躁:钱熙祚说:原刻"热病"下衍"者"字,又"常"误作"尚",依《甲乙经》删正,与《外台秘要》引此文合。

[2]热病脉常盛躁而不得汗者,此阳脉之极也,死;脉盛躁得汗静者,生:杨上善说:热病不得汗,脉常盛躁者是阳极盛脉故死,得汗脉静者生也。

马莳说:热病脉躁盛宜得汗,今反不得汗者此乃阳经之脉衰弱已极,故表虚而不能发汗也,其人主于死;若脉躁盛而汗出脉静者必能以有生矣,此节所重者证之顺也。

张介宾说:热病脉尚躁盛者,必当邪解汗出也。若脉虽盛而汗不得出,以阳脉之亢极,而阴虚不能外达也,故死。若得汗而静,则为顺证,故生。按此二节,一曰阴极,一曰阳极,义若有二。然脉之躁盛者,皆阳胜之候也。汗者液之所化,其发在阳,其原在阴也。若既得汗而脉犹躁盛者,以阳无所归,由阴虚也。脉躁盛而汗不得出者,以阴竭于中,亦阴虚也,故脉之盛与不盛当责之阳,汗之出与不出当责之阴。观《本神篇》曰,阴虚则无气,无气则死矣。其所重者,正此阴字。阴为生气之本,无根则气脱,故必死也。

张志聪说:此总结上文而言外内之热,皆宜从汗而外解也。夫外为阳,内为阴,热病已得汗而脉尚躁盛者,此内因之热,外虽汗出而里热不解,此内热之极也,死。其得汗而脉静者,热已清而脉平和,故生。热病者脉尚躁,病外因之热而及于经也,不得汗者不得从乎外解,此外热之极也,故死。脉盛躁得汗而脉静者,外淫之邪,从表汗而散,故生。

热病不可刺者有九[1]:一曰,汗不出,大颧发赤,哕者死[2]。二曰,泄而腹满甚者死[3]。三曰,目不明,热不已者死[4]。四曰,老人婴儿,热而腹满者死[5]。五曰,汗不出,呕下血者死[6]。六曰,舌本烂,热不已者死[7]。七曰,咳而衄,汗不出,出不至足者死[8]。八曰,髓热者死[9]。九曰,热而痉者死。热而痉者[10],腰折瘛疭,齿噤齘[11]也。凡此九者,不可刺也。

【本段提纲】　马莳说:此言热病不可刺者九,以其必至于死也。

【集解】

①热病不可刺者有九：钱熙祚说：《甲乙经》云，热病死候有九。《外台秘要》引此文同。

②一曰，汗不出，大颧发赤，哕者死：杨上善说：颧，鼻左右高处也。

马莳说：热病汗不得出。大颧骨之上发而为赤，胃邪盛也。谷气与邪气相争，发而为哕，胃气虚也。此其所以死也。

张介宾说：汗不得出，阴无力也。大颧发赤，谓之戴阳。面戴阳者，阴不足也。哕者，邪犯阳明，胃虚甚也。本原亏极，难乎免矣。

张志聪说：汗不出者，外淫之热不得从汗解也。《刺热论》曰，大颧赤者，满颧面皆赤，五藏之热甚也。哕者，外内之热交争于中而致胃气绝也。

③泄而腹满甚者死：马莳说：热病下则为泄而腹尤甚满，不以泄减，脾气衰也，此其所以死也。

张介宾说：泄则不当胀满，况其满甚，以邪伤太阴，脾气败也，故死。

张志聪说：泄而腹满甚者，正气阴液下泄，而外热之邪填于内也。

④目不明，热不已者死：杨上善说：目是五藏之精，五藏之气和，则目精必明也。

马莳说：目以热而不明，热又甚而不已，肝气衰也，此其所以死也。

张介宾说：五藏六府之精气皆上注于目而为之精，目不明者，藏府之精气竭也。热不已者，表里之精气竭也，故死。

张志聪说：目不明，热不已者内热甚而外内不清也。

⑤老人婴儿，热而腹满者死：马莳说：老人婴儿热病而腹满者，脾邪盛也此其所以死也。

张介宾说：热而腹满，邪伤脾藏。老人婴儿，尤以脾气为本，故犯之者死。

张志聪说：夫老人者内外之血气已衰，婴儿者表里之阴阳未足，腹满者热逆于中，不得从内外散也。

⑥汗不出，呕下血者死：马莳说：热病而汗既不出，心气衰也，血或呕或下，则邪尤盛也，此所以死也。

张介宾说：汗不出者，阴之亏也。再或呕而下血，阴伤尤甚，故死。

张志聪说：汗不出，呕下血者，外热不解，而入于阴之经也。

⑦舌本烂，热不已者死：马莳说：舌本已烂，热犹未已，心邪盛也，此其所以死也。

张介宾说：心肝脾肾之脉，皆系于舌本。舌本烂，加之热不已者，三阴俱损也，故不免于死。

张志聪说：舌本烂，热不已者，内热盛而逆于上之脉也。

⑧咳而衄，汗不出，出不至足者死：马莳说：热病咳而且衄，肺邪盛也，其热已极，汗犹不出，心气衰也，纵汗出而不至足，此即上节阳脉之衰，此其所以致于死也。

张介宾说：咳而且衄，邪在肺经，动阴血也。汗不出或出不至足，尤为真阴溃竭，故死。

张志聪说：咳而衄汗不出者，咳者内热上逆于肺也，衄者表热外迫于经也。夫肺主皮毛而朝百脉，外内之热咸从肺气以外解。汗不出者气绝于上也；出不至足者，气绝于下也。

⑨髓热者死：马莳说：热病而髓甚热，热则髓枯，肾气衰也，此其所以至于死也。

张介宾说：髓者，至阴之精，骨之充也。邪入最深，乃为髓热，肾气败竭，故死。

张志聪说：髓热者热在髓，死不可治也。

⑩热而痉者：守山阁本原作"热而痉者死，腰折瘛疭"。

"热而痉者死"五字下的"热而痉者"原脱，现据《太素》卷二十五热病说，《甲乙经》卷七六经受病发伤寒热病第一中,补"热而痓者"四字。

⑪热而痓者死。热而痓者,腰折瘛疭,齿噤齘:杨上善说:折,腰强反折也。齘,故介反,开口难,齿相切也。此九,死征,故不可刺也。

张介宾说:痓,风强病也。凡脊背反张曰腰折,肢体抽掣曰瘛疭,牙关不开曰噤,切齿曰齘,即皆痓之谓也。此以热极生风,大伤阴血而然。既热且痓,乃为死证。刺之无益,必反招嫌,故皆不可刺也。

所谓五十九刺者:两手外、内侧各三,凡十二痏①。五指间各一,凡八痏,足亦如是②。头入发一寸,傍三分③,各三,凡六痏④。更入发三寸,边五,凡十痏⑤。耳前后、口下者各一⑥,项中一,凡六痏⑦。巅上一⑧。囟会一。发际一。廉泉一。风池二。天柱二。

【本段提纲】　马莳说:此明上文之五十九穴也。

【集解】

①两手外、内侧各三,凡十二痏:马莳说:鱼际在大指内侧,商阳在次指内侧,中冲在中指内廉,关冲在四指外廉,少冲在小指内廉,少泽在小指外侧或外内廉或侧各三,则手有六经计六井穴,左右手共十二痏也。曰痏者,盖刺疮曰痏,故即痏为数也。

张介宾说:两手外侧,即太阳之少泽、少阳之关冲、阳明之商阳也。三阴俱在内侧,即太阴之少商,厥阴之中冲,少阴之少冲也。左右共十二穴。痏,刺疮也。有刺必有瘢,故即以痏为数。

张志聪说:两手内侧者肺之少商、心之少冲、心包络之中冲,左右各三计六痏,外侧者手阳明之商阳、手太阳之少泽、手少阳之关冲,左右各三计六痏,两手外内各三,共十二痏。

②五指间各一,凡八痏,足亦如是:马莳说:五指间各一,则每指第三节尽处缝间,计有四处,左右共八痏也,其足所刺八处亦如是也。

张介宾说:五指间者,总言手五指也。各一者,本节之后各一穴也。观上文第十五节云:取之于其腧及下诸指间,正谓此也。盖诸经腧穴,皆在指之本节后,如手经则太阳之后溪,少阳之中渚,阳明之三间,独少阴之在本节后者,则少府之荣也。手之六经,惟太阴、厥阴则本节后俱无穴,故左右四经凡八痏也。其在足经之腧,则太阳曰束骨,少阳曰临泣,阳明曰陷谷,太阴曰太白,皆在本节之后。其少阴之脉不行于趾,厥阴之脉,则本节后亦无穴。左右四经止共八穴,故曰足亦如是。

张志聪说:五指间各一,凡八痏,足亦如是者,手足第三节缝间,共十六痏也。

陈璧琉、郑卓人合编《灵枢经白话解》:"五指间各一,凡八痏,足亦如是"之句,历代注家对所指穴位的见解颇不一致,例如:马元台认为是"每指第三节尽处缝间,计有四处,左右共八痏也,其足所刺八处,亦如是也"。张志聪亦认为"手足第三节缝间,共十六痏也"。马张二氏虽没有指出穴名,但根据所说的部位,左右手指缝间四穴,就是相当于后世所称经外奇穴的"八邪",左右脚趾缝间各四穴,也相当于经外奇穴的"八风"。实际上本节的五十九穴,当然不至于包括经外奇穴在内。张景岳认为是指手指和足趾本节后的俞穴而言。张氏之说,从临床实践来看,是比较合理的。

③头入发一寸,傍三分:钱熙祚说:林亿校《甲乙经》引此文,无"分"字。

④头入发一寸,傍三分,各三,凡六痏:马莳说:头入发一寸傍三分(此分字作去声,犹言三

处也,若平声,则三分旁无穴)盖督脉之上星在头直入发一寸。今足太阳膀胱经之五处穴,在上星旁一寸半,其曰承光(五处后一寸半)、曰通天(承光后一寸半)则又在五处之上也。两傍各三,计有六穴,故刺之者凡六痏也。

张介宾说:头入发一寸,即督脉上星之次。其傍穴分而为三,则足太阳之五处,承光、通天也。左右各三,故凡六痏。

张志聪说:头入发一寸旁三分,各三者乃足太阳膀胱经之五处、承光、通天。两旁各三,凡六痏。

⑤更入发三寸,边五,凡十痏:马莳说:更入发三寸边五,谓临泣、目窗、正营、承灵、脑空,此皆足少阳胆经之穴,去督脉中行各三寸,左右共十穴,故刺之者凡十痏也。

张介宾说:更入发者,自上星之次向后也。三寸边五者,去中行三寸许,两边各五也。即足少阳之临泣、目窗、正营、承灵、脑空,左右二行凡十痏。

⑥耳前后、口下者各一:河北医学院《灵枢经校释》:《甲乙》卷七第一中校注"口下"作"已下"。《伤寒补亡论》卷一引无"者"字,夹注:"一作目下"。《脉经》卷七第十三作"耳前后口下项中各一"。

⑦耳前后、口下者各一,项中一,凡六痏:马莳说:耳前听会穴左右共二,耳后完骨穴左右共二,俱系足少阳胆经,口下承浆穴系任脉经,项中风府穴系督脉经,凡所以刺之者,六痏也。

张介宾说:耳前者听会也,耳后者完骨也,俱足少阳经穴,各二。口下者任脉之承浆也,一穴。项中者督脉之哑门也,一穴。共凡六痏。

张志聪说:耳前后各一者,手少阳三焦经之禾髎在耳前,足少阳胆经之浮白在耳后,口下一者任脉之承浆,项中一者督脉之大椎,耳前后左右之四脉,合任督共六痏也。

⑧巅上一:马莳说:巅上一谓百会穴,前顶后一寸半。囟会一,上星后一寸。发际一,前发际谓神庭,入发际五分。后发际谓风府穴系督脉经穴,项后入发际一寸。廉泉一系任脉经穴,颔下结喉上四寸,仰而取之。风池二系足少阳胆经穴,耳后颞颥后脑空下发际陷中。天柱二系足太阳膀胱经穴,挟项后发际大筋外陷中。由前计之,共有五十九穴也。

张介宾说:巅上一,百会也,督脉穴。囟会一,督脉穴。发际一,前发际神庭也,后发际风府也,俱督脉穴,凡二痏。廉泉一,任脉穴。风池二,天柱二,风池足少阳经穴,天柱足太阳经穴也。按本篇所载者,热病五十九腧也。前篇《水热穴论》所载者,亦热病五十九腧也。考二篇之异同,则惟百会、囟会、五处、承光、通天、临泣、目窗、正营、承灵、脑空等十八穴相合,其余皆异。然观本篇所言者,多在四肢,盖以泻热之本也。《水热穴论》所言者,多随邪之所在,盖以泻热之标也。义自不同,各有取用。且本经《灵枢》在前,《素问》在后,后者所以补前者之略耳,故皆谓之热病五十九腧,非谬异也。今总计二篇之数,再加以上文所言胃络、涌泉等穴,原不在五十九数之内者,凡十四穴,仍除去重复十八穴,则总得一百一十四穴,皆热腧也,均不可废。凡刺热者,当总求二篇之义,各随其宜而取用之,庶乎尽刺热之善矣。

张志聪说:巅上一者督脉之百会。囟会一者督脉之上星。发际一者,前发际乃督脉之神庭,后发际乃督脉之风府。廉泉任脉穴,在颔下结喉上四寸。风池足少阳胆经穴,在耳后两旁发际陷中。天柱足太阳膀胱经穴,在项后两旁发际大筋外陷中。凡此五十九穴,各分别表里阴阳五藏十二经之热病而取之。

气满胸中喘息,取足太阴大趾之端,去爪甲如韭叶,寒则留之,热则疾之,气下乃止。①

【本段提纲】　马莳说:此以下七节另言杂证与上热病无涉,而此一节则言气证者之有刺法也。

【集解】

①气满胸中喘息,取足太阴大趾之端,去爪甲如韭叶,寒则留之,热则疾之,气下乃止:杨上善说:足太阴脉起足大趾端隐白穴也。

马莳说:凡气满于胸中,而其息喘促者(呼吸为息),则病在上者取之下,当刺足太阴脾经之隐白穴,在足大趾之端,去爪甲如韭叶。如寒而有此证,则久留其针以补之,使至于温;如热而有此证,则疾去其针使至于寒,候其气下,不喘乃止针也。

张介宾说:足太阴大趾之端,隐白穴也。内寒者气至迟,故宜久留其针;内热者气至速,故宜疾去其针,总候其气下不喘,乃可止针也。

张志聪说:此论内因之病,入于三阴之经;外因之病,入于三阳之经,故取手足之指并及血络焉。太阴居中土,厥逆从上下散,足太阴脾脉,上膈注心中,气满胸中喘息者,经气逆于上也,故取足太阴大趾之隐白,使逆气下行,则快然如衰矣。

河北医学院《灵枢经校释》:"韭"原作"薤",据日刻本及《太素》卷三十气逆满改,以与下文一致。

　　心疝暴痛,取足太阴、厥阴尽刺去其血络。①

【本段提纲】　马莳说:此言心疝者之有刺法也。

【集解】

①心疝暴痛,取足太阴、厥阴尽刺去其血络:杨上善说:足太阴注心中,足厥阴从肝注肺,故心暴疝取此二脉,去其血络也。

马莳说:有患心疝而暴时作痛者,当取足太阴脾经、足厥阴肝经,凡有血络者尽刺去其血可也。

张介宾说:心疝者,如《脉要精微论》曰,诊得心脉而急,病名心疝,少腹当有形也,取足太阴、厥阴,尽刺去其血络者,以二经皆聚于少腹。去其血络,即所以散其邪也。

张志聪说:疝乃少腹阴囊之疾。心疝者,病在下而及于上,故曰病。心疝者,少腹当有形也。足太阴之脉,从腹而上注心中。足厥阴之脉络阴器,抵少腹,上贯膈于肺。此病足太阴、厥阴之经,而上为心疝,故取足太阴、厥阴于下。去其血络者,则心之痛自止矣。

　　喉痹舌卷,口中干,烦心,心痛,臂内廉痛,不可及头,取手小指、次指爪甲下,去端如韭叶。①

【本段提纲】　马莳说:此言喉痹者之有刺法也。

【集解】

①喉痹舌卷,口中干,烦心,心痛,臂内廉痛,不可及头,取手小指、次指爪甲下,去端如韭叶:杨上善说:手之小指次指之端,手少阳关冲。手心主出属心包,下膈内。手少阳从膻中,上□系耳后,故喉痹、舌卷、口干、烦心、心痛及臂内痛皆取之也。

马莳说:《素问·阴阳别论》云,一阴一阳结谓之喉痹。则喉痹明系手厥阴心包络、手少阳三焦经也。其病舌卷而短,口中作干,心烦且痛,臂之内廉亦痛,不能举之以上及于头。当取手小指之次指即第四指也,系手少阳三焦经,其穴在次指之端名关冲,去爪甲如韭叶者是也。三焦井穴,针一分,留三呼,灸一壮。

张介宾说:手小指次指端,手少阳之关冲也。

张志聪说:心包络之脉,起于胸中,出属心包络,上通于心,下络三焦,故是主脉所生病者,烦心、心痛。相火上炎,则喉痹、舌卷、口中干也。取小指次指之井穴,乃手少阳经之关冲,泻其相火,则诸病自平矣。

目中赤,痛从内眦始,取之阴跷。[①]

【本段提纲】 马莳说:此言目中赤痛者之有刺法也。

【集解】

[①]目中赤,痛从内眦始,取之阴跷:杨上善说:目内眦阴跷脉也,故取所主之输也。

马莳说:目中赤痛从内眦始者,乃足太阳膀胱经之睛明穴也,膀胱与肾为表里,当取肾经之照海穴以补之,所谓病在上者取之下,而补阴则阳退也,此穴乃阴跷脉气所发,故曰取之阴跷也。(按前《癫狂篇》以目外眦为锐眦,而眼之上属于外眦,以内近鼻者为内眦,而眼之下属于内眦,此篇以目之赤痛从内眦始者刺肾经,正以睛明属膀胱者与肾为表里也。又本经《论疾诊尺篇》有云,脉从上下者太阳病则眼之上似乎属之膀胱经,推之与眼之下属之内眦者相同矣。殊不知太阳之脉气尽行于头,故其病自上而下者如此,非有彼此不同也。至于上文所谓从下上者阳明病,从外走内者少阳病,义亦如此,须知从内走外者,亦太阳病也,特未之明言耳。)

张介宾说:阴跷之脉,属于目内眦,足少阴之照海,即阴跷之所生也,故当刺之。

张志聪说:此论外淫之邪入于三阳之经,而证见于上中下也。目中赤痛,从内眦始,病足太阳之经而在上也。太阳之脉起于目内眦,与阴跷、阳跷会于睛明,故当取之阴跷,以清阳热。

风痉身反折,先取足太阳及腘中及血络出血,中有寒,取三里。[①]

【本段提纲】 马莳说:此言风痉者之有刺法也。

【集解】

[①]风痉身反折,先取足太阳及腘中及血络出血,中有寒,取三里:杨上善说:足太阳行腰脊,故身痉反折,取其脉所生腧穴及腘中正经。视血络黑也,可取足阳明三里之腧也。

马莳说:感风而体强者曰风痉,其身反折而不能伸,此乃足太阳膀胱经证也,当先取足太阳膀胱经之委中穴,其有血络者出之,如有寒而不止于风,则取足阳明胃经之三里以刺之。

张介宾说:痉,强直也。身反折,反张向后也。此风证之在膀胱经者,故当取足太阳经穴。腘中,委中穴也。血络,浮浅之络也。皆当刺出其血。若中气有寒,仍当取足阳明之三里,温补胃气而风寒可除也。

张志聪说:此风邪入于太阳之经,而证见于中也。夫阳病者不能俯,阴病者不能仰。太阳之经脉循于背,风入于中,则筋脉强急而身反折矣。先取足太阳之委中,出其血。络中有寒者,取足阳明三里以刺之,盖经脉血气阳明,水谷之所生也。

癃,取之阴跷及三毛上及血络出血。[①]

【本段提纲】 马莳说:此言癃者之有刺法也。

【集解】

[①]癃,取之阴跷及三毛上及血络出血:杨上善说:癃,淋也。阴跷上循阴股入阴,故取阴跷所主病者。足厥阴脉起大趾聚毛之上,入毛中环阴器,故癃取阴跷脉所主之腧,并取足厥阴脉三毛之上,及此二经之络去血。

马莳说：膀胱不利为癃，谓小便不通也。膀胱与肾为表里，当取肾经之照海穴以刺之，乃阴跻脉所发也，及肝经之大敦穴在足大趾外侧之三毛上，及二经之有血络者，皆取之出血。李东垣曰：肾主闭藏，肝主疏泄，则取之两经也宜矣。

张介宾说：小便不通曰癃，当取足少阴之照海穴，乃阴跻之所生也。及三毛上者，足厥阴之大敦也。盖肾与膀胱为表里，肝经行于少腹，故当取此二经以治之。若其有血络者，仍当刺之出血。

张志聪说：此病足太阳之经而在下也。三焦下输，出于委阳，并太阳之正，入络膀胱，约下焦，实则闭癃，故亦取之阴跻，盖阴跻与阳跻相交于太阳之睛明，阳入于阴，阴出于阳，阳跻乃足太阳之别，泻其阴跻，则太阳之经邪从阳跻而出矣。三毛足厥阴之大敦肝所生病者为闭癃，故及三毛之经上有血络者，以出其血。夫太阳之气主于肤表，邪之中人，始于皮毛，是以皮毛之病，而转入于太阳之经也，按前章论外因之邪，在于表阳之气分，是以七日来复，八日再经，如与五藏之气交争，则为外内出入，此复论外内之病转入于经，外者入阳，内者入阴，各不相干涉矣。沈亮宸曰：《四时篇》论小腹痛肿，不得小便，邪在三焦，约取之太阳大络，视其络脉，与厥阴小络，结而血者，此癃在太阳、三焦，亦兼取厥阴之络。盖厥阴之气生于膀胱水中，母能令子实，实则泻其子也。按本经以针合理数，以人配天地阴阳，乃修身养性、治国治民之大本。其于救民之疾苦，分表里、阴阳、邪正、虚实、阴阳、血气、经络、藏府、五行、六气、生克、补泻，各有其法，学者以针刺之理，引而伸之，施于药石，妙用无穷，惜乎皇甫士安次为甲乙，而马氏随文顺句，惟曰此病在某经而有刺之之法，此病系某证而有刺之之法反将至理蒙昧，使天下后世藐忽圣经久矣，悲夫。

男子如蛊，女子如阻①身体腰脊如解，不欲饮食，先取涌泉见血，视跗上盛者，尽见血也②。

【本段提纲】 马莳说：此言男女成胀郁证者当有刺之之法也。

【集解】

①阻：钱熙祚说：原刻误作"怚"，依《甲乙经》改。

陆懋修说：怚，将预切。《说文》怚，骄也。《甲乙经》作"阻"。按《方言》：金怚，剧也，即"险阻"之假借字。

丹波元简说："怚"作"阻"为是，阻即妊娠阻病，谓其证如恶阻，而非恶怚也。

河北医学院《灵枢经校释》："阻"原作"怚"，据《甲乙》卷八第一上、《千金》卷三十针灸下杂病七及张志聪："'怚'当作'阻'，女子如阻者，如月经之阻隔也"之说改。

②男子如蛊，女子如阻身体腰脊如解，不欲饮食，先取涌泉见血，视跗上盛者，尽见血也：杨上善说：女惑男为病，男病名蛊，其状狂妄，失其正理，不识是非，醉于所惑。男惑女为病，女病为怚，其状痿黄羸瘦，醉于所惑。今有男子之病如蛊，女子之状如怚，可并取肾之井，可息相悦之疾也。问曰：喜怒忧思，乃生于心，今以针灸疗之，不亦迂乎？答曰：病有生于风寒暑湿，饮食男女，非心病者，可以针石汤药去之。喜怒忧思伤神为病者，先须以理，清神明性，去喜怒忧思，然后以针药禅而助之，但用针药者，不可又加□□身体骨脊解别不欲食者，先取足少阴于足下涌泉之输去血，及循少阴于足跗上络盛之处去血也。

马莳说：男子有胀病如犯蛊毒相似，女子有郁病如成疽疾相似。其身体腰脊，俱如解分，不相连属，又不欲饮食，此病在上者，当取之下，宜先取肾经涌泉穴以见血，又视足面之为跗上者，其血络盛处尽取之以见血，盖指足阳明胃经也。

张介宾说：蛊，如犯蛊毒胀闷也。怚，当作"胎"。如蛊如胎，无是病而形相似也。身体腰膝如解,倦散不收也。涌泉,足少阴经穴。跗上,足面也。以阳明经为言,凡其盛者,皆当刺出其血也。

张志聪说:通篇论外因内因之病,此复结外内之正气焉。盖外内之病,皆伤人之阴阳、血气,而阴阳、血气本于先天之精气,生于后天之谷精,从内而外者也。先天之精,肾藏之所主也。水谷之精,胃府之所生也。脐下丹田为气海,胞中为血海,男子以气为主,女子以血为主,故曰:男子如蛊,女子如怛。形容其血气之留滞于内也。身体腰脊如解,形容血气之病于外也,身体脾胃之所主也,腰脊肾之府也。不欲饮食,胃气逆也。此外内之邪而伤其外内之正气也,故当先取肾藏之涌泉,再取胃府之跗阳。于跗上尽见其血者,通其经而使血气之外行也。盖言千般病难不越外内二因,而外内之病,总伤人之阴阳血气,知其生始出入之本原,能使血气调和阴阳固密,非惟苛疾不生,更可延年不老,圣人之教化大矣。女子如怛者,如月经之阻隔也,男子无月事之留阻,故曰如蛊,用三如字,不过形容外内血气之为病,在男女二字,亦当轻看参阅圣经,勿以文辞害义,庶为得之。莫云从曰,此与《寒热篇》脐下关元三结交之大义相同。

丹波元简说:《玉机真藏论》:脾传之肾,病名曰疝瘕,少腹冤热而痛出白,一名曰蛊,盖男子如蛊,谓如疝瘕而非疝瘕也。此乃肾胃二经之病,故刺涌泉及跗上以见血耳。

《热病第二十三》今译

偏枯病的症状表现为身体偏废,半边不能随意运动,而时伴疼痛,如果病人讲话正常,神志也不迷乱,说明病邪侵犯的是分肉皮腠之间比较浅表的部位,可用九针中的大针进行治疗,用补法补正气不足,用泻法去邪气之有余,这样可使病人得到康复。

痱病的症状表现是身体不疼痛,四肢痿软无力,神志虽有些错乱但不重,讲话的声音低微者,可以治疗。如果病情严重不能讲话,就难以治愈了。这种病,如先起于阳经,而后进入阴脉,治疗时应先取阳经,而后取阴经的穴位,但必需审察病邪是在表还是在里,而后决定取阳经或阴经的穴位。

热病,已经发病三天,而气口的脉象平静,人迎的脉象躁盛,(说明病邪还停留在三阳经,症状与脉搏相应,)治疗这种病应在(专治热病的)五十九个穴位中选取分布在阳经的穴位针刺,以便泻热出汗,以充实阴经,补其不足。如果身体发热,体温很高,而(气口、人迎所反映的)阴阳脉象都沉静(说明阳证得阴脉,热重而正虚,有死亡之象),不可用针刺治疗。倘若还可以针刺治疗,就应马上选穴刺之,虽然没有发汗,但能泻去邪热。至于不可采用针刺治疗,是因为证脉不符,有死亡之征。

热病持续了七八天,气口脉象躁动,喘促目眩(病邪已深入手太阴肺经),应急速针刺治疗,使病人出汗,针刺宜浅,刺的部位是手大指间(少商)穴。

热病持续了七八天,脉象微小(正气虚弱),如果病人尿血、口中干燥(病邪伤及足少阴经的肾脏),一天半就会死亡,如果出现代脉,一天内就可死亡。

热病,如果已经出汗,而脉象仍然躁盛、气喘,而身又热者,(说明邪盛正虚,)这时不要进行针刺,如果气喘严重,则会死亡。

热病持续七八天脉象不躁、不散、不数的,(为热虽未去,但正气未伤,)以后三天中如能出汗,当能治愈,如果三天中没有出汗,(则病邪已传入里,阳热盛而阴气绝,)第四天会死。没有出汗的,就不必再针刺治疗了。

热病时,先出现皮肤痛、鼻塞、面部浮肿等症状的,(说明热邪在皮肤,)治疗时,应在浅表的皮肤取穴,用九针中的第一针(就是镵针),在五十九个治疗热病的穴位中选取与皮肤相关的穴位进行治疗。如果鼻部皮肤出现小疮而且鼻子干燥的,因肺开窍于鼻、主皮毛,治疗应当取手太阴肺经的穴位,如果治不好,就取属于火的经脉上的穴位,所谓属于火的经脉就是手太阴心经。

热病时,先出现皮肤粗糙,心烦热而郁闷,口唇咽喉干燥等症状,(说明热邪在心包络,病在血脉,)应取手少阴心经的穴位,采用九针中的第一针,即镵针,在治疗热病的五十九个穴位中取与心脉相关的穴位进行治疗。如皮肤发胀、口干、畏寒、出汗者,(也是心脉的疾病,)应取手少阴心经的穴位治疗,病不愈,应取水的经脉上取穴治疗,属水的经脉就是足少阴肾经。

热病时,咽喉干,饮水多,容易受惊,睡觉不安定,(系脾经有病的表现,脾合在肉,所以)应以九针中的第六针,就是圆利针,在治热病的五十九个穴位中选取与肉有关的穴位进行针刺治疗。眼角色青时(还是脾经有病的表现),治疗肉病应在足太阴脾经上取穴治疗,如不愈,应在属木的经脉上取穴治疗,属木的经脉就是足厥阴肝经。

热病时,肝邪厥逆,面青头痛,手足躁动,属于筋病,而肝主筋,因此应在筋结之间取穴,用九针中的第四针即锋针,针刺治疗(肝邪盛,而四肢厥逆的)四逆症状。如果病人不能行走,泪流不止,也是肝病的表现,应当在足厥阴肝经上选取与筋有关的穴位进行治疗,如病不愈,应在属于金的经脉上取穴治疗,属金的经脉就是手太阴肺经。

热病时,常惊厥,四肢抽搐,狂躁不安,(是心邪盛,由于心合血脉,因此)应取与血脉有关的手少阴心经的穴位,用九针中的第四针即锋针,迅速泻有余的热邪;病人有癫痫、毛发脱落的,治疗时应取主血脉的手少阴心经穴,如不愈,应在属水的经脉上取穴位治疗,属水的经脉,就是足少阴肾经。

热病时,身体沉重、骨节痛、耳聋、嗜睡的,(说明热邪在骨,)应取与骨有关的穴位,用九针中的第四针即锋针,在治疗热病的五十九个穴位中选取与治骨病有关的穴位进行针刺。病人不吃东西、咬牙、耳朵呈青色,也是邪热在骨的症状,由于肾合于骨,因此)治疗这种与骨相关的病,应在足少阴肾经上取穴治疗,如病不愈,应在属于土的经脉上取穴治疗,属土的经脉就是足太阴脾经。

热病时,发生疼痛,但又不能明确痛的部位,耳聋,四肢收缩无力,口干,这是阳热过盛而阴经有寒的表现,这是热邪深入骨髓,属于死证,不可治疗。

热病时,鬓骨部位疼痛,眼部的筋脉挛痛,经常流鼻血,是邪热上逆引起,应用九针中的第三针即锃针针治,根据病情虚实,而决定泻法或补法(段末"寒热痔"三字,张介宾认为系衍文,现从张说,未作语译)。

热病时,因热邪在脾身体沉重,热邪在胃肠中有热,可以用九针中的第四针即锋针针刺足太阴脾经的太白、足阳明胃经的陷谷以及下肢各足趾间的腧穴,如隐白、厉兑等,为了疏泄邪气,还可取足阳明胃经的络穴丰隆,可以得到脾气。

热病时,因足少阴肾经有热邪,脐周围拘急疼痛,因足太阴脾经有热邪,胸胁部胀满,治疗时,用九针中的第四针即锋针刺足少阴肾经的涌泉穴及足太阴脾经的阴陵泉穴。由于脾肾二经均上络咽嗌,因此还可以针刺舌下的廉泉穴。

热病时,因阳气外达而出汗的,如其脉尚盛者,是阳证得阳脉,可以用汗法治疗,取手太阴肺经的鱼际、太渊和足太阴脾经的大都、太白。采用泻法退热,采用补法出汗。如汗出得太多,可针内踝上足太阴脾经的三阴交穴以止汗。

热病时,已发汗,热已退,脉搏应当平静,若脉象仍躁盛的,为阳脉亢盛,阴脉虚弱已极,到了这种情况病人就会死。热病若出汗后,脉象平静,这是邪去正复的征象,预后良好。

热病时,脉象常盛躁,而汗又不出者,这是阳盛亢极,阴虚不能作汗外达的死证;如果病人脉象盛躁而能出汗,汗后脉显得平静的,预后良好。

患热病时,有九种情况不能进行针刺治疗。一是不出汗,颧红、咳逆(这是阴液不足,虚阳上越,胃气已败的证候),病人会死亡。二是泄泻,腹部胀甚的,(这是气阴下泄,脾气败绝,)病人会死亡。三是眼睛看不清东西,热又不退(这是五脏精伤,肝气衰败的证候),病人会死亡。四是老人、婴儿患热病而又有腹部胀满,(这是邪热伤脾的证候,)病人会死亡。五是患热病不出汗,又呕吐下血,(说明阴气受伤特别严重,)病人会死亡。六是舌根烂,热不退,(是三阴受损,所以)病人会死亡。七是咳嗽而且出鼻血,不出汗,或虽然出汗但足部仍无汗,(是真阴溃竭的表现,所以)病人会死亡。八是热在骨髓的,(为肾气败竭的现象,所以)病人会死亡。九是热病(由于热极生风)而发痉病的会死亡。痉病的表现是,腰背反张,手足抽掣,口齿相咬,牙关紧闭。上述九种情况,都是死证,不可进行针刺治疗。

治热病可以采用的五十九个穴位如下。两手外、内侧各有三个,共十二个穴位(其中手外侧三穴是手太阳小肠经的少泽、手少阳三焦经的关冲、手阳明大肠经的商阳;手内侧三穴是手太阴肺经的少商穴、手厥阴心主经的中冲穴、手少阴心经的少冲穴。左右共十二穴)。手五指中有四指本节后的部位有一穴位,(就是手太阳小肠经的腧穴后溪、手少阳三焦经的腧穴中渚、手阳明大肠经的腧穴三间、手少阴心经的荥穴少府,)左右二侧共有八个穴位,同样在足五趾中也有四趾本节后的部位有一腧穴(就是足太阳膀胱经的束骨、足少阳胆经的临泣、足阳明胃经的陷谷、足太阴脾经的太白,)左右二侧,也是共有八个穴位。头部进入前发际正中一寸(就是上星穴),在此处左右两边各排有三个穴位(,就是足太阳膀胱经的五处、承光、通天),共六个穴位。再入前发际三寸的两边各有五穴,(就是足少阳胆经的临泣、目窗、正营、承灵、脑空,)共十个穴位。耳前一穴(听会),耳后一穴(完骨),(都属于足少阳胆经,左右共有四个穴位),口下有一穴(承浆,属任脉),后颈正中一穴(哑门,属督脉),共六个穴位。头顶有一穴(百会,属督脉)。囟会一穴(属督脉)。前后发际各有一穴(入前发际的神庭,入后发际的风府,二者都属督脉)。廉泉穴一个(属任脉)。风池穴(属足少阳胆经,)左右各一个,共二穴。天柱穴(,属足太阳膀胱经,)左右各一个,共二穴。

胸部气满,呼吸喘息急促的,治疗时可取足太阴脾经位于足大趾末端距趾甲约一韭叶宽的距离(隐白),如病人有寒气,则应留针;如病人有热,则应快速去针,待气降喘止,再停止治疗。

心疝病时,突然剧痛,应取足太阴脾经及足厥阴肝经,在其血络刺血,以散邪气。

喉痹病,舌卷不伸、口干、心烦、心痛、手臂内侧痛,手不能上举过头,治疗时应在第四指靠小指侧,距指甲角一韭叶宽的部位取穴,即手少阳三焦经的关冲穴,进行针刺。

眼睛发红,疼痛从内眦开始,(内眦属阴跷脉,足少阴肾经的照海穴是阴跷脉的起点,因此)治疗这种病,应在阴跷脉上取(照海)穴进行针刺。

风痉,角弓反张的,(是足太阳膀胱经受到风邪侵犯,)治疗时先取足太阳膀胱经在腘窝正中的委中穴进行针刺,并且还要在浮浅部位的血络上刺血;如果中有寒邪,还应取足阳明胃经的三里穴,以温胃而去风寒。

小便不通的癃,可取阴跷脉(即足少阴照海穴)及足厥阴肝经位于足大趾外侧三毛上的大敦穴进行针刺,并刺充血的络脉使之出血。

　　男子患了象疝瘕一样的蛊病,女子患了如月经阻隔的病,身体、腰部、脊椎疲倦无力,如同被分解了一样,不想吃东西。这种病的治疗,应首先在足少阴肾经上取涌泉穴进行针刺,要刺出血,并在足背上络脉盛满的地方刺血,以祛病邪。

卷　　十

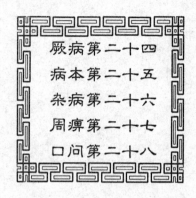

厥病第二十四①

①厥病第二十四：伯坚按：本篇和《甲乙经》《黄帝内经太素》《类经》三书的篇目对照，列表于下：

灵　枢	甲乙经	黄帝内经太素	类　经
厥病第二十四	卷九——大寒内薄骨髓阳逆发头痛第一 卷九——寒气客于五藏六府发卒心痛胸痹心疝三虫第二 卷十——阴受病发痹第一下 卷十二——手太阳少阳脉动发耳病第五	卷二十六——厥头痛篇 卷二十六——厥心痛篇 卷二十八——痹论篇 卷三十——耳聋篇 卷三十——胕痛篇 卷三十——瘅泄篇	卷二十一——刺头痛(针刺类四十三) 卷二十一——刺头项七窍病(针刺类四十四·五) 卷二十一——刺心痛(针刺类四十六·一) 卷二十二——刺四肢病(针刺类五十一·四) 卷二十二——刺诸病诸痛(针刺类五十三·四) 卷十八——风痹死证(疾病类九十三)

【释题】　马莳说：篇内所论不止厥病，然首节有厥头痛、厥心痛等病，故名篇。然此厥之为义，乃气逆而以此连彼之谓，实与《素问》之厥论不同。

【提要】　本篇内容主要可以分为三段，第一段讲头痛和针刺疗法应取的穴，第二段讲心痛和针刺疗法应取的穴，第三段讲一些其他的疾病和针刺疗法应取的穴。

厥头痛，面若肿起而烦心，取之足阳明、太阴①。厥头痛，头脉痛，心悲善泣，视头动脉反盛者，刺尽去血，后调足厥阴②。厥头痛，贞贞，头重而痛，泻头上五行，行五，先取手少阴，后取足少阴③。厥头痛，意善忘，按之不得，取头面左右动脉，后取足太阴④。厥头痛，项先痛，腰脊为应，先取天柱，后取足太阳⑤。厥头痛，头痛甚，耳前后脉涌有热⑥，泻出其血，后取足少阳⑦。

真头痛，头痛甚，脑尽痛，手足寒至节，死不治⑧。

头痛不可取于腧者，有所击堕，恶血在于内，若肉伤，痛未已，可即⑨刺之，不可远取也⑩。头痛不可刺者，大痹为恶⑪，日作者，可令少愈，不可已⑫。头半寒痛，先取手少阳、阳明，后取足少阳、阳明⑬。

【本段提纲】　马莳说：此言头痛有厥痛、有真痛，其诸证皆有刺之之法也。

【集解】

①厥头痛，面若肿起而烦心，取之足阳明、太阴：杨上善说：手足阳明及手足太阳皆在头在面，手太阳络心属小肠，此等四脉失逆头痛，面跗起若肿及心烦，故各取此四脉腧穴疗主病者。

马莳说：有厥头痛者，面肿于外，心烦于内，当取足阳明胃经、足太阴脾经以刺之。

张介宾说：厥，逆也。邪逆于经，上干头脑而为痛者，曰厥头痛也。下仿此。足阳明之脉，上行于面，其悍气上冲头者，循眼系入络脑；足太阴支者注心中，故以头痛而兼面肿烦心者，当取足之阳明、太阴也。

张志聪说：此章论经气五藏厥逆为病，因以名篇。夫三阴、三阳，天之六气也。木火土金水，地之五行也。在天成象，在地成形。地之五藏化为五行，天之六气配合六经，是以五藏相通，移皆有次，六气旋转，上下循环。若不以次相传，则厥逆而为病矣。再按在天丹黅苍素元之气，经于五方之分，化生地之五行。地之五行，上呈三阴、三阳之六气。此天地阴阳五运六气互相生成者也，而人亦应之。故曰东方生风，风生木，木生酸，酸生肝。南方生热，热生火，火生苦，苦生心。此五藏之形气，生于地之五行而本于天之六气。十二经脉，外合六气而本于藏府之所生，藏府经气之相合也。《灵素经》中，凡曰太阳、少阳、阳明、太阴、少阴、厥阴，此论在六气或有及于六经。若曰、肝、心、脾、肺、肾，此论在藏府经脉而或涉于六气，此阴阳离合之道也。夫阴阳出入，寒暑往来，皆从地而出，自足而上，是以贤人上配天以养头，下象地以养足，中旁人事以养五藏。苟失其养，则气厥而为头痛，藏厥而为心痛矣。阳明之气上出于面，而厥气上逆于头，故为头痛面肿。阳明是动则病。心欲动，故起而心烦，此阳明之气上逆于头而为厥头痛也。故当取之足阳明。阳明从中见太阴之化，故兼取之太阴，此厥逆在气而不及于经也。

②厥头痛，头脉痛，心悲善泣，视头动脉反盛者，刺尽去血，后调足厥阴：杨上善说：足厥阴脉属肝络胆，上连目系，上出额，与肾脉会于颠，故气失逆头痛，头脉痛，心悲善泣，视头动。厥阴主悲泣。视头动者，视之时头战动也。脉反盛者，络脉盛。可先刺去取血，后取厥阴腧穴疗生病者也。

马莳说：有厥头痛者，心悲而善泣。当视其头之动脉反盛者刺之以尽去其血，后调足厥阴肝经以刺之。

张介宾说：头脉痛者，痛在皮肉血脉之间也。心悲善泣者，气逆在肝也。故当先视头脉之动而盛者，刺去其血以泄其邪，然后取足厥阴肝经而调补之，以肝脉会于颠也。

张志聪说：此论厥阴之气厥逆于上，转入于经，而为厥头痛也。夫三阴、三阳之气，皆从下而上，有厥在气而不及于经者，有厥在气而转入于经脉者。经气外内相通，可离而可合也。是以首节止论气厥，此以下论气厥而上及于经脉焉。逆在脉，故头脉痛。厥阴为阖，阖折则气绝而喜悲，逆在气，故心悲善泣。视头痛脉反盛者刺之，尽去其血以泻脉厥，后调足厥阴以通其气逆焉。

③厥头痛，贞贞，头重而痛，泻头上五行，行五，先取手少阴，后取足少阴：杨上善说：贞贞，头痛甚见。手少阴心脉起心中，从心系目系，足少阴肾脉贯脊属肾，上贯肝入肺，从肺出络心，故心气失逆，上冲于头，痛贞贞。头是心神所居，故先取心脉腧穴，后取肾脉腧穴疗主病者。

马莳说：有厥头痛者，贞贞然而不移，其头甚重而痛，当泻头上之五行，每行有五，共二十五穴。其中行督脉经之上星、囟会、前顶、百会、后顶穴是也。次两旁即足太阳膀胱经之五处、承光、通天、络却、玉枕穴是也。又次两旁即足少阳胆经之临泣、目窗、正营、承灵、脑空穴是也。又先取手少阴心经，后取足少阴肾经之穴以刺之。

张介宾说：贞贞，坚固貌，其痛不移也。头上五行，行五，即前篇热病五十九腧之穴，所以散诸阳之热逆也。先取手少阴心经，泻南方以去火也。后足少阴肾经，补北方以壮水也。

张志聪说：此少阴之气，厥逆于上，转及于太阳之经脉，而为厥头痛也。贞贞，固而不移也。头上五行，取足太阳经之五处，承光、通天、络却、玉枕。少阴、太阳，主水火阴阳之气，上下标本相合，是以先泻太阳。次取手少阴，后取足少阴也。沈氏曰，阴阳六气，止合六经，从足而手，故先取手而后取足□。尚氏曰，少阳之上，君火主之，故先取手而后取足。开之日，沈论六气合六经，而有手足之上下；尚论六气，有标本之上下，二说，俱宜通晓。

顾观光说：贞贞，头重而痛。《甲乙经》"贞贞"作"员员"。按《素问·刺热篇》云，其逆则头痛员员，脉引冲头也。又云，其逆则项痛员员澹澹然。似此当依《甲乙经》改。然音释已作"贞"。

④厥头痛，意善忘，按之不得，取头面左右动脉，后取足太阴：杨上善说：足太阴脉与足阳明合也，足阳明循头面左右，动在客主人及大迎，皆脾气所至。脾神是意，其脉足太阴。所以太阴气之失逆，意多善忘。所痛在神，按之难得。可取头面左右足阳明动脉，后取足太阴腧穴疗主病者。

马莳说：有厥头痛者，其意善忘，按其痛处，又无定所，当取头面左右之动脉，后取足太阴脾经之穴以刺之。

张介宾说：脾藏意，意伤则善忘。阳邪在头而无定所，则按之不得。故当先取头面左右动脉以泄其邪，后取足太阴经以补脾气也。

张志聪说：此太阴之气厥逆于上及于头面之脉而为厥头痛也。经云，气并于上，乱而喜忘。脾藏意，太阴之气厥逆，则脾藏之神志昏迷，故意喜忘也。头主天气，脾主地气，按之不得者，地气上乘于天，入于头之内也。先取头面左右之动脉以泻其逆气，后取足太阴以调之。莫云从曰，头面左右之动脉，足阳明之脉也。

⑤厥头痛，项先痛，腰脊为应，先取天柱，后取足太阳：杨上善说：足太阳脉起目内眦，上额交颠入络脑，还出下项，挟脊抵腰中，入循脊，络肾属膀胱，故足太阳气之失逆，头痛，项先痛，腰脊相应。先取足太阳上天柱之穴，后取足太阳下腧穴疗主病者。

马莳说：有厥头痛者，其项先痛，而腰脊随痛以应之。当取足太阳膀胱经之天柱穴，后取本经之他穴以刺之。

张介宾说：项先痛，腰脊为应，皆足太阳经也。故当先取天柱，后取本经之下腧。

张志聪说：此太阳之气上逆于头而为厥头痛也。夫阴阳六气皆循经而上，太阳之脉从头项而下循于腰脊。太阳之厥头痛，项先痛而腰脊为应，此逆在气而应于经也。故先取项上之天柱以泻其逆，后取足太阳以调之。

⑥有热：钱熙祚说：一本云有动脉。

⑦厥头痛，头痛甚，耳前后脉涌有热，泻出其血，后取足少阳：杨上善说：足少阳胆脉起目锐眦，上抵角，下耳后，其支从耳后入耳中，出走耳前。故足少阳气之失逆，头痛甚，耳前后脉涌动者，有热也。可刺去热血，后取足少阳疗主病者。

马莳说：有厥头痛者，头痛已甚，其耳前后之脉，涌起而热，当泻其热脉之直，后取足少阳胆经之穴以泻之。

张介宾说：耳之前后，足少阳经也。其脉涌而热者，当泻出热血，仍取本经之穴。有热，一本云有动脉。

张志聪说：此少阳之气厥入于头项之经脉，而为厥头痛也。少阳之上相火主之，火气上逆故头痛甚。而耳前后脉涌有热，先泻去其血，而后取其气焉。以上三阴三阳之气厥而为头痛，不因于外邪也（式昭按：《难经》第六十难："手三阳之脉受风寒，伏留而不去者，则名厥头痛。"本段集注①引张介宾说："邪逆于经，上干头脑而为痛者，曰厥头痛也。"根据《难经》及张介宾的说法，厥头痛是因外邪引起，与张志聪的说法不一）。

⑧真头痛，头痛甚，脑尽痛，手足寒至节，死不治：杨上善说：头痛脑痛既甚，气逆，故手足冷至节，极则死也。

马莳说：有真头痛者，头痛最甚，其脑尽痛，如手足尽冷皆至于节，当为死不治也。

张介宾说：头痛有二，上文言厥头痛者可治，此言真头痛者不可治。盖头为诸阳之会，四肢为诸阳之本，若头痛甚而遍尽于脑，手足寒至节者，以元阳败竭，阴邪直中髓海，故最为凶兆。

张志聪说：真头痛者，非六气之厥逆，乃客邪犯脑，故脑痛甚，脑尽痛。头为诸阳之首，脑为精髓之海，手足寒至节，此真气为邪所伤，故死不治。

⑨即：钱熙祚说：原刻"即"误作"则"，又脱"之"字，并依《甲乙经》补正。

⑩不可远取也：杨上善说：取腧难愈，故曰不可。又有击堕留血，可以近疗，可即刺之，不可取其远腧者也。

马莳说：有头痛不可取腧穴以刺之者，以其有所击堕，恶血在于内，亦能令人头痛，所以不可取于腧穴也。若击堕之处肉有所伤，而头痛未已，可取针以侧刺其头痛之处，不必远取诸穴以刺之也。

张介宾说：头痛因于击堕者，多以恶血在脉络之内，故伤痛未已，若可刺者，但当刺去其痛处之血，不可远取荥腧，徒伤正气，盖此非大经之病也。

张志聪说：此击堕伤头而为头痛者，不可取之腧也。夫有所击堕，恶血在于内，若肉伤痛未已，可则在此痛处而刺之，不可远取之腧也。盖言痛在头而取之下者，乃在下之气厥逆于上，经气上下交通，若有所伤而痛者，非有经气之谓也。

⑪大痹为恶：钱熙祚说：《甲乙经》此下有"风"字。

⑫头痛不可刺者，大痹为恶，日作者，可令少愈，不可已：杨上善说：头痛有不可刺者，此为大痹在头，恶其日作。作，发也。刺之可令少愈，不可除也。谓寒湿之气入脑以为大痹故也。

马莳说：有头痛不可刺者，以其素成大痹而为恶患，亦能令人头痛，若此痛日发者，止可令其略愈，不能使之终已也。

张介宾说:痹之甚者,谓之大痹。其证则风寒湿三气杂至,合成恶患,令人头痛,不可刺也。若日作者,则犹有间止,故刺之可令少愈,终亦不能全已也。

　　张志聪说:此言大痹而为头痛者,亦不可刺其腧也。大痹者,风寒客于筋骨而为恶也。日作者,当取之筋骨,可令少愈。如不止,不可已而再取之。此言风寒之邪深入于筋骨,故不可取之腧,而亦不能即愈也。

　　⑬头半寒痛,先取手少阳、阳明,后取足少阳、阳明:杨上善说:手足少阳、阳明在头面左右箱,故手脉行近头,足脉行远头,所以头之左箱半痛者,可刺左箱手之少阳、阳明,然后刺右箱足之少阳、阳明,右亦如之也。

　　马莳说:有头之半冷痛者,先取手少阳三焦经、手阳明大肠经,后取足少阳胆经、足阳明胃经以刺之。

　　张介宾说:头半寒痛者,偏头冷痛也。手足少阳、阳明之脉,皆循耳上行头角,故当先取手经以去其标,后取足经以去其本也。

　　张志聪说:此寒邪客于经脉而为偏头痛也。寒伤荣,故为寒痛。手足三阳之脉,上循于头,左者络左,右者络右,伤于左则左痛,伤于右则右痛,非若厥气上逆而通应于头也。手足少阳、阳明之脉,皆分络于头之左右。先取手而后取足者,手经之脉,上于头而交于足经也。不取太阳者,太阳之在中也。按《灵》《素》二经凡论六气,后列经证一条;论六经,后列气证一则。此先圣之婆心,欲后学之体认。沈亮宸曰,千般灾难,不越三因。厥头痛者,内因之气厥也。真头痛者,淫邪犯脑也;大痹者,风寒逆于脉外也;头半痛者,寒邪客于脉中也,此外因之疾也。有所击堕者,不内外因也。以此详之,病由都尽。若人能慎养,内使血气调和,阴阳顺序,外使元真通畅,腠理固密,不令淫邪干忤,更能保身忍性,无有击堕之虞,可永保其天年,而无夭枉之患矣。

　　厥心痛与背相控,善瘈,如从后触其心,伛偻者,肾心痛也。先取京骨、昆仑,发针立已①,不已,取然谷②。厥心痛,腹胀,胸满,心尤痛甚,胃心痛也,取之大都、太白③。厥心痛,痛如以锥针刺其心,心痛甚者,脾心痛也,取之然谷、太溪④。厥心痛,色苍苍如死状,终日不得太息,肝心痛也,取之行间、太冲⑤。厥心痛,卧若徒居,心痛间,动作痛益甚,色不变,肺心痛也,取之鱼际、太渊⑥。

　　真心痛,手足青至节,心痛甚,旦发夕死,夕发旦死⑦。

　　心痛不可刺者,中有盛聚,不可取于腧。

　　肠中有虫瘕及蛟蛔,皆不可取以小针。心腹痛,发作⑧肿聚,往来上下行,痛有休止,腹热喜渴涎出者,是蛟蛔也。以手聚按而坚持之,无令得移,以大针刺之,久持之,虫不动,乃出针也。恚腹侬痛形中上者⑨。

　　【本段提纲】　马莳说:此言心痛者有厥痛、有真痛,皆有刺之之法也。

　　【集解】

　　①发针立已:钱熙祚说:"针立"此二字原刻缺,依《甲乙经》补。

　　②厥心痛与背相控,善瘈,如从后触其心,伛偻者,肾心痛也。先取京骨、昆仑,发针立已,不已,取然谷:杨上善说:肾脉足少阴,贯脊属肾络心,故肾气失逆,令心痛控背。肾在于后,故肾病痛心,如物从后触心而痛,脊背伛偻也。京骨,在足外侧大骨下赤白肉际,肾府足太阳脉所过。昆仑,在足外踝跟骨上,足太阳脉所行。然谷,在足内踝前,起大骨下,足少阴脉所流,故肾

心痛皆取之也。

马莳说:有厥心痛者,心与背相控引而痛,且善瘛如惊风之状,如从后背向前来触其心,而形似伛偻者,正以肾经有邪而心因以痛,谓之肾心痛也。肾与膀胱为表里,当先取膀胱之京骨、昆仑二穴,如发针而痛未已,又取肾经之然谷穴以刺之。

张介宾说:五藏逆气,上干于心,而为痛者,谓之厥心痛。下仿此。控,引也。善瘛,拘急如风也。伛偻,背曲不伸也。足少阴之经,由股内后廉贯脊属肾,其直者,从肾上贯肝膈入肺中。凡疼痛如从脊后触其心而伛偻者,以肾邪干心,是为肾心痛也。肾与膀胱为表里,故当先取足太阳之京骨、昆仑。如痛不已,仍当取肾经之然谷。

张志聪说:此论五藏之经气厥逆而为厥心痛也。藏真通于心,心藏血脉之气也,是以四藏之气厥逆,皆从脉而上乘于心。背为阳,心为阳中之太阳,故与背相控而痛,心与背相应也。心脉急甚为瘛疭,如从后触其心者,肾附于脊,肾气从背而注于心上也。心痛,故伛偻而不能仰,此肾藏之气逆于心下,而为痛也。先取膀胱经之京骨、昆仑,从府阳而泻其阴藏之逆气。如发针不已,再取肾经之然谷。此藏气厥逆,从经脉相乘,与六气无涉,故不曰太阳、少阴,而曰昆仑、然谷。

丹波元简说:"发针"下《甲乙》有"立巳"二字。《六十难》云,五藏气相干,名厥心痛。杨注:诸经络皆属于心,若一经有病,其脉逆行,逆则乘心,乘心则心痛,故曰厥心痛,是五藏气冲逆致痛,非心家自痛也。介按:从涌泉上行足内踝前,起大骨下陷之中,即然谷穴也,凡取此穴,主治实热之证。然则厥心痛者,系是热厥,而非寒厥可知矣,宜针三分,留三呼,灸三壮,而不宜见血。

③厥心痛,腹胀,胸满,心尤痛甚,胃心痛也,取之大都、太白:杨上善说:胃脉足阳明,属胃络脾。脾脉足太阴,流于大都,在足大趾本节后陷中,注于太白,在足内侧窍骨下陷中,支者别胃上膈,注心中。脾胃主水谷,水谷有余,则腹胀胸满尤大也。此府病取于藏腧也。

马莳说:有厥心痛者,腹胀胸满,心尤痛甚,乃胃经有邪而心因以痛,谓之胃心痛也。胃与脾为表里,当取脾经之大都、太白以刺之。

张介宾说:足阳明之经,由缺盆下膈前胃络脾,其支者,下循腹里。凡腹胀胸满而为痛者,以胃邪干心,是为胃心痛也。胃与脾为表里,故当取足太阴之大都、太白二穴。

张志聪说:胃气上逆,故腹胀胸满。胃气上通于心,故心痛尤甚。脾与胃以膜相连,而为胃之转输,故取脾经之大都、太白,以输胃之逆气。尚御公曰,上节从府泻藏,此复从藏泻府,此雌雄相合,经气交通之妙用。夫五藏之血气,皆从胃府而生,故经中凡论五藏,多兼论其胃焉。

丹波元简说:《甲乙》"腹"上有"暴泄"二字。《外台》引《小品》云,厥心痛,腹胀满,不欲食,食则不消,心痛尤甚者,胃心痛也。

④厥心痛,痛如以锥针刺其心,心痛甚者,脾心痛也,取之然谷、太溪:杨上善说:然谷,足少阴脉所流,在足内踝前起大骨下陷中。太溪,足少阴脉所注,在足外踝骨上动脉陷中,并是足少阴流注。脾气乘心心痛,可疗脾之腧穴。今疗肾足少阴流注之穴者,以脾是土,肾为水,土当克水,水反乘脾,脾乃与心为病,故远疗病腧也。

马莳说:有厥心痛者,其痛如以锥针刺其心,心遂痛甚,乃脾经有邪而心因以痛,谓之脾心痛也。当取肾经之然谷、太溪二穴以刺之。

张介宾说:脾之支脉,注于心中。若脾不能运,而逆气攻心,其痛必甚,有如锥刺者,是为脾心痛也。但然谷、太溪,皆足少阴之穴,取此治脾,其义何居?盖湿因寒滞,则相挟乘心,须泻肾邪,当刺此也。

张志聪说:脾脉上膈注心中,故痛如以锥刺其心。然谷当作漏谷,太溪当作天溪。盖上古之文,不无鲁鱼之误。

河北医学院校释《灵枢经校释》:"然谷、太溪",即足少阴肾经的然谷、太溪二穴。考本篇论述厥心痛之治疗,皆取受病脏器所属经脉或与之相表里的经脉上的穴位,进行针刺,独此脾心痛,却取足少阴肾经之穴,意甚难解。诸家注释多牵强。张志聪谓:"然谷当作漏谷,太溪当作天溪",以漏谷、天溪俱属脾经,其说可参。

⑤厥心痛,色苍苍如死状,终日不得太息,肝心痛也,取之行间、太冲:杨上善说:苍苍,青色也,肝病也。不得太息,肝主吸气,今吸气已痛,不得出气太息也。太冲,右足大趾本节后二寸陷中,足厥阴脉所注。

马莳说:有厥心痛者,其色苍苍然,如死状,终日欲一太息而不可得,乃肝经有邪,而心因以痛,谓之肝心痛也。当取肝经之行间、太冲二穴以刺之。

张介宾说:苍苍,肝色也。如死状,肝气逆也。终日不得太息,肝系急,气道约而不利也。是皆肝邪上逆,所谓肝心痛也。行间、太冲,皆足厥阴经穴,故当取以治之。

张志聪说:肝主色而属春生之气,肝气厥逆故色苍苍如死状。肝病则胆气亦逆,故终日不得太息。此肝气逆乘于心而为肝心痛也。取本经之行间、太冲以疏逆气。

⑥厥心痛,卧若徒居,心痛间,动作痛益甚,色不变,肺心痛也,取之鱼际、太渊:杨上善说:肺主于气,气以流动,流动之气乘心,故心痛卧若移居至于他处也。以气流动,故心痛间也,动作益气所病,故益甚也。肺气是心微邪,不能令色变。鱼际,在大指本节后,内侧散脉中,手太阴脉之所留。太渊,在手掌后陷者中,手太阴脉之所注也。

马莳说:有厥心痛者,卧若独居,其心觉痛,间或动作,其痛益甚,是动静皆痛也。面色不变,乃肺经有邪,而心因以痛,谓之肺心痛也。当取肺经之鱼际、太渊穴以刺之。

张介宾说:徒,空也。卧若徒居,无倚傍也。间或动作则益甚者,气逆不舒,畏于动也。色不变,不在血也。是皆病在气分,故曰肺心痛也。鱼际、太渊,皆手太阴经穴,故宜取之。

张志聪说:夫肺主周身之气,卧若徒然居于此者,气逆于内,而不运用于形身也。动作则逆气内动,故痛,或少间,而动作益甚也。夫心之合脉也,其营色也。肺者,心之盖,此从上而逆于下,故心气不上出于面而色不变也。取肺经之鱼际、太渊以泻其逆。

丹波元简说:"间"上有"乃"字。楼氏云,徒居谓间居,间谓痛缓,心痛卧与间居则动缓,动作则益甚者取肺,其兼短气者亦取肺。经云,心痛但短气不足以息,刺手太阴者是也。

⑦真心痛,手足青至节,心痛甚,旦发夕死,夕发旦死:杨上善说:心不受邪,受邪甚者痛聚于心,气亦聚心,故手足冷,所以死速也。

马莳说:手足之色青至指节,心痛更甚,此乃邪入于心,其生死旦夕间也。

张介宾说:真心痛者,邪气直犯心主也。毒深阴甚,故手足之清至节,其死之速如此。愚按本篇所言五藏之滞,皆为心痛,刺治分经,理甚明悉,至若舍针用药,尤宜察此详义。盖肾心痛者,多由阴邪上冲,故善瘛如从后触其心。胃心痛者,多由停滞,故胸腹胀满。脾心痛者,多由寒逆中焦,故其痛甚。肝心痛者,多由木火之郁,病在血分,故色苍苍如死状。肺心痛者,多由上焦不清,病在气分,故动作则病益甚。若知其在气则顺之,在血则行之。郁则开之,滞则逐之。火多实,则或散或清之,寒多虚,则或温或补之。必真心痛者乃不可治,否则但得其本,则必随手而应,其易如探囊也。

张志聪说：夫器藏厥逆而为心痛者，从经脉而薄于心之分也。心为君主之官，神明出焉，故心不受邪。若伤其藏真而为真心痛者，不竟日而死矣。盖心乃太阳之火，应一日而绕地一周，心气伤故不终日而死。夫寒热天之气也，青赤五行之色也。真头痛者寒至节，真心痛者青至节。

陆懋修说：清，凉也。详前清字条。一本作青。按清、青，古字相通，释名清青也……此篇上文有手足寒至节句可互证，俗解谓手足色青失之。

河北医学院校释《灵枢经校释》：据中医传统理论，心为五脏六腑之大主，犯心之邪，必由心包代受，其症虽危可缓。若心脏受邪，其症必险，常可致死。

⑧心腹痛，发作：钱熙祚说：原作"心肠痛，侬作痛"，依《甲乙经》删正。

顾观光说：心腹痛，发作，原作心肠痛，侬作痛，按《脉经》云，心腹痛，懊侬发作。

陈璧琉、郑卓人合编《灵枢经白话解》：心肠痛，侬作痛，肿聚。《甲乙经》作心腹痛，发作肿聚。《脉经》《千金方》作"心腹痛懊侬，发作肿聚"。今据脉经卷六第三，千金方卷十三第六改。

⑨心痛不可刺者，中有盛聚，不可取于腧。肠中有虫瘕及蛟蛔，皆不可取以小针。心腹痛，发作肿聚，往来上下行，痛有休止，腹热喜渴涎出者，是蛟蛔也。以手聚按而坚持之，无令得移，以大针刺之，久持之，虫不动，乃出针也。恲腹侬痛形中上者：杨上善说：心痛甚，取腧无益者，乃是肠中有虫瘕蛟蛔，肠中长虫也。可以手按，用大针刺之，不可用小针。侬，聚结也，奴通反。谓心腹之内，虫聚而痛。侬，懊侬然也。虫食而聚，犹若肿聚也。食已而散，故休止也。又聚扰于胃，故热渴涎出也。若蛟相龙，所以蛔称蛟也。恲亦怦，普耕反，满也。谓虫聚心腹满，如肿聚高起，故曰形中上者也。

马莳说：有心痛不可取于腧穴者，以其中有盛聚，而心因以痛，与外之腧穴无涉，故不可取于腧穴也。有肠中有虫瘕及蛟蛔而痛者，皆当取之大针，不可取以小针也。然何以捡之，其心与肠痛，懊侬不能自宁，或时肿聚，或时往来上下而行，但痛有休止耳。又腹中热、口中渴、且出涎，是乃蛟蛔为祟也，刺之之法，当以手撮聚按捺而坚持之，无令得以移动，遂以第九大针刺之，且其手宜久持之，虫不能动，遂乃出针。然欲知有虫，不但如前病证而已，恲至于腹而懊侬作痛，其虫形中上而升者，即可以虫治之也。

张介宾说：中有盛聚，谓有形之症，或积或血，停聚于中，病在藏而不在经，故不可取于腧穴，当从内以调治之也。此言虫瘕在肠胃中，亦为心腹痛也。瘕，结聚也。蛟，即蛔属。蛔，蛔也。不可取以小针，谓其力小不能制也。虫瘕之证，其痛则懊侬难忍，或肚腹肿起而结聚于内，或往来上下而行无定处，或虫动则痛，静则不痛，而有时休止，或腹热喜渴而诞出者，是皆蛟蛔之为患也。此即治虫瘕蛟蛔之法，大针第九针也，久持之而虫不动，中其虫矣，故可出针也。

张志聪说：此言心痛之因于气者，不可取之腧也。盛聚者，五藏之逆气太盛，聚于中而为心痛，非循脉之上乘也。此节论五藏之经脉厥逆，而末结气证一条。盖以证经气之各有别也，故止曰不可取于腧，而不言其治法。此言虫瘕蛟蛔而亦能为心痛也。虫瘕者，症瘕而成形也。蛟蛔者，蚘虫也。蛟蛔生于肠胃之中，蛟蛔而为心痛者，六府之气亦上通于心也。虫瘕积于肠胃之内，虫瘕而为心痛者，心主神明正大，端居于上，即宫城郛郭之间，亦不容其邪也。皆不取以小针者，谓其涉于经络皮肤也。侬者，懊侬不安也。肿聚者，虫聚而壅于胸腹之间，上行则痛，归下则安，故痛有休止也。虫瘕蛟蛔皆感湿热以生聚，故腹热。虫欲饮，故喜渴。虫动则廉泉开，故涎下也。见此诸证，是蛟蛔也。以手聚按而坚之，持无令移，以大针刺之，久持之，虫不动则虫已毙,而乃出针也。若腹饼满而心之懊愦作痛者,乃瘕聚之形类从中而上者也。

丹波元简说:中有盛聚。《千金》"盛"作"成"。《甲乙》作"肠中有虫瘕,有蛟蛔"。"心肠"作"心腹","愦"作"痛",作"发作"二字。涎,作"美"。《脉经》《千金》作"心腹痛懊愦,发作肿聚,是蛟蛔也,作蛔蛟也"。蛕,蚘蛔,同音"回"。《说文》:腹中长虫也。《口问篇》:胃中有热则虫动,虫动则胃缓,胃缓则廉泉开故涎下。《巢源》云:蛔虫者,是九虫内之一虫也,长一尺,亦有长五六寸。

钱熙祚说:悉腹愦痛形上中者,此八字费解,《甲乙经》无之。

陆懋修说:悉,抚庚切,亦作"饼"。《玉篇》:满也。

耳聋无闻,取耳中①。耳鸣,取耳前动脉②。耳痛不可刺者,耳中有脓,若有干耵聍,耳无闻也③。耳聋取手足④小指、次指⑤爪甲上与肉交者,先取手,后取足⑥。耳鸣,取手足中指爪甲上,左取右,右取左,先取手,后取足⑦。

【本段提纲】　马莳说:此言耳病诸证,皆有刺之之法也。

【集解】

①耳聋无闻,取耳中:杨上善说:耳中,听宫、角孙等穴也。

马莳说:有耳聋无闻者,当取耳中听宫穴以刺之,系手太阳小肠经(听宫名多所闻,耳中珠子大如赤小豆,针三分灸三壮)。

张介宾说:耳中,手太阳之听宫也。

②耳鸣,取耳前动脉:杨上善说:耳前动脉,和髎、听会等穴也。

马莳说:有耳鸣者取耳中动脉,即耳门穴,系手少阳三焦经(耳前起肉,针三分,留三呼,灸三壮)。

张介宾说:耳前动脉,手少阳之耳门也。

③耳无闻也:杨上善说:耳痛……无有闻者,不可刺也;而有闻声者,可刺。

马莳说:有耳痛不可刺者,以耳中有脓故也。若脓积而为干耵聍,则耳必无闻,须出此干耵聍而痛可止矣。

张介宾说:耵聍,耳垢也。若耳中有脓及有干耵聍,而或痛或无闻者,皆不可刺之,脓垢去而耳自愈矣。

④耳聋取手足:河北医学院校释《灵枢经校释》:"足",原脱,据《太素》卷三十耳聋补。

⑤次指:钱熙祚说:《甲乙经》无此二字。

⑥耳聋取手足小指、次指爪甲上与肉交者,先取手,后取足:杨上善说:手少阳至小指次指,即关冲穴。足少阳至足小趾次趾,即窍阴穴也。其脉皆入耳中,故二穴俱取之也。

马莳说:有耳至聋者,当取手小指之次指爪甲上与肉交者,即手少阳三焦经关冲穴也,先取此,后又取足少阳胆经之窍阴以刺之(关冲针一分,留三呼,灸一壮。窍阴在足四趾端,针一分,留一呼,灸三壮)。

⑦耳鸣,取手足中指爪甲上,左取右,右取左,先取手,后取足:杨上善说:手之中指手心主脉,明堂不疗于耳。足之中趾,十二经脉并皆不上。今手足中指皆疗耳鸣,今刺之者未详,或可络至缪刺也。

马莳说:有耳止鸣者,当取手之中指爪甲上即手厥阴心包络经中冲穴,左鸣取右,右鸣取左,先取手经,后取足厥阴肝经大敦穴以刺之。

张介宾说:手中指爪甲上,手厥阴之中冲也。左鸣者取其右,右鸣者取其左。

张志聪说：此言经气之厥逆从经，而气从足而手，自下而上也，故逆在上之经络而为耳聋、耳鸣者，即从耳间之络脉以取之。若气之上逆而为耳聋、耳鸣者，当取手足之指井，先取手而后取足。盖六气止合六经，其逆盛而躁者在手，故阴阳二气厥逆而为耳聋耳鸣者，从足而手，手而头也。若有脓而痛者，有干耵聍而耳聋无闻者，此又与经气无涉，故不可刺。耳间之络脉及手足之指井也，按小指次指者，乃手少阳之关冲。手中指者，乃手厥阴之中冲。后取足者，乃足厥阴之大敦。手足三阴之脉，皆不上循于头，亦非左络右而右络左，此因气之上逆而为耳聋、耳鸣也。盖耳者肾之窍，厥阴主春，少阳乃初生之气，皆生于肾藏之水中，所生气之厥逆，则母藏之外窍不通，是以取手足之指井，乃经气之所出也。夫首论厥头痛者，因气厥而及于经，次论厥心痛者，因藏厥以及于脉，乃藏府经气之相通也。此复论厥在经络者，即取之络；厥在气分者，即取手足之指井，以疏其气，此经气离合之道也。阴阳出入，寒暑往来，皆从地而出，自足而上，是以先取阳，而后取阴。气自下而上也，先取手而后取足，气从足而手也。沈亮宸曰，此论人经气上下，藏府阴阳，各有分别。

足髀不可举，侧而取之，在枢合中，以员利针，大针不可刺。①

【本段提纲】　马莳说：此言足髀不能举者，有当取之穴当用之针也。

【集解】

①足髀不可举，侧而取之，在枢合中，以员利针，大针不可刺：杨上善说：足太阳脉过髀枢中，即为枢合也。

马莳说：足在下，髀在股外，皆不能举者，当侧卧而取之。在髀枢中，即足少阳胆经之环跳穴也（侧卧伸下足，屈上足，以右手摸穴，以左手摇撼取之，针一分，留二呼，灸二壮），用第六员利针以刺之，第九大针不可刺也。

张介宾说：髀，足股也。侧，侧卧也。枢合中，髀枢中也，即足少阳经之环跳穴。宜治以员利针，第六针也，忌用大针。

病注下血，取曲泉。①

【本段提纲】　马莳说：此言下血者有当刺之穴也。

【集解】

①病注下血，取曲泉：杨上善说：曲泉，足厥阴脉之所入也。

马莳说：凡病注下血者，以肝不能纳血也，当取肝经之曲泉以刺之。

张介宾说：病注下血，肝不能纳也，故当取足厥阴经之曲泉穴。

张志聪说：此承上文而言经气之厥逆于下者，即从下而取之也。夫阴阳之气虽从下而生，然上下升降环转无端，故有从下而逆于上者，皆随其所逆而取之也。足髀不可举者，少阳之气厥于下也。侧而取之者，侧卧而取之也。合枢中，乃髀枢中之环跳穴，必深取而后得之，以员利针，而大针不可刺。此逆在气而不在经，故当浅刺于肤腠之间以疏气，不必深取之经穴也。病注下血者，此厥在气而入经也。厥阴肝经主血，此厥阴之气厥于经，故当取本经之曲泉以止血。夫气为阳，血为阴，上为阳，下为阴，故气从下而上逆于经络者，则为气闭之耳聋、耳鸣，气从上而下逆于经络者，则为病注下血。

风痹淫泺①，病不可已者，足如履冰，时如入汤中，股胫淫泺，烦心，头痛，时呕，时闷，眩已汗出，久则目眩，悲以喜恐，短气不乐，不出三年死也②。

【本段提纲】　马莳说：此言风痹之有诸证者，不出三年死也。

【集解】

①淫泺:陆懋修说:泺,匹各切。《素问·骨空论》:淫泺胫酸,不能久立。注:淫泺,谓似酸痛不能久立也。

②风痹淫泺,病不可已者,足如履冰,时如入汤中,股胫淫泺,烦心,头痛,时呕,时闷,眩已汗出,久则目眩,悲以喜恐,短气不乐,不出三年死也:杨上善说:人病风痹之病,又有此十二状者,不出三年死也。

马莳说:有病名风痹者,其邪气淫佚消烁,病难得愈,足如履冰之寒,又如入汤之热,寒热无常,下而股胫则淫泺不宁,中而心则烦而不静,上而头则痛不能安,时呕时悗,眩晕既已则汗出,久则又眩,悲哀既已则或喜或恐,或短气,或不乐,此其阴阳不和,藏府不营,营卫不交,血气偏胜,其死当在三年之内耳。

张介宾说:病在阳命曰风,病在阴命曰痹,阴阳俱病,命曰风痹。淫泺者,浸淫日深之谓。足如履冰之寒,又如入汤之热,下而股胫,中而腹心,上而头目,无所不病,在表则汗出,在里则短气不乐,或为悲哀,或为喜恐,此阴阳俱病之候,虽尚可支持,然不能出三年也。

张志聪说:此论厥气之分乘于上下也。风痹淫泺,乃痹逆之风邪,淫泺于上下。盖风之善行而数变也。夫阴阳之道,分则为三阴三阳,应于经脉,则又有手足之分。合而论之,总归于阴阳二气。水火者,阴阳之征兆也。心肾者水火之形藏也。风邪淫泺于上下,故病不可已。盖寒之则伤心主之火,热之则伤肾藏之阴。病不可治故不可已也。淫泺于下,故足如履冰,感寒水之气也。时或淫泺于上,则如入汤中,感火热之气也。股胫淫泺,淫及于下之足胫。烦心头痛,淫及于上之头首也。时呕时闷,有时而逆于中也。诸脉皆会于目,眩者淫于经脉之血分也。毛腠疏则汗出,汗出者淫于毛腠之气分也。水之精为志,火之精为神,志与心精共凑于目,故久则目眩也。喜为心志,恐为肾志,心悲名曰志悲,悲已喜恐者,心肾之神志伤而悲泣也。肾为生气之原,短气者伤其肾气也。不乐者伤其心气也。夫日以应火,月以应水,周天三百六十五度四分度之一,岁三百六十五日有奇,日月一周天而复大会,不出三年死者,不过尽水火阴阳之数周而终也。此篇论厥逆为病,有经气五藏,阴阳邪正之分。

《厥病第二十四》今译

邪气向上逆行引起的头痛叫作厥头痛,如果伴有面部浮肿而且心烦,治疗可取足阳明胃经及足太阴脾经的穴位。厥头痛,疼痛在头部皮肉血脉之间,且情绪悲伤,容易哭泣,头部的经脉搏动明显、充盛者,可刺破络脉,去尽恶血,然后再取足厥阴肝经腧穴进行调理。厥头痛,如疼痛沉重,固定不移,治疗时应泻头上五条经脉(中间督脉、督脉两侧足太阳膀胱经和足少阳胆经),每条经脉各取五个穴位(督脉的上星、囟会、前顶、百会、后顶,足太阳膀胱经的承光、通天、络却、玉枕,足少阳胆经的临泣、目窗、正营、承灵、脑空)同时还要先取手少阴心经,然后取足少阴肾经上的穴位。厥头痛,如果记忆力减退,用手扪按不能确定头痛部位的,治疗时应先取头面左右(足阳明胃经)的动脉,后取足太阴脾经的穴位。厥头痛,如果项部先痛,然后腰脊部也疼痛的,治疗时应先取天柱穴,然后取足太阳膀胱经的其他穴位。厥头痛,如果头痛严重,耳前后动脉涌起而有热的,治疗时应先刺破络脉放出血,然后再取足少阳胆经的穴针刺。

真头痛,头痛剧烈,整个脑部都痛,手足寒冷至膝肘,因病情严重,很难治愈。

头痛,有的针刺腧穴难以治好,就不要取腧穴治疗,例如因受到打击或跌伤引起的外伤性头痛,有恶血积留在脉络内,肌肉受到损伤,头痛不止,可立即在头痛的部位进行针刺,不要取远处的腧穴进行治疗。头痛病有不能依靠针刺治好的,如由于风寒湿三气侵犯,而发生严重的痹病恶疾,每天均发生头痛,经过治疗,仅可使头痛减轻一些,但不能完全治好。头痛,表现为半边寒冷疼痛的,可以先取手少阳三焦经、手阳明大肠经的腧穴,然后再取足少阳胆经、足阳明胃经的腧穴进行针刺治疗。

　　脏气上逆,干扰心脏,而发生的疼痛,叫作厥心痛,疼痛牵引背部,筋脉肌肉容易发生痉挛,好像从背后触到病人的心脏一样,病人驼背弯腰的,这是肾邪干扰于心所致,所以叫肾心痛,治疗时应先取(与肾经互为表里的足太阳膀胱经上的)京骨与昆仑穴,针后可以立即止痛,如果不能止痛,再取(足少阴肾经的)然谷穴进行针刺。厥心痛,发病时如腹胀胸满,心痛尤其严重的,这是胃邪干扰于心脏所致,所以叫作胃心痛,应取与胃经互为表里的足太阴脾经上的大都、太白穴进行针刺治疗。厥心痛,如疼痛像锥刺一样,这是脾邪干扰于心脏所致,所以叫作脾心痛,应当取(足少阴肾经的)然谷、太溪穴进行治疗。厥心痛,发病时颜面呈青色,好像死人一样,整天不能舒畅地进行呼吸,这是肝邪干扰于心脏所致,所以叫作肝心痛,应取(足厥阴肝经上的)行间穴和太冲穴进行针刺治疗。厥心痛,如睡卧休息时心痛减轻,活动时心痛加重,(这种病是由于气逆产生,而不是血有变化,因此反映血的)面色没有变化,这就是肺气干扰心脏引起的疼痛,所以叫作肺心痛,应取(手太阴肺经上的)鱼际与太渊穴进行针刺治疗。

　　邪气直犯心脏,由此而发生的心痛,叫作真心痛,发病时手足清冷达到膝肘关节部位,心痛严重,这种病早上发病晚上可以死亡,晚上发病早上可以死亡。

　　心痛病,有的不可以采用针刺治疗,是因为体内有很多的有形物质的聚积,(这种病的病根在脏器,而不在经脉,所以)不可以取经脉的腧穴进行治疗。肠中由于有寄生虫如蛔虫等聚结造成的心腹疼痛不能用力量小的毫针治好。这种病的症状是心腹部疼痛,发作时腹部有肿块聚结,时上时下,疼痛时作时止,腹部发热,口渴流涎,这些都是虫病的特征。治疗时,可用手紧按在肿块的部位,坚持一段时间,不要让肿块发生移动,再用大针针刺,并持续较久的时间,等到虫所聚结的肿块不再移动,才能将针退出。满腹疼痛由于虫形成的肿块从中部向上移动引起的,(也可采用上述的治疗方法)。

　　耳聋听不到声音,取耳中(手太阳小肠经的听宫)穴,进行针刺治疗。耳鸣,取耳前动脉(手少阳三焦经的耳门)穴位,进行针刺治疗。耳痛,有时不可针刺治疗,如耳中有脓,或有干的耳垢,耳道闭塞,而听不到声音者。耳聋,取手上无名指端的外侧部位,爪甲角与肉相交处(手少阳三焦经的关冲)穴,先针刺(手上的关冲穴),然后取足(少阳胆经的窍阴)穴,进行针刺治疗。耳鸣,取手足中指(趾)爪甲的穴位进行针刺治疗。左耳鸣取右边的穴位,右耳鸣取左边的穴位,先取手(厥阴心包经的中冲)穴,后取足(足厥阴肝经的大敦)穴进行治疗。

　　足、大腿不能抬举时,可嘱病人侧卧(伸下腿,屈上腿),取大腿枢合关节部位的(足少阳胆经的环跳)穴,用(九针中的第六针)员利针进行针刺,不要用大针进行针刺。

　　肝脏不藏血而致大便出血,可取(足厥阴肝经的)曲泉穴进行针刺治疗。

　　风痹,小腿酸痛,不能久立,病不能治好的表现是:足部有时寒冷,如走在冰上一样;有时足部发热,好像放在热水中。大腿,小腿酸痛无力,不能久站,病人心烦,头痛。有时呕吐,有时胸闷。头部昏眩,昏眩停止又出汗,时间久了眼目眩转。情绪不稳定,有时悲哀害怕,气短不快乐。见有这些表现,常不到三年,就会死亡。

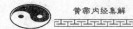

病本第二十五①

①病本第二十五：伯坚按：本经以本篇论标本，于第四十二篇论病传，将标本病传分为两篇。而《素问》则标本病传合论，列标本病传论为一篇。

本篇和《甲乙经》《黄帝内经太素》《类经》三书的篇目对照列表于下：

灵　枢	甲　乙　经	黄帝内经太素	类　经
病本第二十五	卷六——逆顺病本末方宜形志大论第二		卷十——标本逆从治有先后（标本类五·二）

【释题】　马莳说：此与《素问》标本病传论相同。然凡病必先治其本。若中满与大小便不利，则不分标本而必先治之。本经以本篇论标本，后论病传，分为二篇。《素问》合标本病传论共为一篇。

【提要】　本篇讲疾病在什么情况下应当治本，在什么情况下应当治标。本篇文字和《素问》标本病传论第六十五讲标本的部分基本相同。

先病而后逆者，治其本。先逆而后病者，治其本。先寒而后生病者，治其本。先病而后生寒者，治其本。先热而后生病者，治其本。先病而后生热者，治其本①。先病而后泄者，治其本②。先泄而后生他病者，治其本，必且调之，乃治其他病。先病而后中满者，治其标。先中满而后烦心者，治其本。有客气，有同气，大小便不利，治其标。大小便利，治其本。病发而有余，本而标之，先治其本，后治其标。病发而不足，标而本之，先治其标，后治其本。谨详察间甚，以意调之，间者并行，甚者③独行。先大小便不利，而后生他病者，治其本也④。

【本段提纲】　马莳说：此言凡病皆当先治其本，唯中满及大小便不利者，则不必为本为标，而先治之也。

【集解】

①先病而后生热者，治其本：守山阁本原脱"先病而后生热者，治其本"。

钱熙祚说：当有"先病而后生热者，治其本"十字，检《素问》亦脱去。

河北医学院校释《灵枢经校释》："先病而后生热者，治其本"原脱，据《甲乙》卷六第二补入。

②先病而后泄者，治其本：守山阁本"先病而后泄者，治其本"在"先病而后中满者，治其标"之后。

钱熙祚说：此句当在"先泄而后生他病"之上。《素问》及《甲乙经》并不误。

河北医学院校释《灵枢经校释》："先病而后泄者，治其本"原在下文"先病而后中满者，治其标"句下，今据《素问·标本病传论》及《甲乙》卷六第二前移至此。又底本无"而"字，据日刻本、马注本、张注本及《素问·标本病传论》《甲乙》卷六第二补入。

③者：守山阁本原作"为"。

钱熙祚说：《素问》为"者"。

④先病而后逆者,治其本。先逆而后病者,治其本。先寒而后生病者,治其本。先病而后生寒者,治其本。先热而后生病者,治其本。先病而后生热者,治其本。先病而后泄者,治其本。先泄而后生他病者,治其本,必且调之,乃治其他病。先病而后中满者,治其标。先中满而后烦心者,治其本。有客气,有同气,大小便不利,治其标。大小便利,治其本。病发而有余,本而标之,先治其本,后治其标。病发而不足,标而本之,先治其标,后治其本。谨详察间甚,以意调之,间者并行,甚者独行。先大小便不利,而后生他病者,治其本也:马莳说:夫先病曰本,后病曰标,故凡先生初病,而后势逆者,必先治其初病之为本,若先病势逆,而后生他病者,则必以病势逆之为本,而先治之也。凡先生寒病而后生他病者,必先治寒病之为本。若先生他病而后生寒病者,则又以他病之为本而先治之也。凡先生热病而后生他病者,必先治热病之为本。若先生泄病而后生他病者,则又以泄病之为本而先治之也。盖病有不同,必且先调其本,乃治其他病耳。唯有先生他病而后中满者,则不治其本,而必先治中满之为标。至于先生他病而后生泄病者,则亦治其他病之为本,而不治其泄病之为标也。然不唯中满为标者之当治,虽先生中满而后生烦心之病,则中满为本,亦必先治中满矣。夫不分为本为标,而必先治中满者何也?正以人之病气有二,病本不相同,而乃彼此相传者,谓之同气也,即如先中满,而后小大便不利者,乃病之同气也。正以有中满之病者,必至于大小便之不利耳,此则必先治大小便之不利者之为标,而不治中满之为本也。若大小便利,则先治中满之为本,而不必治大小便之利者矣。且百病之标本当分,而虚实之大势宜审,即如病发而有余,则邪气胜也,当先治其本,以泻其邪,而后治其标,则诸病可渐矣,所谓本而标之也,此凡病先治其本之谓也。病发而不足,则正气虚也,当先治其标,以去他病,而后治其本,则本体自可补矣,所谓标而本之也,此中满大小不利,先治其标之谓也。且百病之生也,有五藏相克,而病势日甚者,谓之甚,如肝克脾、脾克肾之类是也。有五藏间传,而病势日甚者,谓之间,如肝传心、心传脾之类是也。谨当察其间甚以意调之。间者,病证并行而势轻。甚者,病证独行而势重。所谓中满与大小便不利者,即并行之病也,故先大小便不利而后生他病者,亦治大小便不利之为本,而后治他病之为标也。盖以中满对别病而言,固必先治中满,若以中满对大小便不利而言,则又先治大小便之不利也。此与《素问·标本病传论》相同,乃治病之枢要欤。

张介宾说:有因病而致血气之逆者,有因逆而致变生之病者,有因寒热而生为病者,有因病而生为寒热者,但治其所因之本原,则后生之标病可不治而自愈矣。诸病皆先治本,而惟中满者先治其标。盖以中满为病,其邪在胃。胃者藏府之本也。胃满则药食之气不能行,而藏府皆失其所禀,故先治此者,亦所以治本也。客气者,流行之运气也,往来不常,故曰客气。同气者,四时之主气也,岁岁相同,故曰同气。气有不和,则客气、同气皆令人病矣。无论客气、同气之为病,即先有他病而后为小大不利者,亦先治其标。诸皆治本,此独治标,盖二便不通,乃危急之候,虽为标病,必先治之,此所谓急则治标也。凡诸病而小大利者,皆当治本是无疑矣。按此篇标本之义,凡治本者十之八九,治标者惟中满及小大不利二者而已。盖此二者亦不过因其急而不得不先之也。又如《阴阳应象大论》曰,治病必求于本。观此必字,即中满及小大不利二证,亦有急与不急之分,而先后乎其间者,此则圣人治标治本大义,可洞悉矣。奈何今之医家多不知求本、求标,孰缓、孰急之道,以故治标者常八九,治本者无二三,且动称急则治其标,缓则治其本,尚不知孰为可缓,孰为最急,颠倒错认,举手误人,是未明此篇标本之真义耳。此以病气强弱而言标本也,如病发之气有余,则必侮及他藏他气,而因本以传标,故必先治其本。病发之气不足,则必受他藏他气之侮,而因标以传本,故必先治其标,盖亦治所从生也。间者,言病之浅。甚者，言病之重也。病浅者，可以兼治，故曰并行。病甚者，难容杂乱，故曰独行。盖治不精专，为法之大忌，故当加意以调之也。一曰病轻者，邪气与元气互为出入，故曰并行。病甚者，邪专王而肆虐，故曰独行，于义亦通。二便不利，皆为急证，故无论标本，即当先治。按二便之治，小便尤难，但知气化则能出矣之意，则大肠之血燥者，不在硝黄，而膀胱之气闭者，又岂在五苓之类。

张志聪说：此承前数章之义，分别标本、外内、先后之治法焉。先逆先寒、先热者，先病天之六气也。先病者，先病人之经气也。先病而后逆者，人之形体先病，而后致气之厥逆，故当先治其本病。先逆而后病者，先感天之六气，病吾身之阴阳，以致气逆而为病者，故当先治其天之本气。先寒而后生病者，先感天之寒邪，而致六经之病，故当先治其本寒。先病而后生寒者，吾身中先有其病，而后生寒者，当先治其本病。先逆而后病者，先感天之六气，病吾身之阴阳，以致气逆而为病者，故当治其天之本气。先寒而后生病者，先感天之寒邪，而致生六经之病，故当先治其本寒。先病而后生寒者，吾身中先有其他病，而后生寒者，当先治其本病。先热而后生病者，先感天之热邪，而致生形身之病，故当先治其天之本热。天之六气，风、寒、湿、热、燥、火也。人之六气、六经与三阴三阳也，人之阴阳与天之六气相合，故有病本而及标者，有病标而及本者。此即以先病为本，后病为标。莫云从曰，先病后逆，先逆后病，总论天之六气与吾身之阴阳。先寒而后生病，先病而后生寒，先热而后生病，先病而后生热，分论天有此寒热，而吾身中亦有此寒热也。泄者，脾胃之病也，脾属四肢而主肌肉。他病者，因脾病于内，而生四肢形体之内，故当先治其本病，必且调其脾胃，而后治其他病焉。中满者，腹中胀满，脾胃之所生也。先病而后中满者，因病而致中满也，则当先治中满之标病，而后治其本病。先病而后泄者，因病而致飧泄也，当先治其本病，而泄自止矣。脾所生病者，上走心为噫。先中满而后烦心者，脾病上逆心也，故当治其本病。夫人藏府之形骸、经脉、血气，皆本于脾胃之所生。上节论天之客气与人之阴阳外内交感而为病，此论人之本气为病，又当以脾胃为根本也。所谓先病、先逆、先寒、先热、先泄、中满之为病，有客气而有同气者也。客气者，天之六气也。同气者，吾身中亦有此六气，与天之气相同者。有客气之为病者，有本气之为病者，盖伤人之正气，伤则气不化，而二便不利矣，故大小便不利者治其标，大小便利者治其本。莫云从曰，客气之病从外而内，本气之病从内而外，大小便不利者，病气皆入于内，故当治其标而从下解。大小便利者，病皆在于外，故当治其外之本病。此论阴阳六气之标本也。《六微旨论》曰，少阳之上火气治之，阳明之上燥气治之，太阳之上寒气治之，厥阴之上风气治之，少阴之上热气治之，太阴之上湿气治之。所谓本也，本之下，气之标也。盖以风、寒、暑、湿、燥、火六气为本，以三阴三阳六气为标。有余者，邪气之有余。不足者，正气之不足。故病发而有余，本而标之，先治其风、寒、暑、湿之本气，而后调其三阴三阳之标，谓当先散其邪而后调其正气。如病发而不足，标而本之，当先调其阴阳，而后治其本气，此标本、邪正、虚实之治要也。再当谨察其间甚，以意调之。间者，邪正虚实之相间，故当并行其治。盖以散邪之中兼补其正，补正之内兼散其邪。甚者，谓邪气独盛，或正气独虚，又当独行其治。如邪气盛者独泻其邪，正虚甚者独补其正。此补泻间甚之要法也。如先大小便不利而后先他病者，当治其二便之本病，又无论其邪正之间甚矣。按此篇列于厥证之间，无问答之辞，乃承上启下，以申明厥逆之义。盖人秉天地阴阳五运六气而成此形，此身中亦有五运六气，应天道环转之不息。若感天之客气，则为客邪所逆而成病矣，故病客气者自外而内，病同气者自内而外，有标本外内之出入，有邪正虚实之后先，故曰标本之道，要而博，小而大，可一言而知百病之害，言标与本易而勿损，察本与标，气令可调，明知胜复，为万民式，天之道毕矣。

　　山东医学院《针灸甲乙经校释》卷六逆顺病本末方宜形志大论第二按语：标本治法是解决疾病过程中矛盾对立双方主次关系的治疗原则。原出《素问·标本病传论》，其含义较广，从病因与症状来说，病因为本，症状为标；从人体与致病邪气来说，人体正气是本，致病的邪气是标；从疾病的新旧、原发与继发来说，旧病与原发是本，新病与继发是标；从疾病所在来说，在内的为本，在外为标。由于疾病的过程有时甚为复杂，往往矛盾也不止一个，有主要矛盾和次要矛盾，治疗应当抓主要矛盾，治其根本，解决本质的问题。但矛盾常有变化，有时次要矛盾在一定条件下可上升为主要矛盾，这一点也是必须掌握的。本节着重说明临床要通过详细的观察，分析病情的本末、主次，然后决定治疗的先后、缓急，所列各项治疗准则，大部分以治本为主，是"治病必求于本"与"必伏其所主，而先其所因"的具体体现。只有找到致病的因素，病机所在，明确诊断，才能从根本上获得治愈，但在特殊情况下，也可采取灵活的治疗方法。"治从证转""药随病变"。文中所言治标的情况，先患病而后发生中满或大小便不利者，就是属于"急则治标"的例证。中满为脾胃功能运化不好，关系到饮食的受纳、消化、吸收，从而影响气血精微的化生。机体失去了供应之源，会使病程延长或加重，治疗难以收到预期的效果。前后二阴乃人体排泄水分和糟粕的主要途径，如传导障碍、决渎不行、大便不利、粪尿停留，能造成关格不通，引起癃闭。此二者皆为危急证候，故无论什么病发生了"中满"或"二便不利"者，都应采取"急则治标"的方法。

《病本第二十五》今译

　　先得病而后导致血气逆行的，应当先治疗先得的病。先发生血气逆行而后生病的，应当先治疗气血逆行。先感受寒邪而后生病的，应当先治疗寒邪。先发生疾病而后生寒的，应当先治疗先发生的疾病。先感受热邪而后生病的，应当先治疗热邪。先发生疾病而后生热的，应当先治疗先发生的疾病。先发生泄泻而后发生其他疾病的，应当先治疗为本的原有泄泻，同时调理脾胃，而后治其他的疾病。先发生疾病而后发生腹部胀满的，应当先治疗腹部胀满的标病。先发生腹部胀满而后发生心烦的，应当先治疗为本的腹部胀满。人体有感受外界时而至的六淫邪气而发病的，也有因不能适应按时而至的六气而发病的，如所导致疾病出现大小便不通畅时，应当先治疗属于标病的大小便不利。如大小便通畅的，应当先治疗产生疾病的本原。

　　疾病发生后，如果邪气有余，应当采取"本而标之"的原则，先治疗产生疾病的本原，而后治疗为标的症状。疾病发生后，如果正气不足，应当采取"标而本之"的原则，先治疗为标的症状，而后治疗产生疾病的本原。应当谨慎而详细观察病情的轻重，用心进行调治。病情轻可以同时并用标本兼治的办法。病情重可以单独治本或治标。先发生大小便不通畅，而后发生其他疾病的，应当先治疗为本的大小便不通畅。

杂病第二十六[①]

　　[①]杂病第二十六：伯坚按：本篇和《甲乙经》《黄帝内经太素》《类经》三书的篇目对照，列

表于下：

灵　枢	甲　乙　经	黄帝内经太素	类　经
杂病第二十六	卷七——六经受病发伤寒热病第一中 卷七——阴衰发热厥阳衰发寒厥第三 卷七——阴阳相移发三疟第五 卷九——大寒内薄骨髓阳逆发头痛第一 卷九——寒气客于五藏六府发卒心痛胸痹心痛三虫第二 卷九——肝受病及卫气留积发胸胁满痛第四 卷九——邪在心胆及诸藏府发悲恐太息口苦不乐及惊第五 卷九——脾胃大肠受病发腹胀满肠中鸣短气第七 卷九——三焦膀胱受病发少腹肿不得小便第九 卷十——阴受病发痹第一下 卷十——热在五藏发痿第四 卷十二——欠哕唏振寒噫嚏軃泣出太息涎下耳鸣啮舌善忘善饥第一 卷十二——手太阳少阳脉动发耳病第五 卷十二——手足阳明脉动发口齿病第六 卷十二——血溢发衄第七 卷十二——手足阳明少阳脉动发喉痹咽痛第八	卷二十六——厥头痛篇 卷二十六——厥心痛篇 卷三十——头齿痛篇 卷三十——颌痛篇 卷三十——项痛篇 卷三十——喉痹咽干篇 卷三十——气逆满 卷三十——疗哕篇 卷三十——膝痛篇 卷三十——痿厥篇 卷三十——刺疟节度篇 卷三十——刺腹满数篇 卷三十——耳聋篇 卷三十——衄血篇 卷三十——喜怒篇	卷二十二——刺厥痹（针刺类五十·三） 卷二十二——刺四肢病（针刺类五十一·五） 卷二十一——刺头项七窍病（针刺类四十四·七） 卷二十一——刺头项七窍病（针刺类四十四·八） 卷二十二——刺诸病诸痛（针刺类五十三·五） 卷二十一——刺头项七窍病（针刺类四十四·九） 卷二十一——刺头项七窍病（针刺类四十四·六） 卷二十一——刺头项七窍病（针刺类四十四·十） 卷二十二——刺腰痛（针刺类四十九·三） 卷二十二——刺胸背腹病（针刺类四十七·四） 卷二十二——刺诸病诸痛（针刺类五十三·六） 卷二十一——刺头项七窍病（针刺类四十四·十一） 卷二十一——刺头项七窍病（针刺类四十四·十三） 卷二十二——刺胸背腹病（针刺类四十七·五） 卷二十一——刺心痛并虫瘕蛟蛔（针刺类四十六·二）

【释题】　马莳说：内论杂病不一，故名篇。

【提要】　本篇讲一些疾病和针刺疗法应当取的穴。

厥挟脊而痛者至顶，头沉沉然，目䀮䀮然，腰脊强，取足太阳腘中血络①。厥胸满面肿，唇漯漯然，暴言难，甚则不能言，取足阳明②。厥气走喉而不能言，手足清③，大便不利，取足少阴④。厥而腹响响然，多寒气，腹中榖榖⑤，便溲难，取足太阴⑥。

【本段提纲】　马莳说：此言厥病诸证而各有刺之之法也。

【集解】

①厥挟脊而痛者至顶，头沉沉然，目䀮䀮然，腰脊强，取足太阳腘中血络：马莳说：厥逆为

病,挟脊而痛至于其顶,头则昏沉而不能举,目则眈眈然而不明,腰脊皆强而不能屈伸,此乃足太阳膀胱有邪也。当取其腘中之穴曰委中者,以去其血络也。

张介宾说:厥在头顶腰脊者,膀胱经病也,故当取腘中血络,即足太阳之委中穴。

张志聪说:此论客气厥逆于经而为杂病也。足太阳之脉起于目内眦,上额交巅,从巅入络脑,还出别下项,挟脊抵腰中。太阳之气主于肤表,客气始伤太阳,则经气厥逆而为头目项脊之病,故当取足太阳腘中血络以泻其邪沉重也。莫云从曰,虚邪之中人也,必先始于皮毛,太阳之气主表,故首论其太阳。

②厥胸满面肿,唇漯漯然,暴言难,甚则不能言,取足阳明:杨上善说:此皆足阳明脉所行,故取足阳明腧疗主病者。

马莳说:厥逆为病,胸满面肿,其唇则漯漯然而有涎出唾下之意,猝暴难言,甚则全不能言,此乃足阳明胃经有邪也,当取胃经之穴以刺之。

张介宾说:唇漯漯,肿起貌。病而在面在胸及不能言者,以胃脉行于颊颈,挟口环唇,循喉咙下胸膈也,故当取足阳明经穴以治之。

张志聪说:足阳明之脉,起于鼻,交颏中,挟口环唇,循喉咙,入缺盆下膈。本经曰,中于面则下阳明。盖中于面之皮肤则面肿,下于阳明之经则为胸满唇漯漯诸证。喉咙者,气之所以上下也。阳明之脉循喉咙,逆则气机不利,故暴难言,甚则不能言也。当取足阳明之经以泻其邪。

③手足清:守山阁本原作"手足青"。

④厥气走喉而不能言,手足清,大便不利,取足少阴:杨上善说:手足清者,手少阴与足少阴通,故手足冷,取足少阴输疗主病者也。

马莳说:厥逆为病,其气上走于喉而不能言,手足皆冷,大便不利。当取足少阴肾经之穴以刺之。

张介宾说:厥气走喉而不能言者,肾脉循喉咙系舌本也。手足清者,肾主水,阴邪盛也。大便不利者,阴气不化也。故当取足少阴经穴。

张志聪说:此邪病足少阴之气而为厥逆也。足少阴肾脉,循喉咙,挟舌本,厥气上逆于喉,故不能言。肾为生气之原,气逆故手足清。肾开窍于二阴,故大便不利。当取足少阴以通其逆气。

⑤榖榖:陆懋修说:榖,胡谷切,亦作"漱"。《广韵》:水声。《甲乙经》作"濈濈"。

⑥厥而腹响响然,多寒气,腹中榖榖,便溲难,取足太阴:杨上善说:腹胀多寒,便溲不利,皆是足太阴脉所为,故取之也。

马莳说:厥逆为病,腹中响响然而气善走布,且多有寒气,又榖榖然而有声,大小便甚难,当取足太阴脾经之穴以刺之。

张介宾说:腹响响然,寒气滞于脾也。又榖榖然,水谷不分之声也。便溲难,脾脉聚于阴器也。故当取足太阴经穴。

张志聪说:此客气薄于太阴,故太阴之气厥而为此诸证也。腹乃脾土之郭郭,气厥于内,故腹响响然。太阴湿土主气,为阴中之至阴,故寒气多而榖榖然如水湿之声也。地气不升,则天气不降,故溲便难,取足太阴以散厥逆。

丹波元简说:唇漯漯然,《甲乙》作"肩中热"。榖,字典"漱"同,水名,无他义。唯《龙龛手鉴》云:胡谷切,水声,志作"谷"非。

嗌干,口中热如胶,取足少阴。①

【本段提纲】　马莳说:此言刺嗌干口热者,当有刺之之法也。

【集解】

①嗌干,口中热如胶,取足少阴:杨上善说:足少阴脉至舌下,故口热取之。

马莳说:嗌咽干燥,口中甚热,其津液如胶之稠,当取足少阴肾经之穴以补之,水旺则火衰也。

张介宾说:足少阴之脉,循喉咙,系舌本。嗌干口热如胶者,阴不足也,故当取而补之。

张志聪说:夫所谓厥者,有病在下而气厥于下者,有病在下而厥气上逆者,如上节之厥气走喉而不能言,乃少阴之气上逆于喉也。此邪病少阴之气而气厥于下也。盖心肾水火之气上下时交,少阴之气厥逆于下,而不上交于心,则火热盛而嗌干,口中热如胶矣。取足少阴以散逆气,而通水阴之上济。

钱熙祚说:《甲乙经》作"足少阳"。

膝中痛,取犊鼻,以员利针,发而间之,针大如牦,刺膝无疑。①

【本段提纲】　马莳说:此言膝痛者有当刺之穴,当用之针也。

【集解】

①膝中痛,取犊鼻,以员利针,发而间之,针大如牦,刺膝无疑:杨上善说:犊鼻,足阳明脉气所发,故膝痛取之。

马莳说:膝中痛,当取足阳明胃经之犊鼻穴以刺之(膝髌下,骺骨上侠解大筋陷中,形如牛鼻故名,针三分,灸三壮)。其所用之针,则第六曰员利针者,必发其针而又闻刺之,非止一刺而已也。此针取法于牦针,微大其末,反小其身,令可深纳,长一寸六分,刺膝用之而无疑也。

张介宾说:犊鼻,足阳明经穴。发而间之,谓刺而又刺,非一次可已也。员利针义如前,刺膝用之无疑也。

张志聪说:按以上五节乃邪客阴阳之气而为气厥,即有见经证者,乃邪在气而迫及于经也。此以下复论邪入于经,而经脉之厥逆,故曰针尖如牦,刺膝无疑。九针论曰:六者,律也。律者,调阴阳四时而合十二经脉。虚邪客于经脉而为暴痹者也,故为之治针,必令尖如牦,且圆且锐,中身微大,以取暴气,此邪客于足阳明之经而为膝中痛者,当以如牦之针而刺膝痛之无疑也。意言邪在气而致气厥者,当取之气穴,邪客于经络而为经痛者,当取之经穴无疑也。牦,音厘,牛尾也。张开之曰:暴痹者,不从气而转入,乃直中于脉而为脉痹也。犊鼻乃足阳明胃经穴,不因于气,故曰取犊鼻,而不曰阳明。以下取手足之三阳者,经气之合病也。

喉痹,不能言,取足阳明;能言,取手阳明。①

【本段提纲】　马莳说:此言喉痹者,当审其能言不能言,而分经以刺之也。

【集解】

①喉痹,不能言,取足阳明;能言,取手阳明:杨上善说:手阳明脉循缺盆上头,足阳明脉循喉咙入缺盆,故喉痹能言、不能言,取此二脉疗主病者也。

马莳说:按此与下其三节皆取之手足阳明二经。

张介宾说:手足阳明之脉,皆循喉咙。能言者轻,但取之上;不能言者重,当泻其下也。

张志聪说:喉痹者,邪闭于喉而肿痛也。足阳明之脉,循喉咙挟于结喉之旁,故邪闭则不能言矣,当取之足阳明。手阳明之脉,在喉旁之次,故能言者取手阳明。

疟不渴,间日而作,取足阳明,渴而日作,取手少阳。①

【本段提纲】　马莳说:此言疟证者,当审其渴不渴,间作日作,而分经以刺之也。

【集解】

①疟不渴,间日而作,取足阳明,渴而日作,取手少阳:杨上善说:疟不渴取足阳明,渴取手阳明,皆取所主腧。

马莳说:"间"作"日作",分经以刺之。

张介宾说:《刺疟论》曰,疟不渴,间日而作,刺足太阳;渴而间日作,刺足少阳。

张志聪说:疟气随经络沉以内薄,间日而作者,其气舍深内薄于阴而不得出,足阳明之脉,属胃络脾,应地气之在下,其道远,故间日而作;地为阴,故不渴。手阳明之脉属大肠络肺,应天气之在上,其道近,故日作。天为阳,故渴也。

钱熙祚说:足阳明,原作"手阳明",依《甲乙经》引此文改。

丹波元简说:《甲乙》云,疟不渴,间日而作。九卷曰取足阳明,《素问》刺太阴。渴而日作,九卷曰取手少阳,《素问》刺足少阳。

齿痛,不恶清饮,取足阳明;恶清饮,取手阳明。①

【本段提纲】　马莳说:此言齿痛者,当审其恶冷饮不恶冷饮,而分经以刺之也。

【集解】

①齿痛,不恶清饮,取足阳明;恶清饮,取手阳明:马莳说:胃经恶热不恶寒,大肠恶寒不恶热,故刺之者如此。

张介宾说:手足阳明之脉皆入齿中,然胃经多实热,故不畏寒饮者,当泻足阳明;大肠经多虚寒,故畏寒饮者,当补手阳明也。此与上文臂阳明节义有所关,当互求之。

张志聪说:手足阳明之脉,遍络于上下之齿。足阳明主悍热之气,故不恶寒饮,手阳明主清秋之气,故恶寒饮。莫云从曰,齿痛,病在手足阳明之脉。恶清饮不恶清饮,手足阳明之气也。此因脉以论气、因气以取脉,脉气离合之论,盖可忽乎哉。

丹波元简说:《甲乙》"齿"下有"动"字。

聋而不痛者,取足少阳;聋而痛者,取手阳明。①

【本段提纲】　马莳说:此言耳聋者,当审其痛与不痛,而分经以刺之也。

【集解】

①聋而不痛者,取足少阳;聋而痛者,取手阳明:杨上善说:足少阳正经入耳,手阳明络脉入耳。足少阳主骨益耳,故取之也。手阳明主气益耳,故痛取之也。

张介宾说:足少阳之脉下耳后,支入耳中,出耳前,手阳明之别者入耳,故当分痛与不痛而补泻之。

张志聪说:手足少阳之脉,皆络于耳之前后,入耳中,手少阳秉三焦之相火,故聋而痛。莫云从曰,与上节之意相同。

衄而不止,衃①血流,取足太阳,衃血,取手太阳,不已,刺宛骨下,不已,刺腘中出血。②

【本段提纲】　马莳说:此言衄血者,当审其血之多寡,病之难易,而分经以刺之也。

【集解】

①衃:陆懋修说:衃,芳杯切。《说文》衃,凝血也。《素问·五藏生成篇》:赤如衃血者死。注:谓败恶凝聚之血,色赤黑也。

②衄而不止,衃血流,取足太阳,衃血,取手太阳,不已,刺宛骨下,不已,刺腘中出血:杨上

善说:衃血,凝血也。衃,普盃反。血不凝,热甚也。足太阳起鼻,手太阳至目内眦,皆因鼻,故衄血取之。宛骨,手腕前起骨名完骨,非腕也。

张介宾说:鼻中出血曰衄,败血凝聚色紫黑者曰衃。衄血成流,其去多也。下云衃血,其聚而不流者也。血去多者,当取足太阳。去少者,当取手太阳。宛骨下,即手太阳之腕骨穴。腘中出血,即足太阳之委中穴也。

张志聪说:阳络伤则衄血,手足太阳之脉交络于鼻上,足太阳主水,故衄血流;手太阳主火,故衃血而不流,此邪薄于皮毛之气分而迫于络脉也,故取手足太阳以行气。不已,刺手之经脉于腕骨下;不已,刺足之经脉于腘中。莫云从曰,取气先足而手,取经脉先手而足,经气上下环转之不息。

丹波元简说:《甲乙》下"衃血"上,有"大衄"二字,似是。

腰痛,痛上寒,取足太阳、阳明;痛上热,取足厥阴;不可以俯仰,取足少阳。①

【本段提纲】 马莳说:此言腰痛者,当审其痛处之冷热,及不可以俯仰,而分经以刺之也。

【集解】

①腰痛,痛上寒,取足太阳、阳明;痛上热,取足厥阴;不可以俯仰,取足少阳:张介宾说:上寒上热,皆以上体言也。寒刺阳经,去阳分之阴邪;热刺厥阴,去阴中之风热也。少阳脉行身之两侧,故俯仰不利者当刺之。

张志聪说:足太阳、阳明、少阳、厥阴之脉,皆循腰脊而上行,太阳、阳明主寒水清金之气,故痛上寒者,取足太阳、阳明。厥阴风木主气,秉中见少阳之火化,故痛上热者,取足厥阴。不可以俯仰者,少阳之枢折也,故取之少阳。沈亮宸曰,腰脊者,身之大关节也。厥阴主春,少阳主夏,阳明主秋,太阳主冬,寒暑往来之气厥逆,则为腰脊之病,故独取此四经焉。

丹波元简说:《刺腰痛论》"上寒""上热"上并无"痛"字。

中热而喘,取足少阴,腘中血络。①

【本段提纲】 马莳说:此言热喘者而有刺之之法也。

【集解】

①中热而喘,取足少阴,腘中血络:马莳说:足少阴肾经也。腘中血络足太阳膀胱经委中穴也。

张介宾说:中热而喘,热在中上二焦也。取足少阴者,壮水以制火也。腘中血络,即足太阳委中穴,取之可以泻火。

张志聪说:足少阴之脉,上行者贯膈,注胸中,入肺络心,下行者循阴股内廉,斜入腘中。中热而喘者,厥逆于下,而不得上交于心,故取足厥阴,腘中血络。莫云从曰,嗌干,口中热如胶,乃水火之气上下不济,故曰取足少阴。中热而喘,乃上下之经脉不交,故取腘中血络。

丹波元简说:《刺腰痛论》中热而喘,刺足少阴,王注云涌泉、大钟、悉主之。

善怒而不欲食,言益少①,刺足太阴;怒而多言,刺足少阳。②

【本段提纲】 马莳说:此言善怒者,当审其欲食不食,难言多言,而分经以刺之也。

【集解】

①善怒而不欲食,言益少:钱熙祚说:原刻善作喜,少作小,并依《甲乙经》改,又《甲乙经》无"不"字。

②善怒而不欲食,言益少,刺足太阴;怒而多言,刺足少阳:杨上善说:怒,肝木也。食,脾土也。今木克土,故怒不欲食,宜补足太阴肝。足厥阴怒也,足少阳多言也,故泻少阳也。

张介宾说：善怒而不欲食，言益少者，伤其脾也，故当刺足太阴而补之。怒而多言者，肝胆邪实也，故当刺足少阳而泻之。

张志聪说：此下论阴阳喜怒、饮食居处，而成内因厥逆之杂病也。暴喜伤心，暴怒伤肝，食气入胃，散精于心肝，饮食不节，肝心气逆，故不欲食也。五者音也，音主长夏，肝心气逆，则中气不舒，故言益少也，当取足太阴以疏脾气，则食气得以转输，而音声益彰矣。肝主语而在志为怒，怒而多言，厥阴之逆气太甚，故当取中见之少阳，以疏厥阴之气。

颃痛，刺手阳明与颃之盛脉，出血。①

【本段提纲】　马莳说：此言颃痛者而有刺之之法也。

【集解】

①颃痛，刺手阳明与颃之盛脉，出血：张介宾说：颃，颡前两太阳也。手阳明之别者，入耳合于宗脉，正出两颃之间，故当刺之。与颃之盛脉出血，即颡前之血络。

张志聪说：此言手足阳明之经气厥逆，皆能为颔痛也。手阳明之脉，从缺盆上颈贯颊，足阳明之气，上走空窍，循眼系，出颃下客主人，循牙车，合阳明，并下人迎。颔在腮之下，人迎之上，此病阳明之气，下合阳明之经而为颔痛，故不曰取足阳明，而曰颃之盛脉，盖气逆于颃而致脉盛也。莫云从曰，足阳明之脉，起于鼻，交频中，入齿中，频口环唇，交承浆，循颊车，上耳前，从大迎下人迎，阳明之气，上冲于头，走空窍，循眼系，入络脑，出颃下客主人，循牙车而下，始与阳明之脉相合而并人迎。

项痛不可俯仰，刺足太阳；不可以顾，刺手太阳也①。

【本段提纲】　马莳说：此言项痛者，当审其不可俯仰，不可顾，而分经以刺之也。

【集解】

①项痛不可俯仰，刺足太阳；不可以顾，刺手太阳也：杨上善说：足太阳脉行项，故不可俯仰取之。手太阳脉行项左右，故不得顾取之也。

张介宾说：不可俯仰者，痛在项后，故当刺足太阳经。不可以顾者，痛在颈侧，故当刺手太阳经也。

张志聪说：手足太阳之脉，皆循项而上，故皆能为项痛。足太阳之脉，挟脊抵腰中，故不可俯仰者，取足太阳。手太阳之脉，绕肩胛，故不可以顾者，取手太阳也。

小腹满大，上走胃至心，淅淅身时寒热，小便不利，取足厥阴①。腹满，大便不利，腹大，亦上走胸嗌，喘息，喝喝然，取足少阴②。腹满，食不化，腹响响然不能大便，取足太阴。

【本段提纲】　马莳说：此言小大腹满者，当审其诸证而分经以刺之也。

【集解】

①小腹满大，上走胃至心，淅淅身时寒热，小便不利，取足厥阴：马莳说：小腹满者，小腹也。腹满者，大腹也。小腹满者，小便不利，大腹满者，大便不利。小腹满者，其满大，上走胃至心，不及胸咽也。身若淅淅然，时发寒热，当取足厥阴肝经以刺之。

张介宾说：淅淅，寒肃貌。肝经之脉抵小腹挟胃，其支者从肝别贯膈，故为病如此，当取足厥阴经以刺之。

②腹满，大便不利，腹大，亦上走胸嗌，喘息，喝喝然，取足少阴：杨上善说：此皆足少阴脉所行之处，故取其脉之腧穴，有本少阴为少阳。

马莳说：大腹满者，其满大，亦上走胸咽，不止胃与心也，故喘息喝喝然，此则当取足少阴肾经以刺之。

张介宾说：肾开窍于二阴，其经脉从肾上贯肝膈入肺中，循喉咙，故其为病如此，当取足少阴经以刺之。喝喝，喘急貌。

杨上善说：腹满食不化，腹虚胀不大便，皆足太阴脉所主，故取之腧穴也。

马莳说：又有大腹满者，其所食不化，腹中响响然布气，此当取足太阴脾经以刺之。然凡大腹者，其大便不利则一也。

张介宾说：脾失其职，则食不能化，腹满而鸣，气滞于中，大便不调，当取足太阴经以刺之。

张志聪说：此三阴之经气厥逆于下，而皆能为腹满也。《口问篇》曰，夫百病之始生也，皆生于风雨寒暑，阴阳喜怒，饮食居处。大惊卒恐，则血气分离，阴阳破散，经络厥绝，脉道不通，阴阳相逆，血气不次，乃失其常。如惊怒则伤足厥阴肝，卒恐则伤足少阴肾，饮食不节则伤足太阴脾。藏气伤则经络厥绝，脉道不通，而皆为胀满也。足厥阴肝脉抵小腹，挟胃，上贯膈。厥阴之经脉厥逆，故小腹满大，厥气上逆，则走胃至心。厥阴者，阴极而一阳初生，故身淅淅然时有寒热之变。肝主疏泄，小便不利者，厥阴之气逆也。夫肾者，胃之关也，开窍于二阴，腹胀满而大便不利者，肾气逆而关门不利也。足少阴之脉上贯肝膈，入肺中，循喉咙，气逆则及于经，故亦上走胸嗌，而喘息喝喝然，此少阴之气逆也。足太阴主输运水谷，脾气厥逆，故腹满而食饮不化。足太阴是动，则病腹胀善噫，得后气则快然如衰。腹响响然不能大便者，气逆于中也，故当取足三阴之经以通厥逆之气。

丹波元简说：小腹满大止取足厥阴。

心痛引腰脊，欲呕，取足少阴①。心痛腹胀啬啬然，大便不利，取足太阴②。心痛引背，不得息，刺足少阴；不已，取手少阳③。心痛引小腹满，上下无常处，便溲难，刺足厥阴④。心痛但短气不足以息，刺手太阴⑤。心痛当九节刺⑥之，不⑦已，刺按之立已；不已，上下求之，得之立已⑧。

【本段提纲】　马莳说：此言心痛者，当审其诸证而分经以刺之也。

【集解】

①心痛引腰脊，欲呕，取足少阴：杨上善说：足少阴脉行腰脊，上至心，故心痛引腰脊，欲呕，取少阴腧穴也。

马莳说：有心痛者，其痛后则引之于腰脊，前则欲呕，当取足少阴肾经以刺之。

张介宾说：心痛而后引腰脊，前则欲呕者，此肾邪上逆也，故当取足少阴以刺之。

张志聪说：腰脊，肾之外府也。肾与胃戊癸合化，心痛引腰脊而欲呕者，肾气上逆而为心痛也，当取之足少阴。

②心痛腹胀啬啬然，大便不利，取足太阴：杨上善说：足太阴脉主腹，故取足太阴腧穴。啬啬，恶寒之貌也。

马莳说：有心痛者，其腹中胀满，啬啬然，大便为之不利，当取足太阳脾经以刺之。

张介宾说：啬啬，啬滞貌，此病在脾，故当取足太阴经以刺之。

张志聪说：啬啬，畏寒貌。太阴为阴中之至阴，阴寒故腹胀而啬啬然。大便不利者，土气不化也。此足太阴之气厥而为心痛，故当取本经以疏逆气。

③心痛引背，不得息，刺足少阴；不已，取手少阳：杨上善说：足少阴脉贯脊络心，手少阳脉

主三焦气,故心痛引背不得息,取此二经腧穴疗主病者也。

马莳说:有心痛者,其痛后引至背,前则不得喘息,当取足少阴肾经以刺之。如不已,又取手少阳三焦经以刺之。

张介宾说:足少阴之脉贯脊,故痛引于背。手少阳之脉布膻中,故不得息。宜刺此二经也。

张志聪说:肾脉从肾贯膈,入肺中,出络心,心痛引背不得息,少阴之经脉厥逆于上而为心痛也。故当刺足少阴。不已者,肾藏之气逆也。少阳属肾三焦之气,发源于肾藏,上布于胸中,故当取手少阳以泻肾气之逆。

④心痛引小腹满,上下无常处,便溲难,刺足厥阴:杨上善说:足厥阴脉环阴器抵少腹,故少腹满,便溲难,取此脉腧穴所主病者。

马莳说:有心痛者,其痛引至小腹而满,或上或下,痛无定处,大小便皆难,当取足厥阴肝经以刺之。

张介宾说:足厥阴之脉抵小腹,结于阴器。凡心痛而下引小腹者,当刺之也。

张志聪说:足厥阴肝脉,抵小腹,别贯膈,上注肺。心痛引小腹满者,厥阴之经络上逆也。上下无定处,溲便难者,厥阴之气逆也。此经气并逆,当刺足厥阴之经,经脉通则气亦疏利矣。

⑤心痛但短气不足以息,刺手太阴:杨上善说:手太阴主于气息,故气短息不足,取此脉疗主腧穴。

张介宾说:肺主气,故短气者当刺手太阴。

张志聪说:肺主气而司呼吸,心系上连于肺,心痛但短气不足以息者,但逆在肺而为心痛也,当刺手太阴以通肺气之逆。沈亮宸曰,足太阴、少阴、厥阴而为心痛者,藏气上逆而为痛也。肺乃心之盖,故但短气不足以息,此病在本藏而应于心也,四藏皆然,故无真心痛之死证。

⑥刺:守山阁本原作“次”。今据《太素》卷二十六改。

⑦不:原文作“按”,现据《太素》卷二十六厥心痛改。

⑧心痛当九节刺之,不已,刺按之立已;不已,上下求之,得之立已:杨上善说:《明堂》第九节下两傍是肝俞,中央是筋缩,皆不言疗心痛。此经言疗取之。刺此节不已,于上下背俞寻之,有疗心痛取之。

马莳说:有心痛者,其痛当背第九节以刺之,乃督脉经筋缩穴之处也。宜先按之,按已而刺,刺后按之,其痛当立已。如不已,则上而八椎,下而十椎,又复求之,其痛必立已矣。

张介宾说:此总言刺心痛之法也。九节,即督脉之筋缩穴。宜先按之,按已而刺,刺后复按之,其痛当立已。如不已,则上而手经,下而足经,求得其故而刺之,则立已矣。

张志聪说:然五种心痛,因藏气之上乘而为痛也。次者,俞穴之旁也。九节次之者,肝俞次旁之魂门也。肝藏之魂,心藏之神相随而往来出入,故取之魂门以通心气。按已而刺出针而复按之,导引气之疏通,故心痛立已。九节之上,乃膈俞旁之膈关,下乃胆俞次之阳纲,心气从内膈而通于外,故不已,当求之上以通心神,求之下以舒魂气。得之者,得其气也。《金匮玉函》曰,经络受邪,入藏府,为内所因。前章之厥心痛,乃五藏之血脉相乘,故有真心痛之死证,此因气而痛,故按摩导引可立已也。前章刺血脉,曰昆仑、然谷、鱼际、太渊,此取藏气,曰太阴、厥阴、少阴、少阳。

颇痛,刺足阳明,曲周动脉,见血立已;不已,按人迎于经,立已。①

【本段提纲】 马莳说:此言颇痛者而有刺之之法也。

【集解】

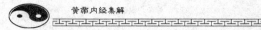

①颅痛,刺足阳明,曲周动脉,见血立已;不已,按人迎于经,立已:马莳说:颔痛者,当取足阳明胃经颊车穴以刺之,此穴在耳下曲颊端,动脉环绕一周,故曰曲周也。如见血,其病立已;如不已,当按人迎穴于本经以刺之,其病必已也。穴在颈脉陷中,非在于寸口人迎脉也,故曰按人迎于经。

张介宾说:足阳明之脉,循颊车,上耳前,过客主人,循发际至额颅,故颅痛者当刺曲周,即颊车也。以其周绕曲颊,故曰曲周,见血立已。如不已,当按人迎于本经而浅刺之,可立已也。

张志聪说:颅,面也。颅痛者,邪伤阳明之气也。阳明之脉曲折于口鼻颐颊之间,故取阳明曲周动脉,见血立已。此气分之邪,随血而解。如不已,按人迎于经立已。

顾观光说:刺足阳明曲周动脉,周当作角,耳前骨上起者形曲,故曰曲角,诸书并误作曲周,惟《素问·气府论》注不误,当依改。

丹波元简说:《甲乙》颅,作"颔"。按人迎于经,作按经刺人迎。

钱熙祚说:《甲乙经》云以经刺人迎立已。

气逆上,刺膺中陷者与胁下动脉。①

【本段提纲】 马莳说:此言气逆者而有刺之之法也。

【集解】

①气逆上,刺膺中陷者与胁下动脉:杨上善说:胸下动脉,中府等量取也。

马莳说:凡气逆者,上刺膺中陷者中,即足阳明胃经膺窗穴也。及下胸前之动脉,当是任脉经之膻中穴也。盖在中谓之胸,胸之旁为膺耳。膺窗在巨骨下五寸八分陷中,左右去中行各四寸,针四分,灸五壮。膻中两乳间陷中,气病治此,禁针,灸七壮。又曰针三分。

张介宾说:膺中陷者,足阳明之屋翳也。下胸动脉,手太阴之中府也。盖在中曰胸,胸之旁即谓之下耳。

张志聪说:气逆上者,气逆于上而不下行也。膺胸间乃足阳明经脉之所循,刺之使在上之逆气,下通于经也。此言阳明之气,从人迎而下循于膺,从膺以下胸,从胸而下脐也。

钱熙祚说:原刻"胁下"误作"下胸",依《甲乙经》改。

河北医学院校释《灵枢经校释》:关于"膺中陷者",历代注家认识颇不一致,如马莳认为是足阳明胃经的膺窗穴,张景岳认为是足阳明胃经的屋翳穴,因此二穴并当胸前两旁,同属阳明胃经,主治亦略同,故二说可并采。

关于"下胸动脉",注家说法亦各有异。马莳曰:下胸前之动脉,当是任脉经之膻中穴也。据临床实际应用,当以马说为佳。

腹痛,刺脐左右动脉,已刺,按之立已;不已,刺气街,已刺,按之立已。①

【本段提纲】 马莳说:此言腹痛者,当刺足阳明胃经之天枢穴。如不已,又刺本经之气冲也。

【集解】

①腹痛,刺脐左右动脉,已刺,按之立已;不已,刺气街,已刺,按之立已:杨上善说:腹痛,足阳明脉所主。故脐左右动脉,足阳明动也。气街亦是足阳明动脉,故不已取之也。

张介宾说:脐之左右动脉,如足少阴之肓俞,足阳明之天枢,皆主腹痛。气街,即足阳明之气冲也。(丹波元简说:二穴未有言有动脉,可疑)

张志聪说:此承上文而言阳明之气,循经而下行也。足阳明之脉,从膺胸而下,挟脐入气街中。腹痛者,阳明之经厥也,故当刺脐左右动脉。不已,刺气街,按之立已。夫腹气有街,与冲脉于脐左右之动脉间,刺气街而按之者,使经脉之逆气从气街而出于肤表也。此论阳明之气,上冲于头,而走空窍,出颃,循牙车,而下合阳明之经,并下人迎,循膺胸而下出于脐之气街。是阳明气出入于经脉之外内,环转无端,少有留滞,则为痛为逆矣。沈亮宸曰,阳明之气,从人迎而直下于足跗,通贯于十二经脉,故上之人迎,与下之冲阳,其动也若一。气街者,气之径路也,盖络绝不通,然后从别径而出,非竟出于气街也,故先刺挟脐左右之动脉。不已,而后取之气街。

　　痿厥为四末,束悗,乃疾解之,日二,不仁者,十日而知,无休,病已止[①]。

　　【本段提纲】　马莳说:此言痿厥病在四末者当有刺之之法也。

　　【集解】

　　[①]痿厥为四末,束悗,乃疾解之,日二,不仁者,十日而知,无休,病已止:杨上善说:四束,四肢如束。悗,烦也。

　　马莳说:四末,四肢也。凡痿病、厥病,而手足四肢挛束悗乱,当刺四肢之穴,以速解之。每日解之者,必二次。甚有不仁而无知者,切其肉不痛者是也。解之至于十日,则二十次矣,其肉亦当有知,此法行之无休,候病既已而止针。

　　张介宾说:四末,四肢也。束悗,挛束悗乱也。当刺四肢之穴,疾速解之,每日取之必二次。甚至有不仁而痛痒无觉者,解之十日,必渐有知。此法行之无休,待其病已而后可止针。

　　张志聪说:此复论阳明之气,不能分布于四末而为痿厥也。痿者,手足委弃而不为我所用。厥者,手足清冷也。夫阳明为阖,气不通则阖折,阖折则气无所止息,而痿疾起矣。阳受气于四末,阳明之气不行,故手足逆冷也。阳明居中土,为水谷之海,海之所以行云气于天下也,是以上文论阳明之气,不能升降于上下,此论不得分布于四方。朱永年曰,悗,闷也。为四末束悗者,束缚其手足,使满闷而疾解之,导其气之通达也。夫按之束之,皆导引之法,犹尺蠖之欲伸而先屈也。身半以上为阳,身半以下为阴,昼巳前为阳,昼巳后为阴。日二者,使上下阴阳之气,表章而交通也。不仁者,荣血不行也。十日者,阴数之周也。(丹波元简说:朱注为是。简往往亲睹痿疾,以布束缚四肢。经久复故者。尺蠖之喻殆妙。)

　　哕[①],以草刺鼻,嚏,嚏而已;无息而疾迎引之,立已,大惊之,亦可已。[②]

　　【集解】

　　[①]哕:钱熙祚说:原刻误作岁,依《甲乙经》改。

　　[②]哕,以草刺鼻,嚏,嚏而已;无息而疾迎引之,立已,大惊之,亦可已:张介宾说:哕,呃逆也。治之之法,用草刺鼻则嚏,嚏则气达而哕可已,此一法也。或闭口鼻之气,使之无息,乃迎其气而引散之,勿令上逆,乃可立已,此二法也。又或以他事惊之,则亦可已,此治哕之三法也。按《内经》诸篇,并无呃逆一证,观此节治哕三法,皆所以治呃逆者,是古之所谓哕者,即呃逆无疑也。如《口问篇》曰,谷入于胃,胃气上注于肺,今有故,寒气与新谷气俱还入于胃,新故相乱,真邪相攻,气并相逆,复出于胃,故为哕。又曰,肺主为哕。仲景曰:阳明病不能食,攻其热必哕。所以然者,胃中虚冷故也。以其人本虚,故攻其热必哕。又曰,若胃中虚冷不能食者,饮水则哕。成无已曰,若哕则吃吃然有声者是也。此哕为呃逆,而由于阳明、太阴之虚寒,又可知也。奈何自东垣以下,谓哕属少阳,无物有声,乃气病也。丹溪曰,有声有物谓之呕吐,有声无物谓之哕。是皆以干呕为哕也。及陈无择则又以哕为咳逆。夫干呕者呕也,咳逆者嗽也,皆何涉于哕? 诸说不同,皆未之深察耳。

　　张志聪说:哕,呃逆也。言其发声如车銮之声而有伦序,故名曰哕。此阳明所受之谷气,欲从肺而转达于肤表。肺气逆还于胃，气并相逆，复出于胃，故为哕。故以草刺鼻，取嚏以通肺气，肺气疏通，则谷气得以转输而呃逆止矣。无息，鼻息不通也。疾迎引之，连取其嚏也。夫谷入于胃，散精于心肝，大惊则肝心之气分散，胃之逆气亦可从之而外达也。按胃络上通于心，肝脏之脉挟胃，此言阳明之气，从肺气而出于气分，亦可从肝心而出于血分也。此章论杂病之因，有因于气者，有厥在经脉者，有经气之并逆者。首论太阳而末结阳明，盖太阳为诸阳主气，阳明乃血气之生原，故行于上下四旁气分血分。夫人之百病，不越外内二因，外内之病，皆能令血气厥逆，是以凡病多本于郁逆，学者以数篇厥逆之因证，细心参求为治之要思过半矣。

　　丹波元简说：哕，亦作"哯"。《十六难》掌中热而哯。《肘后方》治卒哯不止，以物刺鼻中各一分，末少许皂荚内鼻中，令嚏差。又但闭气仰引之是也。楼氏云：详此经文三法，正乃治吃逆之法。按吃逆用纸捻刺鼻便嚏，嚏则吃逆立止，或闭口鼻气，使之无息亦立已，或作冤盗贼，大惊骇之亦已。此予所以取成许二家之论，哕为吃逆，为得经旨也。又云有病伤寒将愈，忽患吃逆，予与古人治吃逆之药殆遍，皆不愈，计出无药，遂用皂荚末吹入鼻中，得嚏而吃逆止，少时又吃，又与皂角末，嚏而止者凡数百次，其嚏时出痰涕渐多，自是吃逆渐疏，至二三日而止。此是合经刺鼻嚏之法，故书之。介按：哕者，呃忒也。因其呃呃连声，故今人以呃逆名之。朱丹溪谓气由脐下直升而上，出于口而作声也。徐春甫谓其气由丹田而逆上，出于咽喉，如有击逆而然也。

《杂病第二十六》今译

　　厥逆病时脊柱两边疼痛并上连到头顶，头部沉重，视物昏花，腰背僵硬，活动不灵，(这些症状是足太阳膀胱经发生病变的表现，所以)治疗时，可选足太阳膀胱经在腘窝中的(委中)穴位，进行针刺。厥逆病时，胸满面肿，唇肿流涎，突然说话困难，甚至不能说话，(这是足阳明胃经发生病变的表现，所以)治疗时，可选足阳明胃经的穴位进行针刺。厥逆病，气逆上冲咽喉，不能说话，手足厥冷，大便不利，(这些是足少阴肾经发生病变的表现，所以)治疗时，可选足少阴肾经的穴位进行针刺。厥逆病，腹胀肠鸣，寒气攻冲，大小便困难，(这是足太阴脾经发生病变的表现，所以)治疗时，可选取足太阴脾经的穴位进行针刺。

　　咽喉干燥，口中发热，唾液胶黏，(这些症状是足少阴肾经发生病变的表现，所以)治疗时，可选足少阴肾经的穴位进行针刺。

　　膝关节疼痛，(因为膝部是足阳明胃经所循行的地方，所以)治疗时，可选(足阳明胃经的)犊鼻穴，用员利针多次进针，中间可以间隔一定的时间。(员利针)针的形状像牦尾长毛。(针身较小，针尾反而略大些。)用来针刺膝关节疼痛是适用的，不必发生疑惑。

　　喉痹病，如果不能说话，可选足阳明胃经的穴位进行针刺；如能够说话，可选手阳明大肠经的穴位进行针刺。

　　疟疾病，如果口不渴，而且隔一天发作一次，可选足阳明胃经的穴位进行针刺；如果口渴而且每天都发作的，可选手少阳三焦经的穴位进行针刺。

　　牙痛病，如果不怕冷饮，可选足阳明胃经的穴位进行针刺；如果怕饮冷，应选手阳明大肠经的穴位进行针刺。

　　耳聋病，如果不感觉疼痛，可取足少阳胆经的穴位进行针刺；如果耳聋而感觉疼痛，可选手阳明大肠经的穴位进行针刺。

衄血不止,如果流出的是赤黑色的凝血,可选足太阳膀胱经的穴位进行针刺;如果有凝血不流出,应选手太阳小肠经的穴位进行针刺。如果出血仍不止,可针刺(手太阳小肠经的)腕骨穴,再不能止住,应针刺腘窝(中足太阳膀胱经的委中穴)放血。

腰痛病,如果局部感觉发凉,可选足太阳膀胱经及足阳明胃经的穴位进行针刺;如果局部感觉发热,可选足厥阴肝经的穴位进行针刺;如果腰疼不能前倾后仰,可选足少阳胆经的穴位进行针刺。

内热而喘者,可选足少阴肾经的穴位及(足太阳膀胱经在)腘窝中的血络穴位(委中)。

容易发怒而不思饮食,说话也很少,可选足太阴脾经的穴位进行针刺。如果容易发怒而说话多的,可选足少阳胆经的穴位进行针刺。

鬓前太阳穴发生疼痛,可针刺手阳明大肠经的穴位,并可在鬓前充盛的经脉处放血。

颈项部疼痛,不能前后低头仰头的,可选足太阳膀胱的穴位进行针刺;不能左右回头的,可选取手太阳小肠经的穴位进行针刺。

小腹胀满膨大,直至胃脘及心胸部,全身时而恶寒、发热,小便不利,可选足厥阴肝的穴位进行针刺。腹部胀满,大便不通畅,而且胀满的感觉向上发展到心胸甚至咽喉,张口喘息有声,可选足少阴肾经的穴位进行针刺。腹部胀满,饮食不能消化,腹中肠鸣,大便不通,可选足太阴脾经的穴位进行针刺。

心痛牵引腰脊部,想呕,可取足少阴肾经的穴位针刺治疗。心痛,腹部胀满,恶寒,大便不通畅,可选足太阴脾经的穴位针刺治疗。心痛,牵引背部,并且呼吸困难,可选取足少阴肾经的穴位针刺治疗。如果未能治好,可再选手少阳三焦经的穴位针刺治疗。心痛,牵引小腹胀满,疼痛上下没有一定的部位,大便小便都很困难,可选足厥阴肝经针刺治疗。心痛,兼有短气,呼吸困难,可针刺手太阴肺经的穴位。心痛,针刺第九椎下的筋缩穴,如果疼痛不止,针刺后并揉按穴位,疼痛就会立即停止。如果揉按后疼痛仍不停止,就在第八椎下或第十椎下再进行此法治疗,当找到准确的穴位时,疼痛就会立即停止。

鬓前两太阳穴部位疼痛,可选足阳明经颊车周围动脉,针刺放血,疼痛就会立即停止。如果疼痛不止,可再按压足阳明胃经的人迎部位,疼痛就立即停止。

如果气向上逆,可针刺足阳明经的屋翳或膺窗穴,以及手太阴肺经的中府穴或任脉的膻中穴。

腹疼痛,可以针刺脐两边动脉的穴位(肓俞或天枢),针刺后用手揉按,腹痛可立即停止;如果仍然疼痛,再针刺气街穴,刺后用手揉按,腹痛就会停止。

痿厥症,四肢痿弱无力,心胸烦闷,治疗时,应当快速针刺四肢相应的穴位,每天二次,如果皮肤感觉消失,肢体麻木不仁的话,要针刺十天才能见效,必须不间断,疾病才能治好。

呃逆,可以草茎刺激鼻孔使之喷嚏,喷嚏后呃逆可止;屏住呼吸,当要呃逆时,迅速向上提气,然后呼吸,使气下行,呃逆也会很快停止;如果在呃递时,使其受到惊吓,也能治好呃逆。

周痹第二十七①

①周痹第二十七:伯坚按:本篇和《甲乙经》《黄帝内经太素》《类经》三书篇目对照,列

表于下：

灵 枢	甲 乙 经	黄帝内经太素	类 经
周痹第二十七	卷十——阴受病发痹第一上	卷二十八——痹论篇	卷十七——周痹、众痹之刺（疾病类六十八）

【释题】 马莳说：痹病之痛，随脉以上下，则周身而为痹，故名此篇。当与《素问·痹论》参看。

【提要】 本篇用黄帝、岐伯问答的体裁，讲周痹和众痹的分别，周痹的病理、治法。但周痹的症状，只着重在疼痛。而《神农本草经》说周痹肢节中痛，不可持物，洗洗酸痛，则较本篇更具体。

黄帝问于岐伯曰：周痹之在身也，上下移徙随脉，其上下左右相应，间不容空，愿闻此痛，在血脉之中邪，将在分肉之间乎？何以致是？其痛之移也，间不及下针，其慉痛之时，不及定治，而痛已止矣。何道使然？愿闻其故。岐伯答曰：此众痹也，非周痹也。黄帝曰：愿闻众痹。岐伯对曰：此各在其处，更发更止，更居更起，以右应左，以左应右，非能周也，更发更休也。黄帝曰：善，刺之奈何？岐伯对曰：刺此者，痛虽已止，必刺其处，勿令复起。①

【本段提纲】 马莳说：此因帝问周痹而伯指之为众痹也。

【集解】

①黄帝问于岐伯曰：周痹之在身也，上下移徙随脉，其上下左右相应，间不容空，愿闻此痛，在血脉之中邪，将在分肉之间乎？何以致是？其痛之移也，间不及下针，其慉痛之时，不及定治，而痛已止矣。何道使然？愿闻其故。岐伯答曰：此众痹也，非周痹也。黄帝曰：愿闻众痹。岐伯对曰：此各在其处，更发更止，更居更起，以右应左，以左应右，非能周也，更发更休也。黄帝曰：善，刺之奈何？岐伯对曰：刺此者，痛虽已止，必刺其处，勿令复起：杨上善说：夫周痹者，邪居分肉之间，令正气循身不周，邪与周为痹，故称周痹。今帝之意，言其痹痛，循行上下，移徙往来，无处不至，名为周痹。岐伯之意，言于此痹行于众处，可为众痹，非周痹也。闻不及下针者，痹痛之中，未及下针，其痛已移也。言众痹在身左右之处，更身而发，不能周身，故曰众痹。居起，动静也。

马莳说：周痹者，周身上下为痹也。众痹者，痹在各所为痛也。帝问周痹上下移徙，随脉其上下，左右相应，但不知痛在血脉之中，抑在分肉之间？及其痛之移而去也，不及下针，针其畜聚痛处之时，不及定治而痛已。其痛也何由，而其去也何路？伯言此众痹也，非周痹也。盖众痹者，病在一处，则痛亦在一处，随发随止，随止随起，特以左右之脉相同，故左可应右，右可应左耳，非能周身而痛也。刺之者，痛虽已止，亦当刺其原痛之处，勿令复起可也。

张介宾说：邪，耶同。肉有分理，故曰分肉。慉痛，动而痛也。间不及下针，即不及定治之谓，言移易之速也。各在其处，谓随聚而发也。不能周遍上下，但或左或右，更发更休，患无定所，故曰众痹。

张志聪说：此篇论经脉与络脉之缪处也。经脉者，藏府之十二经脉，循行于上下者也。络脉者，藏府之十二大络，阴走阳而阳走阴，左之右而右之左者也。痹者，风寒湿邪，杂合于皮肤分肉之间,邪在于皮肤而流溢于大络者为众痹,在于分肉而厥逆于经脉者为周痹。帝以上下左右血脉分肉概而问之,然虽总属于阴阳血气,而有皮肤肌肉之浅深,经脉络脉之缪处,故伯有周痹众痹之分焉。愊痛,动而痛也。不及定治者,邪客于左则右病,右盛则左病,左右移易,故不及下针也。按《玉版篇》曰,人之所受气者谷也,谷之所注者胃也,胃者水谷血气之海也。海之所以行云气者天下也,胃之所以出血气者经隧也。经隧者,五藏六府之大络也。此言胃府所出之血气,从大络而布于皮肤,犹海之行云于天下,故邪客于皮肤流溢于大络者,名曰众痹,谓邪在天下之广众也。各在其处者,邪溢于大络与经脉缪处也。更发更止,更居更起者,左痛未已而右脉先病也。以右应左,以左应右者,左盛则右病,右盛则左病也。更发更休,故非能周也。病在左而右痛,病在右而左痛,故刺其痛处,而病虽已止,然必刺其所病之处,而勿令复起也。

　　黄帝曰:善,愿闻周痹何如? 岐伯对曰:周痹者,在于血脉之中,随脉以上,随脉以下,不能左右,各当其所。黄帝曰:刺之奈何? 岐伯对曰:痛从上下者,先刺其下以遏之,后刺其上以脱之;痛从下上者,先刺其上以遏之,后刺其下以脱之①。

【本段提纲】　马莳说:此言刺周痹之有法也。

【集解】

①黄帝曰:善,愿闻周痹何如? 岐伯对曰:周痹者,在于血脉之中,随脉以上,随脉以下,不能左右,各当其所。黄帝曰:刺之奈何? 岐伯对曰:痛从上下者,先刺其下以遏之,后刺其上以脱之;痛从下上者,先刺其上以遏之,后刺其下以脱之:杨上善说:言周痹之状,痹在血脉之中,循脉上下,不能在其左右,不移其处,但以壅其真气,使营身不周,故名周痹也。

　　马莳说:周痹者,在于血脉之中,随脉以上,或随脉以下,非比众痹之在于左右,各当一处者之有定所也。故刺之者,其脉从上而下,当先刺其下之痛处以遏绝之,后乃刺其上之痛处以脱痛根,而不使之复下。其痛从下而上,当先刺其上之痛处以遏绝之,后乃刺其下之痛处以脱病根,而不使之复上。此则求之上下,而不求之左右,乃治周痹之法也。

　　张介宾说:能上能下,但随血脉而周遍于身,故曰周痹,非若众痹之左右移易也。过者,去之之谓。脱者,拔绝之谓。先刺以过之,去其标也;后刺以脱之,拔其本也。

　　张志聪说:手足三阴、三阳之脉,从下而上,从上而下,交相往还,故周痹在于血脉之中,随脉气上下,而不能左之右而右之左也。各当其所者,与络脉各居其所也。过者,使邪气过在分肉皮肤以外出;脱者,使病本之更脱于脉中也。沈亮宸曰,经脉之上下,络脉之左右,应司天在泉左右间气盖藏府之经脉络脉,总合于天之六气也。后刺以脱之,与必刺其处同义。

　　黄帝曰:善,此痛安生,何因而有名? 岐伯对曰:风寒湿气客于外①,分肉之间,迫切而为沫,沫得寒则聚,聚则排分肉而分裂也。分裂则痛,痛则神归之。神归之则热,热则痛解。痛解则厥,厥则他痹发,发则如是。②

【本段提纲】　马莳说:此言邪气聚于分肉之间,故周痹发于血脉之中也。

【集解】

①风寒湿气客于外:钱熙祚说:《甲乙经》无“外”字。

②黄帝曰:善,此痛安生,何因而有名? 岐伯对曰:风寒湿气客于外,分肉之间,迫切而为沫,沫得寒则聚,聚则排分肉而分裂也。分裂则痛,痛则神归之。神归之则热,热则痛解。痛解则厥,厥则他痹发,发则如是:杨上善说:此问周痹之所由,并问周痹名之所起也。三气以为周

痹，循脉而行，至分肉之间，气聚排迫分肉，肉裂而为痛也。痹痛引神，即神归痛，神痛不已，故热气集而痛解。此处痛解厥已，即余处痛生，周痹休发如是以为休起也。

马莳说：帝问周痹之病，从何而生，又何因而有周痹之名。伯言风寒湿三气杂至，合而为痹者是也。盖以三气始客于外分肉之间，迫于分肉而为沫，沫得寒则聚，聚则排分肉而各分裂之。惟分裂则痛。痛则心专在痛处，而神亦归之。神归即气归也，所以痛处作热，热则痛散而暂解。虽时暂解，其气尚逆而为厥，厥则三气随血脉以上下者，或痛从上而下，或痛从下而上，则彼之为痹，发于血脉之中，（指周痹之人言）非众痹之发于一处者可同也。故不发则已，发则大略如是而已。此非痛之所由生，而周痹之所以有名乎！然周痹所以有名之义下文乃译言之。

张介宾说：邪气客于肌表，渐入分肉之间，则迫切津液而为汁沫，沫得寒则聚而不散，故排裂肉理为痛。痛则心注其处，故神归之。神归即气归也，气归则热，热则寒散而痛暂解。然其逆气仍在，故痛虽解而厥未除，则别有所聚，故或自上而下，或自下而上，他痹发矣，是名周痹，发仍如此。

张志聪说：此言周痹之因，乃邪客于分肉之间，而厥逆于脉也。分肉，肌肉之腠理。沫者，风湿相搏，迫切而为涎沫也。沫得寒则聚，聚则排分肉而分裂其腠理，故痛。痛则心专在痛处，而神亦归之。神归之则热，热则痛解。解则厥逆于脉中。厥于脉中，则彼之周痹发，发则如是之随脉上下也。

帝曰：善，余已得其意矣。岐伯曰[①]：此内不在藏，而外未发于皮，独居分肉之间，真气不能周，故命曰周痹。故刺痹者，必先切循其上下之大经[②]，视其虚实，及大络之血结而不通，及虚而脉陷空者而调之，熨而通之，其瘰坚者[③]，转引而行之。黄帝曰：善，余已得其意矣，亦得其事也。九者，经巽之理，十二经脉阴阳之病也[④]。

【本段提纲】 马莳说：此承上文而又详周痹所以有名之义，遂及刺之之法也。

【集解】

①岐伯曰：钱熙祚说：原刻脱此三字，今按文义补。

②必先切循其上下之大经：钱熙祚说：原刻脱"上"字，又"大"作"六"，并依《甲乙经》补正。

③其瘰坚者：钱熙祚说：原刻脱"者"字，依《甲乙经》补。

④岐伯曰：此内不在藏，而外未发于皮，独居分肉之间，真气不能周，故命曰周痹。故刺痹者，必先切循其上下之大经，视其虚实，及大络之血结而不通，及虚而脉陷空者而调之，熨而通之，其瘰坚者，转引而行之。黄帝曰：善，余已得其意矣，亦得其事也。九者，经巽之理，十二经脉阴阳之病也：杨上善说：以下解周痹名也。六经，三阴三阳也。切循痹病之下六经虚实，一也。切循十五大络，知其通塞，二也。又循其脉，知其虚陷者，三也。然后设以熨法，用微熨之，令其调适，又以导引瘰坚，转引令其气行，方始刺之，此为疗瘰之要也，紧急瘰牵令缓也。得其事者，谓得之人法于九野，经络阴阳之病也。

马莳说：伯言此周痹者，内不在于五藏，而外不发于皮肤，独居于分肉之间，所谓迫切为沫，沫聚为痛，神归为热，痛解为厥，厥逆而痹发也。盖由真气不能周于身，而邪气随脉以上下，故命曰周痹。刺此者，必先切循其足之三阴三阳，视其虚实，及大络之血结而不通，及虚而脉陷空中者，或补或泻而调之，又且熨而通之。其有瘰且坚者，乃转引而行之，此乃治周痹之法也。帝则通其意而又通其事，知九针为用最大，故叹九者，乃至恒至顺之理，凡十二经之病，不可不用

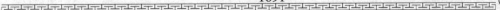

者也。

张介宾说：真气不能周，即气闭不行也，故曰痹者闭也。此节上旧有帝曰：善，余已得其意矣。九字，乃下文之误复于此者，今删去之。下之六经，足六经也。大络之血结者，宜泻之；虚而脉陷空者，宜补之，寒凝而气不周者，宜熨而通之；其瘈坚转者，瘈急转筋之谓，当针引其气而行之也。意者，病之情也。事者，治之法也。九者，针也。巽者，具也。言其意其法，在乎九针，而经具其理，凡十二经脉阴阳之病，无不尽于是也。

张志聪说：夫邪之客于形也，必先舍于皮毛，留而不去则腠理开，开则抵深而入于分肉；留而不去入舍于络脉；留而不去入舍于经脉，内连五藏。此邪在于分肉而厥逆于脉中，故内不在藏，而外未出于皮，独居分肉之间，真气不能周，故命曰周痹。真气者，五藏元真之气，三焦通会于肌腠之间，所受于天，与谷气并而充身者也。邪沫凝聚于腠理，则真气不能充身，故曰周，谓因痹而不周也。下之六经，谓藏府十二经脉，本于足而合于六气也。夫邪在于分肉，则分肉实而经脉虚，厥逆于脉中，则经脉实而分肉虚，故当视其虚实而取之，此刺周痹之法也。大络之血，结而不通，邪在于大络也，及虚而脉陷空者，络气虚而陷于内也。熨而通之，启其陷下之气通于外也。瘈坚者，络结而挛痪坚实，故当转引而行之，此调治众痹之法也。张开之曰：邪在分肉，内则入于脉中，外则出于皮肤，故曰外未发于皮，谓经脉分肉之邪，当仍从皮毛而出。事者，谓揆度奇恒之事，盖邪在于皮肤，留而不去，不得入于经，流溢于大络，而生奇恒之病。故帝曰，余已得其意矣，谓得其邪在分肉经脉之意矣。亦得其事也，言亦得知其邪在大络之事也。九针者，乃经常巽顺之理，所以明十二经脉阴阳之病也。沈亮宸曰：观帝所言，谓九针之论乃经巽之理，所以明人之阴阳血气终始出入，应天地之道，学者当于针中求理，勿以至理反因针而昧之，圣人立言之意，其庶几乎。

《周痹第二十七》今译

黄帝向岐伯问道：患了周痹病，疼痛随着血脉上下移动，疼痛的部位上下、左右相应，一时也不停顿，我想知道这种疼痛是发生在血脉之中呢，还是在分肉之间？是什么原因使它这样的呢？这种疼痛移动的非常快，几乎来不及在痛处下针。当疼痛集中在某一部位时，还没有等到确定治疗方法，而此处的疼痛就已经停止。这是什么道理呢？我想知道其中的缘故。岐伯回答说：以上讲的这些是众痹病，并不是周痹。黄帝说：我很想听你讲众痹病的情况。岐伯回答说：众痹，邪气可在身体任何部位，时发止，疼痛也就时而发作，时而停止，并左右互相影响、相互对应。并不像周痹那样疼痛遍及全身，而疼痛的特点是时而发作，时而停止。黄帝说：你说得很好，那么如何进行针刺治疗呢？岐伯回答说：针刺众痹症，某一部位的疼痛虽说停止了，但还必须对原处进行针刺，使它不再复发。

黄帝说：你说得很好。我想听你讲讲周痹的情况是怎样的？岐伯回答说：患周痹时，病邪停留在血脉中，并随着血脉的上下循行而周遍全身，并不左右相互影响和对应，而是病邪走窜到哪，哪个部位就发生疼痛。黄帝说：患周痹时应如何进行针刺治疗呢？岐伯回答说：疼痛由上而下移动时，先针刺下部，以阻止病邪的进一步发展，然后再针刺上部，以彻底去掉病邪。疼痛由下而上移动时，先针刺上部以阻止病邪进一步发展，然后再针刺下部，以彻底去掉病邪。

黄帝说：你说得很好。然而，这种疼痛是如何发生的？为什么取名周痹呢？岐伯回答说：

由于风、寒、湿三种邪气侵袭人体机表，停留于分肉之间，压迫分肉间的津液而渗出沫汁，沫汁由于遇到寒邪而发生凝聚，由于凝聚而排挤分肉，使分肉发生分裂，分肉分裂就会导致疼痛。而某处疼痛一发生，则心神就会集中在可以使人的注意那个部位，气也会流注到痛处而发热，发热可以使疼痛缓解，但某处疼痛缓解的时候，而邪气又会向他处逆乱，因而导致其他痹症的发生，而出现上述所说的周痹症状。

黄帝说：你说得很好。我已经懂得了其中的道理。岐伯说：导致周痹的邪气既不深入到五脏，也不外发于体表皮肤，而是单独停留在分肉之间，因使真气闭塞，不能正常运行，所以就称为周痹。因此，对于周痹的针刺治疗，必须先沿发病部位经脉进行切按，观察病情的虚实，看大络的血液是否瘀滞，经脉是否陷下空虚。然后，再根据具体情况进行调治，可以使用法熨使血络得到疏通。如果出现拘急坚劲的，则应按摩导引真气运行。黄帝说：你说得很好。我已经了解到病邪侵袭分肉的情况，也懂得了治病的原则，在针刺治疗时采用的九种针，都具有通经理气的作用，可以治疗十二经脉由于阴阳紊乱而发生的各种疾病。

口问第二十八①

①口问第二十八：伯坚按：本篇和《甲乙经》《黄帝内经太素》《类经》三书篇目对照，列表于下：

灵　枢	甲乙经	黄帝内经太素	类　经
口问第二十八	卷十二——欠哕唏振寒噫嚏軃泣出太息涎下耳鸣啮舌善忘善饥第一	卷二十七——十二邪篇	卷十八——口问十二邪之刺（疾病类七十九）

【释题】　本篇第一段黄帝问话里有"愿得口问"句，就取这两个字做篇名。

【提要】　本篇用黄帝、岐伯问答的形式，讲欠、哕、唏、振寒、噫、嚏、軃、泣涕、太息、涎下、耳鸣、啮舌十二病的原因和针刺疗法应取的穴及补泻方法。

黄帝闲居，辟左右而问于岐伯曰：余已闻九针之经论，论阴阳逆顺，六经已毕，愿得口问。岐伯避席再拜曰：善乎哉问也，此先师之所口传也①。黄帝曰：愿闻口传。岐伯答曰：夫百病之始生也，皆生于风雨寒暑，阴阳喜怒，饮食居处，大惊卒恐，则血气分离，阴阳破散，经络厥绝，脉道不通，阴阳相逆，卫气稽留，经脉虚空，血气不次，乃失其常。论不在经者，请道其方②。

【本段提纲】　马蒔说：此言有所当传者，以其论之不著于经中也。

【集解】

①黄帝闲居，辟左右而问于岐伯曰：余已闻九针之经论，论阴阳逆顺，六经已毕，愿得口问。岐伯避席再拜曰：善乎哉问也，此先师之所口传也：杨上善说：间居，晏也。避，去也。六经，阴阳各有三阴三阳之脉也。口传者，文传得粗，口传得妙，谓口决其理也。

②岐伯答曰：夫百病之始生也，皆生于风雨寒暑，阴阳喜怒，饮食居处，大惊卒恐，则血气分

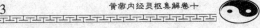

离,阴阳破散,经络厥绝,脉道不通,阴阳相逆,卫气稽留,经脉虚空,血气不次,乃失其常。论不在经者,请道其方:杨上善说:风雨寒暑居处,外邪也。阴阳喜怒饮食惊恐,内邪也。此内外邪生病所由,凡有五别。一令血之与气不相合也。二令藏府阴阳分散也。三令经脉及诸络脉不相通也。四令阴阳之气乖和,卫气不行。五令诸经诸络虚竭,营血卫气行无次第。如上所说,论在经者,余已知之。有所生病不在经者,请言其法也。

张介宾说:此下诸问,既非风寒之外感,又非情志之内伤,论不在经,所当口传者也,故曰口问。

张志聪说:九针之经,谓上古之针经,帝欲于经传之外,而有口传心受者也。阴阳六经之外,有别走其道者,外因内因之外,有奇邪之为病者,故设此问。辟左右者,此上帝之所贵,非其人勿传也。伯言百病之生,不出外内二因。外因者,因于风雨寒暑。内因者,因于喜怒惊恐饮食居处。皆伤荣卫血气,阴阳经脉,若不在经者,请言其所在之病。

黄帝曰:人之欠者,何气使然? 岐伯答曰:卫气昼日行于阳,夜①则行于阴。阴者主夜,夜者主卧②。阳者主上,阴者主下,故阴气积于下。阳气未尽,阳引而上,阴引而下,阴阳相引,故数欠。阳气尽,阴气盛,则目暝。阴气尽而阳气盛,则寤矣。泻足少阴,补足太阳③。

【本段提纲】 马莳说:此言人之所以欠及所以寐与寤,而有刺之之法也。

【集解】

①夜:钱熙祚说:原刻"夜"下衍"半"字,依《甲乙经》删。

②夜者主卧:原文作"夜者卧"。

河北医学院校释《灵枢经校释》:"主"原脱。据《甲乙》卷十二第一及《太素》卷二十七十二邪补入。

③岐伯答曰:卫气昼日行于阳,夜则行于阴。阴者主夜,夜者主卧。阳者主上,阴者主下,故阴气积于下。阳气未尽,阳引而上,阴引而下,阴阳相引,故数欠。阳气尽,阴气盛,则目暝。阴气尽而阳气盛,则寤矣。泻足少阴,补足太阳:杨上善说:阳气主昼在上,阴气主夜在下。阴气尽,阳气盛,则寤;阳气尽,阴气盛,则暝。今阳气未尽,故引阴而上,阴气已起,则引阳而下,阴阳相引上下,故数欠也。泻于肾脉足少阴实,补于膀胱脉足太阳虚,令阴阳气和,故欠愈也。有本作足太阴。

张介宾说:欠者张口呵吸,或伸臂展腰,以阴阳相引而然也。夫阳主昼,阴主夜,阳主升,阴主降。凡人之寤寐,由于卫气。卫气者,昼行于阳,则动而为寤;夜行于阴,则静而为寐。故人于欲卧未卧之际,欠必先之者,正以阳气将入阴分,阴积于下,阳犹未静,故阳欲引而升,阴欲引而降,上下相引,而欠由生也。今人有神疲劳倦而为欠者,即阳不胜阴之候。《大惑篇》曰,卫气不得入于阴,常留于阳。留于阳则阳气满,阳气满则阳跷盛,不得入于阴则阴气虚,故目不瞑矣。卫气留于阴,不得行于阳。留于阴则阴气盛,阴气盛则阴跷满,不得入于阳则阳气虚,故目闭也。吴玄纲曰,觉与阳合,寐与阴并。觉多者魂强,寐久者魄壮。魂强者生之徒,魄壮者死之徒。是皆阴阳盛衰之义。卫气之行于阳者自足太阳始,行于阴者自足少阴始,阴盛阳衰,所以为欠。故当泻少阴之照海,阴跷所出也。补太阳之申脉,阳跷所出也。取阴阳跷者,义如上节之注。

张志聪说:此论阴阳之气,上下出入。阳者,天气也,主外主上;阴者,地气也,主内主下。

然又有升降出入之机，而人亦应之。人之卫气日行于阳，夜行于阴。行于阴则阳气在内，阴气在外，阳气在下，阴气在上。夜半一阳初升，至天明卫行于阳而寤。然在下之阳气未尽行于上，阳欲引而上，阴欲引而下，阴阳相引，故数欠。此阴阳之上下也。日暮在外之阳气将尽，而阴气渐盛，则目瞑而卧。平旦在外之阴气将尽，而阳气渐盛则寤矣，此阴阳之外内也。当补足太阳以助阳引而上，泻足少阴以引阴气而下。少阴、太阳标本相合，为阴阳之主宰。

黄帝曰：人之哕者，何气使然？岐伯曰：谷入于胃，胃气上注于肺。今有故寒气与新谷气俱还入于胃，新故相乱，真邪相攻，气并相逆，复出于胃，故为哕。补手太阴，泻足少阴①。

【本段提纲】 马莳说：此言人之所以哕而有刺之之法也。

【集解】

①黄帝曰：人之哕者，何气使然？岐伯曰：谷入于胃，胃气上注于肺。今有故寒气与新谷气俱还入于胃，新故相乱，真邪相攻，气并相逆，复出于胃，故为哕。补手太阴，泻足少阴：杨上善说：谷入胃已，清气上注于肺，浊气下留于胃。有故寒气与新谷气俱入于胃，新故真邪在于胃中相攻相逆，复从胃出，故为之哕。宜补肺脉手太阴，泻肾脉足少阴。以足少阴主寒，故须泻之，手太阴主气，故先补之。

马莳说：人之谷气入于胃，胃得谷气而化之，遂成精微之气，以上注于肺，而行之五藏六府。今有寒气之故者在于胃中，而又有谷气之新者以入于胃，则新故相乱，真气与邪气相攻（真气即胃气，邪气即寒气），彼此之气并而相逆，所以复出于胃而为哕也。当补手太阴肺经，及泻足少阴肾经可也。

张介宾说：哕，呃逆也。人之水谷入胃，其精微之气必上注于肺，而后行于藏府营卫。若中焦先有寒气，则新入之谷气凝聚而不行，气不行则新故真邪还留于胃，留则逆而上出，故为哕也。手太阴，肺经也。足少阴，肾经也。寒气自下而升，逆则为哕，故当补肺于上以壮其气，泻肾于下以引其寒。盖寒从水化，哕之标在胃，哕之本在肾也。

张志聪说：此言人之所受谷气，由胃海之布散于天下者也。胃为水谷之海，肺属天而外主皮毛，谷入于胃乃传之肺，肺朝百脉，输精于皮毛，毛脉合精行气于府，五藏六府，皆以受气。是入胃之水谷，藉肺气转输于皮毛，行于藏府。如肺有故寒气而不能输布，寒气与新谷气俱还入于胃，新故相乱，真邪相攻，气并相逆于胃，胃府不受，复出于胃，故呃逆也。夫肾者至阴也，至阴者盛水也。肺者太阴也，少阴者冬脉也。故其本在肾，其末在肺，皆积水也。是在下之寒水，上通于天者也。故当补手太阴以助天之阳气，泻足少阴以下肺之寒邪。肺之寒者，乃肾水之寒气也。此篇论人身之应天地阴阳，奇邪之走空窍，非外因之形寒，亦非饮冷之寒气也。

黄帝曰：人之唏者，何气使然？岐伯曰：此阴气盛而阳气虚，阴气疾而阳气徐，阴气盛而阳气绝，故为唏。补足太阳，泻足少阴。①

【本段提纲】 马莳说：此言人之所以唏而有刺之之法也。

【集解】

①黄帝曰：人之唏者，何气使然？岐伯曰：此阴气盛而阳气虚，阴气疾而阳气徐，阴气盛而阳气绝，故为唏。补足太阳，泻足少阴：马莳说：《释文》言，哀痛不泣曰唏，人之所以唏者，以阴气盛且疾，阳气虚且徐且绝，故为唏耳。治之者，宜补阳而泻阴，当于足太阳膀胱经阳跷脉气所出者补之，足少阴肾经阴跷脉气所出者泻之。

张介宾说：唏，"欷"同，歔欷也。释义云，悲泣气咽而抽息也。一云泣余声。一云哀而不泣曰唏。悲忧之气生于阴惨，故为阴盛阳虚之候。当亦是阳跷申脉，阴跷照海也。

张志聪说：此论阴阳之不相和也。太阳少阴，乃水火阴阳之本，雌雄相合，标本互交，若阴气盛而阳气虚，则阴气疾而阳气徐矣。阴气疾而阳气徐，则阴阳不能相将；而阴与阳绝矣。故当补足太阳之阳，泻足少阴之阴，以和其阴阳焉，唏者，歔欷悲咽也。盖阳气盛则多喜笑，阴气盛则多悲哀。

黄帝曰：人之振寒者，何气使然？岐伯曰：寒气客于皮肤，阴气盛阳气虚，故为振寒寒栗。补诸阳。①

【本段提纲】　马莳说：此言人之所以振寒而有刺之之法也。

【集解】

①黄帝曰：人之振寒者，何气使然？岐伯曰：寒气客于皮肤，阴气盛阳气虚，故为振寒寒栗。补诸阳：杨上善说：以阳虚阴盛，阳虚故皮肤虚，阴盛故寒客皮肤，故振寒寒栗，宜补三阳之脉。

马莳说：振寒者，身寒而振动也。盖以寒气客于皮肤，其阴气盛阳气虚，故阴盛则为寒，且寒而战栗，当补诸阳经以温之，则阳胜而阴衰矣。

张介宾说：振寒者，身怯寒而振栗也。补诸阳者，凡手足三阳之原合及阳跷等穴，皆可酌而用之。

张志聪说：此言阳气之在外也。诸阳之气，主于肌表，故寒气客于皮肤，藉阳气以化热，若阴气盛而阳气虚，则为振寒战栗，当补诸阳。诸阳者，谓三阳也。吴懋先曰，寒气即太阳寒水之气，故当补诸阳。

黄帝曰：人之噫者，何气使然？岐伯曰：寒气客于胃，厥逆从下上散，复出于胃，故为噫。补足太阴、阳明。一曰补眉本也。①

【本段提纲】　马莳说：此言人之所以噫而有刺之之法也。

【集解】

①黄帝曰：人之噫者，何气使然？岐伯曰：寒气客于胃，厥逆从下上散，复出于胃，故为噫。补足太阴、阳明。一曰补眉本也：杨上善说：寒气先客于胃，厥而逆上消散，复从胃中出，故为噫。脾胃府藏皆虚，故补斯二脉。眉本是眉端攒竹穴，足太阳脉气所发也。

马莳说：噫，不平声也。盖以寒气客于胃中，厥逆之气，从下而上，其气之散也，复出于胃，故为噫。当补足太阴脾经、足阳明胃经以温之。一曰，取足太阳膀胱经之在眉本名攒竹者以刺之。

张介宾说：噫，嗳气也。释义曰：饱食息也。按此节与上文之哕，皆以寒气在胃而然。但彼云故寒气者，以久寒在胃，言其深也；此云寒客于胃者，如客之寄，言其浅也。故厥逆之气，从下上散，则复出于胃而为噫。补足太阴、阳明二经，使脾胃气温，则客寒自散，而噫可除。眉本，即足太阳经攒竹穴，是亦补阳气也。

张志聪说：此言土位中央，而气出于上下也。寒气客于胃，厥逆之气上走心为噫，得后气则快然如衰，是厥气出于胃，从脾膈而上下散，故当补足太阴、阳明以助其分散焉。眉本，乃足太阳之经，寒气客于胃者，乃太阳寒水之气也。一曰，补太阳之阳气于上，而客中之寒气可散矣。姚士因曰：肾为水藏，太阳之上，寒气主之，哕者寒气在于肺，噫者寒气在胃中，一泻少阴之寒，一补太阳之阳,补泻虽别,其义则同。

黄帝曰:人之嚏者,何气使然? 岐伯曰:阳气和利,满于心,出于鼻,故为嚏。补足太阳荣、眉本,一曰眉上也。[①]

【本段提纲】 马莳说:此言人之所以嚏而有刺之之法也。

【集解】

[①]黄帝曰:人之嚏者,何气使然? 岐伯曰:阳气和利,满于心,出于鼻,故为嚏。补足太阳荣、眉本,一曰眉上也:杨上善说:阳之气和利,满于心中,上冲出于鼻,故为嚏也。阳虚而利,故补阳脉。太阳起鼻上两箱,发于攒竹。太阳荣在通谷,足趾外侧本节前陷中。

马莳说:嚏,喷嚏也。盖以人之阳气平和顺利,满溢于心,故上升于鼻而为嚏。当补足太阳膀胱经曰攒竹者以刺之。一曰在眉,近于上者是也(两眉头少陷宛宛中,针三分,留六呼,灸三壮)。

张介宾说:阳气和平顺利而满溢于心,必上达于肺,故出于鼻而为嚏。然人有感于风寒而为嚏者,以寒邪束于皮毛,则阳气无从泄越,故喷而上出。是嚏从阳气而发,益又可知。仲景曰:欲嚏不能,此人肚中寒。正谓其阳虚也。故人病阳虚等证者,久无嚏而忽得之,则阳气渐回之佳兆也。凡阳虚于下,则不能上达而为嚏。补足太阳之荣于眉本者,其名攒竹,一曰眉上亦即此穴。盖太阳与肾为表里,所以补阴中之阳也。观《宣明五气篇》曰,肾为欠为嚏,其义正与此通。

张志聪说:此言太阳之气与心气之相和也。太阳之上,寒水主之,少阴之上,君火主之,阴阳互交,标本相合,故心为阳中之太阳,太阳心气之相合也。是以阳气和利,则上满于心,出于鼻而为嚏。鼻乃肺之窍,肺乃心之盖也。太阳之气生于膀胱,膀胱乃津液之府,阳气和利上满于心,则阳气盛矣,故当取足太阳之荣于眉本。使津液上资,则阴阳相平矣。夫太阳之气主于肤表,一曰补眉上以取太阳之气,使气行于外,则不满于心矣。

黄帝曰:人之軃者,何气使然? 岐伯曰:胃不实则诸脉虚,诸脉虚则筋脉懈惰,筋脉懈惰则行阴用力,气不能复,故为軃。因其所在,补分肉间。[①]

【本段提纲】 马莳说:此言人之所以軃而有刺之之法也。

【集解】

[①]黄帝曰:人之軃者,何气使然? 岐伯曰:胃不实则诸脉虚,诸脉虚则筋脉懈惰,筋脉懈惰则行阴用力,气不能复,故为軃。因其所在,补分肉间:杨上善说:胃气不实,谷气少也。谷气既少,脉及筋肉并虚懈惰,因此行阴。行阴,入房也。此又入房用力,气不得复,四肢缓纵,故名为軃。軃,云干反,牵引也,谓身体懈惰,牵引不收也。筋脉皆虚,故取病所在分肉间补之。

马莳说:盖以胃者五藏六府之海也,胃虚则诸脉虚而筋脉懈惰,复乃强力入房,所以气不能复而为軃也。当因其所在,以补其分肉间耳。

张介宾说:軃。释曰:下垂貌。又曰:軃避也。故诸家引以为注,似皆不合经义,殊无意味。尝闻俗语有战軃之说,即古人之遗言,意者軃即战之属也。但因寒而战者谓之寒战,其有战不因寒者由气虚耳。盖胃为五藏六府之海,故胃不实则诸脉虚而懈惰生,再有行阴用力,则阳气益虚,故为战軃。今见常有其候而未闻其名,愚谓即此,尚俟明者辨之。四体战軃,各有分部,胃者肉其应,故当因病所在,补分肉间,以壮其胃气。

张志聪说:此言筋脉皆本于胃府之所生也。軃者,垂首斜倾懈惰之态。筋脉皆本于水谷之所资养，故胃不实则诸脉虚，诸脉虚则筋脉懈惰。盖经脉者，所以濡筋骨而利关节者也。夫阳明主润宗筋，阳明虚则宗筋纵，是以筋脉懈惰，则阳明之气行于宗筋，而用力于阴器，行阴用力，则阳明气不能复养于筋脉，故为躄。因其所在行阴，故补分肉间，以取阳明之气外出。

丹波元简说：《甲乙》作軃。释云：下垂貌，则是首身下垂而不能举也。《广韵》：垂下貌。《正字通》："軃"为"軃"之讹。

黄帝曰：人之哀而泣涕出者，何气使然？岐伯曰：心者，五藏六府之主也；目者，宗脉之所聚也，上液之道也；口鼻者，气之门户也。故悲哀愁忧则心动，心动则五藏六府皆摇，摇则宗脉感，宗脉感则液道开，液道开故泣涕出焉。液者，所以灌精濡空窍者也，故上液之道开则泣，泣不止则液竭，液竭则精不灌，精不灌则目无所见矣，故命曰夺精。补天柱经侠颈。[①]

【本段提纲】　马莳说：此言人之所以泣涕而有刺之之法也。

【集解】

[①]黄帝曰：人之哀而泣涕出者，何气使然？岐伯曰：心者，五藏六府之主也；目者，宗脉之所聚也，上液之道也；口鼻者，气之门户也。故悲哀愁忧则心动，心动则五藏六府皆摇，摇则宗脉感，宗脉感则液道开，液道开故涕泣出焉。液者，所以灌精濡空窍者也，故上液之道开则泣，泣不止则液竭，液竭则精不灌，精不灌则目无所见矣，故命曰夺精。补天柱经侠颈：杨上善说：涕泣多，目无所见，何气使然也？涕泣出之所以有三，心者神用，藏府之主，一也。手足六阳及手少阴、足厥阴等诸脉凑目，故曰宗脉所聚，大小便为下液之道，涕泣以为上液之道，二也。目者，惟是液之道也，口鼻二窍气液之道，三也。有物相盛，遂即心动；以其心动，即心藏及余四藏并六府亦皆摇动；藏府既动，藏府之脉皆动；藏府宗脉摇动，则目鼻液道并开；以液道开，故涕泣出也。五谷液以灌目，五谷之精润于七窍，今但从目鼻而出不止，则竭也。诸精不得其液，则目眼无精，故目无所见，以夺精也。天柱经，足太阳也。天柱侠项后发际大筋外廉陷中，足太阳脉气所发，故补之。

马莳说：盖人泣涕出于目，本于心，形于口鼻，正以心为五藏六府之主，目为宗脉之所聚，又为液气上升之道路，口鼻为气之门户，故凡悲哀愁忧者，则心主动而五藏六府随之以摇，摇则宗脉动而液道开，泣涕之所以出也。且此液者，所以灌精濡空窍者也，故上液之道一开，则泣不止而液竭，精不灌而目盲，其名曰夺精。当补足太阳膀胱经之天柱穴，此经乃挟于后之项颈者是也。挟项后发际大筋外廉陷中，针二分，留六呼，灸七壮。

张介宾说：宗，总也。凡五藏六府之精气，皆上注于目而为之精，故目为宗脉之所聚，又为上液之道。气由口鼻出入，故为气之门户。然气之所至，液必随之，如涎出于口，涕出于鼻，泣出于目，是皆上液之属也。人之泣涕上出者，皆本乎心。盖心为五藏六府之主，若悲哀忧愁动其心，则五藏六府皆应而摇，藏府摇则宗脉皆应而动，动则液道开而泣涕所以出也。精由液而化，孔窍得液而充，故以灌精濡孔窍也。液去精伤则目昏，以至渐无所见者，是夺其精也。世之因泣而丧目者，盖亦不少矣。天柱，足太阳膀胱经穴，其经侠颈项之后。

张志聪说：此言五藏之液，内濡百脉，膀胱之津，外濡空窍。夫水谷入胃，津液各走其道，酸先入肝，苦先入心，甘先入脾，辛先入肺，咸先入肾，五藏主藏水谷之津者也。膀胱者，州都之官，津液藏焉，复还入胃中以资藏府，是藏府膀胱之津，交相资益者也。是故泣不止则液竭，液竭则精不灌。盖液者又所以灌精濡空窍者也。宗脉者，上液之道也。液道开而泣不止，则液竭,而濡空窍之精不能灌于目,而目不明矣,故命曰夺精,谓夺其外濡空窍之精也。当补膀胱经之天柱于挟颈间,以资津液上灌,盖液随气行者也。夫口鼻耳目皆为空窍,故曰口鼻者,气之门户也。谓津液随气而上濡空窍,故精不灌则目不明。

黄帝曰:人之太息者,何气使然? 岐伯曰:忧思则心系急,心系急则气道约,约则不利,故太息以伸出之。补手少阴、心主、足少阳留之也。①

【本段提纲】　马莳说:此言人之所以太息而有刺之法也。

【集解】

①黄帝曰:人之太息者,何气使然? 岐伯曰:忧思则心系急,心系急则气道约,约则不利,故太息以伸出之。补手少阴、心主、足少阳留之也:杨上善说:忧思劳神,故心系急。心系连肺,其脉上迫肺系,肺系为喉通气之道,既其被迫,故气道约不得通也,故太息取气以伸出之。手少阴、手心主二经皆是心经,足少阳胆经,以心系急引于肝胆,故二阴一阳并须留针以缓。

马莳说:人之心皆有系,惟忧思则心系紧急,而气道敛约,约则出气不利,故太息以伸出之。当补手少阴心经,手厥阴心包络经及足少阳胆经,皆留其针以补之也。

张介宾说:太息者,息长而大,即叹息也。约,犹束缚也。忧愁思虑,则气抑不伸而心系急,气道约,约则满闷于中,此叹息之不容已也。手少阴心经也,心主手厥阴经也,足少阳胆经也。助木火之藏,则阳气可舒,抑郁可解,故皆宜留针补之。

张志聪说:此言上焦之宗气,与下焦之生气相通而行呼吸者也。夫宗气积于胸中,出于喉咙,以贯心脉而行呼吸。忧思则心系急,心系急则气道敛约,约则不利,故太息以伸出之,当补手少阴心主,足少阳留之。留之者,候气之至也。盖肾为生气之原,少阳属肾,乃肾中所生之初阳,上通于心主包络,故补手少阴心主,以通上焦之气,补足少阳留之,以候下焦之生气以上交。王芳侯曰,本经凡曰,手少阴心主,乃包络之经,以相而代行君令者也。凡曰足少阳,乃兼手少阳而言。盖六府皆出于足之三阳,上合于手者也。

黄帝曰:人之涎下者,何气使然? 岐伯曰:饮食者皆入于胃,胃中有热则虫动,虫动则胃缓,胃缓则廉泉开,故涎下。补足少阴。①

【本段提纲】　马莳说:此言人之所以涎下而有刺之之法也。

【集解】

①黄帝曰:人之涎下者,何气使然? 岐伯曰:饮食者皆入于胃,胃中有热则虫动,虫动则胃缓,胃缓则廉泉开,故涎下。补足少阴:杨上善说:虫者,谷虫,在于胃中也。廉泉,舌下孔,通涎道也。人神守,则其道不开;若为好味所感,神者失守,则其孔开涎出也。亦因胃热虫动,故廉泉开,涎因出也。肾足少阴脉,上侠舌本,主于津涎,今虚故涎下是也。

马莳说:人之涎何自而下,正以饮食入胃,则胃缓而虫动,胃气之在上脘者,势缓而不下降,所以在上之廉泉开而涎下也。当取足少阴肾经以补之。盖补阴则任脉下盛,而上之廉泉通,廉泉通而涎下于内,不下于外也。

张介宾说:足阳明之脉出于口,胃中有热则虫动胃缓,故廉泉开而涎下。凡目之多泪,鼻之多涕,亦皆因热而上液之道开也。有谓肺热甚则鼻涕出者,义亦犹此。肾为胃关而脉系于舌,故当补之,以壮水制火,则液有所主而涎自止也。

张志聪说:此言足少阴之气上与阳明相合,而主化水谷者也。虫者,阴类也,阴类动则肾气不交于阳明而胃气缓矣。气不上交,则水邪反从任脉而上出于廉泉,故涎下。当补足少阴以助下焦之生气上升,而水邪自下矣。姚士因曰,少阴、阳明戊癸相合,而后能化水谷之精微。故曰饮食者皆入于胃,谓不合则胃缓,缓则不能化饮食矣。不合则热,热则虫动矣。上节论少阴之气,上与宗气相合,以行呼吸,此论与阳明相合,以化饮食之精微,下节论与宗脉相合,而通会于百脉。盖荣卫血气,本于后天水谷之所资生,然必藉下焦先天之气以合化。

　　黄帝曰:人之耳中鸣者,何气使然? 岐伯曰:耳者宗脉之所聚也,故胃中空则宗脉虚,虚则下溜,脉有所竭者,故耳鸣。补客主人、手大指爪甲上与肉交者也。①

【本段提纲】　马莳说:此言人之所以耳鸣而有刺之之法也。

【集解】

　　①黄帝曰:人之耳中鸣者,何气使然? 岐伯曰:耳者宗脉之所聚也,故胃中空则宗脉虚,虚则下溜,脉有所竭者,故耳鸣。补客主人、手大指爪甲上与肉交者也:马莳说:耳为宗脉之所聚,胃为宗脉之所生。惟中空则宗脉虚而下流,其在上之脉气随竭,耳遂为之鸣也。当补足少阳胆经之客主人穴(一名上关耳前起骨上廉,开口有空,张口取之,乃得禁深针,针一分,留七呼,灸三壮)及手大指爪甲上之少商,盖此乃手太阴肺经穴也(大指端内侧去爪甲如韭叶白肉际宛宛陷中,针一分,留三呼,不宜灸)。

　　张介宾说:手足三阳三阴之脉皆入耳中,故耳亦宗脉之所聚也。阳明为诸脉之海,故胃中空则宗脉虚,宗脉虚则阳气不升而下溜,下溜则上竭,轻则为鸣,甚则为聋矣。然少阳太盛壅塞为鸣者亦有之,但虚者渐而实者暴,虚者多而实者少,其辨在有邪无邪耳,学者当推广之。客主人,足少阳经穴,为手足少阳、足阳明之会。手大指爪甲上者,手太阴之少商穴,为肺气所出之井。故皆当补之,以助其阳气。

　　张志聪说:此言经脉之血气,资生于胃而资始于肾也。夫肺朝百脉,宗脉者,百脉所宗,肺所主也。耳者,宗脉之所聚也,百脉之血气水谷之所生也。故胃中空则宗脉虚,虚则脉气下溜矣。脉中之血气有所竭故耳鸣也。当补客主人,与手太阴之少商。客主人乃足少阳之脉,补之以引下溜之脉气上行。

　　黄帝曰:人之自啮舌者,何气使然? 岐伯曰①:此厥逆走上,脉气辈②至也。少阴气至则啮舌,少阳气至则啮颊,阳明气至则啮唇矣。视主病者则补之③。

【本段提纲】　马莳说:此言人之所以啮舌而递及啮颊啮唇者,各有刺之之法也。

【集解】

　　①岐伯曰:钱熙祚说:原刻脱此三字,今补与前数条一例。

　　河北医学院校释:"岐伯曰"原脱,据《太素》卷二十七篇十二邪补,与上下文例相合。

　　②辈:钱熙祚说:《甲乙经》"辈"作"皆"。

　　③岐伯曰:此厥逆走上,脉气辈至也。少阴气至则啮舌,少阳气至则啮颊,阳明气至则啮唇矣。视主病者则补之:杨上善说:辈,类也。厥逆之气上走于头,故上头类脉所至之处,即自啮舌也。肾足少阴脉厥逆至于舌下,则便啮舌。手足少阳脉厥逆行至于颊,即便啮颊。手足阳明厥逆行至于唇,即便啮唇。此辈诸脉以虚厥逆,故视其所病之脉补也。

　　马莳说:凡人之啮舌者,皆气逆走上所致也。且各经脉气以辈而至,故手少阴心经之气至则啮舌,以舌为心经之窍也。手少阳三焦之气至则啮颊,以颊为三焦经之脉路也。手阳明大肠经之气至则啮唇,以唇为大肠经之脉路也。各视主病之经以补之耳。

　　张介宾说:辈者,类也。厥逆走上,而血涌气腾,至生奇疾,所至之处,各有其部,如少阴之脉行舌本，少阳之脉循耳颊，阳明之脉环唇口，故或为肿胀，或为怪痒，各因其处，随而啮之，不独止于舌也。察主病之经以补之也。

张志聪说：此总结脉气生于中焦后天之水谷，本于下焦先天之阴阳，中下之气相合而行者也。齿者，肾气之所生也，少阴之脉，挟舌本，少阳之脉循于颊，阳明之脉挟口环唇下。如肾藏之生气厥逆走上，与中焦所生之脉气相辈而至，则舌在齿之内而反向外矣，唇在齿之外而反向内矣，颊在齿之旁而反向中矣，此盖假啮舌啮唇以明阳明所生之血脉，本于先天之生气相合而偕行者也。

凡此十二邪者，皆奇邪之走空窍者也。故邪之所在，皆为不足。故上气不足，脑为之不满，耳为之苦鸣，头为之苦倾，目为之眩；中气不足，溲便为之变，肠为之苦鸣[1]；下气不足，则乃为痿厥、心悗。补足外踝下留之[2]。

【本段提纲】 马莳说：此承上文而言十二邪之走空窍者，以正气不足而然也。

【集解】

[1]中气不足，溲便为之变，肠为之苦鸣：钱熙祚说：《素问·藏气法时论》注引此文云中气不足，则腹为之善满，肠为之善鸣。

[2]凡此十二邪者，皆奇邪之走空窍者也。故邪之所在，皆为不足。故上气不足，脑为之不满，耳为之苦鸣，头为之苦倾，目为之眩；中气不足，溲便为之变，肠为之苦鸣；下气不足，则乃为痿厥、心悗。补足外踝下留之：杨上善说：此十二邪，皆令人虚，故曰奇邪。空窍，谓是输窍者也。此之邪气所至之处，损于正气，故令人不足为病也。头为上也，邪气至头，耳鸣；头不能正，目暗者也。肠及膀胱为中也，邪至于中，则大小便色皆变于常及肠鸣也。邪气至足则足痿厥挥缓，其足又闷可补之外踝之下。一本，刺足大趾间上二寸留之。

马莳说：由上文十二项观之，皆不正之邪，走于空窍者也。故邪之所在，皆由正气不足，而邪得以乘之。惟上气不足，则脑空耳鸣头倾目眩矣。中气不足，则便变肠鸣矣。下气不足，则为痿为厥而心为之悗矣。皆当足外踝下留之，即足太阳膀胱经昆仑穴是也。

张介宾说：不同常疾，故曰奇邪。惟正气不足，然后邪得乘之。故《七十五难》曰：不能治其虚，安问其余？则深意可知矣。倾者，沉重不能支也。故中气不足则溲便变常，而或为黄赤，或为短涩，多有情欲劳倦、过伤精气而然。昧者概认为火，鲜不误矣。且中气不足，则浊气居之，故肠胃为之苦鸣也。痿，足痿弱也。厥，四肢清冷也。悗，闷也。下气不足，则升降不交，故心气不舒而为悗闷。此昆仑穴也，为足太阳所行之经，凡于上中下气虚之病，皆可留针补之。

张志聪说：此总结十二邪者，皆缘膀胱所藏之津液，不能灌精濡空窍故也。所谓奇邪者，外不因于风雨寒暑，内不因于阴阳喜怒饮食居处，皆缘津液不足而空窍虚无。故邪之所在，皆为之不足。盖因正气不足，而生奇邪之证也。故上气不足者，脑为之不满，耳为之苦鸣，头为之苦倾，目为之眩。中气不足者，溲便为之变，肠为之苦鸣。下气不足者，则为痿厥心悗，盖不足于下则为痿厥，不得上交于心，则心悗矣。补足外踝下留之，乃取太阳之昆仑穴，候太阳之气至也。盖太阳者，三阳也。三阳者，天之业，膀胱之津水，随气运行以濡空窍，故取之昆仑。昆仑乃津水之发原，上通于天者也。

黄帝曰：治之奈何？岐伯曰：肾主为欠，取足少阴[1]。肺主为哕，取手太阴、足少阴。唏者，阴盛[2]阳绝，故补足太阳，泻足少阴。振寒者，补诸阳。噫者，补足太阴、阳明。嚏者，补足太阳眉本。亸，因其所在补分肉间。泣出，补天柱经侠颈，侠颈者头中分也。太息,补手少阴、心主、足少阳,留之。涎下,补足少阴。耳鸣,补客主人、手大指爪甲上与肉交者。自啮舌,视主病者则补之。目眩头倾,补足外踝下留之。痿厥心悗,刺足大趾③上二寸留之,一曰足外踝下留之。④

【本段提纲】　马莳说:上文各项所治之经既条答矣,而此复因帝问治法,遂重言以申之也。

【集解】

①取足少阴:钱熙祚说:依前文此下脱"足太阳"三字。

②阴盛:钱熙祚说:原刻"盛"误作"与",依《甲乙经》改。

③刺足大趾:钱熙祚说:原刻"大趾"下有"间"字,依《甲乙经》删。

④黄帝曰:治之奈何? 岐伯曰:肾主为欠,取足少阴。肺主为哕,取手太阴、足少阴。唏者,阴盛阳绝,故补足太阳,泻足少阴。振寒者,补诸阳。噫者,补足太阴、阳明。嚏者,补足太阳眉本。禅,因其所在补分肉间。泣出,补天柱经侠颈,侠颈者头中分也。太息,补手少阴、心主、足少阳,留之。涎下,补足少阴。耳鸣,补客主人、手大指爪甲上与肉交者。自啮舌,视主病者则补之。目眩头倾,补足外踝下留之。痿厥心悗,刺足大趾上二寸留之,一曰足外踝下留之:张介宾说:此下复问治法者,所以补上文之缺略也。上文末言属肾,故此复明之。上文言哕出于胃,此言哕主于肺,盖寒气上逆而为哕,气病于胃而主于肺也。阴与阳绝则阳不附阴,补阳泻阴则刚柔相济,乘者和矣。大趾间上二寸,足厥阴之太冲也,或曰足太阳之太白也,此与上文稍异。外踝下留之,义如前。

张志聪说:上节总论膀胱之津液,不能灌濡空窍,以致上中下气皆为之不足,此复分论十二邪者,各有补泻阴阳之法。盖膀胱者,津液之府,受藏府之津而藏之,复还入胃中以资益藏府,互相交通者也。故各因其邪之所在而补泻之。足大趾间上二寸,乃足太阴之太白,脾脏之土俞也。此篇论太阳之津水,随气运行于肤表,复从中土而上交于心,应司天在泉之气,运行于地之外,复贯通于地中,是以上气不足,补足太阳之昆仑。下气不足,不得从中而上通于心者,刺足太阴之俞以通土气。然本于足太阳之津气贯通,故一曰足外踝下留之,仍取太阳之津气也。姚士因曰:欠者,足太阳少阴之气相引而上下也。哕者,少阴寒水之气客于肺也。唏者,太阳与少阴之气不和也。振寒者,寒水之气客于皮肤,而太之阳气虚于表也。噫者,太阳寒水之气客于胃也。嚏者,太阳之阳气满于心也。禅者,筋脉之气行阴用力前阴者,足少阴太阳之会也。哀泣者,太阳之津液竭也。太息者,下焦之生气不交于上也。涎下者,膀胱之水邪上溢也。耳鸣者,宗脉之气溜陷于下焦也。自啮者,下焦之气厥逆走上也。此皆足太阳与少阴之津气为病。太阳之气生于膀胱,少阳之气发于肾脏,肾与膀胱,雌雄相合,皆为水藏而为生气原。膀胱之津水,随太阳之气运行于肤表,以濡空窍,应六气之旋转,肾藏之精气,贯通于五藏,应五运之神机,此皆不在六经阴阳逆顺之论,故帝辟左右而问曰,愿闻口传。

钱熙祚说:治法并已见前,此又重述一过,古书简质,必无屋下架屋之理,疑自黄帝曰:治之奈何以下,皆妄人附益也。

陈璧琉、郑卓人合编《灵枢经白话解》十二奇邪病候与治法简表:

症 状	病 理	治 法
呵欠	阳引而上,阴引而下,阴阳之气相引	泻足少阴经,补足太阳经
哕	故寒与新谷气相并,真邪相攻而上逆	补手太阴经,泻足少阴经
唏	阴气盛,阳气虚,阴与阳绝	补足太阳经,泻足少阴经
振寒	阴气盛,阳气虚	补诸阳
噫	寒气客于胃中而上逆	补足太阴阳明
嚏	阳气和利,满于心,出于鼻	补足太阳眉本穴
嚲	胃气不充,诸脉空虚,筋脉懈惰	因其所在补分肉间
哀而泣涕出	悲哀忧愁则心动,心动则五脏六腑皆摇,宗脉感,液道开	补足太阳经天柱穴
太息	忧思则心系急,心系急则气道约而不利	补手少阴与心主,并在足少阳留针
涎下	胃中有热则虫动,虫动则胃缓,廉泉开	补足少阴经
耳鸣	耳为宗脉之所聚,胃中空则宗脉虚,脉气下溜而上竭	补客主人及手大指爪甲上与肉交者
啮舌,啮颊啮唇	少阴之气上逆啮舌,少阳气逆啮颊,阳明气逆啮唇	补主病之经
目眩头倾	上气不足	补足外踝下留之
痿厥心悗	下气不足	刺足大趾间上二寸留之或足外踝下

《口问第二十八》今译

黄帝空闲时,叫左右的人避开,对岐伯说:我已听你讲解了有关九针的经典理论及手足六条经脉的阴阳逆顺道理。我还想听你讲讲那些从口头传述上得到的医学知识。岐伯离开座位,向黄帝又拜了一次,说:您这个问题问得好,这些知识是先师口头上传授给我的。黄帝说:我希望听你讲讲先师口头传给你的医学知识。岐伯回答说:各种疾病的发生,都是由于风雨寒等外界致病因素的侵袭,使体内阴阳失调,或是喜悦恼怒等情感刺激,以及饮食失调,居处失宜,特别是严重惊吓,突然发生恐惧等,由于上述种种因素,导致气血分离,阴阳失调,经络气机逆乱,脉道不通,最后出现阴阳逆乱,卫气停滞不行,经脉空虚,气血循行紊乱,使人体失去正常的功能而生病。下面请让我讲讲您想了解而经典上没有记载的医学道理吧。

黄帝说:人打呵欠,这是什么气造成的? 岐伯回答说:卫气白天运行于阳分,夜间运行于阴分,阴主夜间,夜晚时人要睡觉。阳气主上升,阴主下降,所以阴气大都积于下部,当晚上要入睡时,阳气还没有尽入于阴,阳气牵引阴气而向上,阴气牵引阳气而向下,由于阴阳上下相互牵引,所以频繁呵欠。当阳气完全入于阴,阴气旺盛,就闭目睡觉了。白昼时,阴气内入,阳气旺盛,所以就会醒来。经常打呵欠,可用泻足少阴肾经(上的照海穴),补足太阳膀胱经(上的申脉穴)针刺方法治疗。

黄帝说:人发生呃逆,这是什么气造成的? 岐伯说:饮食进入胃腑,(经过胃腑的腐熟、消化而化生的水谷精微)由胃气上输于肺脏。(再由肺脏输布到全身。)如果体内原有气,使水谷精微之气不能输布到肺脏,旧的寒气与新产生的水谷精微之气一同返回到胃中,新旧之气逆乱,真气与邪气相互斗争,交互上逆,再从胃而出,因此发生呃逆。可以用针补手太阴肺经,攻泻足少阴肾经的方法治疗。

黄帝说:人发生唏歔抽咽,是什么原因引起的?岐伯说:这是由于阴气偏盛,而阳气偏虚,阴气运行迅速,阳气运行反而缓慢,甚至阴气亢盛,而阳气衰微,所以发生唏歔抽咽。治疗时可针补足太阳膀胱经(的申脉穴,以补充阳气),泻足少阴肾经(的照海穴,以泻阴气)。

黄帝说:发生寒颤,这是什么气造成的?岐伯说:寒气侵袭人体肌表的皮肤,阴寒之气偏盛,而阳热之气偏虚,因此发生颤抖、怕冷。可针补各条阳经。

黄帝说:发生嗳气,这是什么气引起的?岐伯说:寒邪侵袭胃腑,使胃气逆乱,逆乱之气从下往上散开,又从胃中出来,(上冲胸咽,)因此,发生嗳气。治疗时可针补足太阴脾经或足阳明胃经。

黄帝说:人打喷嚏,是哪种气引起的?岐伯说:阳气平和通利,充盛于心胸,向上从鼻窍出来,就会打喷嚏。治疗时可针补足太阳膀胱经上的荥穴通谷或攒竹穴,攒竹穴称眉本又称眉上穴。

黄帝说:人出现肢体困倦乏力,头部及身体下垂的軃症,是什么气引起的?岐伯说:胃气不足,(不能生化精微物质以营养各经脉,)经脉因此空虚,经脉空虚则肢体、筋骨、肌肉松弛懈惰,困倦乏力,这时又进行房事,以致损伤阴精,耗损气力,元气不能恢复,因此发生軃症。治疗时应当根据发生疾病的原因所在,在分肉间用针补益。

黄帝说:人在悲哀哭泣时,眼泪和鼻涕都流出来了,这是什么气引起的?岐伯说:心是五脏六腑的主宰;眼睛是许多经脉聚会的地方,是(眼泪、鼻涕、唾液等)津液运输的通道,口腔和鼻孔是气出入的门户。因此,悲哀、忧愁会使心神激动,心神激动,可以使五脏六腑的功能都会受到影响,而五脏六腑的功能改变,又会影响各条经脉,而各经脉功能改变,又会使津液的通道打开,一旦津液的通道打开,则眼泪、鼻涕也就因此流出。由于津液具有濡养、润泽身体各孔窍的作用,因此,当津液运输的通道打开津液流出,如果眼泪不止,使津液枯竭,津液枯竭就会使精气不能灌溉濡养孔窍,这样眼睛就看不见东西,这情况就叫夺精。治疗时,可以用针补益挟于后颈部足太阳膀胱经上的天柱穴。

黄帝说:发生长声叹气的现象,这是什么原因呢?岐伯说:忧愁、思虑会使与心相连系的各经脉急迫,经脉急迫,(由于心系与肺相连,所以,)会使气道约束而变得狭窄,气道狭窄,则气机出入不利,因此人就长声叹气,使闷郁在内的气得以宣泄。治疗时可用针刺补益手少阴心经、手厥阴心包络经、足少阳胆经,并采用留针手法。

黄帝说:人的涎水不自觉地流出来,这是哪种气引起的?岐伯说:饮食水谷都首先进入胃,如果胃中有热,就会引起寄生虫的扰动,寄生虫扰动,使胃运动缓慢,这样,就会使(舌下输出涎水的通道)廉泉打开,涎水就不自觉地流出。治疗时可用针补益足少阴肾经。

黄帝说:人有时会发生耳鸣,这是哪种气引起的?岐伯说:耳是各条经脉的经气所聚集的地方,(因为各经脉是由胃供给营养的,)胃气虚不能生化水谷精微,引起各经脉汇集的宗脉也空虚,经脉空虚使经气向下流,而上部经脉的经气就会枯竭,因此发生耳鸣。治疗时可针补足少阳胆经上的客主人(上关)穴,以及补益位于手大指爪甲角的手太阴肺经上的少商穴。

黄帝说:人有时会咬伤自己的舌头,这是哪种气引起的?岐伯说:这是由于厥气上逆,致使各经脉气分别上逆所致。(因为少阴经气向上通达舌部,所以)少阴经的经气上逆就会咬伤自己的舌头；（少阳经气向上通达耳颊部位,所以）少阳经的经气上逆就会咬着自己的口颊部；（阳明经气向上通达口唇部位,所以）阳明经的经气上逆就会咬着自己的口唇。治疗时应看咬伤的部位,确定属于何经,而施以针刺补益的方法。

上面所说的十二种病,都是由于邪气侵袭空窍造成的。邪气侵袭的部位都是因为正气的虚弱。因此,上焦部位的经气空虚,脑髓不充,耳内产生鸣响,头部沉重无力支撑,眼睛视物昏花。中气不足,可以引起大小便发生变化,肠道出现鸣响。下焦经气不足,就会发生痿厥,出现肢体软弱无力,四肢厥冷,胸满心闷。治疗时可选取足外踝下部的足太阳膀胱经上的昆仑穴,使用留针的手法。

黄帝说:以上的各种病证,治疗时具体应怎么做呢？岐伯说:以肾气不足为主引起的呵欠,应选取足少阴肾经上的穴位。由肺气逆乱为主而引起的呃逆,应选取手太阴肺经、足少阴肾经上的穴位。由于阴盛阳衰而导致的唏歔抽息,应补足太阳膀胱经,泻足少阴肾经。因阳虚感寒而致的寒冷颤抖,应补益各条阳经。因寒而致胃气上逆,发生的嗳气,应补益足太阴脾经和足阳明胃经。由于心胸气满,上冲鼻窍而发生的喷嚏,应补足太阳膀胱经的攒竹穴。因胃气虚弱而引起的肢体困倦乏力,头部沉重昏眩的𪗔病,应根据发生病变的具体部位,针补分肉之间。由悲伤、忧愁而引起的哭泣,流眼泪、鼻涕的,应针补颈后足太阳膀胱经的天柱穴。因忧伤、思虑而引起的叹气,应选手少阴心经、手厥阴心包络经、足少阳胆经的穴位针补,并应留针。由胃中有热而引起的口中流涎,应针补足少阴肾经。由于胃气不足而引起的耳鸣,应针补足少阳胆经的客主人即上关穴,以及手大指爪甲角部的手太阴肺经少商穴。经气逆乱上冲而咬伤自己舌头,应根据所主经脉,确定针补穴位。上焦经气不足而引起的眼花、头部沉重,应取足外踝下部足太阳膀胱经的昆仑穴,用留针法。由下焦经气不足而导致的肢体软弱无力,四肢厥冷,心胸满闷,应针刺足大趾上二寸处的地方。还有一种说法是,可以针刺足外踝下部足太阳膀胱经上的昆仑穴,并留针。

卷　十　一

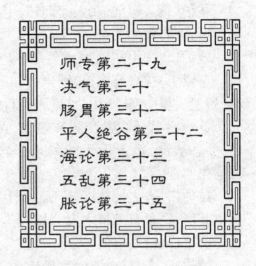

师传第二十九①

①师传第二十九：伯坚按：本篇和《甲乙经》《黄帝内经太素》《类经》三书的篇目对照，列表于下：

灵　枢	甲　乙　经	黄帝内经太素	类　经
师传 第二十九	卷一——五藏六府阴阳表里第三 卷六——逆顺病本末方宜形志大论 第二	卷二——顺养篇	卷十二——为治之道顺而已矣 （论治类二） 卷四——身形候藏府（藏象类二 十九）

【释题】　本篇开头第一段黄帝问话里有"余闻光师有所心藏"，和"传于后世"两句，因为这是老师传授的话，就取这师传两个字作篇名。

【提要】　本篇用黄帝、岐伯问答的形式，内容可以分为两段。前一段讲治病的时候，要注意病人的方便，不可逆着病人的意志；后一段讲人面部的容貌，可以推测五藏六府的概况。这和后面《五阅五使篇》第三十七《五色篇》第四十九所说是同一原则的。这是望诊的内容。

黄帝曰：余闻先师，有所心藏，弗著于方，余愿闻而藏之，则而行之，上以治民，下以治身，使百姓无病，上下和亲，德泽下流，子孙无忧，传于后世，无有终时，可得闻乎①？

岐伯曰:远乎哉问也!夫治民与自治,治彼与治此,治小与治大,治国与治家,未有逆而能治之也,夫惟顺而已矣。顺者,非独阴阳脉论气之逆顺也,百姓人民皆欲顺其志也②。

黄帝曰:顺之奈何?

岐伯曰:入国问俗,入家问讳,上堂问礼,临病人问所便③。

黄帝曰:便病人奈何?

岐伯曰:夫中热消瘅则便寒,寒中之属则便热。胃中热则消谷,令人悬心善饥。脐以上皮热,肠中热,则出黄如糜。脐以下皮寒,胃中寒,则腹胀,肠中寒则肠鸣,飧泄。胃中寒,肠中热,则胀而且泄。胃中热,肠中寒,则疾饥,小腹痛胀。

黄帝曰:胃欲寒饮,肠欲热饮,两者相逆,便之奈何?且夫王公大人,血食之君,骄恣从欲,轻人而无能禁之,禁之则逆其志,顺之则加其病,便之奈何?治之何先?

岐伯曰:人之情莫不恶死而乐生,告之以其败,语之以其善,导之以其所便,开之以其所苦,虽有无道之人,恶有不听者乎?

黄帝曰:治之奈何?

岐伯曰:春夏先治其标,后治其本;秋冬先治其本,后治其标④。

黄帝曰:便其相逆者奈何?

岐伯曰:便此者,饮食衣服,亦欲适寒温,寒无凄怆,暑无出汗,食饮者热无灼灼,寒无沧沧,寒温中适,故气将持,乃不致邪僻也⑤。

【本段提纲】　马莳说:此详言便病人之法也。

【集解】

①黄帝曰:余闻先师,有所心藏,弗著于方,余愿闻而藏之,则而行之,上以治民,下以治身,使百姓无病,上下和亲,德泽下流,子孙无忧,传于后世,无有终时,可得闻乎:杨上善说:先师心藏,比断轮之巧,不可□□,遂不著于方也。又上古未有文著□□□暮代也,非文不传,故请方传之,藏而则之。先人后己,大圣之情也。理国之意。理家之意。言其益远。

丹波元简说:《礼记》《中庸》,布在方策。注:方,板也。策,简也。

江有诰《先秦韵读》:余闻先师有所心藏,弗著于方,余愿闻而藏之,则而行之。(阳部)。

上以治民,下以治身,使百姓无病,上下和亲(真)。

德泽下流,子孙无忧,传于后世,无有终时(叶音酬之幽通韵)。

②岐伯曰:远乎哉问也!夫治民与自治,治彼与治此,治小与治大,治国与治家,未有逆而能治之也,夫惟顺而已矣。顺者,非独阴阳脉论气之逆顺也,百姓人民皆欲顺其志也:杨上善说:人之与己、彼此、大小、国家八者,守之取全,循之取美,须顺道德阴阳物理,故顺之者吉,逆之者凶,斯乃天之道。非独阴阳之道、十二经脉、营卫之气,有逆有顺,百姓之情皆不可逆,是以顺之有吉也。故曰圣人无常心,以百姓为心也。志,愿也。

张介宾说:顺之为用,最为医家肯綮,言不顺则道不行,志不顺则功不成,其有必不可顺者,亦未有不因顺而相成也。呜呼!能卷舒于顺与不顺之间者,非通变之士,有未足以与道也。

③岐伯曰:入国问俗,入家问讳,上堂问礼,临病人问所便:杨上善说:夫为国、为家、为身之

道，各有其理，不循其理，而欲正其身者，未之有也。所以并须问者，欲各和其理而顺之也。俗讳礼便人之理也，阴阳四时天地之理也，存生之道缺一不可，故常问之也。便，宜也，谓问病人寒热等病，量其所宜，随顺调之，故问所便者也。

张介宾说：《礼》云：入国问禁，而此云问俗者，以五方风气有殊，崇尚有异，圣人必因其所宜而为之治，故不曰禁而曰俗也。讳者，忌也。人情有好恶之偏，词色有嫌疑之避，犯之者取憎，取憎则不相合，故入家当问讳。礼者，仪文也。交接有礼，进止有度，失之者取轻，取轻则道不重，故上堂当问礼。便者，相宜也。有居处之宜否，有动静之宜否，有阴阳之宜否，有寒热之宜否，有情性之宜否，有气味之宜否，临病人而失其宜，施治亦相左矣，故必问病人之所便，是皆取顺之道也。

张志聪说：吴懋先曰，师传者，先知觉后知，先觉觉后觉，即夫子所谓明德新民之意，上以治国，下以治民，治大治小治国家，乃修身齐家治国平天下之道。顺，和也。气之逆顺者，阴阳寒暑之往来也。入国问俗，入家问讳，上堂问礼，临病人问所便，即治国齐家治民之要。志者，心之所之也，骄恣纵欲，恶死乐生，意之所发也。所谓欲治其身者，必先正心诚意，此上医医国之道也。

④黄帝曰：便病人奈何？岐伯曰：夫中热消瘅则便寒，寒中之属则便热。胃中热则消谷，令人悬心善饥。脐以上皮热，肠中热，则出黄如糜。脐以下皮寒，胃中寒，则腹胀，肠中寒则肠鸣，飧泄。胃中寒，肠中热，则胀而且泄。胃中热，肠中寒，则疾饥，小腹痛胀。黄帝曰：胃欲寒饮，肠欲热饮，两者相逆，便之奈何？且夫王公大人，血食之君，骄恣从欲，轻人而无能禁之，禁之则逆其志，顺之则加其病，便之奈何？治之何先？岐伯曰：人之情莫不恶死而乐生，告之以其败，语之以其善，导之以其所便，开之以其所苦，虽有无道之人，恶有不听者乎？黄帝曰：治之奈何？岐伯曰：春夏先治其标，后治其本；秋冬先治其本，后治其标：杨上善说：中，肠胃中也。肠胃中热，多消饮食，即消瘅病也。瘅，热也，音丹。热中宜以寒调，寒中宜以热调，解其便也。自此以下，广言热中、寒中之状。胃中热以消谷，虚以喜饥。胃在脐上，胃中食气上薰，故皮热也。阳上阴下，胃热肠冷，自是常理。今胃中虽热，不可过热，过热乖常。肠中虽冷，不可不和，不和则多热出黄。肠冷多热不通，故脐下皮寒也。䐜，叱邻反，胀起也。飧音孙，谓食不消，下泄如水和饭也。冷气不下，故多胀。肠中冷而气转，故肠鸣也。以上肠胃俱热俱寒，此乃胃寒肠热俱下时也。胀是胃寒，泄是肠热，肠中不可热，令热则肠中不和，故胀且泄也。此胃热肠寒俱时，胃热故疾饥，肠寒故腹痛也。

马莳说：病有中热消瘅，则以寒为便。中寒之属，则以热为便也。如胃中热则消谷，令人悬心而善饥，其脐已上之皮当热。若肠中有热，后出黄色如糜，而脐已下之皮则当冷也。如胃中寒则腹常为胀，若肠中寒，则肠中鸣而为飧泄也。如胃中寒而肠中热，则胃中寒者当胀，而肠中热者必泄也。如胃中热而肠中寒，则胃中热者当速饥，而肠中寒者小腹必痛且胀也。此肠胃之寒热不同，似为难便。

张介宾说：此下皆言治病之所便也。中热者，中有热也。消瘅者，内热为瘅，善饥渴而日消瘦也。凡热在中，则治便于寒。寒在中则治便于热，是皆所以顺病情也。消谷者，谷食易消也。悬心者，胃火上炎，心血被烁而悬悬不宁也。胃热消谷，故令人善饥。脐以上者，胃与小肠之分也。故脐以上皮热者，肠中亦热也。出黄如糜者，以胃中湿热之气，传于小肠所致也。糜，腐烂也。上二节皆热证便寒之类。脐以下皮寒者，以肠胃中寒也。胃中寒，则不能运化而为腹胀。肠中寒，则阴气留滞，不能泌别清浊而为肠鸣飧泄。是皆寒证便热之类。上文言肠中寒者泄，而此言肠中热者泄,所以有热泄、寒泄之不同,而热泄谓之肠垢,寒泄谓之鹜溏也。胃中热则善消谷,故疾饥。肠中寒则阴气聚结不行,故小腹切痛而胀。上二节皆当因其寒热而随所宜以调之者也。

张志聪说:吴懋先曰,便者所以更人之逆也,热者更之寒,寒者更之热也。热中、寒中者寒热之气,皆由中而发,内而外也。脐以上皮热者肠中热,脐以下皮寒者胃中寒,寒热内外之相应也。

⑤黄帝曰:便其相逆者奈何? 岐伯曰:便此者,饮食衣服,亦欲适寒温,寒无凄怆,暑无出汗,食饮者热无灼灼,寒无沧沧,寒温中适,故气将持,乃不致邪僻也:杨上善说:胃中常热,故欲沧沧而饮。肠中恒冷,故欲灼灼而食。寒热乖和,则损于性命。若从欲则加病,逆志则生怒,二者不兼,故以先为问也。正可逆志以取其所乐,不可顺欲而致其所苦,故以道语之,无理不听也。本,谓根与本也。标,末也,方昭反,谓枝与叶也。春夏之时,万物之气上升,在标。秋冬之时,万物之气下流,在本。候病所在,以行疗法,故春夏取标,秋冬取本也。便其相逆者奈何?谓适于口则害于身,违其心而利于体者,奈何? 沧沧,寒也,音仓。寒无凄等,谓调衣服也;热毋灼等,谓调食饮也;皆逆其所便也。五脏之中和适,则其真气内守,外邪不入,病无由生。

马莳说:帝所以有胃欲寒饮,肠欲热饮,为问。则胃有寒时,当饮之以热,而热奈非其性,肠有热时,当饮之以寒,而寒奈非其性,两者相逆,便之甚难。殊不知人情恶死而乐生,凡致死之事,告之以其败,开之以其所苦,凡致生之事,语之以其善,导之以其所便,则逆之者未有不乐从者也。

张介宾说:胃中热者欲寒饮,肠中寒者欲热饮,缓急之治当有先后。而喜恶之欲难于两从,且以贵人多任性,此顺之所以难,而治之当有法也。恶死乐生,人所同也,故以死生之情动之,则好恶之性,未有不可移者,是即前注所谓处顺不顺之间而因顺相成之意,此言治有一定之法。有难以顺其私欲而可如假借者,故特举标本之治以声其概耳,如春夏之气达于外,则病亦在外,外者内之标,故先治其标,后治其本。秋冬之气敛于内,则病亦在内,内者外之本,故先治其本,后治其标。一曰春夏发生,宜先养气以治标。秋冬收藏,宜先固精以治本,亦通。便其相逆者,谓于不可顺之中,而复有不得不委曲以便其情者也。适,当也。此言必不得已而欲便病人之情者,于便之之中,而但欲得其当也。即如饮食衣服之类,法不宜寒而彼欲寒,但可令其微寒,而勿使至于凄怆。法不宜热而彼欲热者,但可令其微热,而勿使至于汗出。又如饮食之欲热者,亦不宜灼灼之过,欲寒者亦不宜沧沧之甚。寒热适其中和,则元气得以执持,邪僻无由而致,是即用顺之道也。否则治民与自治,治彼与治此,治小与治大,治国与治家,未有逆而能治之也,故曰夫惟顺而已矣。

张志聪说:姚士因曰,此言饮食衣服,乃日用平常之事,所当适其和平,则阴阳之气可以持平,不致邪僻之所生也。便其相逆者,谓胃欲寒饮,肠欲热饮,两者相逆,便之奈何? 夫胃中热肠中寒,则胃欲寒饮肠欲热饮矣。如胃中寒肠中热,则胃欲热饮肠欲寒饮矣。此寒热之在内也。故饮食者热无灼灼,寒无沧沧,则在内之寒热可调矣。四时之气,寒暑之在外也,时值凉寒,无使其凄怆,时值暑热,无使其汗出,则在外之阴阳可调矣。吴氏懋先曰,通篇大义,在调和外内之阴阳,非阴阳脉论,乃论气之逆顺也,故曰寒温中适,故气将持,乃不致邪僻也。谓天有寒暑,人有阴阳。我之阴阳既和,乃可以御天之寒暑。

丹波元简说:悬心。张云:胃火上炎,心血被烁而悬悬不宁也。脐以上皮热者,肠中亦热也。楼氏云,胃居脐上,故胃热则脐以上热。肠居脐下,故肠热则脐已下热。如肝胆居胁,肝胆热则当胁亦热。肺居胸背,肺热则当胸背亦热。肾居腰,肾热则腰亦热,可类推也。灼灼,《说文》:炙也。凄怆,此本于《说文》。逸《周书》云,天地之道有沧热。胃饮肠饮,顺之所以难,《后汉书》郎玉论,贵之有四难云,自用意而不任臣,一难也;将身不谨,二难也;骨节不强,不能使药,三难也;好逸恶劳,四难也;乃与本节之言符矣。

　　黄帝曰:本藏以身形肢节䐃肉,候五藏六府之小大焉。今夫王公大人,临朝即位之君而问焉,谁可扪循之而后答乎①?

　　岐伯曰:身形肢节者,藏府之盖也,非面部之阅也②。

　　黄帝曰:五藏之气,阅于面者,余已知之矣,以肢节知而阅之,奈何?

　　岐伯曰:五藏六府者,肺为之盖,巨肩陷咽,候见其外③。

　　黄帝曰:善。

　　岐伯曰:五藏六府,心为之主,缺盆为之道,骷骨有余,以候髑骬④。

　　黄帝曰:善。

　　岐伯曰:肝者主为将,使之候外,欲知坚固,视目小大⑤。

　　黄帝曰:善。

　　岐伯曰:脾者主为卫,使之迎粮,视唇舌好恶,以知吉凶⑥。

　　黄帝曰:善。

　　岐伯曰:肾者主为外,使之远听,视耳好恶,以知其性⑦。

　　黄帝曰:善。愿闻六府之候。

　　岐伯曰:六府者,胃为之海,广骸,大颈,张胸,五谷乃容。鼻隧以长,以候大肠。唇厚,人中长,以候小肠。目下果大⑧,其胆乃横。鼻孔在外,膀胱漏泄。鼻柱中央起,三焦乃约,此所以候六府者也。上下三等,藏安且良矣⑨。

【本段提纲】　马莳说:此言身形肢节,可以候五藏也……身形可以候六府也。

【集解】

①本藏以身形肢节䐃肉,候五藏六府之小大焉。今夫王公大人,临朝即位之君而问焉,谁可扪循之而后答乎:马莳说:本藏,本经篇名。帝问本藏身形肢节䐃肉,候五藏六府之大小,则王公大人、临朝即位之君,分至尊也。从而问之,谁敢扪循其肢节䐃肉而后答之。扪之固难,答之无据。

　　张介宾说:本藏,即前本经篇名。扪,摸也。循,摩也。言王公之尊贵,谁可得而摩摸? 将何所据而答也?

②岐伯曰:身形肢节者,藏府之盖也,非面部之阅也:马莳说:伯言肢节为藏府之盖,非比面部易阅,故五藏之气阅于面,帝虽知云,然肢节亦有可阅而知,不必于扪循之也。

　　张介宾说:身形肢节,与貌不同,此欲以体貌之形,察其藏府之候也。

③岐伯曰:五藏六府者,肺为之盖,巨肩陷咽,候见其外:马莳说:肺为藏府之盖,凡巨肩陷咽者,肺之大小、高下、坚脆、偏正,可候矣。

　　张介宾说:五藏之应天者肺,故肺为五藏六府之盖。观巨肩陷咽者,即其外候,而肺之大小、高下、坚脆、偏正,可知矣。大义则前篇,余仿此。

④岐伯曰:五藏六府,心为之主,缺盆为之道,骷骨有余,以候髑骬:马莳说:心为藏府之主,

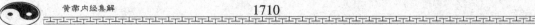

而气之升降,其道在于缺盆,即其髑骭之骨端,曰骷骨者,有余以形于外,则可以验髑骭,而知其心之坚脆、小大、高下、偏正矣。

张介宾说:缺盆居肩之前,骨之上,五藏六府皆禀命于心,故为之主,而脉皆上出于缺盆,故为之道。骷,《广雅》曰髆骭也,髆骭即膝骨之名。髑骭,蔽心之骨,亦名鸠尾。观乎此而心之小大、高下、坚脆、偏正可知矣,骷,音"枯"。髑,音"结"。骭,音"于"。

⑤岐伯曰:肝者主为将,使之候外,欲知坚固,视目小大:马莳说:肝为将军之官,使之候视于外,故欲知肝之小大、高下、坚脆、偏正,常视其目之大小耳。

张介宾说:肝者将军之官,其气刚强,故能捍御而使之候外。目者肝之外候,故察于其目,则可知肝之状矣。

⑥岐伯曰:脾者主为卫,使之迎粮,视唇舌好恶,以知吉凶:马莳说:脾主为卫,使之在外以迎粮,故视唇舌好恶而知脾之小大、高下、坚脆、偏正矣。

张介宾说:脾主运化水谷以长肌肉,五藏六府皆赖其养,故脾主为卫。卫者,藏府之护卫也。《五癃津液别篇》亦曰,脾为之卫。脾为仓廪之官,职在转输,故曰使之迎粮。谓察其饮食及唇舌之善恶,则脾之吉凶可知也。

⑦岐伯曰:肾者主为外,使之远听,视耳好恶,以知其性:马莳说:肾主为外,使之远听,故视耳之好恶,而知肾之小大、高下、坚脆、偏正矣。

张介宾说:肾为作强之官,伎巧所出,故主成形而发露于外。其窍为耳,故试使远听,及耳目之善恶,则肾藏之象可因而知之矣。

张志聪说:此言望而知之者。斯可谓国士也。夫人生于地,悬命于天,天地合气,命之曰人。在天主气,在地成形,此天之生命,所以立形定气,而视寿夭者必明乎此。是以五藏之气见于色,藏府之体应乎形,既能阅于面而知五藏之气,又当阅其形以知藏府之形。知气知形,斯可谓望知之神。髑骭,胸骨也。肝乃将军之官,故主为将。脾乃转运之官,故主为卫。肾开窍于耳,故主为外,言其听之远也。坚固者,五藏之有坚脆也。吉凶者藏安则吉,藏病则凶也。性者,五藏有端正偏倾之性也。鼻乃肺之窍,大肠者肺之府,故鼻以候大肠。口乃脾之窍,小肠受盛脾胃之浊,而上属于胃,故唇与人中以候小肠。目乃肝之窍,故目下以候胆。膀胱者津液之府,气化则出。鼻孔在外,谓鼻孔之气出在外,则膀胱漏泄,盖上窍通而下窍泄也。三焦者决渎之官,水道出焉,气约则止,不约则遗。鼻柱中央起者,谓鼻之吸气从中央而起,则三焦乃约。盖上气吸入则下约,上气呼出则下通,上下相阖之相应也。此言藏府之形外内相应者,亦由气之所管也。上下相等谓天地人三部之相等也。

丹波元简说:骷骨,张作"骷骨",马云"骷"音"括"。心为藏府之主,而气之升降,其道在于缺盆,即其髑骭之骨端,曰骷骨者,有于以形于外,则可以验髑骭,而知其心之坚脆、小大、高下、偏正矣,张云,骷,《广雅》曰髆,骭也。髆骭即膝骨之名。髑骭,蔽心之骨,亦名鸠尾,观乎此而心之小大、高下、坚脆、偏正可知矣。《玉篇》:骷,骨端也,张改"骷",未详孰是。

陆懋修说:骷,古活切,《说文》骷,骨端也。

⑧目下果大:钱熙祚说:《甲乙经》"果"作"里",此省文。

⑨岐伯曰:六府者,胃为之海,广骸,大颈,张胸,五谷乃容。鼻隧以长,以候大肠。唇厚,人中长,以候小肠。目下果大,其胆乃横。鼻孔在外,膀胱漏泄。鼻柱中央起,三焦乃约,此所以候六府者也。上下三等,藏安且良矣:马莳说:三焦乃约,三焦为决渎之官者,约而不漏也。身形上中下三停相等,则藏府在内者安且善矣。

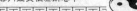

张介宾说：骹，骹骨也。广骹者，言骨骼之大。又胫骨曰骹。果，裹同，目下囊裹也。横，刚强也。在外，掀露也。约，固密也。藏居于中，形见于外，故举身面之外状，而可以候内之六府。然或身或面，又必上中下三停相等，庶藏府相安而得其善矣。

丹波元简说：《五色篇》曰，面王以上者小肠也，面王以下者膀胱也。即知鼻柱中央，即下焦之处也。又知六府之三焦，正指下焦也。《麻衣相法》云，三停平等，一生衣禄无亏。注：自发际至印堂为上停，山根至准头为中停，人中至地阁为下停，此面上之三停也，原于本节及《骨度篇》君子三折之义。鼻隧，《集韵》：隧与邃同，深远也。

《师传第二十九》今译

黄帝说：我听说先前的贤人有许多好的经验，没有著成书流传下来。我想了解和记住它们的精华，并以它们作为准则来指导自己的行动。这样，上可以治理百姓，下可以规范自己，使百姓免除疾病的痛苦，使整个社会的人都能和睦相亲。让这些恩德和好处也能传给后人，使子孙后代没有忧虑，使这些经验永远不断传下去。你可以讲给我听吗？

岐伯回答说：你提的问题真是有深远意义啊！无论管理百姓，还是规范自己，处理各处的事情，解决大小问题，治理国家或家庭，都不能违背客观规律将事情办好，只有顺应客观规律才能办好。所谓顺应客观规律，并不是仅指生理上的阴阳、经脉、气血的逆顺，对于百姓的管理都得顺应人民大众的意志。

黄帝又说：怎样才能做到顺应客观规律呢？

岐伯说：到了一个新的国度，首先要了解当地的风俗习惯。到别人家做客，必须问清楚人家有什么忌讳。登堂入室，就要问清楚当地的礼节。医生临诊时，要问清病人喜恶，以了解疾病的性质。

黄帝说：怎样通过了解病人的喜恶而了解疾病的性质呢？

岐伯说：如内有郁热的消瘅病，病人欲寒，得寒则舒。如果属于里寒的病证，病人欲热，得热则舒；胃中有热，饮食易于消化，病人就得胃中空虚，容易饥饿。脐以上的腹部皮肤发热，是肠中有积热，大便会黄而稀溏。脐以下小腹部皮肤发凉，是胃中有寒，可见腹胀；如果肠中有寒，就可见肠鸣泻下不消化的饮食。胃中有寒，肠中热之寒热错杂，就既会有腹胀，又会有腹泻；胃中有热，肠中有寒的寒热错杂证，则易于饥饿而又小腹胀痛。

黄帝说：胃中有热欲得寒凉的饮食，肠中有寒欲得热的饮食，寒与热是相互对立的，怎样才能适合病人治疗的需要呢？而且那些王公贵人，经常吃肉食荤菜的人们，他们骄奢放纵没有什么节制，看不起别人，又受不得约束，如果一定要制止他们的骄奢纵欲，就会违背他们的意志，要是顺应他们也会使病情加重，像这种情况，如何处理才适宜呢？首先采用什么方法治疗呢？

岐伯说：人之常情都是讨厌死而乐于生的。对于前面提到的那些人应该首先告诉他们不听从医生劝告的危害，说清楚听从医生劝告对健康的好处，创造适合疾病向愈的条件，让他们明白不适应病情需会有更大痛苦，这样一来，即使是有不通情达理的人，哪有不听从医师劝导的呢？

黄帝说：怎样治疗呢？

岐伯说：春夏季时（气生发向外，病也在外）应当先治在外的标病，然后治在内的本病，秋冬季时(气收敛内藏,病也在内),应当先治疗在内的本病,然后治在外的标病。

黄帝说:对于那些不听从医生嘱咐的病人,应当如何处理才适宜呢?

岐伯说:对于这种病人应该适当照顾,饮食衣着等方面也要求做到冷暖适中。病人要求寒冷时,可以使他感到微寒而不要使他过于受凉;病人要求热,可以使他感到微热,但不要热得出汗。饮食不要过于灼热,也不要过于寒凉,而是要寒热适当。(这样病人就会得到保养)正气就可以维持,而不会使邪气进一步伤害人体了。

黄帝说:本经《本脏篇》中论述到可以依据人的形体、四肢、关节、筋肉等方面的情况,来测知五脏六腑的(大小、坚脆、好坏)。然而对于那些王公贵人,当朝执政的君主向医生问到他们自己身体五脏六腑的(大小、坚脆、好坏)情况时,谁能随便按扪抚摸他们的形体,然后回答他们呢?

岐伯说:人的身形肢节覆盖在五脏六腑的外面,而与脏腑有一定的联系,因此通过按扪抚摸身形肢节可以测知内脏的情况,但这并不像观察面色那样容易辨别脏腑精气虚实那样简单。

黄帝说:观察面部色泽可以知道五脏精气虚实盛衰,这些道理我都知道了,但怎样从身形肢节的表现察知五脏六腑的情况呢?

岐伯说:五脏六腑之中,肺的位置最高,所以肺为内脏的华盖。通过观察肩部的大小,咽部凹陷等外部情况,就可以测知肺脏的内部情况。

黄帝说:讲得好。

岐伯说:五脏六腑中,心是主宰,缺盆是经脉的通道,通过观察肩端骨及胸骨剑突的大小长短,可以测知心脏的情况。

黄帝说:讲得好。

岐伯说:肝气刚强,像将军一样的器官(开窍于目),要想从外面知道肝脏的坚固情况,通过观察眼睛的大小就可以知道了。

黄帝说:讲得好。

岐伯说:脾(运化水谷精微)充实机体的卫外能力,有消化饮食,吸收营养的功能,通过观察唇和舌的色泽及口味的喜恶情况,可以知道脾脏的虚实盛衰及病变的轻重预后。

黄帝说:讲得好。

岐伯说:肾脏(开窍于耳)的主要功能反映在外面的就是可以听到远处的声音,所以通过测知耳朵听力的好坏,就可以知道肾脏的虚实盛衰等。

黄帝说:讲得好。我想再听你讲一讲怎样测知六腑的具体情况。

岐伯说:在六腑当中,胃是容纳水谷饮食的器官。如果人体骨骼粗,颈部粗状、胸部宽阔,那么胃受纳水谷的量就大。鼻道的长短,可以测知大肠的情况。口唇的厚度和人中的长度,可以测知小肠情况。下眼睑厚大的,胆气就强盛。鼻孔朝外张露的,膀胱就会发生漏泄。鼻梁中部高起的,三焦就能约束水液。这就是通过观察身形肢节形态来测知内部六腑情况的方法。如果身体及面部上、中、下三部分都匀称的,内脏是安好的。

决气第三十①

①决气第三十:伯坚按:本篇和《甲乙经》《黄帝内经太素》《类经》三书的篇目对照,列

表于下：

灵　枢	甲　乙　经	黄帝内经太素	类　经
决气第三十	卷一——阴阳清浊精气津液血脉第十二	卷二——六气篇	卷四——精气津液血脉脱则为病（藏象类二十五）

【释题】　马莳说：决论一气六名之义，故名篇。

【提要】　本篇用黄帝、岐伯问答的体裁，讲气有精、气、津、液、血、脉六种的不同，讲这六种气的定义和发生疾病时所呈现的症状。

黄帝曰：余闻人有精、气、津、液、血、脉，余意以为一气耳，今乃辨为六名，余不知其所以然。

岐伯曰：两神相搏，合而成形，常先身生，是谓精①。

何谓气？

岐伯曰：上焦开发，宣五谷味，熏肤充身泽毛，若雾露之溉，是谓气②。

何谓津？

岐伯曰：腠理发泄，汗出溱溱，是谓津③。

何谓液？

岐伯曰：谷入气满淖泽，注于骨，骨属屈伸泄泽，补益脑髓，皮肤润泽，是谓液④。

何谓血？

岐伯曰：中焦受气取汁，变化而赤，是谓血⑤。

何谓脉？

岐伯曰：壅遏营气，令无所避，是谓脉⑥。

【本段提纲】　马莳说：此详言气之义也。

【集解】

①黄帝曰：余闻人有精、气、津、液、血、脉，余意以为一气耳，今乃辨为六名，余不知其所以然。岐伯曰：两神相搏，合而成形，常先身生，是谓精：杨上善说：一气者，真气也。真气在人，分一以为六别，故惑其义也。但精及津、液与气，异名同类，故皆称气耳。雌雄二灵之别，故曰两神。阴阳二神相得，故谓之薄。和为一质，故曰成形。此先于身生，谓之为精也。

马莳说：精、气、津、液、血、脉，分而言之则有六，总而言之则曰气，故此谓之曰一气，而下则曰六气。《易》曰，男女构精，万物化生。盖当男女相构之时，两神相合而成人，生男女之形，此精常先其身而生，有其精斯有其形，夫是之谓精也。

张介宾说：六者之分，总由气化，故曰一气，而下文云六气者，亦以形不同而名则异耳，故当辨之。两神，阴阳也。搏，交也。精，天一之水也。凡阴阳合而万形成，无不先从精始，故曰常先身生是谓精。按《本神篇》曰两精相搏谓之神。而此曰两神相搏，合而成形，常先身生是谓精。盖彼言由精以化神，此言由神以化精，二者若乎不同，正以明阴阳之互用者，即其合一之道也。

张志聪说:此篇论精、气、津、液、血、脉,生于后天,而本于先天也。本于先天总属一气,成于后天辨为六名,故帝意以为一而伯分为六焉。决分也,决而和故篇名决气,谓气之分判为六而合和为一也。

丹波元简说:楼氏云,精、气、津、液、血、脉六者,盖精、气即卫气,津、液、血、脉即营血之异名。卫气根于血,营血根于气,故曰一气也。

②岐伯曰:上焦开发,宣五谷味,熏肤充身泽毛,若雾露之溉,是谓气:杨上善说:下焦如渎,谓之津液。中焦如沤,谓之为营血。上焦如雾,称为卫气,未知所由。上焦开发,宣扬五谷之味,熏于肤肉,充身泽毛,若雾露之溉万物,故谓之气,即卫气也。

马莳说:宗气即大气,积于上焦,上焦开发于藏府,而宣布五谷精微之气味,此气熏于皮肤,充其身形,泽其毫毛,诚若雾露之溉万物也。

张介宾说:上焦,胸中也。开发,通达也。宣,布散也。气者,人身之大气,名为宗气,亦名为真气。《邪客篇》曰,宗气积于胸中,出于喉咙,以贯心脉,而行呼吸焉。《刺节真邪论》曰,真气者,所受于天与谷气并而充身也。《营卫生会篇》曰,人受气于谷,谷入于胃,以传于肺,五藏六府皆以受气。故能熏肤充身泽毛,若雾露之湿润,而溉养万物者为气也。

③岐伯曰:腠理发泄,汗出溱溱,何谓津:杨上善说:腠理所泄之汗,称之为津。

马莳说:津生于内,而腠理发泄于外,其汗出似溱溱然,夫是之谓津也。

张介宾说:津者,阳之液。汗者,津之泄也。腠理者,皮肤之隙。溱溱,滋泽貌。

④岐伯曰:谷入气满淖泽,注于骨,骨属屈伸泄泽,补益脑髓,皮肤润泽,是谓液:杨上善说:淖,濡润也。通而言之,小便、汗等,皆称津液。今别骨节中汁为液,故余名津也。五谷之精膏,注于诸骨节中,其汁淖泽,因屈伸之动,流汁上补于脑,下补诸髓,旁益皮肤,令其润泽,称之为液。

马莳说:谷气入于胃,化为精微之气,充满淖泽,分注于骨,骨属屈伸,泄泽其骨,上通于脑,脑为髓海,从兹补益,外而皮肤,从兹润泽,夫是之谓液也。

张介宾说:淖泽,濡润也。液者,阴之津。谷入于胃,其气满而化液,故淖泽而注于骨。凡骨属举动屈伸,则经脉流行而泄其泽,故内而补益脑髓,外而润泽皮肤,皆谓之液。按津液本为同类,然亦有阴阳之分。盖津者,液之清者也。液者,津之浊者也。津为汗而走腠理,故属阳,液注骨而补脑髓,故属阴。观《五癃津液别篇》曰,三焦出气以温肌肉,充皮肤,为其津;其留而不行者为液,其义正与此相合。淖,音"闹"。洩,"泄"同。

⑤岐伯曰:中焦受气取汁,变化而赤,是谓血:杨上善说:五谷精汁在于中焦,注手太阴脉中变赤,循脉而行,以奉生身,谓之为血也。

马莳说:《营卫生会篇》曰,中焦亦并胃中,出上焦之后,此所受气者,泌糟粕,蒸津液,化其精微,上注于肺脉,乃化而为血,以奉生身。故中焦受气取汁,变化而赤,夫是之谓血也。

张介宾说:中焦者,并胃中,出上焦之下。凡水谷之入,必先归胃,故中焦受谷之气,取谷之味,输脾达藏,由黄白而渐变为赤,以奉生身者,是谓之血。

⑥岐伯曰:壅遏营气,令无所避,是谓脉:杨上善说:盛壅营血之气,日夜营身五十周不令避散,故谓之脉也。

马莳说:宗气行于经脉之中,其脉流布诸经,而营气从之以行,无所避匿,夫是之谓脉也。

张介宾说:壅遏者,堤防之谓,犹道路之有封疆,江河之有涯岸,俾营气无所回避,而必行其中者,是谓之脉。然则脉者,非血非气,而所以通乎气血者也。

张志聪说:吴氏曰,所生之来谓之精,两精相搏谓之神。又曰:神者水谷之精气也。两神者,一本于天一之精,一生于水谷之精,两神相搏合而成此形也。所生之来谓之精,故常先身生,谓未成形而先生此精也。上焦之气,宣发五谷之精微,充肤热肉,润泽皮毛,若雾露之溉,是谓气。腠理者,肌肉之文理。本经曰,水谷入于口,其味有五,各注其海,津液各走道,故三焦出气以温肌肉,充皮肤,为其津,其流而不行者为液,是以发泄于腠理,汗出溱溱是谓津。谷入气满淖泽,注于骨,使骨属屈伸泄泽,从髓空而补益脑髓,皮肤润泽,是谓液。中焦受水谷之精气,济泌别汁,奉心神变化而赤,是谓血。壅,培助也。遏,遮蔽也。避,违避也。言经脉壅蔽,荣气行于脉中,昼夜环转,无所违逆,是谓脉。

黄帝曰:六气者,有余不足,气之多少,脑髓之虚实,血脉之清浊,何以知之?

岐伯曰:精脱者耳聋。气脱者目不明。津脱者腠理开,汗大泄。液脱者骨属屈伸不利,色夭,脑髓消,胫酸,耳数鸣。血脱者色白,夭然不泽。脉脱者[1]其脉空虚,此其候也[2]。

【本段提纲】　马莳说:此言六气之脱者各有其候也。

【集解】

[1]脉脱者:钱熙祚说:原刻脱此三字,依《甲乙经》补。

丹波元简说:脉脱者三字当补,若不然则六脱之候不备焉。

[2]黄帝曰:六气者,有余不足,气之多少,脑髓之虚实,血脉之清浊,何以知之?岐伯曰:精脱者耳聋。气脱者目不明。津脱者腠理开,汗大泄。液脱者骨属屈伸不利,色夭,脑髓消,胫酸,耳数鸣。血脱者色白,夭然不泽。脉脱者其脉空虚,此其候也:杨上善说:六气之中,有余不足总问也,脑髓等别问,取其所知也。肾以主耳,故精脱则耳聋。五藏精气为目,故气脱则目暗。前之二脱,言脱所由,故有脱也。以下三脱,直著其脱状。故津脱腠理开,汗泄为状。骨节相属之处无液,故屈伸不利。无液润泽皮毛,故色夭。脑髓无补,故脑髓消、胻酸、耳鸣。胻,衡孟反。以无血故色白,无血润肤故不泽。脉中无血故空虚,以为不足,虚之状也。

张介宾说:前言一气,总言之也。此言六气,分言之也。盖精、气、津、液、血、脉,无非气之所化也。肾藏精,耳者肾之窍,故精脱则耳聋。五藏六府精阳之气,皆上注于目而为睛,故阳气脱则目不明。汗,阳津也,汗大泄者津必脱,故曰亡阳。液所以注骨益脑而泽皮肤者,液脱则骨髓无以充,故屈伸不利而脑消胻酸。皮肤无以滋,故色枯而夭。液脱则阴虚,故耳鸣也。血之荣在色,故血脱者色白如盐,夭然不泽,谓枯涩无神也。脉贵有神,其脉空虚,即六脱之候。

张志聪说:荣者精气也,血者神气也。精、血、津、液,皆本于气之生化,故谓之六气。清浊者,营卫之气也。肾主藏精,开窍于耳,故精脱者耳聋。目之精明五色者,气之华也,故气脱者,目不明。津发于腠理,故津脱者,腠理开,汗大泄。液淖泽于骨,补益脑髓,故液脱者,骨属屈伸不利,不能润泽皮肤,故毛色大焦也。肾主骨,而骨髓上通于脑,故脑髓消而胫酸耳鸣。心主血,心之合脉也,其荣色也,是以血脱者色白,夭然不泽,其脉空虚,此其候也。

黄帝曰:六气者贵贱何如?

岐伯曰:六气者各有部主也,其贵贱善恶,可为常主,然五谷与胃为大海也[1]。

【本段提纲】　马莳说:此言各部为六气之主,而胃又为之大海也。

【集解】

[1]黄帝曰:六气者贵贱何如?岐伯曰:六气者各有部主也,其贵贱善恶,可为常主,然五谷

与胃为大海也：杨上善说：六气有部有主，有贵有贱，有善有恶，人之所受，各有其常，皆以五谷为生成大海者也。

马莳说：帝问六气者，可较其贵贱否？伯言各部皆有六气，故六气各有部主，如阳明多气多血，太阳多血少气，五精、五液、五注、五脉之类，各部皆有之也。然本部所重者为贵为善，别部所有者，为贱为恶，其本部各为常主也。但此六气者，成于五谷精微之气，而胃则纳五谷而成之。故胃又为六气之大海耳。

张介宾说：部主，谓各部所主也。如肾主精，肺主气，脾主津液，肝主血，心主脉也。贵贱善恶，以衰旺邪正言。如春夏则木火为贵，秋冬则金水为贵。而失时者为贱也。六气之得正者为善，而太过不及者为恶也。贵贱善恶，主各有时，故皆可为常主。然六气资于五谷，五谷运化于胃，是为水谷之海，故胃气为藏府之本。

张志聪说：夫子曰，卑高以陈，贵贱位矣，谓居上者为尊贵，居下者为卑贱。言此六气，主于心肾而生于胃海也。各有部主者，谓精之藏于肾，血之主于心，气之主于皮肤，津之发于腠理，液之淖于骨，资于脑，脉之循于藏府形身，各有所生之部，然以心肾为常主，五谷与胃为大海。津、液、血、气，乃胃海之生者也。夫心为君主之官而居上，水性润下而居下。火之精为血，水之精为精，水性柔善，火性猛恶，其贵贱善恶，可为六气之常主也。盖水火者，阴阳之征兆也，谓六气辨为六名，然总归阴阳之一气。

《决气第三十》今译

黄帝说：我听说人体中有精、气、津、液、血、脉，我认为同是一气所生，现在却分作六种不同的名称，我不知道这是为什么？

岐伯说：男女两精交合，可以产生新的生命，在形体出现以前就存在的物质，就是上面所说的精。

黄帝问：什么是气呢？

岐伯说：上焦开阔通达，布散饮食精微到全身各处，以温润皮肤腠理，充实身体、润泽毛发，像雾露灌溉着生物一样，这种物质就是所说的气。

什么是津呢？

岐伯说：通过皮肤的汗孔发泄出来很多汗，这些汗就是所说的津。

什么是液呢？

岐伯说：饮食进入胃后，化生成精微充满全身，濡润流注于骨骼，使骨骼关节运动灵活；内流润泽于脑，补益脑髓；外渗皮肤，使皮肤润泽，这种物质这就是所说的液。

什么是血呢？

岐伯说：中焦脾胃消化饮食，吸收其中的精微物质，经气化变成红色的液体，就是所说的血。

什么是脉呢？

岐伯说：围住营气，使其不向外流溢的通道，就是所说的脉。

黄帝问：精、气、津、液、血、脉的有余不足，气的多少，脑髓的虚实，血脉的清浊等，怎样才能知道？

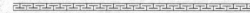

岐伯说:精虚的发生耳聋;气虚的眼看不清东西;津虚的,腠理疏松,大量出汗;液虚的骨骼关节屈伸不利,面色枯槁不润,脑髓不充,小腿发酸,时常耳鸣;血虚的肤色苍白不润泽;脉虚的脉道空虚,这是六气不足的表现。

黄帝问:六气的重要性各有什么不同?

岐伯说:六气都分别有自己统驭的脏器,所以它们在人体的重要性及是否正常,都由其主管的脏器情况而定。虽然如此,但六气都由水谷精微所化生,而这些精微又都生化于胃,所以胃是这六气的生化源泉。

肠胃第三十一①

①肠胃第三十一:伯坚按:本篇和《甲乙经》《黄帝内经太素》《类经》三书的篇目对照,列表于下:

灵　枢	甲　乙　经	黄帝内经太素	类　经
肠胃 第三十一	卷二——骨度肠度肠胃所受第七	卷十三——肠度篇	卷四——肠胃大小之数 （藏象类二十六）

【释题】　马莳说:内言肠胃之数,故名篇。

【提要】　本篇用黄帝、伯高二人问答的形式,讲肠胃的大小长短和容量。

黄帝问于伯高曰:余愿闻六府传谷者,肠胃之小大、长短,受谷之多少,奈何①?

伯高曰:请尽言之,谷所从出入、浅深、远近、长短之度②。唇至齿,长九分,口广二寸半。齿以后至会厌③深三寸半,大容五合。舌重十两,长七寸,广二寸半。咽门④重十两,广二寸半,至胃长一尺六寸。胃纡曲屈,伸之,长二尺六寸,大一尺五寸,径五寸,大容三斗五升⑤。小肠后附脊,左环回周叠积,其注于回肠者,外附于脐上,回运环反⑥十六曲,大二寸半,径八分分之少半,长三丈二尺⑦。回肠当脐,左环⑧回周叶积而下,回运环反十六曲,大四寸,径一寸寸之少半,长二丈一尺⑨。广肠傅脊⑩,以受回肠,左环叶积⑪上下,辟大八寸,径二寸寸之大半,长二尺八寸⑫。肠胃所入至所出长六丈四寸四分,回曲环反三十二曲也⑬。

【本段提纲】　马莳说:此言肠胃自所入至所出之度数也。

【集解】

①黄帝问于伯高曰:余愿闻六府传谷者,肠胃之小大、长短,受谷之多少,奈何:杨上善说:三焦府传于谷气,胆府受于谷精,三肠及胃传谷糟粕。传糟粕者,行谷之要,故肠胃有六种之别者。

张介宾说:此以水谷之自口而入,以至广肠所出之处,而统问其详也。长,深也。广,润也。

②伯高曰:请尽言之,谷所从出入、浅深、远近、长短之度:杨上善说:黄帝问六种也,外更请

说四种,故曰尽言之也。谷行从口曰入,泄肛曰出,自唇至齿为浅,从咽至肠曰深,谷至于胃曰近,从胃向膻曰远,肠十六曲曰长,咽一尺六寸曰短也。

③会厌:陆懋修说:本经《忧恚无言篇》,会厌者,音声之户也。《难经·四十四难》,会厌为吸门。

杨上善说:会厌,舌后喉咙上,出气入鼻口之孔,上有肉厌盖孔,开阖气之出入也。

张介宾说:会厌在咽喉之上,乃所以分水谷,司呼吸,而不容其相混者也。

④咽门:杨上善说:咽,会厌后下食孔也。下至胃,长一尺六寸。

张介宾说:咽门,即食喉也,其名曰咽。至胃长一尺六寸,乃并胃脘而言。

⑤胃纡曲屈,伸之,长二尺六寸,大一尺五寸,径五寸,大容三斗五升:杨上善说:胃中央大,两头小,伸而度之,二尺六寸也。围之有一尺五寸,曰大。量径有五寸也。容水谷三斗也。

张介宾说:纡曲,曲折也。大,言周围之数。径,言直过之数。余准此。《平人绝谷篇》曰,其中之谷常留二斗,水一斗五升而满。

⑥回运环反:钱熙祚说:原刻脱"反"字,《甲乙经》又误作"及",今依下文补正。

⑦小肠后附脊,左环回周叠积,其注于回肠者,外附于脐上,回运环反十六曲,大二寸半,径八分分之少半,长三丈二尺:杨上善说:傅,附也。糟粕从胃传入小肠,小肠附脊,外注回肠于脐上也。

张介宾说:小肠居胃之下,在脐上二寸所,后附于脊,左旋而环。其下口注于回肠者,外附近于脐上一寸,当水分穴处是也。八分分之少半,言八分之外,尚有如一分之少半也。余仿此。

⑧左环:钱熙祚说:《四十二难》及《素问·奇病论》注引此文,左并作右。

⑨回肠当脐,左环回周叶积而下,回运环反十六曲,大四寸,径一寸寸之少半,长二丈一尺:杨上善说:回肠,大肠也。小肠附脊而在后,大肠近脐而在前,故大肠俞在上,小肠俞在其下也。

张介宾说:回肠,大肠也。叶积,如叶之积,亦叠积之义。大肠上口即小肠下口,当脐左旋,而下接广肠也。

⑩广肠傅脊:钱熙祚说:原刻傅作传,不可解,《素问·奇病论》注引作附,附与傅通。

⑪左环叶积:钱熙祚说:原刻误作脊,依《素问·奇病论》注引此文改。

⑫广肠傅脊,以受回肠,左环叶积上下,辟大八寸,径二寸寸之大半,长二尺八寸:杨上善说:广肠,白膇也,附脊以受大肠糟粕,辟,着脊也。谓白膇当中宽八寸,上受大肠之处,下出泄处,皆径有二寸半,总长二尺八寸也。

张介宾说:广肠,大肠下节,亦名直肠。直肠居后,绕脊而下,故曰传脊。传,布也。叶脊上下,言叠于脊之上下而至尾骶也。辟,闢同。以其最广,故云辟大八寸。

⑬肠胃所入至所出长六丈四寸四分,回曲环反三十二曲也:杨上善说:咽之上口为所入,广肠之下以为所出,唇齿相去九分,齿与会厌相去三寸半,会厌至胃咽长一尺六寸,胃之终始长二尺六寸,小肠终始长二丈一尺,广肠终始长二尺八寸,故有六丈四寸四分也。胃有一曲,小肠十六曲,大肠十六曲,合而言之,计有三十三曲,其胃大曲短,不入其数,故有三十二曲,皆以七尺五寸中度之人为准也。

张介宾说:此总结上文自口而入,自便而出之全数。三十二曲,合小肠大肠而言也。

张志聪说:此言有生之后,总藉水谷之所生养,故专论其肠胃。胃主受纳水谷,肠主传导变化,其精液血气,由此而生焉。越人曰,唇为飞门,齿为户门,会厌为吸门,胃为贲门,太仓下口为幽门,大小肠会为兰门,下极为魄门。盖唇齿乃始受水谷之门,故先论唇齿之广长。舌者,主为卫,使之迎粮,舌和而后能知五味。会厌者,喉之上套,所以分别咽喉。咽乃胃之门,主受纳水谷。喉乃肺之窍,以司呼吸者也。

《肠胃第三十一》今译

黄帝问伯高说:我想听听关于六腑中担负消化传送饮食的器官,肠胃的大小、长短,能够受盛水谷多少的情况?

伯高说:让我详细说明一下,饮食从进入到排出消道的深浅、远近部位和长短尺度:

从嘴唇到牙齿长九分,口的宽度为二寸半。从牙齿向后到会厌,深三寸半,张大口时容五合食物。舌头重十两,长七寸,宽二寸半。咽门重十两,宽二寸半,从咽门到胃部的长一尺六寸。胃是弯曲的,伸直后长二尺六寸,周围最大长一尺五寸,直径五寸,张大时的容量为三斗五升。小肠后附于背脊部,从右向左环转堆迭,下口接回肠,向外附于脐上腹壁处,反复折叠共有十六道弯曲,张大时周围长二寸半,直径不到八分半,总的长度为三丈二尺。回肠相当于脐部的地方,开始向左环绕重叠向下,共有十六道弯曲,张大时周围长四寸,直径不到一寸半,总的长度为二丈一尺。大肠附着于背脊部的腹壁,上面与回肠相接,向左旋回折转,先上后下,张大时周围长八寸,直径二寸半多一点,总长度为二尺八寸。肠胃消化道的总长度,由入口到出口,共六丈四寸四分,回旋折叠共有三十二处。

平人绝谷第三十二①

①平人绝谷第三十二:伯坚按:本篇和《甲乙经》《黄帝内经太素》《类经》三书的篇目对照,列表于下:

灵　枢	甲　乙　经	黄帝内经太素	类　经
平人绝谷 第三十二	卷二——骨度肠度肠 胃所受第七	卷十三——肠度篇	卷四——平人绝谷七日而死 (藏象类二十七)

【释题】　马莳说:内论平人绝谷七日则死,故名篇。

【提要】　本篇用黄帝、伯高问答的形式,讲平常人绝食,为什么七天才死的理由。

黄帝曰:愿闻人之不食,七日而死,何也①?

伯高曰:臣请言其故,胃大一尺五寸,径五寸,长二尺六寸,横屈,受水谷三斗五升,其中之谷,常留二斗,水一斗五升,而满。

上焦泄气,出其精微,慓悍滑疾,下焦下溉诸肠②。

小肠大二寸半,径八分分之少半,长三丈二尺,受谷二斗四升,水六升三合合之大半。

回肠大四寸,径一寸寸之少半,长二丈一尺,受谷一斗,水七升半③。

广肠大八寸,径二寸寸之大半,长二尺八寸,受谷九升三合八分合之一④。

肠胃之长,凡五丈八尺四寸,受水谷九斗二升一合合之大半,此肠胃所受水谷之数也⑤。

平人则不然,胃满则肠虚,肠满则胃虚,更虚更满,故气得上下,五藏安定,血脉和利,精神乃居,故神者水谷之精气也⑥。故肠胃之中,当留谷二斗,水一斗五升,故平人日再后,后二升半,一日中五升,七日,五七三斗五升,而留水谷尽矣,故平人不食饮,七日而死者,水谷精气津液皆尽,故也⑦。

【本段提纲】　马莳说:此详言平人皆不食而死之故也。平人者,无病之人也。

【集解】

①黄帝曰:愿闻人之不食,七日而死,何也:杨上善说:七日不食而死,余时之言,既闻肠胃大小,未知所盛水谷多少而尽,至七日而死之也。

丹波元简说:七日而死者,马一龙《农说》云,盖此民之生,以食为天,而无谷气七日死者,其天绝也。王芳侯云,病人不饮食,七日不死者,水谷留积故也。盖留积则为病矣。

②上焦泄气,出其精微,慓悍滑疾,下焦下溉诸肠:杨上善说:上焦之气,从胃上口而出,其气精微,慓悍滑疾,昼夜行身五十周,即卫气也。下焦别回肠,注膀胱,譬之沟渎,下溉诸肠,膀胱为黑肠及广肠等也。

张介宾说:精微慓悍滑疾,言水谷之精气也。下溉诸肠,言水谷之质粕也。

丹波元简说:《甲乙》,作下溉泄诸小肠。

③回肠大四寸,径一寸寸之少半,长二丈一尺,受谷一斗,水七升半:杨上善说:升之半,半升也。

丹波元简说:徐灵胎经释云,以围三径一之法约之,则大四寸者,径当一寸三分分之少半,《难经》云,一寸半,疑误。

④广肠大八寸,径二寸寸之大半,长二尺八寸,受谷九升三合八分合之一:杨上善说:广肠受水谷之数也。

丹波元简说:徐灵胎云,广肠,大肠以下至肛门,受秽滓之处,俗名膃肠,以其最广,故曰广肠。按广肠止云受谷而不及水,义最精细。盖水谷入于大肠之时,已别泌精液入于膀胱,惟糟粕传入广肠,使从大便出,故不云受水多少也。此义诸家之所未及。简按:王文洁《评林》云,九升三合八分合之一者,盖言九升三合八勺一抄也,此说似不必然,当考。

⑤肠胃之长,凡五丈八尺四寸,受水谷九斗二升一合合之大半,此肠胃所受水谷之数也:杨上善说:计肠胃所受之数,垂升之米,合之大半也。

张介宾说:五丈八尺四寸,乃止合肠胃之数,非若前篇总计唇口咽门而言也。

⑥平人则不然,胃满则肠虚,肠满则胃虚,更虚更满,故气得上下,五藏安定,血脉和利,精神乃居,故神者水谷之精气也:杨上善说:前之所论,乃据肠胃之量□受数。若言生平之人,则肠胃之中,盈虚更起,不得一时则有前数也。食满胃中,则胃实肠虚也,肠虚故气得下也。糟入肠中,则胃虚肠实也,胃虚故气得上也。以其肠胃盈虚,气得上下之也。欲资水谷之味,故须盈也。欲受水谷之气,故待虚也。气味内和,故五藏安定也。气味通于上下,故脉和利。藏安脉和,则五神五精居其藏也。水谷精气,资成五神,故水谷竭,神乃亡也。

张介宾说:上文云受水谷九斗二升一合合之大半者,乃言肠胃能容之总数也。若平人常数，则不皆然。盖胃中满则肠中虚，肠中满则胃中虚，有满有虚则上下之气得以通达，五藏血脉得以和调，而精神乃生，故神为水谷之精气也。

⑦平人则不然，胃满则肠虚，肠满则胃虚，更虚更满，故气得上下，五藏安定，血脉和利，精神乃居，故神者水谷之精气也。故肠胃之中，当留谷二斗，水一斗五升，故平人日再后，后二升半，一日中五升，七日，五七三斗五升，而留水谷尽矣，故平人不食饮，七日而死者，水谷精气津液皆尽，故也：杨上善说：计肠胃所受六斗六升六合八分合之一，据其盈虚，在人常须三斗五升也。再后五升，还须资食，合有三斗五升。若一日不食后五升者，则少五升也。若七日常后，七日不食，则五七三斗五升皆尽。命门所藏，谓之精也。上焦宣五谷味，薰肤充身泽毛，如雾露之溉，遂谓之气。腠理发泄出汗，谓之津。谷气淖泽注于骨，骨属屈伸，淖泽补益髓脑，皮肤润泽，谓之为液。水谷既尽，精气津液四物□尽，故七日死。

张介宾说：平人肠胃之中所存水谷，惟三斗五升而已。然人之二便大约日去五升，当七日而尽，故平人不食饮七日而死也。

张志聪说：此论人之藏府形骸，精神气血，皆藉水谷之所资生，水谷绝则形与气俱绝矣。《六节藏象论》曰，五味入口，藏于肠胃，味有所藏，以养五气，气和而生，津液相成，神乃自生。故神者，水谷之精气也。平人不然者，谓平常无病之人，胃满则肠虚，肠满则胃虚，日夜消化，止留三斗五升，无有如此之留积也。是以不饮食七日，则所留之水谷尽矣。水谷尽则精气津液皆尽矣。王芳侯曰，病人不饮食，七日不死者，水谷留积故也。盖留积则为病矣。

《平人绝谷第三十二》今译

黄帝说：想听你讲一讲，人七天不吃东西为什么就会死亡？

伯高说：请让我来说说其中的道理。胃的周围长一尺五寸，直径五寸，长二尺六寸，它的体位横置而带弯曲，可以受纳水谷三斗五升。一般情况下，存留食物二斗、水一斗五升就满了。饮食经消化而形成精微，通过上焦之气开发宣泄布散全身，其中一部分形成慓悍滑急的阳气，所余之物在下焦渗灌于膀胱和直肠。小肠的周围长二寸半，直径不到八分半，长三丈二尺，可以受纳谷物二斗四升、水六升三合半稍多一点。回肠的周围长四寸，直径不到一寸半，长二丈一尺，能受纳谷物一斗、水七升半。大肠周围长八寸，直径稍大于二寸半，长二尺八寸，可受纳谷物九升三又八分之一合。肠胃的总长度共五丈八尺四寸，可受纳水谷九斗二升一合半多一点，这就是肠胃可以受纳水谷的总容量。平常身体健康的人，肠胃中容留水谷的实际数量与这个数并不相同。这是因为胃中充满水谷时，肠道内是空虚的，饮食下行肠道内充满时，胃中就空虚了。正是这种肠虚，肠满胃虚交替出现，才能促使气机上下通畅，五脏平安，血脉调顺，精神健旺。所以说神气是由水谷的精气化生而来。所以肠胃道中通常留有谷物二斗，水一斗五升。健康人一天排便两次，一次可以排出二升半，一天就会排出五升，七天总共排出三斗五升，这样胃肠原来存有的水谷也就完全排空了。所以，健康人七天不进饮食就会死亡，其原因就是人体内的水谷精气津液都消耗尽了。

海论第三十三①

①海论第三十三:伯坚按:本篇和《甲乙经》《黄帝内经太素》《类经》三书的篇目对照,列表于下:

灵 枢	甲 乙 经	黄帝内经太素	类 经
海论 第三十三	卷一——四海第八	卷五——四海合篇	卷九——人之四海(经络类三十二)

【释题】 马莳说:内论人有四海,故名篇。

【提要】 本篇用黄帝、岐伯问答的形式,讲人体中的四海。四海是髓海、血海、气海和水谷之海。内容可以分为两段。前一段讲每一海各有上下穴,这就是各海在人体中的分布区域。后一段讲各海有余或不足时所呈现的症状。

黄帝问于岐伯曰:余闻刺法于夫子,夫子之所言,不离于营卫血气①。夫十二经脉者,内属于府藏,外络于肢节,夫子乃合之于四海乎?

岐伯答曰:人亦有四海、十二经水。经水者,皆注于海。海有东、西、南、北,命曰四海。

黄帝曰:以人应之,奈何?

岐伯曰:人有髓海,有血海,有气海,有水谷之海,凡此四者以应四海也②。

黄帝曰:远乎哉,夫子之合人天地四海也,愿闻应之奈何?

岐伯答曰:必先明知阴阳表里,荥输所在,四海定矣③。

黄帝曰:定之奈何?

岐伯曰:胃者,水谷之海,其输上在气街,下至三里④。冲脉者,为十二经之海,其输上在于大杼,下出于巨虚之上下廉⑤。膻中者,为气之海,其输上在于柱骨之上下,前在于人迎⑥。脑为髓之海,其输上在于其盖,下在风府⑦。

【本段提纲】 马莳说:此言人之有四海也。

【集解】

①血气:杨上善说:血谓十二脉中血也,气谓十二脉中当经气也。

②岐伯答曰:人亦有四海,十二经水。经水者,皆注于海。海有东、西、南、北,命曰四海。黄帝曰:以人应之,奈何? 岐伯曰:人有髓海,有血海,有气海,有水谷之海,凡此四者以应四海也:杨上善说:十二经水者,皆注东海,东海周环,遂为四海。十二经脉,皆归胃海,水谷胃气环流,遂为气血髓骨之海故也。水谷之海,比于东海也。

马莳说:人有四海者,即髓海、血海、气海、水谷之海也。十二经水者,即清水、渭水、海水、湖水、汝水、渑水、淮水、漯水、江水、河水、济水、漳水也。夫天下经常之水固有十二,而此水皆注于海,海有东南西北之四方,故不曰十二,而止曰四海也。

张介宾说:四海者,百川之宗。人亦有四海,则髓、血、气、水谷之海也。

③岐伯答曰:必先明知阴阳表里,荥输所在,四海定矣:杨上善说:胃脉以为阳,表也。手太阴、足少阴脉为阴,里也。冲脉为十二经脉及络脉之海,即亦表亦里也。

张介宾说:阴阳者,经脉之阴阳也。表里者,藏府之内外也。知此数者,则经络之道明而四海可定矣。

④胃者,水谷之海,其输上在气街,下至三里:杨上善说:胃盛水谷,故名水谷之海。胃脉,足阳明也。足阳明脉过于气街、三里,其气上下输此等穴也。

马莳说:胃为水谷之海,其输穴上在气街(即气冲天枢下八寸,腹下夹脐相去四寸,在鼠鼷上一寸,动脉应手宛宛中,乃冲脉所起也,针三分,留七呼,气至即泻,灸三壮),下至三里(膝下三寸,骭骨外廉,大筋内宛宛中,两筋肉分间,针八分,留十呼,泻七吸,灸可至百壮)。

张介宾说:人受气于水谷,水谷入口,藏于胃,以养五脏气,故五脏六腑之气味,皆出于胃,而胃为水谷之海也。其胃气运行之输,上者在气街,即气冲穴。下者至三里,在膝下三寸。

⑤冲脉者,为十二经之海,其输上在于大杼,下出于巨虚之上下廉:杨上善说:冲脉管十二经脉。大杼是足太阳、手太阳脉所发之穴。巨虚上下廉,则足阳明脉所发之穴。此等诸穴,皆是冲脉致气之处,故名输也。

马莳说:冲脉为十二经之血海,其输穴上在于足太阳膀胱经之大杼(项后第一椎下相去脊中各一寸半,陷中,针三分,留七呼,禁灸),下出于足阳明胃经之巨虚上廉与巨虚下廉(上巨虚三里下三寸,举足取之,针三分,灸七壮,下巨虚上廉下三寸蹲地举足取之,针三分,灸可至七七壮)。

张介宾说:此即血海也。冲脉起于胞中,其前行者,并足少阴之经,挟脐上行至胸中而散。其后行者,上循背里为经络之海。其上行者,出于颃颡。下行者,出于足。故其输上在于足太阳之大杼,下在于足阳明之巨虚上下廉。按《动输篇》曰:胃为五藏六府之海。《太阴阳明论》曰,阳明者表也,五藏六府之海也。《逆顺肥瘦篇》曰,夫冲脉者,五藏六府之海也,五藏六府皆禀焉。此篇言冲脉者,为十二经之海,若此诸论,则胃与冲脉皆为十二经之海,亦皆为五藏六府之海,又将何以辨之? 故本篇有水谷之海、血海之分。水谷之海者,言水谷盛贮于此,营卫由之而化生也。血海者,言受纳诸经之灌注,精血于此而畜藏也。此固其辨矣。及考之《痿论》曰阳明者,五藏六府之海,主润宗筋。宗筋主束骨而利机关也。冲脉者,经脉之海也,主渗灌溪谷,与阳明合与宗筋,阴阳总宗筋之会,会于气街,而阳明为之长。盖阳明为多血多气之府,故主润宗筋而利机关。冲脉为精血所聚之经,故主渗灌溪谷。且冲脉起于胞中,并少阴之大络而下行。阳明为诸经之长,亦会于前阴。故男女精血,皆由前阴而降者,以二经血气总聚于此,故均称为五藏六府十二经之海,诚有非他经之可比也。

俞正燮说:巨虚穴在三里下足外胫,其上廉大肠,下廉小肠。

⑥膻中者,为气之海,其输上在于柱骨之上下,前在于人迎:杨上善说:膻,胸中也,音檀。食入胃已,其气分为三道,有气上行经隧,聚于胸中,名曰气海,为肺所主。手阳明是肺府脉,行于柱骨上下,入缺盆,支者上行至鼻,为足阳明,循颈下人迎之前,皆为膻中气海之输也。

马莳说:膻中为气之海,其输穴在于督脉,经天柱骨之上下(挟项后发际大筋外廉陷中,针三分,留六呼,灸七壮),前在于足阳明胃经之人迎(颈大脉应下,结喉两旁一寸半,禁针灸)。

张介宾说:膻中,胸中也,肺之所居。诸气者皆属于肺,是为真气,亦曰宗气。宗气积于胸中,出于喉咙,以贯心脉而行呼吸,故膻中为之气海。柱骨,项后天柱骨也。《忧恚无言论》曰,颃颡者,分气之所泄也。故气海运行之输,一在颃颡之后,即柱骨之上下,谓督脉之瘖门大椎也。一在颃颡之前,谓足阳明之人迎也。

⑦脑为髓之海,其输上在于其盖,下在风府:杨上善说:胃流津液,渗入骨空,变而为髓,头中最多,故为海也。是肾所生,其气上输脑盖百会之穴,下输风府也。

马莳说:脑为髓之海,其输穴在于其盖,即督脉经之百会(前顶后一寸半中央,针二分灸七壮),下在于督脉经之风府(一名舌本、项后入发际一寸,大筋内宛宛中,疾言其肉立起言体立已,禁灸,令人失音,针三分)。

张介宾说:凡骨之有髓,惟脑为最巨,故诸髓皆属于脑,而脑为髓之海。盖,脑盖骨也,即督脉之总会。风府,亦督脉穴。此皆髓海之上下前后输也。

张志聪说:夫天主生物,地主成物,是以人之形身,应地之四海十二经水。然水天之气,上下相通。是以头气有街,胸气有街,腹气有街,胫气有街,经气上下之出入也。故合人于天地四海,必先明知阴阳表里荣输之所在,四海定矣。胃者水谷之海,其输上在气冲,气在腹者上之背俞,下至足之三里,是水谷之海,上通于天气,而下通于经水也。冲脉者为十二经之海,其输上在于太阳之大杼,下至巨虚之上下廉,而出于胫气之街,是冲脉之外通于天气,而内通于经水也。膻中者为气之海,在膺胸之内,宗气之所聚也,宗气流于海,其下者注于气街,其上者走于息道,故气在胸者止之膺与背俞,故其输上在背之天柱,前在膺胸之人迎,是气海之上通于天,而下通于经水也。脑为髓之海,气在头者上之于脑,故其输上在于其盖,下在督脉之风府,是髓海之上通于天而下通于经水也。是十二经脉,应地之十二经水。经水者皆注于海,海有东西南北,而海之云气上通于天,是以人之所以合于天地四海也。

黄帝曰:凡此四海者,何利何害,何生何败。

岐伯曰:得顺者生,得逆者败,知调者利,不知调者害①。

【本段提纲】 马莳说:此言四海之得生且利者,以其顺而善调之,否则败与害至矣。

【集解】

①黄帝曰:凡此四海者,何利何害,何生何败。岐伯曰:得顺者生,得逆者败,知调者利,不知调者害:杨上善说:得生得败言逆顺,天也;为利为害言调不,人也。

张介宾说:凡此四海,俱有顺逆。得顺者,知所养者也,故生。不知所养则逆矣,故败。

张志聪说:姚氏曰:人合天地四海,升降出入,运行无息,故得顺而和者,则生利无穷,逆而不调,则败害至矣。

黄帝曰:四海之逆顺奈何?

岐伯曰:气海有余,则①气满胸中悗,急息面赤②,气海不足,则气少不足以言③。

【本段提纲】 马莳说:此言四海之逆顺,先举气海之偏胜者以言之。

【集解】

①则:原作"者",属上谈,据《甲乙》卷一第八改,以与后文句法一致。

②急息面赤:原作"息面赤",依《太素》卷五四海及《甲乙经》卷一四海第八,补"急"字。

③岐伯曰:气海有余,则气满胸中悗,急息面赤,气海不足,则气少不足以言:杨上善说:有余,谓邪气益真气也。面赤,谓气上冲面,阳脉盛也。

马莳说:有余者,邪气有余而实也。不足者,正气不足而虚也。

张介宾说:气有余者,邪气实也。气不足者,正气虚也。下仿此。气海在胸中而属阳,故气实则胸中悗闷喘息,面热而赤。声由气发,气不足,则语言轻怯,不能出声。《脉要精微论》曰:言而微,终日乃复言者,此夺气也。

张志聪说:吴氏曰,天地阴阳之道,更相和平者也,故有余不足,皆为之逆。膻中者,宗气之所居,上出于喉,以司呼吸,故气海有余者,气满胸中,气息悗乱,气上逆,故面赤也。气海不足,则气少,气少故不足于言。

血海有余,则常想其身大,怫然不知其所病。血海不足,亦常想其身小,狭然不知其所病[①]。

【本段提纲】　马莳说:此言血海之偏胜而病者,见其所以为逆,反此则为顺也。盖承上文冲脉为十经之海者而言耳。

【集解】

①血海有余,则常想其身大,怫然不知其所病。血海不足,亦常想其身小,狭然不知其所病:杨上善说:血多脉盛,故神想见其身大也。怫,扶弗反,怫郁不安,不知所苦也。

张介宾说:形以血充,故血有余,则常想其身大。怫,怫郁也,重滞不舒之貌。血不足则常想其身小。狭,狭隘也、索然不广之貌。此皆血海不调之为病,病在血者,徐而不显,故茫然不觉其所病。

张志聪说:吴氏曰,冲脉起于胞中,上循背理,为经脉之海,其浮而外者,循腹右,上行至胸中,而后散于皮肤之间,是冲脉之血,充贯于周身,故有余则觉其身大,不足则觉其身小,怫然狭然,不知其为何病也。王芳侯曰,血以应水,故有余常想其大,不足则觉其为小矣。

水谷之海有余,则腹满。水谷之海不足,则饥不受谷食[①]。

【本段提纲】　马莳说:此言水谷之海偏胜则病,见其所以为逆,反此则为顺也。

【集解】

①水谷之海有余,则腹满。水谷之海不足,则饥不受谷食:张介宾说:有余者,水谷留滞于中,故腹为胀满。不足者,脾虚则不能运,胃虚则不能纳,故虽饥不受谷食。

张志聪说:姚氏曰:胃气有余,故腹胀满,胃气不足,故饥而不受谷食。

髓海有余,则轻劲多力,自过其度。髓海不足,则脑转耳鸣,胫酸眩冒,目无所见,懈怠安卧[①]。

【本段提纲】　马莳说:此言髓海之偏胜而病者,见其所以为逆,反此则为顺也。

【集解】

①髓海有余,则轻劲多力,自过其度。髓海不足,则脑转耳鸣,胫酸眩冒,目无所见,懈怠安卧:张介宾说:髓海充足,即有余也,故身轻而劲,便利多力,自有过人之度,而无病也。若其不足,则在上者为脑转,以脑空而运,似旋转也。为耳鸣,以髓虚者精必衰,阴虚则耳鸣也。为胫酸,髓空无力也。为眩冒忽不知人,为目无所见,怠惰安卧,皆以髓为精类,精衰则气去,而诸证以见矣。

张志聪说:姚氏曰,精液补益脑髓,而下流阴股,故髓海有余,则足劲轻健而多力。度,骨度也。髓,从骨空循度而上通于脑,故有余则自过其度矣。髓海不足则精液竭,精液者所以濡空窍者也,是以耳为之鸣,目无所见。液脱者骨属屈伸不利,故胫酸而懈怠安卧。

黄帝曰:余已闻逆顺,调之奈何?

岐伯曰：审守其输，而调其虚实，无犯其害，顺者得复，逆者必败①。

黄帝曰：善。

【本段提纲】 马莳说：此言善守四海之输穴以善调之，则有利无害，得顺而不得逆也。

【集解】

①黄帝曰：余已闻逆顺，调之奈何？岐伯曰：审守其输，而调其虚实，无犯其害，顺者得复，逆者必败：杨上善说：输，谓四海之输。

马莳说：审四海之穴而善守之，以行补泻之法，虚则补之，实则泻之，则有利无害，其顺者可复，否则逆而为败也。

张介宾说：审守其输，谓审察其输穴如上文也。无犯其害，无盛盛，无虚虚也。顺者得复，逆者必败。切戒夫天时人事，皆宜慎而不可忽也。

张志聪说：吴氏曰，审其输，则知其四海之通于经，而经俞之外通于气也。调其虚实，则有余不足自和矣。害，谓经气之逆，复则反逆为顺也。

《海论第三十三》今译

黄帝问岐伯说：我听你讲刺法，你所说的总不离营卫气血。运行营卫气血的十二条经脉内与脏腑相联属，外与四肢关节相连络，你可以将这十二条经脉与四海联系起来讲一讲吗？

岐伯答道：人体像自然界一样也有四海、十二经水。经水都灌注入海。自然界的海分为东海、西海、南海、北海，称为四海。

黄帝说：人的四海与自然界的四海怎样对应的呢？

岐伯说：人体内有髓海、血海、气海、水谷之海，人的这四海与自然界的四海相互对应。

黄帝说：这个问题很深远，你已将人的四海和天地间的四海联系起来了，可它们是如何相应的？

岐伯回答说：必须先明确阴阳、表里和各经脉的荥穴和输穴所在的位置，然后才能确定人的四海。

黄帝说：四海及经脉重要穴位是怎么确定呢？

岐伯说：胃能受纳饮食物，所以称水谷之海，它的气血输注的重要穴位，在人体上部是气街穴，在人体下部是三里穴。冲脉与十二经脉，都有密切联系，所以称为十二经脉之海，它的气血输注重要腧穴，在上为大杼穴，在下是上下巨虚穴。膻中是宗气聚集的地方，称为气海。它的气血输注的重要腧穴，上有天柱骨上的哑门和天柱骨下的大椎穴。前边有人迎穴。脑容纳脑髓，所以称为髓海，它的气血输注的重要腧穴，上面有脑顶盖中央的百会穴，下面为风府穴。

黄帝说：这四海的功能怎样使其对人有利，怎样就会对人有害？如何才能使机体健康，如何就会使人发生疾病呢？

岐伯说：对于四海，如能顺应它们的生理规律，就能使机体健康，如果违反它们的生理规律，就会使人发生疾病。懂得怎样调养四海的，四海就对人体有利，不懂得调养四海的，四海就对人体有害。

黄帝说：顺应或违反四海的生理规律，会对人体产生什么样的影响呢？

岐伯说：气海有余，就觉得胸中胀满烦闷、呼吸急促、面部发红。气海不足，就会感到气少，说话气力不足。

血海有余,则时常觉得自己的身体庞大,郁闷不舒,不知道自己生了什么病。血海不足,则时常觉得自己的身体弱小、紧欷也不知道自己生了什么病。

水谷之海有余,就感到腹部胀满。水谷之海不足,虽然感到饥饿,却不能吃东西。

髓海有余,则身体轻捷有劲超过一般人。髓海不足,则觉得头脑晕旋,耳鸣,小腿酸软,眼花头昏,看不清东西,身懈惰懒动,常想静卧。

黄帝说:我已听你讲了四海逆顺的情况了,请问当出现病态时对四海怎样进行调理呢?

岐伯说:很好地掌握四海气血输注的各个重要腧穴,调节好它们的虚实。不要违背补虚泻实的原则,以免对病人发生有害的影响。顺着四海生理功能去治疗,身体就能恢复正常,如果违反四海的生理功能去治疗,就必然会失败。

黄帝说:你讲得好。

五乱第三十四①

①五乱第三十四:伯坚按:本篇和《甲乙经》《黄帝内经太素》《类经》三书的篇目对照,列表于下:

灵 枢	甲 乙 经	黄帝内经太素	类 经
五乱 第三十四	卷六——阴阳清浊顺治 逆乱大论第四	卷十二——营卫气行篇	卷二十一——五乱之刺(针刺类二 十七)

【释题】 马莳说:内言气有五乱,故名篇。张介宾说:言一时血气之错乱,非宿疾有因之谓。气本五行,故曰五乱。

【提要】 本篇用黄帝、岐伯问答的形式,内容可以分为两段。前一段讲心、肺、肠胃、臂胫、头里面的气乱,及五乱所发生的疾病和症状。后一段讲用针刺法治疗五乱时所取的穴。

黄帝曰:经脉十二者,别为五行,分为四时,何失而乱? 何得而治?

岐伯曰:五行有序,四时有分,相顺则治,相逆则乱①。

黄帝曰:何谓相顺?

岐伯曰:经脉十二者,以应十二月,十二月者,分为四时,四时者,春、秋、冬、夏,其气各异,营卫相随②,阴阳已和,清浊不相干,如是则顺之而治。

黄帝曰:何谓逆而乱?

岐伯曰:清气在阴,浊气在阳,营气顺脉,卫气逆行,清浊相干,乱于胸中,是谓大悗③。故气乱于心,则烦心密嘿④,俛首静伏。乱于肺,则俛仰喘喝,接⑤手以呼。乱于肠胃,则为霍乱。乱于臂胫,则为四厥。乱于头,则为厥逆,头重眩仆⑥。

【本段提纲】 马莳说:此言人有五乱,而诸证各有所见也。

张介宾说:此下言一时血气之错乱,非宿疾有因之谓。气本五行,故曰五乱。

【集解】

①相顺则治，相逆则乱：杨上善说：相顺者，十二经脉皆有五行四时之分。诸摄生者，摄之当分，则为和为顺，乖常失理，则为逆为乱也。

马莳说：夫脉与四时而相合，夫是之谓顺也。

②营卫相随：杨上善说：营在脉中，卫在脉外，内外相顺，故曰相随，非相随行，相随和也。

③岐伯曰：清气在阴，浊气在阳，营气顺脉，卫气逆行，清浊相干，乱于胸中，是谓大悗：杨上善说：清气在于脉内，为营为阴也，浊气在于脉外，为卫为阳也。营卫气顺逆十二经而行也。卫之悍气，上至于目，循足太阳至足趾为顺行。其悍气散者，复从目循手太阳向手指，是为逆行也。此其常也。悗音闷。阳气入阴，阴气入阳，即清浊乱也。营气逆行，卫气顺行，即逆顺乱也。

马莳说：清气宜升，当在于阳，反在于阴，浊气宜降，当在于阴，而反在于阳。营气阴性，精专固顺，宗气以行于经隧之中，卫气阳性，慓悍滑利，宜行于分肉之间。今昼未必行于阳经，夜未必行于阴经，其气逆行，乃清浊相干，乱在胸中，是之谓大闷也。

张介宾说：清气属阳而升，在阴则乱。浊气属阴而降，在阳则乱。营气阴性精专，行常顺脉。卫气阳性慓悍，昼当行阳，夜当行阴。若卫气逆行，则阴阳相犯，表里相干，乱于胸中而为悗闷，总由卫气之为乱耳。

④嘿：陆懋修说：嘿，莫北切，本作"默"。

⑤接：钱熙祚说：《甲乙经》"接"作"按"。

⑥故气乱于心，则烦心密嘿，俛首静伏。乱于肺，则俛仰喘喝，接手以呼。乱于肠胃，则为霍乱。乱于臂胫，则为四厥。乱于头，则为厥逆，头重眩仆：杨上善说：密嘿烦心，不欲言也。俛首，低头静伏也。肺手太阴脉行臂，故肺气乱，肺及臂手闷，所以接手以呼也。肠胃之中，营卫之气相杂为乱，故为霍乱。霍乱，卒吐利也。四厥，谓四肢冷或四肢热也。厥逆头重，谓头寒或热，重而眩仆也。

张介宾说：气乱于内者，上则在心肺，下则在肠胃也。气乱于外者，下在于四肢，上在于头也。

张志聪说：本经《邪客篇》曰，五谷入于胃也，其糟粕、津液、宗气分为三隧。故宗气积于胸中，出于喉咙，以贯心脉而行呼吸焉。荣气者，泌其津液，注之于脉，化而为血，以营四末，内注五藏六府，以应刻数焉。此言宗气积于胸中，上贯心脉，同荣气行于脉中，以应吸呼漏下。《五味篇》曰，谷始入于胃，其精微者，先出于胃之两焦，以溉五藏，别出两行荣卫之道，其大气之抟而不行者，积于胸中，命曰气海，出于肺，循咽喉，故呼则出，吸则入。此言宗气积于胸中，上出于肺，偕卫气行于脉外，以应呼吸漏下。此营行脉中，卫行脉外，宗气两行营卫之道，一呼一吸，脉行六寸，漏下二刻，人二百七十息，脉行十六丈二尺为一周，漏下百刻，人一万三千五百息，脉行五十度而大周于身。此清气在阳，浊气在阴，荣行脉中，卫行脉外，清浊之不相干也。又曰，卫气者，出其悍气之慓疾，而先行于四末分肉皮肤之间而不休者也。昼日行于阳，夜行于阴，常从足少阴之分间，行于五藏六府，此荣卫相将，偕行于脉外，昼行阳二十五度，夜行阴二十五度，与荣行脉中，卫行脉外之各走其道，清浊之不相干也。经脉十二以应十二月者，五藏六府之经脉，循度环转，行十六丈二尺为一周也。分为四时者，一日之中有四时，朝则为春，日中为夏，日入为秋，夜半为冬。卫气昼行于阳，夜行于阴，其气各异。荣卫相随，阴阳相和，而清浊不相干也。夫循脉之荣卫宗气，从胸而上，出于心肺，顺脉而行，以荣四末，内注五藏六府，以应刻数。

其卫荣相随,昼行阳而夜行阴者,与脉逆行,从头注于臂戕,以行三阳之分,夜则内行藏府之阴,与营行脉中卫行脉外之气不相干也。所谓清浊相干者,循脉之荣卫,与行阴行阳之荣卫相干,是以乱于胸,乱于心肺及乱于肠胃臂胻头也。

黄帝曰:五乱者,刺之有道乎?

岐伯曰:有道以来,有道以去,审知其道,是谓身宝①。

黄帝曰:善。愿闻其道。

岐伯曰:气在于心者,取之手少阴、心主之输②。气在于肺者,取之手太阴荥、足少阴输③。

气在于肠胃者,取之足太阴阳明,不下者,取之三里④。气在于头者,取之天柱、大杼,不知,取足太阳荥输⑤。

气在于臂足,取之先去血脉,后取其阳明少阳之荥输⑥。

【本段提纲】　马莳说:此言治五乱者,而各有刺之之穴也。

【集解】

①黄帝曰:五乱者,刺之有道乎? 岐伯曰:有道以来,有道以去,审知其道,是谓身宝:杨上善说:有道者,理其乱,使从其道。

马莳说:道者,脉路也。邪之来也,必有其道,则邪之去也,亦必有其道,审知其道,而善去之,斯为养身之宝。

张介宾说:道,言所由也。邪之来去,必有其道,知其道则取病甚易,是谓保身之宝也。按此四句,虽以针刺为言,然实治法之要领,不可不知也。大凡疾病之生,必有所自,是有道以来也。知其所自而径拔之,是有道以去也。能审其道,则自外而入者自表而逐之,自内而生者自里而除之。自上来者可越之,自下来者可竭之。自热来者不远寒,自寒来者不远热。自虚而实者先顾其虚,无实则已。自实而虚者先去其实,无虚则已。皆来去之道也。俗云,来处来,去处去。此言虽浅,殊有深味,诚足为斯道之法。

②气在于心者,取之手少阴、心主之输:杨上善说:气在于心,取手少阴经者,上经云,心不受邪,今气在心,若为不受邪也? 若言邪在心之包络,即应唯疗手心主之经,何为心病二经俱疗? 故知心者亦受邪也。输,谓手少阴、手心主二经各第三输也。

马莳说:气乱于心者,当取之手少阴心经之输穴神门(掌后锐骨端陷中,针三分留七呼,灸七壮),手心主即厥阴心包络经之输穴大陵(掌后骨下,两筋间陷中,针五分,留七呼,灸三壮)。

张介宾说:手少阴之输,神门也。心主之输,手厥阴大陵也。

③气在于肺者,取之手太阴荥、足少阴输:杨上善说:手太阴荥,肺之本输。足少阴输,乃是肾脉。以其肾脉上入于肺,上下气通,故上取太阴荥,下取足少阴输。

马莳说:气乱于肺者,取手太阴肺经荥穴鱼际(大指本节后内侧陷中,针一分,留三呼,灸三壮),足少阴肾经之输穴太溪(足内踝后跟骨上动脉陷中人有脉则生,针三分,留七呼,灸三壮)。

张介宾说:手太阴之荥鱼际也,足少阴之输太溪也。气在肺而取肾者,以少阴脉贯肾络肺也。

④气在于肠胃者,取之足太阴阳明,不下者,取之三里:杨上善说:足太阴,脾脉也。脾胃府藏阴阳气通,故肠胃气乱,取足太阴也。阳明之脉,是胃本经,胃之上腧在背,下腧在三里也。

马莳说:气在于肠胃者,取之足太阴脾经之输穴太白(足大趾内侧,内踝前核骨下,针一分,留三呼,灸三壮),足阳明胃经之输穴陷谷(足次趾外间本节后陷中,去内庭二寸,针五分,留七呼,灸三壮)。如刺之而邪气不下,当取足阳明胃经之三里。

张介宾说:取足太阴之输太白也。足阳明之输陷谷也。三里亦足阳明穴。

⑤气在于头者,取之天柱、大杼,不知,取足太阳荥输:杨上善说:足太阳脉行头,天柱、大杼,并是足太阳脉气所发,故取之也。取前二穴不觉愈者,可取足太阳第二荥穴及第三输也。

张介宾说:天柱、大杼,俱足太阳经穴。不知,不应也。当复取其荥输二穴,通谷、束骨也。

⑥气在于臂足,取之先去血脉,后取其阳明少阳之荥输:杨上善说:手足四厥,可先刺去手足盛络之血,然后取于手足阳明荥之与输,及手足少阳荥及输也。

马莳说:气在于臂足者,当先去其臂足之血脉,然后在臂则取手阳明大肠经之荥穴二间(食指本节前内侧陷中,针三分,留六呼,灸三壮),输穴三间(食指本节后内侧,针三分,留三呼,灸三壮)。手少阳三焦经之荥穴液门(手四指间陷中,握拳取之,针二分,留三呼,灸三壮),输穴中渚(手四指本节后陷中,即液门下一寸,针二分,留三呼,灸三壮)。在足则取足阳明之荥穴内庭(足次趾外间内侧陷中,灸三壮,针二分),输穴陷谷(足次趾本节后陷中,去内庭二寸,针五分,留七呼,灸三壮),足少阳胆经荥穴侠溪(足四趾歧骨间,本节前陷中,针三分,留三呼,灸三壮),输穴临泣(足四趾本节后间陷中,去侠溪一寸半,针二分,留五呼,灸三壮)。

张介宾说:臂足之络有血者,必先去其血。在手者取手,在足者取足。手阳明之荥、输,二间、三间也。手少阳之荥、输,液门、中渚也。足阳明之荥输,内庭、陷谷也。足少阳之荥、输,侠溪、临泣也。

黄帝曰:补泻奈何?

岐伯曰:徐入徐出,谓之导气,补泻无形,谓之同精,是非有余不足也,乱气之相逆也①。

黄帝曰:允乎哉道,明乎哉论,请著之玉版,命曰治乱也②。

【本段提纲】　马莳说:此言治五乱者,惟以导气,不与补泻有余不足者同法也。

【集解】

①徐入徐出,谓之导气,补泻无形,谓之同精,是非有余不足也,乱气之相逆也:杨上善说:补者徐入疾出,泻者疾入徐出,是谓通导营卫之气,使之和也。补泻虽复无形无状,所以同欲精于气之是非有余不足及乱气之逆也。故精者,补泻之妙,意使之和也。

马莳说:凡有余者则行泻法,不足者则行补法,今治五乱者,则其针徐入徐出,导气复故而已,不必泥定补泻之形,以其精气相同,非真有余与不足也,不过乱气之相逆耳,何必以补泻哉。

张介宾说:凡行针补泻,皆贵和缓,故当徐入徐出,在导气复元而已。然补者导其正气,泻者导其邪气,总在保其精气耳,故曰补泻无形,谓之同精。言本篇之法,非为有余不足而没,特以乱气相逆,但宜导治之如是耳。此因帝问补泻,故复之以明其义也。

②黄帝曰:允乎哉道,明乎哉论,请著之玉版,命曰治乱也:杨上善说:黄帝赞岐伯之言有二,一则所言光扬大道,二则所论开道巧便。故请传之不朽也。

张志聪说:玉师曰,上古治气者,著之玉版,治血脉者,著之金匮。

顾观光说:请著之玉版,命曰治乱也,篇题五乱,而此云治乱,必有一误。

《五乱第三十四》今译

　　黄帝说：十二条经脉，可按五行进行区别，又可以按四季来划分。怎样可以引起十二经脉的功能紊乱，怎样可以使十二经脉的功能正常呢？

　　岐伯说：金、木、水、火、土五行相生相克有一定的规律，春、夏、秋、冬四季有一定的变化规律，十二经脉的气血活动与五行、四时变化规律符合相应就正常，不符合或违背五行、四时变化规律的，就会失常、发生紊乱。

　　黄帝说：什么叫相顺而治？

　　岐伯说：十二条经脉与十二个月相对应，而十二个月又可以分成四个季节，也就是春、夏、秋、冬，四季的气候各不相同，人体与其相适应，十二条经脉的气血变化也有所不同如果在自然变化的影响下，营卫运行内外相随，阴阳调和，清浊升降互不干扰，能够这样，顺应自然规律，十二经脉的功能也就会正常。这就叫相顺而治。

　　黄帝说：什么叫作相逆而乱？

　　岐伯说：清气宜升散在上在外，现却在里在下，浊气宜沉降在下在里，现却在上在外，营气顺着脉运行，而卫气的运行反逆于常规，这就是经气逆乱的表现，如清浊两气紊乱胸中，就会感到很烦闷。

　　经气乱于心，就心里烦躁，沉默不语，低头静静地伏在桌上。经气乱于肺，则前伏后仰，喘息不安，且双手交叉按压胸部以利呼气。经气乱于肠胃，就会发生霍乱病。经气乱于四肢，就会发生四肢厥冷。经气乱于头，就会气逆上冲，头重脚轻，眩晕仆倒。

　　黄帝说：对于五乱的病证，针刺有一定的规律吗？

　　岐伯说：五乱病的发生有一定的规律，祛除它也有一定的规律。探明知道疾病发生发展的规律，保持正常的生理机能是极为可贵的。

　　黄帝说：好！我愿意听你讲讲治疗方面的规律。

　　岐伯说：气乱于心的，应针刺手少阴心经的输穴神门及手厥阴心包经的输穴大陵。气乱于肺的，应针刺手太阴肺经的荥穴鱼际及足少阴肾经的输穴太溪。气乱于肠胃的，应针刺足太阴脾经的输穴太白和足阳明胃经输穴陷谷。如果治不好，应针刺足三里穴。气乱于头部的，应针刺足太阳膀胱经的天柱、大杼穴，若没有反应，再针刺足太阳膀胱经上的荥穴通谷和输穴束骨。气乱发生于手臂或脚部的，应先放出络脉中的瘀血，然后针刺手阳明大肠经的荥穴二间和输穴三间及手少阳三焦经的荥穴液门、输穴中渚。在脚部的，针刺足阳明胃经的荥穴内庭、输穴陷谷和足少阳胆经的荥穴侠溪、输穴临泣。

　　黄帝说：用针刺法治疗五乱，补泻的手法怎样呢？

　　岐伯说：针刺时，慢慢进针，慢慢出针，这种刺法叫作导气，也就是通导经气使其归顺正常，使扶正祛邪的调整作用，在不施明显的补泻手法的情况下发挥出来，这叫作同精。因为五乱病既不是有余的实证，也不是不足的虚证，只是气机逆乱，所以采用这种手法。

　　黄帝说：这道理很确切，论述也很明白。请你将它们刻写在玉版上，标题就叫"治乱"。

胀论第三十五①

①胀论第三十五:伯坚按:本篇和《甲乙经》《黄帝内经太素》《类经》三书的篇目对照,列表于下:

灵 枢	甲 乙 经	黄帝内经太素	类 经
胀论 第三十五	卷八——五藏六府胀第三	卷二十九——胀论篇	卷十六——藏府诸胀。(疾病类 五十六)

【释题】 马莳说:内详论藏府胀由胀形治法,故名篇。

【提要】 本篇用黄帝、岐伯问答的形式,讲胀的病理,附带发生的一些症状和施用针刺疗法的原则。

黄帝曰:脉之应于寸口,如何而胀?

岐伯曰:其脉大坚以涩者,胀也①。

黄帝曰:何以知藏府之胀也?

岐伯曰:阴为藏,阳为府②。

【本段提纲】 马莳说:此言据脉可以知胀,阴脉属藏,阳脉属府也。

【集解】

①其脉大坚以涩者,胀也:杨上善说:脉之大者多血少气,涩者亦多血少气微寒。脉口盛紧,伤于饮食。以其脉至诊有多血少气微寒,即是伤于饮食为胀也。

马莳说:脉见寸口,其脉大者,以邪气有余也;其脉坚者以邪气不散也,其脉涩者以气血涩滞也,故为胀。

张介宾说:脉大者邪之盛也,脉坚者邪之实也。涩因气血之虚而不能流利也。大都洪大之脉阴气必衰,坚强之脉胃气必损,故大坚以涩,则病当为胀。

②何以知藏府之胀也? 岐伯曰:阴为藏,阳为府:杨上善说:诊得阴脉胀者以为藏胀,诊得阳脉胀以为府胀也。

马莳说:脉大而坚大者为阳脉,其胀在六府,脉涩而坚者为阴脉,其胀在五藏也。

张介宾说:涩而坚者为阴,其胀在藏。大而坚者为阳、其胀在府。一曰脉病在阴则胀在藏,脉病在阳则胀在府,亦通。

张志聪说:此承上文言卫气之行于形身藏府之外内,有顺有逆,逆顺不从,在外则为脉胀、肤胀,在内则为藏府之胀矣。寸口坚大为阳脉,涩为阴脉,阴为藏,阳为府,以脉之阴阳,则知藏府之胀矣。

黄帝曰:夫气之令人胀也,在于血脉之中耶? 藏府之内乎①?

岐伯曰:三②者皆存焉,然非胀之舍也③。

黄帝曰:愿闻胀之舍。

岐伯曰:夫胀者,皆在于藏府之外,排藏府而郭胸胁,胀皮肤,故命曰胀。

黄帝曰：藏府之在胸胁腹里之内也，若匣匮之藏禁器也，各有次舍，异名而同处，一域之中，其气各异，愿闻其故④。

岐伯曰：夫胸腹藏府之郭也，膻中者心主之宫城也，胃者太仓也，咽喉小肠者传送也，胃之五窍者间里门户也，廉泉、玉英者津液之道也，故五藏六府者各有畔界，其病各有形状，营气循脉⑤为脉胀，卫气并脉循分肉为肤胀⑥，取三里而泻之⑦，近者一下，远者三下，无问虚实，工在疾泻⑧。

【本段提纲】 马莳说：此明言胀之所舍，而胀则成于卫气之逆，其法在于急泻三里也。

【集解】

①夫气之令人胀也，在于血脉之中耶？藏府之内乎：杨上善说：血脉，谓二十八脉也。问胀所在也。

②三：钱熙祚说：原注三，一作二，按《甲乙经》正作二。

③三者皆存焉，然非胀之舍也：杨上善说：卫气并脉而行，循分肉之间为胀，血脉及五藏六府各脉，故曰二者存焉，然非胀之所舍之处也。

马莳说：夫胀不在于血脉之中，亦不在于藏府之内，乃在于藏府之外，胸胁之内，排其藏府，而以胸胁为郭，其皮肤亦为之胀，此则胀之所舍也。

张介宾说：舍，言留止之处也。排挤于藏府之外，以胸胁为郭，而居于皮肤之中，是即胀之所舍。

④藏府之在胸胁腹里之内也，若匣匮之藏禁器也，各有次舍，异名而同处，一域之中，其气各异，愿闻其故：杨上善说：以下藏府居处也。禁器，比之藏府也。胸胁腹里，比之匣匮也。次舍者，五藏六府各有居处也。藏府之名虽异，同在一郭之中，然藏府俱别，请闻同异所由。

钱熙祚说：原刻此下有"黄帝曰：未解其意，再问"九字，与上下文不相属，其为衍文无疑，今依《甲乙经》删去。

⑤营气循脉：钱熙祚说：原刻此下有"卫气逆"三字，乃涉《甲乙经》而误也，依林亿校《甲乙经》引此文补删。

⑥卫气并脉循分肉为肤胀：钱熙祚说：原刻脱"肉"字，依林亿校《甲乙经》引此文补。

⑦取三里而泻之：钱熙祚说：原刻"取"字、"之"字不成句，依《甲乙经》补。

⑧夫胸腹藏府之郭也，膻中者心主之宫城也，胃者太仓也，咽喉小肠者传送也，胃之五窍者间里门户也，廉泉、玉英者津液之道也，故五藏六府者各有畔界，其病各有形状，营气循脉为脉胀，卫气并脉循分肉为肤胀，取三里而泻之，近者一下，远者三下，无问虚实，工在疾泻：杨上善说：城郭，藏府所处也。膻中有心肺之气，故是藏府之官也。胃贮水谷以供，故为藏府太仓也。咽传水谷而入，小肠传之而出，喉传气之出入，故为传道也。咽、胃、大肠、小肠、膀胱等窍，皆属于胃，故是藏府间里门户也。廉泉乃是涎唾之道，玉英复为泄便之路，故名津液道也。此则藏府畔界，故藏府病形各异。以下谓营卫二气为胀。营气循脉周于腹郭为胀，名为脉胀。卫气在于脉外，傍脉循于分肉之间，聚气排于分肉为肿，称为肤胀。三里以为胀之要穴，故不问虚实皆须泻之。其病日近者，可以针一泻，其日远者，可三泻之。下者，胀消也。终须疾泻，可不致疑矣。

马莳说：藏府在胸胁腹里之内，虽同处于一域，然其病各有所异者，以其各有畔界也。故胸胁为藏府之郭，膻中为心主之宫城，胃为太仓，咽喉小肠为传送水谷之道，胃有五窍，为间里门户，廉泉、玉英（即玉堂俱任脉经穴）为津液之道。所以藏府各有畔界，而病亦各有形状也。然其所以胀者,不在于营气,而在于卫气。盖营气阴性精专,随宗气行,不能为胀。惟卫气逆行,则并脉循分肉者,始为脉胀,而成为肤胀耳。是以胃为藏府之海,而三里为胃经之合,当泻其三里。病近者,次泻之,病久者三次泻之,不必拘其虚实,而工在于急泻之也。

张介宾说:胸腹者,所以保障五内,故为藏府之郭。膻中胸中也,肺覆于上,膈膜障于下,为清虚周密之宫,心主之所居也,故曰宫城。胃为水谷之海,故曰太仓。咽喉传送者,谷气自上而入。小肠传送者,清浊自下而出。闾,巷门也。里,邻里也。周礼五家为比,五比为闾,盖二十五家为闾也。《风俗通》曰,五家为轨,十轨为里。盖五十家为里也。胃之五窍,为闾里门户者,非言胃有五窍,正以上自胃脘,下至小肠、大肠,皆属于胃,故曰闾里门户。如咽门、贲门、幽门、阑门、魄门,皆胃气之所行也,故总属胃之五窍。二穴俱属任脉。玉英即玉堂。畔界各有所窍,故病之形见可按也。清者为营,营在脉中,其气精专,未即致胀。浊者为卫,卫行脉外,其气慓疾滑利,而行于分肉之间,故必由卫气之逆,而后病及于营,则为脉胀。是以凡病胀者,皆发于卫气也。卫气逆而并于脉,复循分肉之间,故为肤胀。三里足阳明经穴,阳明为五藏六府之海而主肌肉,故胀在肌肤者,当以针泻之。一下、三下,谓一次、再次、三次也。盖邪有远近,故泻有难易耳。

张志聪说:此言卫气生于胃府水谷之精,日行于阳,夜行于阴,逆于阳则为脉胀、肤胀,逆于阴则为空郭之胀,及五藏六府之胀。夫胸腹者藏府之郭郭,膻中者,心主之宫城。胀者皆在于藏府之外,排藏府而郭胸胁,此卫气逆于阴而将为藏府之胀矣。胃主受纳水谷,为太仓而居中焦,在上为咽喉,主传气而送水谷,在下口为小肠,主传送糟粕津汁,胃之五窍,犹闾里之门户。盖水谷入胃,其味有五,津液各走其道,酸先入肝,苦先入心,甘先入脾,辛先入肺,咸先入肾,五藏主藏水谷之精者也,其流溢于下焦之津液,从任脉而出于廉泉、玉英,以濡上之空窍,故五藏六府各有界畔,其病各有形状也。如营气循脉,卫气逆于脉中,则为脉胀,若并脉而循行于分肉,则为肤胀。盖卫气虽常然并脉循行于分肉而行有逆顺,若并脉顺行而乘于脉中,则为脉胀,行于肤肉,则为肤胀,此皆卫气之逆行,故曰若顺逆也。当取足阳明胃经之三里而泻之。在于肤胀而近者一泻,在于城郭而远者三下,无问虚实,工在疾泻。盖留之则为藏府之胀矣。卫气出于太仓,故泻胃之三里。姚氏曰,荣气循脉,卫气逆于脉胀,与上章之荣气顺脉卫气逆行同义。吴氏曰,卫气逆于空郭之中,则为鼓胀,着于募原,而传送道道阻塞者,则为肠胃之胀,门户界畔不清者,则为五藏之胀,此皆胃府之门户道路,故泻足之三里,若病久而成虚者,泻之反伤胃气,故曰工在疾泻。疾泻者,治其始蒙也。杨元如曰,逆则生长之机渐消,故久而未有不成虚者,审其传送阻塞者泻之,门户液道不通者通之,界畔不清者理之,正气不足者补之,补泻疏理兼用,斯为治胀之良法。若新病而不大虚者,急宜攻之,可一鼓而下。朱永年曰,医者止知泻以消胀,焉知其中之门户道路。知其门户道路,可以批却导窍矣。故本经乃端本澄源之学。倪仲之曰,廉泉、玉英者,津液之道也。液道不通,则空窍闭塞,而气逆于中矣。故治胀者,当先通其津液。故曰若欲下之,必先举之。朱卫公曰,液者所以灌精濡空窍者也,其别气出于耳而为听,宗气上出于鼻而为臭,浊气出于胃走唇舌而为味,其精阳之气上走于目而为睛,故液道不通,则诸气皆逆矣。

黄帝曰:愿闻胀形。

岐伯曰:夫心胀者,烦心短气,卧不安。肺胀者,虚满而喘咳。肝胀者,胁下满而痛引小腹。脾胀者,善哕、四肢烦悗,体重不能胜衣,卧不安。肾胀者,腹满引背,央央然腰髀痛①。

【本段提纲】　马莳说:此下二节,明上节之病各有形状,而此节以五藏之胀形言之也。

【集解】

①黄帝曰:愿闻胀形。岐伯曰:夫心胀者,烦心短气,卧不安。肺胀者,虚满而喘咳。肝胀者,胁下满而痛引小腹。脾胀者,善哕、四肢烦悗,体重不能胜衣,卧不安。肾胀者,腹满引背,央央然腰髀痛:杨上善说:气在藏府之外,排藏府,郭胸胁,胀皮肤,时烦心短气,卧不安者,以为心胀。知此,五藏六府皆仿此,各从其藏府所由胀状有异耳。悗,不畅也。

张介宾说:此五藏之胀也。悗,闷乱也。央央然,困苦貌。

丹波元简说:《金匮要略》云,上气喘而躁者,属肺胀。又云,肺胀咳而上气,烦躁而喘,脉浮者心下有水气。简按本节肺胀,盖谓肿胀中属肺者,与《金匮》所论不同。

六府胀,胃胀者,腹满,胃脘痛,鼻闻焦臭,妨于食,大便难。大肠胀者,肠鸣而痛濯濯,冬日重感于寒,则飧泄不化。小肠胀者,少腹䐜胀,引腰而痛。膀胱胀者,少腹满而气癃。三焦胀者,气满于皮肤中,轻轻然而不坚。胆胀者,胁下痛胀,口中苦,善太息①。

【本段提纲】　马莳说:此以六腑之胀形言之也。按《邪气藏府病形篇》有大肠诸证者与此同。

【集解】

①六府胀,胃胀者,腹满,胃脘痛,鼻闻焦臭,妨于食,大便难。大肠胀者,肠鸣而痛濯濯,冬日重感于寒,则飧泄不化。小肠胀者,少腹䐜胀,引腰而痛。膀胱胀者,少腹满而气癃。三焦胀者,气满于皮肤中,轻轻然而不坚。胆胀者,胁下痛胀,口中苦,善太息:杨上善说:香为脾臭,焦为心臭,今脾胃之病闻焦臭者,以其子病思闻母气故也。濯濯,肠中水声也。

张介宾说:此六府之胀也。濯濯,肠鸣水声也。飧泄不化者,完谷而泄也。气癃,膀胱气闭,小水不通也。

张志聪说:吴氏曰,此卫气逆于城郭之中,而为藏府之胀也。愿闻胀形者,问五藏六府之胀形,始在无形而及于有形也。

凡此诸胀者,其道在一,明知逆顺,针数不失,泻虚补实,神去其室,致邪失正,真不可定,粗之所败,谓之夭命,补虚泻实,神归其室,久塞其空,谓之良工①。

【本段提纲】　马莳说:此言治胀之法,补泻有得失,而医工分高下也。

【集解】

①凡此诸胀者,其道在一,明知逆顺,针数不失,泻虚补实,神去其室,致邪失正,真不可定,粗之所败,谓之夭命,补虚泻实,神归其室,久塞其空,谓之良工:杨上善说:一者,惟知补泻也。补虚泻实得中,故不失也。神室,心藏也。补实泻虚伤神,故神去心室。神去心室,得于邪气,失其四时正气,致使真伪莫定也。神安其藏,故曰归室。神得归藏,自斯已去,长闭腠理,不令邪入,谓上工也。

张介宾说:此下言治胀之得失也。胀有虚实,而当补当泻,其道惟一,无二歧也。能察者谓之良工,彼粗者误用,则伤人之命矣。

张志聪说:姚氏曰,其道在一者,谓三合而为一也。逆顺者,谓荣行脉中,卫行脉外,相逆顺而为行也。塞其空者,外无使经脉肤腠,疏空,内使藏府之神气充足,自无厥逆之患矣。此良工治未病也。莫仲超曰,上节言无问虚实,工在疾泻,此复曰泻虚补实,神去其室。是又当审其邪正而补泻之,圣人之虑深矣。学者不可不深体之。王芳侯曰,神者先天之精,水谷之精,两精相搏,合而为神。

河北医学院校释《灵枢经校释》:前文所说无问虚实,工在疾泻,指胀病初起时的治法,寓有"急则治标"之意,本文所说"泻虚补实,神去其室","补虚泻实,神归其室",强调根据疾病的虚实,采取相应的补泻正治的法则,则指在一般情况下,"治病必求于本"的原则的运用,古人强调这两个方面在胀病治疗中都应加以严格的注意。

黄帝曰:胀者焉生,何因而有?

岐伯曰:卫气之在身也,常并脉循分肉①,行有逆顺,阴阳相随,乃得天和,五藏更始,四时有序②,五谷乃化,然而③厥气在下,营卫留止,寒气逆上,真邪相攻,两气相搏,乃合为胀也④。

【本段提纲】　马莳说:此言胀之所由生也。

【集解】

①常并脉循分肉:钱熙祚说:原刻常下衍然字,依《甲乙经》删。

②有序:钱熙祚说:藏本作循序。

③然而:钱熙祚说:原刻而误作后,依《甲乙经》改。

④卫气之在身也,常并脉循分肉,行有逆顺,阴阳相随,乃得天和,五藏更始,四时有序,五谷乃化,然而厥气在下,营卫留止,寒气逆上,真邪相攻,两气相搏,乃合为胀也:杨上善说:卫气并胀循于分肉,有逆有顺,从目循足三阳下为顺,从目循手三阳下为逆,以卫行有逆顺,故阴阳气得和而顺也。五藏属于五行,故五藏更旺,四时寒暑次序得所,五谷入腹,得有变化也。有寒厥之气,留于营卫之间,营卫不行,寒气逆上,与正气相搏,交争愤起,谓之为胀。

马莳说:卫气之行于人身,昼行于阳经,夜行于阴经,并脉循分肉而行出入之间,自有逆顺,阴阳相随,乃得天和。故五藏随时以更始,五谷自化。惟厥气从下而逆,则营卫遂失其常,而留止不行,寒邪随厥气以上行,真邪相攻,两气相搏。乃合为胀耳。上文言卫气逆为脉胀,又并脉循分肉为肤胀者,此可见矣。

张介宾说:上节言卫气之顺,此节明卫气之逆也。厥逆之气,自下而上,营卫失常,故真邪相攻,而合为胀也。

丹波元简说:乃合为胀,《甲乙》合作舍。

黄帝曰:善。何以解惑?

岐伯曰:合之于真,三合而得①。

帝曰:善。

黄帝问于岐伯曰:胀论言②无问虚实,工在疾泻,近者一下,远者三下,今有其三而不下者,其过焉在③?

岐伯对曰:此言陷于肉肓而中气穴者也④。不中气穴,则气内闭,针不陷肓,则气不行,上越中肉,则卫气相乱,阴阳相逐。其于胀也,当泻不泻,气故不下。三而不下,必更其道,气下乃止,不下复始,可以万全,乌有殆者乎⑤?其于胀也,必审其胗⑥,当泻则泻,当补则补,如鼓应桴,恶有不下者乎⑦。

【本段提纲】　马莳说:此言胀之愈与不愈,在于针之有得失也。

【集解】

①合之于真,三合而得:杨上善说:行补泻时,近者一取合于真气,即得病愈,远者三取合于

真气,称曰解惑之也。

张介宾说:不得其真,所以生惑。胀虽由于卫气,然有合于血脉之中者,在经络也。有合于藏者,在阴分也。有合于府者,在阳分也。三合既明,得其真矣。

②胀论言:顾观光说:胀论言无问虚实,工在疾泻,"胀论"二字误,当作夫子。

③胀论言无问虚实,工在疾泻,近者一下,远者三下,今有其三而不下者,其过焉在:杨上善说:前言泻虚补实,神去其室,今言无问虚实,工在疾泻,其故何也? 所谓初病,未是太虚,复取三里,故工在疾泻。若虚已成,又取余穴,虚者不可也。今至三取不消,请言过之所由也。

张介宾说:不下者,言胀不退也。

④此言陷于肉肓而中气穴者也:杨上善说:肉肓者,皮下肉上之膜也,量与肌肤同类。气穴,谓是发胀脉气所发穴也。

张介宾说:上文云,一下、三下者,言针当必陷于肉肓,亦必中于气穴,然后可以取效也。

⑤不中气穴,则气内闭,针不陷肓,则气不行,上越中肉,则卫气相乱,阴阳相逐。其于胀也,当泻不泻,气故不下。三而不下,必更其道,气下乃止,不下复始,可以万全,乌有殆者乎:杨上善说:针其余处,不中胀之气穴,则胀不泄也。不陷肓膜,则气不行分肉间也。针入其皮,起而不下其肉,则卫气行而失次,阴阳之气并也。遂,并也。由于当泻不泻,故三取不下也。必须更取余穴,以行补泻,以胀消为工,故得万全,必无危生之祸也。

张介宾说:不中穴,不陷肓,则妄中于分肉间矣。故卫气相乱,而阴阳之邪反相逐以乘之也。不得其气穴肉肓也。三而不下,必未得其所也,故当更穴再刺之。

⑥胗:陆懋修说:《素问·奇病论》:无损不足益有余,以成艾胗。注谓久病。《甲乙经》作"诊"。又唇疡曰胗,见前义别。

⑦其于胀也,必审其胗,当泻则泻,当补则补,如鼓应桴,恶有不下者乎:杨上善说:言诊审者,如鼓应桴,何有不当者也。

张介宾说:唇疡曰胗,盖胀之微甚,必见于唇,故当审之于此,以察其虚实。然胗字未妥,必脉字之误也。胗,疹同。桴,音孚。按肿胀一语,观本篇之义,则五藏六府无不有之。再考诸篇,如《脉要精微论》曰,胃脉实,气有余则胀。《邪气藏府病形篇》曰,胃病者,腹䐜胀,胃脘当心而痛。《本神篇》曰,脾气实则腹胀,泾溲不利。《阴阳应象大论》曰,浊气在上,则生䐜胀。此皆实胀也。《太阴阳明论》曰,饮食起居失节,入五藏则䐜满闭塞。《经脉篇》曰,足太阴之别公孙,虚则鼓胀。此皆虚胀也。《师传篇》曰,胃中寒则胀满。《异法方宜论》曰:藏寒生满病。《风论》曰,胃风隔塞不通,腹善胀,失衣则䐜胀。此皆寒胀也。《阴阳别论》曰,二阴一阳发病,善胀心满。《诊要经终论》曰,手少阴终者,腹胀闭。足太阴终者,腹胀闭。此心脾受伤之胀也。此外如《六元正纪》《至真要》等论,有云太阴所至为重胕肿,及土郁之发,太阴之初气,太阴之胜复,皆湿胜之肿胀也。有曰水运之太过,有曰寒胜则浮,有曰太阳之司天,太阴之胜复,皆寒胜之肿胀也。有曰少阴之司天,少阴之胜复,少阳之司天,少阳之胜复。有曰热胜则肿,皆火胜之肿胀也。有曰厥阴之司天在泉,厥阴之复。有曰阳明之复,是皆木邪侮土,及金气反胜之肿胀也。观此,则不惟五藏六府,即五运六气,亦无不皆有是病。然《至真要大论》曰,诸湿肿满皆属于脾。《水热穴论》曰,其本在肾,其末在肺,亦聚水也。又曰,肾者胃之关也,关门不利,故聚水而从其类也。由此言之,则诸经虽皆有胀,然无不干于脾、肺、肾三藏。盖脾属土,其主运化;肺属金,其主气;肾属水,其主五液。凡五气所化之液,悉属于肾;五液所行之气,悉属于肺;转输于二藏之中,以制水生金者,悉属于脾。所以肿胀之生,无不由此三者。但证有阴阳虚实,如诸论之所云者,不可不辨。大都阳证多热,热者多实;阴证多寒,寒者多虚。先胀于内而后及于外者多实,先肿于表而后甚于里者多虚。小便黄赤,大便秘结者多实;小便清白,大便稀溏者多虚。脉滑数有力者多实,弦浮微细者多虚。形色红黄、气息粗长者多实;容颜憔悴,音声短促者多虚。凡是实证,必以六淫有余伤其外,或饮食怒气伤其内,故致气道不行,三焦壅闭,此则多在气分,无处不到,故不分部位而多通身浮肿;又或气实于中,则为单腹胀急,然阳邪急速,其至必暴,每成于旬日数日之间,此惟少壮者多有之,但破其结气,利其壅滞,则病无不愈,此治实之道也。若是虚证,必以五志积劳,或酒色过度,伤其脾肾,日积月累,其来有渐,此等病候,多染于中年之外,其形证脉气,必有虚寒之候,显然可察,非若实证之暴至,而邪热壅结,肝气悍逆之有因也。治实者本无所难,最难者在治虚耳。然虚有在气者,有在水者。在气者,以脾气虚寒,不能运化,所谓气虚中满是也。在水者,以脾虚不能制水,则寒水反侮脾土,泛滥为邪,其始也必从阴分,渐次而升,按肉如泥,肿有分界,所谓水鼓水胀者是也。然水虽制于脾,而实主于肾,盖肾本水藏,而元阳生气所由出。若肾中阳虚,则命门火衰,既不能自制阴寒,又不能温养脾土,阴阳不得其正,则化而为邪。夫气即火也,精即水也,气之与水,本为同类,但在于化与不化耳。故阳旺则化,而精能为气;阳衰则不化,而水即为邪。凡火盛水亏则病燥,水盛火亏则病湿。故火不能化,则阴不从阳,而精气皆化为水,所以水肿之证多属阳虚,故曰寒胀多,热胀少也。然观丹溪之治肿胀云,清浊相混,隧道壅塞而为热,热留为湿,湿热相生,遂成胀满,治宜补其脾,又须养肺金以制木,使脾无贼邪之患,滋肾水以制火,使肺得清化之令。其说重在湿热,而犹以制火为言。夫制火固可保金,独不虑其不生土乎?若以此法施于阳实而热者则可,若以治阳虚而气不化者,岂不反助阴邪而益其病哉?故予之治此,必察其果系实邪,则直清阳明,除之极易,凡属虚劳内损者,多从温补脾肾而愈,俱得复元。或临证之际,有虚实未明,疑似难决者,则宁先以治不足之法,探治有余,若果未投而病反加甚,是不宜补也,不妨易辙,自无大害。倘药未及病,而病自甚者,其轻重真假,仍宜详察。若误以治有余之法治不足,而曾经峻攻者,真气复伤,虽神丹不能疗矣。或从清利,暂见平复,使不大补脾肾以培根本,虽愈目前,未有不危亡踵至者,此治虚之道也。夫肿胀之病,多有标实本虚,最为危候,若辨之不明,则祸人非浅。

《胀论第三十五》今译

黄帝说:寸口见什么脉象说明有胀病?

岐伯说:脉象洪大、坚实涩滞的,就说明有胀病。

黄帝说:怎样才能知道胀病在脏还是在腑呢?

岐伯说:出现阴脉是胀病在脏,出现阳脉是胀病在腑。

黄帝说:气的失调可使人发生胀病,这种失调是发生在血脉中呢?还是发生在脏腑内呢?

岐伯说:血脉、脏、腑三者都有可能发生,但都不是胀病的发病部位。

黄帝说:我想听你讲讲胀病的发病部位。

岐伯说:胀气的发病,都在脏腑以外,(由于气的失调)向内排挤脏腑,向外扩张胸胁,以致皮肤发胀,因此叫做胀病。

黄帝说:脏腑位于胸胁腹腔里面,就好像宝贵的东西藏在匣柜中一样。它们各有一定的位置,虽在同一躯体内,但各有不相同的名称,功能也各不相同,发生胀病的表现也有区别,我愿听听这方面的道理。

岐伯说:胸腹是脏腑的外围,好像城郭一样。膻中是心包络好像保护心脏的宫城,胃是贮存水谷的地方,好像仓库一样,咽喉、小肠传送食物好像道路一样。消化道的咽门、贲门、幽门、阑门、魄门称为胃的五窍,好像闾里的门户一样。廉泉、玉英二穴是津液的通道。所以说五脏六腑各有其固定的区域界限,它们发病各有不同的表现。如营气在脉内正常循行而卫气在脉外逆行,就会发生脉胀病;如果卫气并入脉中,循行于分肉之间,就会发生肤胀病。治疗这些胀病,应取足阳明胃经的三里穴,采用泻法。胀病如果是新近发生的,可泻一次,胀病如果很久了,可泻三次。不论胀病的虚实如何,最好的治疗方法就在于迅速采取泻法。

黄帝说:想听你讲讲关于胀病的表现。

岐伯说:心胀病,心中烦气短,睡卧不安。肺胀病,呼吸无力,胸部胀满,气喘咳嗽。肝胀病,胁下胀满,而且疼痛牵引少腹部。脾胀病,常呃逆,四肢胀闷不安,身体沉重,连衣服都觉得压得难受,睡觉也不得安宁。肾胀病,腹部胀满,并牵引背部闭闷不舒,腰部及股部感到疼痛。六腑的胀病中,胃胀病,腹部胀满,胃脘疼痛,鼻子常闻到焦臭的气味,妨碍正常饮食,大便困难。大肠胀病,肠鸣腹痛,如果冬季再感受寒邪就会发生泄泻,大便多是不消化的饮食。小肠胀病,下腹胀满,牵引腰部疼痛。膀胱胀病,小腹部胀满,小便不利。三焦胀病,皮肤中胀满了气,按时虚浮不实。胆胀病,胁下胀痛,口苦,常呼吸深长而叹气。

所有这些胀病,它们的发生都有共同的规律,只要弄清营卫运行的顺逆,针刺治疗就不会发生失误。如果用泻法治疗虚证,用补法治疗实证,神气就要耗散,反而助邪伤正,使真气不安,这是医术不高明的医生所造成的恶果,可以使生命夭折。如果用补法治疗虚证,用泻法治疗实证,神气就能内守,肉腠充实,身体恢复健康,这样的医生才能称得上是高明的医生。

黄帝说:胀病是如何发生的,有哪些原因引起发病呢?

岐伯说:卫气在体内,常与经脉并行在分肉间,其运行有逆有顺,营卫在脉内脉外相随而行,与自然界的阴阳规律相符合,五脏经气的输布逆转,就像四季更迭一样有序,这样人体生理功能正常,饮食物得以消化吸收。如果卫气厥逆而上,营卫运行就会发生阻滞和积留,寒气入侵,随逆气而上,真气与邪气相互斗争,就可发生胀病。

黄帝说:对。但怎么能将问题讲得更清楚些呢?

岐伯说:确切的说,胀病就是因营卫之气运行紊乱,邪气乘机侵入,与真气相搏,存在于血脉、脏、腑三个部位而致。

黄帝说:讲得好。

黄帝问岐伯说:胀论曾经说,不管胀病的虚实,都应立即用泻法进行针刺治疗,胀病若是新近发生的针刺一次,如果发病较久了,针刺三次,但若针刺三次而不能治好,那问题出在哪里呢?

岐伯回答说:前面所说针泻一次或三次可以治好胀病,是说治疗时,针确实能刺入肌肉的间隙,而且刺中了穴位。如果没有刺中穴位,经气不能畅行,邪气仍然闭塞在内,甚至上逆,如妄中肌肉,使卫气更加紊乱,营卫阴阳两方面不能协行相顺,反而相互争逐。胀病所以不愈。对于胀病,应当泻的不泻,逆行的卫气就不能下行。如果针刺三次,胀病不能治好,应当改换经脉穴位,再进行治疗,一直到卫气向下顺行才能停止,如果仍不能使逆行的卫气下行,就得再换经穴,重新开始。这样,总可以将胀病治好,没有什么害处。对于不是急发的胀病,一定要详细诊察其症状,应当泻的就泻,应当补的就补,这样做了,必定有效,就像用槌击鼓必有响声一样的灵验,胀病没有治不好的。

卷 十 二

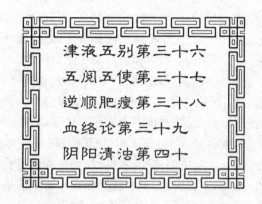

津液五别第三十六①

①津液五别第三十六:伯坚按:本篇和《甲乙经》《黄帝内经太素》《类经》三书的篇目对照,列表于下:

灵　枢	甲　乙　经	黄帝内经太素	类　经
津液 五别第三十六	卷一——津液五别第十三	卷二十九——津液篇	卷十六——五癃津液别 （疾病类五十八）

【释题】　这一篇的篇题,历来各种《灵枢》刻本都是"五癃津液别",惟有《甲乙经》卷一载有本篇全文,篇题是"津液五别"。马蒔解释"五癃津液别"说:内论五液,而病为水胀,则必为癃,故名篇。这种解释是很费解的。钱熙祚守山阁刻本《灵枢》根据《甲乙经》将本篇篇题改为"津液五别",因为本篇末句是"此津液五别之逆顺也",就取此四字作篇题,较为合理。

【提要】　本篇用黄帝、岐伯问答的形式,讲津和液的定义及溺、汗、泣、唾、水胀五种津液的生理或病理。

黄帝问于岐伯曰:水谷入于口,输于肠胃,其液别为五。天寒衣薄则为溺与气,天热衣厚则为汗,悲哀气并则为泣,中热胃缓则为唾。邪气内逆,则气为之闭塞而不行,不行则为水胀,余知其然也,不知其何由生,愿闻其道①。

岐伯曰:水谷皆入于口,其味有五,各注其海,津液各走其道②。故三焦③出气以温肌肉,充皮肤者为津④。其流而不行者为液⑤。天暑衣厚则腠理开,故汗出。寒留于分肉之间,聚沫则为痛⑥。天寒则腠理闭,气涩不行⑦,水下留⑧于膀胱,则为溺与气⑨。

五藏六府,心为之主,耳为之听,目为之候,肺为之相,肝为之将,脾为之卫,肾为之主外。故五藏六府之津液,尽上渗于目,心悲气并则心系急,心系急则肺举,肺举则液上溢。夫心系与肺不能常举,乍上乍下,故咳而泣出矣⑩。中热则胃中消谷,消谷则虫上下作,肠胃充郭,故胃缓,胃缓则气逆,故唾出⑪。

【本段提纲】　马莳说:此言五液之所由生也。

【集解】

①水谷入于口,输于肠胃,其液则为五。天寒衣薄则为溺与气,天热衣厚则为汗,悲哀气并则为泣,中热胃缓则为唾。邪气内逆,则气为之闭塞而不行,不行则为水胀,余知其然也,不知其何由生,愿闻其道:杨上善说:输,逆致也。水谷入于口,逆于肠胃之中,化为津液,凡有五别,则五藏津液凡所言液者通名为津,经称津者,不名为液,故液有五也。此略举五液,请解其义。

张介宾说:五液者,阴精之总称也。本篇以溺、汗、泣、唾、水,故名为五。《宣明五气篇》曰,五藏化液,心为汗,肺为涕,肝为泪,脾为涎,肾为唾,是为五液。《决气篇》曰,精、气、津、液、血、脉,其辨有六。又道家曰:涕、唾、精、津、汗、血、液,其名则七,皆无非五液之属耳。

②水谷皆入于口,其味有五,各注其海,津液各走其道:杨上善说:五味走于五藏四海,肝、心二藏主血,故酸苦二味走于血海。脾主水谷之气,故甘味走于水谷海。肺主于气,故辛走于膻中气海。肾主脑髓,故咸走髓海也。目为泣道,腠理为汗道,廉泉为涎道,鼻为涕道,口为唾道也。

张介宾说:水谷入口,五液之所由生也。五味之入,各有所归,辛先入肺,苦先入心,甘先入脾,酸先入肝,咸先入肾也。各注其海者,人身有四海,脑为髓海,冲脉为血海,膻中为气海,胃为水谷之海也。五藏四海,各因经以受水谷之气味,故津液随化而各走其道。

③三焦:钱熙祚说:《甲乙经》作"上焦"。

④充皮肤者为津:钱熙祚说:原刻脱者字,又为下衍其字,并依《甲乙经》删补。

⑤其流而不行者为液:杨上善说:上焦出气,出胃上口,名曰卫气,温暖肌肉,润泽皮肤于腠理,故称为津也。水谷精汁,注骨属节中,留而不去,谓之为液。

张介宾说:此津液之有辨也。宗气积于上焦,营气出于中焦,卫气出于下焦,达于表者,阳之气也,故三焦出气以温肌肉,充皮肤,而为其津,津属阳也。营于里者,阴之气也,故周流于血脉之间,而不散行于外,注于藏府,益于精髓,而为之液,液属阴也。

⑥聚沫则为痛:杨上善说:因热而腠理开而出者,谓之为汗。寒留分肉之间,津液聚沫,迫裂分肉,所以为痛。

张介宾说:此津液之为汗也。热蒸于表则津泄,故腠理开而汗出。或为寒邪所感则液凝,留于肌肉之间,故汁沫聚而为痛。

⑦气涩不行:钱熙祚说:原刻"涩"误作"湿",依《甲乙经》改。

⑧水下留:河北医学院《灵枢经校释》:"留",马注本、张注本并作"流",《甲乙卷》一第十

三同。《太素》卷二十九津液作"溜"。按"留""流"二字相通。《庄子·天地篇》:"留动而生物。"《说文·水部》:"流,水行也"。《文选·射雉赋》:"泉涓涓而吐溜。"注:"溜,水流貌也"。由于二字义近,故可相假。据是,"留""溜""流"三字可互通。

⑨则为溺与气:杨上善说:此解溺气多之所由也。

张介宾说:此津液之为溺气也。腠理闭密则气不外泄,故气化为水。水必就下,故流于膀胱。然水即气也,水聚则气生,气化则水注,故为溺与气。

⑩故五藏六府之津液,尽上渗于目,心悲气并则心系急,心系急则肺举,肺举则液上溢。夫心系与肺不能常举,乍上乍下,故咳而泣出矣:张介宾说:此二节言津液之为涕泣也。心总五藏六府,为精神之主,故耳、目、肺、肝、脾、肾,皆听命于心。是以耳之听,目之视,无不由乎心也。肺朝百脉而主治节,故为心之相。肝主谋虑决断,故为心之将。脾主肌肉而护养藏府,故为心之卫。肾主骨而成立其形体,故为心之主外也。心为藏府之主,故五藏之系皆入于心,心之总系复上贯于肺,通于喉,而息由以出。故心悲则系急而肺叶举,液即随之而上溢。然心系与肺本不常举,故有乍上乍下。当其气举而上,则为咳为泣也。凡人之泣甚而继以嗽者,正以气并于上,而奔迫于肺耳。按《口问篇》曰,心者,五藏六府之主也。目者,宗脉之所聚也,上液之道也。口鼻者,气之门户也。故悲哀愁忧则心动,心动则五藏六府皆摇,摇则宗脉感,液道通,故涕泣出焉。

⑪中热则胃中消谷,消谷则虫上下作,肠胃充郭,故胃缓,胃缓则气逆,故唾出:杨上善说:虫者,三虫也。郭者,胸臆也。谷消之时,则虫动上下,肠胃宽充郭中,故肠胃缓而气上,所以唾也。

张介宾说:此津液之为唾也。虫为湿热所化,常居肠中,胃热则消谷中空,虫行求食,故或上或下,动作于肠胃之间。充郭者,纵满之谓。肠郭则胃缓,胃缓则气逆上行,涎随而溢,故多唾也。按《宣明五气篇》曰,肾为唾,而此曰胃为唾,是胃之与肾,皆主为唾,盖土郁之唾在胃,水泛之唾在肾也。

张志聪说:吴氏曰,此章论水谷所生之津液,各走其道,别而为五,如水道癃闭,则为水胀。五别者,为汗、为溺、为唾、为泪、为髓。五癃者,液不渗于脑而下流,阴阳气道不通,四海闭塞,三焦不泻而津液不化,水谷留于下焦不得渗于膀胱,则水溢而为水胀,因以名篇。上章论气胀之因,此章论水胀之因,得其因则知所以治矣。

五谷之精液,和合而为膏者,内渗入于骨空,补益脑髓,而下流于阴股。阴阳不和,则使液溢而下流于阴,髓液皆减而下,下过度则虚,虚故腰背痛而胫酸。阴阳气道不通,四海闭塞,三焦不泻,津液不化,水谷并于肠胃之中,别于回肠,留于下焦,不得渗膀胱则下焦胀,水溢则为水胀①。此津液五别之逆顺也。

【本段提纲】　马莳说:此原水胀之所由成也。

【集解】

①五谷之精液,和合而为膏者,内渗入于骨空,补益脑髓,而下流于阴股。阴阳不和,则使液溢而下流于阴,髓液皆减而下,下过度则虚,虚故腰背痛而胫酸。阴阳气道不通,四海闭塞,三焦不泻,津液不化,水谷并于肠胃之中,别于回肠,留于下焦,不得渗膀胱则下焦胀,水溢则为水胀:杨上善说:补益脑髓者,谷之津液和合为膏,渗入头骨空中,补益于脑,渗入诸骨空中,补益于髓,下流阴中,补益于精。若阴阳过度,不得以理和使,则精液溢下于阴,以其分减髓液过

多,故虚而腰痛及脚胻酸也。藏府阴阳不得和通,则四海闭而不流,三焦壅而不泻,其气不得化为津液,水谷并于肠胃不消,别于回肠而留下焦,不得入于膀胱,胀于下焦,溢入于身,故为水胀也。

马莳说:五谷精液,合而成为膏者,渗入于骨空之中,及补益脑髓,以下流于阴股。惟阴阳各经之气不和,则液溢而下流于阴器矣。其髓液皆减而下行,下行过多则必虚,致腰背痛而胻酸,斯时也,阴阳之气道不通,四海闭塞(即海论之四海),三焦不能输泻,其精液无自而化,其水谷并居于肠胃之中。别于回肠而不入,留于下焦而不行,不得渗入膀胱,故下焦胀而水溢,递使水胀之病所由成也。

张介宾说:此津液之为精髓也。膏,脂膏也。精液和合为膏,以填补于骨空之中,则为脑、为髓、为精、为血,故上至巅顶,得以充实,下流阴股,得以交通也。阴阳不和,则精气俱病,气病则不摄,精病则不守,精气不相统摄,故液溢于下,而流泄于阴窍。精髓皆减,输泄过度,则真阴日虚,故为腰痛胻酸等病,此劳瘵之所由作也。此津液之为水胀也。三焦为决渎之官,膀胱为津液之府,气不化则水不行,所以三焦不能泻,膀胱不能渗,而肿胀之病所由作,故治此者,当以气化为主。试观水潦为灾,使非太阳照临,则阴凝终不能散,泥泞终不能干,能知此义,则知阴阳气化之道矣。阴阳和则五液皆精,而充实于内,阴阳不和则五精皆液,而流溢于外,此其所谓逆顺也。

张志聪说:此论五藏六府之津液,上渗于目而为泣,由心悲肺举而出也,心为君主之官,乃五藏六府之主。耳目者,上之空窍,津液之所注也。将相卫者,为君主之臣使也。肾主外者,肾主藏津液,所以灌精濡空窍者也。心悲气并者,心悲则藏府之气皆上并于心,听令于君主也。气并于心则心系急,心系急则肺举,肺乃心之盖也,肺举则液上溢,肺主气而水随气行也。心系与肺不能尽举,乍上乍下,下则为咳,上则泣出矣。此五液闭癃而为腰痛水胀诸病也。阴阳不和者,少阴与阳明之不和也。阴阳之气不和,则液与精不合,使液溢于骨外,而下流于阴矣。液溢于外,则髓液皆减而下,是不能为膏矣。下流过度,则骨虚而腰痛胻酸矣。此髓道之闭癃也。阴阳气道不通,则津液不得注于海,而四海闭塞矣。三焦之气不能通,泻于肌腠,而津液不化矣。济泌之汁不得渗于膀胱,而下焦胀矣。水溢于下,则上逆而为水胀矣。此津液五别之逆顺也。

《津液五别第三十六》今译

黄帝问岐伯说:食物与水入口而输送到胃肠经过消化吸收,化生成尿、汗、泣、唾、水五种津液。天气寒冷或穿的衣服单薄时,则多化为尿和气;天气炎热或穿的衣服厚实时,则多化为汗液;悲伤哀痛气向上并,则化为泪水;中焦有热,脾胃松弛运化缓慢时,则化为唾液;如果外邪侵袭,邪气内阻,阳气闭塞,气道不通,水气不行,就成为水胀病。我虽然知道这些情况,但并不知道这些情况是怎样发生的,我希望了解其中的道理。

岐伯说:食物和水都从口入。经过消化吸收以后,其酸、苦、甘、辛、咸所化生的精微分别注入到体内的血海、水谷之海、气海、髓海等四海,以营养全身。饮食所化生的津液分别沿一定道路布散。因此,从三焦布散的精气,可以温养肌肉,充养皮肤,这叫作津;注入骨骼、关节、五脏、六腑,补益脑髓,而不分散流行的(属阴的性质),叫作液。天气炎热的暑天,穿衣服太厚,皮肤腠理开泄,就会出汗。如寒邪停留在分肉间,津液凝聚为沫,压迫分肉,肌腠开裂,则发生疼痛。天气寒冷时,皮肤腠理闭塞,不能出汗,水湿不得蒸化,下流膀胱,而成为尿和气。

五脏六腑之中,心为主宰,耳的听声,眼睛的视物,都受心的支配。肺朝百脉而主治节,好像一个宰相,肝主谋虑决断,犹如将军。脾主肌肉,运化水谷精微,营养五脏六腑,抵御外邪入侵,就像卫士一样。肾主骨,使人体保持一定外部形态而为主外。眼睛是人体精气聚汇的地方,因此五脏六腑的津液都向上渗注到眼中,因为心主宰五脏六腑,所以当人心情悲伤时,气上并于心,心系因而拘紧,肺叶随着上举,而肺叶上举,气升于上,津液随着向上溢出。但是心和肺不能经常拘紧上举,而是时上时下,因此,就发生咳嗽和哭泣流泪。胃中有热时,饮食易于消化,肠胃易于空虚,寄生虫就会不停地在胃肠中上下活动,使肠胃胀满,胃腑运化缓慢,气向上逆,津液随着上行,唾液从口流出。

水谷化生的津液,聚集融合成为脂膏的,向内渗入骨腔,向上补充脑髓,向下流入阴部及大腿内侧。如果阴阳不调,阳气不能固摄,就会使阴液流溢,下流阴窍,髓液因之减少。髓液减少过多就会使髓液空虚,真阴亏损,从而发生腰背疼痛,足胫酸软的症状。如果阴阳气道阻滞不通,引起气海、血海、髓海以及水谷之海等四海闭塞,三焦水道功能失常,不能传输和气化津液,饮食水谷并行在肠胃中,不能消化吸收,积留在回肠部位,阻滞下焦,不能渗入膀胱,因此发生下焦胀满,水液外溢泛滥,成为水胀病。上面所讲的这些,就是津液分成五部分运行时的顺逆情况。

五阅五使第三十七①

①五阅五使第三十七:伯坚按:今存残本《黄帝内经太素》没有收载本篇的文字,本篇与《甲乙经》《类经》二书篇目对照,列表于下:

灵　枢	甲　乙　经	黄帝内经太素	类　经
五阅 五使第三十七	卷一——五藏六府官第四		卷六——五官五阅　(脉色类三 十一)

【释题】　马莳说:内有"五阅以观五气",及"五气为五藏之使",故名。丹波元简说:《说文》云,"阅,察也"。

【提要】　本篇用黄帝、岐伯问答的形式,讲望诊的内容。五藏有病,都可以从五官看出。这和前面《师传篇》第二十九及后面《五色篇》第四十九都是同一原则的。

黄帝问于岐伯曰:余闻刺有五官五阅,以观五气。五气者,五藏之使也,五时之副也。愿闻其五使,当安出①?

岐伯曰:五官者,五藏之阅也②。

黄帝曰:愿闻其所出,令可为常。

岐伯曰:脉出于气口,色见于明堂,五色更出,以应五时,各如其常,经气入藏,必当治里③。

【本段提纲】 马蒔说:此言五官为五藏之外阅,而五色尤验于明堂也。按《本纪》云,帝命俞跗、岐伯、雷公,察明堂,究息脉。

【集解】

①余闻刺有五官五阅,以观五气。五气者,五藏之使也,五时之副也。愿闻其五使,当安出:张介宾说:刺法当知藏气。欲知藏气,当于五官五阅而察之。五官,如下文,鼻者肺之官也。阅,外候也。使,所使也。副,配合也。

②五官者,五藏之阅也:张介宾说:五藏藏于中,五官见于外,内外相应,故为五藏之阅。

③经气入藏,必当治里:马蒔说:夫刺法有五官,如下文鼻为肺之官,目为肝之官,口唇为脾之官,舌为心之官,耳为肾之官者是也。此五官者,可五阅以观青、黄、赤、白、黑之五气,正以五气者乃五藏之所使,如肝青、心赤、脾黄、肺白、肾黑是也。又五时之所别,如春肝、夏心、至阴脾、秋肺、冬肾是也。但五气所出,可以常验。五藏者,正以脉虽出于气口,而五色必见于明堂,其五色迭出,以应五时,各如其常。惟外经邪气入藏,必当从里以治之。盖由外固可以知内,而病在于里不得以治外也。

张介宾说:可为常者,常行之法。五藏之脉,察于气口。五藏之色,察于明堂。明堂者鼻也,色应其时,乃其常也。然色见于外而病在内,是为经气入藏,故当治里。

帝曰:善。五色独决于明堂乎?

岐伯曰:五官已辨,阙庭必张,乃立明堂,明堂广大,蕃蔽见外,方壁高基,引垂居外。五色乃治,平博广大,寿中百岁。见此者,刺之必已。如是之人者,血气有余,肌肉坚致,故可苦以针①。

【本段提纲】 马蒔说:此言五色虽决于明堂,而凡诸部博大者,寿必高而病易已也。

【集解】

①五官已辨,阙庭必张,乃立明堂,明堂广大,蕃蔽见外,方壁高基,引垂居外。五色乃治,平博广大,寿中百岁。见此者,刺之必已。如是之人者,血气有余,肌肉坚致,故可苦以针:张介宾说:此言五官诸部,皆当详辨,不惟察色于明堂也。阙,眉间也。庭,颜也。张,布列也。蕃,颊侧也。蔽,耳门也。壁,墙壁也。基,骨骼也。引垂居外,谓明显开豁也。此于五色之外,而言其部位之隆厚也。形色皆佳,乃为寿具,故中百岁。治,不乱也。中,宜也,堪也。若此之人,是为血气充实,形色坚固,故刺之则病已,而可苦以针也。然则血气内虚、形色外弱者,其不宜用针可知。……致,密也。

黄帝曰:愿闻五官。

岐伯曰:鼻者肺之官也,目者肝之官也,口唇者脾之官也,舌者心之官也,耳者肾之官也①。

【本段提纲】 马蒔说:此言五官之所在也。

【集解】

①黄帝曰：愿闻五官。岐伯曰：鼻者肺之官也，目者肝之官也，口唇者脾之官也，舌者心之官也，耳者肾之官也：马莳说：肺在内，而鼻为之窍，所以司呼吸也，故为肺之官。肝在内，而目为之窍，所以别五色也，故为肝之官。脾在内，而口唇为之窍，所以纳五谷也，故为脾之官。心在内，而舌为之窍，所以辨五味也，故为心之官。肾在内，而耳为之窍，所以听五声也，故为肾之官。

张介宾说：鼻为肺之窍，目为肝之窍，口唇为脾之窍，舌为心之窍，耳为肾之窍。官者，职守之谓，所以司呼吸、辨颜色、纳水谷、别滋味、听声音者也。

张志聪说：官之为言司也。所以闻五臭，别五色，受五谷，知五味，听五音，乃五藏之气，外应于五窍，而五窍之各有所司也。

黄帝曰：以官何候？

岐伯曰：以候五藏，故肺病者喘息鼻张，肝病者眦青，脾病者唇黄，心病者舌卷短颧赤，肾病者颧与颜黑①。

【本段提纲】　马莳说：此言五官可以候五藏之病也。

【集解】

①黄帝曰：以官何候？岐伯曰：以候五藏，故肺病者喘息鼻张，肝病者眦青，脾病者唇黄，心病者舌卷短颧赤，肾病者颧与颜黑：马莳说：鼻为肺之官，故肺病者当病喘息，其鼻乃张。目为肝之官，故肝病者其目眦必青。唇为脾之官，故脾病者其唇必黄。舌为心之官，故心病者其舌必卷而短，颧亦必赤。耳为肾之官，故肾病者颧与颜皆黑也。

张介宾说：此虽以五藏之色见于五藏之官为言。然各部有互见者，又当因其理而变通之。

张志聪说：莫氏曰：五官者，五藏之阅也。阅其五官之色证，则知五藏之病矣。

丹波元简说：眦青，《甲乙》眦作目。鼻张，蒋氏《启微》云，人将死则鼻柱曲缩、故孔则张大上向，又云，《周礼·疾医》，以五色五气，眠其死生，量之以九窍之变、其斯之谓乎。又蒋氏《启微》云：颧赤，神将去矣。颧与颜黑，土邪来干，故色黑黄，色现颧颜，肾水将绝反乘心火也。简按蒋以黄帝之黄字、接上句释之误。

黄帝曰：五脉安出，五色安见，其常色殆者如何①？

岐伯曰：五官不辨，阙庭不张，小其明堂，蕃蔽不见，又埤②其墙，墙下无基，垂角去外，如是者，虽平常殆，况加疾哉③？

【本段提纲】　马莳说：此言诸部狭小者必殆也。

【集解】

①五脉安出，五色安见，其常色殆者如何：张介宾说：安出安见，言脉色安然无恙也。常色殆者，谓色本如常而身亦危也。此又何如其故？

②埤：陆懋修说：埤、符交切。《说文》：埤，增也。《广雅·释诂》：埤，益也。《诗·邶风》，政事一埤益我。传，厚也。

③五脉安出，五色安见，其常殆者如何？岐伯曰：五官不辨，阙庭不张，小其明堂，蕃蔽不见，又埤其墙，墙下无基，垂角去外，如是者，虽平常殆，况加疾哉：马莳说：五藏之脉，安所从出；五藏之色，安所从见？其常色见者，而又至于危，皆帝之所疑也。伯言人之五官，不可明辨，阙庭又不张，明堂又狭小，蕃蔽不可见，其墙又卑，墙下无基，垂角在外，如是者虽无病，而平常尚

有殆者,况加之以有病哉!

张介宾说:若此者,部位骨骼,既无所善,则脉色虽平,不免于殆,尚何疾之能堪哉? 是以人之寿夭,尤当以骨骼为主。

丹波元简说:蒋氏《启微》云,色脉俱安,平人也,有病则死,盖有故焉。五官者,目辨色、鼻辨臭、口辨谷、舌辨味、耳辨声,若不能辨,藏气不全也。阙庭眉额之间,清阳之位,若不开张,阳气薄矣。明堂,鼻也。鼻位中央而属脾,司呼吸而主肺,若其部小,脾肺气衰也。肾为先天之本、其官在耳,蔽为耳门,蕃为颊侧,墙基为耳边,角为耳上角,垂为耳垂珠,皆肾家部分,若卑低窄小,角珠向外,先天之气素薄,若是虽无病苦,亦难以全生,况加之疾乎! 望家读此,凡病人诸部狭小者,虽平常殆莫轻治之。简按:埤其墙,墙下无基,乃上文方壁高基之反。垂角去外,乃上文引垂居外之反,当与上文马张注参考。

　　黄帝曰:五色之见于明堂,以观五藏之气,左右高下各有形乎?

　　岐伯曰:府藏之在中也,各以次舍,左右上下,各如其度也①。

【本段提纲】　马莳说:此言面部之左右上下各如府藏在中之次舍,所以可观五色于明堂也。

【集解】

①黄帝曰:五色之见于明堂,以观五藏之气,左右高下各有形乎? 岐伯曰:府藏之在中也,各以次舍,左右上下,各如其度也:马莳说:帝问五色见于明堂者,可以观五藏之气。然左右上下,各有形可验,而一如其在中之度乎? 伯言府藏之在中也。各有次舍,而面部之左右上下,悉如其在中之度耳,故可以观而知也。按本经《五色篇》曰:庭者,首面也。阙上者,咽喉也。阙中者,肺也。下极者,心也。直下者,肝也。肝左者,胆也。下者,脾也。方上者,胃也。中央者,大肠也。挟大肠者,肾也。当肾者,脐也。面王以上者,小肠也。面王以下者,膀胱子处也。颧者,肩也。颧后者,臂也。臂下者,手也。目内眦上者,膺乳也。挟绳而上者,背也。循牙车以下者,股也。中央者,膝也。膝以下者,胫也。当胫以下者,足也。巨分者,股里也。巨屈者,膝膑也。此五藏六府之部分也。此节当与《五色篇》参看。

张介宾说:府藏居于腹中,各有左右上下之次舍,而面部所应之色,亦如其度,如后篇所谓庭者首面,阙者咽喉之类皆是也。

张志聪说:莫氏曰:明堂者,鼻也。五藏次于中央,六府挟其两侧,言五色见于明堂,而藏府之气,各有所次之部位。此篇照应后第四十九篇之五色,此篇天地人三才相应,后篇论藏府之气色,主病之死生。

《五阅五使第三十七》今译

　　黄帝问岐伯说:我听说在针刺疗法中有通过观察五官的五种不同颜色的表现,了解五脏之气的说法。五脏之气的盛衰与五脏的功能有关,并与五时气候相对应。我希望听你讲讲受五脏功能变化支配的五脏之气如何反映在五官的外表?

　　岐伯说:眼、耳、鼻、舌、唇五官与人的五脏相互配合,五官的外部表现可以反映内部五脏的情况。

黄帝说:我希望听你讲讲,五官与五脏相应的具体情况,以作为诊断疾病的常规办法。

岐伯说:五脏的内在变化,既可从气口脉象反映出来,也可以从鼻部的色泽观察出来。五色的变化,与五时的更迭相应,都有一定的规律,如果出现反常情况,就说明五脏发生疾病,邪气沿着经脉侵入了内脏,因此就应当治疗在里的内脏。

黄帝说:你讲得很好。难道反映五脏的五色仅在鼻子部位表现出来吗?

岐伯说:从五官可以辨别五色的变化,此外还应注意面部其他部位的情况,如眉间以及额头比较开阔,再测度鼻子,如果鼻子广大,两额到耳门的部位肌肉丰满,面部方正,下颚厚实,连接着长大的耳垂在面外侧显露,面部五色也表现正常,五官的位置平整广阔,这样的人可以活到一百岁。这类人,有病时用针刺治疗必定会好。这种人气血充盛,肌肉坚实细密,因此可以用针刺方法治疗。

黄帝说:我希望听你讲讲关于五官的问题。

岐伯说:鼻子是肺脏的官窍;眼睛是肝脏的官窍;口唇是脾脏的官窍;舌头是心脏的官窍;耳朵是肾脏的官窍。

黄帝说:如何从五官来诊断疾病呢?

岐伯说:从五官的气色变化可以诊断五脏的疾病。所以肺病时,呼吸急促,鼻翼煽动。肝病时,眼角发青。脾病时,口唇发黄。心病时,舌头卷缩变短,两颧潮红。肾病时,两颧及颜面部发黑。

黄帝说:有些人,五脏脉象正常,五种气色也无异常变化,而一旦生病,就比较严重,这是为什么呢?

岐伯说:这种人的五官功能失常,不能分辨色、味、臭、声,两眉及额部不开阔,鼻子细小,颊侧与耳间的部位不明显,耳边及耳上角不丰满,面部肌肉消瘦,耳垂向外突出,像这样的人,虽然五脏脉和五色都和正常人一样,但其禀赋薄弱,平时就不健康,何况再加上疾病呢?

黄帝说:五色表现于鼻部,可以据此来观察五脏之气的情况。那么,在鼻部上、下、左、右是否有一定的分属部位呢?

岐伯说:脏腑深居体内,各有一定的位置。反映五脏之气的五色,在面部上、下、左、右也有一定的部位。

逆顺肥瘦第三十八[①]

①逆顺肥瘦第三十八:伯坚按:本篇和《甲乙经》《黄帝内经太素》《类经》三书篇目的对照,列表于下:

灵　枢	甲　乙　经	黄帝内经太素	类　经
逆顺 肥瘦第三十八	卷二——奇经八脉第二 卷五——针道自然逆顺第六	卷十——冲脉篇 卷二十二——刺法篇	卷二十——肥瘦婴壮逆顺之刺 （针刺二十）

【释题】　马莳说:首节有行之逆顺,后分肥瘦壮幼等刺法,故名篇。

【提要】　本篇用黄帝、岐伯问答的形式,主要讲针刺疗法,要注重顺应自然,对于肥人、瘦人、壮士、婴儿的针刺技术也各有不同。

黄帝问于岐伯曰:余闻针道于夫子,众多毕悉矣。夫子之道,应若失,而据未有坚然者也。夫子之问学熟乎? 将审察于物而心生之乎①?

岐伯曰:圣人之为道者,上合于天,下合于地,中合于人事,必有明法,以起度数,法式检押,乃后可传焉,故匠人不能释尺寸而意短长,废绳墨而起平水也,工人不能置规而为圆,去矩而为方。知用此者,固自然之物,易用之教,逆顺之常也②。

黄帝曰:愿闻自然奈何?

岐伯曰:临深决水,不用功力,而水可竭也,循掘决冲,不顾坚密③,而经可通也,此言气之滑涩,血之清浊,行之逆顺也④。

【本段提纲】　马莳说:此言针道一本于自然之妙也。

【集解】

①余闻针道于夫子,众多毕悉矣。夫子之道,应若失,而据未有坚然者也。夫子之问学熟乎? 将审察于物而心生之乎:杨上善说:据,依也。坚,定也。言夫子所说九针之应,曲从物理而变,似未有定为也。夫子所问所学,从谁得乎?

张介宾说:应若失而据未有坚然者,言随应而解,若无坚据之难破者也。

②圣人之为道者,上合于天,下合于地,中合于人事,必有明法,以起度数,法式检押,乃后可传焉,故匠人不能释尺寸而意短长,废绳墨而起平水也,工人不能置规而为圆,去矩而为方。知用此者,固自然之物,易用之教,逆顺之常也:张介宾说:检押,规则也。有法有则,以防其错乱,乃可传于后世焉。物之平者,莫过于水,故曰平水。此言圣人之道合于三才,工匠之巧成于规矩,固皆出于自然之理。知自然之妙者,是谓易用之教,逆顺之常也。

③不顾坚密:钱熙祚说:原刻脱此“不顾坚密”四字,依《甲乙经》补。

④临深决水,不用功力,而水可竭也,循掘决冲,不顾坚密,而经可通也,此言气之滑涩,血之清浊,行之逆顺也:杨上善说:夫自然者,非为自能与也,所谓因气之滑涩,血之清浊,行之逆顺,通之如临深决水,取自然之便而水可竭矣,故曰自然也。

马莳说:伯言圣人之为针道者,合乎三才,必有明法以起度数,其法式检押,乃可传之后世也。譬之工匠,必用尺寸绳墨规矩,以为长短平直方圆,此乃自然之道,其为教易行,其行之逆顺有常。能循其法,譬之临深决水,循掘决冲,而水易竭,经可通也,何也? 正以人之气有滑涩,血有清浊,行有逆顺,皆有自然之妙故耳。

张介宾说:水有通塞,气有滑涩,血有清浊,行有逆顺。决水通经,皆因其势而利导之耳。宜通宜塞,必顺其宜,是得自然之道也。

张志聪说:伯言天地之道,出于自然,不待勉强,虽幽远难明,然不出乎规矩方圆之外。临深决水者,决之去也。循掘决冲者,导之来也,此逆顺之行也。杨氏曰,规矩方圆,天地之象也。逆顺者,地气左迁,天道右旋也,不用工力者,造化之自然也。

黄帝曰:愿闻人之白黑肥瘦小①长各有数乎②?

岐伯曰:年质壮大,血气充盈,肤革坚固,因加以邪,刺此者,深而留之,此肥人也。

广肩腋,项肉薄,厚皮而黑色,唇临临然③,其血黑以浊,其气涩以迟,其为人也,贪于取与,刺此者,深而留之,多益其数也④。

【本段提纲】 马莳说:此言刺肥人之有法也。

【集解】

①小:钱熙祚说:《甲乙经》"小"作"少",二字古通。

②愿闻人之白黑肥瘦小长各有数乎:杨上善说:白黑,色异也。少长,强弱异也。刺之深浅多为分不同,故曰有数也。

马莳说:各有数者,各有刺针之数也。

张介宾说:人之形质不同,刺法亦临有异也。

③唇临临然:陆懋修说:"临"与"隆"通,《易·序卦传》临者大也。《诗·大雅》与尔临冲。释文引韩诗作"临冲"。《荀子·强国篇》乃有临虑。《汉书·地理志》作"隆虑",本经《通天篇》:太阴之人,其状临临然长大。

④广肩腋,项肉薄,厚皮而黑色,唇临临然,其血黑以浊,其气涩以迟,其为人也,贪于取与,刺此者,深而留之,多益其数也:马莳说:深而留之者,深入其针而久留之也。此乃刺肥人之数,而下所言贪夫,体色气血,其法宜同,故并及之,且其数又加益也。

张介宾说:年大者气血正盛,故与肥壮之人,同其法。临临,下垂貌,唇厚质浊之谓。多益其数,即久留也。

张志聪说:此论形体之太过也。广肩腋者,广阔于四旁也。项乃太阳之所主,项肉薄而皮厚黑色者,太阳之水气盛也。唇乃脾土之外候,临临然者,土气厚大也。黑者水之色,血黑以浊者,精水之重浊也。气涩以迟者,肌肉厚而气道滞也。夫太过则能与,不及则贪取,贪于取与者,不得中和之道,过尤不及也。杨元如曰:前篇论五藏之气,应土基厚薄,气色清粗,此篇论形之肥瘦,血之清浊,以应太过不及。盖皮脉肉筋骨,五藏之外合也。朱济公曰:五运主中,六气主外,人秉天地之运气而生,故多有太过不及。

黄帝曰:刺瘦人奈何?

岐伯曰:瘦人者,皮薄色少,肉廉廉然,薄唇轻言,其血清气滑,易脱于气,易损于血,刺此者,浅而疾之①。

【本段提纲】 马莳说:此言刺瘦人之有法也。

【集解】

①黄帝曰:刺瘦人奈何? 岐伯曰:瘦人者,皮薄色少,肉廉廉然,薄唇轻言,其血清气滑,易脱于气,易损于血,刺此者,浅而疾之:杨上善说:瘦人谓天色薄皮也。

马莳说：廉，薄也。疾，速也。言此等瘦人，若深而留之，则气易脱而易损，故必浅入其针而速去之也。

张介宾说：廉，薄也。薄唇轻言，肉瘦气少也。若此者，刺不宜过，恐其脱血损气，故必浅入其针而速去之也。

张志聪说：此论形体之不及也。皮薄色少，秉天气之不足也。廉廉，瘦洁貌。肉廉廉然，薄唇轻言，秉地气之不足也。血清者，水清浅也。气滑者，肌肉薄而气道滑利也。莫仲起曰：音主长夏，土气薄，故言轻。朱济公曰：气道之滑涩，由肌肉之厚薄，应天气之行于地中。

黄帝曰：刺常人奈何？

岐伯曰：视其白黑，各为调之，其端正敦厚者，其血气和调，刺此者，无失常数也[1]。

【本段提纲】 马莳说：此言刺常人之有法也。

【集解】

[1]黄帝曰：刺常人奈何？岐伯曰：视其白黑，各为调之，其端正敦厚者，其血气和调，刺此者，无失常数也：杨上善说：常，谓平和不肥瘦人。刺之依于常数，不深之不浅之也。

马莳说：常人者，不肥不瘦之人也。视其人之白者当调以瘦人之数，黑者则用肥人之数。有等端正敦厚，与上贪于取与者异，其血气必调和也。刺之者固不如肥人之久以留之，亦不如瘦人浅以疾之，但无失其常数而已。

张介宾说：常人者，不肥不瘦之人也。视其白黑者，白色多清宜同瘦人，黑色多浊宜同肥人，而调其数也。其端正敦厚者，即是常人之度，当调以常数。《经水篇》曰：足阳明刺深六分，留十呼。足太阳深五分，留七呼。足少阳深四分，留五呼。足太阴深三分，留四呼。足少阴深二分，留三呼。足厥阴深一分，留二呼。手之阴阳，其受气之道近，其气之来疾，其刺深者皆无过二分，其留皆无过一呼。其少长大小肥瘦，以心撩之，即此常数之谓，而用则当酌其宜也。

张志聪说：以论平人之和调也。黑白者，水天之色也。端正敦厚者，坤之德也。此得天地平和之气，故其血气和调也。常数者，天之常数也。盖以人应天地之气，而针合天地人之数也。

黄帝曰：刺壮士真骨者，奈何？

岐伯曰：刺壮士真骨，坚肉缓节，监监然，此人重则气涩血浊，刺此者，深而留之，多益其数，劲则气滑血清，刺此者浅而疾之[1]。

【本段提纲】 马莳说：此言刺壮士真骨之有法也。

【集解】

[1]黄帝曰：刺壮士真骨者，奈何？岐伯曰：刺壮士真骨，坚肉缓节，监监然，此人重则气涩血浊，刺此者，深而留之，多益其数，劲则气滑血清，刺此者浅而疾之：杨上善说：壮士骨节坚大者也。劲，急也。

马莳说：有等壮士肉少而骨粗者，其肉坚，其节缓，监监然其势难动。此人者其体若重，则气必涩而血必浊。刺此者，当深其针而久留之，如肥人之数。其体若轻而劲，则气必滑而血必清，刺此者，当浅其针而疾去之，如瘦人之数也。

张介宾说：壮士之骨多坚刚，故曰真骨。监监，坚固貌。壮士之辨有二：若坚肉缓节，不好动而安重者，必气涩血浊，此宜深刺久留，同肥人之数也。若劲急易发者，必气滑血清，此宜浅刺疾去之,同瘦人之数也。

张志聪说:此言年壮之士,得天真之完固也。先天之真元藏于肾,而肾主骨,天真完固,而后骨肉充满也。真骨坚,肉缓节监监者,筋骨和而肌肉充也。监监者,卓立而不倚也。其人重,则气涩血浊,其人轻劲,则气滑血清。盖元真者,乃混然之气,已生之后,而有轻重高下之分焉。深而留之,浅而疾之,导其气出入于外内也。

黄帝曰:刺婴儿奈何?

岐伯曰:婴儿者其肉脆,血少气弱,刺此者,以毫针,浅刺而疾发针,日再可也[1]。

【本段提纲】　马莳说:此言刺婴儿之有法也。

【集解】

[1]黄帝曰:刺婴儿奈何?岐伯曰:婴儿者其肉脆,血少气弱,刺此者,以毫针,浅刺而疾发针,日再可也:杨上善说:刺婴儿,日再者,不得过多也。

马莳说:《九针论》七曰毫针,取法于毫毛,其针宜浅,其发针宜速。日再者,宁一日之内,复再刺之,不可久留其针也。

张介宾说:婴儿血少气弱,故但宜毫针,以浅而速。若邪有未尽,宁日加再刺,不可深而久也。

张志聪说:此言婴儿未得天真充盛,其肉脆而血少气弱也。襁褓乳养曰婴。盖男子八岁,女子七岁,肾气始盛,齿更发长,男子四八,女子四七,则筋骨隆盛,肌肉满壮。盖形肉血气,虽藉后天水谷之所资生,然本于先天之生原也。日再者,导阴阳血气之生长。

黄帝曰:临深决水奈何?

岐伯曰:血清气浊,疾泻之,则气竭焉。

黄帝曰:循掘决冲,奈何?

岐伯曰:血浊气涩,疾泻之,则经可通也[1]。

【本段提纲】　马莳说:此承首节而言临深决水,循掘决冲之义也。

【集解】

[1]黄帝曰:临深决水奈何?岐伯曰:血清气浊,疾泻之,则气竭焉。黄帝曰:循掘决冲,奈何?岐伯曰:血浊气涩,疾泻之,则经可通也:杨上善说:自有血清气滑,刺之如临深决水,不可行也。循其血气,掘决其冲,泻而通之,使其平也。

马莳说:所谓临深决水者,正以比人之血清气滑者,疾泻之,而邪气遂竭,犹之临深渊以决放其水,不用功力而水可竭也。所谓循掘决冲者,正以比人之血浊气涩者,疾泻之而经脉可通,犹之循其所掘之处,仍用力以并掘之,而水可通也。皆指泻法而言,而自然之妙,寓其中矣。

张介宾说:浊当作滑。血清气滑者,犹临深决水,泄之最易,宜从缓治可也。若疾泻之,必致真气皆竭矣。血浊气涩者,犹循掘决冲,必藉人力,但疾泻之,其经可通也。

张志聪说:清浊者,天地之气也。临深决水,循掘决冲,行之逆顺也。血气逆顺而行,应天地之旋转也。按此篇论形肉之厚薄坚脆,血气之多少清浊,应太过不及之气,故用针之深浅疾徐,刺法之多少补泻,皆以针合人而导之和平。是以一篇之中,并无邪病二字,若以泻邪论之,去经义远矣。

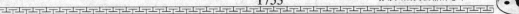

黄帝曰：脉行之逆顺奈何①？

岐伯曰：手之三阴，从藏走手。手之三阳，从手走头。足之三阳，从头走足。足之三阴，从足走腹②。

【本段提纲】　马莳说：此承首节而言，脉之逆顺以各经之所行者，有自上而下，或自下而上也。

【集解】

①脉行之逆顺奈何：杨上善说：血气相注，如环无端，未知行身逆顺如何也？

②手之三阴，从藏走手。手之三阳，从手走头。足之三阳，从头走足。足之三阴，从足走腹：马莳说：脉之逆顺，以各经之所行者，有自上而下，或自下而上也。手之三阴，从藏走手者，太阴肺经从中府而走大指之少商，少阴心经从极泉而走小指之少冲，厥阴心包络经从天池而走中指之中冲也。手之三阳，从手走头者，阳明大肠经从次指商阳而走头之迎香，太阳小肠经从小指少泽而走头之听宫，少阳三焦经从四指之关冲而走头之丝竹空也。足之三阳从头走足者，太阳膀胱经从头睛明而走足小趾之至阴，阳明胃经从头维而走足次趾之历兑，少阳胆经从头前关而走足四趾之窍阴也。足之三阴从足至腹者，太阴脾经从足大趾内侧隐白而走腹之大包，少阴肾经从足心涌泉而走腹之俞府，厥阴肝经从足大趾外侧大敦而走腹之期门也。夫手之阴经，自藏而走手为顺，则自手而走藏为逆。手之阳经，自手而走头为顺，则自头而走手为逆。足之阴经，自足而走腹为顺，则自腹而走足为逆。足之阳经，自头而走足为顺，则自足而走头为逆。所谓脉有逆顺者如此。

张介宾说：手之三阴从藏走手者，太阴肺经从藏出中府，而走大指之少商。少阴心经从藏出极泉，而走小指之少冲。厥阴心主经，从藏出天池，而走中指之中冲也。手之三阳从手走头者，阳明大肠经从次指商阳而走头之迎香。太阳小肠经，从小指少泽而走头之听宫。少阳三焦经，从无名指关冲而走头之丝竹空也。足之三阳从头走足者，太阳膀胱经从头睛明而走足小趾之至阴。阳明胃经从头之承泣而走足次趾之历兑。少阳胆经从头之瞳子髎而走足四趾之窍阴也。足之三阴从足走腹者，太阴脾经从大趾隐白走腹上于大包，少阴肾经从足心涌泉走腹而上于俞府。厥阴肝经从足大趾大敦而走腹之期门也。凡手之三阴，自藏走手为顺，自手而藏则逆。手之三阳，自手走头为顺，自头而手则逆。足之三阴，自足走腹为顺，自腹而足则逆。足之三阳，自头走足为顺，自足而头则逆，此经之所以有逆顺，而刺之所以有迎随也。

张志聪说：此言手足阴阳之脉，上下外内，逆顺而行，应地之经水也。

黄帝曰：少阴之脉，独下行何也①？

岐伯曰：不然，夫冲脉者，五藏六府之海也，五藏六府皆禀焉。其上者，出于颃颡，渗诸阳，灌诸精②。其下者，注少阴之大络，出于气街，循阴股内廉，入腘中，伏行骭骨内，下至内踝之后，属而别，其下者并于少阴之经，渗三阴。其前者，伏行出属跗下③，循跗入大趾间，渗诸络而温肌肉。故别络结，则跗上不动，不动则厥，厥则寒矣④。

黄帝曰：何以明之？

岐伯曰：以言导之，切而验之，其非必动，然后乃可明逆顺之行也⑤。

黄帝曰:窘乎哉,圣人之为道也,明于日月,微于毫厘,其非夫子,孰能道之也⑥。

【本段提纲】 马莳说:此言肾脉之下行者,以冲脉入肾之络,而与之并行也。

【集解】

①少阴之脉,独下行何也:杨上善说:足之三阴,从足上行,常见跗上动脉,谓是足少阴下行动脉,故致斯问也。

张介宾说:足之三阴,从足走腹,皆自下而上,独少阴之脉,若有下行者,乃冲脉也。

②灌诸精:钱熙祚说:《甲乙经》"精"作"阴"。

③伏行出属跗下:钱熙祚说:原刻"属跗"二字倒,依《甲乙经》乙转。

顾观光说:伏行出属跗下,"属跗"二字原倒,本书《骨度篇》云:膝腘以下至跗属长一尺六寸,跗属以下至地长三寸,则二字不当乙转矣。又十八卷《动输篇》云:其别者邪入踝出附属上入大趾之间,则此下字乃上字之误,下文别络结则跗上不动,即其证也。

④故别络结,则跗上不动,不动则厥,厥则寒矣:杨上善说:脐下肾间动气,人之生命,是十二经脉根本。此冲脉血海,是五藏六府十二经脉之海也,渗于诸阳,灌于诸精,故五藏六府皆禀而有之,则是脐下动气在于胞也。冲脉起于胞中,为经脉海,当知冲脉从动气生,上下行者为冲脉也。其下行者,虽注少阴大络下行,然不是少阴脉,故曰不然也。冲脉,气渗诸阳,血灌诸精。精者,目中五藏之精。胫骨与跗骨相连之处曰属也。至此分为二道,一道后而下者,并少阴经循于小络,渗入三阴之中,其前而下者,至跗属,循跗下入大趾间,渗入诸阳络,温于足胫肌肉。故冲脉之络,结约不通,则跗上冲脉不动,不动则卫气不行,失逆名厥,故足寒也。

马莳说:夫足之三阴,从足走腹,而独有足少阴肾经之脉,绕而下行,与肝脾直行者别,何也? 正以冲脉与之并行故耳。盖冲脉者,起于足阳明胃经之气冲穴。为五藏六府之海,而藏府之气皆禀焉。其上则出于颃颡,渗诸阳经,以灌诸经之精,下注于少阴肾经之大络,曰大钟者,以出于气冲,又循阴踝之内廉,以入于腘中,伏行骭骨之内,下至内踝之后,凡所属之别于下者,并由少阴之经,渗其脾肾肝之三经,此则在后廉者然也。其在前者,伏行出于足面之跗上,属于下之涌泉,入循跗以入大趾间,渗诸络而温肌肉,故别络有邪相结,则跗上之脉不动,不动则气厥逆而足冷矣。

张介宾说:冲脉起于胞中,为十二经精血之海,故五藏六府皆禀焉。其上行者,腧在于大杼,足太阳经也,故出于颃颡,主渗灌诸阳之精。其下行者,并少阴之大络,出阳明之气街,由股入足,至内踝之后属。其别而下者,自少阴以渗及肝脾二经,是为三阴,此其所以下行也。跗属,足掌属也。渗诸络而温肌肉,《动输篇》作注诸络以温足胫。冲脉为十二经之海,故能温肌肉,温足胫,皆冲脉之气也。若冲脉之络因邪而结,则跗上之经不动,而为厥为寒者,亦冲脉之所致也。

⑤以言导之,切而验之,其非必动,然后乃可明逆顺之行也:马莳说:导病者以言,切病者以脉,其跗上踝非必动,乃可以明不动之为逆,动之为顺,而其有邪与否明矣。

张介宾说:何以明者,恐人因厥而疑畏也。故必先导以言,次切其脉,其有素所必动而今则非者,如冲阳、太溪、太冲等脉,当动不动,乃可知其不动者为逆,动者为顺,而其厥逆微甚可以明矣。

张志聪说:此气血结于脉内,而不能通于脉外也,故当导之以言,导气之外出也。验之以脉,知精血之行也。其非蹻上不动,然后乃可明逆顺之行。逆顺之行者,少阴之精气渗灌于肤表,而复运行于脉中,应司天在泉之气,绕地环转,而复通贯于地中。

⑥窘乎哉,圣人之为道也,明于日月,微于毫厘,其非夫子,孰能道之也:张志聪说:明于日月,微于毫厘者,言圣人之道,如日月丽天,循度环转,无有毫厘差失。故曰,圣人之为道者,上合于天,下合于地,中合于人事,必有明法以起度数,法式检押,而后可传焉。

《逆顺肥瘦第三十八》今译

黄帝问岐伯道:我听你讲用针的道理,很多针刺的知识都已了解了。依据你讲的方法去治病,一般疾病都可以治好,就是非常顽固的疾病也不能抵挡住针刺的效力。你的高深医术是勤学好问得到的呢,还是从细心观察外界事物,细心思考而得到的呢?

岐伯说:圣人制定的针刺原则,符合天地自然及社会人事的变化规律,都有明确的法则,由于标准清楚,制式确切,所以能够传给子孙后代。做工匠的不能丢开直尺子,去猜长短,不用绳墨确定平直。画工不能离开圆规而画好圆,丢开矩尺而画好方形。这些虽是自然事物的一般道理,容易传教和应用,这些都是事物发展合于常规或逆于常规的,掌握了它,就可适应自然的逆顺变化了。

黄帝说:我希望听你讲讲如何顺应自然。

岐伯回答说:在堤岸的深处挖开缺口,用不了多少力气,就可以将水放完。顺着地下的穴道挖土开沟,就会很快使水道通畅。人的生理也是这样,气有滑涩的区别,血有清浊之异,经脉的运行有逆顺的变化,治疗时也要因势利导。

黄帝说:我希望听你讲讲,人的皮肤有白有黑,身体有肥有瘦,年龄有小有大,针刺的深浅和治疗的次数都有一定的标准吗?

岐伯说:体质强壮的中年人,他们的气血旺盛充盈,皮肤坚固,当外来邪气侵入,而进行针刺治疗时,应深刺而且留针的时间要长。这是针刺治疗肥壮人的原则。

肩宽腋阔而颈部肌肉瘦削,皮肤厚而色黑,嘴唇肥大下垂,血黑而浊,气涩而行迟,这种人性格好胜,喜欢施舍。针刺这种人时,也要深刺,留针时间宜长,要适当增加针刺治疗的次数。

黄帝说:对瘦人应如何进行针刺呢?

岐伯说:瘦人一般皮肤薄,颜色浅,肌肉非常消瘦,嘴唇薄,说话声音轻细,血液清稀而气行滑利,如针刺深而久留针,其气易脱散,血易耗损,因此,针刺这种人,应浅刺而快速出针。

黄帝说:对于那些不肥不瘦的人,如何针刺呢?

岐伯说:应当根据病人皮肤颜色的白黑,分别调理,即皮肤色白的,应按针刺瘦人的原则进行调治,若皮肤色黑的,应按针刺肥壮人的原则进行调治。对于那些体态端正敦厚的人,因其气血调和,针刺时,不能违背常规的针刺方法。

黄帝说:对于壮年骨骼坚固的人,应如何进行针刺呢?

岐伯回答说:壮年人,骨骼坚固,肌肉坚强,关节缓纵明显,这种人若动作重缓的,其气行滞涩,血液稠浊,针刺时,应深刺而留针,并要增加针刺的次数;若动作轻劲,其气行滑利,血液清澈,针刺时,应浅刺快出针。

黄帝说:对婴儿应如何进行针刺治疗呢?

岐伯说:婴儿的肌肉脆弱,血少而且气弱,在针刺治疗时,应使用细小的毫针,要浅刺,而且进针出针都要迅速,可以一天刺两次。

黄帝说:前面你讲过在堤岸深处挖开缺口,用以疏导积水,这个原则与针刺疗法相联系时,应如何理解呢?

岐伯回答说:对于血液稀清,气行滑利的人,针刺时若采用疾泻的方法,就容易使人的真气耗竭。

黄帝说:前面你讲过顺着地下的穴道挖土开沟,容易使水道通畅,这一原则与针刺疗法相联系时,应如何理解呢?

岐伯说:对于血液稠浊,气行滞涩的人,采用快速针刺的泻法,可使经脉的气血运行通畅。

黄帝说:十二经脉循行顺逆的具体情况如何?

岐伯说:手的三阴经,是从胸部内脏经上肢向手指尖端运行。手的三阳经,从手指端经上肢循行至头部。足的三阳经,从头部经躯干向足运行。足的三阴经,从足趾向腹部运行。

黄帝说:前面说足的三阴经,都是从足走向腹部由下向上运行的,怎么惟独少阴肾经从腹部走足向下运行呢?

岐伯说:不是足少阴肾,而是冲脉。冲脉是五脏六腑十二经脉之海,五脏六腑都禀受冲脉气血的濡养。冲脉向上行的一支,从咽喉到口腔部位,由上颚骨下方出来,将精气渗入到各条阳经中。向下运行的一支,与足少阴肾经的大络并行,再从足阳明胃经的气街穴浮出,沿着大腿内侧,进入腘窝,再下行小腿深部胫骨的内侧循行,直到足内踝后跟骨上缘分出两支,向下行的分支与足少阴肾经并行,将精气渗灌足三阴经脉。而向前面运行的一个分支,从内踝后的深部跟骨上缘处,向外浮向下沿着足背进入足大趾之间,将精气渗灌各条络脉之中,而温煦和营养肌肉。所以冲脉在下肢分出的络脉如郁结不畅,则足背上的脉就搏动微弱。脉搏动减弱,气血厥逆,经脉气血厥逆,就会出现寒冷的症状。

黄帝说:如何查明经脉气血的顺逆呢?

岐伯说:要用言语来开导病人,使他们精神轻松愉快,然后再切诊足背动脉,只要经脉气血厥逆,足背脉一定会搏动的。通过这样的开导和检查,就可以弄明白这一经脉气血运行的逆顺情况。

黄帝说:这是一个多么深奥并难以解答的问题啊!圣人创造的这些道理像日月一样明亮,而精细到毫厘一般,如果不是先生,谁能讲得清楚!

血络论第三十九①

①血络论第三十九:伯坚按:本篇和《甲乙经》《黄帝内经太素》《类经》三书的篇目对照,列表于下:

灵　枢	甲　乙　经	黄帝内经太素	类　经
血络论第三十九	卷一——奇邪血络第十四	卷二十三——量络刺篇	卷二十——血络之刺其应有异（针刺类二十一）

【释题】　本篇开头岐伯答黄帝问说："血络是也"，就取这二字作篇名。

【提要】　本篇用黄帝、岐伯问答的形式，讲有关血的问题，黄帝一共提出八个问题，岐伯逐一答复。

黄帝曰：愿闻其奇邪而不在经者。

岐伯曰：血络是也①。

黄帝曰：刺血络而仆者，何也？血出而射者，何也？血出②黑而浊者，何也？血出清而半为汁者，何也？发针而肿者，何也？血出若多若少而面色苍苍者，何也？发针而面色不变而烦悗者，何也？多出血而不动摇者，何也？愿闻其故③。

岐伯曰：脉气盛而血虚者，刺之则脱气，脱气则仆④。血气俱盛而阴气多者，其血滑，刺之则射⑤。阳气畜积，久留而不泻者，其血黑以浊，故不能射⑥。新饮而液渗于络，而未合和于血也，故血出而汁别焉。其不新饮者，身中有水，久则为肿，阴气积于阳，其气因于络，故刺之血未出而气先行，故肿⑦。阴阳之气，其新相得而未和合，因而泻之，则阴阳俱脱，表里相离，故脱色而苍苍然⑧。刺之，血出多，色不变而烦悗者，刺络而虚经，虚经之属于阴者阴脱，故烦闷⑨。阴阳相得而合为痹者，此为内溢于经，外注于络，如是者阴阳俱有余，虽多出血而弗能虚也⑩。

【本段提纲】　马莳说：此详言刺血络而其应异者之义也。

【集解】

①愿闻其奇邪而不在经者。岐伯曰：血络是也：杨上善说：邪在血络奇络之中，故曰奇邪也。

马莳说：奇邪，不正之"邪"也。奇邪，在各篇不一，本经《口问篇》，亦有"奇邪"二字，但《口问》言奇邪走于空窍，而此则奇邪走于血络也。

张介宾说：奇邪，即《缪刺论》所谓奇病也。在络不在经，行无常处，故曰奇邪。

张志聪说：此承上章少阴之大络，而复统论其藏府之十二络焉。《玉版》论曰，人之所受气者，谷也。谷之所注者，胃也，胃者水谷血气之海也，海之所行云气者天下也，胃之所出血气者经隧也，经隧者五藏六府之大络也。夫谷入于胃，乃传之肺，流溢于中，布散于外。精气者行于经隧，是水谷所生之血气，荣于脉中者也。水谷之精气，从胃之大络，注于藏府之经隧，通于孙络，出于皮肤，以温肌肉，此水谷所生之气血，散于脉外者也。夫大络与经脉缪处，故奇邪而不在经者，血络是也。上章论五藏六府之血气，少阴肾藏之精气，从冲脉而出于皮肤，此章谓府所生之气血，从藏府之大络而出于皮肤。杨元如曰：按《素问·缪刺篇》云，邪客于皮毛，入舍于孙络，留而不去，闭塞不通，不得入于经，流溢于大络，而生奇病，故曰，奇邪者血络是也。

②出：钱熙祚说：原刻"出"误作"少"，依《甲乙经》改，与下文合。

③愿闻其故:杨上善说:刺络有此八种之异,请解所以也。

④脱气则仆:杨上善说:脉中气多血少,血持于气,刺之气血俱出,其血先虚而后脱气,气血俱夺,故仆也。

马莳说:正以脉有气盛而血虚者,必泻其气以补其血,故刺之则脱气,脱气则仆也。

张介宾说:气虽盛而血则虚者,若泻其气,则阴阳俱脱,故为仆倒。

⑤刺之则射:杨上善说:阳气多者其血滑,刺之血射。此为阴气多者,阴多为涩,故阴字错也。

马莳说:正以血气俱盛,而内焉阴气多者,其血必滑,故刺之则射也。

张介宾说:血出而能射者,阴中之气使之也,故曰血气俱盛。

⑥阳气畜积,久留而不泻者,其血黑以浊,故不能射:杨上善说:热气久留拥蒸,故血黑而浊也。

马莳说:阳气畜积,久留不泻,其血黑以浊,故不能射也。

张介宾说:阳气久留不泻,则阳邪日盛,阴血日枯,故血黑以浊,所出不多,不能射也。

⑦新饮而液渗于络,而未合和于血也,故血出而汁别焉。其不新饮者,身中有水,久则为肿,阴气积于阳,其气因于络,故刺之血未出而气先行,故肿:杨上善说:新水未变为血,所以别行。旧水留而不泻,以为水肿。阴气久积阳络之中,刺之阴血涩而未行,阳气先行,故肿。

马莳说:新饮之际,而液渗血络,未得合和于血,故血出而半为汁也。正以身中有水,久则为肿。阴气积于阳分,其气聚于血络之中,故刺之时,血尚未出,而气乃先行,所以发针而肿也。

张介宾说:新饮入胃,未及变化而渗于络,故血汁相半。水在肌表而因于络,阴气积于阳分也。刺之血未出而气先行,阴滞于阳而不易散也,所以为肿也。

⑧阴阳之气,其新相得而未和合,因而泻之,则阴阳俱脱,表里相离,故脱色而苍苍然:杨上善说:得,遇也。阴阳成和,则表里相持,未合刺之,故俱脱离,所以脱色,面色青。

马莳说:阴阳之气,其新相得而未和合,因而泻之,则阴阳俱脱,表里相离,故脱色而苍苍然。

张介宾说:新相得而未和合者,言血气初调,营卫甫定也。当此之时,根本未固,而妄施以泻,则阴阳表里,俱致脱离,而衰危之色,故见于面也。

⑨刺之,血出多,色不变而烦悗者,刺络而虚经,虚经之属于阴者阴脱,故烦闷:马莳说:刺络血出多,色不变而烦悗者,刺络而虚经,虚经之属于阴者阴脱,故烦闷。

张介宾说:取血者,刺其络也。若出血过多,必虚及于经。经之属阴者主藏,藏虚则阴脱,故为烦悗。

⑩阴阳相得而合为痹者,此为内溢于经,外注于络,如是者阴阳俱有余,虽多出血而弗能虚也:杨上善说:阴阳相共,受邪为痹,是为阴阳俱盛,故出血不虚也。

马莳说:阴阳相得而合为痹者,此为内溢于经,外注于络,如是者阴阳俱有余,虽多出血,而弗能虚也。

张介宾说:阴阳相得,言表里之邪相合也。经络之病俱有余,虽多出血,皆邪气耳,故弗能虚。

张志聪说:夫内为阴,外为阳,经络为阴,皮肤为阳。此揿结血气之外内出入,相得而合者也。自外而内者，从皮肤渗于孙脉络脉，而内溢于经；自内而外者，从藏府之阴而出于经，从经脉而外注于络脉皮肤，外内之相得也。如阴阳俱有余，相合而痹闭于外内之间，虽多出血而弗能虚也。朱济公曰：阴阳相得而合为痹，与上文之阴阳同义。盖阴阳和合，而流行则调，阴阳相得，而留滞则痹。痹者，闭也。通篇论经脉血与上文之阴阳相同，止问血多而不动摇。伯曰：阴阳相得而合为痹，是非邪病之痹明矣。

黄帝曰：相之奈何？

岐伯曰：血脉者，盛坚横以赤，上下无常处，小者如针，大者如箸，刺①而泻之万全也，故无失数矣，失数而反，各如其度②。

【本段提纲】　马莳说：此言视血络之法也。

【集解】

①刺：钱熙祚说：原刻"刺"误作"则"，依《甲乙经》改。

②相之奈何？岐伯曰：血脉者，盛坚横以赤，上下无常处，小者如针，大者如箸，刺而泻之，万全也，故无失数矣，失数而反，各如其度：杨上善说：相，候也。阴阳俱盛，其候如何？阴阳内经甚溢，必注于络，故候坚横络络泻之，万全者也。数，理也。若失理而反取者，各如前之度。

马莳说：相，视也。血络者，必盛必坚，及横以赤，其上下无有常处，小如针而大如箸，必侧其针，以迎而泻之，可以万全，故无失上文刺血络之术数也。若失其术数，而与法相反，则凡或仆或射等证，各如其度，以相应矣。

张介宾说：相，视也。视其血络盛而且坚及横以赤者，或上或下，或小或大者，皆当因其微甚刺而泻之，泻有则度，故可万全，无失于刺络之术矣。若失其数而反其法，则为仆为脱为虚为肿等证，各如刺度以相应也。

黄帝曰：针入而肉著者，何也？

岐伯曰：热气因于针，则针热，热则肉著于针，故坚焉①。

【本段提纲】　马莳说：此言针入而肉之所以著也。

【集解】

①黄帝曰：针入而肉著者，何也？岐伯曰：热气因于针，则针热，热则肉著于针，故坚焉：杨上善说：肤肌气热，故令针热，则肉著，转之为难，可动针久留，热去针寒，自然相离也。

马莳说：以针入于内，肉中热气，温之于针，则针热，针热则肉著于针，故不惟热，而又坚不可拔也。

张介宾说：肉著者，吸著于针也。针入而热，肉必附之，故紧涩难转，而坚不可拔也。

张志聪说：三阳之气，主于肤表。热气，阳气也。热气因于针则针热，热则肉著于针，故针下坚而不可拔也。

《血络论第三十九》今译

黄帝说：我希望听你讲讲异常病邪未侵袭经脉时引起的疾病情况。

岐伯回答说：病邪侵入到络脉，引起络脉瘀血，就是这种情况。

黄帝问道：用针刺络脉放血，有时会使病人昏倒，这是为什么？有时放血是喷射状，这是为什么？有时放血呈黑色而浓浊，这是为什么？有时出血清稀而有一半是液汁，这是为什么？有时针刺出针后，会发生肿的现象，这是为什么？有的出血多，有的出血少，但面色都显得苍白，这是为什么？有的在针刺后，面部气色没有改变，但感到烦闷不安，这是为什么？有的血出得很多，却没有什么难受，这又是为什么？以上这些问题我希望听你讲讲其中的道理。

岐伯回答说：如果经脉中气盛而精血虚时，刺络放血，就会使经气随血而脱散，气血俱脱，就会昏倒。如果经脉中气血都很旺盛，而且阴气较多，其血行滑利，刺络时血就会喷射而出。如果阳气积聚，停留在经脉中很久都不能宣泄，由于阳气旺盛，阴血渐枯，刺络放血时，血液就会色黑而浓浊，不会喷射而出。如果刚喝过水，水液就会渗入到血络之中，还没能与血液充分混合，此时刺络放血，所出血就会有一部分清稀的液汁从中分离开来；如果不是刚刚喝了水，而出现这种情况，那是其身体内原有水湿停滞，过久水气凝滞就会发生水肿。如果阴气积聚在阳分，经气滞留在血络之中，所以刺络时，血液还未流出而经气却先溢出，阴气积于阳分不散，所以出针后就会发生肿胀。如果阴阳二气刚好相遇不久，还没有充分调和，就使用泻的针法，就会导致阴阳二气的虚脱，气血耗散，而出现面色苍白的症状。如果刺络放血较多而面色却不改变，只感到烦闷不安的，这是由于在刺络时，使经脉虚损，如果虚损的经脉属阴，还可引起相应的五脏的阴精虚损，因而出现烦闷不安的症状。如果阴阳邪气相合壅闭血气而发为痹症，则邪气内溢于经，外注于络，这种现象属于阴阳邪气都有余的情况，虽然刺络后出血较多，但所泻多为邪气，所以不会出现身体虚损的症状。

黄帝说：如何观察血络？

岐伯说：血脉中邪气盛的，血络盛满、坚硬色红，时上时下，没有固定的部位，小的像针，大的像筷子。针刺治疗时，用泻法，万无一失。治疗时，不能违反针刺的一般原则和方法，如果错误地施行了针刺，就会出现上述的各种不良后果。

黄帝说：有时针刺到肌肉内，肌肉会紧紧地裹在针身上，这是为什么？

岐伯说：这是因为进针使肌肤热，使针身亦热，肌肉紧紧地缠附于针身，所以针身坚紧，很难转动，也很难出针。

阴阳清浊第四十[①]

①阴阳清浊第四十：伯坚按：本篇和《甲乙经》《黄帝内经太素》《类经》三书的篇目对照，列表于下：

灵枢	甲乙经	黄帝内经太素	类经
阴阳清浊第四十	卷一——阴阳清浊精气津液血脉第十二	卷十二——营卫气行篇	卷四——血气阴阳清浊（藏象类十九）

【释题】　马莳说：阴阳者，阴经阳经也。阴经受清气，阳经受浊气。故名篇。

【提要】　本篇用黄帝、岐伯问答的形式,讲十二经脉的阴经阳经的清浊问题,末了讲针刺疗法在刺阴经和刺阳经时的不同技术。

黄帝曰:余闻十二经脉以应十二经水者,其五色各异,清浊不同,人之血气若一,应之奈何①?

岐伯曰:人之血气,苟能若一,则天下为一矣,恶有乱者乎②?

黄帝曰:余问一人,非问天下之众。

岐伯曰:夫一人者,亦有乱气,天下之众,亦有乱人,其合为一耳③。

【本段提纲】　马蔚说:此言人之血气不能为一,所以有乱气也。

【集解】

①余闻十二经脉以应十二经水者,其五色各异,清浊不同,人之血气若一,应之奈何:杨上善说:十二水谓泾、渭、海、湖、汝、沔、淮、漯、江、河、济、漳。此十二水十二经所法,以应五行,故色各异也。江清河浊,即清浊不同也。若,如也。人血脉如一,若为彼十二经水也。

马蔚说:《经水篇》言人手足各有三阴三阳,合为十二经脉,以应十二经水,如足太阳外合于清水,而内属于膀胱;足少阳外合于渭水,而内属于胆之类是也。所以十二经合于五行,五行别为五色,今与十二经水而相应,则五色各异,清浊必不同矣。倘其间有人之气血如一,无清无浊,则欲分而应彼十二经水也,奈何?

张介宾说:此言经脉经水各有清浊之异,而人之血气如一,其何以分别应之?

②人之血气,苟能若一,则天下为一矣,恶有乱者乎:杨上善说:人之血气苟能一种无差者,不可得应于十二经水,正以血脉十二经不同,故得应于十二经水,所以有相乱也。

马蔚说:伯言人身之气血,必不能合之而为一也。苟人之气血,可以为一,则推之天下,皆可以为一矣,乌有气血之乱者乎?

张介宾说:人之血气若果如一,则天下皆同,当无杂乱矣,盖言其必不能同也。

③余问一人,非问天下之众。岐伯曰:夫一人者,亦有乱气,天下之众,亦有乱人,其合为一耳:杨上善说:非真天下众人血脉有乱,一人自有十二经脉,故有乱也。

马蔚说:帝言余之所问,止就一人之身耳,非问天下之众也。伯言自一人之身而言,必有乱气,犹天下之众,必有乱人也,其理可合之为一耳。故知天下必有乱人,则一人之中,必有乱气也。焉得谓气血为一哉?所以必与经水之清浊不同者而相应也。

张介宾说:察之一人亦有乱气,况于天下乎?故推于一人,即可以知天下。然而人己血气本不一,而不一之理则一也。

张志聪说:此篇论阴阳清浊,交相干乱者也。人之十二经脉,外合十二经水,内合五藏六府,其五色各异,清浊不同,故一人之身有乱气,犹天下之众有乱人,其理可合之为一耳,乌有不乱者乎?

黄帝曰:愿闻人气之清浊。

岐伯曰:受谷者浊,受气者清。清者注阴,浊者注阳,浊而清者,上出于咽,清而浊者则下行,清浊相干,命曰乱气①。

【本段提纲】　马蔚说:此承上文而言乱气之义,自其清浊相干者成之也。

【集解】

①黄帝曰:愿闻人气之清浊。岐伯曰:受谷者浊,受气者清。清者注阴,浊者注阳,浊而清者,上出于咽,清而浊者则下行,清浊相干,命曰乱气:杨上善说:受谷之浊,胃气也。受气之清,肺气也。阴,肺也。阳,胃也。谷气浊而清者,上出咽口,以为噫气也。谷气清而浊者,下行经脉之中,以为营气。清者为阴,浊者为阳,清浊相干,则阴阳气乱也。

马莳说:大凡人身之气,始时受谷气者,六府也,其府为浊。继而谷气化为精微之气,从上而出,则受此精微之气者,五藏也,其藏为清。惟清者,注之于阴经,正所谓精微之气也。惟浊者,注之于阳经,正所谓渣秽之物也。然清浊本非二物,而阴阳互相为用。其阳经之浊中有清者,上出于咽喉。本经《忧恚无言篇》言咽喉者,水谷之道路也(人之后喉通于六府,俗谓之食喉)。其阴经之清中有浊者,则其气下。《忧恚无言篇》言喉咙者气之所以上下者也(人之前喉,通于五藏,俗谓之气喉)。此喉咙所以出清气,而浊者则下降也。由下节观之,则喉咙为上,而十二经皆为下耳。惟阴与阳不升降,则清与浊始相犯,而气之所以有乱者也。

张介宾说:人身之气有二,曰清气,曰浊气。浊气者,谷气也,故曰受谷者浊。清气者,天气也,故曰受气者清。二者总称真气。《刺节真邪篇》曰:真气者,所受于天,与谷气并而充身也。《五味篇》曰:天地之精气,其大数常出三入一,故谷不入,半日则气衰,一日则气少矣。是指入者为天气,出者为谷气。喉主天气,故天之清气,自喉而注阴,阴者五藏也。咽主地气,故谷之浊气,自咽而注阳。阳者,六府也。浊之清者,自内而出,故上行。清之浊者,自外而入,故下行。一上一下,气必交并,二者相合而一,有不正则乱气出乎其中矣。

张志聪说:六府为阳,五藏为阴。六府受谷者浊,五藏受气者清。故清者注阴,浊者注阳。浊而清者,谓水谷所生之清气,上出于咽喉,以行呼吸,清而浊者,肺之浊气,下注于经,内注于海。此人气之清浊相干,命曰乱气。

黄帝曰:夫阴清而阳浊,浊者有清,清者有浊,清浊别之奈何①?

岐伯曰:气之大别,清者上注于肺,浊者下走于胃,胃之清气,上出于口,肺之浊气,下注于经,内积于海②。

【本段提纲】 马莳说:此承上文而明阴经清而阳经浊,浊中有清而清中有浊之义也。

【集解】

①清浊别之奈何:原作"清浊别之奈何"。依《甲乙经》卷一阴阳清浊精气津液血脉第十二及《太素》卷十二营卫气行删"清浊"二字。

②气之大别,清者上注于肺,浊者下走于胃,胃之清气,上出于口,肺之浊气,下注于经,内积于海:杨上善说:气之细别多种,今言其大略耳。谷之清气,上注于肺。谷之浊者,下流于胃。胃中谷气浊而清者,上咽出口,以为噫气。注肺清而浊气,下注十二经,并积膻中,以为气海而成呼吸也。

马莳说:气之大别而分者,受气者清,故清者上注于肺。肺为阴,所以曰受气者清,而清者注阴也。受谷者浊,故浊者下走于胃,所以曰受谷者浊,而浊者注阳也。且胃之清气,上出于口,而咽喉为水谷之道路,所以曰浊而清者,上出于咽也。肺之浊气,下注于十二经,而内积于膻中之气海,即喉咙为气之上下,所以曰清而浊者则下行也。焉得谓清浊为无别耶?

张介宾说:大别,言大概之分别也。上文以天气谷气分清浊,而此言清中之浊,浊中之清,其所行复有不同也。清者上升，故注于肺，浊者下降，故走于胃。然而浊中有清，故胃之清气上出于口，以通呼吸津液；清中有浊，故肺之浊气下注于经，以为血脉营卫。而其积气之所，乃在气海间也。上气海在膻中，下气海在丹田。

张志聪说：此论人合天地之气也。大别者，应天地之大而有别也。天清地浊，而上下气交，故浊者有清，清者有浊，而人亦应之。肺属天而阳明居中土，故清者上注于肺，浊者下走于胃，此清浊之上下也。然浊者有清，胃之清气，上出于口，口鼻者，气出入之门户，此胃府水谷之浊，生此清气，上出于口，以司呼吸，而应开阖者也。清者有浊，肺之浊气下注于经，内积于海，肺为精水之原，清中所生之津液，流溢于下，即所谓谷入于胃，乃传之肺，流溢于中，布散于外，精专者，行于经隧。下注于经者，行于经隧也。流溢于中者，内积于海也。海者，下焦精髓之海也。此阴阳清浊之气交也。

黄帝曰：诸阳皆浊，何阳独甚乎[①]？

岐伯曰：手太阳独受阳之浊，手太阴独受阴之清。其清者上走空窍，其浊者下行诸经。诸阴皆清，足太阴独受其浊[②]。

【本段提纲】　马莳说：此言阳经受浊，而小肠尤为浊。阴经受清，而肺经尤为清。然阴经虽皆受清，而脾则独受其浊也。

【集解】

①何阳独甚乎：原作"何阳浊甚乎"。今依《甲乙经》卷一阴阳清浊精气津液血脉第十二及《太素》卷十二营卫气行，将"浊"改作"独"。

②手太阳独受阳之浊，手太阴独受阴之清。其清者上走空窍，其浊者下行诸经。诸阴皆清，足太阴独受其浊：杨上善说：胃者，腐熟水谷，传与小肠，小肠受盛，然后传与大肠，大肠传过，是为小肠受秽浊最多，故小肠经受阳之浊也。肺脉手太阴受于清气，其有二别。有清清之气，行于三百六十五络，皆上于面，精阳之气，上行目而为精，其别气走耳而为听，其宗气上出于鼻而为臭，其浊气出于唇口为味，皆是手太阴清气行之故也。手太阴清而浊者，下入于脉，行十二经中也。六阴之脉皆清，足太阴以是脾脉，脾主水谷浊气，故足太阴受阴之浊也。

马莳说：帝问诸阳经皆受浊气，何太阳经独受浊气之甚？伯言手太阳小肠经者，则上承胃之所受，脾之所化，其水谷尚未及分，而秽污俱存，此所以独受阳经之最浊者也，其为浊之浊乎。且诸阴经皆受清气，何太阴经独受清气之甚？惟手太阴肺经，则为五藏之华盖，最受阴经之最清者也。故肺经之清气，上走于空窍之中，而其浊气，下行于十二经及内积于膻中之气海，则肺最居上，所以独受阴经之清也，其为清之清乎。然诸阴皆受清气，惟足太阴脾经，则胃中浊气，赖以运化焉，所谓独受其浊也。其为清中之浊乎。

张介宾说：手太阳小肠也，小肠居胃之下，承受胃中水谷，清浊未分，秽污所出，虽诸阳皆浊，而此其浊之浊者也，故曰独受阳之浊。手太阴肺也，肺者五藏六府之盖也，为清气之所注，虽诸阴皆清，而此其清之清者也，故曰独受阴之清。此即上文胃之清气上出于口，肺之浊气下注于经之义。足太阴脾也，胃司受纳水谷，而脾受其气以为运化，所以独受其浊，而为清中之浊也。

张志聪说：诸阳皆浊，而手太阳独受其浊之甚。盖手太阳小肠，主受盛胃府之糟粕，有形者皆浊，而糟粕为浊之甚者也。诸阴皆清，而手太阴为五藏之长，华盖于上，故手太阴独受阴之清。空窍者,皮毛之汗空也。手太阴主周身之气,走于空窍,以应呼吸开阖,应天之道也。小肠主盛糟粕,济泌别汁,化而为赤,下行于十二经脉,应地之道也。脾为仓廪之官,主输运胃府水谷之精汁,故诸阴皆清,而足太阴独受其浊。杨元如曰,手太阴主天,故独受其清,足太阴主地,故独受其浊。此篇论人之阴阳清浊,应合天地经水,故帝曰,十二经脉应十二经水,伯曰,天下之众,又曰气之大别。

黄帝曰:治之奈何?

岐伯曰:清者其气滑,浊者其气涩,此气之常也。故刺阳者①,深而留之,刺阴者②,浅而疾之,清浊相干者,以数调之也③。

【本段提纲】　马莳说:此言刺清浊者,必分阴阳诸经而刺,清浊相干,则以术数调之也。

【集解】

①刺阳者:原作"刺阴者"。依《太素》卷十二营卫气行,将"阴"改作"阳"。

②刺阴者:原作"刺阳者"。依《太素》卷十二营卫气行,将"阳"改作"阴"。

③清者其气滑,浊者其气涩,此气之常也。故刺阳者,深而留之,刺阴者,浅而疾之,清浊相干者,以数调之也:杨上善说:诸经多以清者为阳,浊者为阴。此经皆以谷之悍气为浊为阳,谷之精气为清为阴,有此不同也。故人之气清而滑利者,刺浅而疾之。其气浊而涩者,刺深而留之。阴阳清浊气并乱,以理调之,理数然也。

马莳说:清气属阴,故阴经必清,其气必滑,浊气属阳,故阳经必浊,其气必涩,此乃气之常也。然阴者主里,既曰清而浊者则下行,又曰肺之浊气下行诸经。故凡刺阴经者,必深其针而久留之。阳者主表,既曰浊而清者,上出于咽,又曰胃之清气,上出于口。故凡刺阳经者,必浅其针而疾去之。其或清者不升,而浊者不降,乃清浊相干也,当以术数而调之。阴经或浅而疾之,阳经或深而留之,不可以为常也,乃一时权变之宜耳。

张介宾说:此又以针下之气,言清浊阴阳也。清者气滑,针利于速。浊者气涩,针利于迟。阴者在里,故宜深而留之。阳者在表,故宜浅而疾之。其或清中有浊,浊中有清,乃为清浊相干,当察其孰微孰甚,而酌其数以调之也。

张志聪说:气之滑利者,应天运于外,故浅而疾之。涩浊者,应地居于中,故深而留之。清浊相干者,阴阳之气交,故以数调之。数者,天地之常数也。朱济公曰,以数调之,与《逆顺篇》之无失常数同义。此篇以人之清浊合天地之阴阳,下章论人之形体应天地日月水火。

丹波元简说:《逆顺肥瘦篇》曰:血浊气涩者,深而留之,血清气滑者,浅而疾之。与本节之义不同。马、张以表里解之,似牵强焉,岂本节阴阳字互误耶?

《阴阳清浊第四十》今译

黄帝说:我听说人体全身十二条经脉与地面上的十二条大河流相对应。然而,十二条大河流的颜色不一样,清浊程度也不相同,而人体十二经脉内的气血是一样的,这两方面是如何相应的呢?

岐伯说:如果人的气血真的完全一样,那么天下的人不都是一个样吗?哪里还有作乱的人呢?

黄帝说:我问的是一个人的情况,并不是问天下所有人们的情况。

岐伯说:即使是一个人,全身气血也并不一样,也有逆乱的气血,就像天下总有作乱的人一样,两者的道理都是一样的。

黄帝说:我想听你讲讲人的清气和浊气的情况。

岐伯说:进食水谷化生的气属浊气,而从天空吸进入的气属清气。清气注入属阴的五脏,浊气注入属阳的六腑。水谷浊气所化生的清阳之气上升咽,天空吸入清气中之浊者下行,清升浊降,相互协调,如果清气不升浊气不降,清浊相互干扰,就叫作乱气。

黄帝说:清气注入属阴的五脏,浊气注入属阳的六腑,浊气中含有清气,清气中也含有浊气,这些情况应如何判别呢?

岐伯说:清气与浊气大致的区别是:从空中吸入的清气向上注入肺脏;水谷的浊气向下注入胃腑。而胃内水谷浊气中的清气,向上升出于口,肺内清气中的浊气,向下注入十二经脉,而积聚在胸中气海。

黄帝说:所有的阳经都是浊气流注的地方,请问哪条阳经流入的浊气最多呢?

岐伯说:小肠受盛胃的水谷,将清气分离,秽浊之气却蓄积在内,因此,小肠所属的手太阳经是承受浊气最多的经脉。肺为五脏六腑的华盖,主气而司呼吸,所以肺所属的手太阴经是承受清气最多的经脉。因为清气清轻上升,所以清气能够向上运行,流注到各个孔窍;而浊气重浊下降,所以浊气能够向下沉降,注入到各条经脉。因为所有的阴经都是清气所流注的地方,但因脾脏具有运化水谷精微的功能,脾胃相互表里,所以足太阴脾经是单独承受胃腑浊气最多的经脉。

黄帝说:对于清气与浊气所造成的病如何进行治疗呢?

岐伯说:清气运行的特性是慓悍滑利,浊气运行的特性是滞涩缓慢,这是它们的正常运行情况,因为各条阳经都接受浊气,所以针刺时,应深刺并留针时间长些。而各条阴经都接受清气,所以针刺时,应浅刺而快速出针。对于清浊相干,升降失调者,应分析具体情况,选用相应的方法进行调治。

卷 十 三

阴阳系日月第四十一

病传第四十二

淫邪发梦第四十三

顺气一日分为四时第四十四

外揣第四十五

阴阳系日月第四十一^①

①阴阳系日月第四十一:伯坚按:本篇和《甲乙经》《黄帝内经太素》《类经》三书篇目对照,列表于下:

灵 枢	甲 乙 经	黄帝内经太素	类 经
阴阳 系日月第四十一	卷五——针灸禁忌第一上	卷五——阴阳合篇	卷九——手足阴阳系日月(经络 类三十四)

【释题】 马莳说:日者,即历书之十日也。月者,即历书之一月也。天与人之阴阳相合。而足经应月,手经应日,故名篇。

【提要】 本篇用黄帝、岐伯问答的形式,讲述五个问题,第一段讲足部十二经脉和十二月的配合。第二段讲手部的十经脉和十日的配合。第三段讲五藏的阴阳。第四段讲十二月中每一季足部应刺的经脉。第五段讲天地的阴阳与四时五行的阴阳不同。

黄帝曰:余闻天为阳,地为阴,日为阳,月为阴,其合之于人奈何^①?

岐伯曰:腰以上为天,腰以下为地,故天为阳,地为阴。故足之十二经脉,以应十二月,月生于水,故在下者为阴。手之十指,以应十日,日生于火^②,故在上者为阳③。

【本段提纲】　马莳说:此言人身之阴阳,合于天之阴阳也。

【集解】

①余闻天为阳,地为阴,日为阳,月为阴,其合之于人奈何:马莳说:积阳为天,故天为阳。积阴为地,故地为阴。日为阳之精,而历家纪日者以之。月为阴之精,而历家纪月者以之。其以人之身而合之日月者奈何?

②日生于火:河北医学院《灵枢经校释》:"日生于火","生于"原作"主",据《太素》卷五阴阳合改,与上"月生于水"适成对文。

③腰以上为天,腰以下为地,故天为阳,地为阴。故足之十二经脉,以应十二月,月生于水,故在下者为阴。手之十指,以应十日,日生于火,故在上者为阳:杨上善说:夫人身阴阳,应有多种,自有背腹上下阴阳,有藏府内外阴阳,有五藏雄雌阴阳,有身手足左右阴阳,有腰上下天地阴阳也。腰下为地,故两足各有三阴三阳应十二月,故十二脉也。人身左右随是一边即有十二脉者,天地通取也。月为太阴之精,生水在地,故为阴也。日为太阳之精,生火在天,故为阳也。

马莳说:人身腰以上为天,腰以下为地(《素问·六微旨大论》曰:天枢之上天气主之,天枢之下地气主之,天气交之分人气从之。王注云:天枢穴在脐之两旁,天枢正当身之中,上分应天,下分应地,中分应气交。天地之气交合之际,谓之气交)。惟腰以上为天,则体在腰之上者为天,属阳也。惟腰以下为地,则体在腰之下者为地,属阴也。故足者腰之下也,足有三阳三阴,左右共十二经,则与十二月而相应,正以十二月者,十二支为阴也。盖月生于水,水与月皆为阴,宜足之在下为阴者应之也。手者腰之上也,手有十指,则与十日而相应,每月之内有三旬,每旬计十日,正以每旬者,乃十干,为阳也。盖日主于火,火与日皆为阳,宜手之在上为阳者应之也。

张介宾说:日为阳精,故日主火。月为阴精,故月生于水。日为阳,阳数五,五者中数之奇也,二五为十,故旬有十日,而纪日者所以作十干也。月为阴,阴数六,六者中数之偶也,二六一十二,故岁有十二月,而纪月者所以作十二支也。其合于人,则腰以上为天,腰以下为地。手在腰之上,故属阳,而左右共十指,所以应十日也。足在腰之下,故属阴,而左右共十二经,所以应十二月也。

黄帝曰:合之于脉奈何?

岐伯曰:寅者①,正月之生阳也,主左足之少阳;未者,六月,主右足之少阳;卯者,二月,主左足之太阳;午者,五月,主右足之太阳;辰者,三月,主左足之阳明;巳者,四月,主右足之阳明;此两阳合于前,故曰阳明②。申者,七月之生阴也,主右足之少阴;丑者,十二月,主左足之少阴;酉者,八月,主右足之太阴;子者,十一月,主左足之太阴;戌者,九月,主右足之厥阴;亥者,十月,主左足之厥阴;此两阴交尽,故曰厥阴③。

【本段提纲】　马莳说:此言足之十二经合十二月之十二支者,以其皆为阴也。

【集解】

①寅者:陈璧琉、郑卓人合编《灵枢经白话解》:寅:是十二地支之一,古人将十二个地支,按其先后顺序,从寅字开始,分配于十二个月,称为月建,作为每一个月份的符号。即正月寅,二月卯,三月辰,四月巳,五月午,六月未,七月申,八月酉,九月戌,十月亥,十一月子,十二月

丑。这是古人从观察斗纲所指的方位定出来的。因为由七星组成的北斗,其中的第一星名魁,第五星名衡,第七星名杓,这三颗星在每年正月的黄昏时候,杓是指向寅位,夜半时衡是指向寅位,平旦时魁星指向寅位,到了二月,则同样的分别指向卯位,三月指向辰位,其余各月均以此类推。

②寅者,正月之生阳也,主右足之少阳;未者,六月,主右足之少阳;卯者,二月,主左足之太阳;午者,五月,主右足之太阳;辰者,三月,主左足之阳明;巳者,四月,主右足之阳明;此两阳合于前,故曰阳明:杨上善说:从寅至未,六辰为阳,从申至丑,六辰为阴。十一月一阳生,十二月二阳生,正月三阳生。三阳已生,能令万物生起,故曰生阳。生物阳气,正月未大,故曰少阳;六月阳气已少,故曰少阳。二月阳气已大,故曰太阳;五月阳气犹大,故曰太阳。三月四月二阳合明,故曰阳明也。

马莳说:夫十二月固以属十二支而为阴矣,然自正月以至六月为阴中之阳,自七月以至十二月为阴中之阴,但前六月之正二三月,又为阴中之少阳,故属左足之三阳,四五六月为阴中之太阳,故属右足之三阳。是以正月建寅,为阳之生,主左足之少阳,乃胆经脉气所属也;六月建未,则为右足之少阳(两足第四趾巳上脉气所行)。二月建卯,主左足之太阳,盖自少而之太,乃膀胱经脉气所属也;五月建午,则为右足之太阳(两足小趾外侧脉气所行)。三月建辰,主左足之阳明,乃胃经脉气所属也;四月建巳,则为右足之阳明(两足次趾脉气所行),且阳明之义谓何? 正以正二五六月为少阳、太阳,而三四月居于其中,则彼两阳合明于其前,故曰阳明也。

张介宾说:此言十二支为阴,足亦为阴,故足经以应十二月也。然一岁之中,又以上半年为阳,故合于足之六阳。下半年为阴,故合于足之六阴。人之两足,亦有阴阳之分,则左为阳,右为阴。以上下半年之阴阳而合于人之两足,则正二三为阳中之阳,阳之进也,故正月谓之生阳。阳先于左而后于右,故正月主左足之少阳,二月主左足之太阳,三月主左足之阳明。四五六为阳中之阴,阳渐退阴渐生也,故四月主右足之阳明,五月主右足之太阳,六月主右足之少阳。然则一岁之阳,会于上半年之辰巳两月,是为两阳合于前,故曰阳明。阳明者,言阳盛之极也。

③申者,七月之生阴也,主右足之少阴;丑者,十二月,主左足之少阴;酉者,八月,主右足之太阴;子者,十一月,主左足之太阴;戌者,九月,主右足之厥阴;亥者,十月,主左足之厥阴;此两阴交尽,故曰厥阴:杨上善说:五月一阴生,六月二阴生,七月三阴生。三阴已生,能令万物始衰,故曰生阴生物。七月阴气尚少,故曰少阴;十二月阴气已衰,故曰少阴。八月阴气已大,故曰太阴;十一月阴气犹大,故曰太阴。九月十月二阴交尽,故曰厥阴。厥,尽也。

马莳说:七月、八月、九月为阴中之阴,故属右足之三阴,十月、十一二月为阴尽阳生,故属左足之三阴。是以七月建申,为阴之生,主右足之少阴,乃肾经脉气所行也;十二月建丑,则为左足之少阴(两足心出内踝巳上脉气所行);八月建酉,主右足之太阴,乃脾经脉气所行也;十一月建子,则为左足之太阴(两足大趾内侧巳上脉气所行):九月建戌,主右足之厥阴,乃肝经脉气所行也;十月建亥,则为右足之厥阴(两足大趾外侧巳上脉气所行),且厥阴之义谓何? 正以七月八月为阳之初生,而十一十二月为阴之初生。惟九十月则为两阴之尽,故曰厥阴也。厥者,尽也。

张介宾说:七八九为阴中之阴,阴之进也,故七月谓之生阴。阴先于右而后于左,故七月主右足之少阴,八月主右足之太阴,九月主右足之厥阴。十月十一十二月为阴中之阳,阴渐退,阳渐生也,故十月主左足之厥阴,十一月主左足之太阴,十二月主左足之少阴。然则一岁之阴,会于下半年之戌亥两月,是为两阴交尽,故曰厥阴。厥者,尽也,阴极于是也。此总计一岁阴阳之盛衰，故正与六合，二与五合，三与四合，而阳明合于前也。七与十二合，八与十一合，九与十合，而厥阴合于后也。非如六气厥阴主风木、阳明主燥金者之谓。

张志聪说：岁半以上为阳，而主少阳、太阳，岁半以下为阴，而主少阴、太阴，犹两仪之分四象也。两阳合明，故曰阳明，两阴交尽，故曰厥阴，此四象而生太少中之三阴、三阳也。男生于寅，故始于正月之少阳，女生于申，故始于七月之少阴。阳从左，故左而右，阴从右，故右而左。按六气主岁，初之气。厥阴风木，二之气少阴君火，三之气少阳相火，四之气太阴湿土，五之气，阳明燥金，终之气太阳寒水。而《四时调神论》又以少阳主春，太阳主夏，太阴主秋，少阴主冬。《脉解篇》曰，正月太阳寅。寅，太阳也。厥阴者，辰也。阳明者，午也，少阳者，申也。少阴者，戌也。太阴者，子也。而本篇又以寅未主少阳，卯午主太阳，辰巳主阳明，申丑主少阴，酉子主太阴，戌亥主厥阴。《经脉别论》，以肝木主春，心火主夏，脾土主长夏，肺金主秋，肾水主冬。木、火、土、金、水，此后天之五行也。而《诊要经终篇》又曰：正月二月，人气在肝，三月四月，人气在脾。《天元纪论》子午属少阴，丑未属太阴，巳亥属厥阴。而藏府配合干支，又以子甲属少阳胆，丑乙属厥阴肝，寅辛属太阴肺，卯庚属阳明大肠，辰戊属阳明胃，巳己属太阴脾，午丙属太阳小肠，未丁属少阴心，申壬属太阳膀胱，酉癸属少阴肾，戌属包络相火，亥属三焦相火。《禁服篇》以人迎应春夏，一盛在少阳，二盛在太阳，三盛在阳明，气口应秋冬，一盛在厥阴，二盛在少阴，三盛在太阴。而《阴阳别论》又以少阳为一阳，阳明为二阳，太阳为三阳。阴阳之变化无穷，故曰阴阳者有名而无形，数之可十，推之可百，数之可千，推之可万。

陈璧琉、郑卓人合编《灵枢经白话解》：其一，本篇首先是根据天为阳、地为阴、日为阳、月为阴的阴阳属性，将人身划分为腰以上为阳，腰以下为阴。结合干支中的天干为阳，地支为阴，十天干所代表的十日为阳，十二地支所代表的十二月为阴，而归纳为上下两个部分。由于腰以下的两足与地支月份都属于阴，所以本节讨论的范围，就偏重在属阴和在下的部分，说明两足的十二经，配合十二月和十二地支的关系；下节则偏重在属阳和在上的部分，说明两手的十经，分别与十天干所代表十日的配合关系。其二，古人观察日月相移的自然现象，每年从阴历十一月的冬至日起，从此昼渐短，夜渐长，称为阴进阳退；每年从五月的夏至日起，从此昼渐长，夜渐短，称为阳进阴退。也就是说，从十一月到次年五月，自冬经春而夏，阴极则阳生，为阳气由衰逐渐转盛的时期；从五月到十一月，自夏经秋而冬，阳极则阴生，为阴气逐渐由衰转盛的时期。根据这种阴阳消长的概念，再结合阳从左阴从右的移转位置，以冬春二季配合了左足经脉，十月主左足之厥阴，十一月，主左足之太阴，十二月主左足之少阳，以说明此时阴气由厥、太、少而逐渐衰退。到了春季，阳气渐盛，正月主左足之少阳，二月，主左足之太阳，三月主左足之阳明，以说明此时阳气由少、太、明而逐渐发展到极盛的时期。夏季虽是属阳的季节，但自夏而秋，阴气渐进而阳气日衰，所以夏秋两季都配合右的经脉，四月主右足的阳明，五月主右足的太阳，六月主右足的少阳，以说明此时阳气由明、太、少而逐渐衰退。秋季阴气日盛，七月主右足之少阴，八月主右足之太阴，九月主右足之厥阴，以说明此时阴气由少、太、厥而逐渐转盛。由此可见，本节将两足的左右十二经脉分配在四季的十二月中，主要是说明人体的十二经脉阴阳盛衰的情况和自然界阴阳消长的情况是一致的。其三，一年中阴阳的盛衰，其互相更递的情况，实质上是对立统一的关系，古人曾用数字计算的方法来说明它。例如：正月主左足少阳，六月主右足少阳，两者配合，一加六等于七；二月与五月左右两足的太阳相合，二加五等于七；三月与四月左右两足的阴阳相合，三加四等于七。这是上半年的相合。至于下半年，也可以用同样的方法来计算。例如：七月和十二月与左右两足的少阴相合，七加十二等于十九；八月和十一月左右两足的太阴相合，八加十一等于十九；九月和十月左右两足的厥阴相合，九加十等于十九。如果把十九这个和数减去一年十二个月的十二之数，就等于七，与上半年的七数，仍是相同。

为了使读者易于理解和应用，现将足十二经与十二月的配合关系，列表如下：

十二经配合十二月示意表

月份	经别	月建	月份	经别
十月	左足之厥阴	亥——戌	九月	右足之厥阴
十一月	左足之太阴	子——酉	八月	右足之太阴
十二月	左足之少阴	丑——申	七月	右足之少阴
正月	左足之少阳	寅——未	六月	右足之少阳
二月	左足之太阳	卯——午	五月	右足之太阳
三月	左足之阳明	辰——巳	四月	右足之阳明

【附注】 根据古人的经验，在十二月中，都不宜针刺与它配合的经脉。例如：正月忌刺左足的少阳胆经穴位，余则以此类推。这是因为针刺与月建相应的经脉，是会损伤正气的。

甲主左手之少阳，己主右手之少阳，乙主左手之太阳，戊主右手之太阳，丙主左手之阳明，丁主右手之阳明，此两火并合，故为阳明。庚主右手之少阴，癸主左手之少阴，辛主右手之太阴，壬主左手之太阴。①

【本段提纲】 马莳说：此言手之十指合十日之十干者，以其皆为阳也。

【集解】

①甲主左手之少阳，己主右手之少阳，乙主左手之太阳，戊主右手之太阳，丙主左手之阳明，丁主右手之阳明，此两火并合，故为阳明。庚主右手之少阴，癸主左手之少阴，辛主右手之太阴，壬主左手之太阴：杨上善说：甲乙丙丁戊己为手之阳也。庚辛壬癸为手之阴也。甲乙为少阳者，春气浮于正月，故曰少阳；己为夏阳将衰，故曰少阳。甲在东方，故为左也；己在中宫，故为右也。乙戊为手太阳者，乙为二月阳气已大，故曰太阳。戊夏阳盛，故为太阳。乙在东方，戊在中宫，故有左右也。丙丁为阳明者，丙为五月，丁为六月，皆是南方火也，二火合明，故曰阳明也。庚癸为少阴者，十二辰为地，十干为天，天中更有阴阳，故甲乙等六为阳，庚辛等四为阴。庚为七月申，阴气未大，故曰少阴；癸为十二月丑，阴气将终，故曰少阴。辛壬为大阴者，辛为八月酉，阴气已大，故曰太阴；壬为十一月子，阴气盛大，故曰太阴。

马莳说：夫十日固以其属十干而为阳矣，然自甲至己为阳中之阳，而自庚至癸为阳中之阴，是以甲日主左手之少阳，乃三焦经脉气所行也。而己日则属右手之少阳（两手第四指外已上脉气所行），乙日主左手之太阳，以自少之太，乃小肠经脉气所行也。而戊日则属右手之太阳（两手小指外侧已上脉气所行），丙日主左手之阳明（两手次指已上脉气所行）。所谓阳明者，以少太二阳之火并合也。庚日主右手之少阴，乃心经脉气所行也，而癸日则属左手之少阴（两手小指内廉已上脉气所行）。辛日主右手之太阴，乃肺经脉气所行也。而壬日则属左手之太阴（两手大指内侧已上脉气所行）。自壬至丙，皆属左手，自丁至辛，皆属右手，手之十指，所属者如此。

张介宾说：此言十干为阳，手亦为阳，故手经以应十日也。十日之中，居前者木火土为阳，居后者金水为阴,阳以应阳经,阴以应阴经,亦如足之与月也。故甲主左手之少阳,乙主左手之太阳,丙主左手之阳明,己主右手之少阳,戊主右手之太阳,丁主右手之阳明。十干之火在于丙丁,此两火并合,故为阳明也。自己以后,则庚辛壬癸俱金水为阴,故庚主右手之少阴,辛主右手之太阴,癸主左手之少阴,壬主左手之太阴。从足言厥阴而手不言者,盖足以岁言,岁气有六;手以旬言,旬惟五行而已。且手厥阴者,心包络也,其藏附心,故不言耳。

张志聪说:太阳主日,少阳主火,故两火并合,是为阳明。阳明者,离明之象也。明两作离,故两火并合,两阳合阳,是为阳明。手少阴君火主日,手太阴肺金主天,故应手之十指,此阳中有阴也。朱济公曰,按河图洛书五位中央而主阳,五行之中,木火为阳,金水为阴,故甲乙丙丁戊己,为阳中之阳,庚辛壬癸,为阳中之阴。

陈璧琉、郑卓人合编《灵枢经白话解》:本节以一旬十日中的天干,分别和两手的十经相配合,主要是因为两手在腰以上为阳,十天干为阳,所以两相配合。这不但和前节足十二经与十二月相应,上下的部位相反,而且其中的配合关系,也不尽同,要说明它的原因,首先须了解四季、五行和天干的相互联系,因为十天干既可以作为一旬十天的符号,也可以联系到一年四季的时令。例如甲乙属木,主春;丙丁属火,主夏;戊己属土,主长夏。这都是上半年属阳的季节。庚辛属金,主秋;壬癸属水,主冬,这是下半年属阴的季节。因为自春至夏,是阳气逐月转盛的时候,所以与一旬中的十天相配合,以甲、乙、丙、丁、戊、己,六干配合手阳经;自秋至冬,是阴气逐月转盛的时候,所以庚、辛、壬、癸,四干与手阴经相配合。这种配合,同一般以十天干配合脏腑的常法不同,即并不按甲木配胆,乙木配肝等方法来配合,而是从阴阳的盛衰进退来与各经相配合的。这里也可用数字计算来说明阴阳盛衰进退的关系。按天干的顺序,甲是第一数,乙二,丙三,丁四,戊五,己六,例如甲为第一数,主左手之少阳,己为第六数,主右手之少阳,左右两相配合,一加六等于七;乙是第二数,主左手之太阳,戊是第五数,主右手之太阳,左右两相配合,二加五等于七;丙是第三数,主左手之阳明,丁是第四数,主右手之阳明,左右两相配合,三加四等于七。以上是说明从少阳(甲)到太阳(乙)、阳明(丙),是阳气渐盛的过程,故与手之阳经相配合。至于庚、辛、壬、癸四干,因其所代表的是属阴的秋冬,所以在一旬中相配合的也是手阴经;庚是第七数,主右手之少阴,癸是第十数,主左手之少阴,左右两相配合,七加十等于十七;辛是第八数,主右手之太阴,壬是第九数,主左手之太阴,左右两相配合,八加九等于十七;如果把十七的和数,减去十个天干的日数,十七减十等于七,这和上面甲己配合的七数,仍是一致的。由此可见,十天干分别配合手之十经,同样是说明阴阳盛衰消长的情况。至于为什么两手没有厥阴经,只有十经来配合十天干呢? 张景岳对于这个问题,曾有明确的阐述,他说:足言厥阴,而手不言者,盖足以岁言,岁气有六;手以旬言,旬惟五行而已;且手厥阴者,心包络也,其脏附心,故不言耳。为了便于进一步的了解和应用,特将十干与手之十经相应的关系,列表如下:

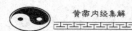

十干与手之十经相应示意表

天干顺序	十 干	经 别	天干顺序	十 干	经 别
九	壬	左手之太阴	八	辛	右手之太阴
十	癸	左手之少阴	七	庚	右手之少阴
一	甲	左手之少阳	六	己	右手之少阳
二	乙	左手之太阳	五	戊	右手之太阳
三	丙	左手之阳明	四	丁	右手之阳明

【附注】　根据古人的经验,在十干日不宜针刺与它相配的经脉。

故足之阳者,阴中之少阳也;足之阴者,阴中之太阴也;手之阳者,阳中之太阳也;手之阴者,阳中之少阴也。腰以上者为阳,腰以下者为阴①。其于五藏也,心为阳中之太阳、肺为阳中之少阴,肝为阴中之少阳,脾为阴中之至阴,肾为阴中之太阴②。

【本段提纲】　马莳说:此结上文手足所属之干支左右各有阴阳少太之义,而至于五藏在人亦有阴阳少大之义也。

【集解】

①故足之阳者,阴中之少阳也;足之阴者,阴中之太阴也;手之阳者,阳中之太阳也;手之阴者,阳中之少阴也。腰以上者为阳,腰以下者为阴:杨上善说:足为阴也,足之有阳,阴中少也,足之有阴,阴中大也。手之六阳,乃是腰以上阳中之阳,故曰太阳。手之六阴,乃是腰以上阳中之阴,阳大阴少,故曰少阴。此上下阴阳也。

马莳说:由足之十二经脉,应十二月之十二支者观之,则正月左足少阳,二月左足太阳,三月左足阳明,四月右足阳明,五月右足太阳,六月右足少阳,则是足之属阳经者,正以足本为阴,而阳经属焉,乃阴中之少阳也。七月右足少阴,八月右足太阴,九月右足厥阴。十月左足厥阴,十一月左足太阴,十二月左足少阴,则是足之属阴经者,正以足本为阴,而阴经属焉,乃阴中之太阴也。由上文手之十指应十日之十干者观之,则甲主左手之少阳,己主右手之少阳,乙主左手之太阳,戊主右手之太阳,丙主左手之阳明,丁主右手之阳明,则是手之属阳经者,正以手本为阳,而阳经属焉,乃阳中之太阳也。庚主右手之少阴,癸主左手之少阴,辛主右手之太阴,壬主左手之太阴,则是手之属阴经者,正以手本为阳,而阴经属焉,乃阳中之少阴也。夫曰手者虽腰以上,而凡腰以上者,不止于乎,皆为阳也。夫曰足者虽腰以下,而凡腰以下者,不止于足,皆为阴也。

张介宾说:此即两仪四象之道,阴中无太阳,阳中无太阴,故足为阴,而阴中之阳惟少阳耳,阴中之阴则太阴也。手为阳,阳中之阴惟少阴耳,阳中之阳则太阳也。故以腰之上下分阴阳,而手配十干,足配十二支,而三阴三阳各有所属焉。可见腰以上者阳中亦有阴,腰以下者阴中亦有阳也。

张志聪说:此论手足之阴阳,而阴中有阳,阳中有阴也。上节论太少之阴阳,分于左右,此论太少之阴阳,位于上下,盖阴阳气交于六合之内者也。腰以上者为阳,腰以下者为阴,此阴阳之定位。手经有阴,足经有阳,乃上下之气交。

②其于五藏也,心为阳中之太阳,肺为阳中之少阴,肝为阴中之少阳,脾为阴中之至阴,肾为阴中之太阴:杨上善说:心肺居膈以上为阳,肝、脾、肾居膈以下为阴。故阳者呼,心与肺也;阴者吸,脾与肾也。心肺俱阳,心以属火,故为阳中太阳也;心肺俱阳,肺以属金,故为阳中少阴也。肝、脾、肾三藏居膈以下为阴,肝藏属木,故为阴中少阳也。脾在膈下属土,且以居下,故为阴中至阴。肾下属水,故为阴中之太阴也。

马蒔说:心肺居膈之上,本为阳也。然心为牡藏,为阳中之太阳,肺为牝藏,为阳中之少阴。脾肝肾居膈之下,本为阴也,然肝为牝藏,为阴中之少阳,脾为牝藏,为阴中之至阴,肾为牝藏,为阴中之太阴。盖以阴阳之大义,阴中有阳,阳中有阴,阴中有太有少,阳中有太有少,故分之阴阳者,其妙有如是夫。

张介宾说:五藏以心肺为阳,故居膈上而属手经。肝脾肾为阴,故居膈下而属足经。然阴阳之中,又有阴阳之分,亦如上节足手之义。故《金匮真言论》曰,阳中之阳,心也;阳中之阴,肺也;阴中之阴,肾也;阴中之阳,肝也;阴中之至阴,脾也。

张志聪说:心为火而应日,故为阳中之太阳,肺居高而属金,故为阳中之少阴,肝居下而属木,故为阴中之少阳,肾居下而属水,故为阴中之太阴,脾位中央而居坤土,故为阴中之至阴,五藏为阴,而阴中有阳也。

黄帝曰:以治奈何?

岐伯曰:正月、二月、三月,人气在左,无刺左足之阳①。

四月、五月、六月,人气在右,无刺右足之阳②。七月、八月、九月,人气在右,无刺右足之阴③。

十月、十一月、十二月,人气在左,无刺左足之阴④。

【本段提纲】　马蒔说:此言足之十二经应十二月,其左右足各有阴阳所属,刺之者当知所慎也。

【集解】

①正月、二月、三月,人气在左,无刺左足之阳:杨上善说:春之三月,人三阳气在左足旺处,故不可刺也。

马蒔说:正月、二月、三月,人气在左足之少阳、太阳、阳明,故用针者,无刺左足之三阳经也。

张介宾说:人气所在,不可以刺,恐伤其旺气也。正月在左足之少阳,二月在左足之太阳,三月在左足之阳明,刺所当忌也。

②四月、五月、六月,人气在右,无刺右足之阳:杨上善说:夏之三月,人三阳气在右足旺处,故不可刺也。

马蒔说:四月、五月、六月,人气在右足之阳明、太阳、少阳,故用针者,无刺右足之三阳经也。

张介宾说:四月在右足之阳明,五月在右足之太阳,六月在右足之少阳,刺所当忌也。

③七月、八月、九月,人气在右,无刺右足之阴:杨上善说:秋之三月,人三阴气在右足旺处,故不可刺也。

马蒔说:七月、八月、九月,人气在右足之少阴、太阴、厥阴,故用针者,无刺右足之三阴经也。

张介宾说:七月在右足之少阴,八月在右足之太阴,九月在右足之厥阴,刺所当忌。

④十月、十一月、十二月,人气在左,无刺左足之阴:杨上善说:冬之三月,人三阴气在左足旺处,故不可刺也。

马莳说:十月、十一月、十二月,人气在左足之厥阴、太阴、少阴,故用针者,无刺左足之三阴经也。夫足之十二经,当知慎刺于十二月者如此。则甲乙丙日,不可以刺左手之少阳、太阳、阳明,丁戊己日,不可以刺右手之阳明、太阳、少阳,庚辛日,不可以刺右手之少阴、太阴,壬癸日,不可以刺左手之太阴、少阴者,可类推矣。

张介宾说:十月在左足之厥阴,十一月在左足之太阴,十二月在左足之少阴,皆当忌刺也。按本篇但言人气在足之刺忌,而不言手者,盖言足之十二支,则手之十干可类推矣。故甲乙丙在左手之少阳、太阳、阳明,己戊丁在右手之少阳、太阳、阳明;庚辛在右手之少阴、太阴,癸壬在左手之少阴、太阴,皆不可以刺也。

张志聪说:阳气从左而右,故正二三月人气在左,四五六月人气在右。阴气从右而左,故七八九月人气在右,十月十一十二月人气在左。圣人春夏养阳,秋冬养阴,以从其根,故无刺其气之所在。盖针刺所以取气故也。朱济公曰,阴阳二气皆从足而生,自下而上,故止言足而不言手,盖以从其根也。

黄帝曰:五行以东方为甲乙木,主春。春者苍色,主肝。肝者,足厥阴也。今乃以甲为左手之少阳,不合于数,何也?

岐伯曰:此天地之阴阳也,非四时五行之以次行也。且夫阴阳者,有名而无形,故数之可十,离之可百,散之可千,推之可万,此之谓也①。

【本段提纲】 马莳说:此承上文而言手经之属十干者,乃天地之阴阳而非四时所次之阴阳,正以阴阳之义至赜而不可穷也。

【集解】

①黄帝曰:五行以东方为甲乙木,主春。春者苍色,主肝。肝者,足厥阴也。今乃以甲为左手之少阳,不合于数,何也?岐伯曰:此天地之阴阳也,非四时五行之以次行也。且夫阴阳者,有名而无形,故数之可十,离之可百,散之可千,推之可万,此之谓也:杨上善说:五行次第阴阳,以甲为厥阴,上下天地阴阳,以甲为阳者,良以阴阳之道,无形无状,裁成造化,理物无穷,可施名以名实,故数之可十,推之可万也。

马莳说:帝问五行以东方甲乙木,主于时则为春,其色为苍,其藏主肝,肝者属足厥阴也,今乃以甲日属左手之少阳三焦经,而不以之属肝经,则是数有不合也,伯言臣之所列阴阳者,乃天地之阴阳也,非四时五行之次相列之阴阳也。由此观之,则阴阳者在四时五行,固甲乙属肝,而在天地之阴阳,则又可以三焦属甲。甲与三焦皆少阳,故阴阳各有名色所属,而无形体可泥。数之可十者,此阴阳也,推之而倍十为百,亦不外是。数之而可千者,此阴阳也,推之而倍千为万,亦不外是。变化无穷,真妙矣哉。

张介宾说:五行以东方甲乙为木而旺于春,在色为苍,在藏为肝,在经为足厥阴。今上文以为左手之少阳,是不合于数也,故有此问。天地之阴阳,言变化之多也。夫干支手足者,分上下也。左右少太者,辨盛衰也。今甲为天干之首,故当主左手之少阳,非四时五行之次,厥阴风木之列也。且夫阴阳之道,有名无形,可以十,可以百,可以千,可以万,左右逢原,无非其道,故不可以执一论之。

张志聪说:经云东方生风,风生木,木生酸,酸生肝。又曰东方青色,入通于肝。此天地之五方、五时、五行、五色,以应人之五藏,非天地之阴阳也。天地之阴阳者,十干在上,地支在下,天之十干化生地之五行,以应人之五藏,地之十二支,上呈天之六气,以应人之十二经脉,是以阴中有阳,阳中有阴,天地定位,上下气交,非四时五行之以次行也。且夫阴阳者,有名而无形,数之可十可百,推之可万可千,阴阳变化之无穷也。朱济公曰:有名无形者,以无形而合有形也。

《阴阳系日月第四十一》今译

黄帝说:我听说天属于阳,地属于阴,日属于阳,月属于阴,这天、地、日、月与人相对应的关系怎样?

岐伯说:人体腰以上的部分属天,腰以下的部分属地,天属于阳,地属于阴。人的两足有左右共十二经脉,与一年中十二个月份相对应,月生于水,水属于阴,所以在下的部位属于阴。人的两手共有十个指头,与天干的十日相对应,又由于日生于火,火属于阳,所以在上的部位属于阳。

黄帝说:上面讲的十二个月以及天干十日如何与人体经脉相配合呢?

岐伯说:以十二地支代表一年的十二个月,它们的配合及与足部十二经脉的相应关系是正月配寅,是一年中阳气开始生发的时候,主左足的少阳经;六月配未,主右足的少阳经;二月配卯,主左足的太阳经;五月配午,主右足的太阳经;三月配辰,主左足的阳明经;四月配巳,主右足的阳明经。一年中的阳气会合于三、四两月,这就是两阳合于前的意思,所以叫做阳明。七月配申,是阴气开始生发的时候,主右足的少阴经;十二月配丑,主左足的少阴经;八月配酉,主右足的太阴经;十一月配子,主左足的太阴经;九月配戌,主右足的厥阴经;十月配亥,主左足的厥阴经。一年中的阴气会合于九、十两月,是两阴相交快尽的时候,所以叫作厥阴。

天干十日属阳,人手在腰以上部位亦属阳,所以天干十日与人手十经相应,它们的关系是:甲日主左手的少阳经,己日主右手的少阳经,乙日主左手的太阳经,戊日主右手的太阳经,丙日主左手的阳明经,丁日主右手的阳明经。十天干按五行分类,丙、丁都属于火,因此丙日丁日两火合并,在它们所主的经脉,就叫作阳明。庚日主右手的少阴经,癸日主左手的少阴经,辛日主右手的太阴经,壬日主左手的太阴经。

人的足在下部,属于阴,所谓足的阳经,为阴中的少阳,阳气微弱;足的阴经,为阴中的太阴,阴气重盛。人的手在上部,属于阳,所以手的阳经,是阳中的太阳,阳气隆盛;手的阴经,是阳中之少阴,阴气微弱。总之,腰以上的部位属于阳,腰以下的部位属于阴。

自然界阴阳与人体相配合的规律,按五脏来说,它们的关系是:心肺位于胸膈的上部属于阳,又因为心属火,火属阳,所以心为阳中的太阳,肺属金,所以肺为阴中的少阴,肝、脾、肾位于胸膈的下部,属于阴,又因为肝属木,所以肝为阴中的少阳,脾属土,为阴中的至阴;肾主水,为阴中的太阴。

黄帝问道:经脉与十二月阴阳配属,在针刺治疗时,应如何考虑这一关系呢?

岐伯回答说:正月主左足的少阳经,二月主左足的太阳经,三月主左足的阳明经,正、二、三月阳气偏重于左,所以此时进行针刺治疗,不得针刺左足的少阳、太阳、阳明诸经。

四月主右足的少阴经,五月主右足的太阳经,六月主右足的阳明经,四、五、六月阳气偏重在右,所以此时进行针刺治疗不得针刺右足少阳、太阳、阳明诸经。七月主右足的少阴经,八月主右足的太阴经,九月主右足的厥阴经,七、八、九月阴气偏重于右,所以此时进行针刺治疗,不得针刺右足的少阴、太阴、厥阴诸经。十月主左足的厥阴经,十一月主左足的太阴经,十二月主左足的少阴经,十月、十一月、十二月阴气偏重于左,所以此时进行针刺治疗,不得针刺左足的厥阴、太阴、少阴经。

黄帝说:以五行归类说,方位的东方,天干中的甲、乙,都属于木,主春季。春天在颜色上为苍色,在内脏应于肝,肝脏的经脉是足厥阴肝经。现在以甲配左手的少阳经,就与五行配天干的规律不相符合,这是为什么呢?

岐伯回答说:这是根据自然界阴阳属性的相对性以及阴阳变化的规律来说明的,与按照四时气候和五行规律的顺序排列来说明人体手足经脉的阴阳属性,两者并不是一致的。况且,阴阳是相对的,抽象的概念,有名字可叫,却无形状可见,因此,确定事物的属性,也只能是相对的。用阴阳变化的规律来推导,可以从一数到十,再离开十,又可以数到百,百又可以到千,由千又可以推导到万。以至可以无穷,这就是阴阳属性变化的规律。

病传第四十二①

①病传第四十二:伯坚按:今存残本《黄帝内经太素》没有收载本篇的文字。本篇和《甲乙经》《类经》二书的篇目对照,列表于下:

灵 枢	甲 乙 经	类 经
病传第四十二	卷六——五藏病传大论第十	卷十八——病传死期(疾病类九十四·一)

【释题】 马莳说:篇内大气入藏,先发于何藏,何日传何藏,即《素问·病传论》之所谓病传也,故以病传名篇。然《素问》以论标本病传(第六十五)为一篇,本经以病本(第二十五)论标本,以病传论病之所传,非为二篇。

【提要】 本篇用黄帝、岐伯问答的形式,主要讲疾病在体内的传受,由某一藏传入另一藏,和这样病人的死期。

黄帝曰:余受九针于夫子,而私览于诸方,或有导引行气、乔①摩、灸熨、刺焫②、饮药之一者,可独守耶,将尽行之乎③?

岐伯曰:诸方者,众人之方也,非一人之所尽行也④。

黄帝曰:此乃所谓守一勿失,万物毕者也⑤。

【本段提纲】 马莳说:此言诸方可行于众病,非行于一人,然守一可以御万也。

【集解】

①乔:陆懋修说:"乔"与"跷"通。《素问·异法方宜论》:"其治宜导引按跷。"注,跷谓捷举手足。

顾观光说:《甲乙经》,"乔"作"按"。

②炳：陆懋修说：炳，如劣切，与燹通，《甲乙经》作燹，《一切经音义》引通俗文，然火曰炳。《礼·郊特牲》：炳，萧释文，"炳"同"燹"。《素问·异法方宜论》：其治宜灸炳，注：火艾烧灼谓之灸炳。

③而私览于诸方，或有导引行气、乔摩、灸熨、刺炳，饮药之一者，可独守耶，将尽行之乎：马蒔说：诸方者，或导引行气，或跷足，或按摩，或用灸，或用熨，或用刺，或用炳，或饮药，为医工者，可独守一法而行之，抑亦尽识而行之。

丹波元简说：饮药之一者可独守耶，《甲乙》无"之"字，据《甲乙》药下句，义尤明显。

④诸方者，众人之方也，非一人之所尽行也：马蒔说：诸方者，所以治众人之病，病有不同，故治之亦异也，岂必于一人之病而尽用之哉。

张介宾说：谓当因人所宜以施治，是众人各有其方也。

⑤此乃所谓守一勿失，万物毕者也：马蒔说：帝悟诸方虽行于众病，而医工当知乎守一。守一者，合诸方而尽明之，各守其一而勿失也。庶于万物之病，可以毕治而无误矣。然守一之理，帝能言之，而其要在于生神，妙哉神之为一也。下文伯始及之。

张介宾说：人得其一，则万变之道可毕矣。《移精变气论》曰：治之极于一。即此谓也。

今余已闻阴阳之要，虚实之理，倾移之过①，可治之属，愿闻病之变化，淫传绝败，而不可治者，可得闻乎？

岐伯曰：要乎哉问道，昭乎其如旦②醒，窘乎其如夜瞑，能被而服之，神与俱成，毕将服之，神自得之，生神之理，可著于竹帛，不可传于子孙。

黄帝曰：何谓旦醒？

岐伯曰：明于阴阳，如惑之解，如醉之醒。

黄帝曰：何谓夜瞑？

岐伯曰：暗乎其无声，漠乎其无形，折毛发理，正气横倾，淫邪泮衍，血脉传溜，大气入藏，腹痛下淫，可以致死，不可以致生③。

【本段提纲】　马蒔说：此言守一之旨，在于守道以生神，故明暗异状。而天病当知也。

【集解】

①倾移之过：丹波元简说：倾移之过，马云，大抵《内经》谓病为有过。

②旦：钱熙祚说：原刻旦"误"作"且"，依《甲乙经》改，下同。

③暗乎其无声，漠乎其无形，折毛发理，正气横倾，淫邪泮衍，血脉传溜，大气入藏，腹痛下淫，可以致死，不可以致生：马蒔说：帝问病有阴阳虚实及倾移之过，可治之属，余皆闻之，然有变化不测，浸淫相传，以至于绝败而不可治者，乃余之未闻也。是帝以大病难知为疑，而伯乃以上文守一之旨为答，遂叹道之有要，明者为醒，而暗者为瞑，果能佩而服之，则神自生而与道俱成，又能终身服之，则神自生而与法俱得。然此生神之理，可著于竹帛，以传之天下后世。盖上达必出心悟，可以待其人而后行也，虽子孙亦不可传之，犹梓匠轮舆，使人规矩，不能使人巧，故父不得以私诸子也。凡明此道者，如惑之解，如醉之醒，是谓昭乎如日醒也。昧此道者如病之暗，无声难闻，如云之漠，无形可据，是谓窘乎其如夜瞑也。何也？凡病之变化淫传绝败而不可治者，其毫毛折，腠理开，正气横倾，邪气泮衍，大邪入藏，而腹痛下传，诚有易死难生者。非有守一之神，乌能治若病哉。

张介宾说：淫邪传变，未必即危，正气绝败，则不可治矣。昭乎如醒，道之明也，窘乎如瞑，察之难也。著之竹帛,则泽及于人;传之子孙,则道私于己,故不可也。大气、大邪之气也。凡邪之中人,暗乎其无声,不可得而闻也。漠乎其无形,不可得而见也。至其绝败,则为折毛发理,正气横倾等证,故有死无生也。

黄帝曰:大气入藏奈何?

岐伯曰:病先发于心,一日而之肺,三日而之肝,五日而之脾,三日不已死,冬夜半,夏日中。①

【本段提纲】 马莳说:此承上文而言大气入藏者,即五藏之相克为传,遂以心之病传者而先言之也。

【集解】

①黄帝曰:大气入藏奈何? 岐伯曰:病先发于心,一日而之肺,三日而之肝,五日而之脾,三日不已死,冬夜半,夏日中:马莳说:大气入藏者,即《素问·标本病传论》之所谓病传也。夫病传者,病若先发于心,其证先心痛,以藏真通于心也。故火来乘金,一日即传之于肺,其证当为咳,以肺之变动为咳也。又三日则四日矣,金来乘木,传之于肝。其证当胁支痛,以肝脉循胁助也。又五日则九日矣,木来乘土,传之于脾,其证当闭塞不通,身痛体重,以脾主肉而肉重也。又三日则十二日矣,其病不已则死。但冬属水,而冬之夜半,其水尤胜,惟水克火,故冬死于夜半。夏属火,而夏之日中,其火尤胜,令心火已绝,火不能持,故夏死于日中也(按《素问》言病,《灵枢》言藏,其实病即藏之病也,盖《素问》承上文甚者独行而言耳)。

张介宾说:病发于心而传于肺,火乘金也。三日而金复乘木,故传之于肝也。五日而木复乘土,故传之脾也,再三日而邪气不退,其甚则死。冬月夜半,水旺之极也。夏月日中,火旺之极也。心火畏水,故冬则死于夜半。阳邪亢极。故夏则死于日中,盖衰极亦死,盛极亦死,有所偏胜,则有所偏绝也。五行之气,无不皆然。

张志聪说:此论大邪入藏,传于其所不胜而死。盖五藏秉五行五方之气而生,故生于相生,而死于相胜也。病先发于心,一日而传之肺。三日而传之肝,五日而传之脾,皆逆传其所不胜,再至三日不已而死。夫心为火藏,冬主水、夏主火,冬夜半者,水胜而火灭也。夏日中者,亢极而自焚也。杨元如曰:按《素问·玉机真藏论》,病入于五藏,逆传于所胜,尚可按可浴可药可灸以救之,故曰,三日不已死,谓邪入于藏,犹有可已之生机,故首言导引行气,乔摩灸熨刺焫饮药,末言诸病以次相传者皆有死期,不可刺也。盖邪在于形层者宜刺,入于藏者,止可按摩饮药以救之,圣人救民之心。无所不用其极。

病先发于肺,三日而之肝,一日而之脾,五日而之胃,十日不已死,冬日入,夏日出。①

【本段提纲】 马莳说:此言邪气入肺,而有相传之死期也。

【集解】

①病先发于肺,三日而之肝,一日而之脾,五日而之胃,十日不已死,冬日入,夏日出:马莳说:病先发于肺,其证当为喘为咳,过三日则金来乘木,传之于肝,其证当胁支满痛。又一日则四日矣,木来乘土,传之于脾,其证当身重体痛。又五日则九日矣,脾邪乘胃,其证当为胀,又十日则十九日矣,其病不已则死。但冬之日入在申,时虽属金,金衰不能扶也,故冬死于日入。夏之日出在寅,木旺火生,肺气已绝,非火盛而死,故夏死于日出也。

张介宾说:自肺而肝,自肝而脾,皆传所胜也。自脾而胃,表里相传也。肺邪旺于申酉,故冬则死于日入。金气绝于寅卯,夏则死于日出。

张志聪说:杨元如曰,肺主气,日出而气始隆。日入而气收引。冬日入者,气入而绝于内也。夏日出者,气出而绝于外也。按止言冬夏而不言春秋者,四时之气,总属寒暑之往来,夜半日中,阴阳之分于子午也。日出日入,阴阳之离于卯酉也。病传之一三五日者,乃天之奇数。盖五藏生于地之五行,而本于天干之所化。

病先发于肝,三日而之脾,五日而之胃,三日而之肾,三日不已死,冬日入,夏早食。①

【本段提纲】 马莳说:此言邪气入肝而有相传之死期也。

【集解】

① 病先发于肝,三月而之脾,五日而之胃,三日而之肾,三日不已死,冬日入,夏早食:马莳说:病先发于肝。其证当头目眩而胁支满。过三日则木来乘土,传之于脾,其证当体重身痛。又五日则八日矣,脾传于胃府,其证当为胀。又三日则十一日矣,则土来乘水,传之于肾,其证当腰脊小腹俱痛,胫中觉酸,正以肾脉起于足,循腨内出腘内廉,贯脊属肾络膀胱,又腰为肾之府,故病如是也。又三日则十四日矣,其病不已则死。但冬之日入在申,以金旺木衰,故冬死于日入。夏之早食在卯,以木旺亦不能扶,故夏死于早食也。

张介宾说:此肝木传土,而土邪复传水藏也。木受伤者,金胜则危,故冬畏日入。肝发病者,木强则剧。故夏畏早食时也。

张志聪说:杨元如曰:《素问·标本病传论》云:肝病,头目眩,胁支满,三日体重身痛,五日而胀,三日腰脊小腹痛,胫酸,三日不已死。冬日入,夏早食。盖病先发于肝,故头目眩而胁支满,三日而之脾,则体重身痛。五日而之胃,则胀。三日而之肾,则腰脊小腹痛,胫酸。冬日入,夏早食,乃木气绝于卯酉金旺之时。

病先发于脾,一日而之胃,二日而之肾,三日而之膂膀胱,十日不已死,冬人定,夏晏食。①

【本段提纲】 马莳说:此言邪气入脾而有相传之死期也。

【集解】

①病先发于脾,一日而之胃,二日而之肾,三日而之膂膀胱,十日不已死,冬人定,夏晏食:马莳说:病先发于脾,其证当身痛体重。一日而自传于胃府,其证当为胀。又二日则三日矣,土来乘水,乃传于肾,其证当小腹腰脊痛而胫酸也。又三日则六日矣,肾自传于伏膂之脉,膀胱之府,其证当背膂筋痛而小便亦闭也。又十日则十六日矣,其病不已死。但冬之人定在亥,以土不胜水,故冬死于人定。夏之晏食在寅,以木来克土,故夏死于晏食也。

张介宾说:此土邪乘水而表里俱相传也。人定在亥,而土病于冬者畏之,寒水反能侮土也。晏食在巳,而脾病于夏者畏之,以戊己旺乡而合邪为患也。

张志聪说:杨元如曰,按《素问·标本病传论》云:脾病身重体痛,一日而胀,二日少腹腰脊痛,胫酸,三日背膂筋痛,小便闭,十日不已死。冬人定,夏晏食。盖病发于脾,则身痛体重,一日而之胃则胀,二日而之肾则少腹腰脊痛,胫酸。膂膀胱者,膀胱附于脊背之膂筋也。是以三日而之膂膀胱,则背膂筋痛,小便闭。人定在寅,木旺而土绝也。夏之晏食在亥,水泛而土败也。

病先发于胃,五日而之肾,三日而之膂膀胱,五日而上之心,二日不已死,冬夜半,夏日昳。①

【本段提纲】　马莳说:此言邪气入胃而有相传之死期也。

【集解】

①病先发于胃,五日而之肾,三日而之膂膀胱,五日而上之心,二日不已死,冬夜半,夏日昳:马莳说:胃病者,其证当胀满,五日则胃传于肾,其证当少腹腰脊痛而胻酸也。又三日则八日矣,肾病自传于府,其证当背膂筋痛,而小便自闭也。又五日则十三日矣,又上而传之于心,其证当心痛也。又二日则十五日矣,其病不已则死。但冬之夜半属子,土不胜水,故冬死于夜半。夏之日昃在未,木气正衰,故夏死于日昳。(按《标本病传论》云,五日身体重,与此五日而上之心者不同,又六日不已死与此二日不已死亦不同)。

张介宾说:此土邪传水,而水复传火,故自膀胱以及于心也。下文《标本病传论》云,冬夜半后,丑也;夏日昳,天也。皆土旺之时,故胃病逢之,气极则败。

张志聪说:按《素问·标本病传论》云,胃病胀满五日,少腹腰脊痛胻酸,三日背膂筋痛,小便闭,五日身体重,六日不已死。冬夜半,夏日昳。盖病先发于胃,故胀满五日而之肾,则小腹腰脊痛胻酸,三日而之膂膀胱,则背膂筋痛,五日而上之心,则身体重。盖心主血脉,血脉者,所以濡筋骨而利关节者也。二乃火之生数,六日者,水之成数也。死于二日者,火之生气绝也。死于六日者,水乘而火灭也。故冬夜半者,即水乘火灭之义。夏日昃者,亦太阳之生气绝也。朱济公曰:冬主水,夏主火,日昃者,盛而始亏之时。

陆懋修说:日昳,昳,徒结切。……《素问·标本病传论》,冬日昳。注:日昳,谓午后八刻未正时也。

病先发于肾,三日而之膂膀胱,三日而之小肠,三日而上之心①,二日不已死,冬大晨,夏晏晡②。

【本段提纲】　马莳说:此言邪气入肾而有相传之死期也。

【集解】

①病先发于肾,三日而之膂膀胱,三日而之小肠,三日而上之心:钱熙祚说:原刻此二句误倒,依林亿校《素问》引此文乙转,《素问·标本病传论》云,肾病者少腹腰脊痛胻酸,三日背膂筋痛,小便闭,三日腹胀,三日两胁支痛,二日不已死,本与此文大同小异。《甲乙经》合为一条,乃云三日而上之心,心胀,三日之小肠,两胁支痛,既先心而后小肠,又改腹胀为心胀,削趾适屦殊为武断。后人反据《甲乙》以改《灵枢》误矣。

②二日不已死,冬大晨,夏晏晡:马莳说:肾痛者,其证当小腹腰脊痛胻酸,三日则自传于膀胱之府,其证当背膂筋痛,而小便亦闭也。又三日则六日矣,水来胜火,膀胱上而之心,其证当心痛也。又三日则九日矣,心自传小肠之府,其证当小腹胀也。又二日则十一日矣,其病不已则死。但冬之天明在寅末,夏之晏晡以向昏土能克水,故冬死于大晨,而夏死于晏晡也。

张介宾说:此水病乘火,而表里皆相传也。大晨,辰刻也。为水之库。晏晡、戌时也。土能伐水。故病发于肾者,不能出乎此也。

张志聪说:病先发于肾,故小腹腰脊痛胻酸,三日而之膂膀胱,则背膂筋痛,小便闭。三日而上之心,则腹胀,盖足少阴肾脉,下络膀胱,上从腹注胸中,入肺络心,此邪入于藏,亦从血脉流传也。上节病在心,故身体重,此从膀胱而上传于心,复从心而下传小肠,故腹胀也。冬大晨者,乃寅卯木旺之时,木旺则浅其水之气矣,夏晏晡土气所主之时,土克水也。三日者,水火之生气并绝。二日者,火之生气绝也,盖病之且死,有死于先发之藏气绝者,有死于所传之藏气绝者,是以《灵》《素》经中,少有不同,学者自当理会。

陆懋修说:晡,博孤切,与铺通。《玉篇》,申时也。《淮南子·天文训》,日至于悲谷,是谓晡时。《素问·标本病传论》,夏下晡,注:下晡,谓日下于晡时申之后五刻也。夏晏晡,注:晏晡谓申后九刻,向昏之时也。《甲乙经》"早晡"作"晏晡"。

病先发于膀胱,五日而之肾,一日而之小肠,一日而之心,二日不已死,冬鸡鸣,夏下晡。①

【本段提纲】　马莳说:此言邪入膀胱,而有相传之死期也。

【集解】

①病先发于膀胱,五日而之肾,一日而之小肠,一日而之心,二日不已死,冬鸡鸣,夏下晡:马莳说:膀胱病者,其证当小便闭,五日自传于肾,其证当小腹胀,腰脊痛而胻酸也。又一日则六日矣,水来乘火,肾传之小肠,其证当小腹胀也。又一日则七日矣,又传之于心,其证当心痛也。又二日则九日矣,其病不已死。但冬之鸡鸣在丑,土克水,故冬死于鸡鸣。夏之下晡在申,金衰不能生水。故夏死于下晡也。

张介宾说:此亦水火二藏,自表而里之相传也。冬之鸡鸣在丑,阴之极也。夏之下晡在未。水所畏也。膀胱为水之府,故其盛极衰极皆能死。

张志聪说:按《标本病传论》云,膀胱病,小便闭,五日小腹胀,腰脊痛胻酸,一日腹胀,一日身体痛,二日不已死。盖病发于膀胱,故小便闭。五日而之肾,则小腹胀,腰脊痛胻酸。一日而之小肠,则腹胀。一日而之心,故身体痛也。冬鸡鸣,夏下晡,即上节大晨晏晡之时也。五藏相传,而有膀胱胃府者,胃居中央,为水谷之海,乃五藏之生源,太阳为诸阳主气也。

诸病以次相传,如是者,皆有死期,不可刺也,间一藏①及二三四藏者,乃可刺也。②

【本段提纲】　马莳说:此结言相传而为甚者死,不可刺,间藏而为生者可刺之也。

【集解】

①间一藏:陈璧琉、郑卓人合编《灵枢经白话解》:间一藏:是间隔一藏相传的意思。《难经·五十三难》说:七传者死,间藏者生。并指出间藏,就是传其所生,假令心病传脾(火生土),脾传肺(土生金),肺传肾(金生水),肾传肝(水生木),肝传心(木生火),是子母相传,竟而复始,如环无端,故曰生也。这意思就是间藏与不间藏的区别。一般不间藏的相传,是根据五行相克的规律,如肝病传脾(木克土),脾病传肾(土克水)之类,即《素问·玉机真藏论》所说:五脏相通,移皆有次,五藏有病,则各传其所胜。又《平人气象论》所说:脉反四时及不间藏,曰难已。除了不间藏的相传,其病难愈之外,如间隔一藏或二、三、四藏相互传的,这大多是按五行的母子关系互传,则病势较轻,而且传其所生,所以认为可以进行针治的。

②间一藏及二三四藏者,乃可刺也:马莳说:诸经之病,皆有相克之次,是相传为病之甚,甚者独行,故有死期不可刺,若间传而为相生,则间一藏为始,及二三四藏,是乃相生之次,所谓间者并行,乃可刺以治之也。

张志聪说:《玉机真藏论》曰:五藏相通,移皆有次,五藏有病,则各传其所胜,病之且死,必先传行至其所不胜,病乃死。故如是者,乃逆传其所胜,皆有死期,不可刺也。如间一藏者,乃心传之肝,肺传之脾,子行乘母也。间二藏者,心传之脾,肺传之肾,乃母行乘子,子母之气互相资生者也。间三藏者,心传之肾,肺传之心,从所不胜来者,为微邪也。按五藏间传,止有间三而无间四,所谓间四者,以藏传之府,而府复传之于他藏,盖府亦可以名藏也。杨元如曰:按《五藏别论》,黄帝问曰:余闻方士或以脑髓为藏,或以肠胃为藏,盖藏货物入府,故府亦可以名藏。

《病传第四十二》今译

黄帝说:我从您这里学到了有关针刺疗法的知识,又自己阅读了很多医家有关治病的方书,其中有导引行气、按摩、灸法、熨法、针刺、火针及服药等多种方法,医生治病是单独坚持采用一种方法,还是这些方法同时都要使用呢?

岐伯回答说:方书上谈到的这些方法,是为治疗不同人的不同疾病而设的方法,并不是治疗某一个病人都要使用这些方法。

黄帝说:这就是说,要抓住总的治疗原则,以此为指导,就不会发生失误,而能解决各种复杂的问题。

现在我已经懂得了阴阳的要点,虚实的道理,正气受挫导致疾病的情况,以及哪些疾病可以治愈。我还想知道疾病的变化规律,以及邪气在体的传变,使脏腑气血衰败而不能救治的原因,您能说给我听听吗?

岐伯说:你提的问题确实相当重要。明白这些道理,诊治疾病时,就像白天清醒地观看事物一样,一目了然,不能明白这些道理,就如同晚上瞎摸乱撞一样,什么都难以察觉。如果能够相信这些道理并运用到实践中去,经过细心体察和探索,心领神会,治病时就能得心应手。这些精湛的理论,应该著书立说,留给后人,而不能自私自利,只告诉自己的子孙。

黄帝问道:什么叫旦醒呢?

岐伯回答说:明白了阴阳的道理,就好像疑惑不解的问题得到明确的解答,又好像酒醉清醒过来一样,这就叫作旦醒。

黄帝又问道:什么叫夜暝呢?

岐伯回答说:不明白这些高深的医道,就好像耳朵听不到声音,眼睛看不清事物的具体形象,这就叫"夜暝"。疾病中,首先外邪入侵,使人体肌表毛发毁折,腠理开泄,如果正气偏倾,病邪泛滥,通过血脉传播,侵入内脏,就会引起腹痛,精气遗泄,最后导致死亡而无法抢救。

黄帝问道:猖獗的外邪侵入内脏会怎样呢?

岐伯回答说:外邪侵入内脏,是按照五脏相克的顺序来传变的,如外邪先伤于心,使心发病,经过一天就会由心脏传变到肺脏,经过三天就会由肺脏传变到肝脏,经过五天就会由肝脏传变到脾脏,如果再经过三天,疾病不愈,就会死亡。在冬天死于半夜,夏天死于中午。

如果邪气先伤于肺脏,使肺先发病,过三天后就会由肺脏传变到肝脏,经过一天就会由肝脏传变到脾脏,再过五天,就会传变到胃腑,如果十天疾病没有治愈,就会死亡,在冬天死于日落的时候,夏天死于日出的时候。

如果外邪先伤于肝脏使肝先病,过三天邪气就会传变到脾脏,五天后邪气就会传变到胃腑,再过三天,邪气就会传变到肾脏,如果再过三天,疾病没有治愈,就会死亡。在冬天死于日落的时候,夏天死于吃早饭的时候。

如果外邪首先伤脾脏使脾先病,过一天就会传变到胃腑,再过二天就会传变到肾脏,过三天就会传变到脊背部和膀胱,过十天,疾病没有治愈,就会死亡,在冬天死于黄昏人们刚入睡的时候,夏天死于吃晚餐时。

　　如果外邪先伤于胃腑,使胃先病,过五天就会传变到肾脏,再经三天,就会传变到脊背和膀胱,再经过五天,就会传变到心脏,如果再过两天,疾病没治愈,就会死亡,在冬天死于半夜,夏天死于午后末时。

　　如果外邪先伤于肾脏,使肾先病,过三天就会传变到脊背和膀胱,再过三天邪气就会传变到小肠,又过三天就会向上传变到心脏,如果再过二天,疾病没有治愈,就会死亡,在冬天死于黎明之时,夏天死于黄昏时分。

　　如果外邪先伤于膀胱使膀胱先病,过五天就会传变到肾脏,再过一天就会传变到小肠,再过一天就会传变到心脏,如果再经二天疾病没有治愈,就会死亡。在冬天死于鸡叫的时候,夏天死于午后。

　　以上各脏的病症,都是按照相克的顺序而传变的,如果按这样的规律发展下去,就能够预测和确定疾病的死亡时间,这些情况,都不能用针刺疗法来治疗。如果病症的发展不是按五行相克的顺序来传变,而是间隔一脏或二脏、三脏,甚至四脏来传变的,就可以用针刺疗法来治疗。

淫邪发梦第四十三①

　　①淫邪发梦第四十三:伯坚按:今存残本《黄帝内经太素》没有收载本篇的文字。本篇和《甲乙经》《类经》二书的篇目对照列表于下:

灵　枢	甲　乙　经	类　经
淫邪发梦第四十三	卷六——淫邪袭内生梦大论第八	卷十八——梦寐(疾病类八十五·一)

　　【释题】　马莳说:内有淫邪泮衍,使人卧不得安而发梦,故名篇。

　　【提要】　本篇用黄帝、岐伯问答的形式,讲人为什么做梦和针刺的方法,内容可以分为两段。前一段讲因十二盛做梦,可用泻法针刺治疗,后一段讲因十五不足做梦,可用补法针刺治疗。

　　黄帝曰:愿闻淫邪泮衍奈何①?

　　岐伯曰:正邪从外袭内,而未有定舍,反淫于藏,不得定处,与营卫俱行,而与魂魄飞扬,使人卧不得安而喜梦②;气淫于府,则有余于外,不足于内③;气淫于藏,则有余于内,不足于外④。

　　黄帝曰:有余不足,有形乎?

　　岐伯曰:阴气盛则梦涉大水而恐惧⑤;阳气盛则梦大火而燔焫⑥;阴阳俱盛则梦相杀⑦;上盛则梦飞⑧;下盛则梦堕⑨;甚饥则梦取⑩;甚饱则梦予⑪;肝气盛则梦怒⑫;肺气盛则梦恐惧、哭泣飞扬⑬;心气盛则梦善笑,恐畏⑭;脾气盛则梦歌乐,身体重不举⑮;肾气盛则梦腰脊两解不属⑯;凡此十二盛者,至而泻之,立已⑰。

　　【本段提纲】　马莳说:此承前篇而明淫邪泮衍之义,先以藏府十二盛之发梦者言之也。

　　【集解】

①愿闻淫邪泮衍奈何：张介宾说：淫邪泮衍，言奇邪为梦，变幻无穷也。

②正邪从外袭内，而未有定舍，反淫于藏，不得定处，与营卫俱行，而与魂魄飞扬，使人卧不得安而喜梦：马莳说：淫邪者，非另有其邪，即后篇燥湿寒暑风雨之正邪，从外袭内而未有定舍。及淫于藏府，即前篇之大气入藏也，与营为阴气，卫为阳气者俱行，而与魂魄飞扬，使人卧不得安而多发为梦。

张介宾说：正邪者非正风之谓，凡阴阳劳逸之感于外，声色嗜欲之动于内，但有干于身心者，皆谓之正邪，亦无非从外袭内者也。惟其变态恍惚，未有定舍，故内淫于藏，则于营卫魂魄无所不乱，因令人随所感而为梦。

丹波元简说：反淫，《千金》作"及淫"。

③气淫于府，则有余于外，不足于内：马莳说：邪淫之于府，则府主外，其外为有余，而内则不足。

张介宾说：气盛于阳也。

④气淫于藏，则有余于内，不足于外：马莳说：邪淫之于藏，则藏主内，其内当有余，而外则不足。

张介宾说：气盛于阴也。

⑤阴气盛则梦涉大水而恐惧：马莳说：阴气者营气也，营气盛则梦涉大水而有恐惧之状，盖大水属阴故也。

张介宾说：以阴胜阳，故梦多阴象。

⑥阳气盛则梦大火而燔焫：马莳说：阳气者卫气也，卫气盛则梦见大火，而有燔焫之势，盖大火属阳故也。

张介宾说：以阳胜阴，故梦多阳象。

顾观光说：《御览》三百九十七引《针经》，梦下有"涉"字，焫作灼，与《素问·脉要精微论》同。

⑦阴阳俱盛则梦相杀：马莳说：阴阳俱盛，则营卫二气皆盛也，内外有余，阴阳相争，其梦主相杀。

张介宾说：俱盛则争，故梦相杀。

顾观光说：《御览》"相杀"下有"毁伤"二字与《素问》同。

⑧上盛则梦飞：马莳说：手部属阳，故上部邪盛，则梦飞扬。

张介宾说：阳胜者亲乎上也。

⑨下盛则梦堕：马莳说：足部属阴，故下部邪盛，则梦堕坠。

张介宾说：阴胜者亲乎下也。

⑩甚饥则梦取：马莳说：如饥至太甚，则梦有所取。

⑪甚饱则梦予：马莳说：如饱至太甚，则梦有所予。

⑫肝气盛则梦怒：马莳说：肝之邪盛，则梦多怒，以肝之志为怒也。

张介宾说：肝在志为怒也。

⑬肺气盛则梦恐惧、哭泣飞扬：马莳说：肺之邪盛，则梦恐惧哭泣而飞扬，以肺之声为哭也。

张介宾说：肺在志为忧，故梦恐惧哭泣，肺主气故梦飞扬。

⑭心气盛则梦善笑，恐畏：马莳说：心之邪盛，则梦善笑而恐畏，以心之声为笑，而其志主于忧也。

张介宾说：心在志为喜，在变动为忧也。

顾观光说:《御览》"善"作"喜",《脉经》同。

⑮脾气盛则梦歌乐,身体重不举:马莳说:脾之邪盛,则梦歌乐及体重不能举,以脾之声为歌,而其体主肉也。

张介宾说:脾喜音乐,在声为歌,其主肌肉也。

丹波元简说:《甲乙》重下有"手足"二字。

⑯肾气盛则梦腰脊两解不属:马莳说:肾之邪盛,则梦腰脊两解,不相连属,以腰为肾之府也。

张介宾说:腰为肾之府,故若腰脊不相连属。

⑰凡此十二盛者,至而泻之,立已:马莳说:凡此十二盛者,在府则有余于外,在藏则有余于内,凡有梦至时,即知其邪之在何藏府,遂用针以泻之,其邪可立已矣。盖府梦泻府,藏梦泻藏也。

张介宾说:阳盛则有余于府,阴盛则有余于藏,但察其邪之所在,而以针泻之则已。

陈璧琉、郑卓人合编《灵枢经白话解》:本节所指出的各种梦境,虽在事实上不一定完全符合,但其主要内容,是说明梦境的形成,与脏腑的功能、属性、气之盛衰等情况有关。例如:阴为水,阳为火,所以阴气盛的梦涉大水,阳气盛的梦见大火,阴阳俱盛,则意味着阴阳交争于内,就会梦见相杀。上为阳,阳主升,下为阴,阴主降,所以上盛则梦飞,下盛则梦堕。至于不足则宜益宜补,有余则可损可泻,所以甚饥则梦取,甚饱则梦予。又如肝在志为怒,所以肝气盛则梦怒;肺在志为悲,在声为哭,所以肺气盛,则梦哭泣,肺主气,故又会在梦中梦到飞扬;心在志为喜,在变动为忧,所以心气盛则梦善笑、恐畏;脾喜音乐,在声为歌,又主肌肉,所以脾气盛,则梦歌乐和腰脊两解不属。《素问·脉要精微论》《方盛衰论》也有对于各种梦境的描述,并以此运用于临床诊断上,属于问诊的一种。

　　厥气客于心,则梦见丘山烟火①;客于肺,则梦飞扬见金铁之奇物②;客于肝,则梦山林树木③;客于脾,则梦见丘陵大泽,坏屋风雨④;客于肾,则梦临渊,没居水中⑤;客于膀胱,则梦游行⑥;客于胃,则梦饮食⑦;客于大肠,则梦田野⑧;客于小肠,则梦聚邑冲衢⑨;客于胆,则梦斗讼自刳⑩;客于阴器,则梦接内⑪;客于项,则梦斩首⑫;客于胫,则梦行走而不能前及居深地窌⑬苑中⑭;客于股肱,则梦礼节拜起⑮;客于胞䏶,则梦溲便⑯。凡此十五不足者,至而补之立已也⑰。

【本段提纲】　马莳说:此举藏府之十五不足,而发之为梦者言之也。

【集解】

①厥气客于心,则梦见丘山烟火:马莳说:厥气者,即下篇之阴阳喜怒饮食居处。凡藏府内伤之邪也。邪气客于心,则梦见山林烟火,以心属火也。

顾观光说:《御览》"烟"作"爝"。

②客于肺,则梦飞扬见金铁之奇物:马莳说:邪气客于肺,则梦飞扬及金铁之奇物,以肺属金也。

③客于肝,则梦山林树木:马莳说:邪气客于肝,梦山林树木,以肝属木也。

张志聪说:客于肝,梦见山林树木,肝气之变幻也。

④客于脾,则梦见丘陵大泽,坏屋风雨:马莳说:邪气客于脾,则梦见丘陵大泽,坏屋风雨,以脾属土也。

张介宾说:脾属土,其主湿也。

张志聪说:脾者营之居也,名曰器,夫形谓之器,脾主肌肉形骸,乃人之器宇,梦风雨坏屋者,脾气虚而为风雨所坏也。

⑤客于肾,则梦临渊,没居水中:马蒔说:邪气客于肾,梦临深渊,或没居于水中。以肾属水也。

张志聪说:梦临深渊没居水中,肾气虚陷也。

⑥客于膀胱,则梦游行:马蒔说:邪气客于膀胱,梦出游行,以膀胱经遍行头项背腰䏚足也。

张介宾说:膀胱为足之太阳经,属三阳之表也。

张志聪说:客于膀胱梦游行,太阳之气虚行也。

⑦客于胃,则梦饮食:马蒔说:以胃主纳食也。

张介宾说:胃为水谷之海也。

张志聪说:虚则梦取也。

⑧客于大肠,则梦田野:马蒔说:以大肠为传道之官,其曲折广大。似田野也。

张介宾说:曲折纳污,类田野也。

张志聪说:主受水谷之余,济泌别汁,止梦见田野者,大肠之气虚也。

⑨客于小肠,则梦聚邑冲衢:马蒔说:以小肠为受盛之官,其物之所聚似邑衢也。

张志聪说:聚邑冲衢,乃通聚货物之处,小肠受盛化物,止梦见衢邑者,小肠之气虚也。

⑩客于胆,则梦斗讼自刳:马蒔说:以胆属木,脾主土与肉,木能克土而肉伤也。

张介宾说:胆主决断,其气刚也。刳,刳腹也。

张志聪说:胆为中正之官,决断出焉。

⑪客于阴器,则梦接内:马蒔说:邪客于阴器,则梦接内,以阴器为作强之官也。

顾观光说:《御览》:阴器,无"器"字。

张介宾说:欲念之所注也。

张志聪说:精气泄也。

⑫客于项,则梦斩首:马蒔说:邪客于项,梦斩首,以项为邪所伤也。

张介宾说:恐怖之所及也。

张志聪说:三阳之气皆循项而上于头,故头为诸阳之首,客于项,则阳气不能于头,故梦斩首也。

⑬窌:陆懋修说:窌,居效切,与"窖"通。《广韵·释诂》:窌,藏也。《考工记》:匠人囷窌仓城。注:穿地曰窌。《文选》马融《长笛赋》:摩窌巧老。注:深空之貌。

⑭客于胫,则梦行走而不能前及居深地窌苑中:马蒔说:以胫为邪所伤,行走不能也。

张介宾说:厥逆之邪在下也。

张志聪说:客于胫,则梦行走不前,胫气虚也。足为阴,深居地窌苑中,乃地气下陷也。

顾观光说:客于胫。《御览》:"胫"作"足",深地窌苑中,此五字《御览》作"深窌内"三字。

⑮客于股肱,则梦礼节拜起:马蒔说:以拜起主于股肱也。

张介宾说:劳倦之所致也。

张志聪说:手足不宁也。

顾观光说:《御览》"起"作"跪"。

⑯客于胞䏏,则梦溲便:陆懋修说:䏏,徐力切。《广韵》:肥肠,《考工记》弓人相胶。注:

膱黏也。

　　马莳说：以膀胱为胞膱之室，而胞膱在膀胱之内，故邪客之，则溲便也。

　　张介宾说：胞，溲脬也。膱，大肠也。在前则梦泄，在后则梦便。

　　张志聪说：客于胞，则梦前溺；客于膱肠，则梦后便。

　　⑰凡此十五不足者，至而补之立已也：马莳说：凡此十五不足者，在府则不足于内，在藏则不足于外，凡有梦至时，即知其邪之在何藏府，遂用针以补之，其邪可立已矣。盖府梦补藏，藏梦补府也。

　　张介宾说：当各随其经以针补之。

　　丹波元简说：凡此十五不足者，道藏本、正脉本，十五作有数。

《淫邪发梦第四十三》今译

　　黄帝问道：我希望听你讲讲外邪侵于人体在体内猖獗而导致人们做梦的情况为何？

　　岐伯回答说：情志、饥饱、劳逸等致病因素由外侵袭到机体，没有固定的部位，却可侵袭内脏，与营卫之气一起流行，伴随魂魄一起飞扬，扰乱人的正常精神活动，使人不能安静入睡而产生梦。

　　如果邪气侵袭到六腑，那么在外的阳气就有余，在内的阴气就会不足。如果邪气侵袭到五脏，那么在内的阴气就有余，在外的阳气就会不足。

　　黄帝问道：上述五脏六腑表现出不足或有余，在梦境中会有什么反映呢？

　　岐伯回答说：如果阴气偏盛，就会梦见涉水渡江河的情况，而发生恐惧的感觉；阳气偏盛，就会梦见大火而且有烧灼自己的感觉；阴阳都偏盛，就会梦见相互残杀的场面；身体上部邪气偏盛，就会梦见向上飞腾；身体下部邪气偏盛，就会梦见向下坠落；过度饥饿，就会梦见在寻找食物；吃得很饱，就会梦见给别人食物；肝气偏盛，就会梦见发怒。肺气偏盛，就会梦见恐惧哭泣，在空中飞扬；心气偏盛，就会梦见爱笑，或恐惧、畏怯；脾气偏盛，就会梦见唱歌听音乐，身体沉重不能上举；肾气偏盛，就会梦见腰背分离，不能连接。以上所讲的十二种气偏盛而发生的梦境，用泻法针刺，就能立刻治愈。

　　如果人体正气虚损，邪气侵入心脏，就会梦见山头上发生烟火；邪气侵入肺脏，就会梦见腾空飞扬并能看到金属制成的各种稀奇东西；邪气侵入肝脏，就会梦见山林树木；邪气侵入脾脏，就会梦见起伏的丘陵和辽阔的湖泊，以及破烂的房屋遭受风吹雨打的情景；邪气侵入肾脏，就会梦见身临万丈深渊或浸没在水中；邪气侵入膀胱，就会梦见外出远游；邪气侵入胃腑，就会梦见在吃东西；邪气侵入大肠，就会梦广大的田野；邪气侵入小肠，就会梦见人口聚集的城池和交通发达的要道；邪气侵入胆腑，就会梦见与别人打架闹事，打官司或者用刀剖割自己；邪气侵入前阴，就会梦见性交；邪气侵入颈项部位，就会梦见头被砍下；邪气侵入足胫，就会梦见想走却走不动，或者梦见停留在很深的地窖中；邪气侵入大腿和上臂，就会梦见在给别人行礼跪拜；邪气侵入膀胱和直肠，就会在梦中解小便或大便。上面所讲的总共有十五种由于正气不足而导致做梦的情况，运用补法进行治疗，就会立刻治愈。

顺气一日分为四时第四十四①

①顺气一日分为四时第四十四:伯坚按:本篇和《甲乙经》《黄帝内经太素》《类经》三书篇目的对照列表于下:

灵　枢	甲　乙　经	黄帝内经太素	类　经
顺气一日分为四时第四十四	卷一——五藏变腧第二 卷五——针灸禁忌第一上 卷六——内外形诊老壮肥瘦病旦慧夜甚大论第六	卷十一——变输篇	卷十四——病气一日分四时 （疾病类二十三） 卷二十一——五变五输,刺应五时 （针刺类十七）

【释题】　马蒔说:"内有'一日分为四时',故名篇"。本篇第一段将一日的早晨、日中、日入、夜半按四季分配,来说明一天之中病情的变化,所以叫作顺气一日分为四时。

【提要】　本篇用黄帝、岐伯问答的形式,内容可以分为三段。第一段讲病情在一天之中不同的时候何以发生变化的理由。第二段讲五藏和五色、四时、五音、五味、十日的配合。第三段讲四时应取的穴和不同的病情所应取的穴。

黄帝曰:夫百病之所始生者,必起于燥湿、寒暑、风雨、阴阳、喜怒、饮食、居处,气合而有形,得藏而有名,余知其然也。夫百病者,多以旦慧、昼安、夕加、夜甚何也①?

岐伯曰:四时之气使然。

黄帝曰:愿闻四时之气。

岐伯曰:春生、夏长、秋收、冬藏,是气之常也②。人亦应之,以一日分为四时,朝则为春,日中为夏,日入为秋,夜半为冬③。朝则人气始生,病气衰,故旦慧。日中人气长,长则胜邪,故安。夕则人气始衰,邪气始生,故加。夜半人气入藏,邪气独居于身,故甚也④。

【本段提纲】　马蒔说:此言百病皆旦慧昼安夕加夜甚之由也。

【集解】

①夫百病之所始生者,必起于燥湿、寒暑、风雨、阴阳、喜怒、饮食、居处,气合而有形,得藏而有名,余知其然也。夫百病者,多以旦慧、昼安、夕加、夜甚何也:张介宾说:燥湿寒暑风雨,外感也。阴阳喜怒饮食居处,内伤也。气合而有形,脉证可据也。得藏而有名,表里可察也。虽病有不同,而多以旦慧、昼安、夕加、夜甚者,诸病皆相类也。

②春生、夏长、秋收、冬藏,是气之常也:张介宾说:春之生,阳气升也。夏之长,阳气盛也。秋之收,阳气降也。冬之藏,阳气伏也。是气之常,皆以阳气为言也。

③人亦应之,以一日分为四时,朝则为春,日中为夏,日入为秋,夜半为冬:张介宾说:天地之交,四时之序,惟阴阳升降而尽之矣。自子之后,太阳从左而升,升则为阳;自午之后,太阳从右而降,降则为阴。大而一岁,小而一日,无不皆然,故一日亦分四时也。

④朝则人气始生,病气衰,故旦慧。日中人气长,长则胜邪,故安。夕则人气始衰,邪气始生,故加。夜半人气入藏,邪气独居于身,故甚也:马莳说:人气者,卫气也。卫气为阳气,朝则出于目,自足太阳之睛明穴以行于足,手阳经其气始生于朝。故病气者邪气也,邪气不能敌人卫气,而旦时乃爽慧焉。日中则卫气渐长,而犹能胜邪,故能安。夕则卫气行于阳经者周,而将入于阴经,其气始衰,彼邪气胜卫气而始生,故病加。夜半则卫气行于阴经,全入于藏,彼邪气独居于身,故身不能支而病甚也。

张介宾说:朝时太阳在寅卯,自下而上,在人应之,阳气正升,故病气衰而旦慧。日中太阳在巳午,自东而中,在人应之,阳气正盛,故能胜邪而昼安。夕时太阳在申酉,由中而戾,在人应之,阳气始衰,故邪气渐盛而暮加重。夜半太阳在戌亥,自上而降,在人应之,阳气伏藏,邪气正盛,故夜则甚。盖邪气之轻重,由于正气之盛衰。正气者,阳气也。升则从阳,从阳则生,降则从阴,从阴则死。天人之气,一而已矣。

张志聪说:春生、夏长、秋收、冬藏,一岁之四时,天地之阴阳出入也。朝则为春,日中为夏,日入为秋,夜半为冬,一日之四时,人气之阴阳出入也。人气生则病衰,气长则安,气衰则病加,气藏则甚,此邪正之气交相胜负。人之正气,可以胜天之淫邪,是以圣人春夏养阳,秋冬养阴,以从其根,养一日之气,以应天之四时,顺天地之四时,以调养其精气,可以寿敝天地。

黄帝曰:其时有反者何也①?

岐伯曰:是不应四时之气,藏独主其病者,是必以藏气之所不胜时者甚,以其所胜时者起也。

黄帝曰:治之奈何?

岐伯曰:顺天之时,而病可与期,顺者为工,逆者为粗②。

【本段提纲】　马莳说:此言病有不应旦慧昼安夕加夜甚之由,而惟上工则能顺其时也。

【集解】

①其时有反者何也:张介宾说:反,谓不应前说也。

②顺天之时,而病可与期,顺者为工,逆者为粗:马莳说:此乃藏气独主其病,而不应一日分为四时之气也。如脾病不能胜旦之木,肺病不能胜昼之火,肝病不能胜夕之金,心病不能胜夜之水,故为加为甚也。若人之藏气,能胜时之气,如肺气能胜旦之木,肾气能胜昼之火,心气能胜夕之金,脾气能胜夜之水,故至于慧且安也。治之者能顺其时,如脾病不能胜旦之木,则补脾而泻肝;肺病不能胜昼之火,则补肺而泻心;肝病不能胜夕之金,则补肝而泻肺;心病不能胜夜之水,则补心而泻肾,斯病可与与期也。彼粗工者,则逆之而已,恶足以知此。

张介宾说:不应四时之气者,以藏气独主其病,有所胜所不胜也。所不胜者,如脾病畏木,肺病畏火,肾病畏土,肝病畏金,心病畏水,值其时日,故病必甚也。所胜时者,如脾病喜火土,肺病喜土金,肾病喜金水,肝病喜水木,心病喜木火,值其时日,故病当起也。顺天之时者,因时气之盛衰,知阴阳之虚实,故病之凶吉可期,此明哲之事也。彼粗工者,以是作非,以标作本,但有逆之而已,又恶足以知此。

黄帝曰:善。余闻刺有五变,以主五输,愿闻其数。

岐伯曰:人有五藏,五藏有五变,五变有五输,故五五二十五输,以应五时①。

黄帝曰:愿闻五变。

岐伯曰:肝为牡藏②,其色青,其时春,其日甲乙,其音角,其味酸。心为牡藏③,

其色赤,其时夏,其日丙丁,其音徵,其味苦。脾为牝藏④,其色黄,其时长夏,其日戊己,其音宫,其味甘。肺为牝藏⑤,其色白,其时秋,其日庚辛,其音商,其味辛。肾为牝藏⑥,其色黑,其时冬,其日壬癸,其音羽,其味咸。是为五变⑦。

黄帝曰:以主五输奈何⑧?

岐伯曰⑨:藏主冬,冬刺井⑩。色主春,春刺荥⑪。时主夏,夏刺输⑫。音主长夏,长夏刺经⑬。味主秋,秋刺合⑭。是谓五变,以主五输⑮。

【本段提纲】 马莳说:此详言刺五藏者有五变,五变主于五输也。

【集解】

①五时:杨上善说:五时,谓春、夏、长夏、秋、冬也。

②肝为牝藏:张介宾说:肝属木,为阴中之少阳,故曰牝藏。

③心为牝藏:张介宾说:心属火,为阳中之太阳,故曰牝藏。

④脾为牝藏:张介宾说:脾属土,为阴中之至阴,故曰牝藏。

⑤肺为牝藏:张介宾说:肺属金,为阳中之少阴,故曰牝藏。

⑥肾为牝藏:张介宾说:肾属水,为阴中之太阴,故曰牝藏。

⑦是为五变:杨上善说:肝心属于木火,故为牝藏,脾肺肾属于土金水,故为牝藏。牝牡五藏五色、五时、五音、五味,故有二十五之变也。

马莳说:法有不同之谓变,五输者,即井、荥、输、经、合也。刺五脏而有五变者,以五脏有不同也。肝为阴中之阳,心为阳中之阳,故皆称为牝藏。脾为阴中之至阴,肺为阳中之阴,肺为阳中之阴,肾为阴中之阴,故皆称曰牝藏。其各藏之曰色、曰时、曰音、曰味、曰日,不同如此,是之谓五变也。

张介宾说:五藏配合五行,而惟肝、心为牝藏,脾、肺、肾皆为牝藏,盖木火为阳,土金水皆为阴也。

钱熙祚说:按五藏并以色时日音味为次,原刻肝藏日在味后,肺藏音在时前,与余三藏不类,必传写之误,今依《甲乙经》正之。

河北医学院《灵枢经校释》:"五变",五种变化。本篇前面提到"人有五脏,五脏有五变",似指每一脏器与色、时、日、音、味五者之间的关系。下文在论及与五输的关系时又仅提到脏、色、时、音、味五个方面,即将"脏"本身作为"五变"之一,而未提及"日"的问题,前后文不同,结合原文提到的五输分主五变的针刺法则,综合起来看,以疾病的表现突出在脏,在色泽,在时(时间时甚),在音,在味(饮食)这几个方面,称为五变为妥。

⑧以主五输奈何:张介宾说:此言五输之主五时也。

⑨岐伯曰:钱熙祚说:原刻脱此三字,今按文义补。

⑩藏主冬,冬刺井:杨上善说:冬时万物收藏,故五藏主冬也。井,为木也。木,春也。春时万物始生,如井中泉水。冬时万物始萌,如井水深未出,而刺之者,刺井微也。

马莳说:五藏主于冬,故凡病在于藏者,必取五藏之井,如肝取大敦,心取少冲之类是也。

张介宾说:五藏主藏,其气应冬,井之气深,亦应乎冬,故凡病之在藏者,必取各经之井穴也。

⑪色主春,春刺荥:杨上善说:春时万物初生鲜华,故五色主春。荥,火也。火,夏也。夏时万物荣长,如水流溢。春时万物始生,未荣而刺之者,亦刺荥微也。

马莳说:色主于春,故凡病在于色者,必取五藏之荥,如肝取行间,心取少府之类是也。

⑫时主夏,夏刺输:杨上善说:夏时万物荣华,四时之胜,故五时主夏。输,土也。土,长夏也。长夏之时,万物盛极,如水致聚。夏时荣未盛极而刺之者,亦刺输微也。

马莳说:时主于夏,故凡病时间时甚者,必取五藏之输,如肝取太冲,心取神门之类是也。

张介宾说:五时长养,其气应夏,输穴气盛,亦应乎夏,故凡病之时作时止者,当取各经之输也。

⑬音主长夏,长夏刺经:杨上善说:长夏万物荣盛,音律和四时之序,故五音主于长夏。经,金也。金,秋也。秋时万物将衰。长夏之时,万物盛而未衰,而刺之者,亦刺经微也。

马莳说:音主于长夏,故凡病在于音者,必取五藏之经,如肝取中封,心取灵道之类是也。

张介宾说:五音繁盛,气应长夏,经穴正盛,亦应长夏,故凡病在声音者,当取各经之经也。

⑭味主秋,秋刺合:杨上善说:秋时万物皆熟,众味并盛,故五味主秋也。合,水也。水,冬也。冬时万物收藏,如水之入海。秋时万物收而未藏,而刺之者,亦刺合微也。

马莳说:味主于秋,故凡病在于胃及饮食不节得病者,必取五藏之合,如肝取曲泉,心取少海之类。

张介宾说:三味成熟,以养五藏,其气应秋,合穴气敛,亦应乎秋,故凡经满而血者,病在胃及因饮食内伤者,当取各经之合也。

张志聪说:夫五藏之气,应天之五时,而取之五输,各有所主。肾者主封藏之本,藏主冬,此肾合冬藏之气也。肝主色,色主春,此肝合春生之气也。心者生之本,神之变也,时主夏,心合夏长之气也。土数五,五者音也,音主长夏,脾合长夏之气也。五味入口,藏于肠胃,阳明主秋金之气,味主秋,肠胃合秋收之气也。此五藏之气,应五时之变,而取之五输,各有所主也。春刺荣,夏刺输,长夏刺经,秋刺合,冬刺井,皆从子以透发母气。

⑮是谓五变,以主五输:杨上善说:是万物五变,主五行输也。

马莳说:所谓五五二十五输,以应五时者如此。

张介宾说:五变各应五输,是谓五五二十五输。按五时之刺,以应五输,谓冬刺井、春刺荣、夏刺输、长夏刺经、秋刺合者,以井应冬、荣应春、输应夏、经应长夏、合应秋也。如《本输》《四时气》《水热穴》等论所载皆同,不可易者。考之《六十五难》曰:井者东方春、合者北方冬也。《七十四难》曰:经言春刺井,夏刺荣,季夏刺输,秋刺经,冬刺合,皆与本经不合,必《难经》之误也,当以本经为正,不可不辨。

陈璧琉、郑卓人合编《灵枢经白话解》:本节以季节时令为中心,将自然界气候变化的现象,联系到人体脏腑的功能和五色、五味、五音等以及五输穴的特殊作用,认为从彼此相应的关系上,可作为针刺取穴的准则。其中所谓藏主冬,冬刺井,色主春,春刺荣等句,其意义,就是说因五脏主藏,冬行闭藏之令,井是出水的泉源,如同冬季的一阳初生,所以认为凡有内脏的病,以及和冬季的闭藏之气可以相应的,可分别针刺各经的井穴,也就是说各经的井穴,都有开闭通窍的作用。又如五色蕃华,与春季万紫千红的生发之令可以相应。荣,是小水的意思,初出泉源,其气尚微,等于春季是阳气渐盛的季节一样,所以把五色、春季、荣穴三者联系起来,认为凡是病变才出现于气色方面和春季的生发之气可以相应,当分别针刺各经的荣穴,也就是说,各经的荣穴,都有泻热和疏调血行的作用。其他如根据五输穴脉气的由微而盛,由井、荣流注到俞穴、经穴以至合穴的次序,井、荣以下的输穴,可以分别与夏、长夏和秋季相应。

黄帝曰:诸原安合,以致六输①?

岐伯曰:原,独不应五时,以经合之,以应其数,故六六三十六输②。

【本段提纲】　马莳说：此言六府之原穴，不应五时，而以经合之，遂成三十六输之数也。

【集解】

①诸原安合，兴致六输：杨上善说：五变合于五输，原之一输与何物合？

马莳说：帝疑五藏无原穴，六府有原穴，今治之者，乃刺五输而不及原，则诸原与五时何合，而何以足六输之数？

张介宾说：五藏五输之外，六腑尚有原穴，是为六输，故问其所合之义。

②原，独不应五时，以经合之，以应其数，故六六三十六输：杨上善说：六府者，阳也。人之命门之气，乃是肾间动气，为五藏六府十二经脉性命根，故名为原。三焦者，原气之别使，通行原之三气，经营五藏六府，故原者三焦之尊称也，不应五时，与阳经而合，以应其数，故有六六三十六输也。

马莳说：伯言井荥输经合，合于五时，惟六府之原，独不应于五时，故治病者，以经穴合之。如大肠取合谷之类，以应六输之数，故六六三十六输，而治府之法在是矣。

张介宾说：上文止言五藏五输以应五时，而不及六府之原者，盖原合于经，不复应时，如长夏之刺经，则原在其中，应其数矣，是即六府之六输也。按《本输篇》所载六府之原，在《九针十二原篇》中，即谓之输，故《六十六难》曰，以输为原也。后世针灸诸书宗之，皆言阳经之输即为原。故治腧即所以治原。阴经之腧并于原，故治原即所以治腧。今此节云，以经合之，以应其数，然则经原输三穴相邻，经亦可以代原矣。

张志聪说：此六府之应五时也。春令木，夏令火，长夏主土，秋令金。冬令水，此五时之合于五行也。肝藏木，心藏火，脾藏土，肺藏金，肾藏水，此五藏之合于五行也。井主木，荥主火，输主土，经主金，合主水，此五输之合于五行也。六府有原穴，故不应五时，以经与原合之，则合于五行，以应六六三十六之数矣。盖木、火、土、金、水，地之五行也，以生人之五藏，地之五行，上呈天之六气，以合人之六府。六气者，木火土金水火也，君火以明，相火以位，是以六气之中有二火，以六气合六府，六府有六输，故应六六三十六之数，以经火与原火合之，则又合五行之数矣。此阴阳离合之道，五行变化之机，天地生成之妙用也。

黄帝曰：何谓藏主冬，时主夏，音主长夏，味主秋，色主春，愿闻其故？

岐伯曰：病在藏者，取之井①。病变于色者，取之荥②。病时间时甚者，取之输③。病变于音者，取之经。经满而血者④，病在胃及以饮食不节得病者，取之于合⑤，故命曰味主合。是谓五变也⑥。

【本段提纲】　马莳说：此申言五变治五输之义也。

【集解】

①病在藏者，取之井：杨上善说：井，木也。井主心下满，是肝为满也。冬时心下满病，刺其井者，遣其本也。

②病变于色者，取之荥：杨上善说：荥，火也。荥主身热，是心为热也。春时身热之病，刺其荥者，亦遣其本也。

③病时间时甚者，取之输：杨上善说：输，土也。输主体重节痛，时间时甚，是脾为病也。夏时体重节痛，时间时甚，刺其输者，亦遣其本也。

④经满而血者：杨上善说：经，金也。金主喘咳寒热，经血而满，是肺为病也。长夏喘咳寒热，经血而满，刺其经者，亦遣其本也。

丹波元简说:经满而血者病在胃,《甲乙》注,经作络,胃作胸。

⑤取之于合:杨上善说:合,水也。合主逆气而泄,是肾为病也。秋时饮食不节,逆而泄,刺其合者,亦遣其本也。

⑥是谓五变也:杨上善说:故味病主合也。以原不应五时,故有五变也。

陈璧琉、郑卓人合编《灵枢经白话解》:为了易于研究和运用本节所述针刺的法则,特将五脏二十五输穴列表于下。

五脏五变应二十五输简表

五变	五时	五腧	肝经	心经	脾经	肺经	肾经
藏	冬	井	大敦	少冲	隐白	少商	涌泉
色	春	荥	行间	少府	大都	鱼际	然谷
时	夏	输	太冲	神门	太白	太渊	太溪
音	长夏	经	中封	灵道	商丘	经渠	复溜
味	秋	合	曲泉	少海	阴陵	尺泽	阴谷

《顺气一日分为四时第四十四》今译

黄帝说:各种疾病的发生都由于燥湿寒暑风雨等外邪的侵袭,以及阴阳喜怒等精神刺激,饮食起居失常,生活没有规律所致。邪气侵入人体后,就有一定形症可见,侵入某一脏腑,就会有各种病态出现,而有一定的病名。这些问题,其道理我已知道了。各种疾病大都是早晨病情较轻,白天较安静,黄昏时逐渐加重,夜间变得严重些,这是为什么呢?

岐伯说:这是由于四季气候不同,使人的阳气发生相应盛衰变化所致。

黄帝说:我希望听你讲讲有关四时气候变化与人发病的有关情况。

岐伯说:春天阳气生发,夏天阳气隆盛,秋天阳气收敛,冬天阳气闭藏,这些是四季气候的正常变化。

人体阳气的变化与自然界也是相应的。如将一昼夜来分四时,早晨就好像春天,中午好像夏天,黄昏就好像秋天,半夜就好像冬天。早晨人体的阳气开始生发,邪气开始衰退,因此早晨病人感觉病情较轻,神气清爽。中午人体的阳气旺盛充足,因为阳气旺盛,正能胜邪,病人平静安适。傍晚人体的阳气开始衰退,而邪气则渐增强,因此病情加重。到了半夜,人体的阳气闭藏于内脏,邪气反盛,因此病情更加严重。

黄帝说:疾病在一天的发展中,有时出现与旦慧、昼安、夕加、夜甚的情况不同,这是为什么呢?

岐伯说:这是因为机体阳气的变化与一天时相的变化不相应所致,这种情况出现在某一内脏单独对疾病起决定作用的时候。而这样的疾病,其变化也和时间有一定的关系,当受病内脏的五行属性被时日五行属性所克时,病症就会加重,当受病内脏的五行属性能够克制时日的五行属性时,病症就会减轻。

黄帝说:如何治疗这种疾病呢?

岐伯说:治疗时,按着时日与受病内脏的五行关系,适当地施以补泻,使受病内脏不被时日

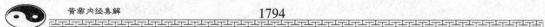

克伐太过,治愈疾病就指日可待。能够这样做就是一名高明的医生,违反这一规律就是一名粗劣的庸医。

黄帝说:你说得很好。我听说针刺疗法中有根据五变来决定针刺井、荥、输、经、合五种腧穴的情况,我想听听其中的规律。

岐伯说:人体有心、肝、脾、肺、肾五脏,五脏各有相应的色、时、日、音、味五种变化,每种变化都有井、荥、俞、经、合五种腧与之相应,五乘五共二十五个这样的输穴,又分别相应于春、夏、长夏、秋、冬五时。

黄帝说:我想听你讲讲五变。

岐伯说:肝脏属木,为阴中的少阳,所以称为牡脏,对应于五色中的青色、五时中的春季、天干计日的甲乙、五音中的角音、五味中的酸味。心脏属火,为阳中的太阳,为牡脏,对应于五色中的红色、五时中的夏时、天干计日的丙丁、五音中的徵音,五味中的苦味。脾脏属土,为阴中的至阴,为牝脏,它对应于五色中的黄色,五时中的长夏,天干计日的戊己、五音中的宫音、五味中的甘味。肺脏属金,为阳中的少阴,为牝脏,对应于五色中的白色、五时中的秋时、天干计日的庚辛、五音中的商音、五味中的辛味。肾脏属水,为阴中的太阴,为牝脏,对应于五色中的黑色、五时中的冬时、天干计日的壬癸、五音中的羽音,五味中的咸味。上面所说的就是五变。

黄帝说:五变分主于五腧是怎样的呢?

岐伯说:五脏主于冬,因为井穴的气深浓,也与冬季相应,因此五脏有病应取五脏经脉上的井穴进行针刺。五色主于春,因为荥穴的气开始生发,与春时相应,因此五色发生病变,应取五脏经脉上的荥穴进行针刺。五时主于夏,因为输穴的气也很充盛,与夏季相对应,因此夏季发生病变,应取五脏经脉上的输穴进行针刺。五音主于长夏,而经穴的气也很充盛,与长夏相对应,因此五音发生病变,应取五脏经脉上的经穴进行针刺。五味主于秋,而合穴气敛,与秋季相对应,因此五味发生病变,应取五脏经脉上的合穴进行针刺。上面所讲的就是五变,治疗时应分别针刺不同的五腧穴。

黄帝说:上面已经讲了五输分别与五时相应的情况,请问六腑经脉的原穴是怎样配合,而达到六个腧穴的呢?

岐伯说:五脏五腧之外,还有六腑经脉上的原穴,六腑的原穴独与五时不相应,而与六条阳经相配合,每条经脉上有井、荥、输、原、经、合六个腧穴,这样,六腑就有六乘六等于三十六个腧穴,用来针刺治疗相应的疾病。

黄帝说:什么叫作五脏主冬,五时主夏,五音主长夏,五味主秋,五色主春? 我想听你说说其中的道理。

岐伯说:疾病发生在五脏的,治疗时选刺井穴。疾病变化表现在五色上的,治疗时应选刺荥穴。病情表现时轻时重的,治疗时应选刺输穴。疾病表现在五音的变化时,应选刺经穴。经脉充满而有瘀血时,病在胃腑,以及由于饮食不节而发生的疾病,治疗时都应选刺合穴。因为阳明胃腑及饮食不节所致的病,都与五味有关,而选刺合穴,所以说味主合。上面所讲的就是与五变相应的针刺方法。

外揣第四十五①

①外揣第四十五：伯坚按：本篇和《甲乙经》《黄帝内经太素》《类经》三书的篇目对照，列表于下：

灵　枢	甲　乙　经	黄帝内经太素	类　经
外揣第四十五	卷五——针道外揣纵舍第七	卷十九——知要道	卷九——内外揣（针刺类十二）

【释题】　马莳说：内有目内揣外，故名篇。

【题要】　本篇以黄帝、岐伯问答的形式，主要讲人身内部的情况，在外部都有一定的表现，犹如水与镜和鼓与响一样，彼此之间有极密切的联系。因此可以由外部五音、五色的表现而揣度内部的情况，也可以由内部的情况而揣度外部五音、五色的表现。

黄帝曰：余闻九针九篇，余亲受其调①，颇得其意。夫九针者，始于一而终于九，然未得其要道也②。夫九针者，小之则无内③，大之则无外④，深不可为下⑤，高不可为盖⑥，恍惚无穷，流溢无极，余知其合于天道人事四时之变也⑦，然余愿杂之毫毛，浑束为一可乎⑧？

岐伯曰：明乎哉问也！非独针道焉，夫治国亦然。

黄帝曰：余愿闻针道，非国事也⑨。

岐伯曰：夫治国者，夫惟道焉，非道何可小大深浅离合而为一乎⑩？

黄帝曰：愿卒闻之。

岐伯曰：日与月焉，水与镜焉，鼓与响焉⑪，夫日月之明，不失其影，水镜之察，不失其形，鼓响之应，不后其声，动摇则应和，尽得其情⑫。

黄帝曰：窘乎哉！昭昭之明不可蔽，其不可蔽，不失阴阳也⑬。合而察之，切而验之，见而得之，若清水明镜之不失其形也⑭。五音不彰，五色不明，五藏波荡⑮，若是则内外相袭，若鼓之应桴，响之应声，影之似形⑯。故远者司外揣内，近者司内揣外⑰。是谓阴阳之极，天地之盖，请藏之灵兰之室，弗敢使泄也⑱。

【本段提纲】　马莳说：此言九针之要，欲浑束为一者，唯至明而已。

【集解】

①余亲受其调：原文作"余亲授其调"，依《太素》卷十九知要道，将"授"改作"受"。

张介宾说：调，法度也。言颇得其详也。

②余闻九针九篇，余亲受其调，颇得其意。夫九针者，始于一而终于九，然未得其要道也：杨上善说：九篇，谓（九针）章别即为篇，非是一部总有九篇也。调，谓一同指归。要道谓浑一之妙也。

③夫九针者，小之则无内：杨上善说：九针之道，小之有内，则内者为小针，道非小也。故知针道小者，小之穷也。

④大之则无外：杨上善说：针道之大有外者（肖延平说：此处疑脱"则外"二字），为大，针道非大也。故知针道大者，大之极也。

⑤深不可为下：杨上善说：针道之深，更有下者，则针道非深。故知针道深者，深之深。

⑥高不可为盖：杨上善说：针道之高，更有高者，则针道有盖。故知针道高者，高之高。

⑦余知其合于天道人事四时之变也：杨上善说：穷之更妙，故不可穷也。极之愈巧，故亡极也。天道人事，四时之变既然，余知针道与之同者也。

⑧然余愿杂之毫毛，浑束为一可乎：杨上善说：余知针理与道，变似万端，而愿参之同毫厘之细，浑之若众妙之一也。同毫厘之细，有神使之明；若众妙之一，得万事之毕。

马蒔说：夫九针者，其小无内，其大无外。其深不可以为下，其高不可以为盖，恍恍惚惚其妙无穷，泛溢漫散，其流无极，上合天道四时，中合人事，然而未得其要道，兹欲杂如毫毛之繁者，而浑束为一，此帝之所以问也如此。

张介宾说：始于一终于九者，尽天地之大数也。针数应之，故小则无内，大则无外，深则无下，高则无上，其于天道人事四时之变无所不合，故散之则杂如毫毛，约之则浑束为一。一者，欲得其要也。

⑨余愿闻针道，非国事也：杨上善说：针道去病存己，国事即先人后己，存身与利人两异，恐针道非理国之要。

⑩夫治国者，夫惟道焉，非道何可小大深浅离合而为一乎：原文作"雑合而为一乎"。《甲乙经》卷五针道外揣纵舍第七引作"离合而为一乎"。今依《甲乙经》校改。

杨上善说：理国，安人也。针道，存身也。安人之与存身，非道不成，故通两者浑然为一也。两者通道，故身国俱理耳。夫积小成大，故小大不可异也；益浅为深，故深浅不可殊也。针道者，即小与浅也；理国者，即大与深也。所以通为一，即针道理国得其妙也。

张介宾说：至大至小，至浅至深，无不有道存焉，故治国有道，治针亦有道，必知乎道，乃可合万变而为一矣。

⑪日与月焉，水与镜焉，鼓与响焉：杨上善说：以下设日月、水镜、鼓响六譬，欲穷存身安人微妙之道。

⑫日与月焉，水与镜焉，鼓与响焉，夫日月之明，不失其影，水镜之察，不失其形，鼓响之应，不后其声，动摇则应和，尽得其情：杨上善说：针药有道，故浑一而用巧，理国有道，故政同而理能。是以针药正身，即为内也；用之安人，即为外也。内，譬日月、水镜、鼓响者也；外，譬光影、形象、音声者也。针法存身和性，即道德者也；摄物安人，即仁义者也。故理身理国，动摇应和，尽和群生之情，斯乃至真之道也。不后者，同时者也。

马蒔说：伯言针道固然，治国亦然，皆有要道，务使小大深浅，合之而为一焉可也。观之日月之明，不失其影，水镜之察，不失其形，鼓响之应，不失其声，故一动摇之间，则相应相和，而尽得其情矣。

张介宾说：道本无形，何从察之？在明其理，得其情耳。故如日月之于影，水镜之于形，鼓之于声，有动则有应，有应则可知，惟其至明，故能尽得其情。

⑬窘乎哉！昭昭之明不可蔽，其不可蔽，不失阴阳也：杨上善说：以阴阳察于内外，故照照不可蔽者也。

马蒔说：帝知伯之所言，不过至明以察阴阳而已，乃言人身之阴阳，虽昭昭小明，亦不可蔽，正以其不失阴阳之义也。

张介宾说:道者一也,一生二,阴阳而已。不失阴阳,则昭昭之明不可蔽矣。

⑭合而察之,切而验之,见而得之,若清水明镜之不失其形也:杨上善说:以内外合而察之,以志意切而取验故得之见,而得之见得之明者,若水镜之明,不相失之也。

张介宾说:合而察之、参合阴阳而详察也。切而验之,从其切要而辨证也。故可见可得,如清水明镜之无所失也。

⑮五音不彰,五色不明,五藏波荡:杨上善说:五音、五色,即外也;五藏,即内也。以五藏神性波荡,故音色不彰明。

⑯若是则内外相袭,若鼓之应桴,响之应声,影之似形:杨上善说:举此三者以晓物情也。袭者,因也。鼓声与形为内,近也;桴、影及响为外,远也。

马莳说:合阴阳而察之,切阴阳而验之,见阴阳而得之,若清水明镜之不失其形,则据五音五色,而五藏尽明矣。设使五音不能彰,五色不能明,则阴阳不明,而五藏在人身者,如水波荡然,紊乱无纪,故必知内外有相袭之妙,真若桴鼓声响形影之相合,则人身之音与色,是之谓远,可以言外也,而即外可以揣五藏之内者。人身之五藏,是之谓近,可以言内也,而即内可以揣音与色之在外者。此乃阴阳之极,天地之盖,不可以轻泄之也。

张介宾说:五音五色见于外,因藏气而彰明也。五藏之气藏于内,因形声而发露也。外之不彰不明者,知内之波荡也。即如鼓非桴也,得桴而后鸣,响非声也,得声而后应;影非形也,得形而后见,是皆内外相袭而然。袭,因也。

⑰故远者司外揣内,近者司内揣外:杨上善说:远者所司在外,以感于内,近者所司在内,以应于外,故曰揣也。揣,度也。

张介宾说:揣,推测也。司,主也。远者主外,近者主内,察其远能知其近,察其内能知其外,病变虽多,莫能蔽吾之明矣。

⑱是谓阴阳之极,天地之盖,请藏之灵兰之室,弗敢使泄也:杨上善说:是为阴内阳外感应之极理,以是天地足盖,无外之大,故请藏灵兰室,宝而重之。

张介宾说:内外远近无所不知,以其明知之至也,阴阳之道尽于此矣。天地虽大,又安能出于是哉。

张志聪说:此言天地之道而合于人道也。夫六气主外,天之道也,五运主内,地之道也,而人亦应之。六气运行于上下,以应十二经脉,如升降息则气立孤危。五运出入于外内,以应五藏之气,如出入废则神机化灭。是以五音五色之彰明于外者,五藏之气著也。如五藏波荡于内,则五音不彰,五色不明矣。此外内相袭,若桴鼓影响之相应也。远者司外揣内,应天之道也。近者司内揣外,应地之道也。是谓阴阳之极,天地之盖,藏之灵兰秘室,不敢妄泄也。

《外揣第四十五》今译

黄帝说:我已经听过了有关九针的九篇论述,并县亲身领略其奥妙的理论,也懂得了其中许多精深的意义。但九针的内容丰富,从一到九道理繁复,我还没有掌握它的关键道理。九针的理论,精细得不能再精细,大得无所不包,深得不可能再深,高得不能再高了。总之,针道的奥妙广泛深奇,无穷无尽。同时也懂得这些深刻的道理,与自然界、人间世事以及四时气候的变化密切关联。但是,我想把这些繁乱复杂多得像毫毛一样的用针的道理,加以总结,归纳成

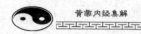

一个系统的理论,你看这样能做到吗?

岐伯回答说:你所提的问题,确实高明! 不仅仅用针的道理要归纳出一个系统的理论,就是治理一个国家也应该这样。

黄帝说:我希望听你讲的是关于用针的道理,而不是治国方略。

岐伯回答说:治理国家必须依靠一定的法度和规则,如果没有一个完善的法度和规则,怎么能把各种大、小、深、浅的各种复杂事物统一起来呢?

黄帝说:我希望你把有关的问题都详尽地讲给我听。

岐伯说:自然界中,万事万物都是相互关联、相互影响的,比如太阳和月亮,水面和镜子,鼓和声响等,太阳和月亮照着物体,就会有影子出现。水面和镜子可清楚地反射物体的形象。用槌击鼓,就会立即发出响声。以上的例子都说明了同样的道理,就是说一个事物出现,必会有相应的变化发生。只要明白了这个道理,用针的理论也就掌握了。

黄帝说:这是一个讲起来相当困难的问题。然而,它的道理并不隐蔽,而是可以了解掌握的,它犹如太阳和月亮的光辉一样,是无法遮蔽的,说它无法遮蔽,是因为它的理论是以阴阳为基础。结合临床实际,把各种现象综合进行观察和分析,通过切脉来诊得脉象的变化,用望诊来了解外部的征象,就好像通过平静的水面和镜子来观察物体一样,不会失去事物的本来形象。如果观察到人的声音不清晰,色泽不明亮,就说明五脏发生了病变,像这种情况,是由于内外之间相互反映的结果,就好像用槌击鼓会立即发出声音,影子与物体本身的形象相似一样。从这里可以看出,通过疾病外部的表现,可以推测内脏的病变,同样也可以通过内脏的病变,来推测外部的表现。上面这些道理,是阴阳理论的重点,天地之大,变化纷繁,都离不开这个规律。请允许我把它记载下来,珍藏在灵兰秘室,千万不能向外人泄露。

卷 十 四

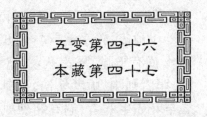

五变第四十六
本藏第四十七

五变第四十六①

①五变第四十六：伯坚按：今存残本《黄帝内经太素》没有收载本篇的文字。本篇和《甲乙经》《类经》二书的篇目对照，列表于下：

灵 枢	甲 乙 经	类 经
五变第四十六	卷八——五藏传病发寒热第一上 卷八——经络受病入肠胃五藏积发 　　　伏梁息贲肥气痞气奔肫第二 卷十——阴受病发痹第一上 卷十——阳受病发风第二上 卷十一——五气溢发消渴黄瘅第六	卷十七——风邪五变（疾病类七十六）

【释题】　本篇最末一句说：五变之纪也，就取五变这两个字作篇名。

【提要】　本篇用黄帝、少俞问答的形式，讲各人的体格不同，所得的疾病也不同。有一种体格容易得风厥漉汗，有一种体格容易得消瘅，有一种体格容易得寒热，有一种体格容易得痹，有一种体格容易得肠中积聚。这五种不同的体格，各容易得一种疾病，这就是因形而生病，叫作五变。

黄帝问于少俞曰：余闻百疾之始期也，必生于风雨寒暑，循毫毛而入腠理，或复还，或留止，或为风肿汗出，或为消瘅，或为寒热，或为留痹，或为积聚。奇邪淫溢，不可胜数，愿闻其故。夫同时得病，或病此，或病彼，意者天之为人生风乎，何其异也？

少俞曰：夫天之生风者，非以私百姓也，其行公平正直，犯者得之，避者得无殆，非求人而人自犯之①。

【本段提纲】　马蔚说：此言人之感邪同而病否异者，非天之有私，而人有避不避之异也。

【集解】

①黄帝问于少俞曰：余闻百疾之始期也，必生于风雨寒暑，循毫毛而入腠理，或复还，或留止，或为风肿汗出，或为消瘅，或为寒热，或为留痹，或为积聚。奇邪淫溢，不可胜数，愿闻其故。夫同时得病，或病此，或病彼，意者天之为人生风乎，何其异也？少俞曰：夫天之生风者，非以私百姓也，其行公平正直，犯者得之，避者得无殆，非求人而人自犯之：张介宾说：殆，危也。天非求人而人自犯之，所以有少病多病者，亦在乎人之慎与不慎耳。

黄帝曰：一时遇风，同时得病，其病各异，愿闻其故。

少俞曰：善乎哉问！请论以比匠人。匠人磨斧斤①，砺刀削，斲材木，木之阴阳②，尚有坚脆，坚者不入，脆者皮弛，至其交节，而缺斤斧焉。夫一木之中，坚脆不同，坚者则刚，脆者易伤，况其材木之不同，皮之厚薄，汁之多少，而各异耶。夫木之早花先生叶者，遇春霜烈风，则花落而叶萎；久曝大旱，则脆木薄皮者，枝条汁少而叶萎；久阴淫雨，则薄皮多汁者，皮溃而漉③；卒风暴起，则刚脆之木，枝折杌④伤；秋霜疾风，则刚脆之木，根摇而叶落。凡此五者，各有所伤，况于人乎⑤！

黄帝曰：以人应木奈何？

少俞答曰：木之所伤也，皆伤其枝，枝之刚脆而坚，未成伤也。人之有常病也，亦因其骨节皮肤腠理之不坚固者，邪之所舍也，故常为病也⑥。

【本段提纲】　马莳说：此总言人之感邪成病者，以骨节、皮肤、腠理之不坚固也。

【集解】

①斧斤：丹波元简说：斧斤，《释名》云：斧，甫也。甫，始也。凡将器，始用斧伐木已乃制之也。斤，"斩"同。《释名》云：所以平灭斧迹也。

②木之阴阳：丹波元简说：《周礼·考工记》凡斩毂之道，必矩其阴阳，阳也者，稹理而坚，阴也者，疏理而柔。

③皮溃而漉：陆懋修说：漉，卢谷切，《说文》系传漉水下儿，司马相如《封禅文》滋液渗漉。

④杌：陆懋修说：杌、五忽切，《玉篇》，树无枝也，又《书·秦誓》：杌陧，不安也，义别。

⑤凡此五者：各有所伤，况于人乎：马莳说：少俞言人之所以感于邪者，亦因其骨节皮肤腠理之不坚固耳。试观一木之中，尚有坚脆，故匠人砺削之有斧斤所不能入者，盖以坚者必刚也，有斧斤所加而木皮即弛者，盖以弛者必脆也。不惟一木坚脆不同，凡木生之皮有厚薄，汁有多少者，宁能同哉？是以木之有花与叶而早发先生者，不惟四时之难历也，遇春霜烈风，亦花落而叶萎矣。木之质脆皮薄者，遇久曝大旱，亦枝枯而叶萎矣。木之皮薄汁多者，遇久阴淫雨，亦皮溃而漉矣；时或有卒风暴起，则不分刚脆之木，亦枝折而杌伤矣。时逢秋霜疾风，则不分刚脆之木，亦根摇而叶落矣。凡此五者，尚为风所伤，况于人乎。

张介宾说：此言木之凋残，各有所因，以方人之疾病，亦无不有所致之也。萎，蔫枯也。蔫，物不鲜而色败也。

⑥木之所伤也，皆伤其枝，枝之刚脆而坚，未成伤也。人之有常病也，亦因其骨节皮肤腠理之不坚固者，邪之所舍也，故常为病也：马莳说：然以人应木者，正以木之所伤，皆伤其枝，枝有坚脆，而坚者不至于有伤，盖必先伤其枝，而后皮汁渐伤也。人有常病，于风者亦因其骨节皮肤腠理之不坚固，而后渐入于腑脏耳，何以异于木之先伤其枝者哉？

张介宾说：木有坚脆，所以伤有重轻，人有坚脆，所以病有微甚，故虽同时遇风，而有受有不受,此病之所以异也。

黄帝曰:人之善病风厥漉汗者,何以候之①?

少俞答曰:肉不坚,腠理疏,则善病风。

黄帝曰:何以候肉之不坚也?

少俞答曰:䐃肉不坚②,而无分理者,肉不坚,肤粗而皮不致者③,腠理疏,此言其浑然者④。

【本段提纲】　马莳说:此承上文而言善病风厥者,以其腠理之疏也。

【集解】

①人之善病风阙漉汗者,何以候之:张介宾说:风邪逆于腠理,而汗出漉漉不止者,病名风厥。

丹波元简说:《甲乙》作风"洒洒汗出"。马云:《阴阳别论》《评热病论》,皆有风厥。《素问·疟论》及本经《逆顺篇》,皆言无刺漉漉之汗,则风厥者其汗必漉漉然也。朱长春云:此言皮不致密,肉理粗疏,致风邪厥逆于内,而为漉漉之汗。盖津液充于皮腠之间,皮渍理疏,则津泄而为汗矣。

②䐃肉不坚:原文作"腘肉不坚"。现据《甲乙经》卷十阳受病发风第二上,将"腘"改作"䐃"。

③而无分理者,肉不坚,肤粗而皮不致者:原作"而无分理,理者,粗理,粗理而皮不致者"。今据《甲乙经》卷十第二上改,义顺。

④䐃肉不坚,而无分理者,肉不坚,肤粗而皮不致者,腠理疏,此言其浑然者:张介宾说:腘湾曰腘,即足太阳经委中穴也。腘中为溪谷之大会,故其理粗而皮不致者,可以验通身腠理之疏也。

丹波元简说:马云,腓肠之上,膝后曲处为腘,乃委中穴所在也。其肉不坚而无分理者,其理必粗,粗理而皮不坚致,则一身之腠理必疏,所以善病风厥也。《甲乙经》"腘"作"䐃"为是,以䐃肉候通身之肌肉,见《本藏》等论。诸家以腘释之非也。浑然即无分理之谓,马反为理不疏之义,志亦为浑然汗出并误。

黄帝曰:人之善病消瘅者,何以候之?

少俞答曰:五藏皆柔弱者,善病消瘅。

黄帝曰:何以知五藏之柔弱也?

少俞答曰:夫柔弱者,必有刚强,刚强多怒,柔者易伤也①。

黄帝曰:何以候柔弱之与刚强?

少俞答曰:此人薄皮肤,而目坚固以深者,长衡直扬②,其心刚③,刚则多怒,怒则气上逆,胸中蓄积,血气逆留,臗④皮充肌,血脉不行,转而为热,热则消肌肤,故为消瘅。此言其人刚暴而肌肉弱者也⑤。

【本段提纲】　马莳说:此承首节言善病消瘅者,以其心则刚强而五藏与肌肉则柔弱也。

【集解】

①夫柔弱者,必有刚强,刚强多怒,柔者易伤也:张介宾说:性气刚暴而肌肉弱者,乃易于伤,故善病消瘅。

②长衡直扬:原文作"长冲直扬"。

据《甲乙》卷十一第六改，以与本书《论勇篇》合。

③其心刚：张介宾说：皮肤薄者，肌肉必弱。目坚固而视直扬者，其心必刚。冲者，目光突露之谓。

④腘：陆懋修说：腘，苦官切，亦作"髋"。《广雅·释亲》，腘，尻臀也。《说文》，腘，髀上也。《释名》，髋缓也，其腋皮厚而缓也。

⑤刚则多怒，怒则气上逆，胸中蓄积，血气逆留，腘皮充肌，血脉不行，转而为热，热则消肌肤，故为消瘅。此言其人刚暴而肌肉弱者也：张介宾说：怒则气逆，气逆则血留，故郁而为热而成消瘅。

张志聪说：朱永年曰，按本经有五藏之消瘅，有肌肉之消瘅。五藏之消瘅，津液内消而消渴也。肌肉之消瘅，肌肉外消而消瘦也。盖因于内者必及于外，因于外者必及于内，形体五藏外内之相合也。

钱熙祚说：原刻"刚暴"二字误倒，依《甲乙经》乙转。

黄帝曰：人之善病寒热者，何以候之？

少俞答曰：小骨弱肉者，善病寒热①。

黄帝曰：何以候骨之小大，肉之坚脆，色之不一也？

少俞答曰：颧骨者，骨之本也②。颧大则骨大，颧小则骨小。皮肤薄而其肉无腘，其臂懦懦然，其地色焰③然不与其天同色，污然独异，此其候也④。然臂薄者⑤，其髓不满，故善病寒热也⑥。

【本段提纲】 马莳说：此承首节而言善病寒热者，以其骨小肉弱，色浊髓枯也。

【集解】

①小骨弱肉者，善病寒热：张介宾说：骨属肾，肉属脾，皆至阴之所在也。阴不足则阳邪易以入之，故善病寒热。

②颧骨者，骨之本也：张介宾说：目下颊骨曰颧，周身骨骼大小，可验于此也。

③焰：钱熙祚说：原刻"焰"误作"殆"，依《甲乙经》改。

④皮肤薄而其肉无腘，其臂懦懦然，其地色焰然不与其天同色，污然独异，此其候也：张介宾说：腘，肉之结聚而坚者也。懦懦然，柔弱貌。地气阴浊，天气清明，质色有余而神色不足，是地不与天同色也，故焰然污然，其状有异。肉有坚脆，色有不同，于此可以验强弱也。

⑤然臂薄者：钱熙祚说：原刻然"下"衍"后"字，依《甲乙经》删。

⑥故善病寒热也：马莳说：欲知骨小，必验颧骨。颧骨者，目下高骨，乃骨之本也。即颧有大小，而周身之骨大小可验，则骨小者，所以易病寒热也。欲知肉弱，必验周身之肉，与两手之臂，今皮肤既薄，而其肉无腘，无腘者肉无分理也，其臂懦懦然而弱，则肉弱者所以易病寒热也。而有天地人三部，其地色焰然不与其天同色，污然甚浊，独异于上中二部，则色浊者所以易病寒热也。欲知髓之虚满，又验臂之厚薄，故臂薄者其骨必小，其髓不满。惟髓不满则脑为髓之腑，凡风池风府内通于脑，而邪易入之，所以易病寒热也。

张介宾说：髓为骨之充，阴之精也，故髓不满者，当病寒热。

张志聪说：夫肾主骨，颧者肾之外候也，故颧骨为骨之本，颧大则周身之骨皆大，颧小则知其骨小也。腘者，肉之指标也。懦懦，柔弱也。臂薄者，股肱之大肉不丰也。地色者，地阁之色，殆不与天庭同色，此土气之卑污也。髓者，骨之充也，骨小则其髓不满矣。夫在外者皮肤为阳,筋骨为阴,骨小皮薄则阴阳两虚矣。阳虚则生寒,阴虚则发热,故其人骨小皮薄者,善病寒热也。高士宗曰:邪在皮肤则发热,深入于骨则发寒。

黄帝曰:何以候人之善病痹者?

少俞答曰:粗理而肉不坚者,善病痹①。

黄帝曰:痹之高下有处乎?

少俞答曰:欲知其高下者,视其三部②。

【本段提纲】　马莳说:此承首节而言善病痹者,其人理粗肉脆,而痹之所成,其高下各视乎分部也。

【集解】

①粗理而肉不坚者,善病痹:张介宾说:肉不坚,则风寒湿邪,易以入也。

②欲知其高下者,视其三部:张介宾说:人之上下左右虚实,自有不同,故当各视其部。

张志聪说:此言理粗而肉不坚者,善病痹也。理者,肌肉之纹理,如粗疏而不致密,则邪留而为痹。夫皮脉肉筋骨,五藏之分部也,《痹论》曰:风寒湿三气杂至,合而为痹,以冬遇此者为骨痹,以春遇此者为筋痹,以夏遇此者为脉痹,以至阴遇此者为肌痹,以秋遇此者为皮痹。故各视其部,则知痹之高下。盖心肺之痹在高,肝肾脾痹在下也。

钱熙祚说:原刻作"各视其部",语不分明,今依《甲乙经》改。

黄帝曰:人之善病肠中积聚者,何以候之?

少俞答曰:皮肤薄而不泽,肉不坚而淖泽。如此则肠胃恶,恶则邪气留止,积聚乃作①,脾胃之间,寒温不次,邪气稍至,稽②积留止,大聚乃起③。

【本段提纲】　马莳说:此承首节而言善病肠中积聚者,以其肠胃之恶也。

【集解】

①作:钱熙祚说:原刻"作"误作"伤",依《甲乙经》改。

②稽:陆懋修说:《汉书·货殖传》:稽足功用。注:"稽"与"蓄"同。

③稽积留止,大聚乃起:马莳说:欲知肠胃之恶,必验之皮肤之薄而不润泽。不润泽者,无血也。其肉不坚而反为淖泽,淖泽者,推之则移也。如此则其在内之肠胃必恶,恶则风寒暑湿之邪气,留止积聚,以伤肠胃。其衣食寒暖又不以次,所以邪气渐至,而稽积留止,至于大聚,从此而日成矣。

张介宾说:皮肤薄者,肉不坚也。不润泽者,血不足也。淖泽者,湿滞多也。此其肠胃薄恶,气禀之有亏也。故或中外邪留而不去,或肠胃寒温有不以次,皆足致邪,而大聚起矣。

黄帝曰:余闻病形,已知之矣!愿闻其时①。

少俞答曰:先立其年,以知其时。时高则起,时下则殆②。虽不陷下,当年有冲通,其病必起,是谓因形而生病,五变之纪也③。

【本段提纲】　马莳说:此承上文而言所以成病之时,当明五变之纪也。

【集解】

①愿闻其时:张介宾说:此总结五变,而问其凶吉之时期也。

②时高则起,时下则殆:张介宾说:先立其年,则五运六气,各有所主,故知其时。凡病遇生旺,则时之高也,故可以起,起言愈也。如逢衰克,则时之下也,病当危殆矣,《六元正纪大论》亦曰,先立其年,以明其气。

河北医学院《灵枢经校释》：疾病的发生发展与外界气候因素有密切关系，而根据运气学说，气候的变化又决定于各年的不同时序，大致说来，不同的年分，有不同的全年气候总特征，这个年度的总特征称为大运，每年分成五个季节，各有固定的气候特征，称为主运，按纪年的干支，又有每年各不相同的依时序出现的五种非固定气候，称为客气。此外，一年之内，还分成六个阶段，每个阶段有永远不变的固定的气候因素，称为主气，依纪年干支又有各阶段的不固定的气候因素，称为客气，因此影响某年的某个时季气候的因素很多，这些因素又都不是孤立存在的，而是相互作用的，就对疾病的影响来说，以气与运的关系和主、客气之间的关系状况为最重要。而这些关系是根据五行的生克来表现的。某一时序的气候因素，尤以主气客气相互作用对人体影响更大。若把主气和客气合起来，就能更具体地推测一年气候的逆顺等情况，以测知对人体的影响，每年轮转的客气加在固定不变的主气上，便称为客主加临，若客气胜过主气，就称为顺，以客气为上，主气为下，这种客气加临于主气之上的情况就是上胜下，而上胜下的顺，实际上标志当时气候变化较小，不剧烈，对人体来说，有利于机体的正常活动，发病轻缓，疾病易愈，这种情况就是"时高则起"。反之，若主气胜过客气，则称为逆，也就是下胜上，标志当时的气候变化大而剧烈，使人体发病重、急，病不易愈，这就是"时下则殆"的意思。

③先立其年，以知其时。时高则起，时下则殆。虽不陷下，当年有冲通，其病必起，是谓因形而生病，五变之纪也：马莳说：按《素问·六元正纪大论》曰：先立其年，以明其气。金木水火土，运行之数，寒暑燥湿风火，临御之化，则天道可见，民气可调，即如太阳之政，乃辰戌之纪也，其年为太阳司天，太阴在泉，有胜复民病。其初主气，自厥阴以至太阳，固无所易其客气。自少阳以至太阳，加于其上，民病随时而生。故时高则病起。时下则病殆。时高者，方临方复之时也，时下者，胜者复而复者又胜也。盖病始为起，病危为殆耳。虽脉不陷下，当年有冲通，其病必起。且其因形而生病，如木形之人，而病于戊癸之年，乃五运以为五变之纪也，即辰戌之纪，余岁可推矣。

张介宾说：虽非衰克陷下之时，而年有所冲，则气有所通，其病亦因而起，此非上节之所谓起也。如水火相冲，火当畏水，金木相冲，木当畏金，然火胜则水亦病，木胜则金亦病，故有以金形之人，而反病于丁壬年者，有以木形之人，而反病于甲己年者，是谓因形而生病，五变之纪也。

张志聪说：朱氏曰，《素问》岁运诸篇，有客气胜主气而为民病者，主气胜客气而为民病者，有六气胜五运而为民病者，五运胜六气而为民病者，此概论岁运之太过不及也。此篇论人之皮薄理疏，风雨寒暑之气，循毫毛而入腠理，为五变之病，故藉主气以胜之。主气者，五身中有此六气，而合于天之四时也。

河北医学院《灵枢经校释》：形，指人本身的五行属性。古人根据人的气质，将人分成五种类型，分别以五行加以概括，如木形之人，土形之人等，不同类型的人，在不同的时间里，由于五行生克、反侮关系而导致生病，即谓之"因形而生病"。如：因反侮关系，而金形之人病于丁壬年(属木)及木形之人病于甲己年(属土)等。

《五变第四十六》今译

黄帝问少俞道：我听说各种疾病在开始发生的时候，都是由于风雨寒暑这些外邪，沿着体表的毛孔，而进入腠理，有的发生传变，有的就停留在一定部位，产生各种各样的疾病，或形成风肿出汗,或发生消瘅,或形成恶寒发热,或发生留痹,或发生积聚。各种各样的外来邪气侵入人体后流溢各处产生难以计数的不同疾病,我希望听你讲讲这其中的原因。为什么同时生病,有的人是这种病,而有的人又是另一种病,我想难道是自然界有意为人安排了不同性质的风邪?不然怎么会有这么大的差别呢?

少俞回答说:自然界产生的风,不是为哪个人设置的,风的活动是客观存在的,对哪个人也不偏倚,如果受到它的侵袭,就会产生疾病,若设法避开它,就不会生病。因此,外来的风邪并不是有意要伤害某人,而是由于人们未加预防,才受到它的侵袭。

黄帝说:同时感受风邪,同时得病,但是各人所得的疾病却不同,我想听你讲讲其中的道理。

少俞回答说:你这个问题提得好。请允许我以木匠做比喻来说明这个问题,木匠磨快了刀斧,去砍削木材,而树木的阴面与阳面就有坚硬和脆弱的区别,坚硬的一面很难砍削,松脆的一面很容易砍削,当碰到树木分叉的支节处,不仅难以砍削,有时还会将刀斧的锋刃砍出缺口。同一树木各部分的质地坚脆不同,坚硬的部分结实,松脆的部分容易受损,更何况不同材质的树木,它们外皮厚薄不同,所含水分多少也有别。开花长叶早的树木,当遇到春天的寒霜大风时,就会花落叶萎,如长时间暴晒或干旱,树木就会质脆皮薄,枝条水分减少,树叶枯萎,如果长期阴雨连绵,树皮就会变薄,含有较多水分,就会树皮溃烂,水湿漉漉;如果狂风骤起,就会使质地硬脆的树木枝折叶落;如果遭到秋季的严霜、大风,就会使质地硬脆的树木树根动摇,树叶零落。上面所讲的五种不同的树木所遭受到自然气候的影响,尚有不同的损伤,何况不同的人呢!

黄帝问道:将人和上述树木的情况相比,关系又怎样呢?

少俞回答说:树木受到损伤时,都是树的枝条受伤,如果树枝坚硬结实,就未必会损伤。有的人经常生病的道理与树木受伤一样,也是由于他的骨骼、关节、皮肤和腠理不坚实,因而外邪容易侵袭而停留在这些部位,因此就常常生病。

黄帝说:人们常常患风厥病,汗出不止,如何从症状上来诊断呢?

少俞回答说:肌肉不坚实,皮肤腠理疏松,抵抗力不强,就容易发生风病。

黄帝问道:怎样观察肌肉不坚实呢?

少俞回答说:肌肉本应结聚成块的部位反不坚实,而且皮肤表面又没有清晰的纹理,就说明通身的肌肉不坚实。皮肤粗疏而不致密,腠理也就疏松。这些说的是观察肌肉坚实与否的大致的情况。

黄帝问道:有些人常患消瘅病,如何从症状上来诊断呢?

少俞回答说:五脏都柔弱的人,就容易患消瘅病。

黄帝问道:如何知道五脏柔弱呢?

少俞回答说:五脏柔弱的人必定性格刚强,由于性格刚强,常易发怒,这样,更能使五脏受到损伤。

黄帝问道:如何从外表看出五脏柔弱与性格刚强呢?

少俞回答说:这种人皮肤较薄,两眼凝聚直视,目光深邃,眉毛直竖,性格好强,争强就往往容易发怒,怒则气逆于上,停留在胸中,由于血气上逆,使皮肤肌肉充胀,血脉运行不畅,郁积成热,热灼津液就会使肌肉消瘦,皮肤变薄,因此发生消瘅病。这说的是性格刚强、暴躁而且肌肉柔弱人的情况。

黄帝问道:有的人常常患恶寒发热的病,如何从症状上诊断呢?

少俞回答说:骨骼细小,肌肉柔弱的人,容易患恶寒发热的病。

黄帝问道:如何从外表看出人体骨骼的大小,肌肉的坚实或柔弱,以及气色不一样呢?

少俞回答说:颧骨是诊察人体全身骨骼大小的主要依据,如果颧骨大,全身骨骼就大,颧骨小,全身的骨骼就小。皮肤瘦薄而肌肉不发达,双臂软弱无力,下巴的色泽污暗没有光泽,与前额的色泽不一样,如同蒙上一层污物,这些就是易患恶寒发热病人的主要表现。由于两臂肌肉薄弱无力,骨骼细小,骨髓也少,这种人就容易患恶寒发热的病。

黄帝问道:如何察看有的人容易患的痹病?

少俞回答说:皮肤纹理粗疏,而肌肉又不坚实的人,容易患痹病。

黄帝问道:痹病的部位上下有固定的地方吗?

少俞回答说:要想知道痹病发病上下的具体部位,就要细心察看身体各部的情况,虚在哪一部位哪就容易患痹。

黄帝问道:有人易患肠中积聚的病,如何从症状上诊断呢?

少俞回答说:皮肤瘦薄又没有光泽,肌肉虽然滑润但不坚实,就会影响肠胃的正常功能;而肠胃正常功能受到损伤,就会使邪气停留,于是发生肠中积聚。当脾胃不能调节寒暖,只要脾胃稍有邪气侵犯,就容易蓄积停留形成严重的积聚。

黄帝说:对于疾病的外在表现我已了解,并知道怎样从外部表现诊断疾病了。我还想听你讲讲疾病的发生与时序的关系。

少俞回答说:按照五运六气的理论,首先要确定表示时序的年岁干支(因为五运六气各有所主管的干支年岁),才能知道疾病与时序的关系。凡是发生疾病正好遇上年岁生旺的时候,那么疾病就有起色,疾病可以治愈,如果恰恰遇上年岁克的时候,疾病就会加重,病人有死亡的危险。虽然发生疾病时,没有遇上年岁衰克陷下的时候,但如果所处年岁的主运与人体的五行属性有冲突,五运六气对人体就会发生影响,因此,也会发病的。以上所说的由于各人的身体形态五行属性在不同年岁发生不同疾病的道理,就是五变的原则。

本藏第四十七①

①本藏第四十七:伯坚按:本篇和《甲乙经》《黄帝内经太素》《类经》三书的篇目对照,列表于下:

灵　枢	甲　乙　经	黄帝内经太素	类　经
本藏 第四十七	卷一——五藏大小六府应候第五	卷六——五藏命分篇 卷六——藏府应候篇	卷四——本藏二十五变 (藏象类二十八)

【释题】 马莳说:内推本藏府吉凶、善恶,故名篇。

【提要】 本篇以黄帝、岐伯问答的形式,讲什么样的内藏就容易得什么病;这些内藏都可以由外表观察得出。所以末了岐伯说:视其外应,以知其内藏,则知所病矣。这是望诊的一部分。本篇内容可分为三段,第一段讲五藏的小大、高下、坚脆、端正偏倾,什么样的藏就容易得什么样的病。第二段讲如何从人体的外表来观察五藏的样式。第三段讲六府的厚薄、长短、缓急、直结等,以及如何从人体外表来观察它们的特征。

　　黄帝问于岐伯曰:人之血气精神者,所以奉生而周于性命者也①。经脉者,所以行血气而营阴阳,濡筋骨,利关节者也②。

　　卫气者,所以温分肉,充皮肤,肥腠理,司开阖者也③。志意者,所以御精神,收魂魄,适寒温,和喜怒者也④。是故血和则经脉流行,营覆阴阳,筋骨劲强,关节清利矣⑤。卫气和则分肉解利,皮肤调柔,腠理致密矣⑥。志意和则精神专直,魂魄不散,悔怒不起,五藏不受邪矣⑦。寒温和则六府化谷,风痹不作,经脉通利,肢节得安矣。此人之常平也⑧。五藏者,所以藏精神、血气、魂魄者也。六府者,所以化水谷而行津液者也。此人之所以具受于天也,无愚智贤不肖,无以相倚也⑨。然有其独尽天寿,而无邪僻之病,百年不衰,虽犯风雨,卒寒大暑,犹弗能害也⑩。有其不离屏蔽室内,无怵惕之恐,然犹不免于病,何也? 愿闻其故⑪。

　　岐伯对曰:窘乎哉问也。五藏者,所以参天地,副阴阳,而连四时,化五节者也⑫。五藏者,固有小大、高下、坚脆、端正、偏倾⑬;六府亦有小大、长短、厚薄、结直、缓急。凡此二十五者各不同,或善或恶,或吉或凶,请言其方⑭。

　　【本段提纲】 马莳说:此详言人之易感于邪者,以藏府之有善恶吉凶也。善恶以体言,吉凶以病言,下文详言之。

　　【集解】

　　①人之血气精神者,所以奉生而周于性命者也:杨上善说:大初之无,谓之道也。太极未形物得以生,谓之德也。未形德者,有分且然无间,谓之命也。此命流动生物,物成生理,谓之形也。形体得神,各有所仪,谓之性也。是以血气精神,奉于一形之生,周于形体所仪之性,亦周有分无间之命。故命分流动成形,体保神为性,形性久居为生者,皆血气之所奉也。

　　张介宾说:奉,养也。周,给也。人身以血气为本,精神为用,合是四者以奉生,而性命周全矣。

　　②经脉者,所以行血气而营阴阳,濡筋骨,利关节者也:杨上善说:十二经脉,行营血气,营于三阴三阳,濡润筋骨,利关节也。

　　张介宾说:经脉者,即营气之道。营,运也。濡,润也。营行脉中,故主于里而利筋骨。

　　③卫气者,所以温分肉,充皮肤,肥腠理,司开阖者也:杨上善说:卫气慓悍,行于分肉,司腠理关阖也。

　　张介宾说:肉有分理,故云分肉。卫行脉外,故主表而司皮毛之关阖。

　　④志意者,所以御精神,收魂魄,适寒温,和喜怒者也:杨上善说:脾肾之神志意者,能御精神令之守。守,收于魂魄,使之不散,调于寒暑,得于中和,和于喜怒,不过其节者,皆志意之德也。

　　张介宾说:御,统御也。适,调燮也。

　　⑤是故血和则经脉流行,营覆阴阳,筋骨劲强,关节清利矣:杨上善说:营气和益也。覆者,营气能营覆阴阳也。

　　张介宾说:覆,包藏也。

⑥卫气和则分肉解利，皮肤调柔，腠理致密矣：杨上善说：卫司腠理，故致密也。

⑦志意和则精神专直，魂魄不散，悔怒不起，五藏不受邪矣：杨上善说：志意所为必当，故无悔矣。志意司腠理，外邪不入，故五藏不受也。

张介宾说：专直，如《易·系》所谓，其静也专，其动也直，言其专一而正也。

⑧寒温和则六府化谷，风痹不作，经脉通利，肢节得安矣，此人之常平也：杨上善说：寒暑内适六府，则中和谷化，贼风邪痹，无由起也。若尔，血气营卫志意调者，乃是人之平和者。

张介宾说：凡此者，是皆常人之平者也。

⑨六府者，所以化水谷而行津液者也。此人之所以具受于天也，无愚智贤不肖，无以相倚也：杨上善说：五藏藏神，六府化谷，此乃天之命分，愚智虽殊，得之不相依倚也。津液，即泣、汗、涎、涕、唾也。

⑩犹弗能害也：原作"犹有弗能害也"。今据《太素》卷六五脏命将"有"删去。

张介宾说：此言天禀有出常之强者。

⑪有其不离屏蔽室内，无怵惕之恐，然犹不免于病，何也？愿闻其故：杨上善说：人有劳神怵惕，无所不为，虽犯贼风邪气，独尽天年。复有闲居无思，不预外邪，不免于病，不道伤命。同禀血气，何乃有殊？愿闻其故也。

张介宾说：此言天禀有出常之弱者。

⑫五藏者，所以参天地，副阴阳，而连四时，化五节者也：杨上善说：肺心居其上，故参天也。肝脾肾在下，故参地也。肝心为牡，副阳也。脾肺肾为牝，副阴也。肝春、心夏、肺秋、肾冬，即连四时也。从五时而变，即化五节，节，时也。

张介宾说：窘，言难也。副，配也。连，通也。化五节者，应五行之节序而为之变化也。

⑬端正、偏倾：钱熙祚说：原刻此下衍者字，今删去，与下例。

⑭凡此二十五者各不同，或善或恶，或吉或凶，请言其方：杨上善说：天地阴阳，四时八节，造化不同，用参五藏，何得一也？五藏各有五别，口口六府皆准五藏，亦有五别，故藏府别言各有五别，五五二十五也。五藏既五，六府亦五，三焦一府属于膀胱，故唯有五。心小则安，此为善也。易伤以忧，即为恶也。心坚则藏安守固，此为吉也。心脆则喜病消瘅、热中，即为凶也。如此藏府随义皆有善恶吉凶，请具陈也。

张介宾说：言所以为强弱者，皆由藏府之气致然也。

心小则安，邪弗能伤，易伤以忧；心大则忧不能伤，易伤于邪①。心高则满于肺中，悗而善忘，难开以言；心下则藏外易伤于寒，易恐以言②。心坚则藏安守固；心脆则善病消瘅热中③。心端正则和利难伤；心偏倾则操持不一，无守司也④。

【本段提纲】　马莳说：此言心有善恶吉凶也。

【集解】

①心小则安，邪弗能伤，易伤以忧；心大则忧不能伤，易伤于邪：杨上善说：藏小则神口不敢自宽，故常安，邪不入也。藏大则神气宣纵，故忧不能伤，邪入不安也。

马莳说：心之小者则安，外邪弗之能伤，但内有所忧则易伤耳。盖心小者必多忧，所以忧易伤之也。若心大则忧不能伤，而外邪反易伤之矣。

张介宾说：心小则怯，故必多忧。大则不固，故邪易伤之。

②心高则满于肺中，悗而善忘，难开以言；心下则藏外易伤于寒，易恐以言：杨上善说：心藏高者，则神高也。心高肺逼口于心，故悗喜忘也。以其神高不受他言，故难开以言也。心下则

在肺藏之外,神亦居外,故寒易伤也。亦以神下,故易恐以言也。

马莳说:心之高者,则心上之为肺,当满于肺中,肺与心相着,乃多烦闷,而心窍不通,必为健忘及难以善言开之也。若心下则易伤于寒及易以言恐之矣。

张介宾说:高则满于肺而窍多不利,下则阳气抑而神必不扬。

③心坚则藏安守固;心脆则善病消瘅热中:杨上善说:藏坚则神守亦坚固,故其心藏安不病,其神守坚固。五藏柔脆,神亦柔脆,故藏亦柔脆,人血脉上行,转而为热消肌肤,故病消瘅热中也。热中,胃中热故也。

马莳说:心之坚者则藏安守固,故外邪不能入,内忧不能恐。若心脆则善病消瘅热中,多内伤之病矣。

④心端正则和利难伤;心偏倾则操持不一,无守司也:杨上善说:五藏端正,神亦端正也。神端正,性亦和柔,故声色芳味之利难相伤也,斯乃贤人君子所以待心神也。心藏偏倾不一,神亦如之,故操持百端,竟无司守之恒,此为众小人所得心神也。心藏言神,有此八变。后之四藏,但言藏变,皆不言神变者,以神为魂魄意志之主,言其神变,则四种皆知,故略不言也。

马莳说:心之端正者,则和利难伤,凡外邪人言皆不能伤。若心偏倾,则其人操守不一,无所守司。由此观之,则心宜不大不小,不高不下,坚而不脆,正而不偏,斯谓之善矣,而可以免凶病也。

张介宾说:心脆者,火必易动,偏倾者,不得其中,此其所以各有病也。

张志聪说:心小则神气收藏,故邪弗能害,心小故易伤以忧也。心大则神旺而忧不能伤,大则神气外弛,故易伤于邪也。肺者心之盖,故心高则满于肺中,在心主言,在肺主声,满则心肺之窍闭塞,故闷而善忘,难开以言也。

经云:心部于表。故心下则藏外,易伤于寒,心卑下故易恐以言也。心坚则藏安守固。心脆则善病消瘅热中。按《邪气藏府篇》五藏脉微小为消瘅。盖五藏主藏精者也。五藏脆弱,则津液微薄,故皆成消瘅。心正则精神和利,而邪病难伤,心偏倾则操持不一,无守司也。

丹波元简说:《甲乙》邪弗能伤,注:《太素》云,外邪不能伤。又易伤于邪,注,《太素》亦作"外邪"。

肺小则少饮,不病喘喝;肺大则多饮,善病胸痹、喉痹、逆气①。肺高则上气,肩息咳;肺下则居②贲迫肺,善胁下痛③。肺坚则不病咳上气;肺脆则苦病消瘅易伤④。肺端正则和利难伤;肺偏倾则胸偏痛也⑤。

【本段提纲】 马莳说:此言肺有善恶吉凶也。

【集解】

①肺小则少饮,不病喘喝;肺大则多饮,善病胸痹,喉痹、逆气:杨上善说:人分所得肺小,则少饮浆水。又肺小不受外邪,故不病喘喝。喝,喘声。肺大喜受外邪,故喜病痹及逆气也。

张介宾说:喘喝,气喘声急也。肩息咳,耸肩喘息而咳也。

②居:钱熙祚说:《甲乙经》"居"作"逼"。

③肺高则上气,肩息咳;肺下则居贲迫肺,善胁下痛:杨上善说:肺高则上迫缺盆,故上气喘息。两肩并动,故曰肩息。又肺上迫,故数欲咳。贲,当膈也,补昆反。气未委膈,下迫于肝,致胁下痛,以肝居胁下故也。

马莳说:肺之高者,则病上气,竦肩而息及为咳嗽。消瘅者,消渴而瘅热也。

张介宾说:居当作苦,肺下则气道不利,故于贲迫而胁下痛也。

④肺坚则不病咳上气;肺脆则苦病消瘅易伤:杨上善说:肺藏坚固,不为邪伤,故无咳与上气也。以下四藏之变,例同心藏。

⑤肺偏倾则胸偏痛也:杨上善说:偏倾者,随偏所在,即偏处胸痛也。

张志聪说:肺主通调水道,故小则少饮,大则多饮。肺居胸中,开窍于喉,以司呼吸,故小则不病喘喝,大则善病胸痹、喉痹。肺主气,故高则上气息肩而咳也。贲乃胃脘之贲门,在胃之上口,下则肺居贲间,而胃脘迫肺,血脉不通,故胁下痛,胁下乃肺脉所出之云门、中府处也。肺坚则气不上逆而咳,肺脆则苦病消瘅,而肺易伤也。肺藏气,气舍魄,肺端正则神志和利,邪勿能伤。肺偏倾,则胸偏痛也。

　　肝小则藏安,无胁下之病;肝大则逼胃迫咽,迫咽则苦膈中,且胁下痛①。肝高则上支贲,切胁悗②为息贲;肝下则逼胃,胁下空,胁下空,则易受邪③。肝坚则藏安难伤;肝脆则善病消瘅易伤④。肝端正则和利难伤;肝偏倾则胁下痛也⑤。

【本段提纲】　马蒔说:此言肝有善恶吉凶也。

【集解】

①肝小则藏安,无胁下之病;肝大则逼胃迫咽,迫咽则苦膈中,且胁下痛:杨上善说:肝小不受外邪,故安,无两胁下痛。胃居肝下,咽在肝傍,肝大下逼于胃,傍迫于咽,迫咽则咽膈不通饮食,故曰膈中也。肝大受邪,故两胁下痛。

②切胁悗:钱熙祚说:《甲乙经》作胁下急,未详孰是。

③肝高则上支贲,切胁悗为息贲;肝下则逼胃,胁下空,胁下空,则易受邪:杨上善说:肝高上支于膈,又切于胁,支膈切胁既急,即喘息于贲,故曰息贲也。胃居肝下,是以肝下则安于胃上,膈下无物,故易受邪气。

马蒔说:肝之高者,则其经脉行,及所谓支别者,上奔迫切,胁下多閟,当为息贲之证。按《素问·刺禁论》云,肝生于左,《至真要大论》王注言肝居下左,则肝生于下,胃当在上,何为能下逼于胃,意者在左为肝,在右为脾,肝与脾并,故可以言下,通于胃也,则王氏言肝,生下左者谬矣。

张介宾说:上支贲切,谓肝经上行之支脉,贲壅迫切,故胁为悗閟,为息贲喘急也。左右两胁,皆肝胆之经,所以肝病者多见于胁。

④肝坚则藏安难伤;肝脆则善病消瘅易伤:杨上善说:肝坚则外邪不入,故安难伤也。

⑤肝偏倾则胁下痛也:杨上善说:偏近一箱,则一箱空处偏痛也。

张志聪说:肝居胁下,故小则藏安而无胁下之痛。肝居胃之左,故大则逼胃,而胃脘上逼于咽也。肝在膈之下,故大则苦于膈中,且胁下痛。肝脉贯膈,上注肺,故高则上支贲切,胁悗为息贲。肝居胃旁,故下则逼胃而胁下空,空则易受于邪,盖胁乃邪正出入之枢部也。肝坚则藏安难伤,脆则善病消瘅而易伤也。肝藏血,血舍魂,端正则神志和利,偏倾则胁痛也。

丹波元简说:支非支别之谓,王冰注《六元正纪》支痛云,支、挂傍也,胁字句,此谓上支挂于贲门,切迫于胁下,而为息贲者,肝高而上逼于肺也,史有肺肝相附语,亦恐近焉,《经筋篇》及《五十六难》,并以息贲为肺病,此肝病及肺也。

　　脾小则藏安,难伤于邪①;脾大则苦凑胁而痛,不能疾行②。脾高则胁引季胁而痛;脾下则下加于大肠,下加于大肠,则藏苦受邪③。脾坚则藏安难伤;脾脆则善病消瘅易伤。脾端正则和利难伤;脾偏倾则善满善胀也④。

【本段提纲】　马莳说:此言脾有善恶吉凶也。

【集解】

①难伤于邪:钱熙祚说:原刻此下衍"也"字,依《甲乙经》删,与前后文一例。

②脾小则藏安,难伤于邪;脾大则苦凑眇而痛,不能疾行:张介宾说:凑,寒也。眇,胁下软肉处也。季胁,小肋也。

③脾高则眇引季胁而痛,脾下则下加于大肠,下加于大肠,则藏苦受邪:杨上善说:脾下则眇缓,高则眇牵季胁中痛也。脾下即是大肠,故脾下加出于脾藏所居之外,故喜受邪。

④脾偏倾则善满善胀也:杨上善说:脾偏形近一箱,动而多痹,又气聚为胀也。

张志聪说:脾为中土,而主于四旁,故小则藏安而难伤于邪也。脾居于腹,在胁骨之眇,故大则苦凑眇而痛。脾主四肢,故不能疾行也。胁在眇之上,故高则眇引季胁而痛,下则加于大肠,加于大肠,则藏苦受邪,盖藏虚其本位也。脾坚则藏安难伤,脾脆则善病消瘅而易伤也。脾藏意,意舍荣,端正则神志和利,偏倾则善满善胀也。

肾小则藏安难伤;肾大则善病腰痛,不可以俛仰,易伤以邪。①

肾高则苦背膂痛,不可以俯仰;肾下则腰尻痛,不可以俛仰,为狐疝②。肾坚则不病腰背痛③;肾脆则苦病消瘅易伤。肾端正则和利难伤;肾偏倾则苦腰尻痛也④。

【本段提纲】　马莳说:此言肾有善恶吉凶也。

【集解】

①肾小则藏安难伤,肾大则善病腰痛,不可以俛仰,易伤以邪:杨上善说:肾小不受外邪,故安而难伤也。肾大在于腰中,故俛仰皆痛也。

②肾高则苦背膂痛,不可以俯仰;肾下则腰尻痛,不可以俛仰,为狐疝:杨上善说:肾高去腰,著于脊膂,故脊膂痛,不得俛仰也。肾下入于尻中,下迫膀胱,故尻痛不可俛仰。小腹痛,大小便难,曰疝。疝有多种,此为狐疝,谓狐夜时不得小便,小腹处痛,日出方得,人亦如此,因名狐疝也。

张介宾说:膂,夹脊肉也。尻,尾骶骨也。

③肾坚则不病腰背痛:杨上善说:肾在腰背之间,故肾坚则腰不痛也。

④肾偏倾则苦腰尻痛也:杨上善说:二肾有一偏倾,则偏处痛也。

张志聪说:夫藏者,藏也,故小则藏安难伤,大则善病腰痛,腰乃肾之府也。夫腰脊者,身之大关节也,故腰痛、背膂痛、腰尻痛,皆不可以俛仰。肾附于腰脊间,故病诸痛也。狐疝者,偏有大小,时时上下,狐乃阴兽,善变化而藏,睾丸上下,如狐之出入无时,此肾藏之疝也。肾坚则不病腰背痛,脆则苦病消瘅而易伤也。肾藏精,精舍志,藏体端正则神志和利而难伤,偏倾则苦腰尻痛也。夫身形,五藏之外合也。皮薄理疏,则风雨寒暑之邪,循毫毛而入腠理以病形,盖六气之客于外也。如在内之藏形薄脆偏倾,则人之所苦常病,常病者,五五二十五变病也。

凡此二十五变者,人之所苦常病。①

【本段提纲】　马莳说:此结言五藏二十五异者,人之苦于常病也。

【集解】

①凡此二十五变者,人之所苦常病:杨上善说:人之五藏受之天分,有此二十五变者,不由人之失养之愆,故虽不离屏蔽,常喜有前病也。

马莳说:二十五异者,曰小大,曰高下,曰坚脆,曰端正,曰偏倾也,五藏则为二十有五矣。

张介宾说:五变者,曰小大、曰高下、曰坚脆、曰端正、曰偏倾也。人有五藏,藏有五变,是为二十五变,人所苦于常病也。

黄帝曰:何以知其然也[1]?岐伯曰:赤色小理者心小;粗理者心大。无髑骺者心高,髑骺小短举者心下,髑骺长者心坚[2],髑骺弱小以薄者心脆,髑骺直下不举者心端正,髑骺倚一方者心偏倾也[3]。

【本段提纲】　马莳说:此言欲知心之善吉凶也,当验之色理与髑骺也。髑骺者,胸下蔽骨也。

【集解】

①何以知其然也:杨上善说:五藏二十五变皆在身中,变生常病亦居其内,未知因候,知以为调养也。

②心坚:钱熙祚说:原刻作"心下坚",依《甲乙经》删"下"字。

③髑骺倚一方者心偏倾也:杨上善说:理者,肉之纹理。髑骺,胸前蔽骨,蔽心神也。其心上入肺中,不须蔽骨,故心高以无蔽骨为候也。高者,志意高远也。故短小举者,为心下之候。下者,志意卑近也。

张介宾说:理,肉理也。髑骺,音结于,鸠,尾骨也。

张志聪说:小理者,肌肉之纹理细密,粗理者,肉理粗疏,大肉胭脂,五藏之所生也。故候肉理之粗细,即知藏形之大小。本经曰:膏人纵腹垂腴,肉人者上下容天。盖人之胭肉,本于藏府募原之精液以资生,募原者,藏府之膏肓也。五藏之精液溢于膏肓,而外养于胭肉,是以五藏病者,大肉陷下,破胭脱肉。

丹波元简说:"赤色"二字,该下文"粗理者""无髑骺者"而言,须节白色,青色并同。

白色小理者肺小;粗理者肺大;巨肩反[1]膺陷喉者肺高,合腋张胁者肺下;好肩背厚者肺坚;肩背薄者肺脆;背膺厚者肺端正,膺[2]偏竦者肺偏倾也[3]。

【本段提纲】　马莳说:此言欲知肺之善恶吉凶,当验之色理肩背膺腋喉胁之类也。

【集解】

①反:钱熙祚说:林亿校《甲乙经》云,"反"一作"大"。

②膺:钱熙祚说:原刻"膺"误作"胁","竦"误作"疏",并依《甲乙经》改。

③白色小理者肺小,粗理者肺大;巨肩反膺陷喉者肺高,合腋张胁者肺下;好肩背厚者肺坚,肩背薄者肺脆;背膺厚者肺端正,膺偏竦者肺偏倾也:张介宾说:胸前两旁为膺,胸突而向外者是为反膺。肩高胸突,其喉必缩,是为陷喉。合腋张胁者,腋钦胁开也。胁偏竦者,胁骨欹斜而不密也。

张志聪说:肺居肩膺之内,胁腋之上,故视其肩背膺腋,即知肺之高下、坚脆、偏倾。倪冲之曰:肺属天而华盖于上,背为阳而形身之上也,故肺俞出于肩背。朱永年曰,《脉要精微论》云:尺内两旁则季胁也,尺外以候肾,尺里以候腹中,推而外之,内而不外,有心腹积也。推而内之,外而不内,身有热也,盖形身之上下,即藏府所居之外候也。

青色小理者肝小,粗理者肝大;广胸反骹[1]者肝高,合胁兔[2]骹者肝下;胸胁好者肝坚;胁骨弱者肝脆;膺胁[3]腹好相得者肝端正;胁骨偏举者肝偏倾也[4]。

【本段提纲】　马莳说:此言欲知肝之善恶吉凶,当验之色理胸骹膺腹之类也。

【集解】

①骹：陆懋修说：骹，口交切。《说文》：骹，胫也。

②兔：钱熙祚说：《甲乙经》"兔"作"脆"。

③膺胁：钱熙祚说：原刻"膺"下脱"胁"字，依《甲乙经》补。

④青色小理者肝小，粗理者肝大；广胸反骹者肝高，合胁兔骹者肝下；胸胁好者肝坚，胁骨弱者肝脆；膺胁腹好相得者肝端正，胁骨偏举者肝偏倾也：杨上善说：骹，足胫也。反，前曲出也。

张介宾说：胫骨近足之细处曰骹，今详此反骹兔骹以候肝，似以胁下之骨为骹也。反骹者胁骨高而张也。兔骹者，胁骨低合如兔也。骹，音"敲"。

张志聪说：骹者，胸胁交分之扁骨，内膈前连于胸之鸠尾，旁连于胁，后连于脊之十一椎。肝在膈之下，故广胸反骹者肝高，合胁兔骹者肝下。兔者，骨之藏伏也。肝脉下循于腹之章门，上循于膺之期门，在内者从肝别贯膈，故膺腹好相得者肝端正。

丹波元简说：考字书骹无胸骨之义，张、志以意释之，然于原文极切，今从之。

黄色小理者脾小，粗理者脾大。揭①唇者脾高，唇下纵者脾下。唇坚者脾坚，唇大而不坚者脾脆。唇上下好者脾端正，唇偏举者脾偏倾也②。

【本段提纲】　马莳说：此言欲知脾之善恶吉凶，当验之色理与唇也。

【集解】

①揭：杨上善说：揭，举也。

②揭唇者脾高，唇下纵者脾下。唇坚者脾坚，唇大而不坚者脾脆。唇上下好者脾端正，唇偏举者脾偏倾也：张介宾说：脾气通于口，其荣在唇，故脾之善恶，验于唇而可知也。

张志聪说：倪氏曰：唇者脾之候，故视唇之好恶，以知脾藏之吉凶。

黑色小理者肾小，粗理者肾大。耳高者肾高①；耳后陷者肾下。耳坚者肾坚，耳薄不坚者肾脆。耳好前居牙车者肾端正，耳偏高者肾偏倾也②。

【本段提纲】　马莳说：此言欲知肾之善恶吉凶，当验之色理与耳也。

【集解】

①耳高：钱熙祚说：原刻"耳高"二字误倒，依《甲乙经》乙转。

②耳偏高者肾偏倾也：杨上善说：一箱独高为偏。

张介宾说：肾气通于耳，故肾之善恶、验于耳可知也。

凡此诸变者，持则安，减则病也。①

【本段提纲】　马莳说：此结言上文二十五异者，善于持守则安，而持守之功减，则不免于病也。

【集解】

①凡此诸变者，持则安，减则病也：杨上善说：凡此二十五变，过分以为不善，减则为病，持平安和，以为大则也。

张介宾说：凡以上诸变，使能因其偏而善为持守，则可获安。若少有损减，则不免于病矣。

张志聪说：凡此诸变者，神志能持则安，减则不免于病矣。

帝曰：善。然非余之所问也。愿闻人之有不可病者，至尽天寿，虽有深忧大恐，怵惕之志，犹不能感①也，甚寒大热，不能伤也；其有不离屏蔽室内，又无怵惕之恐，然不免于病者，何也？愿闻其故②。

岐伯曰:五藏六府,邪之舍也,请言其故。五藏皆小者少病,苦燋③心,大愁忧;五藏皆大者缓于事,难使以忧。五藏皆高者好高举措,五藏皆下者好出人下。五藏皆坚者无病,五藏皆脆者不离于病。五藏皆端正者和利④得人心,五藏皆偏倾者邪心而善盗,不可以为人卒⑤,反复言语也。

【本段提纲】　马莳说:此言人有病有不病者,以五藏之有善恶吉凶也。

【集解】

①犹不能感:原作犹不能减也。今据《甲乙》卷一第五及《太素》卷六五藏命分改。不能感与下文不能伤字异义同。

②愿闻其故:杨上善说:子言五藏之变,所知是要,然非吾之问本意。同本意者,人生尽于天寿,内则深忧大恐,外则甚寒极热,然无所伤,不为病也。而有外无寒暑之侵,内去怵惕之怀,而疾病百端,其故何也?

③苦燋:丹波之简说:《甲乙》"苦燋"作"善焦"。

④和利:杨上善说:和谓之神性和柔,利谓薄于名利。

⑤卒:钱熙祚说:原刻"卒"误作"平",依《甲乙经》改。丹波元简说:"平"作"卒"为是。

黄帝曰:愿闻六府之应①。

岐伯答曰:肺合大肠,大肠者皮其应;心合小肠,小肠者脉其应;肝合胆,胆者筋其应;脾合胃,胃者肉其应;肾合三焦膀胱,三焦膀胱者腠理毫毛其应②。

【本段提纲】　马莳说:此言五藏与六府相合,而亦有知六府之法也。肾合三焦者,左肾合膀胱,右肾合三焦也。

【集解】

①愿闻六府之应:杨上善说:五藏应候,已说于前。六府之候,厥而未论,故次问之。

②肺合大肠,大肠者皮其应;心合小肠,小肠者脉其应;肝合胆,胆者筋其应;脾合胃,胃者肉其应;肾合三焦膀胱,三焦膀胱者腠理毫毛其应:杨上善说:肾合三焦膀胱,故有五府也。五藏为阴,合于五府。五府为阳,故皮脉筋肉腠理毫毛,五府候也。

张介宾说:肺本合皮,而大肠亦应之;心本合脉,而小肠亦应之;胆胃皆然,故表里之气相同也。惟是肾本合骨,而此云三焦膀胱者,腠理毫毛其应何也?如《五癃津液别篇》曰:三焦出气以温肌肉,充皮毛,此其所以应腠理毫毛也。

黄帝曰:应之奈何?

岐伯曰:肺应皮,皮厚者大肠厚;皮薄者大肠薄;皮缓腹裹大者①,大肠缓而长②;皮急者大肠急而短,皮滑者大肠直,皮肉不相离者大肠结③。

【本段提纲】　马莳说:此言欲知大肠当验之皮也。

【集解】

①腹裹大者:原文作"腹裹大者"。据《甲乙》卷一第五、《千金》卷十八第一改。

②大肠缓而长:原作"大肠大而长"。据《甲乙》卷一第五、《千金》卷十八第一、《普济方》卷三十七大肠腑门总论改,以与下"急"字对。

③肺应皮,皮厚者大肠厚;皮薄者大肠薄;皮缓腹裹大者,大肠缓而长;皮急者大肠急而短;皮滑者大肠直;皮肉不相离者大肠结:杨上善说:应,候也。肺以皮为候,肺合大肠,故以其皮候大肠也。

张介宾说：此下皆言六府之应。肺与大肠为表里，肺应皮，故大肠府状，亦可因皮而知也。不相离者，坚实之谓。

丹波元简说：志云，上文以藏合府，而府应形，此以藏合形，而形合府，皆阴阳外内交互之妙用。

心应脉，皮厚者脉厚，脉厚者小肠厚；皮薄者脉薄，脉薄者小肠薄；皮缓者脉缓，脉缓者小肠大而长；皮薄而脉冲小者，小肠小而短；诸阳经脉皆多纡屈者，小肠结。①

【本段提纲】　马莳说：此言欲知小肠，当验之脉，而脉又当验之于皮也。

【集解】

①心应脉，皮厚者脉厚，脉厚者小肠厚；皮薄者脉薄，脉薄者小肠薄；皮缓者脉缓，脉缓者小肠大而长；皮薄而脉冲小者，小肠小而短；诸阳经脉皆多纡屈者，小肠结：杨上善说：心合于脉，脉在皮中，故得以皮候脉，脉候小肠也。冲，虚也，脉虚小也。诸阳脉，六阳经也。小肠之脉，太阳也。太阳与诸阳为长，故诸阳经纡屈多者，则知小肠亦纡屈也，纡屈即名为结也。阳经在于肤不见，候其阳络，即经可知矣。

张介宾说：心与小肠为表里，心应脉，故小肠府状，亦可因脉而知也。然脉行皮肉之中，何以知其厚薄？但察其皮肉即可知也。冲，虚也。诸阳经脉，言脉之浮浅而外见者也。纡屈盘曲不舒之谓。

张志聪说：《邪气藏府篇》曰，脉急者尺之皮肤亦急，脉缓者尺之皮肤亦缓，皮脉之相应也。故皮厚者脉厚，脉厚者小肠厚，皮薄者脉薄，脉薄者小肠薄。

脾应肉，肉䐃坚大者胃厚，肉䐃麽①者胃薄，肉䐃小而麽者胃不坚，肉䐃不称身者胃下，胃下者下管约不利，肉䐃不坚者胃缓，肉䐃无小果②累者胃急，肉䐃多小果②累者胃结，胃结者上管约不利也④。

【本段提纲】　马莳说：此言欲知胃者，当验之肉䐃也。

【集解】

①麽：陆懋修说：麽，亡果切。《广雅·释诂》麽，小也，微也。《文选》班彪《王命论》又况幺么不及数子。注引《通俗文》不长曰幺，细小曰麽。

②果：原作里，据《太素》卷六脏腑应候、《千金》卷十六第一改。

③小：钱熙祚说：原刻小误作少，依《甲乙经》改。

④脾应肉，肉䐃坚大者胃厚，肉䐃麽者胃薄，肉䐃小而麽者胃不坚，肉䐃不称身者胃下，胃下者下管约不利，肉䐃不坚者胃缓，肉䐃无小果累者胃急，肉䐃多小果累者胃结，胃结者上管约不利也：杨上善说：脾以合胃，故以肉䐃候于胃也。谓䐃颗累与身大小不相称也。胃下逼于下管，故便溲不利。

张介宾说：脾与胃为表里，脾应肉，故胃府之状，亦可因肉而知也。䐃，肉之聚处也。麽，细薄也。约，不舒也。少里累之义未详，高志斋谓揣其䐃肉而少有累然结实者之谓。

张志聪说：倪氏曰，䐃，肥脂也。麽，微小也。约，约束也。胃有上脘中脘下脘，故胃下则下脘约不利，结则上脘约不利也。

肝应爪，爪厚色黄者胆厚，爪薄色红者胆薄，爪坚色青者胆急，爪濡色赤者胆缓，爪直色白无纹①者胆直，爪恶色黑多纹者胆结也②。

【本段提纲】　马莳说:此言欲知胆者,当验之爪也。

【集解】

①纹:原作"约",律以下文,"约"字当为"纹"字之误,故予改正。

②肝应爪,爪厚色黄者胆厚,爪薄色红者胆薄,爪坚色青者胆急,爪濡色赤者胆缓,爪直色白无纹者胆直,爪恶色黑多纹者胆结也:杨上善说:肝以合胆,胆以应筋,爪为筋余,故以爪候胆也。人之爪甲色不得明净,又多好破坏者,其人胆纹屈结也。

张介宾说:肝与胆为表里,肝应爪,故胆府之状,亦可因爪而知也。结者,胆气不舒之谓。

张志聪说:朱氏曰:爪者筋之余,故肝应爪。视爪之好恶,以知胆之厚薄缓急也。五藏六府皆取决于胆,故秉五藏五行之气色。莫子瑜曰:胆属甲子,主天干地支之首,故备五行之色。

　　肾应骨,密理厚皮者三焦、膀胱厚,粗理薄皮者三焦、膀胱薄,疏腠理者三焦、膀胱缓,皮急而无毫毛者三焦、膀胱急,毫毛美而粗者三焦、膀胱直,稀毫毛者三焦、膀胱结也。①

【本段提纲】　马莳说:此言欲知三焦膀胱者,当验之皮毫腠理也。

【集解】

①肾应骨,密理厚皮者三焦、膀胱厚,粗理薄皮者三焦、膀胱薄,疏腠理者三焦、膀胱缓,皮急而无毫毛者三焦、膀胱急,毫毛美而粗者三焦、膀胱直,稀毫毛者三焦、膀胱结也:杨上善说:肾以应骨,骨应三焦膀胱,三焦膀胱气发腠理,故以腠理候三焦膀胱也。三焦之气,如雾、沤、沟、渎,与膀胱水府是同,故合为一府也。腠理毫毛在皮,故亦以皮之毫毛为候也。

张介宾说:肾与膀胱为表里,而三焦亦合于肾,故上文曰肾合三焦膀胱,腠理毫毛其应,所以三焦膀胱之状,可因腠理毫毛而知也。

张志聪说:倪氏曰:太阳之气主皮毛,三焦之气通腠理,是以视皮肤腠理之厚薄,则内应于三焦膀胱矣。又津液随三焦之气以温肌肉,充皮肤。三焦者,少阳之气也。本经云:熏肤充身泽毛是谓气。是以皮毛皆应于三焦膀胱。朱永年曰:经云,溪谷属骨,是肌肉之属于骨也。又曰脾生肉,肉生肺,肺生皮毛,是骨肉皮毛之相资生者也,故曰肾应骨,密理厚皮者三焦膀胱厚。

　　黄帝曰:厚薄美恶皆有形,愿闻其所病①。

　　岐伯答曰:视其外应,以知内藏,则知所病矣②。

【本段提纲】　马莳说:此言视其外之所应,而可以知内之所病也。

【集解】

①厚薄美恶皆有形,愿闻其所病:杨上善说:已闻六府美恶之形,然未知美恶生病何如。

②视其外应,以知内藏,则知所病矣:杨上善说:各视外候,则知所生病矣。

张介宾说:外形既明,内藏可察,病亦因而可知矣。所谓病者,如上文二十五变之类皆是也。

张志聪说:倪氏曰,六府内合五藏,外应于皮肉筋骨,故视其外应以知其内藏,则知其所病矣。盖六府之厚薄,缓急,大小而为病者,与五藏之相同也。

《本脏第四十七》今译

　　黄帝问岐伯说:人体内的血气精神是用来供养机体以维持正常生命活动的物质。经脉是运行气血,循环于(手足的三)阴经和阳经,濡润筋骨,通利关节。并通过运行气血,以营养身体的内部和外部。卫气可以温暖肌肉,充实皮肤,营养腠理,调理汗孔的开阖。意志可以统御精神活动,收摄魂魄,调节机体适应冷热刺激和情志变化。因此,血气调和,就可以使经脉运行正常,机体内外即可得到充分的营养,筋骨活动强劲有力,关节滑利自如。卫气运行调畅,就可以使肌肉舒展而富有弹力,皮肤调和柔润,腠理细密。意志调和,就会使精神专一,魂魄内守,悔恨和恼怒不易发生,五脏不会遭受外邪侵袭。若对气候变化调整理适当,六腑功能就能很好的运化水谷,气血充裕,不易被风邪侵袭而发生风痹症,由于经脉气血运行畅通,肢体关节活动正常,这些就是人体的正常生理状态。人体的五脏是藏精神、血气和魂魄的,六腑是消化饮食水谷、运输津液的,这些功能都是人们与生俱来的,不论愚蠢与聪明,好人或坏人,都是一样的。但有些人能够平安地渡过一生,不受外邪的侵犯而得病,老而不衰,有时虽然受到风雨的侵袭,或突然遭到寒冷和严重的酷暑的伤害,但也不能伤害他。然而有的人,尽管关屋门,居室严密,没有风雨寒暑的侵扰,也没有担心受怕的事情,但还是免不了要生病,这是什么原因呢? 我想听你讲讲这方面的原因。

　　岐伯回答说:你提的这个问题不很容易回答。人体五脏的功能与自然界的联系密切,符合阴阳变化的规律,和四时节气相连通,与五个季节的五行变化相适应。五脏本身体积有大小,部位有上下,质地有坚脆,位置有正偏。六腑也是一样,体积有大小、长短,构造有厚薄,形态有曲直,功能有慢有快。以上二十五种情况,分别标志着善恶吉凶,请让我再做详细的说明。

　　心脏体积小的人,精神安定,外来的邪气不易侵犯,但容易受到悲忧情绪的伤害;若心脏体积大,虽然不会因为悲忧情绪而受到伤害,但容易受到外邪的侵犯。若心脏位置较高,就会排挤肺脏,使肺气壅滞,因而情绪烦闷,善忘,难以接受别人的劝导。心脏位置较低,心脏的阳气受到阻抑,因此容易受到寒邪侵犯,难予承受言语的恐吓。心脏质地坚实,则神志安定,精神坚守;质地脆弱,容易得消瘅病和中焦发热的病。心脏位置端正,血脉运行通畅,性情柔和,不容易生病。心脏位置偏斜,精神涣散,做事不能专心致志,持之以恒。

　　肺脏体积小的人,饮水少,饮邪不易停留,所以不易发生哮喘病。肺脏体积大,饮水多,水饮易停,所以容易得胸痹、喉痹气逆等病症。肺脏位置较高,气机上逆,因而易见喘息抬肩及咳嗽等病。肺脏位置较低,肺脏接近横膈,因肺气上迫而发生胁下疼痛。肺脏质地坚实,邪气难于侵犯,所以不易咳嗽气逆。肺脏质地脆弱,容易得消瘅病,也容易受到外来邪气的侵袭。肺脏位置端正,肺气平和通畅,外来邪气难以伤害。肺脏位置偏斜,气不宣畅,容易出现胸部一侧疼痛。

　　肝脏体积小的人,不易受到外邪侵犯,所以肝气安和,不会发生胁下病痛。肝脏体积大,肝脏会压迫胃,胃再影响食道,连累咽喉,因易发生饮食不通的膈中病,以及胁下疼痛。肝脏位置较高,肝脏向上支撑横膈,并贴切于胁部,因而发生喘急息贲病。肝脏位置较低,压迫胃脘,使胁下出现空虚部位,而易受到邪气的侵犯。肝脏质地坚固,肝气安和,不易受到外邪的伤害。肝脏质地脆弱,容易得消瘅病,也容易受到外邪的伤害。肝脏位置端正,肝气疏泄正常,不易受外邪的伤害。肝脏位置偏斜的人,容易发生胁下疼痛。

　　脾脏体积小的人,脾气安定,不易受到外邪的伤害。脾脏体积大,紧逼胁下,因而发生疼痛,不能快步走路。

　　脾脏位置高,胁下会牵引季胁而引起疼痛。脾脏位置低,向下压迫大肠,而脾脏压迫大肠就容易受到外邪的侵犯。脾脏质地坚实,脾气安定,不易感受外邪的伤害。脾脏质地脆弱,容易发生消瘅病,也容易感受到外邪的伤害。脾脏位置端正,脾气和顺通利,不易感受到外邪的伤害。脾脏位置偏斜,脏气不利,运化失职,容易发生腹部胀满的症状。

肾脏体积小的人,肾气安定,不易受到外邪的伤害。肾脏体积大,容易得腰痛病,不能前后俯仰,容易受到外邪的伤害。肾脏位置高,易患背脊疼痛的病,不能前后俯仰。肾脏位置低,会得腰尻疼痛的病,不能前后俯仰,或者会发生狐疝病。肾脏质地坚实,不会发生腰背疼痛的疾病。肾脏质地脆弱的人,会得消瘅病,并容易受到外邪的伤害。肾脏位置端正,肾气平和顺畅,不易受到外邪的伤害。肾脏位置偏斜,容易得腰尻疼痛的病。

上面所讲二十五种疾病,都是由于五脏体积的大小,质地的坚脆,位置的高低、端正、偏斜的变化所造成,是人们容易发生的疾病。

黄帝说:怎样知道五脏的大小、高下、坚脆及端正、偏倾呢?

岐伯说:皮肤颜色发红,纹理细小致密的人,心脏小;皮肤纹理粗疏的人,心脏大。胸骨剑突不明显的人,心脏位置高;胸骨剑突短小而且凸出的人,心脏位置低;胸骨剑突长的人,心脏的质地坚实;胸骨剑突弱小又薄的人,心脏的质地脆弱;胸骨剑突笔直向下凹的人,心脏的位置端正;如果胸骨剑突偏向胸部一侧,心脏的位置也就偏斜不正。

皮肤颜色发白,纹理细小致密的人,肺脏小;皮肤纹理粗疏的人,肺脏大。两肩宽大,胸部向前凸出,而咽喉后陷的,肺脏位置高;两腋收敛,两胁开张的人,肺脏位置低。肩部发达,背部宽厚的人,肺脏质地坚实;肩背部瘦薄的人,肺脏质地脆弱。胸背部都宽厚的人,肺脏位置端正;胁部偏斜,肋骨稀疏的,肺脏偏斜。

皮肤颜色发青,纹理细小致密的人,肝脏小;皮肤纹理粗疏的人,肝脏大。胸部广阔,胁部肋骨向外突起的人,肝脏的位置高;胁部肋骨隐伏内收的人,肝脏位置低。胸胁部位发育良好的人,肝脏质地坚实;胁部肋骨软弱的人,肝脏质地脆弱。胸膺与腹部发育良好对称的人,肝脏的位置端正;肋骨偏向一侧突出的人,肝脏的位置偏斜。

皮肤发黄,纹理细小致密的人,脾脏偏小;皮肤纹理粗疏的人,脾脏大。口唇上翻的人,脾脏位置高;口唇松弛向下的人,脾脏位置低。口唇坚实的人,脾脏质地坚实;口唇大而不坚实的人,脾脏质地脆弱。上下口唇均匀良好的人,脾脏位置端正;口唇位置偏斜突出的人,脾脏的位置偏斜。

皮肤颜色发黑,纹理细小致密的人,肾脏小;皮肤纹理粗疏的人,肾脏大。耳朵位置高的人,肾脏位置高;耳朵向后陷下的人,肾脏位置低。耳朵坚实的人,肾脏质地坚实;耳朵瘦薄质地不坚实的人,肾脏质地脆弱。耳朵发育正常,位于颊车前面的,肾脏的位置端正;耳朵位置高的,肾脏的位置偏斜。

上面讲的二十五种不同情况,只要平时注意调理,能够保持正常的生理活动,就会平安无事。如果不注意调理,受到某种损伤,就会发生疾病。

黄帝说:你讲得很好,但是,这些并不是我所问的问题。我想了解的是,有的人从来不生病,可以享尽天年,虽然有忧虑和惊恐等巨大的精神刺激,但并不能对他们造成影响,就是严寒、酷热也不能伤害他们。而有些人虽终日深居密室,又没有惊恐不安的情绪刺激,可还是不免于疾病,这是为什么呢?我想听你讲讲其中的道理。

岐伯说:五脏六腑是内外之邪停留之处,请让我就这个问题讲讲这方面的道理。五脏体积都小的,也很少因邪气侵袭而发病,但却心情焦急,多愁善感;五脏体积都大的,对待事物心情平静,从容不迫,外来影响很难产生过分的忧伤。五脏位置都高的,好高骛远,说话做事脱离实际。五脏位置低的，不求上进，甘心屈居他人之下。五脏质地都坚实的，不会发生疾病；五脏质地脆弱的，经常百病缠身。五脏位置端正的，脏气调匀，说话和气，办事公正，容易得到别人欢迎；五脏位置偏斜的，行为不正，经常偷盗，不可与这种人来往，这种人反复无常，说话不算数，不可信赖。

黄帝说：我想听你讲讲六腑与人体某些部位的相应关系。

岐伯回答说：肺与大肠相合，大肠外应于皮肤。心与小肠相合，小肠外应于脉。肝与胆相合，胆外应于筋。脾与胃相合，胃外应于肌肉。肾与三焦及膀胱相合，三焦及膀胱外应于腠理、毫毛。

黄帝说：五脏六腑与身体各部位如何相应？

岐伯说：肺与皮肤相应，又与大肠相合，所以皮肤厚的，大肠厚；皮肤薄的，大肠薄；皮肤松弛腹部膨大的，大肠松弛而长。皮肤紧缩的，大肠也紧缩而且短；皮肤滑润的，大肠通顺；皮肤与肌肉紧紧相粘而不分开的，大肠结涩不畅。

心与脉相应，又与小肠相合，所以皮肤厚的，脉也厚，脉厚的小肠也厚；皮肤薄的，脉也薄，脉薄的小肠也薄。皮肤松弛的，脉也松弛，脉松弛的，肠松弛宽大而长；皮肤薄而且脉弱小的，小肠小而短，各条阳经经脉多纡回弯曲的，小肠结涩不通。

脾与肌肉相应，又与胃相合，所以肌肉块坚实而大的，胃厚实；肌肉块小的，胃瘦薄；肌肉块小而弱的，胃不坚实。肌肉块瘦小与整个身体不相协调的，胃的位置低；由于胃的位置低，其下口受压紧缩，食物不能顺利下行；肌肉块不坚实的，胃缓纵不收；肌肉块中没有许多细小颗粒的，胃部紧缩；肌肉块中有许多细小颗粒的，胃部结涩不通；胃部结涩的，胃的上口受约束，进食不通畅。

肝脏与爪甲相应，与胆相合，所以爪甲厚色黄的，胆就厚实；爪甲薄色红的，胆就薄；爪甲坚实色青的，胆紧缩；爪甲润泽质软色赤的，胆松弛；爪甲直白色而无纹路的，胆舒直。爪甲不平整色黑又多纹理的，胆结涩。

肾与骨相应，又与膀胱、三焦相合，所以皮肤厚纹理致密的，三焦膀胱厚实；皮肤薄纹理粗疏的，三焦膀胱薄；皮肤纹理疏松的，三焦膀胱松弛；皮肤紧张，没有毫毛的，三焦膀胱紧缩；皮肤的毫毛丰润粗壮的，三焦膀胱舒直顺畅；皮肤毫毛稀疏的，三焦膀胱结涩失常。

黄帝说：五脏六腑的厚薄，以及好与坏，都有一定的外在形态及相应的配合，以上的这些情况与疾病的关系怎样？我想听你讲讲。

岐伯回答说：细心观察各脏腑在外表相应部位的表现，可以了解相应的内在脏腑的情况，结合上面所讲情况，就了解所发生的病变。

卷　十　五

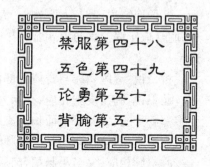
禁服第四十八①

①禁服第四十八:伯坚按:本篇和《甲乙经》《黄帝内经太素》《类经》三书的篇目对照,列表于下:

灵 枢	甲 乙 经	黄帝内经太素	类 经
禁服 第四十八	卷四——经脉第一上	卷十四——人迎脉口 诊篇	卷二十一——约方关格之刺 （针刺类二十九）

【释题】　张志聪说:篇名禁服者,诫其佩服而禁其轻泄也。又说:首篇有禁服二字,因以名篇。

丹波元简说:篇首云:旦暮勤服之。又云:此先师之所禁。志后说为是。

【提要】　本篇用黄帝、雷公问答的形式,主要讲人迎寸口脉象的比较,由此而决定疾病所在的经脉和治疗方法。治疗方法提出了针刺法、灸法和饮药法。本书《寒热病篇》第二十一说:颈侧之动脉人迎,人迎足阳明也,在婴筋之前。这是人迎的正确解释。

雷公问于黄帝曰:细子得受业,通于九针六十篇,旦暮勤服之,近者编绝,久者简垢,然尚讽诵弗置,未尽解于意矣①。外揣言浑束为一,未知所谓也②。夫大则无外,小则无内,大小无极,高下无度,束之奈何③? 士之才力,或有厚薄,智虑褊浅,不能博大深奥,自强于学若细子,细子恐其散于后世,绝于子孙,敢问约之奈何④?

黄帝曰:善乎哉问也! 此先师之所禁,坐私传之也,割臂歃血之盟也,子若欲得之,何不斋乎!

雷公再拜而起曰:请闻命于是也。乃斋宿三日而请曰:敢问今日正阳⑤,细子愿以受盟。黄帝乃与俱入斋室,割臂歃血⑥。

黄帝亲祝曰:今日正阳,歃血传方,有敢背此言者,必受其殃⑦。

雷公再拜曰:细子受之。黄帝乃左握其手,右授之书,曰:慎之慎之,吾为子言之。

凡刺之理,经脉为始⑧,营其所行,知其度量⑨,内次五藏⑩,外别六府⑪,审察卫气,为百病母⑫,调其虚实,虚实乃止,泻其血络,血尽不殆矣⑬。

【本段提纲】　马莳说:此言凡刺之理,当有浑束为一之妙,不过以经脉为始而已。

【集解】

①细子得受业,通于九针六十篇,旦暮勤服之,近者编绝,久者简垢,然尚讽诵弗置,未尽解于意矣:杨上善说:南方来者,九针之道,有六十篇,其简之书,远年者编有断绝,其近年者简生尘垢,言其深妙,学久日勤,未能达其意也。

马莳说:编者,所以贯简,故近则编绝(孔子读《易》,韦编三绝),久则简垢(古人无纸以竹简灸汗去青书之,故书之者简而贯之者编)。

②外揣言浑束为一,未知所谓也:杨上善说:揣,度也。浑,合也。束,总要也。五藏六府吉凶善恶,其气在内,循手太阴脉,总合为一,见于寸口外部之中,可以手按度量,令人得知者,未通其意也。

③夫大则无外,小则无内,大小无极,高下无度,束之奈何:杨上善说:经脉之气,合天地之数,与道通洞,色裹六合,故大无外也。气贯毫微,则小无内也。然则无形不可以大小极,不可以高下测,欲以总为一者,殊不可知也。

④士之才力,或有厚薄,智虑褊浅,不能博大深奥,自强于学若细子,细子恐其散于后世,绝于子孙,敢问约之奈何:杨上善说:人之所学,未若细子,惟恐其至道绝于后代,无及子孙,敢问其要,传之不朽也。

张介宾说:六十篇,古经数也。今失其传。编绝简垢,即韦编三绝之谓。垢,尘污也。盖古时无纸,书于竹简,以熟皮编之,故曰韦编。外揣,本经编名。

⑤敢问今日正阳:杨上善说:正阳,正午也。《礼·祭义》殷人祭其阳。注:阳谓日中时也。

⑥割臂歃血:丹波元简说:《曲礼》疏,割牲左耳,盛以珠盘,又取血盛以玉敦,用血为盟书,书成乃歃血,读书说文,盟者以血涂口傍曰歃血,《淮南·齐俗训》,胡人弹骨,越人啮骨,中国歃血,所由各异,其于信一也。

陆懋修说:歃,山洽切,《左·隐七年传》,歃如忘疏。注:歃,谓口含血也。

⑦必受其殃:原作"反受其殃"。据《太素》卷十四人迎脉口诊,将反改作必。

杨上善说:上古贷季传至岐伯,岐伯授之黄帝。故贷季为先师也。非其人不可授道,故须禁之坐私传也。方,要道。以盟誓授人。

⑧凡刺之理,经脉为始:杨上善说:吾方愈病,各为其要,圣人杂合行之,以针为轻小,能愈大,故先言之。人之十二经脉,奇经八脉,十五络脉经络于身,营卫阴阳气之经隧,生之夭寿,莫不由之,故为始也。

⑨营其所行,知其度量:杨上善说:刺之理者,必须经营循十二经诸络脉所行之气,并知脉之长短度量也。

张介宾说:经脉为始,必先明经络也。营其所行,营行有终始也。知其度量,脉度有长短也。

钱熙祚说：五卷《经脉篇》引此文，知作制。

⑩内次五藏：原作"内刺五藏"。现依《灵枢》卷三经脉第十及《太素》卷十四人迎脉口诊，将"刺"改作"次"。

⑪外别六府：原作"外刺六腑"。现依《灵枢》卷三经脉第十及《太素》卷十四人迎脉口诊，将"刺"改作"别"。

杨上善说：从于藏府，流出经脉行身外，故藏府称内。知内之道，先次五藏内中之阴，次别内府内中之阳也。

张介宾说：内刺五藏，外刺六府，分表里出入也。

⑫审察卫气，为百病母：张介宾说：卫气者，阳气也，卫外而为固者也。阳气不固，则卫气失常，而邪从卫入，乃生疾病，故为百病母。

⑬调其虚实，虚实乃止，泻其血络，血尽不殆矣：杨上善说：次知卫气为阳行外，受诸邪气以为百病，次欲知经络虚实，实者乃止而泻之，先泻大小血络，血邪尽已，得无危殆矣。

张介宾说：泻实则虚，补虚则实，故虚实乃止。病在血者调之络，邪血去尽，则不殆矣。

雷公曰：此皆细子之所以通，未知其所约也。

黄帝曰：夫约方者，犹约囊也，囊满而弗约，则输泄，方成弗约，则神与弗俱①。

雷公曰：愿为下材者，弗满而约之②。

黄帝曰：未满而知约之以为工，不可以为天下师③。

【本段提纲】 马莳说：此言方成宜约，而当以天下师自期也。

【集解】

①夫约方者，犹约囊也，囊满而弗约，则输泄，方成弗约，则神与弗俱：杨上善说：约，节量也。方，法也。方以诊气，囊以盛气，故得比之。囊满不为节约，必泄其气，诊法成已，不为节约，必泄神气。神气去矣，不与周运，故曰不俱也。

张介宾说：约者，要也。约方约囊，其道同也。囊满弗约，则输泄而倾，方成弗约，则不切于用，盖杂则不精也。《易》曰：精义入神，以致用也。不得其精，焉能入神？有方无约，即无神也，故曰神与弗俱。

②愿为下材者，弗满而约之：张介宾说：满言欲博，约言欲精，弗满而约之，谓亦有不由博学而可得其捷径者否也，故曰愿为下材。

③未满而知约之以为工，不可以为天下师：杨上善说：撮生之道，材有上下，诊法成已，节约合理，得长生久视，材德之上，可为天下之师；诊法未能善成，故曰未满而能节而行，得为国师，是按脉而知病生所由称之为工，材之不下也。

张介宾说：因满而约，约之善也。由博而精，精之至也。未满而知约，何约之有？未博而言精，何精之有？若是者谓之为工，安足为天下师？是以言约者非满不可，言精者非博不可也。

雷公曰：愿闻为工①。

黄帝曰：寸口主中，人迎主外，两者相应，俱往俱来，若引绳大小齐等，春夏人迎微大，秋冬寸口微大，如是者名曰平人②。

【本段提纲】 马莳说：此言寸口人迎之脉，各有所主，而合四时者为无病也。

【集解】

①愿闻为工：杨上善说：为工是持脉之道，故问也。

②寸口主中，人迎主外，两者相应，俱往俱来，若引绳大小齐等，春夏人迎微大，秋冬寸口微大，如是者名曰平人：杨上善说：《素问》肺藏手太阴脉动于两手寸口中、两手尺中。夫言口者，通气者也。寸口通于手太阴气，故曰寸口。气行之处，亦曰气口。寸口、气口更无异也。中，谓五藏，藏为阴也。五藏之气，循手太阴脉见于寸口，故寸口脉主于中也。结喉两箱足阳明脉，迎受五藏六府之气，以养于人，故曰人迎。下经曰：人迎，胃脉也。又云：任脉之侧动脉足阳明，名曰人迎。《明堂·经》曰：颈之大动脉动应于手，侠结喉，以候五藏之气。人迎胃脉，六府之长，动在于外，候之知内，故曰主外。寸口居下，在于两手，以为阴也；人迎在上，居喉两旁，以为阳也。《终始篇》曰：平人者，不病也；不病者，脉口人迎应四时也；应四时者，上下相应，俱往俱来也。脉口，谓是手太阴脉行气寸口，故寸口、脉口亦无异也。既上下俱往俱来，岂以二手为上下也。又《终始篇》云：人迎与太阴脉口俱盛四倍以上，命曰关格，即知手太阴无人迎也。又《素问》第五卷云：胃管痈诊，岐伯曰：当得胃脉沉细，胃沉细者气逆，气逆者人迎甚盛，盛则热，人迎者胃脉也，逆盛则热聚于胃。而不行，故胃管为痈。此经所言人迎寸口之处数十有余，竟无左手寸口以为人迎，右手关上以为寸口，而旧来相承，与人诊脉，纵有小知，得之别注，人多以此致信，竟无依据，不可行也。寸口人迎两者，上下阴阳虽异，同为一气，出则二脉俱往，入则二脉俱来，是二人共引一绳，彼牵而去，其绳并去，此牵而来，其绳并来，寸口人迎，因呼吸牵脉往来，其动是同，故曰齐等也。譬彼引绳之动，大小齐等，细寻其动，非无小异，故此牵此动之端为大，彼端微小，彼动之端为大，此端微小，脉亦如之，上下虽一，因呼吸而动，以春夏之阳，秋冬之阴，故微有大小。春夏阳气盛实，故脉顺之，微大为平；秋冬阴气盛实，故脉顺之，微大为平。平者，和气无病者也。

马莳说：寸口者，居右手寸部，即太渊穴，去鱼际一寸，故曰寸口，以其为脉气之所会，故又曰脉口，又曰气口。寸口主中，乃足手六阴经脉所见也。人迎者居左手寸部，盖人迎乃足阳明胃经之穴名，而其脉则见于此，故即以人迎称之，以胃为六府之先也。人迎主外，故左关为东为春，左寸为南为夏，所以谓左寸为外，凡足手六阳经之脉，必见于此。右寸为秋为西，右关为中央，为长夏，其两尺则为北为冬。所以谓右寸为内，凡足手六阴经之脉，必见于此。然寸口之脉在内，而出于外，人迎之脉在外，而入于内，即如人迎一动为足少阳胆经；寸口一动为足厥阴肝经，则肝与胆相为表里，而一出一入，两经本相应也。故俱往俱来，若引绳齐等，而春夏之时则人迎比寸口之脉为微大，秋冬之时则寸口比人迎之脉为微大，乃为平和无病之人也。盖曰微大，则是和平之脉耳。

张介宾说：太阴行气于藏，故寸口主中。阳明行气于府，故人迎主外。人迎寸口，一表一里也，故往来相应，欲其大小齐等，若引绳之匀者，是为和调之脉。然人迎主阳，故必于春夏微大；寸口主阴，故必于秋冬微大，乃谓之平人也。

人迎大一倍于寸口，病在足少阳，一倍而躁，病在手少阳。人迎二倍，病在足太阳，二倍而躁，病在手太阳。人迎三倍，病在足阳明，三倍而躁，病在手阳明①。盛则为热②，虚则为寒③，紧则为痛痹④，代则乍甚乍间⑤。盛则泻之⑥，虚则补之⑦，紧则取之分肉⑧，代则取之血络且饮药⑨，陷下则灸之⑩，不盛不虚，以经取之，名曰经刺⑪。人迎四倍者，且大且数，名曰溢阳。溢阳为外格，死不治⑫。必审按其本末，察其寒热，以验其藏府之病⑬。

【本段提纲】　马莳说：此言人迎大于寸口之脉，可以验足手六阳经之病，而有治之之法也。

【集解】

①人迎大一倍于寸口,病在足少阳,一倍而躁,病在手少阳。人迎二倍,病在足太阳,二倍而躁,病在手太阳,人迎三倍,病在足阳明,三倍而躁,病在手阳明:杨上善说:计春夏人迎大于寸口少半已去,少阳即已有病,其病犹微,故未言之。成倍方言,以病成可名,故曰病在少阳,言一倍等。按不病之人,寸口人迎脉动大小一种,春夏之时,人迎之动微大寸口,以为平好。人迎之脉渐大小半,大半至于一倍,即知少阳有病。少阳盛气未大,故得过阴一倍,名曰少阳之病,致使人迎之脉一倍大于寸口。少阳病气渐盛,过于阴气二倍,名曰太阳之病,则人迎之脉二倍大于寸口。太阳病气渐盛,过于阴气三倍,名曰阳明之病,则人迎之脉三倍大于寸口也。

②盛则为热:杨上善说:阳气内盛为热,故人迎脉盛也。

③虚则为寒:杨上善说:阳气内虚,阴乘为寒,故人迎脉虚也。

④紧则为痛痹:杨上善说:其气动紧似急也,此肌肉之间有寒湿气,故为痛痹也。

⑤代则乍甚乍间:杨上善说:代、止也。脉绝不来,故曰代也。代者,邪气客于血络之中,随饮食而变,故病乍甚乍间也。

⑥盛则泻之:杨上善说:人迎一盛者泻于少阳,二盛泻于太阳,三盛泻于阳明也。

⑦虚则补之:杨上善说:人迎虚者,人迎小于寸口也。小于寸口一倍补于少阳,二倍补于太阳,三倍补于阳明也。

⑧紧则取之分肉:杨上善说:分肉之间,寒湿气居。

⑨代则取之血络且饮药:原作"代则取血络且饮药"。河北医学院校释:"之"原脱,据《甲乙》卷四第一上补,与上"取之分肉"句法一致。

杨上善说:邪在血络,致令脉代,可刺去邪血,饮药实之。

⑩陷下则灸之:杨上善说:谓其诸脉,血气不满,陷下不见,是中寒,故须灸之。

⑪不盛不虚,以经取之,名曰经刺:杨上善说:不盛不虚,正经自病也。假令心痛,中风得之,肝来乘心,从后而来,名为虚邪。饮食劳倦,脾来乘心,从前来者,名为实邪。伤寒得之,肺来乘心,从所不胜来者,名曰微邪。中湿得之,肾来乘心,从所胜来者,名曰贼邪。以上四病,皆是他邪为之,须视心之虚实,补泻他经。伤暑得病,起于自藏,以为正邪,宜疗自经,故曰以经取之,名曰经刺。

马莳说:人迎较寸口之脉,大者一倍,则病在足少阳胆经;若一倍而躁,乃手少阳三焦经有病也。躁者,一倍之中而有更躁之意。下文二倍、三倍、四倍,其躁可以意会。较寸口之脉大者二倍,则病在足太阳膀胱经,若一倍而躁,乃手太阳小肠经有病也。较寸口之脉大者三倍,则病在足阳明胃经,若三倍而躁,乃手阳明大肠经有病也。其各阳经之脉,盛则为热,虚则为寒,脉紧为痛痹,脉代则为乍盛乍间,即下文之乍痛乍止也。然所以治之者,脉盛则分经以泻之,脉虚则分经以补之,脉紧则为痛痹,则取其分肉之病在何经,脉代则取其血络,使之出血,及饮食以调之,脉陷下者,则血结于中,中有著血,血寒故宜灸之,若不盛不虚,则止以本经取之,如一盛泻胆以补肝,二盛泻膀胱以补肾之类。则取之于胆,而不取之于肝,取之膀胱,而不取之肾之类也、或用针、或用灸、或用药,止在本经而不求之他经,故名之曰经刺也。

张介宾说:紧则为痛痹,故当取分肉。代因血气不调,故当取血络,且饮调和之药。脉陷下不起者有寒滞,故宜灸之,若不因血气之盛处,而病有留于经络者,则当随经所在,或饮药,或灸刺以取之也。

⑫人迎四倍者,且大且数,名曰溢阳。溢阳为外格,死不治:杨上善说:人迎三倍,各病一

阳,至四倍,其阳独盛,外拒于阴,阴气不行,故曰格阳。格,拒也。阳气独盛,故大而且数。以无阴气,独盛必衰,故死不疗。

⑬必审按其本末,察其寒热,以验其藏府之病:杨上善说:必顺审按人迎寸口内外本末,察其脉中寒暑,然后验知藏府中之病也。

马莳说:人迎之脉大于寸口四倍,且大且数,则阳脉甚盛,名曰溢阳。溢阳者为外格,盖格者拒也。拒六阴脉于内,而使不得运于外,其证当为死不治。凡此者,必宜审按其本末。盖先病为本,后病为末,及察其寒热,以验其藏府之病何也。

张介宾说:脉之偏盛至于四倍者,乃为关格不治之证。若一倍、二倍、三倍,不过为病,而但有轻重之分耳,故当审其致病之本末,察其寒热藏府而施之治也。

寸口大于人迎一倍,病在足厥阴,一倍而躁,在手心主。寸口二倍,病在足少阴,二倍而躁,在手少阴。寸口三倍,病在足太阴,三倍而躁,在手太阴①。盛则胀满,寒中食不化②,虚则热中,出糜③,少气,溺色变④,紧则痛痹⑤,代则乍痛乍止。⑥盛则泻之,虚则补之⑦,紧则先刺而后灸之⑧,代则取血络而后调之⑨,陷下则徒灸之,陷下者,脉血结于中,中有著血,血寒,故宜灸之⑩,不盛不虚,以经取之。寸口四倍者,名曰内关,内关者,且大且数,死不治⑪。必审察其本末之寒温,以验其藏府之病⑫。

【本段提纲】　马莳说:此言寸口大于人迎之脉,可以验足手六阴经之病而有治之之法也。

【集解】

①寸口大于人迎一倍,病在足厥阴,一倍而躁,在手心主。寸口二倍,病在足少阴,二倍而躁,在手少阴。寸口三倍,病在足太阴,三倍而躁,在手太阴:杨上善说:秋冬寸口大于人迎少半已去,厥阴即已有病,其病犹微,故未言之。以病成可名,故曰病在厥阴,言一倍等。按不病人,寸口人迎脉动大小一种。秋冬之时,寸口之动微大人迎,以为手好。寸口之脉至于一倍,即知厥阴有病。厥阴之气衰少,故得过阳一倍,名曰厥阴之病,致使寸口之脉一倍大于人迎。阴气虽少,得过阳气二倍,名曰少阴之病,则寸口之脉二倍大于人迎。太阴最大,过于阳气三倍,名曰太阴之病,则寸口之脉三倍大于人迎也。

张介宾说:人迎寸口,相为表里,故上文云,人迎一倍,病在足少阳,此云寸口一倍,病在足厥阴,胆与肝为表里也。一倍而躁,人迎在手少阳,寸口在手心主,三焦包络为表里也。凡后二倍、三倍表里皆然。

②盛则胀满,寒中食不化:杨上善说:寸口阴气大于人迎三倍,病在足太阴。足太阴之病自有虚实,是以寸口阴盛,则腹中寒气胀满,有寒中食不化也。

③糜:陆懋修说:"糜"与"靡""麋""麋"并通,《易·中孚卦》吾与尔靡之,释文引《埤苍》作"糜",散也,《甲乙经》作"麋",本经《百病始生篇》多热则溏出糜,《甲乙经》又作"麋"。按出"糜",为大便不实之义。

④少气,溺色变:杨上善说:阴虚阳气来乘,肠胃中热,故大便出强如黄糜。少阴气虚,故少气溺色黄也。

⑤紧则痛痹:杨上善说:风寒湿气,留于分肉间为痹,故令寸口脉紧实也。

⑥代则乍痛乍止:杨上善说:寸口脉动而中止不还曰代。邪客分肉,致令卫气之行,乍行乍止,故令其痛,乍有乍止也。

张介宾说:此言寸口脉也,盛则外实中虚,故为胀满寒中食不化。虚则真阴不足,故为热中出糜,少气溺色变。糜,谓泄泻糜烂之物。

⑦盛则泻之,虚则补之:杨上善说:下言疗方,盛泻之法,惟人迎可知也。

⑧紧则先刺而后灸之:杨上善说:紧有痛痹,先以痛为输荣针刺已,然后于其刺处灸之。

⑨代则取血络而后调之:杨上善说:代则乍痛乍止,故刺去邪血之络也。

⑩陷下则徒灸之,陷下者,脉血结于中,中有著血,血寒,故宜灸之:杨上善说:徒,空也。诸脉陷下不见,是脉中寒,血结聚,宜空灸之,不假先刺也。

张介宾说:紧则为寒,故宜先刺后灸,欲其经易通,寒易去也。脉陷下者,以寒著于血,而血结为滞,故宜灸之也。

⑪寸口四倍者,名曰内关,内关者,且大且数,死不治:杨上善说:阴气三倍大于阳气,病在三阴。至于四倍,阴气独盛,内皆闭塞,阳不得入,故为内关。关、闭也。寸口大而又数,即阴气将绝,故死不疗也。

⑫必审察其本末之寒温,以验其藏府之病:杨上善说:必察寸口人迎大小终始寒温,则知内外藏府之病也。

马莳说:寸口较人迎之脉大者一倍,则病在足厥阴肝经;若一倍而躁,乃手厥阴心包络经有病也。较人迎之脉大者二倍,则病在足少阴肾经;若二倍而躁,乃手少阴心经有病也,较人迎之脉大者三倍,则病在足太阴脾经;若三倍而躁,乃手太阴肺经有病也。其各阴经之脉盛则为胀满,其胃中必寒,而食亦不化;虚则其中必热,而所出之糜亦不化,且气亦少,溺色亦必变也。脉紧则为痛痹。脉代则乍痛乍止。然所以治之者,盛则分经以泻之,虚则分经以补之。紧则取其痛痹之分肉在于何经,先刺而后灸之。代则取其血络使之出血,及饮药以调之。脉陷下者,则徒(但也)灸之,脉既陷下,则血结于中,中有著血,血结故宜灸。若不盛不虚,则以本经取之,或用药,或用针,或用灸,名之曰经刺也。夫治法固已如此,及夫寸口之脉大于人迎者四倍,且大且数,则阴经甚盛,名曰内关。内关者,闭六阳在外,而使之不得入于内也,其证当为死不可治。

通其营输,乃可传于大数。大数曰:盛则徒泻之,虚则徒补之①,紧则灸刺且饮药②,陷下则徒灸之,不盛不虚,以经取之。所谓经治者,饮药,亦用灸刺③。脉急则引,脉大以弱,则欲安静,无劳用力也④。

【本段提纲】 马莳说:此承上文而申言以叮咛之,正约方之大术数也。

【集解】

①通其营输,乃可传于大数。大数曰:盛则徒泻之,虚则徒补之:杨上善说:候知五藏六府病之所在,先须针药,通其荣输,然后传于灸刺大数,谓空补泻之数也。

②紧则灸刺且饮药:杨上善说:脉之紧者,三疗俱行。紧,谓动而中止。小数中有还者,曰结也。

③亦用灸刺:原作“亦曰灸刺”。现依《甲乙》卷四经脉第一上,将“曰”改作“用”。

杨上善说:不盛不虚,经疗之法,亦三疗俱行之。

④脉急则引,脉大以弱,则欲安静,无劳用力也:杨上善说:引,挽也。寸口脉急,可以针导引令和也。脉衰代绝,至复微弱,不欲烦动者,宜安静恬逸,不得自劳也。

钱熙祚说:原作用力无劳也,依《甲乙经》乙转。

丹波元简说:《甲乙》作“大曰盛则从泻,小曰虚则从补,紧则从灸刺之,且饮药,陷下则从灸之”,亦曰作亦用。大以弱作代一字。依《甲乙》改字,义太明晰,与上文相贯穿。马云,以经取之,则取阳经者,不取阴经,取阴经者,不取阳经,此之谓经治,其饮药灸刺三者,亦可兼行也。且其脉急者,可加导引之功,或脉大而弱者,则当主于安静,虽有用力,不至大劳也。此乃大法之所在,即约方之要者,而外揣浑束为一之义尽矣。张云,经取之,即所谓经治者,或饮药,或灸刺、皆可随经所宜而治也。脉急者邪盛也,宜设法引去之。脉大以弱者,阴不足也,宜安静以养阴,用力无劳也。

《禁服第四十八》今译

　　雷公向黄帝问道:我得到您的教导,接受了论述九针的六十篇文章以后,不管是早晨,还是夜晚,我都在勤奋地攻读钻研。这些文章中,编写年代较近的竹简,有的已经沾有尘污模糊不清,编写年代较远的竹简,有的已经缺损散乱。尽管如此,我仍然坚持攻读背诵,从不闲置一旁。但是,我并没有完全了解其中的深刻涵义。例如,《外揣篇》中所说的"浑束为一",我就不明白是什么意义。九针中论述的道理,其广博的程度,博大到不可再大,其精细的程度,细到不能再细,其大与小,都已到了极点,无论是高深还是浅易,也到了无法度量的境地。像这种博大高深的理论,如何才能将它们简要地归纳起来呢?况且人的聪明才智有的深厚,而有的浅薄;有人智慧过人,思虑周密,而有的人浅见识薄,而他们又不能像我一样刻苦钻研学习,对这一博大深奥的理论难予理解,恐怕长期这样下去,这一高深的理论,就会失传。因此,我想向您请教怎样才能将这些深奥的理论简要地归纳起来呢?

　　黄帝说:你的问题提得很好。这正是先师特别告诫禁止随便传授给他人的理论。必须经过割臂歃血的盟誓,才能传授给他人的。你如果想得到它,何不真诚地进行斋戒呢?

　　雷公再拜了一次,然后站起来说:我愿意按您所说的去办。于是连续斋戒三天,然后又请求黄帝说,今天的中午,我愿意盟誓。于是,黄帝与雷公一同进入斋房,举行割臂歃血的仪式。

　　黄帝亲自祝告说,今天正午,歃血仪式之后方能传授给你,如果今后谁背弃誓言,谁就会受到灾祸的惩罚。

　　雷公再拜后说:我愿意真心诚意地接受你的告诫。黄帝于是用左手握着雷公的手,右手将医书传授给他说:你一定要谨慎又谨慎啊。现在我为你再讲解一下其中的道理。

　　凡是针刺的原理,都是以掌握经脉学说为它的前提。只有掌握、熟悉了它的运行规律,明了它的长、短、大、小和容量,才能运用好针刺的理论去治疗疾病。病在属内的脏,就针刺与脏相连的经脉,病在属外的腑,就针刺与腑相连的经络。同时,必须审察卫气的强弱,卫气强弱是疾病发生的关键所在。恰当地调和虚实,做到虚则补之,实则泻之,则由虚实而引起的病变就可以治愈。病在血络,用泻的方法,使瘀血放去,则疾病就不会有危险了。

　　雷公说:您说的这些理论,我是能够理解的,但是仍然不能明白它的要领、关键所在。

　　黄帝说:将所学的各种诊断与治疗方法,归纳起来,抓住要领,就好比是将袋子的口扎住一样。袋子装满了,而不把它的口扎住,那么它所装的东西就会漏掉。所学的各种医术、方法,如果不很好地归纳,提纲挈领地总结好关键所在,则学而不精,不可能运用自如,达到高超的境界。

　　雷公说:那些甘愿当下等人的人,他们并没有深刻地学习,也没有渊博的知识,在未学得完满时,就想从中概括出规律性的东西,这又怎么可能做得到呢?

黄帝说:没有学得完满,没有达到一定程度,就归纳总结的人,只能算作一般的医生,还不可能成为别人的老师。

雷公说:我想听一听您所称的一般医生应该熟悉哪些医学理论。

黄帝说:寸口脉象能候在内五脏的变化,人迎脉候在外六腑的变化,寸口、人迎二脉表里相应,两者往来不息,其力量就好像拉墨绳那样大小均匀相等。但是由于春夏秋冬四季气候的不同,而对脉象有不同的影响,所以春夏时人迎脉象稍微大些;秋冬季节寸口脉象稍微大些,具有这种脉象的人,就是正常没病的人。

如果人迎脉象比寸口脉象大一倍,表明病变在足少阳胆经;人迎脉象比寸口脉象大一倍而且躁动,表明病变部位在手少阳三焦经。如果人迎脉象比寸口脉象大二倍,则表明病变部位在足太阳膀胱经;人迎脉象比寸口脉象大二倍而且躁动,表明病变部位在手太阳小肠经。如果人迎脉象比寸口脉象大三倍,则表明病变部位在足阳明胃经;人迎脉象比寸口脉象大三倍而且躁动,表明病变部位在手阳明大肠经。人迎脉象盛大,就会出现热象;虚弱则会出现寒象;脉紧会出现痛痹;脉代的疾病就会出现时轻时重的现象。治疗时,脉盛的用泻法,脉虚的,用补法,脉紧疼痛的取分肉之间寒湿所居之处的穴位,进行针刺,脉代的针刺血络,同时配合服药;脉象陷下的用灸法;脉象不盛不虚的取病变本经,这就是叫作经刺。如果人迎脉象比寸口脉象大四倍,大而且数,叫作溢阳,溢阳是阴气格于外的现象,阴阳将要离绝,为不治的死症。因此,必须仔细研究疾病的全过程,辨清病证属寒属热,判明病变脏腑,以便更好地进行辨证治疗。

如果寸口脉象比人迎脉象大一倍,表明病变部位在足厥阴肝经;寸口脉象比人迎脉象大一倍,而且躁动的,表明病变部位在手心主经。如果寸口脉象大二倍,表明病变部位在足少阴肾经;寸口脉象比人迎脉象大二倍而且躁动的,表明病变部位在手少阴心经。如果寸口脉象比人迎脉象大三倍,表明病变部位在足太阴脾经;寸口脉象比人迎脉象大三倍而躁动的,表明病变部位在手太阴肺经。寸口脉象盛大的肝气盛,可出现腹部胀满,寒邪阻滞中焦,饮食不能消化等病证,脉象虚弱的阴虚阳乘,则会出现肠胃中热,大便如粥糜,少气,小便颜色改变等病症;脉紧的属寒,可出现痛痹;脉代的是血脉不调,就会出现时而疼痛,时而不痛的病症。治疗时脉象盛大的用泻法,脉象虚弱的用补法,脉象紧的先用针刺治疗,然后用灸法治疗。脉象代的先刺络放血,然后用其他方法加以调治。脉象陷下的只可用灸法治疗,脉象陷下为血行不畅,瘀结脉中,这是因为寒邪深入于血,与血相搏而致,因此,可以使用灸法。脉象不盛不虚的,应选取发病经脉腧穴进行治疗。如果寸口脉象比人迎脉象大四倍,叫作内关。内关是阴气独盛,阳气不能内入而外越,内关脉象既大又数是不易治疗的死症。因此,必须仔细研究疾病的全过程走向,辨清病变属寒属热,判明病变脏腑,以便进行治疗。

通晓了经脉运行和输注的道理,才能传授针灸治病大法。大法的原则是:脉象盛大的就用泻法,脉象虚弱的就用补法,脉象紧的就用灸法、刺法,同时配合服药,脉象陷下的,只用灸法,脉象不盛不虚的,应取发病本经进行治疗。所说的"经治"大法,就是既服药,也用灸刺。脉象数急的,可以用导引的方法治疗。脉象大而弱的,应安心静养,同时不能过劳。

五色第四十九①

①五色第四十九:伯坚按:本篇和《甲乙经》《黄帝内经太素》《类经》三书的篇目对照,列

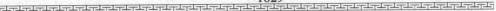

表于下：

灵 枢	甲 乙 经	黄帝内经太素	类 经
五色 第四十九	卷一——五藏大小六府应候第五 卷一——五色第十五 卷四——经脉第一上	卷十四——人迎脉口 诊篇	卷六——色藏部位、脉病易难 （脉色类三十二）

【释题】　本篇开头第一句雷公问"五色独决于明堂乎"，就取这开头两个字作篇名。

【提要】　本篇用黄帝、雷公问答的形式，主要讲人面部的部位可以代表藏府和全身；凭面部各部位所呈现的颜色，可以观察藏府所患的疾病。这和前面《师传篇》第二十九、《五阅五使篇》第三十七所说的是同一个原则，是望诊的一部分。

雷公问于黄帝曰：五色独决于明堂乎？小子未知其所谓也①。

黄帝曰：明堂者鼻也，阙者眉间也，庭者颜也，蕃者颊侧也，蔽者耳门也。其间欲方大，去之十步，皆见于外，如是者，寿必中百岁②。

【本段提纲】　马莳说：此言五色虽决于明堂，而诸部亦宜广大也。

【集解】

①五色独决于明堂乎？小子未知其所谓也：张介宾说：诸臣之中，惟雷公独少，故自称小子。

②明堂者鼻也，阙者眉间也，庭者颜也，蕃者颊侧也，蔽者耳门也。其间欲方大，去之十步，皆见于外，如是者，寿必中百岁：张介宾说：颜为额角，即天庭也。蕃蔽者，屏蔽四旁，即藩篱之义。十步之外，而骨骼明显，其方大丰隆可知，故能寿终百岁。盖五色之决，不独于明堂也。

雷公曰：五官之辨奈何？

黄帝曰：明堂骨高以起，平以直，五藏次于中央，六府挟其两侧，首面上于阙庭，王宫在于下极，五藏安于胸中，真色以致，病色不见，明堂润泽以清，五官恶得无辨乎。①

【本段提纲】　马莳说：此承上文而言五官之有辨也。

【集解】

①雷公曰：五官之辨奈何？黄帝曰：明堂骨高以起，平以直，五藏次于中央，六府挟其两侧，首面上于阙庭，王宫在于下极，五藏安于胸中，真色以致，病色不见，明堂润泽以清，五官恶得无辨乎：马莳说：眉间为阙，颜为庭，故庭即首面，所以上于阙庭也。下极在两目之间，系心之部，故曰王者所居之宫，在于下极，以心为君主之尊也。惟五藏能安于胸中，则其真色以致，病色不见，明堂之色，自然清润，此五官之可辨者如此。

张介宾说：肺心肝脾之候，皆在鼻中，六府之候，皆在四旁，故一曰次于中央，一曰挟其两侧。下极居两目之中，心之部也。心为君主，故曰王宫。惟五藏和平而安于胸中，则其正色自致，病色不见，明堂必然清润，此五官之所以有辨也。

张志聪说：五官者，五藏之外候也。明堂者，鼻也。鼻之准骨，贵高起而平直者也。五藏次于中央，阙庭之中肺也，阙下者心也，直下者肝也。再下者脾也。藏为阴而主中，故候次于中央也。六府挟其两侧，肝左者胆也，方上者胃也，中次者大肠也，面王以上者小肠也，面王以下者膀胱子处也。府为阳而主外,故位次于两侧也。肾为水藏,故挟大肠而位于蕃蔽之外,应地居中,而海水之在外也。首面上于阙庭,王宫在于下极,应天阙在上,王宫在下,有天地人之三部也。阙庭者肺也,肺主天而居上也。极下者脾也,脾主地而居下也,王宫者心之部也,心为君主而居中也。五藏安居于胸中,而藏真之色致见于外,五官恶得无辨乎?

雷公曰:其不辨者可得闻乎?

黄帝曰:五色之见也,各出其部①。部骨陷者,必不免于病矣。其部色乘袭者②,虽病甚不死矣③。

【本段提纲】　马莳说:此承上文而言五官之色,可以辨病之生死也。

【集解】

①各出其部:钱熙祚说:原刻"部"上衍"色"字,依《甲乙经》删。

②其部色乘袭者:钱熙祚说:原刻部色二字误倒,依《甲乙经》乙转。

③五色之见也,各出其部。部骨陷者,必不免于病矣。其部色乘袭者,虽病甚不死矣:马莳说:公以五色有不可辨者为疑,帝言五官之色,未有不可辨者也,故五者之色,各出其部分,其何部之骨陷者,必不免于病,其何部之骨,不至陷下,而仅有五色相乘袭者,虽病甚,亦不至于死也。

张介宾说:不辨者,色失常度而变易难辨也。五色之见,各有其部,惟其部骨弱陷之处,然后易于受邪而不免于病矣。若其色部虽有变见,但得彼此生旺,互相乘袭而无克贼之见者,虽病甚不死。

张志聪说:朱永年曰,不辨者,谓不辨其真色,而辨其病色也。五色之见,各出其色部者,谓五藏之病色,各见于本部也。《刺热论》曰:色荣颧骨,热病也。部骨陷者,谓本部之色,隐然陷于骨间者,必不免于病矣。盖病生于内者,从内而外,色隐现于骨者,病已成矣。承袭者,谓子袭母气也。如心部见黄,肝部见赤,肺部见黑,肾部见青,此子之气色承袭于母部,虽病甚不死,盖从子以泄其母病也。

雷公曰:官五色奈何?

黄帝曰:青黑为痛,黄赤为热,白为寒,是为五官。①

【本段提纲】　马莳说:此正言五官之色见于何部,可以知其在中之病也。

【集解】

①雷公曰:官五色奈何?黄帝曰:青黑为痛,黄赤为热,白为寒,是为五官:张介宾说:官五色,言五色之所主也。

张志聪说:倪冲之曰,此察五部之色,而知外淫之病也。青黑者风寒之色,故为痛。黄赤者火主之色,故为热。白者清肃之色,故为寒。是为五色之所司,而为外因之病也。莫子瑜曰:上节论五藏之病色各出其部,此论天地之风寒见于五色,审别内外,是为良工。

雷公曰:病之益甚与其方衰如何①?

黄帝曰:外内皆在焉②。切其脉口,滑小紧以沉者病益甚,在中③;人迎气大紧以浮者其病益甚,在外④。其脉口浮滑者病日进⑤,人迎沉而滑者病日损⑥。其脉脉口滑以沉者病日进,在内⑦;其人迎脉滑盛以浮者其病日进,在外⑧。脉之浮沉及人迎与寸口气小大等者病难已⑨。病在藏⑩,沉而大者易已,小为逆⑪。病在府,浮而大者其病易已⑫。人迎盛坚者,伤于寒⑬,气口盛坚者伤于食⑭。其脉滑大以代而长者病从外来,目有所见,志有所存⑮,此阳气之并也,可变而已⑯。

【本段提纲】　马莳说:此言病之间甚内外,可切人迎脉口以知也。

【集解】

①病之益甚与其方衰如何:杨上善说:问其切脉,知病衰甚。

②外内皆在焉:杨上善说:外府内藏,并有甚衰,故曰皆在。

③切其脉口,滑小紧以沉者病益甚,在中:杨上善说:脉口,阴位也。滑为阳也。小紧沉者,皆为阴也。按于脉口,得一阳三阴,则阴乘阳,故病益甚。病在五藏,故曰在中也。

④人迎气大紧以浮者其病益甚,在外:杨上善说:人迎,阳位也。紧为阴也。大浮,阳也。二阳一阴,则阳乘阴,故病益甚。病在六府,故曰在外也。

张介宾说:益甚言进,方衰言退也。内外皆在,表里俱当察也。脉口者,太阴藏脉也,故曰在中而主五藏。人迎者,阳明府脉也,故曰在外而主六府。脉口滑小紧沉者,阴分之邪盛也。人迎大紧以浮者,阳分之邪盛也,故病皆益甚。

⑤其脉口浮滑者病日进:杨上善说:滑浮皆阳,在于阴位而得二阳,其气以和,故病日日疗损也。

⑥人迎沉而滑者病日损:杨上善说:一阴一阳在于阳位,其气易和,故病损。

张介宾说:脉口为阴,浮滑者以阳加阴,故病日进。人迎为阳,沉滑者阳邪渐退,故病日损。损,减也。

⑦其脉口滑以沉者,病日进,在内:杨上善说:一阴一阳在于阴位,故病日渐进,在五藏。

⑧其人迎脉滑盛以浮者其病日进,在外:杨上善说:滑盛浮等俱为阳也,又在阳位,名曰太过,病增,在于六府也。

张介宾说:脉口人迎,经分表里,故其沉滑、浮滑而病日进者,有在内、在外之辨也。

⑨脉之浮沉及人迎与寸口气小大等者病难已:杨上善说:诸有候脉,浮沉及人迎寸口中气大小齐等者,是阴阳不得相倾,故病难已也。

张介宾说:人迎寸口之脉,其浮沉大小相等者,非偏于阴则偏于阳,故病难已。按《禁服篇》曰,春夏人迎微大,秋冬寸口微大,如是者命曰平人,则义有可知矣。

⑩病在藏:钱熙祚说:原刻"病"下衍"之"字,依《甲乙经》删,与下病在府句一例。

⑪病在藏,沉而大者易已,小为逆:杨上善说:人迎寸口之中候之,知病在于内五藏中,其脉且沉且大,是为阴阳气和,虽病易已。其脉沉而小者,纯阴,故逆而难已也。

⑫病在府,浮而大者其病易已:杨上善说:候之知病在外六府中,其脉浮而且大,得其时易已。

张介宾说:病在藏者在六阴也,阴本当沉,而大为有神,有神者阴气充也,故易已。若沉而细小,则真阴衰而为逆矣。病在府者在六阳也,阳病得阳脉者为顺,故浮而大者病易已。若或浮小,亦逆候也。

⑬人迎盛坚者,伤于寒:杨上善说:人迎盛为阳也,紧则为阴也,谓冬因蛰寒气入膝名曰伤寒,春为温病也。

⑭气口盛坚者,伤于食:杨上善说:盛为阴也。脉口盛而紧者,是因饥多食伤藏为病也。

张介宾说:人迎主表,脉盛而坚者寒伤三阳也,是为外感。气口主里,脉盛而坚者,食伤三阴也,是为内伤,此古有之法也。今则止用寸口诊法,不为不妙。然本无以左右分内外之说,自王叔和以来,谬以左为人迎,右为气口,其失表里之义久矣。

钱熙祚说:此下原刻有雷公曰以色言病之间甚奈何至反者益甚,凡百二十字与上下文义不相属,今依《甲乙经》移置于后。

⑮存:钱熙祚说:原刻误作"恶",依《甲乙经》改。

⑯此阳气之并也,可变而已:张介宾说:滑大以代而长者,阳邪之脉也。阳邪自外传里,故令人目有妄见,志有所恶,此阳并于阴而然。治之法,或阴或阳,或先或后,择其要者先之,可变易而已也。

钱熙祚说:自雷公曰,病之益甚至此,《甲乙经》别见《经脉篇》中,以为黄帝岐伯问答。按本篇皆言望色之法,独此节论切脉,必非一时之言。盖《灵枢》原本,已有错简传写脱误,又以后文百二十字横隔其中,遂纷如乱丝矣。

雷公曰:小子闻风者百病之始也,厥逆者寒湿之起也,别之奈何?

黄帝曰:常候阙中,薄泽为风,冲浊为痹,在地为厥,此其常也,各以其色言其病。①

【本段提纲】　马莳说:此言病有风有厥有痹者,候之面部,可知其病,审之五色,可分其藏也。

【集解】

①雷公曰:小子闻风者百病之始也,厥逆者寒湿之起也,别之奈何? 黄帝曰:常候阙中,薄泽为风,冲浊为痹,在地为厥,此其常也,各以其色言其病:马莳说:欲知风与痹者,常候阙中,其色薄而润泽,病之感风者也,若冲浊而不清,则病之为痹者耳。至于冲浊之色,见于地部,则厥之为病也。盖厥自足经而上逆者耳。此皆其常色可验者。若夫欲知五藏之分病,则又以青为肝,以赤为心,以黄为脾,以白为肺,以黑为肾,各以其色而分五藏之风痹厥也。

张介宾说:阙中,眉间也。风病在阳,皮毛受之,故色薄而泽。痹病在阴,肉骨受之,故色冲而浊。冲,深也。至如厥逆病起四肢,则病在下而色亦见于地。地者,面之下部也。此其常候,故可因其色以言其病。

丹波元简说:李云,地者相家所谓地阁,即巨分、巨屈之处也。

雷公曰:人不病卒死,何以知之?

黄帝曰:大气入于藏府者,不病而卒死矣①。

雷公曰:病小愈而卒死者,何以知之?

黄帝曰:赤色出两颧,大如拇指者,病虽小愈必卒死。黑色出于庭,大如拇指,必不病而卒死②。

【本段提纲】　马莳说:此言人有不病而卒死者,有病虽小愈而卒死者,有其由与其验也。

【集解】

①大气入于藏府者,不病而卒死矣:马莳说:不病而卒死者,以大邪之气入于藏府也。

张介宾说:大气,大邪之气也。大邪之入者,未有不由元气大虚,而后邪得入之,故致卒死。

②赤色出两颧,大如拇指者,病虽小愈必卒死,黑色出于庭,大如拇指,必不病而卒死:马莳说:病虽小愈而卒死者,以赤色出于两颧大如拇指者,此其验也。然不病而卒死者,有黑色见于首面,大如拇指,此亦其所验也。

张介宾说:如拇指者,成块成条,聚而不散也。此为最凶之色,赤者固不佳,而黑者为尤甚,皆卒死之色也。

张志聪说:此承上文而言内因外因之病,并于血脉而入藏者,皆为卒死也。大气入藏者,外淫之邪入于藏府,故不病而卒死矣。不病者,无在外之形证也。病小愈而卒死者,内因之病,藏府相乘也。赤色出两颧,黑色出于庭,即下文之所谓肾乘心,心先病,肾为应,色皆如是。盖赤者火之色,黑者水之色。小愈者,水济其火也。卒死者,水淫而火灭也。盖五行之气,制则生化,淫胜则绝灭矣。夫病在气者,其色散而不聚。乘于脉中者,其色聚而不散。大如拇指者,血脉之聚色也。肾脉注胸中,上络心。赤色出两颧者,肾上乘心,而心火之气外出也。黑色出于庭,肾乘心而心先病,肾为应,而亦随之外出,故色皆如是。皆如是者,色皆如拇指也。盖藏者藏也,五色之见于面者,五藏之气见于色也。聚色外见者,藏真之外泄也。倪冲之曰:水上乘心,则心先病,故曰病,曰小愈,肾气上乘,则自虚其本位矣。复为后应而上出,故不病而卒死。不病者,不为他藏所乘而自脱也。朱永年曰:五行之气有相生,有承制,制则生化,胜制太过,则绝灭矣。故病之小愈者,制则生化也。小愈而卒死者,胜制太过也。举心肾而五藏皆然。高士宗曰:庭者,天庭也,水通于天,上下环转,黑色出于庭,乃水归于天,而无旋转之机矣。在人则卒死,在天为混蒙。

雷公再拜曰:善哉! 其死有期乎?

黄帝曰:察色以言其时①。

雷公曰:善乎! 愿卒闻之。

黄帝曰:庭者首面也②,阙上者咽喉也③,阙中者肺也④,下极者心也⑤,直下者肝也⑥,肝左者胆也⑦,下者脾也⑧,方上者胃也⑨,中央者大肠也⑩,挟大肠者肾也⑪,当肾者脐也⑫,面王⑬以上者小肠也⑭,面王以下者膀胱子处也⑮,颧者肩也⑯,颧后者臂也⑰,臂下者手也⑱,目内眦上者膺乳也⑲,挟绳而上者背也⑳,循牙车以下者股也㉑,中央者膝也㉒,膝以下者胫也,当胫以下者足也㉓,巨分者股里也㉔,巨屈者膝膑也㉕,此五藏六府肢节之部也㉖。

雷公曰:以色言病之间甚奈何?

黄帝曰:其色粗以明者为间㉗,沉夭者为甚,其色上行者病益甚,其色下行如云彻散者病方已㉘。五色各有藏部、有外部、有内部,其色从外部走内部者㉙,其病从外走内,其色从内部走外部者㉚,其病从内走外。病生于内者,先治其阴,后治其阳,反者益甚。病生于外者,先治其阳,后治其阴㉛,反者益甚㉜。用阴和阳,用阳和阴,审㉝明部分,万举万当㉞。能别左右,是谓大通㉟,男女异位,故曰阴阳㊱。

【本段提纲】 马莳说:此言五藏六府肢节之各有部分也。

【集解】

①察色以言其时:张介宾说:察色以言时,谓五色有衰旺,部位有克贼,色藏部位,辨察明而时可知也。

②庭者首面也:马莳说:上文言庭者颜也,颜为额中,而此以庭为首面者,正以颜为最上,乃面之首耳。上文言阙者,两眉间也,而此曰阙上者咽喉也,以咽喉之部在眉间之上耳。又曰阙中者肺也,以阙之中,即眉之间,正为肺之部耳。下极,鼻柱也,在两目之间,五藏肺为最高,而肺下即心,故曰下极者心也。其心之直下者,即鼻柱而下也,为肝之部。肝之左即为胆,则在鼻挟颧之间矣。其肝之下为脾。方者,鼻隧也。面王者,鼻准之端也。鼻隧之上,即迎香之上为

胃,胃之外为大肠,乃正颧之下。大肠之外为肾,则大肠为中央,而胃与肾所以挟大肠也。当肾者脐也,面王以上为小肠,面王以下为膀胱子处,此乃五藏六府之部也。至于肢节亦各有部。颧者,所以应肩。颧之后所以应臂。臂之下所以应手。又推而上之,其目内眦之上,所以应膺与乳也。又推而下之,颊外为绳。挟绳而上者,所以应背,循牙车以下,所以应股。其中央所以应膝,膝之已下,所以应胫,当胫已下为足。其巨分者,所以应股之里,巨屈者,所以应膝膑,此又肢节之部分也。故尝统而论之,自额以下,阙上属首,咽喉之部分也。自阙中循鼻而下,鼻端属肺、心、肝、脾、肾五藏之部分也。自目内眦挟鼻而下至承浆,属胆、胃、大肠、小肠、膀胱六府之部分也。自颧而下,颊属肩臂,手之部分也。自牙车而斜下颐,属股膝胫,足之部分也。故第二节曰,五藏次于中央,六府挟其两侧,首面上于阙庭,王宫在于下极者此也。是以见于面者,各有部分,惟其有此部分,则当知病在阳经,阴为之里,所以宜用阴以和阳也。病在阴经,阳为之表,所以宜用阳以和阴也(如《终始篇》泻胆补肝、泻肝补胆之意)。明此部分,斯为万举万当之妙矣。又能别其左右,是谓能知大道也。

张介宾说:庭者颜也,相家谓之天庭。天庭最高,色见于此者,上应首面之疾。

③阙上者咽喉也:张介宾说:阙在眉心。阙上者,眉心之上也。其位亦高,故应咽喉之疾。

④阙中者肺也:张介宾说:阙中,眉心也,中部之最高者,故应肺。

⑤下极者心也:张介宾说:下极者,两目之间,相家谓之山根。心居肺之下,故下极应心。

⑥直下者肝也:张介宾说:下极之下为鼻柱,相家谓之年寿,肝在心之下,故直下应肝。

⑦肝左者胆也:张介宾说:胆附于肝之短叶,故肝左应胆,而在年寿之左右也。

⑧下者脾也:张介宾说:年寿之下者,相家谓之准头,是谓面王,亦曰明堂。准头属土,居面之中央,故以应脾。

⑨方上者胃也:张介宾说:准头两旁为方上,即迎香之上,鼻隧是也,相家谓之兰台廷尉。脾与胃为表里,脾居中而胃居外,故方上应胃。

⑩中央者大肠也:张介宾说:中央者,面之中央,谓迎香之外,颧骨之下,大肠之应也。

⑪挟大肠者肾也:张介宾说:挟大肠者,颊之上也。四藏皆一惟肾有两,四藏居腹,惟肾附脊。故曰藏次于中央,而肾独应于两颊。

⑫当肾者脐也:张介宾说:肾与脐对,故当肾之下应脐。

⑬面王:陆懋修说:《甲乙经》素髎穴一名面王,在鼻柱上端。

⑭面王以上者小肠也:张介宾说:面王者,鼻准也。小肠为府,应挟两侧,故面王之上,两颧之内,小肠之应也。

⑮面王以下者膀胱字子处也:陆懋修说:《甲乙经》作"膀胱字子处"。膀,步先切。胱,古黄切。亦作"旁光"。《释名》:胞,一曰膀胱,言其体短而横广也。《史记·扁鹊传》:别下于三焦膀胱。《正义》:膀胱者津液之府也。《淮南子·说林训》:旁光不升俎。注:旁光、胞也。

钱熙祚说:原刻脱"字"字,依《甲乙经》补,后同。字,怀妊也。字子处,即子宫。

张介宾说:面王以下者,人中也,是为膀胱子处之应。子处,子宫也。凡人人中平浅而无髭者多无子,是正子处之应。以上皆五藏六府之应也。

⑯颧者肩也:张介宾说:此下复言肢节之应也。颧为骨之本,而居中部之上,故以应肩。

⑰颧后者臂也:张介宾说:臂接乎肩,故颧后以应臂。

⑱臂下者手也:张介宾说:手接乎臂也。

⑲目内眦上者膺乳也:张介宾说:目内眦上者,厥下两旁也。胸两旁高处为膺。膺乳者,应

胸前也。

⑳挟绳而上者背也:张介宾说:颊之外曰绳,身之后为背,故背应于挟绳之上。

㉑循牙车以下者股也:张介宾说:牙车,牙床也。牙车以下主下部,故以应股。

㉒中央者膝也:张介宾说:中央,两牙车之中央也。

㉓膝以下者胫也,当胫以下者足也:张介宾说:胫接于膝,足接于胫,以次而下也。

㉔巨分者股里也:张介宾说:巨分者,口旁大纹处也。股里者,股之内侧也。

㉕巨屈者膝膑也:张介宾说:巨屈,颊下曲骨也。膝膑,膝盖骨也。此盖统指膝部而言。

㉖此五藏六府肢节之部也:张介宾说:以上藏府肢节部位,有色见面部。

钱熙祚说:原刻此下有“各有部分有部分”七字,赘甚,依《甲乙经》删。

㉗者为间:钱熙祚说:原刻脱此三字,依《甲乙经》补。

㉘其色粗以明者为间,沉夭者为甚,其色上行者病益甚,其色下行如云彻散者病方已:张介宾说:间甚,轻重也。粗,显也。言色有显而明,若沉夭者,其病必甚也。上行者,浊气方升而色日增。日增者,病日重。下行者,滞气将散,而色渐退。渐退者,病将已。

㉙者:钱熙祚说:原刻者误作也,依《甲乙经》改,与下文一例。

㉚其色从内部走外部者:钱熙祚说:原刻脱两部字,依《甲乙经》补,与上文一例。

㉛病生于外者,先治其阳,后治其阴:钱熙祚说:原刻“其病生于阳者,先治其外,后治其内”,今依《甲乙经》删改,与上三句一例。

㉜雷公曰:以色言病之间甚奈何? 黄帝曰:其色粗以明者为间,沉夭者为甚,其色上行者病益甚,其色下行如云彻散者病方已。五色各有藏部、有外部、有内部,其色从外部走内部者,其病从外走内,其色从内部走外部者,其病从内走外。病生于内者,先治其阴,后治其阳,反者益甚。病生于外者,先治其阳,后治其阴,反者益甚:钱熙祚说:原刻错简在其脉滑大以代之前,依《甲乙经》移置此,与下文正相接。

㉝审:钱熙祚说:原刻“审”误作“当”,依《甲乙经》改。

㉞审明部分,万举万当:张介宾说:部分既定,阴阳乃明。阳胜者阴必衰,当助其阴以和之。阴胜者阳必衰,当助其阳以和之。阴阳之用,无往不在,知其盛衰,万举万当矣。

㉟大通:钱熙祚说:原刻作“大道”,依《甲乙经》改。

㊱男女异位,故曰阴阳:马莳说:能分别男女,是谓能识阴阳也。如下文所谓男子色在于面王者为小腹痛,女子色见于面王者为膀胱子处之病者是也。

张志聪说:察色以言时者,察五藏五行之色,以知所死之时也。如赤色出于两颧者,所死之期,其日壬癸,其时夜半也。黑色出于庭而死者,其日戊己,其时辰戌丑未时也。藏府各具五行之色,各有所主之部,故当明其部分,用阴和阳,用阳和阴,阴阳和调,万举万当矣。左右者,阴阳之道路。阳从左,阴从右。能别左右,是谓天地之大道。女子之色,从右而左。男子之色,从左而右。男女异位,故曰阴阳。倪冲之曰:男从左,女从右,气之顺也,顺则散。如男从右,女从左,气之逆也,逆则聚。聚则有胜克灭绝之患。此节论内因之色,有阴阳左右生死逆顺之分。

审察泽夭,谓之良工①。沉浊为内,浮泽为外②,黄赤为风,青黑为痛,白为寒,黄而膏润为脓,赤甚者为血,痛甚为挛,寒甚为皮不仁③。五色各见其部,察其浮沉,以知浅深;察其泽夭,以观成败;察其散抟,以知远近;视色上下,以知病处④;积神于心,以知往今。故相气不微,不知是非,属意勿去,乃知新故⑤。色明不粗,沉夭为甚;不明不泽,其病不甚⑥。

【本段提纲】　马莳说:此承上文而言审察部分之泽夭者,可以悉知其病也。

【集解】

①审察泽夭,谓之良工:张介宾说:阳从左,阴从右。左右者,阴阳之道路也。故能别左右,是谓大道。男女异位者,男子左为逆,右为从,女子右为逆,左为从,故曰阴阳。阴阳既辨,又必能察其润泽枯夭,以决善恶之几,庶足谓之良工。

②沉浊为内,浮泽为外:钱熙祚说:《甲乙经》"泽"作"清"。

③黄赤为风,青黑为痛,白为寒,黄而膏润为脓,赤甚者为血,痛甚为挛,寒甚为皮不仁:马莳说:其色为沉,为浊,病乃在藏,故为在内。其色为浮为泽,病乃在府,故为在外。黄与赤者为有风,青与黑者为有痛,白者为有寒,黄色而如膏之泽者为有脓,赤甚者为有血。然青黑虽为痛,而痛甚者又为挛,白者虽为寒,而寒甚者又为皮肤之不仁。不仁者,不知痛痒也。

张介宾说:内主在里在藏,外主在表在府,皆言色也。凡五色之见于面部者,皆可因此而知其病矣。不仁,麻痹无知也。

④五色各见其部,察其浮沉,以知浅深;察其泽夭,以观成败;察其散抟,以知远近;视色上下,以知病处:马莳说:五色各见其部,察其浮沉,以知浅深。察其泽夭,以观成败。察其散抟,以知远近。视色上下,以知病处。

张介宾说:浮者病浅,沉者病深,泽者无伤,夭者必败,散者病近,抟者病远。抟,聚也。上者,病在上。下者,病在下。

⑤积神于心,以知往今。故相气不微,不知是非,属意勿去,乃知新故:马莳说:积神气于己心,而病之为已往为今病者,皆能知之,故相视气色,不能至于精微者,不知病之为是为非,惟属意专心,而无所摇夺,则凡病之为新为故者洞然也。

张介宾说:神积于心则明,故能知已往来今之事。相气不微,气不能隐也。不知是非,无是非之惑也。属意勿去,专而无贰也。新故,即往今之义。

⑥色明不粗,沉夭为甚;不明不泽,其病不甚:马莳说:何以知病之为甚?其色贵于明,若明不能粗大,而反见沉夭者,病之所以为甚也。何以知病之不甚?其色虽于明泽,然不明不泽,而不至沉夭,病之所以不甚也。若此则沉夭者,诚可虑耳。

张介宾说:色明不粗,言色之泽明不显,而但见沉夭者,其病必甚。若其虽不明泽,而亦无沉夭之色者,病必不甚也。

其色散,驹驹然未有聚,其病散而气痛,聚未成也。①

【本段提纲】　马莳说:此承上文而言五色之散者,其气虽痛,而聚则未成也。

【集解】

①其色散,驹驹然未有聚,其病散而气痛,聚未成也:马莳说:驹驹者然,色散如驹马之逸也。盖聚之成否,可即色之散聚以为验。故知色散而未有所聚,则其病尚散,所痛者不过气耳,聚安得而成乎?

张介宾说:稚马曰驹。驹驹然者,如驹无定,散而不聚之谓。故其为病尚散。若有痛处,因于气耳,非积聚成形之病也。

肾乘心,心先病,肾为应,色皆如是。①

【本段提纲】　马莳说:此承上文而言病有先克之色,所以受克者为必病也。

【集解】

①肾乘心,心先病,肾为应,色皆如是:马莳说:上文言下极者,心也。心之色主赤,挟大肠者,肾也。肾之色主黑,今下极之色黑,乃肾之乘心也,故心先受病,以肾色来克,为之应耳。然不惟心被肾克者为然,凡肝部见肺色,脾部见肝色,肺部见心色,肾部见脾色,乃六府之相克者,皆如是法,以推之耳。

张介宾说:水邪克火,肾乘心也。肾邪乘心,心先病于中,而肾色则应于外,如以下极而见黑色者是也。不惟心肾,诸藏皆然。凡肝部见肺色,肺部见心色,肾部见脾色,脾部见肝色,及六府之相克者,其色皆如是也。

　　男子色在于面王,为小腹痛,下为卵痛,其圜直为茎痛,高为本,下为首,狐疝㿉阴之属也①。女子在于面王,为膀胱字子处之病,散为痛,抟为聚,方圆左右,各如其色形。其随而下至胑②为淫,有润如膏状,为暴食不洁③。

【本段提纲】　马莳说:此言部分之色,当分男女,以知其病也。

【集解】

①男子色在于面王,为小腹痛,下为卵痛,其圜直为茎痛,高为本,下为首,狐疝㿉阴之属也:马莳说:男子之色在于面王(鼻端),当为小腹痛,其色见于面王之下,当为阴卵痛。其色见于面王之下,圜而且直,当为茎垂痛。其色见于面部,高者为本,以男子属阳,阳在上也。下者为首,其色从上而之下,似物之有首者,向下而行,故病在于内,即如其色,当如狐疝㿉阴之属也。

张介宾说:面王上下,为小肠膀胱子处之部,故主小腹痛下及卵痛。圜直者,色垂绕于面王之下也。茎,阴茎也。高为本,下为首,因色之上下而分茎之本末也。凡此者,总皆狐疝㿉阴之属。

②胑:陆懋修说:胑,都计切,与骶通。又丁尼切。胅胑,皮厚也,义别。

河北医学院《灵枢经校释》:"胑",《甲乙》卷一第十五"骶"。按:"胑""骶"并误。盖此为面王之色诊,不应望至尾骶。"胑"疑"脤"之形误。"脤"为"唇"之借字。"其随而下行至脤"者,谓望其色由面王而下至唇也。

③女子在于面王,为膀胱字子处之病,散为痛,抟为聚,方圆左右,各如其色形。其随而下至胑为淫,有润如膏状,为暴食不洁:马莳说:女子之色,在于面王,当为膀胱经,及妊子处之有病,即胞络宫也。其气色散者为痛,而不至成聚,若气色抟聚不散,则成聚而不止于痛。然其聚之在内者,或方或圆,或左或右,各如其外色之形耳。若其色随而下行,至于尾骶,则其病之在下者,当有淫浸之物(《素问·痿论》谓之白淫),润泽如膏之状者在也。不然,则为暴食,间即出不洁之物耳。何也?其下行之势,内外一致也。

张介宾说:面王之部与男子同,而病与男子异者,以其有血海也。色散为痛,气滞无形也。色抟为聚,血凝有积也。然其积聚之或方或圆,或左或右,各如其外色之形见。若其色从下行,当应至尾骶,而为浸淫带浊,有润如膏之物,或暴因饮食,即下见不洁。盖兼前后而言也。

丹波元简说:李云,男子色在于面王,"面王"下应有"上"字,面王上为小肠,下为膀胱子处。卵者,睾丸也。圜直,指人中,水沟穴也。人中有边,圜而直者,故人中色见,主阴茎作痛,在人中上半者曰高,为茎根痛,在人中下半者为茎头痛,凡此皆狐疝㿉阴之属也。㿉即癩也。女子在于面王,《甲乙》"子"下有"色"字。李云,"面王"下宜有"下"字,面王下为人中,主膀胱子处,色散为痛,无形之气滞也,色抟为聚,有形之血凝也,积之或方或圆,或左或右,各如其外见之形,若其色从下行而至尾骶,则为浸淫带浊,有润如膏之物,此症多因暴食不洁所致。不洁,犹言不节,非污秽之谓也。或多食冷物,或多食热物,一切非宜之物皆是也。志云,府为阳而主外,主纳水谷,传导糟粕,是以外受风寒,或内伤饮食,皆为病府,而色见于府部也,李云,不节之解,似不稳当。

　　左为左,右为右,其色有邪,聚散而不端,面色所指者也。①

　　【本段提纲】　马莳说:此又言部分之色,当分左右以知其邪也。

　　【集解】

　　①左为左,右为右,其色有邪,聚散而不端,面色所指者也:马莳说:凡男女之色,见于左者,则病必在左,见于右者,则病必在右,其色有邪气,或聚散而不端正,一如其面色所指,即可以知其病耳。

　　张介宾说:色见左者病在左。色见右者病在右。凡色有邪而聚散不端者,病之所在也。故但察面色所指之处,而病可知矣。

　　丹波元简说:抟聚之面色,所谓如指者也。指,志为前节拇指之义,非也。

　　色者,青、黑、赤、白、黄,皆端满有别乡,别乡赤者,其色亦赤①,大如榆荚,在面王,为不月②。

　　【本段提纲】　马莳说:此又言五色各有别乡,其色粗者,其病久也。

　　【集解】

　　①其色亦赤:钱熙祚说:原脱"赤"字,依《甲乙经》补。

　　②不月:钱熙祚说:原刻误作"不日",依《甲乙经》改。

　　马莳说:别者,异也。别乡者,即分部也。所谓色者,即青、黑、赤、白、黄之色,皆端正盈满,各有分部。假如心色主赤,小肠亦赤,其色如榆荚之大,在于面王之部,则是小肠有病,非止一日也。

　　张介宾说:色者,言正色也。正色凡五,皆宜端满。端谓无邪,满谓充足。有别乡者,言方位时日各有所主之正向也。别乡赤者,又言正向之外,而有邪色之见也。赤如榆荚见于面王,非具位也。不当见而见者,非其时也。是为不日。不日者,失其常度之谓。此单举赤色为喻,而五色之谬见者,皆可类推矣。乡,向同。

　　河北医学院《灵枢经校释》:"月"原作"日",据《甲乙》卷一第十五改。

　　其色上锐,首空上向,下锐下向,在左右如法①。

　　【本段提纲】　马莳说:此又言五色上锐则上向,下锐则下向,而左右亦然也。

　　【集解】

　　①其色上锐,首空上向,下锐下向,在左右如法:马莳说:色者即上节五色也。锐,气色端尖锐也。首空者,即上文颜为庭。庭者,首面也。今日首空,犹日脑空也。

　　张介宾说:凡邪随色见,各有所向,而尖锐之处,即其乘虚所进之方。故上锐者,以首面正气之空虚,而邪则乘之上向也。下锐亦然。其在左在右,皆同此法。

　　以五色命藏,青为肝,赤为心,白为肺,黄为脾,黑为肾。肝合筋,心合脉,肺合皮,脾合肉,肾合骨也。①

　　【本段提纲】　马莳说:此又言五色属于五藏,而五藏各有所合,乃为视色之总诀也。

　　【集解】

　　①以五色命藏,青为肝,赤为心,白为肺,黄为脾,黑为肾。肝合筋,心合脉,肺合皮,脾合

肉，肾合骨也：马莳说：盖青色属肝，而肝合于筋，故见其色之青者，即可以知其为筋之病也。

张介宾说：此总结上文而言五色五藏之配合，如青属肝，肝合筋，凡色青筋病者，即为肝邪，而察其所见之部，以参酌其病情。诸藏之吉凶，可仿此而类推矣。

《五色第四十九》今译

雷公向黄帝问道：五色的善恶变化仅在明堂部位进行观察和判断吗？我还不清楚其中的道理。

黄帝回答说：明堂就是鼻子，阙就是两眉之间的部位，庭就是额部，蕃就是两颊的外侧，蔽就是耳门前的部位，这些部位丰隆端正宽大，在距离十步以外的地方都能看得清楚，如果这样，那么这个人必会活到一百岁。

雷公又问道：从五官怎样辨别脏腑呢？

黄帝回答说：鼻骨应高而隆起，端正又平直，五脏的气色依次反映于鼻的中部，六腑的气色反映于鼻的两侧，两眉之间和前额部主要反映头面的情况。两目之间的下极部反映心脏的情况。如果五脏功能正常，安居于胸，这些部位气色正常，而不见病色，鼻部的色泽必然润泽又清明，那么五脏反映在面部五官的气还不容易分辨吗？

雷公问道：请您告诉我，怎样进一步分辨呢？

黄帝回答说：五脏病变所反映的五种气色都可以在面部相应的部位显现出来。如果相应部位所反映出的气色不明显而隐陷入骨的，就一定有病。如果相应部位的气色显示为子乘母气的话，即使发生了严重的疾病，也不会危及生命。

雷公问道：五色所主病证是什么？

黄帝回答说：青色和黑色主痛，黄色和红色主热，白色主寒，这些就是五色五官所主病候。

雷公问道：如何判断病势的进退？

黄帝回答说：六腑属外，五脏属内，疾病不论在内或在外均有重轻不同的变化，判断疾病的轻重应当切诊病人寸口部位的脉象，如果脉象表现滑、小、紧而沉，说明疾病日益加重，病在属内的五脏；如果人迎部位的脉象大、紧而浮，说明疾病日益加重，病在属外的六腑。如果寸口部位的脉象浮滑，说明病情正在发展加深；如果人迎部位的脉象沉滑，说明病情日渐好转，病邪正在衰退；如果寸口部位的脉象滑沉，说明病情日益发展加重，病在属内的五脏；如果人迎部位的脉象滑盛而浮，说明病情日渐加深，病在属外的六腑。如果寸口和人迎部位的脉象浮沉大小都一致，说明病情十分严重，疾病很难治好。如果病在五脏而脉象又出现沉而大的，疾病容易治好；如果脉象细小，说明病情危险，难以治愈。如果病在六腑，脉象浮大，疾病容易治疗。如果人迎部位的脉象盛而坚，说明外盛寒邪；如果寸口部位的脉象盛而坚，说明内伤于饮食所致。如果脉象滑大代而又长的，说明阳邪从外向内侵入，使人的目有妄见，但神志尚清楚，这是由于阳盛入阴，阴不胜阳所致。治疗时，可以治阴，也可以治阳，应根据具体病情变化而定。

雷公说：我听说众多疾病多由风引起，厥痹病变多由寒湿引起，这些病如何从面部气色来辨别呢？

黄帝回答说：要分别这些病，通常可以通过两眉之间的气色变化进行观察。如果气色浮薄而光泽，是风邪所致的疾病。如果气色深沉而晦暗不清，是寒湿所致的痹症。如果这种气色表现在颜面的下部,是寒湿邪气所致的厥逆病。以上是根据面部气色判断疾病的一般规律。

雷公问道:有的人表面上好像没有什么疾病,却突然死亡,这是为什么?怎样才能知道呢?

黄帝回答说:人体元气虚损时,邪气直入内脏,元气不支,还来不及表现病证,人可以突然死亡。

雷公问道:有的人病刚好一点时,却突然死亡,这又怎样能知道呢?

黄帝回答说:如果病人两颧部位出现大如拇指的一块红色,则病情虽有好转,也必然会突然死亡。如果病人额部出现大如拇指一块黑色,则虽然没有表现出明显病证,也会突然死亡。

雷公又向黄帝再拜说:您说得很好啊。请问病人死亡的时间可以预先知道吗?

黄帝回答说:观察病人面部气色的变化,能够预测死亡的时间。

雷公说:这就好了,我很想听您详细讲讲。

黄帝回答说:脏腑支节应于面的部位是:额部应头面;眉心上方应咽喉;眉心应肺脏;眉心之间反应心脏;鼻柱应肝脏;鼻柱左边应胆;鼻头应脾脏;鼻头两旁应胃腑;面部中央应大肠;两面颊应肾脏;肾脏与脐相对,所以两颊下部位应脐;鼻头上方两侧两颧以内的部位应小肠;鼻头以下人中部位应膀胱及子宫;颧骨部位应肩;颧骨后方应臂;反映臂部的下方应手;内眼角以上的部位应胸与乳房;两颊外侧上方应背部;沿颊车以下部位应股;牙床中央应膝;膝以下部位应胫;胫以下部位应足;口边两条大纹部位应股内侧;颊下曲骨部位应膝。以上就是五脏六腑以及肢体关节反映在颜面的部位。

雷公问道:如何从气色上的差别来判断病情的轻重呢?

黄帝回答说:如果气色十分明显,为病情较轻;气色晦滞而没有光泽,为病情较重;气色有向上发展趋势,为(浊气上升)病情日渐加重;气色有向下发展的趋势,犹如阴云消散,天气放晴一样,为病情好转的象征。五脏六腑病变所反映的五色有不同的部位,有鼻两侧即外部的,也有鼻中央即内部的。如果五色从外部趋向内部,为疾病由表入里;从内部趋向外部,为疾病由里出表。脏为阴,腑为阳,如五脏发生疾病,治疗时要先治其在内的脏,后治在外的腑,若违反这一原则,就会使疾病加重。如六腑发生疾病,治疗时应先治其在外的腑,后治在内的脏,若违反这一原则,就会使疾病加重。因阴衰而阳偏盛的,治疗时应补阴而配阳;阳衰而致阴偏盛的,治疗时应助阳以和阴,只要仔细审察清楚气色所反映的病变位置,治疗时就会百发百中,万无一失。左右者,阴阳之道路,阴气右行,阳气左行,能别左右,就知道阴阳运动的规律了。男女病色的转移,其位置不同,男子左为逆,右为从,女子右为逆,左为从,这是因为男属阳,女属阴,男女阴阳不同的缘故。

能掌握阴阳的演变规律,再根据所属部位认真细致地观察气色的润泽与暗晦,从而辨明病的善恶,就称得上是高明的医生。如果面部的气色沉滞晦暗,为疾病在里在脏;浮露而鲜明,为病在表在腑。如果气色黄赤主风,青黑主痛,白色主寒,黄色而又如膏脂一样润泽,主有脓,赤色很深的为有瘀血,痛甚的多是筋脉挛急,寒邪严重就会使皮肤麻木不仁。五色分别反映在相应的面部上,可以从五色的浮沉,测知病位的深浅;从五色的润泽和暗晦,可以判断疾病的吉凶;从五色的消散与聚结,可以了解病程的长短;从五色出现部位的上下,可以知道疾病发生的具体部位。医生全神贯注地望色辨证,就能了解疾病既往和现在的情况。如果医生不能深入细致地望色,就不能判断病情的好坏,只有专心致志进行观察,才能了解疾病过去的情况以及当前疾病的变化。如气色明亮的程度不够显著,而且呈现沉滞晦暗,主病重;如气色不明亮,也无光泽,但不沉滞晦暗,为病情较轻;如气色散而不聚,说明病势亦分散,即使疼痛,也是气滞,而不是积聚。

　　肾水克制心火,是因为心脏先病,所以肾水克制心火,这时肾脏的黑色就会出现在面部属心的位置上。若不是某一部位应见的本色,都应以此类推。

　　男子病色出现在鼻头的表明小腹疼痛,向下牵引睾丸也痛;病色出现在鼻尖下,即人中沟处,表明阴茎疼痛,病色见于人中沟上部的,为阴茎龟头疼痛,这些都属于狐疝癫阴一类的疾病。女子病色出现在鼻头部位,说明膀胱及子宫有病,如果气色散而不聚,为气滞疼痛;聚结不散,为气滞血瘀之积聚,积聚的形状或方或圆、或左或右,它们的具体形状与病色所呈现的形状一样。如果病色一直向下移到唇部,表明有白带的疾病;如白带润滑像脂膏一样,则表明为暴饮暴食,内伤饮食不洁之证。

　　如果病色出现在左边,表明左边发生了疾病;出现在右边,表明右边发生了疾病。如病色斜,或聚或散,而不端正,其病色所反映的部位,就是病变所在的位置。

　　通常所说的五色包括青、黑、红、白、黄五种不同颜色。这五色在正常情况下都端正而饱满地出现在面部相应部位上,如果面色见于不相应的部位,比如赤色为心色,应见于眉间,却出现在鼻头,像榆荚一样大,则为女子经闭的征象。

　　如果病色的尖端向上,说明头面正虚,邪气有乘机向上之势;如果病色的尖端向下,说明邪气有向下侵袭的趋势。如果病色向左或向右,也如此来判断疾病发展的趋向。

　　五色应五脏的关系是:青色属肝脏,红色属心脏,白色属肺脏,黄色属脾脏,黑色属肾脏。而肝脏与筋相合,心脏与血脉相合,肺脏与皮肤相合,脾脏与肌肉相合,肾脏与骨相合。依据这种内外相应的关系,就可从外而知内,对疾病做出正确的诊断。

论勇第五十①

　　①论勇第五十:伯坚按:今存残本《黄帝内经太素》没有收载本篇的文字,本篇和《甲乙经》《类经》二书的篇目对照列表于下:

灵　枢	甲　乙　经	类　经
论勇第五十	卷六——四时贼风邪气大论第五	卷四——坚弱勇怯受病忍痛不同 （藏象类二十一）

　　【释题】　马莳说:内论勇怯之士,忍痛不忍痛,故名篇。

　　【提要】　本篇内容可以分为三段,第一段讲人的颜色皮肉厚薄坚弱的不同,而容易为四季的风所侵害的情况也不同。第二段讲人之能忍痛或不能忍痛,都有他们的物质基础,和皮肤的厚薄,肌肉的坚脆、内藏的样式等等有关。第三段讲为什么胆怯的人喝酒之后,就同勇士一样。

　　黄帝问于少俞曰:有人于此,并行并立,其年之长少等也,衣之厚薄均也,卒然遇烈风暴雨,或病或不病,或皆病,或皆不病,其故何也?

　　少俞曰:帝问何急①?

　　黄帝曰:愿尽闻之。

少俞曰:春温②风,夏阳风,秋凉风,冬寒风。凡此四时之风者,其所病各不同形③。

黄帝曰:四时之风,病人如何?

少俞曰:黄色薄皮弱肉者,不胜春之虚风④。白色薄皮弱肉者,不胜夏之虚风⑤。青色薄皮弱肉者⑥,不胜秋之虚风⑦。赤色薄皮弱肉者⑥,不胜冬之虚风也⑧。

黄帝曰:黑色不病乎?

少俞曰:黑色而皮厚肉坚固,不伤于四时之风。其皮薄而肉不坚、色不一者,长夏至而有虚风者病矣;其皮厚而肌肉坚者,长夏至而有虚风不病矣;其皮厚而肌肉坚者,必重感于寒,外内皆然乃病⑨。

黄帝曰:善⑩。

【本段提纲】　马莳说:此言人之受邪而有病否者,以其色有不一、皮有厚薄、肉有坚脆也。

【集解】

①帝问何急:张介宾说:急者先也。

②温:钱熙祚说:原刻"温"作"青"误,依《甲乙经》改。

③春温风,夏阳风,秋凉风,冬寒风。凡此四时之风者,其所病各不同形:马莳说:少俞言四时各有虚邪贼风,在春名为青风,在夏名为阳风,在秋名为凉风,在冬名为寒风。

张介宾说:春之青风得木气,夏之阳风得火气,秋之凉风得金气,冬之寒风得水气。凡此四时之风,各有所旺,有所旺则有所制,故其所病各不同形也。

④黄色薄皮弱肉者,不胜春之虚风:马莳说:人之色黄皮薄肉弱者,主脾气不足,不能胜春之青风而为病,木来克土也。

张介宾说:黄者土之色,黄色薄皮弱肉者,脾气不足也,不能胜春木之虚风。

⑤白色薄皮弱肉者,不胜夏之虚风:马莳说:色白皮薄肉弱者,主肺气不足,不能胜夏之阳风而为病,火来克金也。

张介宾说:白者,金之色。白色薄皮弱肉者,肺气不足也,不能胜夏火之虚风而为病。

⑥青色薄皮弱肉者,……赤色薄皮弱肉者:河北医学院《灵枢经校释》:"者",原脱,据《甲乙》卷六第五补,与上文句法一致。

⑦青色薄皮弱肉者,不胜秋之虚风:马莳说:色青皮薄肉弱者,主肝气不足,不能胜秋之凉风而为病,金来克木也。

张介宾说:青者,木之色。青色薄皮弱肉者,肝气不足也,故不胜秋金之虚风而为病。

⑧赤色薄皮弱肉者,不胜冬之虚风也:马莳说:色赤皮薄肉弱者,主心气不足,不能胜冬之寒风而为病,水来克火也。

张介宾说:赤者,火之色。赤色薄皮弱肉者,心气不足也,故不胜冬水之虚风而为病。

⑨黑色而皮厚肉坚固,不伤于四时之风。其皮薄而肉不坚、色不一者,长夏至而有虚风者病矣;其皮厚而肌肉坚者,长夏至而有虚风不病矣;其皮厚而肌肉坚者,必重感于寒,外内皆然乃病:马莳说:至于有不病者,正以色黑而皮厚肉坚者,不伤于四时之虚风,若色黑而皮薄肉脆者,则伤于长夏之虚风耳。长夏虚风者,见于六月,而与阳风同也,亦土能克水之义耳。彼黑色而皮厚肉坚者,虽长夏之虚风,亦不能伤之也,岂特不伤于四时之风哉!但色黑而皮厚肉坚者,亦有四时而为病,必其既感于风,又重感于寒,既病于内,又感于外,始有所病,不然则未必成病

也,其异于他色之易病者远矣。

张介宾说:黑者,水之色。黑色而皮薄肉不坚,及色时变而不一者,肾气不足也,故不胜长夏土令之虚风而为病。若黑色而皮厚肉坚者,虽遇长夏之虚风亦不能病。但既感于风,又感于寒,是为重感,既伤于内,又伤于外,是为外内俱伤,乃不免于病也。然则黑色而皮肉坚者,诚有异于他色之易病者矣。

张志聪说:"朱永年曰:'上章论五藏之气见于色,而分别于明堂,此论五藏之气充于形,而审其虚实,盖皮肤肌腠之间,五藏元真之所通会,是以薄皮弱肉,则藏真之气虚矣。五藏之气虚,则不能胜四时之虚风矣。虚风者,虚乡不正之邪风也。黑者水之色,论肾气之厚薄也。不伤于四时之风者,谓土旺于四季也。不病长夏之风者,谓土主于长夏也。设有皮厚肉坚而伤于四时之风者,必重感于寒也。夫在地为水,在天为寒,肾为水藏,上应天之寒气,是以色黑而皮厚肉坚之为病者,必重感于寒。外内皆然乃病,谓外受天之寒邪,内伤肾藏之水气。此言人之五藏与天之六气相合,是以五色之薄弱者,不能胜四时之风气也。'"

⑩黄帝曰:善:钱熙祚说:自篇首至此,并与论勇无涉,《甲乙经》以为黄帝、岐伯问答与十七卷《贼风篇》连合为一,当得其真也。

黄帝曰:夫人之忍痛与不忍痛者,非勇怯之分也。夫勇士之不忍痛者,见难则前,见痛则止;夫怯士之忍痛者,闻难则恐,遇痛不动;夫勇士之忍痛者,见难不恐,遇痛不动。夫怯士之不忍痛者,见难与痛,目转面盼①,恐不能言,失气,惊②,颜色变化,乍死乍生。余见其然也,不知其何由,愿闻其故。

少俞曰:夫忍痛与不忍痛者,皮肤之薄厚,肌肉之坚脆,缓急之分也,非勇怯之谓也③。

【本段提纲】 马莳说:此言人之忍痛不忍痛者,以其皮肉有不同,而非由于勇怯之故也。

【集解】

①夫人之忍痛与不忍痛者,非勇怯之分也。夫勇士之不忍痛者,见难则前,见痛则止;夫怯士之忍痛者,闻难则恐,遇痛不动;夫勇士之忍痛者,见难不恐,遇痛不动。夫怯士之不忍痛者,见难与痛,目转面盼:丹波元简说:盼,音"系"。《说文》:恨观貌。于义难明,疑是"眄"讹。眄,音"面",里视也,班固《叙传》:虞卿以顾眄而捐相印。又马援据鞍顾眄。即与张义符。

马莳说:勇士有不忍痛者,见难虽能向前,而见痛则止。彼怯士有能忍痛,其见难虽恐,而遇痛则不动也。勇士有忍痛者,见难固不恐,而遇痛亦不动。彼怯士之不忍痛者,不分见难与痛,目转而盼,恐惧不敢出一言,退然失气,恍然而惊,颜色卒变,甚至乍死乍生也。

张介宾说:夫勇士之气刚,而有不能忍痛者,见难虽不恐,而见痛则退矣。怯士之气馁,而有能忍痛者,闻难则恐,而遇痛不动也。又若勇而忍痛者,见难与痛皆不惧。怯而不忍痛者,见难与痛,则目转眩旋,面盼惊顾,甚至失言变色,莫知死生。此四者之异,各有所由然也。

②失气,惊:河北医学院《灵枢经校释》作"失气惊悸"。悸,据周本、日刻本及《类经》四卷第二十一补,使成四言。

③夫忍痛与不忍痛者,皮肤之薄厚,肌肉之坚脆,缓急之分也,非勇怯之谓也:马莳说:殊不知忍痛者,以皮厚肉坚且缓也,不忍痛者,以皮薄肉脆且急也,岂关于勇怯之故哉。

张志聪说:倪冲之曰,此言形气之有别也。夫忍痛与不忍痛者,因形之厚薄坚脆也。勇怯者,气之强弱也。上节论因形而定气,此论形气之各有分焉。盖形舍气,气归形,形气之可分可合而论者也。

黄帝曰:愿闻勇怯之所由然。

少俞曰:勇士者,目深以固,长衡直扬^①,三焦理横^②,其心端直,其肝大以坚,其胆满以傍,怒则气盛而胸张,肝举而胆横,眦裂而目扬,毛起而面苍,此勇士之由然者也^③。黄帝曰:愿闻怯士之所由然。

少俞曰:怯士者,目大而不减,阴阳相失,其焦理纵,𩨂骬短而小,肝系缓^④,其胆不满而纵,肠胃挺,胁下空,虽方大怒,气不能满其胸,肝肺虽举,气衰复下,故不能久怒,此怯士之所由然者也^⑤。

【本段提纲】　马莳说:此论勇怯之士,所以有不同也。

【集解】

①长衡直扬:河北医学院《灵枢经校释》:"衡"原作"冲",据《甲乙》卷十一第六改,以与本书论勇篇合。衡,指眉上的部位言,《文选·魏都赋》刘注:"眉上曰衡"。扬,原指眉上下的部位,见《诗》"君子偕老"孔疏。这里指眉言。长衡直扬,指眉上长而直,形容横眉瞪目的样子。

②三焦理横:陆懋修说:横,户孟切,本作"撗",《大藏音义引考》:声撗不顺理也,《干禄字书》:"撗"通"横",正《说文》从木,《汉书·田蚡传》:蚡日益横。注:横,恣也。

③勇士者,目深以固,长衡直扬,三焦理横,其心端直,其肝大以坚,其胆满以傍,怒则气盛而胸张,肝举而胆横,眦裂而目扬,毛起而面苍,此勇士之由然者也:马莳说:所谓勇士者,两目至深,且不转睛逃避而甚固,有长冲直扬之势,内之三焦纹理横生,心则端正而直,肝则甚大而坚,胆则汁满而横。及其怒也,气盛而胸张,肝举而胆横,眦裂而目扬,毛起而面苍,此皆勇士之所以然也。

张介宾说:目者五藏六府之精也,目深以固,藏气之坚也。长衡,阔大也,即从衡之意。直扬,视直而光露也。三焦理横,凡刚急者肉必横,柔缓者肉必纵也。其心端直者,刚勇之气也。大以坚、满以傍者,傍即傍开之谓,过于人之常度也。怒则气盛而胸张,眦裂而目扬者,勇者之肝胆强,肝气上冲也。毛起者,肝血外溢也。面苍者,肝血外见也。此皆勇士之由然。然则勇怯之异,其由于肝胆者为多,故肝曰将军之官,而取决于胆。

④肝系缓:河北医学院《灵枢经校释》:系:似应作"糸"(音密)。《慧琳音义》卷十五引《说文》:糸,细丝也。怯士肝细缓,与勇士肝大坚,义正相对。

⑤此怯士之所由然者也:马莳说:怯士者,外目虽大而不深,开闭相失,转睛不常也,内之三焦纹理则纵,𩨂骬之骨,乃短而小(《本藏》云,𩨂骬短举者心下),肝之系则缓,胆则不满而纵,肠胃则挺然而不曲,胁下则空而不坚,虽方大怒,气不能满其胸中,肝叶虽举,气衰复下,所以不能久怒,此乃怯士之所以然也。

张介宾说:减,当作"缄",封藏之谓,目大不缄者,神气不坚也。阴阳相失者,血气易乱也,即转盼惊顾之意。其焦理纵者,肉理不横也。𩨂骬短小者,其心卑小而甘出人下也。肝系缓者,不急也。胆不满而纵者,汁少形长也。肠胃挺者,曲折少也。胁下空者,肝气不实也,此其肝胆不充,气不能满,以故旋怒旋衰,是皆怯士之由然。按勇者刚之气,怯者懦之质。然勇有二:曰血气之勇,曰礼义之勇。若临难不恐,遇痛不动,此其资禀过人,然随触而发,未必皆能中节也。若夫礼义之勇,固亦不恐不动,而其从容有度,自非血气之勇所可并言者。盖血气之勇出乎肝,礼义之勇出乎心。苟能守之以礼,制之以义,则血气之勇,可自有而无,充之以学,扩之以见,则礼义之勇,可自无而有,昔人谓勇可学者,在明理养性而已。然则勇与不勇,虽由肝胆,而其为之主者,则仍在乎心耳。

张志聪说:朱永年曰,此言勇怯者,本于心之端小、气之盛衰、肝胆之强弱也。目深以固,长冲直扬,肝气强也。理者,肌肉之纹理,乃三焦通会之处,三焦理横,少阳之气壮而胆横也。其心端直,自反而缩也。肝大以坚,藏体之坚大也。胆满以傍、胆之精汁,充满于四傍,此肝胆之形质壮盛也。气盛而胸胀,气之盛大也。肝举胆横,眦裂毛起,肝胆之气强也。夫心者君主之官,神明出焉。肝者将军之官,谋虑出焉。胆者中正之官,决断出焉。是以心直气壮,肝举胆横,此勇士之所由然者也。目大不减者,目虽大而不深固也。阴阳相失者,血气不和也。焦理纵者,三焦之理络纵弛也。髑骭短而小者,心小而下也。肝系缓,胆不满,肠胃缓,胁下空,肝胆之体质薄也。夫肺主气,气不能满其胸,故虽方大怒,肝肺虽举,气衰复下,此怯士之所由然也。

黄帝曰:怯士之得酒,怒不避勇士者,何藏使然?

少俞曰:酒者,水谷之精,熟谷之液也,其气慓悍,其入于胃中,则胃胀,气上逆,满于胸中,肝浮胆横,当是之时,固比于勇士,气衰则悔。与勇士同类,不知避之,名曰酒悖也[①]。

【本段提纲】　马莳说:此言怯士得酒,而不避勇士之故也。

【集解】

①黄帝曰:怯士之得酒,怒不避勇士者,何藏使然?少俞曰:酒者,水谷之精,熟谷之液也,其气慓悍,其入于胃中,则胃胀,气上逆,满于胸中,肝浮胆横,当是之时,固比于勇士,气衰则悔。与勇士同类,不知避之,名曰酒悖也:马莳说:酒为水谷之精,熟谷之液,其气则慓悍,故入于胃中,则胃胀,气逆胸满、肝浮胆横,斯时方将自比于勇士,而不知避之,至于酒气既衰则悔,此之谓因酒而悖逆者耳。

张介宾说:慓,急也。悍,猛也。酒之性热气悍,故能胀胃浮肝,上气壮胆,方其醉也,则神为之惑,性为之乱,自比于勇而不知避,及其气散肝平,乃知自悔,是因酒之所使,而作为悖逆,故曰酒悖。按酒为水谷之液,血为水谷之精,酒入中焦,必求同类,故先归血分。凡饮酒者身面皆赤,即其征也。然血属阴而性和,酒属阳而气悍,血欲静而酒动之,血欲藏而酒乱之,血无气不行,故血乱而气亦乱,气散血亦散,扰乱一番,而血气能无耗损者未之有也。又若人之禀赋,藏有阴阳,而酒之气质,亦有阴阳。盖酒成于酿,其性则热;汁化于水,其质则寒。故阳藏者得之则愈热,阴藏者得之则愈寒。所以纵酒不节者,无论阴阳,均能为害。凡热盛而过饮者,阴日胜则阴日消,每成风痹肿胀;寒盛而过饮者,热性去而寒质留,多至伤肾败脾。当其少壮,则旋耗旋生,固无所觉,及乎中衰而力有不胜,则宿孽为殃,莫能御矣。然则酒悖之为害也,所关于寿元者非细,其可不知节乎!

《论勇第五十》今译

黄帝向少俞问道:有些人在同一地点,同时行走,或同站立,这些人的年龄大小相等,所穿衣服的厚薄也一样,但突然遭受狂风暴雨的袭击时,有的人生病,有的人却不病,或者都病,或者都不病,这是什么原因呢?

少俞说:您所问的问题,哪一个最急呢?

黄帝说:我想详细地了解所有的问题。

少俞说:春天当令的是温风,夏天当令的是阳风,秋天当令的是凉风,冬天当令的是寒风。四季中,所当令的风,性质各不相同,对人体产生的影响也不同,因而所引起的疾病也各不相同。

黄帝说:四季不同的风,使人发生疾病的情况如何?

少俞说:皮肤色黄瘦薄,肌肉柔弱的人,脾气不足,经不起春季虚邪贼风的侵袭。皮肤色白瘦薄,肌肉软弱的人,肺气不足,经不起夏季虚邪贼风的侵袭;皮肤色青瘦薄,肌肉软弱的人,肝气不足,经不起秋季虚邪贼风的侵袭;皮肤色赤瘦薄,肌肉软弱的人,心气不足,经不起冬天虚邪贼风的侵袭。

黄帝说:皮肤色黑的不会生病吗?

少俞说:皮肤色黑而厚,肌肉坚实,体质强壮,不容易被四季的虚邪贼风所伤;如果皮肤瘦薄,肌肉不坚实,又不能始终保持黑色的人,到了长夏季节,当外来虚邪贼风侵袭时,也免不了会生病;如果皮肤肌肉坚实,则在长夏季节,即使遭受虚邪贼风的侵袭,也不会生病;皮肤厚而且肌肉坚实的人,只有在外感受严重的寒邪,在内为饮食生冷所伤,内伤外感同时存在时才会生病。

黄帝说:你说得太好了。

黄帝说:人能否忍受疼痛,不以性格的勇敢或怯懦而区分。勇敢而不能忍受疼痛的人,遇到危难能够勇往直前,但遇到疼痛就停止不前了;怯懦而能够忍受疼痛的人,一听到有危难就吓得惊恐不安,而遇到疼痛则不动摇。勇敢而又能耐受疼痛的人,见到危难不恐惧,遇到疼痛也不动摇;怯懦而又不能耐受疼痛的人,无论是遇见危难,还是遇到疼痛都会吓得头昏眼花,面色改变,两眼不敢正视,不能说话,心惊气乱,死去活来。我虽然见过这些现象,但并不明白其中的原因,我希望听你讲讲其中的道理。

少俞说:人对于疼痛的耐受程度,取决于皮肤的厚或薄,肌肉的坚实或软弱,也取决于肌肉的紧张或弛缓的具体情况,并不是由人的勇敢和胆怯的性格来决定的。

黄帝说:我愿意听你讲讲人为什么有勇敢和怯懦的不同? 少俞说:勇敢的人,目光深邃坚定,眉毛直竖,皮肤肌腠的纹理呈横的走向,心脏位置端正,他的肝脏比正常人大而坚实,胆汁盛满,发怒时气势壮盛而胸廓张大,肝气上冲,而胆气横逆,两目圆睁,目光直视,毛发竖起,面色苍青,以上这些就是决定勇士性格的原因。

黄帝说:我还想听你讲讲关于怯懦人的性格是什么原因所决定的。

少俞说:怯懦的人,两只眼睛虽然大但无光彩,不能灵活转动,阴阳气血不协调。皮肤肌肉的纹理为纵向,胸骨剑突既短又小,肝系细小松缓,胆汁也不充满,胆囊松弛,肠胃松弛,胁下空陷,肝气不充实。虽然正当大怒之时,怒气也不能充满心胸,肝肺虽因大怒而有所上举,但怒气很快衰退下落,因此,发怒的时间不长。以上这些就是决定怯懦人性格的原因。

黄帝说,怯懦的人一旦喝了酒,发起怒来,也和勇士差不多,这是哪一脏的功能使他这样的呢?

少俞说:酒是水谷的精华所在,是五谷酿成的液体。因此具有慓悍、急猛的特性。当酒进入胃中时,能使胃腑胀满,气向上逆,充满胸中,因此肝气浮动,胆气横行,此时就像勇士一样,但随着酒性的衰退,酒醒之后,又后悔刚才的冲动。醉酒之后,言谈举止悖逆冲动,像勇士似的形为不知避忌的表现,叫作酒悖。

背俞第五十一①

①背俞第五十一:伯坚按:本篇和《甲乙经》《黄帝内经太素》《类经》三书的篇目对照,列表于下:

灵　枢	甲　乙　经	黄帝内经太素	类　经
背俞第五十一	卷三——背自第一椎两傍夹脊各一寸五分至节凡四十六第八	卷十一——气穴篇	卷七——五藏背俞（经络类十一·一）

【释题】　马莳说:论五藏之俞在背,故名篇。

【提要】　本篇用黄帝、岐伯问答的形式,讲背部五藏俞穴的地位和针法灸法时应注意的事情。

　　黄帝问于岐伯曰:愿闻五藏之俞,出于背者。①

　　岐伯曰②:肺俞在三椎之傍③,心俞在五椎之傍④,肝俞在九椎之傍,脾俞在十一椎之傍,肾俞在十四椎之傍,背挟脊相去三寸所⑤,则欲得而验之,按其处,应在中,而痛解,乃其俞也⑥。灸之则可,刺之则不可。气盛则泻之,虚则补之。以火补者,毋吹其火,须自灭也。以火泻者,疾吹其火,传其艾,须其火灭也⑦。

【本段提纲】　马莳说:此言五藏之俞,可灸不可刺,而有补泻之法也。

【集解】

　　①愿闻五藏之俞,出于背者:杨上善说:五藏之俞者,有在手足,今者欲闻背之五俞也。

　　张介宾说:五藏居于腹中,其脉气俱出于背之足太阳经,是为五藏之俞。故唐太宗读《明堂针灸书》云,人五藏之系,咸附于背。诏自今毋得笞囚背,盖恐伤其藏气,则伤其命也。太宗之仁恩被天下,于此可想见矣。其有故笞人背以害人者,呜呼! 又何心哉。

　　②岐伯曰:钱熙祚说:原刻此下有"胸中大腧在杼骨之端"九字,依《素问·血气形志篇》注引此文删。

　　③肺俞在三椎之傍:钱熙祚说:原刻"椎"误作"焦","傍"误作间,依《素问·血气形志篇》引此文改,下并同。

　　④心俞在五椎之傍:钱熙祚说:原刻此下有膈俞在七焦之间七字,依《素问·血气形志篇》注引此文删,问辞但言五藏之俞不得添入大俞膈俞,此后人以《甲乙经》误入之也。

　　⑤背挟脊相去三寸所:杨上善说:此五藏俞侠脊即椎间相去远近,皆与《明堂》同法也。

　　张介宾说:焦即椎之义,指脊骨之节间也,古谓之焦,亦谓之歟,后世作椎。此自大俞至肾俞左右各相去脊中一寸五分,故云挟脊相去三寸所也。按诸焦字义,非专指骨节为言,盖谓藏气自节间而出,以行于肉理脉络之分,凡自上至下皆可言焦。所以三焦之义,本以上中下通体为言,故可因此而知彼也。

　　⑥按其处,应在中,而痛解,乃其俞也:杨上善说:以下言取俞法也。纵微有不应寸数,按之痛者为正。

张介宾说：此所以验取穴之法也。但按其俞穴之处，必痛而且解，即其所也。解、酸软解散之谓。

⑦传：《太素》卷十一气穴作"傅"，《甲乙经》卷三第八作"拊"，通。

⑧须其火灭也：杨上善说：针之补泻，前后数言，故于此中言灸补泻。火烧其处，正气聚，故曰补也；吹令热入，以攻其病，故曰泻也。傅音付。以手拥傅其艾吹之，使火气不散也。

马蒔说：五藏之俞，皆在于背，故背中大腧在杼骨之端，大腧者，大杼穴也，去中行督脉经大椎穴左右各开一寸半。其肺俞以中行三椎为主，心俞以中行五椎为主，膈俞以中行七椎为主，肝俞以中行九椎为主，脾俞以中行十一椎为主，肾俞以中行十四椎为主，左右各开中行一寸半，挟中行脊骨而计之，则相去三寸所。故欲得验诸穴者，乃按其处，其中必应之，而内痛乃解，是乃五藏之各俞穴也。但灸之则可，刺之则不可。故邪气盛则泻之，正气虚则补之。凡以灸火而补之者，毋吹其火，必待其火之自灭可也。以灸火而泻之者，当疾吹其火，即传递其艾以继之，须其火之速灭可也。

张介宾说：此言五藏之俞，但可灸而不可刺也。不惟针有补泻，而灸亦有补泻。凡欲以火补者，勿吹其火致令疾速，必待其从容自灭可也。凡欲以火泻者，必疾吹其火，欲其迅速，即传易其艾，须其火之速灭可也。此用火补泻之法。

丹波元简说：高武《针灸聚英》云：按《血气形志篇》载五藏俞刺，而此云可灸不可刺，故沧州翁谓《素问》非出于一时之言，非成于一人之手，焦当作椎。又按《华佗传》，彭城樊阿，皆从陀学，凡医咸言背及胸藏之间，不可妄针，针之不过四分，而阿针背入一二寸，巨阙胸藏，乃五六寸，而病皆瘳，是知《素问》立言致谨之道，而明医纵横变化，不拘于常法，而卒与法会矣。

《背俞第五十一》今译

黄帝问岐伯道：我希望听你讲讲五脏俞穴都在背部什么地方。

岐伯说：肺俞穴在背部第三脊椎骨的两边，心俞穴在背部第五脊椎骨的两边，肝俞穴在背部第九脊椎骨的两边，脾俞穴在背部第十一脊椎骨的两边，肾俞穴在背部第十四脊椎骨的两边。以上这些俞穴分别位于脊椎骨的两边，左右相对的穴位，相距为三寸。要想明确这些穴位的准确位置，只要用手按压穴位所在的位置，有麻胀的感觉，而原有的疼痛有所缓解，说明所按压的部位就是相应俞穴的确切位置。这些穴位宜用灸法，不可用针刺治疗。邪气旺盛的就使用泻法，正气虚弱的就使用补法。用艾火补虚时，不要吹艾火，勿使艾火过快熄灭，而让艾火自己熄灭。用艾火施行泻法的时候，要快一点吹艾火，使艾火燃得快些，并用手扶住艾条，使艾火燃的时间短些，以使艾火能较快的熄灭。

卷 十 六

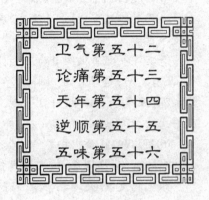

卫气第五十二①

①卫气第五十二:伯坚按:本篇和《甲乙经》《黄帝内经太素》《类经》三书的篇目对照,列表于下:

灵 枢	甲 乙 经	黄帝内经太素	类 经
卫气第五十二	卷二——十二经标本第四	卷十——经脉标本篇	卷七——诸经标本气街(经络类十二)

【释题】 马莳说:内所论不止卫气,止有其浮气之不循经者为卫气一句。今以名篇者,揭卫气之为要耳。

【提要】 本篇内容可以分为三段。第一段讲五藏、六府、卫气、营气四个名词的定义,第二段讲手足六经脉的标本、发生疾病时的症状和针刺的治疗方法。第三段讲气街和针刺的技术。

黄帝曰:五藏者,所以藏精神魂魄者也①;六府者,所以受水谷而行化物者也②。其气内循于五藏③,而外络肢节④。其浮气之不循经者为卫气,其精气之行于经者为营气⑤。阴阳相随,外内相贯,如环之无端,亭亭淳淳乎⑥,孰能穷之⑦。然其分别阴阳,皆有标本虚实所离之处⑧。能别阴阳十二经者,知病之所生⑨。候虚实之所在者,能得病之高下⑩。知六府之气街者,能知解结契绍于门户⑪。能知虚实之坚软者⑫,知补泻之所在⑬。能知六经标本者,可以无惑于天下⑭。

【本段提纲】 马莳说:此言营卫藏府标本之难穷。而能穷之者,可以尽病法而高天下也。

【集解】

①五藏者,所以藏精神魂魄者也:杨上善说:肾藏精也,心藏神也,肝藏魂也,肺藏魄也。脾

藏意智为五藏本,所以不论也。

②六府者,所以受水谷而行化物者也:杨上善说:胆之府,惟受所化木精汁三合,不能化物也,今就多者为言耳。

钱熙祚说:"行化"二字原倒,依藏本正。

③其气内循于五藏:钱熙祚说:原刻脱"循"字,依《甲乙经》补。

④而外络肢节:杨上善说:六府谷气,化为血气,内即入于五藏,资其血气,外则行于分肉经络支节也。

⑤其浮气之不循经者为卫气,其精气之行于经者为营气:杨上善说:六府所受水谷变化为气,凡有二别,起胃上口,其悍气浮而行者,不入经脉之中,昼从于目,行于四肢分肉之间二十五周,夜行五藏二十五周,一日一夜,行五十周,以卫于身,故曰卫气。其谷之精气,起于中焦,亦并胃上口,行于脉中,一日一夜,亦五十周,以营于身,故曰营气也。

⑥阴阳相随,外内相贯,如环之无端,亭亭淳淳乎:张介宾说:亭,《释名》曰停也。淳,《广韵》曰清也。亭亭淳淳乎,言停集虽多而不乱也。

张志聪说:合天地之亭亭,乃阴阳之化淳,亭亭淳淳,孰能穷之。

丹波元简说:前《西域传》注水止曰亭。《庄子则阳篇》疏,淳淳,流动貌。志以《老子》亭毒及其民淳淳释之,恐非也。

⑦孰能穷之:杨上善说:浮气为阳为卫,随阴从外贯内,精气为阴为营,随阳从内贯外也。阴阳相贯成和,莫知终始,故如环无端也。

张介宾说:人之精神魂魄,赖五藏以藏。食饮水谷,赖六府以化。其表里运行之气,内则为藏府,外则为经络。其浮气之不循经者为卫气,卫行脉外也。其精气之行于经者为营气,营行脉中也。此阴阳外内相贯之无穷也。

⑧然其分别阴阳,皆有标本虚实所离之处:杨上善说:夫阴阳之气在于身也,即有标有本,有虚有实,所历之处也。

⑨能别阴阳十二经者,知病之所生:杨上善说:十二经脉有阴有阳,能知十二经脉标本所在,则知邪入病生所由也。

⑩候虚实之所在者,能得病之高下:杨上善说:十二经脉,上实下虚,病在下,下实上虚,病在其上,虚实为病,高下可知也。

⑪知六府之气街者,能知解结契绍于门户:杨上善说:街,六府气行要道也。门户,腧穴也。六府,阳也。能知六府气行要道,即能挈继腧穴门户解结者也。绍,继也。

⑫能知虚实之坚软者:钱熙祚说:原刻"实"误作"石",依《甲乙经》改。

⑬知补泻之所在:杨上善说:知虚为软,知实为坚,即能泻坚补软也。

⑭能知六经标本者,可以无惑于天下:杨上善说:三阴三阳,故曰六经也。标本则根条。知六经脉根条,则天下皆同,所以不惑者也。

马莳说:人有五藏,精神魂魄,赖之以藏,人有六府,水谷等物赖之以化。六府为表,其气内连于五藏,而外则络于支节,人有三焦,宗气积于上焦,营气出于中焦,卫气出于下焦,下焦之气,升于中焦,以达于上焦,而生此卫气,卫气阳性慓悍,行于皮肤分肉之间,乃浮而在外者也。故曰其浮气之不循经者为卫。中焦之气,降于下焦,而生此营气,营气阴性精专,随宗气以行于经隧之中,故曰其精气之行于经者为营气。卫气昼行于阳经,夜行于阴经,营气由肺经以行于十二经,阴阳相随,外内相贯,如环无端,运行不息,亭亭乎何其理之高且虚也,淳淳乎何其理之浑且微也,孰能穷之? 然所以分别阴阳诸经者,皆有标本虚实之处,故能分别手足之十二经者,必能知病之所生在何经也。能候诸经虚实之所在,必能知病之为高为下也。能知六府之气,往来有街(气有往来之街见下文于足阳明胃经之气街),必能知所解、所结、所契、所绍之门户也(契者合也,绍者继也)。能知病虚之为软,病实之谓坚者,必能知刺法补泻之所在也。凡此者,皆以其能知手足六经之标本故耳。真能洞察乎此,而非天下之所能惑矣。前《禁服篇》云可以为天下师者此也。

张介宾说:阴阳标本,各有所在,即虚实所离之处也。街,犹道也。契,合也。绍,继也。门户,出入要道也。六府主表,皆属阳经,知六府往来之气街者,可以解其结聚,凡脉络之相合相继,自表自内,皆得其要,故曰契绍于门户。石,犹实也。标本,本末也。知本知末,则虽天下之广,何所不知,故可无惑于天下。

丹波元简说:《甲乙》"六府"作"六经",无"契"字,《甲乙》为是。解结、绍、契诸注,未明晰。

岐伯曰:博哉,圣帝之论。臣请尽意悉言之①。足太阳之本,在跟以上五寸中,标在两络命门。命门者,目也②。足少阳之本,在窍阴之间,标在窗笼之前,窗笼者,耳也③。足少阴之本,在内踝下上三寸中,标在背俞与舌下两脉也④。足厥阴之本,在行间上五寸所,标在背俞也⑤。足阳明之本,在厉兑,标在人迎颊上挟颃颡也⑥。足太阴之本,在中封前四寸之中⑦,标在背俞与舌本也⑧。

【本段提纲】　马莳说:此先言足六经之标本也。

【集解】

①臣请尽意悉言之:杨上善说:赞帝所知,极物之理也。尽意,欲穷所知也。悉言,欲极其理也。

②足太阳之本,在跟以上五寸中,标在两络命门。命门者,目也:杨上善说:血气所出,皆从藏府而起,今六经之本皆在四肢,其标在披肝俞以上,何也? 然气生虽从府藏为根,末在四肢,比天生物,流气从天,根成地也。跟上五寸,当承筋下,足跟上,是足太阳脉为根之处也。其末行于天柱,至二目内眦,以为标末也。肾为命门,上通太阳于目,故目为命门。缓,太也,命门为大故也。

张介宾说:足太阳之本,在跟上五寸中,即外踝上三寸,当是附阳穴。标在两络命门,即睛明穴。睛明左右各一,故云两络。此下诸经标本与后三十章稍有互异,然亦不甚相远。

俞正燮说:按寒热病云:足太阳有通项入于脑者,正属目本,名曰眼系,知此命门为目也。

③足少阳之本,在窍阴之间,标在窗笼之前,窗笼者,耳也:杨上善说:足少阳脉为根在窍阴,其末上出天窗,支入耳中,出走耳前,即在窗笼之前也。以耳为身窗舍,故曰窗笼也。

马莳说:足少阳胆经之本,在窍阴之间,标在窗笼之前。窗笼者,耳也,即听宫穴。

张介宾说:窍阴,在小趾次趾端。窗笼者,耳也。即手太阳听宫穴。

丹波元简说:《甲乙》《千金》云,窗笼者,耳前上下脉,以手按之动者是也。

俞正燮说:按窍阴,足次趾端也。

④足少阴之本,在内踝下上三寸中,标在背俞与舌下两脉也:杨上善说:足少阴脉起小趾下,斜起趋足心,至内踝下二寸为根也。末在背第四椎两箱一寸半肾俞,及循喉咙,挟舌本也。

马莳说:足少阴肾经之本,在内踝下上三寸中,即交信穴,其标在于背,肾俞穴与舌下两脉,据《根结篇》当是廉泉穴也。

张介宾说：内踝下上三寸中，踝下一寸照海也。踝上二寸复溜、交信也。皆足少阴之本。背俞，肾俞也。舌下两脉，廉泉也。皆足少阴之标。

俞正燮说：按肾、背、俞十四椎也。

⑤足厥阴之本，在行间上五寸所，标在背俞也：杨上善说：足厥阴脉起于大趾聚毛之上，行大趾歧内行间上五寸之中为根也，末在背第九椎两箱一寸半，肝俞也。

马莳说：足厥阴肝经之本，在行间上五寸所，疑是中封穴，标在背之肝俞穴。

张介宾说：行间上五寸所，当是中封穴。背俞即肝俞。

俞正燮说：行间足大趾间，肝俞在九椎。

⑥足阳明之本，在厉兑，标在人迎颊上挟颃颡也：杨上善说：足阳明之为根厉兑，其末上至人迎颊下也。

马莳说：足阳明胃经之本在厉兑，标在人迎颊挟颃颡也。

张介宾说：厉兑，在足次趾端。人迎，在颊下，挟结喉旁也。

俞正燮说：按厉兑次趾端。

钱熙祚说：原刻脱"上"字，依林亿校《甲乙经》引此文改。

⑦在中封前四寸之中：钱熙祚说：原刻前下衍上字，依《甲乙经》删。

⑧标在背俞与舌本也：杨上善说：足太阴脉出足大趾端内侧，行于内踝下微前商丘，上于内踝，近于中封，中封虽是厥阴所行，太阴为根，此中封之前四寸之中也。末在背第十一椎两箱一寸半脾俞及连舌本散在舌下也。

马莳说：足太阴脾经之本，在中封前上四寸之中，疑是三阴交穴，标在背之脾俞与舌本廉泉穴也。

张介宾说：中封，足厥阴经穴。前上四寸之中，当是三阴交也。背俞，即脾俞也。舌本，舌根也。

俞正燮说：中封，厥阴穴，在内踝前一寸。脾，背俞十一椎也。

手太阳之本，在外踝之后，标在命门之上一寸也①。手少阳之本，在小指次指之间上二寸，标在耳后上角下外眦也②。手阳明之本，在肘骨中，上至别阳，标在颜下合钳上也③。手太阴之本，在寸口之中，标在腋内动脉也④。手少阴之本，在锐骨之端，标在背俞也⑤。手心主之本，在掌后两筋之间二寸中，标在腋下三寸也⑥。

【本段提纲】　马莳说：此言手六经之标本也。

【集解】

①手太阳之本，在外踝之后，标在命门之上一寸也：杨上善说：手太阳脉起于小指之端，循手外侧上腕，出外腕之后为根也。手腕之处，当大指者为内腕，当小指者为外腕也。其末在目上三寸也。

马莳说：手太阳小肠经之本，在手外腕之后（疑养老穴），标在命门之上一寸。

张介宾说：手外腕之后，当是养老穴也。命门之上一寸，当是睛明穴上一寸，盖睛明穴为手足太阳之会也。

②手少阳之本，在小指次指之间上二寸，标在耳后上角下外眦也：杨上善说：手少阳脉起于小指、次指之端，上出两指间上二寸之中为根也。末在耳后完骨、枕下，发际上，出耳上角，下至外眦也。

马莳说:手少阳三焦经之本,在手小指之四指间上二寸液门穴,标在耳后之上角丝竹空。

张介宾说:手少阳之本,在小指次指之间上二寸当是液门穴。标在耳后上角,当是角孙穴。下外眦,当是丝竹空也。

③手阳明之本,在肘骨中,上至别阳,标在颜下合钳上也:杨上善说:手阳明脉起大指次指之端,循指上廉至肘外廉骨中,上至背臑。背臑手阳明络,名曰别阳,以下至肘骨中,为手阳明本也。末在颊下一寸,人迎后,扶突上,名为钳。钳,颈铁也,当此铁处,名为钳上。

马莳说:手阳明大肠经之本,在肘骨中,当是曲池穴,上至别阳,标在颜下,合于钳上,疑是胃经头维穴。

张介宾说:肘骨中,当是曲池穴也。别阳义未详。手阳明上挟鼻孔,故标在颜下。颜,额庭也。钳上,即《根结篇》钳耳之义,谓脉由足阳明大迎之次,挟耳之两旁也。

④手太阴之本,在寸口之中,标在腋内动脉也:杨上善说:手太阴脉出大指次指之端,上至寸口为根也。末在腋下,天府动脉也。

马莳说:手太阴肺经之本,在寸口之中,即太渊穴,标在腋内动脉,即中府穴。

张介宾说:寸口之中,太渊穴也。腋内动脉,天府穴也。

钱熙祚说:原刻脱"脉"字,依《甲乙经》补。

⑤手少阴之本,在锐骨之端,标在背俞也:杨上善说:手少阴脉出于手小指之端,上至腕后锐骨之端,神门穴为根也。末在背第五椎下两旁一寸半心俞。问曰:少阴无俞,何以此中有俞?答曰:少阴无俞,谓无五行五输,不言无背俞也,故此中有背俞也。若依《明堂》少阴有五输如别所解也。

马莳说:手少阴心经之本,在锐骨之端,即神门穴,标在背之心俞穴。

张介宾说:锐骨之端,神门穴也。背俞,心俞也。

⑥手心主之本,在掌后两筋之间二寸中,标在腋下三寸也:杨上善说:手心主脉,出中指之端,上行至于掌后两筋之间,间使上下二寸之中为根也。末在腋下三寸天池也。

马莳说:手心主即手厥阴心包络经之本,在掌后两筋之间,即内关穴,标在腋下三寸,即天池穴。

张介宾说:掌后两筋间二寸中内关也,腋下三寸天池也。

钱熙祚说:原刻"下"字误重,依《甲乙经》删。

　　凡候此者,下虚则厥,下盛则热,上虚则眩,上盛则热痛①。故实②者绝而止之,虚者引而起之③。

【本段提纲】　马莳说:此言治前各经标本之法也。

【集解】

①凡候此者,下虚则厥,下盛则热,上虚则眩,上盛则热痛:杨上善说:此,谓本标也。下则本也,标即上也。诸本阳虚者,手足皆冷为寒厥,诸本阳盛,则手足热痛为热厥也。诸标阴虚,则为眩冒,诸标阴盛,则头项热痛也。

马莳说:凡候手足诸经者,在下为本,本虚则厥,盛则热。在上为标,标虚则眩,盛则热而且痛。

张介宾说:此诸经之标本,上下各有所候。在下为本,本虚则厥,元阳下衰也。下盛则热,邪热在下也。在上为标,上虚则眩,清阳不升也。上盛则热痛,邪火上炽也。

②实:钱熙祚说:原刻"实"误作"石",依《甲乙经》改。

③故实者绝而止之,虚者引而起之:杨上善说:阴阳盛实,绝泻止其盛也。阴阳虚者,引气而补起也。

马莳说:盛者实也,当泻之,所谓绝其邪气而止之者是也。虚者当补之,所谓引其正气而起之者是也。

张介宾说:石,实也。绝而止之,谓实者可泻,当决绝其根而止其病也。引而起之,谓虚者宜补,当导助其气而振其衰也。

请言气街①:胸气有街,腹气有街,头气有街,胫气有街②。故气在头者,止之于脑③。气在胸者,止之膺与背俞④。气在腹者,止之背俞与冲脉于脐左右之动脉者⑤。气在胫者,止之于气街与承山、踝上以下⑥。取此者,用毫针⑦,必先按而久存之⑧,应于手,乃刺而予之⑨。所治者,头痛眩仆,腹痛中满暴胀⑩,及有新积,痛可移者易已也;积不痛难已也⑪。

【本段提纲】 马莳说:此言气行有街,其止有所,而有所刺之法及所治之病也。

【集解】

①请言气街:杨上善说:街,道也。补泻之法,须依血气之道,故请言之也。

②胸气有街,腹气有街,头气有街,胫气有街:马莳说:首节帝言知六府之气街者,能知解结契绍于门户,故以四街言之,街者,路也。

张介宾说:此四街者,乃胸腹头胫之气所聚所行之道路,故谓之气街。上文言各经有标本,此下言诸部有气聚之所也。

③故气在头者,止之于脑:杨上善说:脑为头气之街,故头有气止百会也。

马莳说:凡气之行于头者,止之于脑。

张介宾说:诸髓者皆属于脑,乃至高之气所聚,此头之气街也。

④气在胸者,止之膺与背俞:杨上善说:膺中肺俞,为胸气之街,故胸中有气,取此二腧也。

马莳说:气之行胸者,止之膺与背。胸之两旁为膺,背俞系膀胱经,凡五藏六府皆有俞。

张介宾说:胸之两旁为膺,气在胸之前者止之膺,谓阳明少阴经分也。胸之后者为背俞,谓自十一椎隔膜之上,足太阳经诸藏之俞,皆为胸之气街也。

⑤气在腹者,止之背俞与冲脉于脐左右之动脉者:杨上善说:脾俞及脐左右冲脉,以为腹气之街,若腹中有气,取此二俞也。

马莳说:气之行于腹者,止之背俞,盖五藏六府在于腹中,而其俞穴,则在背也。又在前之足阳明胃经冲脉穴,及脐左右之动脉,即足阳明胃经之天枢穴也。

张介宾说:腹之背俞,谓自十一椎隔膜以下,太阳经诸藏之俞皆是也。其行于前者,则冲脉并少阴之经行于腹与脐之左右动脉,即肓俞、天枢等穴,皆为腹之气街也。

⑥气在胫者,止之于气街与承山、踝上以下:马莳说:气之行于足胫者,止之于气街,此即足阳明胃经之气冲穴,一穴而二名者也。及足太阳膀胱经之承山穴(在腨下一寸半)及外踝上下诸穴。

张介宾说:此云气街,谓足阳明经穴,即气冲也。承山,足太阳经穴,以及踝之上下,亦皆足之气街也。

⑦取此者,用毫针:杨上善说:取此四街之气,宜用第七毫针也。

⑧必先按而久存之:钱熙祚说:原刻"久"上误衍"在"字,又脱"存之"二字,并依《甲乙经》删补。

⑨应于手,乃刺而予之:杨上善说:刺气街法也,皆须按之良久,或手下痛,或手下脉动,应手知已,然后予行补泻之。

马莳说:必先按其处,而为时既久,其气应手,乃以针刺之。

张介宾说:取此四街者,先按所针之处久之,俟其气应于手,乃纳针而刺之。

⑩所治者,头痛眩仆,腹痛中满暴胀:杨上善说:头痛眩仆,可止之于脑,头气街也。腹中痛等,取之于胸及腹气街也。

马莳说:所治者,在头则主头痛眩仆,在腹,则主腹痛中满暴胀。

⑪及有新积,痛可移者易已也;积不痛难已也:杨上善说:胸腹之中,有积病而可移者,易已,积而不痛不可移者,难已也。

马莳说:有新积,但积痛而可以移之者,其病易已,若有积而不痛,则虽治之,亦难已也。

张介宾说:凡此者,皆四街所治之病。又若以新感之积,知痛而可移者,乃血气所及,无固结之形也,故治之易已。若其不痛,又坚硬如石不动者,其积结已深,此非毫针能治矣。

张志聪说:有新积痛可移者,积在气分,故为易已。积不痛者,积在血分,故难已也。此盖假积以申明经络之荣血出于气街,与卫气偕行,环转无端,或有因于气逆,或有因于血逆也。阳明为血气所生之府,少阴乃先天精气之藏,故复从冲脉出于腹气之街,胫气之街,而充布于皮肤肌腠,是以《动输篇》论足少阴、阳明独动不休者,乃血气之盛也。

丹波元简说:《甲乙》“治”作“刺”,“积”下无“痛”字。志云:日暴日新,非久积也,谓血气之偕行而各有所阻也。

《卫气第五十二》今译

黄帝说:人的五脏,具有藏精神魂魄的作用,六腑是受纳和传化水谷的。由饮食所化生的精微之气,在内能够灌注到五脏,在外能够运行于全身各肢体关节。水谷所化生的精微之气中,浮在外而不循行于经脉中的叫作卫气,而行在经脉中的叫作营气。卫气行于经外,属阳。营气行于脉中属阴。营气和卫气在人体内相互依随,内外互相贯通,就像圆环一样无起止点,在整个人体内运行又长又远,无休无止,没有人能够说清楚营卫运行的奥秘。但是全身所有的经脉不仅有阴阳区分,而且都有标本虚实和离合之处,所以能分清手足三阴三阳十二经脉的起止路经,就能知道疾病发生在何经。能够认识到疾病的虚实情况,就能进一步了解发病部位在上还是在下。能认识六腑之气运行的途径,就可以解决治疗中的疑难,就如同能够解开绳结或打开户门一样的自如。能知道病虚的部位柔软,病实的部位坚硬的道理,就能够相应地采用补泻的方法。能够很好地掌握六经的标部和本部,就能充分认识疾病,治疗中就毫无疑惑了。

岐伯说:您提出的问题非常博大高深,那就尽我所知讲一讲。足太阳膀胱经之本,在足跟以上五寸的跗阳穴,其标在两络目内眦的命门部位,命门就是眼内眦的睛明穴。足少阳胆经之本在足第四趾末端外侧端的窍阴穴,其标在窗笼之前的部位,所谓窗笼是指耳珠前陷中的听宫穴。足少阴肾经之本在足内踝下上三寸的复溜穴和交信穴,其标在背部第十四椎骨下两旁的肾俞穴以及舌根下部的廉泉穴。足厥阴肝经之本在足内踝前一寸即行间穴向上约五寸的中封穴,其标在背部第九椎骨下两旁的肝俞穴。足阳明胃经之本在足大趾与次趾之间的厉兑穴,其标在颊下结喉两旁的人迎穴。足太阴脾经之本在中封穴之前且向上四寸的三阴交穴,其标在背部脾俞穴以及舌根部位。

手太阳小肠经之本在手腕外侧的养老穴,其标在两目内眦睛明穴上一寸处。手少阳三焦经之本在手小指与次指之间上二寸处的液门穴,其标在耳后上角的角孙穴以及目下外眦的丝竹空穴。手阳明大肠经之本在手肘骨中的曲池穴,并向上到臂臑穴处,其标在前颊下人迎后扶突上颈钳处。手太阴肺经之本在手寸口部的太渊穴,其标在液内动脉,即腋下三寸的天府穴。手少阴心经之本在手腕后锐骨之端的神门穴,其标在背部第五椎骨下两旁的心俞穴。手厥阴心包络经之本在手掌后两筋之间二寸处的内关穴,其标在腋下三寸的天池穴处。

十二经标本,上下各有所主的疾病,其一般的发病规律是,在下的为本,下虚则元阳衰于下,就会发生厥逆。下盛则阳亢于下,就会出现发热。在上的为标,上虚则清阳不升,就会出现眩晕,上盛则阳热于上,就会出现发热疼痛。治疗时,对于邪热偏盛的实证,就用泻法以绝其根,而抑制疾病的发展;对于虚损的病症,就用补法以补益虚损的正气,而引导正气得以充实。

请让我再讲讲各部所通行的道路。胸、腹、头、胫之气,各有所聚所行的道路。头部的气汇聚于脑部。胸部的气在前面的汇聚于膺部,在后面的汇聚于背俞。腹部的气汇聚于背俞及冲脉在脐左右的肓俞穴和天枢穴。胫部的气汇聚于足阳明胃经的气冲穴和足太阳膀胱经的承山穴,以及足踝部上下的穴位。凡取这些穴位治病时,应用毫针,操作时须先在所取穴位处,用于进行较长时间的按压,当手指有感应时,再进行针刺补泻。针刺各处气聚或运行道路上的穴位,能治疗头痛、晕眩仆倒、腹痛、中满、暴胀满及新得的积聚。痛的部位按之移动的好治,有积聚而不痛的,则难治。

论痛第五十三[①]

①论痛第五十三:伯坚按:今存残存《黄帝内经太素》没有收载本篇的文字。本篇和《甲乙经》《类经》二书的篇目对照,列表于下:

灵　枢	甲　乙　经	类　经
论痛 第五十三	卷六——寿夭形诊病候耐痛不耐痛大论第十一	卷四——耐痛耐毒强弱不同 （藏象类二十二）

【释题】　马莳说:内有针石火焫之痛耐与不耐等义故名篇。

【提要】　本篇用黄帝和少俞问答的体裁,主要讲在火焫的时候,什么样的病人能耐痛,什么样的病人不能耐痛,这都和他们的骨、筋、皮、肉的构造有关系。

黄帝问于少俞曰:筋骨之强弱,肌肉之坚脆,皮肤之厚薄,腠理之疏密各不同,其于针石火焫之痛何如? 肠胃之厚薄坚脆亦不等,其于毒药何如? 愿尽闻之①。

少俞曰:人之骨强筋劲②肉缓皮肤厚者耐痛,其于针石之痛,火焫亦然。

黄帝曰:其耐火焫者,何以知之?

少俞答曰：加以黑色而美骨者，耐火㶽③。

黄帝曰：其不耐针石之痛者，何以知之？

少俞曰：坚肉薄皮者，不耐针石之痛，于火㶽亦然。

【本段提纲】　马莳说：此言人于针石火㶽、有耐痛与不耐痛之异也。

【集解】

①筋骨之强弱，肌肉之坚脆，皮肤之厚薄，腠理之疏密各不同，其于针石火㶽之痛何如？肠胃之厚薄坚脆亦不等，其于毒药何如：张介宾说：㶽、火㶽也，灸灼之类。毒药，谓药之峻利者。人有能胜毒者，有不能胜毒者，义见末节。

②劲：钱熙祚说：原刻误作"弱"，依《甲乙经》改。

③加以黑色而美骨者，耐火㶽：张介宾说：美骨者，骨强之谓。

丹波元简说：《甲乙》"美骨"作"善骨"。

黄帝曰：人之病，或同时而伤，或易已，或难已，其故何如？

少俞曰：同时而伤，其身多热者易已，多寒者难已①。

【本段提纲】　马莳说：此言人有同病，而有易已难已之分也。

【集解】

①黄帝曰：人之病，或同时而伤，或易已，或难已，其故何如？少俞曰：同时而伤，其身多热者易已，多寒者难已：马莳说：多热邪犹在表，故易已；多寒则邪入于里，故难已耳。

张介宾说：此皆指外邪致病为言也。多热者病在阳分，故易已；多寒者病在阴分，故难已。

张志聪说：此分论少阴之气，少阴者至阴也，而为生气之原，故其身多热者，少阴之生气盛也，多寒者少阴之生气虚也，人之形气，生于后天之水谷，始于先天之阴阳，形气盛则邪散，形气虚则邪留，是以病之难易已者，由少阴生气之盛衰也。

黄帝曰：人之胜毒，何以知之？

少俞曰：胃厚色黑大骨及肥者，皆胜毒；故其瘦而薄胃者，皆不胜毒也。①

【本段提纲】　马莳说：此承上文而言，人于毒，有胜与不胜之异也。

【集解】

①黄帝曰：人之胜毒，何以知之？少俞曰：胃厚色黑大骨及肥者，皆胜毒；故其瘦而薄胃者，皆不胜毒也：张介宾说：胃厚者藏坚，色黑者表固，骨大者体强，肉肥者血盛，故能胜峻毒之物，若肉瘦而胃薄者，气血本属不足，安能胜毒药也。

张志聪说：此复论少阴与阳明之相合也，阳明居中土，主受纳水谷，藉少阴之气上升，戊癸相合，化大火土之气，而后能蒸泌水谷之精微，是以胃厚色黑大骨及肥者，少阴阳明之气并盛，故皆能胜毒。

《论痛第五十三》今译

黄帝向少俞问道：人的筋骨有强弱，肌肉有坚脆，皮肤有厚薄，腠理有疏密的不同，这些不同禀赋的人对针刺和艾灸所引起疼痛的耐受能力如何呢？人肠胃的厚薄、坚脆也相同，他们对于强烈刺激性药物的耐受能力又是怎样的呢？我希望详尽地听你讲讲。

少俞说：人的骨骼强壮、筋强劲有力、肌肉柔缓、皮肤厚实的人，能够耐受疼痛，它们对于针刺、艾灸所引起的疼痛也同样能够忍耐。

黄帝说：对于能够耐受艾灸引起疼痛的人，如何能够识别呢？

少俞回答说：骨强筋劲肉缓皮厚，加之皮肤色黑，骨骼发育完善而强壮的人，能够耐受艾灸所产生的灼痛。

黄帝说：对于那些不能忍耐针刺所引起疼痛的人，又如何能够识别呢？

少俞说：肌肉坚实而皮肤瘦薄的人，不能耐受针刺所产生的疼痛，同样对于艾灸所产生的疼痛也不能耐受。

黄帝说：同时患同样的疾病，但是有的人容易治好，有的人却很难治好，这是什么原因呢？

少俞说：不同的人同时患同样的疾病，如果其身多热的，气盛而抗病力强，所以容易治好；身体寒气重的，气衰而无力抗邪，所以就难以治好。

黄帝说：人对于刺激重的毒性药物耐受能力的大小，怎样才能知道呢？

少俞说：那些胃厚、皮肤色黑、骨骼粗壮、肌肉胖的人，则能耐受毒性药物的刺激，而体瘦胃薄的人，则不能耐受毒性药物的刺激。

天年第五十四①

①天年第五十四：伯坚按：本篇和《甲乙经》《黄帝内经太素》《类经》三书的篇目对照，列表于下：

灵　枢	甲　乙　经	黄帝内经太素	类　经
天年 第五十四	卷六——形气盛衰大论第十二	卷二——寿限篇	卷三——天年常度 （藏象类十四）

【释题】　马莳说：内以百岁为论，故名篇。

【提要】　本篇用黄帝、岐伯问答的形式，讲人一生的生理变化，以及有些人能终尽天年，而有些人不能终尽天年的理由。

黄帝问于岐伯曰：愿闻人之始生，何气筑为基，何立而为楯，何失而死，何得而生①？

岐伯曰：以母为基，以父为楯，失神者死，得神者生也②。

【本段提纲】　马莳说：此言人之始终，皆有所以然之故也。

【集解】

①愿闻人之始生，何气筑为基，何立而为楯，何失而死，何得而生：张介宾说：基，址也。楯，材具也。

丹波元简说：王逸云，"纵曰栏，横曰栏，今阶除木勾栏是也"。马解为捍卫，盖本于此。张以为材具，未见所由。

陆懋修说：楯、食尹切，《说文》：楯，阑槛也。

②以母为基，以父为楯，失神者死，得神者生也：马莳说：方其始也，赖母以为之基，坤道成物也，赖父以为之楯，阳气以为捍卫也，故失父母之神气则死，若守神气则生矣。

张介宾说：人之生也，合父母之精而有其身。父得乾之阳，母得坤之阴，阳一而施，阴两而承，故以母为基，以父为楯。譬之稼穑者，必得其地，乃施以种。种劣地优，肖由乎父，种优地劣，变成乎母，地种皆得而阴阳失序者，虽育无成也。故三者相合，而象变斯无穷矣。夫地者基也，种者楯也，阴阳精气者神也，知乎此则知人之所以然矣。

丹波元简说：《庄子》云，人之生也，聚则为生，散则为死。

黄帝曰：何者为神？

岐伯曰：血气已和，荣卫已通，五藏已成，神气舍心，魂魄毕具，乃成为人。①

【本段提纲】 马莳说：此承上文而言，人之所以得神则生也。

【集解】

①黄帝曰：何者为神？岐伯曰：血气已和，荣卫已通，五藏已成，神气舍心，魂魄毕具，乃成为人：马莳说：人有血气，皆已融和，人有营卫，皆已通利，心之志为神，皆舍于心，肝之神为魂，肺之神为魄，皆已毕具，此则人之所以为人，而得此者则生也。

张介宾说：神者，阴阳合德之灵也。二气合而生人，则血气营卫五藏以次相成，神明从而见矣。惟是神之为义有二，分言之，则阳神曰魂，阴神曰魄，以及意志思虑之类皆神也。合言之，则神藏于心，而凡情志之属，惟心所统，是为吾身之全神也。夫精全则气全，气全则神全，未有形气衰而神能王者，亦未有神既散而形独存者，故曰失神者死，得神者生。至于魂魄之义，如前《本神篇》曰：随神往来者谓之魂，并精而出入者谓之魄。及诸家得理之论，再附于左以详其义。唐·孔氏曰：人之生也，始变化为形，形之灵曰魄，魄内自有阳气，气之神曰魂。魂魄，神灵之名，初生时，耳目心识手足运动，此魄之灵也；又其精神性识渐有知觉，此则气之神也。乐祁曰：心之精爽，是谓魂魄，魄属形体，魂属精神。精又是魄，魄是精之神；神又是魂，魂是气之神。邵子曰：气形盛则魂魄盛，气形衰则魂魄亦从而衰。魂随气而变，魄随形而化，故形存则魄存，形化则魄散。朱子曰：魂神而魄灵，魂阳而魄阴，魂动而魄静。生则魂载于魄，而魄检其魂，死则魂游散而归于天，魄沦坠而归于地，运用动作底是魂，不运用动作底是魄，魄盛则耳目聪明，能记忆，老人目昏耳聩，记事不得者，魄衰也。又曰：人生则魂魄相交，死则各相离去。月之黑晕是魄，其光是魂，魂是魄之光焰，魄是魂之根底。火是魂，镜是魄，灯有光焰，物来便烧，镜虽照见，却在里面。火日外景，金水内景，火日是魂，金水是魄。阴主藏受，故魂能记忆在内，阳主运用，故魂能发用出来。二物本不相离，精聚则魄聚，气聚则魂聚，是为人物之体；至于精竭魄降，则气散魂游，而无所知矣。

黄帝曰：人之寿夭各不同，或夭或寿，或卒死，或病久，愿闻其道①。

岐伯曰：五藏坚固②，血脉和调③，肌肉解利④，皮肤致密⑤，营卫之行，不失其常⑥，呼吸微徐⑦，气以度行⑧，六府化谷⑨，津液布扬⑩，各如其常，故能长久⑪。

【本段提纲】 马莳说：此言人有寿夭生死之殊，当观其寿者，而可以推夭者之反是也。

【集解】

①人之寿夭各不同，或夭或寿，或卒死，或病久，愿闻其道：杨上善说：问有四意，夭、寿、卒死、病久。

②五藏坚固：杨上善说：谓五藏形坚而不虚，固而不变，得寿一也。

③血脉和调:杨上善说:谓血常和,脉常调,得寿者二也。

④肌肉解利:杨上善说:谓外肌内肉,各有分利,得寿者三也。

⑤皮肤致密:杨上善说:谓皮腠闭密,肌肤致实,得寿四也。

⑥营卫之行,不失其常:杨上善说:谓营卫气一日一夜,各循其道,行五十周,营卫其身而无错失,得寿五也。

⑦呼吸微徐:杨上善说:谓吐纳气,微微不粗,徐徐不疾,得寿六也。

⑧气以度行:杨上善说:呼吸定息,气行六寸,以循度数,日夜百刻,得寿七也。

⑨六府化谷:杨上善说:胃受五谷,小肠盛受,大肠传导,胆为中精决,三焦司决渎,膀胱主津液。共化五谷,以奉生身,得寿八也。

⑩津液布扬:杨上善说:所谓泣汗涎涕唾等,布扬诸窍,得寿九也。

⑪各如其常,故能长久:杨上善说:上之九种,营身之事,各各无失,守常不已,故得寿命长生久视也。

张介宾说:坚固者不易损,和调者不易乱,解利者可无留滞,致密者可免中伤。营卫之行不失其常者,经脉和也。呼吸微徐,气以度行者,三焦治也。六府化谷,津液布扬,则藏府和平,精神充畅,故能长久而多寿也。

张志聪说:朱氏曰:此言已生之后,藉水谷之精气,资生荣卫津液,资养藏府形身,而后能长久。

黄帝曰:人之寿,百岁而死,何以致之①?

岐伯曰:使道隧以长②,基墙高以方③,通调营卫,三部三里起,骨高肉满,百岁乃得终④。

【本段提纲】　马莳说:此言人之百岁而终者之由也。

【集解】

①人之寿,百岁而死,何以致之:杨上善说:问其得寿所由。

②使道隧以长:杨上善说:谓有四事,得寿命长:使道,谓是鼻空使气之道,隧以长,出气不壅,为寿一也。

③基墙高以方:杨上善说:鼻之明堂,墙基高大方正,为寿二也。

④三部三里起,骨高肉满,百岁乃得终:杨上善说:三部,谓三焦部也。三里,谓是膝下三里,胃脉也。三焦三里,皆得通调,为寿三也。

杨上善说:起骨,谓是明堂之骨,明堂之骨,高大肉满,则骨肉坚实,为寿四也。由是四事遂得百岁终也。

马莳说:使道者,水沟也(俗云人中),其隧道以长,面之地部为基。耳为蔽、为墙,乃高以方,营卫之气皆已通调,而面之三里,即三部也(俗云三停),皆已耸起,其骨高,其肉满,所以百岁乃得终也。

张介宾说:《礼记》:百岁谓之期颐。使道,指七窍而言,谓五藏所使之道路,如肺气通于鼻,肝气通于目,脾气通于口,心气通于舌,肾气通于耳,是即五官之道路也。隧,深邃貌。基墙,指面部而言。骨骼为基,蕃蔽为墙。凡营卫部里及骨高肉满若此者,即致寿之道,故得百岁而终。

张志聪说:使道者,血脉之道路,《本输篇》之所谓间使之道,盖心包络之主血脉也。队,行列也。长者,环转之无端也。此言血气充足,循序而流通也。土基高以方者,肌肉厚而充于四体也。脉道流长，肌肉高厚，则营卫通调矣。三部者，形身之上中下。三里者，手足阳明之脉，皆起发而平等也。骨高者，少阴之气足也。肉满者，阳明之气盛也。如此者寿之征也。倪氏曰：心包络主脉，包络三焦，乃肾藏所生之气，出归于心，下为有形之藏府，而主血脉，此先天之精气也。基墙者，主基厚而四壁坚固，此后天水谷之精气也。经脉之血气本于足，皮肤之血气本于手。莫子曰：身半以上，手阳明主之，身半以下，足阳明主之。

黄帝曰：其气之盛衰，以至其死，可得闻乎[①]？

岐伯曰：人生十岁，五藏始定，血气已通，其气在下，故好走。二十岁，血气始盛，肌肉方长，故好趋。三十岁，五藏大定，肌肉坚固，血脉盛满，故好步。四十岁，五藏六府十二经脉，皆大盛以平定，腠理始疏，荣华稍落[②]，发颇斑白，平盛不摇，故好坐。五十岁，肝气始衰，肝叶始薄，胆汁始减，目始不明。六十岁，心气始衰，善忧悲，血气懈惰，故好卧。七十岁，脾气虚，皮肤始枯，故四肢不举[③]。八十岁，肺气衰，魄离，故言善误。九十岁，肾气焦，四藏经脉空虚。百岁，五藏皆虚，神气皆去，形骸独居而终矣[④]。

【本段提纲】　马莳说：此言人之十岁，至于三十，以渐而盛，四十至于百岁，以渐而衰也。

【集解】

①其气之盛衰，以至其死，可得闻乎：杨上善说：消息盈虚，物化之常，故人气衰，时时改变，以至于死地，各不同形，故请陈之也。

②荣华稍落：钱熙祚说：原刻"稍"作"颏"，依《素问·阴阳应象大论》注引此文改。

③故四肢不举：钱熙祚说：原刻脱此五字，依《甲乙经》补。

④人生十岁，五藏始定，血气已通，其气在下，故好走。二十岁，血气始盛，肌肉方长，故好趋。三十岁，五藏大定，肌肉坚固，血脉盛满，故好步。四十岁，五藏六府十二经脉，皆大盛以平定，腠理始疏，荣华稍落，发颇斑白，平盛不摇，故好坐。五十岁，肝气始衰，肝叶始薄，胆汁始减，目始不明。六十岁，心气始衰，善忧悲，血气懈惰，故好卧。七十岁，脾气虚，皮肤始枯，故四肢不举。八十岁，肺气衰，魄离，故言善误。九十岁，肾气焦，四藏经脉空虚。百岁，五藏皆虚，神气皆去，形骸独居而终矣：杨上善说：血，营血也。气，卫气也。大盛，内盛也。始疏，外衰也。肝为木，心为火，脾为土，肺为金，肾为水，此为五行相生次第，故先肝衰次第至肾也。至于百岁，五藏虚坏，五神皆去，枯骸独居，称为死也。

马莳说：其气在下，气盛于足之六经也。趋者，较走更疾矣。步者，较趋更缓矣。坐者，较步似倦矣。至五十岁以后，则肝生心，心生脾，脾生肺，肺生肾者，每十岁而日衰，故五十岁肝胆衰，六十岁心气衰，七十岁脾气衰，八十岁肺气衰，九十岁肾气衰，百岁五藏俱衰。善忧悲者，以心主于忧也。好卧者，卫气不精也。魄离，故以肺藏魄者，失其处也。言善误，肺主言也。肾气焦者，水竭则焦也。

张介宾说：天地之气，阳主乎升，升则向生；阴主乎降，降则向死。故幼年之气在下者，亦自下而升也。盛满则不轻捷，故好走矣。天地消长之道，物极必变，盛极必衰，日中则昃，月盈则亏，人当四十，阴气已半，故发颇斑白而平盛不摇好坐者，衰之渐也。魄离者，形体衰败也。肾气焦者，真阴亏竭也。此与前篇《上古天真论》，女尽七七，男尽八八互相发明。彼以七八言者，言阴阳之限数；此以十言者，言人生之全数。然则人之气数，固有定期，而长短不齐者，有出于禀受，有因于人为。故惟智者不以人欲害其天真，以自然之道，养自然之寿，而善终其天年，此圣智之所同也。今之人非惟不能守其所有，而且欲出尘逃数，解脱飞升，因人惑己，因己惑人，是焉知无则无极，有则有尽，而固窈窈然自以为觉，亦何异梦中占梦，其不觉也亦甚矣。

张志聪说：此言人之生长，从阴而生，自下而上，故曰其气在下。好走、好趋、好步者，春夏生动之气也。人之衰老，从上而下，自阳而阴，故肝始衰而心，心而脾，脾而肺，肺而肾。好坐好卧者，秋冬收藏之气也。肌肉坚固，血脉盛满，少阴、阳明之气盛也。腠理空疏，发颇斑白，阳明、少阴之气衰也。朱氏曰：人之生长，先本于肾藏之精气，从水火而生木金土，先天之五行也。人之衰老，从肝木以及于火土金水，后天之五行也。《方盛衰论》曰：老从上，少从下。

黄帝曰：其不能终寿而死者何如①？

岐伯曰：其五藏皆不坚②，使道不长，空外以张，喘息暴疾③，又卑基墙④，薄脉少血，其肉不实，数中风寒，血气虚，脉不通，真邪相攻，乱而相引⑤，故中寿而尽也⑥。

【本段提纲】　马莳说：此言人之中寿而尽者，以内虚而外盛也。

【集解】

①其不能终寿而死者何如：杨上善说：问其夭死。

张介宾说：谓不及天数而早殁者也。

②其五藏皆不坚：杨上善说：夭者亦四：五藏皆虚，易受邪伤，为夭一也。

③使道不长，空外以张，喘息暴疾：杨上善说：使道短促，鼻空又大，泄气复多，为夭二也。

④又卑基墙：杨上善说：鼻之明堂，基墙卑下，为夭三也。

⑤薄脉少血，其肉不实，数中风寒，血气虚，脉不通，真邪相攻，乱而相引：杨上善说：脉小血少，皮肉皆虚，多中外邪，血气壅塞，真邪相攻，引乱真气，为夭四也。

⑥故中寿而尽也：杨上善说：黄帝闻夭寿之所由，故赞述之也。

马莳说：五藏皆脆，较之五藏坚固者异也。水沟不长，较之使道隧以长者异也。其鼻孔向外而张，鼻为肺窍，肺气泄矣。又肺主气，今肺气不足，故喘息而为暴疾也。基墙甚卑，较之基墙高以方者异也。脉薄血少而肉脆，较之骨高肉满者异也。数中风寒者以其血气虚，脉道不通，所以真邪相攻而相引也。真为正气，邪为邪气也。

张介宾说：使道不长，短促也。空外以张，九窍张露也。喘息者气促，暴疾者易伤，皆非延寿之征也。数中风寒，表易犯也。血气虚，中不足也。脉不通，经络多滞也。故致真邪易于相攻。然正本拒邪，正气不足，邪反从之而入，故曰相引。凡此形体血气，既已异于上寿，则其中寿而尽，固有所由，此先天之禀受然也。夫人生器局，既禀于有生之初，则其一定之数，似不可以人力强者，第禀得其全而养能合道，必将更寿；禀失其全而养复违和，能无更夭，故知之者下可以希中，中可以希上；不知者上仅得其次，次仅得其下矣。所谓天定则能胜人，人定亦能胜天也。夫禀受者先天也，修养者后天也。先天责在父母，后天责在吾心。

《天年第五十四》今译

黄帝向岐伯问道：我希望听你讲讲人在生命刚刚开始的时候，是凭借什么气作为基础的，又是以什么气作为外卫的，当失去什么时就会死亡；当得到什么时才能维持生命呢？

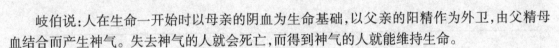

岐伯说:人在生命一开始时以母亲的阴血为生命基础,以父亲的阳精作为外卫,由父精母血结合而产生神气。失去神气的人就会死亡,而得到神气的人就能维持生命。

黄帝说:什么是神呢?

岐伯说:神,就是生命活力的表现。当人体气血调和,营卫运行通畅,五脏已经形成,就产生了主持生命活动的神气。神气归藏于心,表现意识精神及器官活动功能的魂魄亦具备了,这样才成为一个完全而健康的人体。

黄帝说:人的寿命长短各不相同,有的人夭亡短寿,有的人健康长寿,有的人突然死亡,有的人久病绵延不愈,我想听你讲讲其中的道理。

岐伯说:五脏形质坚实、牢固、血脉和顺协调,肌肉运动灵活,皮肤纹理细密,营卫之气运行都很正常,呼吸徐缓均匀,全身气机按一定规律正常运行;六腑能够正常地消化水谷,使体内津液能够正常敷布,全身各脏腑器官的生理功能都保持正常,这样的人,就能长寿延年。

黄帝说:有些人能够活到一百岁才死,怎样才能够这样长寿呢?

岐伯说:长寿的人,他的鼻孔和人中沟深邃且长,下巴和面部的肌肉高厚方正,营卫之气畅通协调,面部上、中、下三个部位均匀高耸而不陷塌,骨骼高起,肌肉丰满,这样的人,就能活到百岁才寿终。

黄帝说:关于人体神气由初盛到衰败,以至最后死亡的变化规律,你能不能讲给我听听呢?

岐伯说:人的一生,长到十岁的时候,五脏才开始发育健全,血气已经运行通畅,这时气盛于下,因此喜动好跑动;长到二十岁时,血气开始旺盛,肌肉也正在发达,所以行动敏捷,走起路来也快,长到三十岁的时候,五脏的发育已稳定健全,肌肉坚实强固,气血经脉充盛而盈满,所以走起路来步履稳重,行走从容不迫;到了四十岁的时候,五脏六腑以及全身十二经脉,都已发育得十分健全,已到了不能再继续成长的程度,从此皮肤纹理开始疏松,面部的色泽开始趋于衰落,鬓发开始花白,经气由平定盛满而到了已不能再向上发展的年纪了,因此喜静而好坐;到了五十岁的时候,肝气开始衰退,肝叶开始变薄,胆汁开始减少,眼睛看东西逐渐模糊不清;到了六十岁的时候,心气开始衰弱,常常会感到苦闷忧虑悲伤、血气衰弱,运行不利,形体懈惰,所以这时喜卧床;到了七十岁时,脾气虚衰,皮肤因此而变得干枯不润,因而四肢懒于行动;到了八十岁的时候,肺气衰弱,不能藏魄,因此说话常常说错;到了九十岁的时候,肾气也枯竭了,而其他四脏的经脉气血也已经空虚了;到了百岁时,全身五脏的经脉气血都已完全衰竭,神气也已消散,只有形骸存在,生命也就快要终结了。

黄帝说;有的人不能活到应该活的年龄而亡,这是为什么呢?

岐伯说:不能长寿的人,五脏都不坚实,鼻孔和人中沟也不深长,鼻孔向外张开,呼吸急促而喘息疾速,或者下巴低陷,面部肌肉瘦削,经脉薄弱,气血虚少,肌肉不坚实,外邪就容易侵袭,使血气更虚,经脉阻滞不通,真气与外邪相搏击,从而导致真气败乱,邪气内入,而滋生疾病,所以只活到中年就死亡了。

逆顺第五十五[①]

①逆顺第五十五:伯坚按:本篇和《甲乙经》《黄帝内经太素》《类经》三书篇目对照,列表于下:

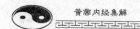

灵　枢	甲　乙　经	黄帝内经太素	类　经
逆顺 第五十五	卷五——针灸禁忌第一上	卷二十三——量顺刺篇	卷二十二——刺有大约,须明逆顺(针刺类五十七)

【释题】　马莳说:内论气有逆顺,用针者当顺治,不可逆治,故名篇。本篇开头第一句黄帝问气有逆顺就取这两个字作篇名。

【提要】　本篇用黄帝、伯高问答的形式,讲针刺疗法的一个主要原则,就是要顺着疾病的进行过程来施用治疗。所以说:方其盛也,勿敢毁伤;刺其已衰,事必大昌。这也是重视病人的自然痊愈机能的一种看法。

黄帝问于伯高曰:余闻气有逆顺,脉有盛衰,刺有大约,可得闻乎[①]?

伯高曰:气之逆顺者,所以应天地、阴阳、四时、五行也[②]。脉之盛衰者,所以候血气之虚实,有余不足[③]。刺之大约者,必明知病之可刺,与其未可刺,与其已不可刺也[④]。

【本段提纲】　马莳说:此言气有逆顺,脉有盛衰,刺有大约也。与其已不可刺者,言病既已而不必刺也。

【集解】

①余闻气有逆顺,脉有盛衰,刺有大约,可得闻乎:杨上善说:设此三问,为调气之要也。

②气之逆顺者,所以应天地、阴阳、四时、五行也:杨上善说:一知逆顺,谓知四时五行逆顺之气,依而刺也。

张介宾说:人与天地相参,与日月相应,其阴阳升降盛衰之气,当其位而知者为顺,不当其位而乖者为逆。

张志聪说:气有逆顺者,谓经脉外内之气,交相逆顺而行,所以应天地阴阳四时五行之升降出入。

③脉之盛衰者,所以候血气之虚实,有余不足:杨上善说:二知候脉,谓候寸口人迎血气虚实也。

张介宾说:脉之盛衰者,以有力无力言,故可以候血气之虚实。

张志聪说:脉有盛衰者,谓经脉外内之血气有出有入,是以有虚有实,有有余不足也。

④刺之大约者,必明知病之可刺,与其未可刺,与其已不可刺也:杨上善说:三知刺法,谓知此病可刺、此未可刺,此不可刺也。约,法也。

张介宾说:君明知病之可刺者,以其实邪在经也,如《脉度篇》所谓盛者泻之;虚者饮药以补之是也。与其未可刺者,谓有所避忌也,如《终始篇》所谓新内新劳、已饱已饥、大惊大恐者勿刺,及《八正神明论》所谓天忌、《五禁篇》所谓五禁之类皆是也。与其已不可刺者,言败坏无及也,如《本神篇》所谓五者已伤,针不可以治之也。

张志聪说:刺之大约者,必明知病之方来之可刺也,与其方盛之未可刺也,与其已过之不可刺之也。

黄帝曰:候之奈何?

伯高曰:兵法曰,无迎逢逢之气,无击堂堂之阵①。刺法曰,无刺熇熇之热②,无刺漉漉之汗③,无刺浑浑之脉④,无刺病与脉相逆者⑤。

黄帝曰:候其可刺奈何?

伯高曰:上工,刺其未生者也⑥。其次,刺其未盛者也⑦。其次,刺其已衰者也⑧。下工,刺其方袭者也,与其形之盛者也,与其病之与脉相逆者也⑨。故曰:方其盛也,勿敢毁伤,刺其已衰,事必大昌⑩。故曰:上工治未病,不治已病,此之谓也⑪。

【本段提纲】 马莳说:此承上文而言病有不可刺之义也。

【集解】

①无迎逢逢之气,无击堂堂之阵:陆懋修说:逢,薄红切,与“蓬”通,《孟子》逢蒙。《汉书·艺文志》作“逢门”。《庄子·山木篇》作“逢蒙”。《诗·大雅》,龟鼓逢逢。《太平御览》作“蓬蓬”。《墨子·耕柱篇》逢逢白云。

杨上善说:逢,蒲东反,兵气盛也。堂堂,兵盛貌。兵之气色盛者,未可即击,待其衰然后击之。

马莳说:逢逢之气,势来迫而甚盛者也。堂堂之阵,阵方整而甚众者也。故无迎者,当避其来锐耳,无击者,当击其惰归耳。

张介宾说:逢逢之气盛,堂堂之阵整,无迎无击,避其锐也。

②无刺熇熇之热:陆懋修说:熇,火酷切,《诗·大雅》多将熇熇,传:熇熇,炽盛也。《素问·刺疟篇》:先寒后热,熇熇暍暍然。注:熇熇甚热状。

杨上善说:邪气盛者,消息按摩,折其大气,然后刺之,故曰无刺熇熇热也。

③无刺漉漉之汗:杨上善说:漉漉者,血气泄甚太虚,故不可刺之也。

④无刺浑浑之脉:杨上善说:浑浑,浊乱也。凡候脉浊乱者,莫知所病,故不可刺也。

⑤无刺病与脉相逆者:杨上善说:形病脉不病,脉病形不病,名曰相反。逆,反也。

马莳说:熇熇者,热之甚盛也。漉漉者,汗之甚多也。浑浑者,脉之未清也。此皆邪盛之时,病势与脉气相逆,所以皆不可刺也。

张介宾说:熇熇,热之甚也。漉漉,汗之多也。浑浑,虚实未辨也。病与脉相逆,形证阴阳不合也。是皆未可刺者也。

⑥刺其未生者也:杨上善说:内外二邪虽未有起病形,刺之以为上工也。

⑦刺其未盛者也:杨上善说:已成微病未为盛者,刺之以为上工也。

⑧刺其已衰者也:杨上善说:病虽已衰,未即能愈,刺之以为中工者也。

张介宾说:未生者治其几也。未盛者治其萌也。已衰者知其有隙可乘也,是皆可刺者也。

⑨刺其方袭者也,与其形之盛者也,与其病之与脉相逆者也:杨上善说:方,正方。袭,重也。正病重叠,病形复盛,病脉相反,刺之以为下工者也。

马莳说:上工方病之未生而刺之,其次则虽生而未盛亦刺之,其次则虽盛而已衰亦刺之,惟邪气方袭,或病形正盛,或病势脉气相逆,皆不可刺者也。不可刺而刺之,是之谓下工耳。

张介宾说:刺其方袭者,不避来锐也。与其形之盛者,见其外不知其内也。病之与脉相逆者,逆有微甚,微逆者防有所伤,未可刺也;甚逆者,阴阳相离,形气相失,已不可刺也。医不达此而强刺之,未有不偾事者矣,故曰下工。

⑩方其盛也,勿敢毁伤,刺其已衰,事必大昌:杨上善说:言工有损益也。

张介宾说:盛邪当泻,何惧毁伤,正恐邪之所凑,其气必虚,攻邪未去,正气先夺耳,故曰方其盛也,勿敢毁伤。病既已衰,可无刺矣,不知邪气似平,病本方固,乘势拔之,易为力也,故曰刺其已衰,事必大昌。

⑪上工治未病,不治已病,此之谓也:杨上善说:不病,未病之病也。已病、已成病也。

《逆顺第五十五》今译

黄帝向伯高问道:我听说气的运行有逆顺,经脉气血有盛衰,针刺有根本大法,你能不能说给我听一听呢?

伯高说:人体气运行的逆顺,是与天地、阴阳、四时,五行的变化相适应的。脉象的有力与无力,可以判断经脉气血的虚实和有余与不足。针刺治疗的大法,一定要明确知道所患疾病是可以用针刺治疗,还是不可用针刺治疗,以及已不可再用针刺治疗等不同的情况。

黄帝说:如何来判断疾病能否用针刺治疗呢?

伯高说:兵法上曾说,碰到来势凶猛,气焰嚣张的敌人时,不要迎其锐气而战,遇上盛大整齐的敌方阵势时,亦不可冒然出击。刺法也说过,在病人热势炽盛的情况下不能针刺,遇见大汗淋漓时也不能针刺,在病人脉象混乱之时不能针刺,当病人出现病症与脉象不符的情况时也不能进行针刺。

黄帝说:如何准确地掌握疾病可以进行针刺的时机呢?

伯高说:高明的医生,在邪气尚未引起病人疾病发生的时候进行针刺;其次,在病虽发生,但邪气尚不旺盛的情况下进行针刺;再其次,在病趋好转病邪开始衰退的时候进行针刺。技术差的医生,在疾病刚刚发生邪气正盛的时候进行针刺,或者在病人外表看似强盛,而实际上是外强中虚的情况下进行针刺,或者在病人病症的表现与脉象不相符合的情况下进行针刺。所以说;正当病人邪气旺盛的时候,迎其锐气而刺,就会损伤正气,加重病情。而在病邪开始衰退之时进行针刺,乘势将病邪肃清,必定会取得事半功倍的效果。所以说:高明的医生在病人疾病没有发生时就进行防治,而不是等到病人疾病已经发生才去治疗,这就是上工治未病的道理。

五味第五十六①

①五味第五十六:伯坚按:本篇和《甲乙经》《黄帝内经太素》《类经》三书的篇目对照,列表于下:

灵枢	甲乙经	黄帝内经太素	类经
五味第五十六	卷六——五味所宜五藏生病大论第九	卷二——调食篇	卷十一——五谷五味,其走、其宜、其禁 (气味类二)

【释题】　马莳说:篇内详论五藏所用五味之义,故名篇。

【提要】　本篇用黄帝、伯高问答的形式,讲五谷、五果、五畜、五菜里面的五味,讲五藏平时所喜的五味,讲五藏有病时宜吃的五味。

黄帝曰:愿闻谷气有五味,其入五藏,分别奈何①?

伯高曰:胃者,五藏六府之海也②,水谷皆入于胃,五藏六府皆禀气于胃③。五味各走其所喜,谷味酸先走肝,谷味苦先走心,谷味甘先走脾,谷味辛先走肺,谷味咸先走肾④。谷气津液已行,营卫大通,乃化糟粕,以次传下⑤。

【本段提纲】　马莳说:此言五味各先走其所喜也。

【集解】

①愿闻谷气有五味,其入五藏,分别奈何:杨上善说:谷气津液,味有五种,各入其五藏,别之奈何?

②胃者,五藏六府之海也:张介宾说:《玉版篇》曰:胃者,水谷气血之海也。

③五藏六府皆禀气于胃:杨上善说:胃受水谷,变化以滋五藏六府,五藏六府皆受其气,故曰皆秉也。

马莳说:即《营卫生会篇》所谓人受气于谷,谷入于胃,以传于肺,五藏六府,皆以受其气也。

张介宾说:气味之正者,莫如水谷,水谷入胃以养五藏,故藏府者皆禀气于胃,而胃为五藏六府之本。

④五味各走其所喜,谷味酸先走肝,谷味苦先走心,谷味甘先走脾,谷味辛先走肺,谷味咸先走肾:杨上善说:五味所喜,谓津液变为五味,则五性有殊,性有五行,故各喜走其同性之藏。

张介宾说:五藏嗜欲不同,各有所喜,故五味之走,亦各有先。然既有所先,必有所后,而生克佐使,五藏皆有相涉矣。《至真要大论》言五味各有先入,义与此同。

⑤谷气津液已行,营卫大通,乃化糟粕,以次传下:杨上善说:水谷化为津液,清气犹如雾露,名营卫,行脉内外,无所滞碍,故曰大通。其沉浊者,名为糟粕,泌别汁入于膀胱,故曰以次传下也。

马莳说:即《营卫生会篇》所谓水谷者常并居于胃中,成糟粕而俱下于大肠,而成下焦,渗而俱下,济泌别汁,循下焦而渗入于膀胱也。

张介宾说:人受气于谷,故谷气入于营卫,其糟粕之质,降为便溺,以次下传,而出于大肠膀胱之窍。

黄帝曰:营卫之行奈何①?

伯高曰:谷始入于胃,其精微者,先出于胃之两焦,以溉五藏,别出两行,营卫之道②。其大气之抟而不行者,积于胸中,命曰气海,出于肺,循喉咽,故呼则出,吸则入③。天地之精气,其大数常出三入一,故谷不入,半日则气衰,一日则气少矣④。

【本段提纲】　马莳说:此言谷化精微之气者,为营气、卫气,大气以主三焦,而气乃出多入少,故谷不得不续用也。

【集解】

①营卫之行奈何:杨上善说:因前营卫大通之言,故问营卫所行。

②谷始入于胃,其精微者,先出于胃之两焦,以溉五藏,别出两行,营卫之道:杨上善说:精

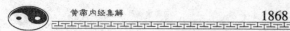

微,津液也。津液资五藏已,卫气出胃上口,营气出于中焦之后,故曰两行道也。

马蒔说:胃纳谷气,脾乃化之,其精微之气,先出于中焦,升则行于上焦,由肺而行五藏六府,所以灌溉五藏也。其降则中焦,行于下焦,而营气生。其升则下焦至于上焦,而卫气生,则出两行营卫之道。

张介宾说:谷之精气,先出于胃,即中焦也。而后至上下两焦,以溉五藏。之,至也。溉,灌注也。两行,言清者入营,营行脉中,浊者入卫,卫行脉外,故营主血而濡于内,卫主气而布于外,以分营卫之道。

③其大气之抟而不行者,积于胸中,命曰气海,出于肺,循喉咽,故呼则出,吸则入:杨上善说:抟,谤各反,聚也。谷化为气,计有四道,精微营卫,以为二道;化为糟粕及浊气并尿,其与精下传,复为一道;抟而不行,积于胸中,名气海,以为呼吸,复为一道,合为四道也。

马蒔说:其大气之抟而不行者,积于上焦,命名气海,主出于肺,循喉咽而出入之鼻中,出气为呼,则气从是出,入气为吸,则气从是入,一呼脉行三寸,一吸脉行三寸,呼吸定息,脉行六寸,积至一昼一夜,计有一万三千五百息,则脉之一十六丈二尺者,亦积行八百十丈矣。但谷化之精气呼则出之,天地之精气吸则入之。

张介宾说:大气,宗气也。抟,聚也。循,由也。气海,即上气海。一名膻中,居于膈上。盖人有三气,营气出于中焦,卫气出于下焦,宗气积于上焦,出于肺,由喉咙而为呼吸出入,故曰气海。

④天地之精气,其大数常出三入一,故谷不入,半日则气衰,一日则气少矣:杨上善说:天之精气,则气海中气也。气海之中谷之精气,随呼吸出入也。人之呼也,谷之精气三分出已,及其吸也,一分还入,即须资食充其肠胃之虚,以接不还之气,若半日不食,则肠胃渐虚,谷气衰也。一日不食,肠胃大虚,谷气少也。七日不食,肠胃虚竭,谷气皆尽,遂命终也。

马蒔说:其大数谷化之精气,出之者三分,则天地之精气,入之者一分。惟其出多入少,故人半日不再用谷,则谷化之精气衰,至一日则气少。

张介宾说:人之呼吸,通天地之精气,以为吾身之真气。故真气者,所受于天,与谷气并而充身也。然天地之气,从吸而入;谷食之气,从呼而出。总计出入大数,则出者三分,入止一分。惟其出多入少,故半日不食,则谷化之气衰;一日不食,则谷化之气少矣。知气为吾身之宝,而得养气之玄者,可以语道矣。

黄帝曰:谷之五味,可得闻乎?

伯高曰:请尽言之。五谷:秔米甘,麻酸,大豆咸,麦苦,黄黍辛①。五果:枣甘,李酸,栗咸,杏苦,桃辛②。五畜:牛甘,犬酸,猪咸,羊苦,鸡辛③。五菜:葵甘,韭酸,藿咸,薤苦,葱辛④。

【本段提纲】 马蒔说:此言五谷、五果、五畜、五菜各有五味也。

【集解】

①请尽言之。五谷:秔米甘,麻酸,大豆咸,麦苦,黄黍辛:杨上善说:充虚接气,内谷为宝,故因其问,请尽言之。五谷、五畜、五果、五菜用之充饥,则谓之食,以其疗病,则谓之药。是以脾病宜食粳米,即其药也。用充饥虚,即为食也。故但是入口资身之物,例皆若是。此谷、畜、果、菜等二十物,乃是五行五性之味,藏府血气之本也,充虚接气,莫大于兹,奉性养生,不可斯须离也。

杨上善说：粳米饭甘，味苦平无毒，稻米味甘温平。麻酸，胡麻味甘平，麻子味甘平。大豆咸，黄卷味甘平无毒，生大豆味甘平。麦苦，大麦味咸温微寒无毒，似矿麦无皮，矿麦味微温寒无毒。小麦味甘微寒无毒。黄黍辛，丹黍米味苦微温无毒。黍米味甘温无毒。

张介宾说：秔，俗作粳。麻，芝麻也。大豆，黄黑青白等豆均称大豆。黍，糯小米也，可以酿酒，北人呼为黄米，又曰黍子。此五谷之味合五行者。

②五果：枣甘，李酸，栗咸，杏苦，桃辛：杨上善说：大枣味甘平，杀乌头毒。生枣味辛。李味苦甘平无毒，实味无苦。栗味咸温无毒。杏核味甘苦温，花味苦无毒，实味口酸。桃核味苦甘平无毒，实味酸。

张介宾说：此五果之味合五行者。

③五畜：牛甘，犬酸，猪咸，羊苦，鸡辛：杨上善说：牛肉味甘平无毒。牝犬肉味咸酸无毒。猪肉味苦。羊味甘大热无毒。丹雄鸡味甘微温微寒无毒，白雄鸡肉微温，乌雄鸡肉温。

张介宾说：此五畜之味合五行者。

④五菜：葵甘，韭酸，藿咸，薤苦，葱辛：杨上善说：冬葵子味甘寒无毒，黄芩为之使，葵根味甘寒无毒，叶为百菜主，心伤人。韭味辛酸温无毒。藿咸，按《别录》小豆叶为藿。薤味辛苦温无毒。葱实味辛温无毒，根主伤寒头痛汁平。

张介宾说：藿，大豆叶也。薤，野蒜也。

五色：黄色宜甘，青色宜酸，黑色宜咸，赤色宜苦，白色宜辛①。凡此五者，各有所宜。所言五色者②，脾病者，宜食秔米饭、牛肉、枣、葵③。心病者，宜食麦、羊肉、杏、薤④。肾病者，宜食大豆、猪肉、栗、藿⑤。肝病者，宜食麻、犬肉、李、韭⑥。肺病者，宜食黄黍、鸡肉、桃、葱⑦。

【本段提纲】　马莳说：此言五色与五味相宜，而五藏之病各有所当用也。

【集解】

①五色：黄色宜甘，青色宜酸，黑色宜咸，赤色宜苦，白色宜辛：杨上善说：养生疗病，各候五味之外色，以其味益之也。

②所言五色者：顾观光说：所言五色者，马本言作谓。

③脾病者，宜食秔米饭、牛肉、枣、葵：杨上善说：脾病食甘，《素问》甘味补，苦味为泻。

马莳说：黄色属土，甘味属土，脾亦属土，故色之黄者宜甘。而脾病者主脾气不足，宜食谷果畜菜之甘者以益之。

张介宾说：脾属土，甘入脾，故宜用此甘物。

④心病者，宜食麦、羊肉、杏、薤：杨上善说：心病食苦，《素问》咸味补，甘味为泻。

马莳说：赤色属火，苦味属火，心亦属火，故色之赤者宜苦，而心病者主心气不足，宜食谷果畜菜之苦者以益之。

张介宾说：心属火，苦入心，故宜用此苦物。

⑤肾病者，宜食大豆、猪肉、栗、藿：杨上善说：肾病食咸，《素问》咸味泻，苦味为补也，黄卷以大豆为之。

马莳说：黑色属水，咸味属水，肾亦属水，故色之黑者宜咸，而肾病者主肾气不足，宜食谷果畜菜之咸者以益之。

张介宾说：大豆黄卷，大豆芽也。肾属水，咸入肾，故宜用此咸物。

钱熙祚:原刻"大豆"下衍"黄卷"二字,依《甲乙经》删,与下文合。

⑥肝病者,宜食麻、犬肉、李、韭:杨上善说:肝病食酸,《素问》酸味泻,辛味为补。

马莳说:青色属木,酸味属木,肝亦属木,故色之青者宜酸,而肝病者主肝气不足,宜食谷果畜菜之酸者以益之。

张介宾说:肝属木,酸入肝,故宜用此酸物。

⑦肺病者,宜食黄黍、鸡肉、桃、葱:杨上善说:肺病食辛,《素问》辛味泻,酸味为补。

马莳说:白色属金,辛味属金,肺亦属金,故色之白者宜辛,而肺病者主肺气不足,宜食谷果畜菜之辛者以益之。此即《宣明五气论》之所谓五入也。

张介宾说:肺属金,辛入肺,故宜用此辛物。此五节与《五藏生成论》之五合,《宣明五气篇》之五入者意同,皆用本藏之味以治本藏之病也。

五禁:肝病禁辛,心病禁咸,脾病禁酸,肾病禁甘,肺病禁苦。①

【本段提纲】　马莳说:此言五藏之味有五禁,皆五行之相克者也。

【集解】

①五禁:肝病禁辛,心病禁咸,脾病禁酸,肾病禁甘,肺病禁苦:杨上善说:五味所克之藏有病,宜禁其能克之味。

马莳说:金克木,故肝病禁辛。水克火,故心病禁咸。木克土,故脾病禁酸。土克水,故肾病禁甘。火克金,故肺病禁苦。此节当与《素问·宣明五气论》之五禁,本经《九针论》之五裁参看。

张介宾说:辛味属金,能克肝木。咸味属水,故克心火。酸味属木,能克脾土。甘味属土,能克肾水。苦味属火,能克肺金。

肝色青,宜食甘,秔米饭、牛肉、枣、葵皆甘①。心色赤,宜食酸,犬肉、麻、李、韭皆酸②。脾色黄,宜食咸,大豆、豕肉、栗、藿皆咸③。肺色白,宜食苦,麦、羊肉、杏、薤皆苦④。肾色黑,宜食辛,黄黍、鸡肉、桃、葱皆辛⑤。

【本段提纲】　马莳说:此言五藏有宜食之味,皆自其所苦者而治之也。

【集解】

①肝色青,宜食甘,秔米饭、牛肉、枣、葵皆甘:杨上善说:肝者木也,甘者土也。宜食甘者,木克于土,以所克资肝也。

马莳说:《素问·藏气法时论》云:肝苦急,急食甘以缓之。

②心色赤,宜食酸,犬肉、麻、李、韭皆酸:杨上善说:心者火也,酸者木也,木生心也,以母资子也。

马莳说:心苦缓,急食酸以收之。

③脾色黄,宜食咸,大豆、豕肉、栗、藿皆咸:杨上善说:脾者土也,咸者水也,土克于水,水味咸也,故食咸以资于脾也。

马莳说:脾苦湿,宜食苦以燥之。

张介宾说:启玄子云,究斯宜食,乃调利机关之义也。肾为胃关,脾与胃合,故假咸柔软以利其关,关利而胃气乃行,胃行而脾气方化。故脾之宜味与他藏不同,《藏气法时论》曰:脾苦湿,急食苦以燥之。

④肺色白,宜食苦,麦、羊肉、杏、薤皆苦:杨上善说:肺者金也,苦者火也。火克于金也,以

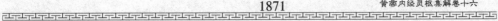

能克为资也。

马莳说:肺苦气上逆,急食苦以泄之。

张介宾说:与马同。

⑤肾色黑,宜食辛,黄黍、鸡肉、桃、葱皆辛:杨上善说:肾者水也,辛者金也。金生于水,以母资子也。

张介宾说:肾苦燥,急食辛以润之,开腠理,致津液,通气也。

钱熙祚说:自"肝色青"至此,与《素问·藏气法时论》文同,惟《素问》"麻"作"小豆",检《甲乙经》亦作"麻"。

《五味第五十六》今译

黄帝说:我希望听你讲讲有关五谷所含五味的情况,以及五味进入人体后是如何分别归向五脏的?

伯高说:胃是五脏六腑所需营养精微的来源地,一切饮食都必须首先进入胃中,五脏六腑都要从胃中得到营养而正常活动。水谷所化生的五味,分别归入同性的所喜之脏。所以,谷味酸的,先入肝,苦味的先入心,甘味的先入脾,辛味的先入肺,咸味的先入肾。当五谷所化生的五味之气以及津液都分布于全身,营卫之气能通畅通行之后,所剩余的部分就化为糟粕,按一定次序传送下去,最终排出体外。

黄帝说:营卫之气是怎样运行的呢?

伯高说:水谷入胃后,所化生的精微物质,先从胃中出来,然后达到中、上二焦,经肺灌溉五脏。它们在输布全身时,分别通过两条路径运行,其中精微、纯清的部分化为营气进入脉中,混厚的部分化为卫气进入脉外,从两条路径运行周身。同时所产生的大气,聚积于胸中,称为气海。这种气从肺中呼出,循着咽喉运行,所以一呼就出,一吸就入保证呼吸功能。自然界中的清气和水谷精微之气相会合,补充维持人体各个脏腑的营养需要,保证人体各脏器功能的正常运行,它们在人体内的消耗和吸收情况,大概是消耗、排泄掉的占三分,而真正吸收利用的只有一分,所以一个人如果半天不进饮食就会气衰,如果一天不进水谷饮食,就会感到气少了。

黄帝说:谷物的五味可以告诉我吗?

伯高说:请让我详尽地说说吧。在五谷当中,粳米的味是甜的,芝麻的味是酸的,大豆的味是咸的,麦子的味是苦的,黍米的味是辛的。在五果当中,枣子的味是甜的,李子的味是酸的,栗子的味是咸的,杏子的味是苦的,桃子的味是辛的。在五畜当中,牛肉的味是甜的,狗肉的味是酸的,猪肉的味是咸的,羊肉的味是苦的,鸡肉的味是辛的。在五菜当中,葵菜的味是甜的,韭菜的味是酸的,豆叶的味是咸的,薤白的味是苦的,葱的味是辛的。

五色与五味的关系是,黄色与甘味相配,青色与酸味相配,黑色与咸味相配,红色与苦味相配,白色与辛味相配。这五种色味,各有所适宜的关系。所说的五宜是指,五脏发生病变时,治疗应选用相适宜的五味,如脾脏有病的人,应选用甘味,宜多吃粳米饭、牛肉、枣子、葵菜等食物。心脏有病的人,应选用苦味,宜多吃麦子、羊肉、杏子、薤白等食物。肾脏有病的人,应选用咸味,宜多吃大豆、猪肉、栗子、豆叶等食物。肝脏有病的人,应选用酸味,宜多吃芝麻、狗肉、李子、韭菜等食物。肺脏有病的人,应选用辛味,宜多吃黍、小米、鸡肉、桃子、葱等食物。

五脏之病,对五味各有不同的禁忌,肝脏有病,禁食辛味,心脏有病禁食咸味,脾脏有病禁食酸味,肾脏有病禁食甘味,肺脏有病禁食苦味。

肝脏的本色为青色,肝脏有病的人,宜多吃甜味食物,粳米饭、牛肉、枣子、葵菜等都是甜味食物。心脏的本色为红色,心脏有病的人宜多吃酸味食物,狗肉、芝麻、李子、韭菜等都是酸味食物。脾脏的本色是黄色,脾脏有病的人宜多吃咸味食物,大豆、猪肉、栗子、豆叶等都是咸味食物。肺脏的本色是白色,肺脏有病的人宜多吃苦味食物,麦子、羊肉、杏子、薤白等都是苦味食物。肾脏的本色是黑色,肾脏有病的人宜多吃辛味食物,黍米、鸡肉、桃子、葱等都是辛味食物。

卷 十 七

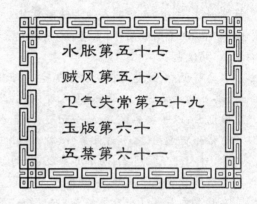

水胀第五十七
贼风第五十八
卫气失常第五十九
玉版第六十
五禁第六十一

水胀第五十七①

①水胀第五十七:伯坚按:本篇和《甲乙经》《黄帝内经太素》《类经》三书的篇目对照,列表于下:

灵 枢	甲 乙 经	黄帝内经太素	类 经
水胀第五十七	卷八——水肤胀鼓胀肠覃石瘕第四	卷二十九——胀论篇	卷十六——水胀肤胀鼓胀肠覃石瘕石水(疾病类五十七)

【释题】 马莳说:内有水与肤胀字义,故名篇。

【提要】 本篇用黄帝、岐伯问答的形式,讲几种类似的疾病的鉴别诊断。黄帝问了水、肤胀、鼓胀、肠覃、石瘕、石水共六种疾病,而岐伯只答了前面五种,还有石水一种没有答复。这是很细致的病状描写,使我们在两千多年以后,还能推测这是一些什么疾病。

黄帝问于岐伯曰:水与肤胀、鼓胀、肠覃、石瘕、石水,何以别之①?岐伯答曰:水始起也,目窠②上微肿,如新卧起之状,其颈脉动,时咳,阴股间寒,足胫肿,腹乃大,其水已成矣。以手按其腹,随手而起,如裹水之状,此其候也③。

【本段提纲】 马莳说:此言水之证也。

【集解】

①水与肤胀、鼓胀、肠覃、石瘕、石水,何以别之:杨上善说:此之六病,有难分者,故请

别之也。

张介宾说:此六证者,病异而形相似,故宜有以别之。

②目窠:陆懋修说:窠,苦禾切。《说文》:窠,空也。穴中曰窠,树上曰巢。《广雅·释宫》:窠,巢也。

③水始起也,目窠上微肿,如新卧起之状,其颈脉动,时咳,阴股间寒,足胫肿,腹乃大,其水已成矣。以手按其腹,随手而起,如裹水之状,此其候也:杨上善说:水病之状,候有六别:一者,目窠微肿;二者,足阳明人迎之脉眹见其动,不待按之;三者,胀气循足少阴脉上冲于肺,故时有咳;四者,阴下阴股间冷;五者,脚胻肿起;六者,腹如囊盛水状,按之不坚,去手即起。此之六种,水病候也。

马莳说:病方起时,目之下为窠(俗云卧蚕),其微有所肿,如新卧起之状,大抵人之卧起者,其目窠上必肿也。颈脉,即人迎穴也,此脉动于颈则咳,动于内在阴股则冷,在足胫则肿,在上腹则大,以手按其腹,则随手而起,如裹水状,此水病已成而可验者也。

张介宾说:目之下为目窠,微肿如新卧起之状者,形如卧蚕也。颈脉,足阳明人迎也。阳明之脉,自人迎下循腹里,而水邪乘之,故为颈脉动。水之标在肺,故为时咳。阴邪始于阴分也。凡按水囊者必随手而起,故病水者亦若是。以上皆水肿之候。

丹波元简说:《平人气象论》曰,颈脉动喘疾咳曰水,目窠微肿,如卧蚕起之状曰水,亦与本节及《论疾诊尺篇》文同。不谓之人迎而谓颈脉者,非诊之而始知其动之疾,以其望而知颈脉之疾也。

张志聪说:余氏曰,此太阳膀胱之水,溢于皮肤而为水胀也。太阳之气,运行于肤表,此水随气溢而为病也。太阳之脉,起于目内眦,上额交巅,循颈而下,目窠上微肿,水循经而溢于上也。其颈脉动,水伤气而及于脉也。咳者,水邪上乘于肺也。阴股寒,足胫肿,太阳之气虚而水流于下也。腹大者,水泛而土虚也。水在皮中,故按之随手而起,如裹水之状,是其候也。

黄帝曰:肤胀何以候之?

岐伯曰:肤胀者,寒气客于皮肤之间,𪐴𪐴①然不坚,腹大,身尽肿,皮厚,按其腹,窅而不起,腹色不变,此其候也②。

【本段提纲】 马莳说:此言肤胀之证也。

【集解】

①𪐴𪐴:陆懋修说:𪐴,枯空切。《甲乙经》作"𪐴𪐴"。

②肤胀者,寒气客于皮肤之间,𪐴𪐴然不坚,腹大,身尽肿,皮厚,按其腹,窅而不起,腹色不变,此其候也:杨上善说:肤胀凡有五别:一者,寒气循于卫气,客于皮肤之间;二者,为肿不坚;三者,腹大身肿;四者,皮厚,按之不起,窅深也;五者,腹色不变。肤胀所由与候,有斯五别也。

马莳说:寒气客于皮肤之间,其声𪐴𪐴然而不坚,其腹大,其身尽肿,其皮厚。但按其腹,则窅而不起,其腹色亦不变,此肤胀之候也。按《论疾诊尺篇》之风水肤胀,当为感风而成,此肤胀者,乃曰寒气所客,似疑有风寒之异,且彼言按其手足,窅而不起,此曰按其腹,窅而不起,则当知窅而不起相同,特有手足与腹之异,宜详辨之。

张介宾说:𪐴𪐴,鼓声也。寒气客于皮肤之间者,阳气不行,病在气分,故有声若鼓。气本无形,故不坚。气无所不至,故腹大身尽肿。若是因于水,则有水处肿,无水处不肿,此为可明辨。然有水则皮泽而薄,无水则皮厚。寒气在肤腠之间,按散之则不能猝聚,故窅而不起。腹色不变,即皮厚故也。按此上两条云,以手按其腹,随手而起者属水,窅而不起者属气,此固然也。然按气囊者,亦随手而起,又水在肌肉之中,按而散之,猝不能聚,如按糟囊者,亦窅而不起,故未可以起与不起为水气之辨。但当察其皮厚色苍,或一身尽肿,或自上而下者,多属气;若皮薄色泽,或肿有分界、或自下而上者,多属水也。

丹波元简说:《金匮要略》云,皮水其脉亦浮,外证跗肿,按之没指,不恶风。又云,按其手足上陷而不起者风水。《巢源》云,燥水谓水气溢于皮肤,因令肿满,以指画肉上,则隐隐成文字者,名曰燥水,以指画肉上,随画随散,不成文字者,名曰湿水。由此推之,肤胀即《金匮》所谓皮水、风水,《巢源》所谓燥水也。然胀不可拘起与不起之说,当为实验之言也。

张志聪说:余氏曰,寒者,水之气也,此无形之气,客于皮肤而为虚胀也。无形之气,故鼕鼕然不坚。气胀,故腹大,身尽肿也。寒气客于肌腠,故皮厚窅深也。夫水在皮中,故按之即起,此病在气,故按其腹窅而不起,腹色不变者,寒气在皮肤而脾土未伤也。

鼓胀何如?

岐伯曰:腹胀身皆大,大与肤胀等也,色苍黄,腹筋起,此其候也[1]。

【本段提纲】　马莳说:此言鼓胀之候也。

【集解】

[1]鼓胀何如? 岐伯曰:腹胀身皆大,大与肤胀等也,色苍黄,腹筋起,此其候也:杨上善说:鼓胀有六别:所由及候,四种同于肤胀,五者腹色青黄,六者腹上脉络见出,鼓胀之候,有此六别也。

马莳说:腹胀而周身皆大,大与肤胀等,但其色苍黄,腹中筋起为候耳。按鼓胀与肤胀等,不言按之起与不起,当亦是不起者。惟其腹筋起者为辨。又按《素问·腹中论》黄帝曰,有病心腹满,旦食则不能暮食,名为何病,岐伯曰,名为鼓胀,治之以鸡矢醴,一剂知,二剂已,此方果有奇验云。

丹波元简说:李云,鼓胀肤胀,大同小异,只以色苍黄、腹筋起为别耳。

张介宾说:腹胀身皆大,与上文肤胀者证同,色苍黄者,亦皮厚腹色不变之义,但腹有筋起为稍异耳。盖此病在气分,故名鼓胀也。

张志聪说:余氏曰,此寒气乘于空郭之中,所谓藏寒生满病也。藏寒者水藏之寒气盛,而火土之气衰也。身皆大者,脾主肌肉也。色苍黄者、筋起者,土败而木气乘之也。肝木主筋。

肠覃[1]何如?

岐伯曰:寒气客于肠外,与卫气相搏,气不得荣,因有所系,癖而内著,恶气乃起,息肉乃生[2]。其始生也,大如鸡卵,稍以益大,至其成,如怀子之状,久者离岁,按之则坚,推之则移,月事以时下,此其候也[3]。

【本段提纲】　马莳说:此言肠覃之证也。

【集解】

[1]肠覃:陆懋修说:覃,慈葅切,与"蕈"通。《玉篇》:地菌也。

[2]寒气客于肠外,与卫气相搏,气不得荣,因有所系,癖而内著,恶气乃起,息肉乃生:张介宾说:覃,延布而深也。寒气与卫气相搏,则畜积不行,留于肠外,有所系著,故癖积起,息肉生,病日以成矣。息肉,恶肉也。

[3]其始生也,大如鸡卵,稍以益大,至其成,如怀子之状,久者离岁,按之则坚,推之则移,月

事以时下,此其候也:杨上善说:肠覃,水停聚也。凡有六别:一者,得之所由,谓寒客于肠外,与卫气合,瘕而为内;二者,所生形之大小;三者,成病久近(离,历也),久者或可历于年岁;四者,按之坚硬;五者,推之可移;六者,月经时下。肠覃所由与状,有斯六种也。

马莳说:寒气客于肠之外,卫气有时而入,寒气与卫气相搏,卫气不得营运,彼此相系,癖而内著于肠,致使恶气从兹而起,息肉乃生。其始生也,大如鸡卵,及其成也,如怀子之状,久者岁以度岁,非止一岁,用手按之则坚,推之则移,附于肠外,而不在胞中,故月事以时而下,此肠覃之为候也。

张介宾说:离岁,越岁也。寒邪客于肠外,不在胞中,故无妨于月事,其非血病可知。盖由汁沫所聚而生,此肠覃之候也。

张志聪说:此寒气客于肠外而生覃也。夫卫气夜循藏府之募原,行阴二十五度,寒气客于肠外,与卫气相搏,则卫气不得营行矣,因有所系,癖而内著者,此无形之气,相搏于肠外,空郭之中,而著于有形之膏募也。是以血肉之恶气乃起,息肉乃生,而成此覃。久则离于藏府之脂膜,如怀子之虚悬,按之则坚、推之则移,不涉于藏府,故月事以时下,此其候也。

石瘕何如?

岐伯曰:石瘕生于胞中,寒气客于子门,子门闭塞,气不得通,恶血当泻不泻,衃以留止[1],日以益大,状如怀子,月事不以时下。皆生于女子,可导而下[2]。

【本段提纲】　马莳说:此言石瘕之证也。

【集解】

[1]衃以留止:顾观光说:衃以留止,《甲乙经》"以"作"乃"。

[2]石瘕生于胞中,寒气客于子门,子门闭塞,气不得通,恶血当泻不泻,衃以留止,日以益大,状如怀子,月事不以时下。皆生于女子,可导而下:杨上善说:石瘕,凡有四别:一者,瘕住所在;二者,得之所由,谓寒气客于门之中,恶血凝聚不泻所致;三者,石瘕大小形;四者,月经不以时下。石瘕所由与状,有斯四种。

马莳说:石瘕必生于胞中,正以寒气客于子门,子门闭塞,气不得通于外,恶血之在内者当泻不泻。恶血者,名为衃血,留止于胞中,日以益大,其状亦如怀子。盖石瘕生于胞中,而不在肠外,故月事不以时下,此其所以为候也。然肠覃、石瘕,皆生于女子,治之者可导而下之。

张介宾说:胞,子宫也,男女皆有之,在男谓之精室,在女谓之血海。子门,即子宫之门也。衃,凝败之血也。子门闭塞,则衃血留止,其坚如石,故曰石瘕。月事不以时下,惟女子有之也,故可以导血之剂下之。

张志聪说:余氏曰,胞中,血海也,在少腹内。男子之血,上唇口而生髭鬣,女子月事以时下。寒气客于子门,则子门闭,而胞中之血当泻不泻,留积而成衃块,日以益大,状如怀子。血留胞中,故月事不以时下。覃瘕皆生于女子,治之者可导下之。

黄帝曰:肤胀鼓胀可刺邪?

岐伯曰:先泻其胀[1]之血络,后调其经,刺去其血络也[2]。

【本段提纲】　马莳说:此言刺肤胀、鼓胀之法也。

【集解】

[1]胀:钱熙祚说:《甲乙经》"胀"作"腹"。

②先泻其胀之血络,后调其经,刺去其血络也:钱熙祚说:按帝有石水之问,而岐伯无答,盖篇末有缺文。

杨上善说:肠覃、石瘕二病,皆妇人病也。水病刺而去之,肠覃、石瘕可以针刺,导而下之,未知肤鼓二胀可刺已不? 先泻其血络以去恶血,后调其经,亦去血络也。

马莳说:二胀皆有血络,须先泻之,后当分经以调之。其有血络,又当再刺,去之可也。按帝有石水之问,而伯无所答,《素问·阴阳别论》,多阴少阳曰石水,少腹肿与此同,但本篇之所谓水,则即《阴阳别论》之所谓三阴结谓之水,与石水不同。

张介宾说:先泻其胀之血络,谓无论虚实,凡有血络之外见者,必先泻之,而后因虚实以调其经也。刺去其血络,即重明先泻之义。按本篇自水而下,所言者凡六证,而此独以二证之刺为问者,盖水俞五十七穴,已详于水热穴论,故不必再问。此云肤胀鼓胀者,盖兼五证而统言之,辞虽简而意在也。

张志聪说:余氏曰,肤胀者,寒气客于外,鼓胀者,寒气客于内,故先泻其胀之血络,后调其经,刺去其血络。盖先泻其外,后调其内,而后治其外,内外之相通也。任氏曰,肠覃、石瘕,乃有形之血积,可从气分而导之,肤胀鼓胀,乃无形之气胀,可从血络而泻之,血气之相通也。

丹波元简说:《甲乙》"胀"作"腹"后,"血络"作"血脉"。

《水胀第五十七》今译

黄帝向岐伯问道:水胀、肤胀、鼓胀、肠覃、石瘕、石水这六种病症,怎样鉴别诊断呢?

岐伯回答说:水胀开始发生的时候,病人下眼胞轻微浮肿,就像刚睡醒起来一样,颈部人迎脉有明显搏动,并且时时咳嗽,两大腿内侧常有寒冷的感觉,足胫浮肿,腹部逐渐胀大,出现症状,说明水胀病已经形成了,如用手压按腹部,放手后,随手而起,就好像按在装有水的袋子上一样,这些就是水胀病的表现。

黄帝说:肤胀如何诊断呢?

岐伯说:肤胀病是由于外来寒邪侵入皮肤之间引起的,用手叩击时,就像击鼓一样中空不实,腹部胀大,全身浮肿,皮肤变厚,用手按压腹部时,则被按处凹陷下,松手后能随手弹起,恢复原状,腹部皮肤的颜色不变,这些就是肤胀病的表现。

黄帝问:鼓胀病的表现如何?

岐伯说:鼓胀病腹部胀满,全身肿大,肿大的程度与肤胀一样,但皮肤呈青黄色,腹部青筋暴露,这些就是鼓胀病的表现。

肠覃的表现如何?

岐伯说:寒邪侵袭机体后停留在肠外,与卫气相搏,卫气不能正常运行,因而邪气留滞,瘀血积留肠外,病邪逐渐发展,日久就形成息肉,开始如鸡蛋大小,以后逐渐长大,等到病症已成,其样子就好像怀孕一样,病程长的可经很多岁月。用手压按患处,感觉到很坚硬,用手推之可移动,月经仍然按时来潮,这些就是肠覃病的表现。

对石瘕病的表现如何?

岐伯说:石瘕长在子宫内,由于寒气侵袭子宫,使子宫闭塞,气血不能正常运行,恶血不得排泄,以致凝结成块,滞留于子宫内,逐渐增大,形状就像怀孕一样,月经也不按时来潮,这种病都发生在妇女,在治疗时可以采用疏导的方法,以去其瘀血。

黄帝说:肤胀、鼓胀可以用针刺治疗吗?

岐伯说:首先应当用针刺泻有瘀血的络脉,然后根据虚实的不同调理经脉,但必须刺去血络上的瘀血。

贼风第五十八①

①贼风第五十八:伯坚按:本篇和《甲乙经》《黄帝内经太素》《类经》三书的篇目对照,列表于下:

灵 枢	甲 乙 经	黄帝内经太素	类 经
贼风第五十八	卷六——四时贼风邪气大论第五	卷二十八——诸风杂论篇	卷十五——贼风鬼神(疾病类三十三)

【释题】 马莳说:内有贼风,故名篇。

【提要】 本篇用黄帝、岐伯问答的形式,讲不遇贼风邪气而仍能发生疾病的理由。

黄帝曰:夫子言贼风邪气之伤人也,令人病焉,今有其不离屏蔽,不出室穴之中,卒然病者,非不离贼风邪气,其故何也①?

岐伯曰:此皆尝有所伤,于湿气藏于血脉之中,分肉之间,久留而不去;若有所堕坠,恶血在内而不去;卒然喜怒不节,饮食不适,寒温不时,腠理闭而不通②。其开而遇风寒,则血气凝结,与故邪相袭,则为寒痹③。其有热则汗出,汗出则受风,虽不遇贼风邪气,必有因加而发焉④。

【本段提纲】 马莳说:此言人有故邪,而又有新感,虽不必有贼风邪气之甚,而亦足以病也。

【集解】

①夫子言贼风邪气之伤人也,令人病焉,今有其不离屏蔽,不出室穴之中,卒然病者,非不离贼风邪气,其故何也:杨上善说:贼风者,风从冲上所胜处来,贼邪风也。离,历也。贼邪之风夜来,人皆卧,虽是昼日,不离屏蔽室内,不历贼风邪气,仍有病者,其故何也。

马莳说:贼风,即《上古天真论》等篇之所谓虚邪贼风也。夫以贼风邪气伤人而至于病者,固其常也。今有处于屏蔽室穴中,而卒然有病,则本离于贼风邪气,而复有此病,帝之所以疑也。

张介宾说:贼者,伤害之名。凡四时不正之气,皆谓之贼风邪气。室穴者,古人多穴居也。非不离贼风邪气,言虽避风邪,而亦有病者何也。

②此皆尝有所伤,于湿气藏于血脉之中,分肉之间,久留而不去;若有所堕坠,恶血在内而不去;卒然喜怒不节,饮食不适,寒温不时,腠理闭而不通:张介宾说:尝有所伤,谓故有所伤也。或伤于湿气,留藏于分肉血脉之间;或有所堕坠,恶血留而不去;或卒然喜怒不节,则气有所逆;

或饮食不适其宜,则内有所伤;或寒温不时,致腠理闭而卫气不通,凡此五者皆如下文之所谓故邪也。

③其开而遇风寒,则血气凝结,与故邪相袭,则为寒痹:张介宾说:其开者,谓胃露于风寒也。故邪在前,风寒继之,二者相值,则血气凝结,故为寒痹。《痹论》曰:寒气胜者为痛痹也。

④其有热则汗出,汗出则受风,虽不遇贼风邪气,必有因加而发焉:杨上善说:人虽不离屏室之中,伤于寒湿,又因坠有恶血,寒湿恶血等邪,藏于血脉中,又因喜怒饮食寒温失理,遂令腠理闭塞,壅而不通。若当腠开,遇于风寒,则血凝结,与先寒湿故邪相因,遂为寒痹。虽在屏蔽之中,因热汗出,腠开受风,斯乃屏内之中加此诸病,不因贼风者。

马莳说:伯言虽非贼风邪气之甚,然亦必有故邪与新感也。盖尝有所伤于湿气,或因堕坠而有恶血在其中,又卒然有喜怒饮食寒温,各失其常,所以腠理闭而不通也。及其腠理开而或遇风寒,则血气凝结,与湿气恶血等之故邪相袭,则为寒痹,即痹论之所谓寒气胜者为痛痹也。斯时也,正以有热则汗出,汗出则受风,虽不遇贼风邪气,必因有所加,而病由此发也。

张介宾说:其或有因热汗出而受风者,虽非贼风邪气,亦为外感。必有因加而发者,谓因于故而加以新也,新故合邪,故病发矣。

丹波元简说:《张氏医通》云,按痛风一证,《灵枢》谓之贼风,《素问》谓之痹,《金匮》名曰历节,后世更名白虎历节,多由风寒湿气乘虚袭于经络,气血凝滞所致。近世邪说盛行,而名之曰箭风,风毒肿溃,乃谓之曰箭袋,禁绝一切汤药,恣行艾熨针挑,此虽《灵枢》刺布衣之法,而药熨之方,世绝不闻,使既病之肌肉,复受无辜之痛楚,奈何懵懂无知,甘受其惑,良可慨夫。

黄帝曰:今夫子之所言者,皆病人之所自知也,其毋所遇邪气,又毋怵惕之志①,卒然而病者,其故何也? 惟有因鬼神之事乎②?

岐伯曰:此亦有故邪留而未发,因而志有所恶,及有所慕,血气内乱,两气相搏。其所从来者微,视之不见,听而不闻,故似鬼神③。

【本段提纲】 马莳说:此言有故邪而复动于情,故病似鬼神而非鬼神也。

【集解】

①又毋怵惕之志:钱熙祚说:"志"上原衍"所"字,依《甲乙经》删。

②今夫子之所言者,皆病人之所自知也,其毋所遇邪气,又毋怵惕之志,卒然而病者,其故何也? 惟有因鬼神之事乎:张介宾说:鬼神之事,盖自古惑之矣,故帝特以为问,在欲发明其义以示人也。

③此亦有故邪留而未发,因而志有所恶,及有所慕,血气内乱,两气相搏。其所从来者微,视之不见,听而不闻,故似鬼神:杨上善说:以下答意,非无故邪在内,亦非无怵惕之志。故有所恶,即为怒也;梦有所乐,即为喜也。因此两者相薄,故血气乱而生病。所来微细,视听难知,众人谓如鬼神,非鬼神也。

马莳说:伯言人有湿气恶血等之故邪,留而未发,因病人素所不知,因而偶有所触,或好或恶,则血气内乱,故邪与新志相搏,遂尔为病,此其所从来者甚微,非见闻之所能及,故人不知其故,而以鬼神为疑,乃似鬼神,而非鬼神也。

张介宾说:故邪者,言其先有病邪,如上文之湿气堕坠喜怒寒温之类,留而未发之谓也。恶者,恶其所憎也。慕者,慕其所好也。故邪未发而新邪复触之,则五志为邪所凭,血气因而内乱,邪正先后,两气相搏,而邪妄之病生矣。但病所从来者,其机甚微,有非闻见可及,故人以鬼神为疑。不知迹似鬼神,而实非鬼神之所为也。

张志聪说:此言病在内而伤其精气神也。故邪留而未发者,留于藏府募原之间,则有伤于气矣。水之精为志,火之精为神,志有所恶则伤肾藏之精,心有所慕,则伤心藏之神,血气内乱,真邪相搏,其所由来者渐矣。此病气而不病形,故视之不见,听而不闻,若有似乎鬼神。夫魂游为神,魄降为鬼,随神往来谓之魂,并精而出谓之魄,精神内伤,则魂魄飞扬,而有似乎鬼神也。

黄帝曰:其祝①而已者,其故何也?

岐伯曰:先巫者,因知百病之胜,先知其病之所从生者,可祝而已也②。

【本段提纲】 马莳说:此承上文而言病之所以祝由而已者,非病之由于鬼神也。

【集解】

①祝:陆懋修说:祝,职救切,亦作"咒",《书·无逸》:厥口诅祝。《诗·大雅》:侯作侯祝。《传》:作祝,诅也。

钱熙祚说:《甲乙经》祝下有由字,下同。

②先巫者,因知百病之胜,先知其病之所从生者,可祝而已也:杨上善说:先巫知者,巫先于人,因于鬼神,前知事也。知于百病从胜克生,有从内外邪生。生病者,用针药疗之,非鬼神能生病也,鬼神但可先知而已。由祝去其巫知之病,非祝巫之鬼也。

马莳说:夫病既非鬼神,有等祝之而可已者,正以先巫者因知百病之胜,如运气及藏府相克之胜气为病,又知此人病所从生,《左传》史嚚曰:神聪明正直而一者也。今即其病有祝之,遂峋其素善,鉴其诚心,而病斯已矣。

张介宾说:祝,巫祝之属,即祝由也。胜者凡百病五行之道,必有所以胜之者,然必先知其病所从生之由,而后以胜法胜之,则可移精变气,祛其邪矣。病有药石所不及,非此不可者,惟先巫知之,故可祝而已也。然则先巫用祝之妙,正不在祝,其机在胜之而已。

丹波元简说:《甲乙》祝下并有由字,病之以从生,病上有百字。王弘义云,上古有十三科,祝由,乃其一也,先巫者言上古之能祝由而愈病者,谓之巫医,故古之毉字从巫,非与师巫之贱役比也,南人有言曰,人而无恒,不可以作巫医,即上古祝而已病之医,非医巫之有二也。简按:十三科,昉于元,言上古者误。

《贼风第五十八》今译

黄帝说:先生曾经说,外来贼风邪气伤害人体才会生病。可有的人并没有离开遮蔽得很严密的地方,也不出居室,却突然生起病来,他并未遭遇到贼风邪气的侵袭,这是什么原因呢?

岐伯说:这是由于平素就受到邪气伤害而没有察觉,如曾经为湿气所伤,不能及时排除而潜伏在经脉营血之中,隐藏于分肉之间,长时间滞留体内;或者由于跌仆,从高处堕坠而下,导致瘀血停于体内;或者因为突起喜怒过度,或饮食不当,或天气忽冷忽热等,致使腠理闭塞不通。或正当腠理开泄时而感受风寒,使血气因此凝滞瘀结,新感风寒和宿邪湿气相互搏结,就会发生寒痹病。或因热而出汗,汗出腠理疏松,则容易感受风邪,虽然不曾遇到贼风邪气的侵袭,但是由于有上述那些内因,又加上外因,就能使人发病。

黄帝说:刚才先生所说的那些情况,都是病人自己所知道的,然而有的人既没有邪气侵犯的外因,也没有惊恐等情志刺激的内因,却突然生病,这是什么原因呢? 难道真的是有鬼神在作怪吗?

岐伯说:这也是因为有前面所说的宿邪潜伏在体内而未发作。由于情感的变化,或心有厌恶之事,或心有所慕而不遂心,引起体内气血逆乱,新旧两因相互作用,因而生病,由于致病的原因非常细微而不明显,很难看到,也难听到,所以就好像是有鬼神在作怪一样。

黄帝说:既然不是鬼神所致,为什么可以用祝告的方法治好呢?

岐伯说:古时的巫医,因为通晓克制许多疾病的方法,加上又事先了解一些疾病发生的原因,对于一些由精神因素所引发的疾病,就可以采用精神心理的疗法进行治疗,使疾病痊愈。

卫气失常第五十九①

①卫气失常第五十九:伯坚按:今存残本《黄帝内经太素》没有收载本篇的文字,本篇和《甲乙经》《类经》二书的篇目对照,列表于下:

灵　枢	甲 乙 经	类　经
卫气失常第五十九	卷六——内外形诊老壮肥瘦病旦慧夜甚大论第六 卷九——肝受病及卫气留积发胸胁满痛第四	卷二十一——卫气失常皮肉气血筋骨之刺(针刺类二十六) 卷四——老壮少小脂膏肉瘦之别(藏象类十六)

【释题】　本篇第一段讲卫气蓄积不行的症状和针刺疗法,故名卫气失常篇。

【提要】　本篇内容可以分为三段。第一段讲卫气留在腹中蓄积不行所发生的症状和针刺疗法。第二段讲皮肉气血筋骨病的望诊和针刺疗法。第三段讲肥人、膏人、肉人三种不同的体格。

黄帝曰:卫气之留于腹中,蓄积不行,苑①蕴不得常所,使人肢胁胃中满,喘呼逆息者,何以去之②?

伯高曰:其气积于胸中者,上取之;积于腹中者,下取之;上下皆满者,傍取之③。

黄帝曰:取之奈何?

伯高对曰:积于上,泻大迎④、天突、喉中⑤;积于下者,泻三里与气街⑥;上下皆满者,上下取之,与季胁之下一寸⑦;重者,鸡足取之⑧。诊视其脉大而弦急,及绝不至者,及腹皮急甚者,不可刺也⑨。

黄帝曰:善。

【本段提纲】　马莳说:此言卫气之积于内者,有所当刺之处,及有不可刺之时也。

【集解】

①苑：陆懋修说：苑，纡勿切，与郁、宛、菀通，《诗·大雅》，我心苑结。《释文》音"郁"。《淮南子·本经训》，百节莫苑。注：苑，病也。

②卫气之留于腹中，蓄积不行，苑蕴不得常所，使人肢胁胃中满，喘呼逆息者，何以去之。马蒔说：《素问·痹论》有云：卫者，水谷之悍气也，其气慓悍滑利，不能入于脉也，故循皮肤之中，分肉之间，熏于肓膜，散于胸腹。今卫气不能行于皮肤肓膜，而乃留于腹中，蓄积不行，郁蕴不得常所，使人在旁病于肢胁，在中病于胃中，则为胸为腹在其中矣。其病膜满，发为喘呼逆息，此皆何以去之。

张介宾说：卫气者水谷之悍气也。其气循皮肤之中、分肉之间，熏于肓膜，散于胸腹，此卫气之常也。失其常，则随邪内陷，留于腹中，蓄积不行，而苑蕴为病，故《禁服篇》曰：卫气为百病母也。

丹波元简说：《甲乙》"腹中"作"脉中"，"肢胁"作"揳胁"，无"胃"字。

③其气积于胸中者，上取之；积于腹中者，下取之；上下皆满者，傍取之：马蒔说：凡卫气之积于胸中，当取之于上，如足阳明胃经之人迎穴，任脉之天突、廉泉穴；积于在下之腹中（对胸中而言，故谓腹为下），当取之于下，泻足阳明胃经三里与气街穴；胸中与腹中俱满，则为上下皆满，当取之于旁。

④大迎：丹波元简说：《甲乙》《道藏》、赵府元本正脉胀本，"大"作"人"。

⑤积于上，泻大迎、天突、喉中：张介宾说：积于上者为喘呼逆息，故当泻之于上。人迎，足阳明经穴。天突、喉中，俱任脉穴。喉中，即廉泉也。

⑥积于下者，泻三里与气街：张介宾说：积于腹中者，当泻其下。三里、气街，俱足阳明经穴。

⑦上下皆满者，上下取之，与季胁之下一寸：钱熙祚说：原注一本云季胁之下深一寸，按甲乙经亦有深字。

⑧重者，鸡足取之：张介宾说：上下皆病，则上下俱当取之，如以上五穴是也。季胁之下一寸，当是足厥阴经章门穴。病之重者仍当鸡足取之，谓攒而刺之也，即官针篇合谷刺之之谓。

丹波元简说：《甲乙》云，季胁之下深一寸，马云，即足厥阴肝经章门穴。《脉经》云，脾以胃合为府，合于中焦脾胃之间，名曰章门，在季胁前一寸半，与马注符。鸡足取之，楼氏云，正入一针，左右斜入二针，如鸡足。足，三爪也。志云，以足缓伸缓缩，如鸡之践地，盖以疏阳明之经脉，以通卫气之所出也。志注为非。

⑨诊视其脉大而弦急，及绝不至者，及腹皮急甚者，不可刺也：马蒔说：诊视其脉大而弦急，乃邪气正盛，宜避其来锐，若脉绝不至，则正气极衰，宜防其过泄，及腹皮急甚，亦邪盛正衰所致，皆不可轻刺之也。

张介宾说：脉大而弦急，阴虚而真藏见也。绝不至者，营气脱也。腹皮急甚者，中和气绝而脾元败也，不宜刺矣。

丹波元简说：《甲乙》"弦"作"强"。"腹皮急"作"腹皮绞"。

黄帝问于伯高曰①：何以知皮、肉、气、血、筋、骨之病也？

伯高曰：色起两眉薄泽者②，病在皮③。唇色青、黄、赤、白、黑者，病在肌肉④。营气濡然者，病在血气⑤。目色青、黄、赤、白、黑者，病在筋⑥。耳焦枯，受尘垢，病在骨⑦。

【本段提纲】　马蒔说:此言皮、肉气、血筋、骨之病,皆有可验之处也。

【集解】

①黄帝问于伯高曰:顾观光说:此下《甲乙经》以为黄帝、岐伯问答。

②色起两眉薄泽者:钱熙祚说:《甲乙经》"两眉"下有"间"字。

③病在皮:马蒔说:欲知皮病,当验两眉,盖两眉间即阙中,为肺之部,而肺合于皮,故观两眉间色起薄泽者,则知病之在皮也。

张介宾说:两眉者,阙中也,其应主肺,故病在皮。

④唇色青、黄、赤、白、黑者,病在肌肉:马蒔说:欲知肌肉之病,当验之唇,盖唇主于脾,而脾主肌肉,故观唇色有青、黄、赤、白、黑者,则知病之在肌肉也。

张介宾说:脾气通于唇,故病在肌肉。

⑤营气濡然者,病在血气:马蒔说:欲知血气有病,当观之于营气,但营气无形,而濡然多汗,则知病之在血气也。

张介宾说:濡,湿也。营本无形,若肤腠之汗,肌肉之胀,二便之泄利,皆濡然之谓,其病在营,则气血濡也。

钱熙祚说:林亿校《甲乙经》云:《千金方》作脉,按脉字似胜,然下文亦作气。

⑥目色青、黄、赤、白、黑者,病在筋:马蒔说:欲知筋之有病,当验之于目,盖肝主筋,而目为肝之窍,故观目色有青、黄、赤、白、黑者,则知病之在筋也。

张介宾说:目为肝之窍,肝主筋也。

⑦耳焦枯,受尘垢,病在骨:马蒔说:欲知骨之有病,当验之于耳,盖肾主骨,而耳为肾之窍,故观其耳之焦枯受尘垢者,则知病之在骨也。

张介宾说:耳为肾之窍,肾主骨也。

黄帝曰:病形何如? 取之奈何?

伯高曰:夫百病变化,不可胜数,然皮有部,肉有柱,血气有输①,骨有属。

黄帝曰:愿闻其故。

伯高曰:皮之部,输在于四末②。肉之柱,在臂胫诸阳分肉之间与足少阴分间③。血气之输,在于诸络④,气血留居,则盛而起⑤。筋部无阴无阳,无左无右,候病所在⑥。骨之属者,骨空之所以受液而益脑髓者也⑦。

黄帝曰:取之奈何?

伯高曰:夫病变化,浮沉、深浅,不可胜穷,各在其处,病间者浅之,甚者深之,间者小之⑧,甚者众之,随变而调气,故曰上工⑨。

【本段提纲】　马蒔说:此承上文而言皮、肉、气、血、筋、骨之病,各有病所及有治法也。

【集解】

①血气有输:钱熙祚说:林亿校《甲乙经》云,《千金翼》下有筋有结,按以上下文考之,《千金翼》是。

②皮之部,输在于四末:张介宾说:病在皮者,在阳分也。阳受气于四末,以其皮浅气浮也,故皮之部,输于四末。

钱熙祚说:原刻脱"在"字,依《甲乙经》补。

③肉之柱,在臂胫诸阳分肉之间与足少阴分间:马蒔说:欲知肉之有病者,必有其柱,盖肉

之为柱,上则为臂,下则为胫,乃手足六阳经与足少阴肾经,分肉之间也。

　　张介宾说:病在肌肉,当治其柱。柱者,䯒之属也,坚厚之肉,多在手足三阳分肉间,以肉主于脾,而脾主四肢也。足少阴之经,自足心循内踝后,入足跟以上腨内出腘内廉、上股内后廉,会于尻臀贯脊,其肉俱厚,故亦为肉之柱。

　　④在于诸络:钱熙祚说:原刻"在"亦作"输",依《甲乙经》改。

　　⑤气血留居,则盛而起:张介宾说:病在血气,当治其输,输于诸络谓诸经之络穴也。气血留居,则经络壅盛,故当取之。

　　⑥筋部无阴无阳,无左无右,候病所在:马莳说:若气血留居,则盛而筋起,但以筋为主,不必分阴经阳经,或左或右,而止候其筋之为病耳。

　　⑦骨之属者,骨空之所以受液而益脑髓者也:马莳说:欲知骨之有病者,必有其属,盖骨之为属,凡一身之骨空,其所受益者皆是也。而骨又与脑通,又皆所以益其脑髓耳。

　　张介宾说:病在骨之属者,当治骨空以盖其髓,髓者骨之充也,故益髓即所以治骨,骨空义详经络类十九。

　　钱熙祚说:原刻"液"误作"益",依《甲乙经》改。

　　⑧间者小之:钱熙祚说:《甲乙经》"小"作"少",二字古通。

　　⑨随变而调气,故曰上工:马莳说:取穴以刺之者,亦惟于皮肉、气血筋骨各视其处,病间者则浅刺之而针少,病甚者则深刺之而针多,随其变化而调之,是之谓上工也。

　　张介宾说:间者病轻,故用针宜浅宜小,甚者病重,故用针宜深宜众,病变无穷,能随其变而调治得宜者,故曰上工。

　　黄帝问于伯高曰:人之肥瘦、大小、寒温,有老壮、少小,别之奈何①?

　　伯高对曰:人年五十已上为老,三十②已上为壮,十八已上为少,六岁已上为小③。

　　【本段提纲】　马莳说:此帝即人之肥瘦、寒温、老壮、少小而欲分别之也。又说:此伯高言人之老壮、少小以年而别之也。

　　【集解】

　　①人之肥瘦,大小、寒温,有老壮、少小,别之奈何:马莳说:大小者,身之大小也。寒温者,身寒暖也。

　　张介宾说:寒温者,言禀有阴阳也。

　　②三十:钱熙祚说:原刻"三十"误作"二十",依《甲乙经》改。

　　③人年五十已上为老,三十已上为壮,十八已上为少,六岁已上为小:张志聪说:此论卫气之有盛衰也,年少小者卫气始长,年壮者卫气正盛,五十已上卫气渐衰,盖应天之气而有四时生长收藏之盛衰也。《方盛衰论》曰,老从上,少从下。老者应秋冬之气,从上而方衰于下,少者应春夏之气,从下而方盛于上。

　　丹波元简说:马云,十八已上、六岁已上之"上"字,俱当作下。王弘义云,数始于一,成于三,三而两之为六,三而三之成九,十八者,二九之数也,二十者,阴阳之生数始也,五十者,五行之生数终也。《千金》引《小品方》云,凡人年六岁已上为小,十六岁已上为少,三十岁已上为壮,五十岁已上为老,由此考之,已上不必已下之误。

　　黄帝曰:何以度知其肥瘦?

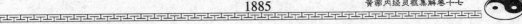

伯高曰：人有脂^①、有膏、有肉。

黄帝曰：别此奈何？

伯高曰：腘肉^②坚，皮满者脂^③。腘肉不坚，皮缓者膏。皮肉不相离者肉^④。

【本段提纲】 马莳说：此言人之有肥、有膏、有肉者之分也。

【集解】

①脂：钱熙祚说：原刻"脂"误作"肥"，依《甲乙经》改，与下文合。

②腘肉：钱熙祚说：一本云"腘肉"下同。

③脂：钱熙祚说：此"脂"字亦依《甲乙经》改。

④腘肉坚，皮满者脂。腘肉不坚，皮缓者膏。皮肉不相离者肉：张介宾说：腘肉，肉之聚处也，此言伟壮之人，而有脂膏肉三者之异。脂者紧而满，故下文曰肉坚身小。膏者泽而大，故下文曰肉淖垂腴。皮肉连实而上下相应者曰肉，故下文曰身体容大。

张志聪说：此以下论卫气之所以温分肉、充皮肤、肥腠理者也。腠理者，肌肉之纹理，如豕之精肉，条分而有理路，理中之白膜曰脂，内外连皮之肥肉曰肥，故曰腘肉坚而皮满者肥。盖肥在肉之外皮之内，故肉坚而皮满也。膏者，即肥之脂膏，谓如豕肉之红白相间，而有数层者为膏。盖肥膏之间于肉内，故肉不坚而皮缓也。此论卫气之肥腠理，故止论膏而不论肥。然先言人有肥者，以明膏肥之有别也。皮肉不相离者，谓肉胜而连于皮，内无膏而外无肥，此亦卫气之盛于肉理者也。任谷庵曰：腘肉者俗名腿肚也。盖肉之柱在臂胫诸阳分肉之间，故腘肉坚则通体之肉坚矣。又上言胫而不言臂者，气从下而上也。

丹波元简说：《甲乙》"腘"作"䐃"，"肥"作"脂"。《韵会》云，凝者曰脂，泽者曰膏。《博雅》云，人一月而膏，二月而脂。又汉《五行志》，在人腹中肥而包裹心者脂也。经文皮之满缓，可以证其凝与否也。马云，膏者，油也。脂者，骨中髓也，误。

黄帝曰：身之寒温何如？

伯高曰：膏者，其肉淖，而粗理者身寒，细理者身热。脂者，其肉坚，细理者热，粗理者寒^①。

【本段提纲】 马莳说：此言人身之有冷热也。

【集解】

①黄帝曰：身之寒温何如？伯高曰：膏者，其肉淖，而粗理者身寒，细理者身热。脂者，其肉坚，细理者热，粗理者寒：钱熙祚说：林亿校《甲乙经》云，少肉者寒温之证未详。

马莳说：大凡人之多膏者，其肉必淖；但腠理粗则其身寒，若细则身热也。人之多脂者，其肉必坚，但腠理粗则寒，若细则热也。

张介宾说：淖，柔而润也。膏者肉淖，脂者肉坚。若其寒热，则粗理者皆寒，细理者皆热。

张志聪说：任谷庵曰，此言卫气之所以温分肉也。膏者肉不坚，故其肉淖。淖，和也。言膏与肉之相间而相和者也。脂者，腠理固密，故其肉坚，粗理者卫气外泄，故身寒，细理者卫气收藏，故身热。

丹波元简说：《甲乙》"细理者热"之"热"作"和"，非。

黄帝曰：其肥瘦、大小奈何？

伯高曰：膏者，多气而皮纵缓，故能纵腹垂腴。肉者，身体容大。脂者，其身收小^①。

【本段提纲】　马莳说：此言人身有肥瘦、大小也。

【集解】

①黄帝曰：其肥瘦、大小奈何？伯高曰：膏者，多气而皮纵缓，故能纵腹垂腴。肉者，身体容大。脂者，其身收小：马莳说：大凡人之有膏者，其气必多，而皮自纵缓，故能纵腹垂腴，此之谓肥也，反是则为瘦矣。人之有肉者，其身体自然容大，此之谓大也。人之有脂者，其身必收小，此之谓小也。上文帝问肥瘦，而伯高止以肥膏肉三义为对，其肥瘦犹未分也，故帝于此并问之耳。

张介宾说：纵，宽纵也。腴，脂肥也。膏者，纵腹垂腴，脂者其身收小，是膏肥于脂也。肉为皮肉连实，自与脂膏者有间。

张志聪说：任氏曰，此复申明卫气之所以肥腠理温分肉也。卫气盛则腠理肥，是以膏者多气而皮纵缓，故能纵，腹垂腴。腴者，脐下之少腹也。肉者，身体容大，此卫气盛而满于分肉也。脂者，其身收小，此卫气深沉不能充于分肉，以致脂膜相连，而脂肉紧密，故其身收小也。

丹波元简说：《说文》腴，腹下肥也。又《礼·少仪》注"腴"，腹下也。《通雅》云，凡肉肥软处曰腴。志直为少腹，恐非也。

黄帝曰：三者之气血多少何如？

伯高曰：膏者多气，多气者热，热者耐寒。肉者多血，多血则充形，充形则平。脂者，其血清，气滑少，故不能大。此别于众人者也①。

【本段提纲】　马莳说：此言人之有膏、有肉、有脂者，其气血各有多少，而身之冷热遂别也。

【集解】

①黄帝曰：三者之气血多少何如？伯高曰：膏者多气，多气者热，热者耐寒。肉者多血，多血则充形，充形则平。脂者，其血清，气滑少，故不能大。此别于众人者也：马莳说：膏者其气必多，多气则身必热，故能耐寒也。肉者其血必多，多血则形充，而不寒不热也。脂者其血必清，而气必滑且少，故其身形不大，而不能耐寒也，此三者之异于众人者也。

张介宾说：膏者多气，气为阳，故质热而耐寒也。肉者多血，血养形，故形充而气质平也。脂者血清而气滑少，故不能大。若此三者，虽肥盛皆别于众人，而脂者之气血，似不及乎骨肉也。按世传肥白之人多气虚，而此云膏者多气，不无相左，若据余闻见之验，则苍瘦之气虚者固不减于肥白，是以不宜胶柱也。

黄帝曰：众人奈何？

伯高曰：众人皮肉脂膏，不能相加也，血与气，不能相多，故其形不小不大，各自称其身，命曰众人①。

【本段提纲】　马莳说：此言人之众者，其形不大不小，必其皮肉脂膏血气之不加多也。

【集解】

①黄帝曰：众人奈何？伯高曰：众人皮肉脂膏，不能相加也，血与气，不能相多，故其形不小不大，各自称其身，命曰众人：张介宾说：众人者，言三者之外，众多之常人也，其皮肉脂膏血气各有品格，故不能相加，亦不能相多，而形体大小，皆相称而已。

张志聪说：余伯荣曰，此言卫气之浮沉浅深，而各有常所者，其形不大不小也。众人者，平常之大众也。不能相加，谓血气和平，则皮肉脂膏不能相加于肥大也。血气之浮沉浅深，各有常所，不能相多于肌肉间也。皮肉筋骨，各自称其身，故其形不大不小也。

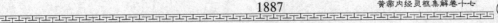

黄帝曰:善。治之奈何?

伯高曰:必先别其三形,血之多少,气之清浊,而后调之,治无失常经①。是故膏人,纵腹垂腴;肉人者,上下容大;脂人者,虽脂不能大也②。

【本段提纲】　马莳说:此言治三形者,必别其气血之多少清浊也。

【集解】

①必先别其三形,血之多少,气之清浊,而后调之,治无失常经:马莳说:三形者,即膏人肉人脂人也。

张介宾说:三形既定,血气史明,则宜补宜泻,自可勿失常经矣。

②是故膏人,纵腹垂腴;肉人者,上下容大;脂人者,虽脂不能大也:张介宾说:此重言其详也。

丹波元简说:《甲乙》"膏人"下有"者"字。

《卫气失常第五十九》今译

黄帝说:卫气循行失常,滞留于胸腹中,蓄积不行,郁结成病,发生胸胁和胃中胀满喘息气逆等症,应当如何治疗呢?

伯高说:气蓄积胸中而发生的疾病,可针刺上部的穴位治疗;气蓄积腹中而发生的疾病,可针刺下部的穴位治疗;如气蓄积在胸腹部而致的疾病,应针刺上下部的穴位及附近经脉的穴位治疗。

黄帝说:针刺时具体应选取哪些穴位呢?

伯高回答说:气蓄郁积在胸部的疾病,应泻足阳明胃经的人迎穴,任脉的天突穴和廉泉穴;气蓄积在腹部的疾病,应泻足阳明胃经的三里穴与气街穴;如果是气蓄积胸腹的疾病,应针刺上下部的穴位及季肋以下一寸的章门穴治疗;病重的要用鸡爪刺法,即像鸡足一样,先正面刺一针,再左右各刺一针。在诊断时若见脉大而弦急,或者脉绝不至,以及腹皮绷急而紧张者,就不能用针刺治疗。

黄帝说:你说得好。

黄帝向伯高问道:根据什么可以知道皮肤、肌肉、气血、筋、骨发生了病变呢?

伯高说:如果病色出现在两眉之间,且肤薄而乏光泽,主皮病;口唇出现青、黄、赤、白、黑等色,主肌肉病;皮肤湿润多汗,主血气病;眼睛出现青、黄、赤、白、黑等色,主筋病;耳轮焦枯不泽,而且污垢较多的,是病在骨骼。

黄帝说:病症的表现是怎样的,又如何选取穴位进行针刺治疗呢?

伯高说:各种疾病所表现的症状是数不胜数的,然而皮有部,肉有柱,血气有输,骨有属,都有其所主的部位。

黄帝说:我想听你讲一下其中的道理。

伯高说:皮之部,在于四末;肉之柱,在臂与胫手足六阳经肌肉隆起处,以及足少阴肾经循行通路上的肌肉较厚处;血气之输,在于诸经的络穴,因气血阻滞,则络脉壅盛隆起;病在筋不必分其阴阳左右,但随其发病的部位进行针刺即可;病在骨的,可取骨所属部位,也就是关节部位进行治疗。因为这些骨节的空隙受液而补益脑髓。

黄帝说:如何选穴治疗呢?

伯高说:由于病症的变化有浮沉、深浅之别,无穷无尽,治疗的方法亦不相同。病轻的浅刺,病重的深刺,病轻的用针少,病重的用针多。随着病情的变化而调整气机,这样恰当治疗的医生,才是高明的医生。

黄帝向伯高问道:人身体的肥瘦,身形的大小,体质的寒温,以及年龄上的老壮少小的不同,应如何区别呢?

伯高回答说:人的年龄到了五十岁以上为老;三十岁以上为壮;十八岁以上为少;六岁以上为小。

黄帝说:用什么标准来推测人的胖瘦?

伯高说:人有脂、膏、肉的不同。

黄帝说:如何区别这三种的类型呢?

伯高说:腘肉坚厚,皮肤丰满的为 脂;腘肉不坚厚,皮肤松软者为膏;皮肤和肌肉紧紧相连为肉。

黄帝说:如何区别人体的寒温呢?

伯高说:膏型人的肌肉柔润,其中皮肤纹理粗疏的,体质偏寒;皮肤纹理细密的,体质偏热。脂型人的肌肉坚厚,其中皮肤纹理细密的,体质偏热;皮肤纹理粗疏的,体质偏寒。

黄帝说:人体的肥瘦大小如何区别呢?

伯高说:膏型的人,阳气旺盛而皮肤宽纵弛缓,所以腹部松弛宽大,肚腹下垂。肉型的人,形体宽大;脂型的人肌肉紧密而身形较小。

黄帝说:这三种类型的人气血多少怎样?

伯高说:膏型的人气多,气为阳,所以气多的人体质热,体质热的人能够耐受寒冷。肉型的人多血,多血能充实形体,所以形体充实,气质和平,不寒不热,脂型的人血清,气滑利而少,所以形体不大。这就是三种人气血不同的情况。

黄帝说:一般人的情况又是怎样的呢?

伯高说:一般人的皮、肉、脂、膏匀称,血气平衡协调,所以他们的形体不大不小,全身的皮肉筋骨相称,这就是一般人的标准。

黄帝说:你说得好。那么,该如何进行治疗呢?

伯高说:首先必须区别三种不同类型的形体,掌握各类型人血的多少,气的清浊,然后根据虚实进行调治,就不会违反常规,发生错误。所以这里必须再次强调一下的是膏型人肚腹下垂;肉型的人全身上下肢体都比较宽大;脂型的人,虽然脂多,但形体却不可能大,在治疗时要分别对待。

玉 版 第 六 十 ①

①玉版第六十:伯坚按:本篇和《甲乙经》《黄帝内经太素》《类经》三书的篇目对照,列表于下:

灵　枢	甲　乙　经	黄帝内经太素	类　经
玉版第六十	卷四——经脉第一下 卷五——针灸禁忌第一下 卷十一——寒气客于经络之中 　发痈疽风成发厉浸 　淫第九下	卷二十三——痈疽逆 顺刺	卷二十二——勿迎五里·能杀生人（针刺类 　六十一·一） 卷二十二——勿迎五里·能杀生人（针刺类 　六十一·二） 卷十八——痈疽五逆（疾病类八十九） 卷十八——五逆缓急（疾病类九十二）

【释题】　马莳说:末有"著之玉版,以为重宝"故名篇。《素问》有玉版论,亦著之玉版也。

【提要】　本篇内容可分为三段。第一段讲痈疽的针刺疗法和五逆(难愈的症状)。第二段讲其他疾病的五逆:先讲较轻的五逆,不过十五日就会死;次讲较重的五逆,不过一时就会死。第三段讲针刺法可能发生的事故,如果刺五里穴夺取病人的天气,就能杀生人。

黄帝曰:余以小针为细物也,夫子乃言上合之于天,下合之于地,中合之于人,余以为过针之意矣,愿闻其故①。

岐伯曰:何物大于天乎? 夫大于针者,惟五兵者焉。五兵者,死之备也,非生之具。且夫人者,天地之镇也,其不可不参乎? 夫治民者,亦惟针焉。夫针之与五兵,其孰小乎②?

【本段提纲】　马莳说:此言小针合于三才者,以其较之五兵,而其功用为尤大也。

【集解】

①余以小针为细物也,夫子乃言上合之于天,下合之于地,中合之于人,余以为过针之意矣,愿闻其故:杨上善说:九针微细之道,以合三才之大,余恐太过也。物,道也。

张介宾说:过针之意,谓其言之若过也。

②何物大于天乎? 夫大于针者,惟五兵者焉。五兵者,死之备也,非生之具。且夫人者,天地之镇也,其不可不参乎? 夫治民者,亦惟针焉。夫针之与五兵,其孰小乎:杨上善说:夫人之为天地镇塞,贵莫大焉,兵有五者,一弓、二殳、三矛、四戈、五戟,死之具也。九针虽小,生人之器也。圣人用之理于百姓,孰为小道,故大之无外,小之无内,细入无间,令人久寿者,其惟九针乎!

马莳说:五兵虽大,乃所以备死,而非平日治生之具,小针虽小,乃所以治民之生,而不待备死而后用也,较之五兵,其功用合于三才而非可以小补言者宜矣。

张介宾说:五兵,即五刃,刀、剑、矛、戟、矢也。五兵虽大,但备杀戮之用,置之死者也。小针虽小,能疗万民之病,保其生者也。夫天地之间,惟人最重,故为天地之镇,而治人之生,则又惟针最先。盖针之为用,从阳则上合乎天,从阴则下合乎地,从中则变化其间而动合乎人,此针道之所以合乎三才,功非小补,较之五兵,其孰大孰小为可知矣。

丹波元简说:按管子曰,蚩尤受卢山之铜,而作五兵,则黄帝时即有五兵,一弓、二殳、三矛、四戈、五戟,一云东方矛、南方弩、中央剑、西方戈、北方锻也。张云,五兵即五刃,刀、剑、矛、戟、矢也。《周礼》夏官司兵,掌五兵。郑注,五兵者,戈、殳、戟、酋、矛也。

黄帝曰:病之生时,有喜怒不测,饮食不节,阴气不足,阳气有余,营气不行,乃发为痈疽①,阴阳不通,两热相搏,乃化为脓,小针能取之乎②?

岐伯曰:圣人不能使化者,为其邪不可留也。故两军相当,旗帜相望,白刃陈于中野者,此非一日之谋也,能使其民,令行禁止,士卒无白刃之难者,非一日之教也,须臾之得也。夫至使身被痈疽之病,脓血之聚者,不亦离道远乎。夫痈疽之生,脓血之成也,不从天下,不从地出,积微之所生也。故圣人自治于未有形也,愚者遭其已成也③。

黄帝曰:其已有形④不予遭,脓已成不予见,为之奈何⑤?

岐伯曰:脓已成十死一生,故圣人弗使以成⑥,而明为良方,著之竹帛,使能者踵而传之后世,无有终时者,为其不予遭也⑦。

【本段提纲】 马莳说:此言痈疽生于积微,其已成而难化者,为其失修养之道,而圣人悯之,故必遗之以良方也。

【集解】

①病之生时,有喜怒不测,饮食不节,阴气不足,阳气有余,营气不行,乃发为痈疽:杨上善说:痈生所由,凡有四种测度也,喜怒无度争气聚生痈一也,饮食不依节度,纵情不择寒温为痈二也,藏阴气虚,府阳气实,阳气实盛,生痈三也,邪客于血聚而不行,生痈四也。痈疽一也,痈之久者败骨名曰疽也。

张介宾说:喜怒不测,则气有所逆,饮食不节,则藏有所伤,阴气不足故营有不行,阳气有余故热从而聚,皆足以致痈疽也。

②阴阳不通,两热相搏,乃化为脓,小针能取之乎:杨上善说:以下言生脓所由也,邪客于皮肤之中,寒温二气不和,内外两热相挈,腐肉故生于脓,恐小针不能取之。

马莳说:阴气者,营气也;阳气者,卫气也。惟营气不足,卫气有余,故营气不足,痈疽乃发,脓随热聚,小针难取,正以邪盛难化,犹用兵者,其谋非止一日,其远难正在于须臾,诚不可不慎也。

③圣人不能使化者,为其邪不可留也。故两军相当,旗帜相望,白刃陈于中野者,此非一日之谋也,能使其民,令行禁止,士卒无白刃之难者,非一日之教也,须臾之得也。夫至使身被痈疽之病,脓血之聚者,不亦离道远乎。夫痈疽之生,脓血之成也,不从天下,不从地出,积微之所生也。故圣人自治于未有形也,愚者遭其已成也:杨上善说:圣人不能使身化为病者,以圣人理之未乱,其邪不可留于身也,故譬白刃陈于中野,谋之在久,士卒无难习之日远,痈疽不生,调中多日,故身遭痈疽之病,去和性之道远矣,夫积石成山,积水成川,积罪成祸,积气成痈,非从天下地出,皆由不去脆微,故得斯患也。圣人不尔于国理之未乱于身,约之于未病,不同愚人渴而掘井,斗方铸兵也。

张介宾说:邪在天下则为乱,邪在人身则为病,及其已成,虽圣人不能使之化,是以邪不可留也。譬之用兵者,必有凤教,必有定谋,而后可治其无危,人之治身,可素无调养之道乎。故惟圣人乃能自治于未形,愚者每遭其患矣。

④其已有形:钱熙祚说:原刻脱"有"字,依《甲乙经》补。

⑤其已有形不予遭,脓已成不予见,为之奈何:杨上善说:遭,逢也。子,百姓,帝以百姓如子者也。言不逢者,痈之有形,百姓不能逢也。痈之有脓,百姓亦不见,为之奈何也?

⑥脓已成十死一生,故圣人弗使以成:顾观光说:故圣人弗使以成,藏本"以"作"已",二字通。

⑦脓已成十死一生，故圣人弗使已成，而明为良方，著之竹帛，使能者踵而传之后世，无有终时者，为其不予遭也：杨上善说：痈生于节骨及腹内，脓成不可疗，故十死一生，故圣人明为良方，痈微之时，疗之弗使成也。

张介宾说：此言兆庶之多，千古之邈，安得人人遭遇以救其疾苦，故惟有著之竹帛，以遗教将来，正为人之不予遭也。

黄帝曰：其已有脓血而后遭予，不以小针治乎①？

岐伯曰：以小治小者其功小，以大治大者其功大，以小治大者多害②，故其已成脓血者，其惟砭石、铍锋之所取也③。

【本段提纲】　马莳说：此言痈疽已成脓血者，惟治之以砭石、铍针、锋针而已。

【集解】

①其已有脓血而后遭予，不以小针治乎：杨上善说：痈之生于背及节与腹内已有脓血后，百姓逢知，小针可得疗否也？

钱熙祚说：原刻"予"误作"乎"，又"不"下衍"道乎"二字，甚为费解，今按文义删改。

②以大治大者其功大，以小治大者多害：钱熙祚说：原刻脱"其功大以小治大者"八字、依《甲乙经》补。

③故其已成脓血者，其惟砭石、铍锋之所取也：杨上善说：以小针疗痈之小难差，故曰其功小也，以大针疗脓成大伤以处多，故得出脓害伤也，是以脓成，惟须砭、铍也。

马莳说：以小治小者其功小，故不可用小针也，以大治大者多害，故铍锋之外不可轻用也，惟砭石者以石为针及铍针、锋针皆可以取之耳。

张介宾说：针小者功小，无济于事，针大者多害，恐有所伤，故惟砭石及铍针、锋针，皆可以取痈疽之脓血。

黄帝曰：多害者，其不可全乎①？

岐伯曰：其在逆顺焉。

黄帝曰：愿闻逆顺。

岐伯曰：以为伤者②，其白眼青，黑眼小，是一逆也；内药而呕者，是二逆也；腹痛渴甚，是三逆也；肩项中不便，是四逆也；音嘶③色脱，是五逆也。除此五者，为顺矣④。

【本段提纲】　马莳说：此言痈疽之难全者，惟验其病势之五逆，而五顺可反推矣。

【集解】

①多害者，其不可全乎：杨上善说：多害者，砭铍之伤，即至死也。

②以为伤者：钱熙祚说：《甲乙经》"以"作"已"，古字通。

③音嘶：陆懋修说：嘶，先稽切。《一切经音义》引《埤苍》嘶，声散也。《汉书·王莽传》，大声而嘶。注：嘶，声破也。

④以为伤者，其白眼青，黑眼小，是一逆也；内药而呕者，是二逆也；腹痛渴甚，是三逆也；肩项中不便，是四逆也；音嘶色脱，是五逆也。除此五者，为顺矣：杨上善说：逆者多伤至死，顺者出脓得生也。先有五伤，后行铍者为逆也，先无五伤，脓成行铍为顺也。

马莳说：人之目虽为肝之外候，然又分属于五藏，其白眼属肺，今反青，是肝邪侮所不胜，当为肺气衰也，黑眼者即眼之晴也，属于肝今反小，乃肝气衰也，非一逆而何；纳药而呕，乃脾气衰也，非二逆而何；腹痛者邪甚，渴甚者火盛，非三逆而何；肩属手之三阳、项属手足六阳及督脉经，今肩项不便是阳盛阴虚也，非四逆而何；音嘶者肺衰也，色脱者五藏衰也，非五逆而何，若除此五者，则为顺矣。

张介宾说：《寒热病篇》曰，五藏身有五部，伏兔一，腓二，背三，五藏之俞四，项五，此五部有痈疽者死，是亦五逆之属也。

张志聪说：此言痛发于外而大者有逆顺生死之分焉。夫皮脉肉筋骨五藏之外合也，痛发于皮肉筋骨之间，其气发行者为顺，若反逆于内，则逆伤其藏矣，如白眼青，黑眼小，肺肝肾三藏之气伤也，内药而呕，胃气败也，脾主为胃行其津液，腹痛渴甚，脾气绝也，太阳为诸阳主气，肩项中不便，阳气伤也，在心主言，心之合脉也，其荣色也，音嘶色脱，心藏伤也，犯此五逆者死，除此五者为顺矣。

黄帝曰：诸病皆有逆顺，可得闻乎？

岐伯曰：腹胀，身热，脉大①，是一逆也；腹鸣而满，四肢清，泄，其脉大，是二逆也；衄而不止，脉大，是三逆也；咳且溲血脱形，其脉小劲，是四逆也；咳，脱形，身热，脉小以疾，是谓五逆也。如是者，不过十五日而死矣②。其腹大胀，四末清，脱形，泄甚，是一逆也；腹胀便血，其脉大，时绝，是二逆也；咳，溲血，形肉脱，脉搏，是三逆也；呕血，胸满引背，脉小而疾，是四逆也；咳，呕，腹胀，且飧泄，其脉绝，是五逆也。如是者，不及一时而死矣。工不察此者而刺之，是谓逆治③。

【本段提纲】 马莳说：此言诸病皆有逆顺，有五逆之半月而死者，有五逆之一时而死者，医工不可以逆治之也。

【集解】

①脉大：钱熙祚说：《甲乙经》一作"脉小"。

②腹胀，身热，脉大，是一逆也；腹鸣而满，四肢清，泄，其脉大，是二逆也；衄血不止，脉大，是三逆也；咳且溲血脱形，其脉小劲，是四逆也；咳，脱形，身热，脉小以疾，是谓五逆也。如是者，不过十五日而死矣：马莳说：腹满身热而其脉亦大，是邪正盛也，非一逆而何；腹鸣而满，四肢清冷，后又下泄，阴证也，而其脉又大，是阴证得阳脉也，非二逆而何；衄血不止，阴证也，而其脉又大，亦阴证得阳脉也，非三逆而何；在上为咳，在下溲血，又且脱形，正气已衰也，而其脉之小者带劲，是邪犹未衰，非四逆而何；其声咳，其形脱，其身热，正衰火盛也，而脉之小者带疾，是邪亦未衰，非五逆而何？此其所以半月而必死也。

张介宾说：身热脉大而加以腹胀，表里之邪俱盛也，是为一逆；腹鸣而满四肢清冷而兼后泄阴证也，脉不宜大而大者脉证相反也，是为二逆；鼻衄在阴，脉大为阳，阳实阴虚，是为三逆；咳而溲血脱形者，正气已衰，脉小而急者邪气仍在，邪正不能相当，是为四逆；脱形身热，真阴已亏，而火犹不清也，其脉细小疾数，正邪盛正衰之候，是为五逆。一节之更，时移气易，客强主弱，则不能胜，故不过十五日而死也。

③其腹大胀，四末清，脱形，泄甚，是一逆也；腹胀便血，其脉大，时绝，是二逆也；咳，溲血，形肉脱，脉搏，是三逆也；呕血，胸满引背，脉小而疾，是四逆也；咳，呕，腹胀，且飧泄，其脉绝，是五逆也。如是者，不及一时而死矣。工不察此者而刺之，是谓逆治：马莳说：腹大而胀，四肢清冷，而其形既脱，其泄又甚，非一逆而何；腹胀于中，便血于下，乃阴证也，而其脉又大且时绝，是大为阳脉，绝为死脉，非二逆而何；在上为咳，在下溲血，其形已脱，火盛水亏也，而脉又搏击，非

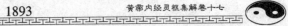

三逆而何;呕血而胸满引背,脉固宜小,而小中带疾,虚而火盛也,非四逆而何;上为咳呕,中为腹胀,下为飧泄,病已虚也,而其脉则绝,非五逆而何,此其所以不及一时而死也。一时者,一周时也,乃一日之意。

张介宾说:此下言五逆之急证也,腹大胀者最忌中虚,若见四肢清冷而脱形泄甚者,脾元败而阳气去也,故为一逆;腹胀便血,阴病也,脉大时绝,孤阳将脱也,故为二逆;咳而溲血者,气血俱病,形肉脱者,败在脾,脉搏者真藏也,败在胃气,故为三逆;呕血胸满引于背者藏气连乎背也,脉见细小疾数,则真元大亏矣,故为四逆;上为咳呕,中为胀满,下为飧泄,三焦俱病,而脉至于绝者,有邪无正也,故为五逆,如是者谓不能周一日之时而死也。病不可治而强治之,非惟无益,适以资害,是谓逆治也。

黄帝曰:夫子之言针甚骏^①,以配天地,上数天文,下度地纪,内别五藏,外次六府,经脉二十八会^②,尽有周纪,能杀生人,不能起死者,子能反之乎?

岐伯曰:能杀生人,不能起死者也。

黄帝曰:余闻之,则为不仁,然愿闻其道,弗行于人。

岐伯曰:是明道也,其必然也,其如刀剑之可以杀人,如饮酒使人醉也,虽勿诊,犹可知矣^③。

黄帝曰:愿卒闻之。

岐伯曰:人之所受气者,谷也。谷之所注者,胃也。胃者,水谷气血之海也。海之所行云气者^④,天下也。胃之所出气血者,经隧也。经隧者,五藏六府之大络也,迎而夺之而已矣^⑤。

黄帝曰:上下有数乎?

岐伯曰:迎之五里,中道而止,五至而已,五往而藏之气尽矣,故五五二十五而竭其输矣,此所谓夺其天气者也,非能绝其命而倾其寿者也^⑥。

黄帝曰:愿卒闻之。

岐伯曰:阙门而刺之者,死于家中,入门而刺之者,死于堂上^⑦。

黄帝曰:善乎方,明哉道,请著之玉版,以为重宝,传之后世,以为刺禁,令民勿敢犯也。

【本段提纲】　马莳说:此言针之能杀生人者,在于夺其五里,以竭经隧之气,此其所以为刺禁也。

【集解】

①夫子之言针甚骏:陆懋修说:《尔雅·释诂》:骏,大也,长也。

②经脉二十八会:张介宾说:二十八会者,手足十二经左右共二十四脉,加以任、督、两跷,共二十八也。

③是明道也,其必然也,其如刀剑之可以杀人,如饮酒使人醉也,虽勿诊,犹可知矣:张介宾说:言不善用针者,徒能杀生人,不能起死者,正如以刀剑加人则死,以酒饮人则醉,此理之必然,自不待诊而可知者也。

④海之所行云气者:钱熙祚说:《甲乙经》"气"作"雨"。

⑤人之所受气者,谷也。谷之所注者,胃也。胃者,水谷气血之海也。海之所行云气者,天

下也。胃之所出气血者，经隧也。经隧者，五藏六府之大络也，迎而夺之而已矣：张介宾说：人受气于谷，谷气自外而入，所以养胃气也。胃气由中而发，所以行谷气也。二者相依，所归则一，故水谷入胃，化气化血，以行于经隧之中，是经隧为五藏六府之大络也，若迎而夺之，则血气尽而胃气竭矣。隧音遂。

⑥迎之五里，中道而止，五至而已，五往而藏之气尽矣，故五五二十五而竭其输矣，此所谓夺其天气者也，非能绝其命而倾其寿者也：张介宾说：上下间手足经也。五里，手阳明经穴，此节指手之五里，即经隧之要害，若迎而夺之，则藏气败绝，必致中道而止，且一藏之气大约五至而已，针凡五往以迎之，则一藏之气已尽，若夺至二十五至，则五藏之输气皆竭，乃杀生人，此所谓夺其天真之气也。《气穴论》曰，大禁二十五，在天府下五寸，即此之谓，不知刺禁，所以杀人，针非绝人之命，倾人之寿者也。

⑦阖门而刺之者，死于家中，入门而刺之者，死于堂上：张介宾说：门，即《生气通天》等论所谓气门之门也。阖门而刺，言犹浅也，浅者害迟，故死于家中，入门而刺，言其深也，深则害速，故死于堂上。

《玉版第六十》今译

黄帝说：我认为小针是一种细小的东西，你却说它上能合于天，下能合于地，中能合于人，我认为这是把针的作用和意义说得过分了，希望听你讲讲其中的道理。

岐伯说：天能包罗万物，还有什么东西能比天更大呢？能比小针大的东西，惟有五种兵器，但五种兵器都是准备在战争中杀人用的，不是起死回生的用具。在天地万物之中，人是最宝贵的，而小针能治疗人的疾病，所以它的功用可以与天地相参。为民治病，小针是最重要的工具和手段，那么小针与五种兵器比较起来，它们的作用究竟谁大谁小，不是很清楚了吗！

黄帝说：疾病开始发生的时候，因喜怒无常，饮食不节，导致机体阴气不足，阳气有余，致使营气不行，于是就形成痈疽。进而营血卫气运行不畅，郁而化热，气血郁滞之热与体内阳热互相搏结，热熏肌肤就化为脓。这样的病可以用小针来治疗吗？

岐伯说：病已如此，高明的医生也不能使之化解，这是因邪气久留之故。因此治病必须在病的早期，邪气尚未久留时及早进行。正如两军作战，军旗相望，刀光剑影遍及四野，这决不是一天所能策划出来的。能够使百姓安分守己，令行禁止，士兵敢于冲锋陷阵，不怕牺牲，而不死于白刃之下的劫难，这也不是一天教育的结果，更不是顷刻之间所能做到的。因此等到身体已患了痈疽病，脓血已经形成，这时再想用小针治疗，那就不符合治病的原则了。从痈疽病的发生到脓血生成，既不是从天而降，也不是从地而生的，而是病邪侵犯机体后未及早去除，逐渐积累而成的。所以高明的医生对疾病的治疗，自然是防微杜渐，积极预防。而愚笨的人预先不知防治，以致酿成大病。

黄帝说：痈疽病已经形成，而事先却没有察觉到，脓已形成，也没能预先看出，这又怎么办呢？

岐伯说：脓已成的，往往是十死一生，所以高明的医生能早期诊断，不待痈疽形成，就将其消灭在萌芽阶段，并将一些好的办法记载在竹帛上，使有才能的医生能够继承下来，并能代代相传下去，为的是让子孙后代不再遭受痈疽病的危害。

黄帝说:如果痈疽脓血已经形成,难道不可以用小针治疗吗?

　　岐伯说:用小针治疗小的痈疽,其功效不大,以大针治疗大的痈疽其功效大;以小针治大的痈疽,可产生较多的副作用和危害。所以对于痈疽已经化为脓血的病人,只能用砭石、铍针、锋针去排脓。

　　黄帝说:痈疽严重的就不可救治了吗?

　　岐伯说:这主要应根据病症发展的逆顺来决定。

　　黄帝说:希望听你讲讲病症发展的逆顺情况。

　　岐伯说:已经患有痈疽病症的人,有五种逆证。白睛变青,眼黑变小,是逆证之一;服药就呕吐,是逆证之二;腹痛而口渴严重,是逆证之三;肩项转动不便,是逆证之四;声音嘶哑,面无血色,是逆证之五。除了这五种逆证之外,就是顺证。

　　黄帝说:各种疾病都有逆顺,你可以讲一讲吗?

　　岐伯说:腹部胀满,身体发热,脉大,是逆证之一;腹满肠鸣,四肢清冷,泄泻,脉大,是逆证之二;衄血不止,脉大,是逆证之三;咳嗽而且小便带血,形体消瘦,脉小而强劲,是逆证之四;咳嗽消瘦,身体发热,脉小而快,这是逆证之五。一旦出现这些症状,不超过十五天就会死亡。病人的腹部膨大胀满,四肢清冷,体形瘦削,泄泻严重,是逆证之一;腹部胀满,大便下血,脉大且时有间歇,是逆证之二;咳嗽,小便带血,形体瘦削,真脏脉见,是逆证之三;呕血,胸部满闷,牵引背部,脉小而快,是逆证之四;咳嗽,呕吐,腹部胀满,且泄泻不止,完谷不化,脉绝不至,这是逆证之五,如果出现以上症状,不到一天必死无疑。如果医生不能仔细地观察,辨别上述各种逆证危象而妄自施以针刺,那就会贻害病人,称为逆治。

　　黄帝说:你说针刺的作用很大,针刺的基本原理符合自然界的变化规律,在上能与天文相配,在下可与地理相应,在人体内分别关联五脏,在外依次贯通六腑,从而使人体全身二十八经脉的气血运行通畅,所有这些,针刺理论都有周密详尽的研究。然而如果针刺使用不当,不但不能使病人起死回生,反而会导致活生生的人被针刺误杀致死,你能想出办法避免出现这种情况吗?

　　岐伯说:针刺使用不当,确能致人于死,当然也就不能治病救人起死回生了。

　　黄帝说:听你这么一说,我也觉得这不是仁者所为。因此,希望听听其中的道理,以杜绝今后再发生针刺杀人的事故。

　　岐伯说:这是一个十分明显的道理,也是一种必然发生的现象。针刺的道理就和刀剑使用不当可以杀人,饮酒过量能使人喝醉的道理是一样的,这个道理不用诊察,但还是可以理解的。

　　黄帝说:我希望听你详细讲解。

　　岐伯说:人所禀受的精气,是从水谷来的。水谷所聚集的地方是胃,胃就好像是容纳水谷,生化气血的海洋。海洋是行云化雨的广阔天际,胃中生化的气血,是通过十二经隧流动的,所谓经隧,就是联络五脏六腑的大络,如果在这些要害的大络之处逆行针刺,就会误泻真气,甚至误治杀人。

　　黄帝说:经隧在手足经脉,有一定的数目吗?

　　岐伯说:误用迎而夺之的泻法,比如针刺手阳明大肠经的五里穴,就会使脏气运行到中途而止。人体一个脏器的真气,大约是五至而已,所以连续五次用迎而夺之的泻法,则一脏的真气就会泻尽。若连续泻五五二十五次,则五脏所输注的真气完全泻尽。这就是所谓劫夺了人的天真之气,并非针本身绝其生命,折其阳寿,而是因为针刺者不知针刺禁忌的注意事项所造成的后果。

黄帝说:我希望听你再详细地说明一下。

岐伯说:在病人气血出入的要害部位妄行针刺,若刺得浅,则危害较慢,病人回到家中才会死亡;如果刺得深的话,则危害迅速,病人往往会当场死亡。

黄帝说:你所讲的这些方法,都是很完善的,道理也十分明确,请你把它著录在玉版上面,作为重要的宝贵文献,留传给后世,定为禁刺的戒律,使所有人都不敢违犯。

五禁第六十一①

①五禁第六十一:伯坚按:今存残本《黄帝内经太素》没有收载本篇的文字。本篇和《甲乙经》《类经》二书的篇目对照,列表于下:

灵　枢	甲　乙　经	类　经
五禁第六十一	卷四——经脉第一下 卷五——针灸禁忌第一下	卷二十二——五禁五夺五过五逆九宜(针刺 类五十八)

【释题】 本篇开头第一句黄帝问:“余闻刺有五夺”就取五禁这两个字作篇名。

【提要】 本篇用黄帝、岐伯问答的形式,主要讲不可施用针刺的各种情况,内容可以分为四段,第一段总论针刺法的五禁、五夺、五过、五逆、九宜。第二段讲针刺法的五禁,就是五种应当禁止针刺的情况。第三段讲五夺,就是五种情况不可施用泻的针刺法。第四段讲五逆,就是病人五种不好的情况。

黄帝问于岐伯曰:余闻刺有五禁,何谓五禁?

岐伯曰:禁其不可刺也。

黄帝曰:余闻刺有五夺①。

岐伯曰:无泻其不可夺者也。

黄帝曰:余闻刺有五过②。

岐伯曰:补泻无过其度。

黄帝曰:余闻刺有五逆。

岐伯曰:病与脉相逆,命曰五逆。

黄帝曰:余闻刺有九宜。

岐伯曰:明知九针之论,是谓九宜③。

【本段提纲】 马莳说:此言刺家有五禁、五夺、五过、五逆、九宜之分也。

【集解】

①余闻刺有五夺:张介宾说:五夺者,皆元气之大虚者也,若再泻之,必置于殆,不惟用针,用药亦然。

②余闻刺有五过:张介宾说:补之过度,资其邪气,泻之过度,竭其正气,是五过也。

丹波元简说:介按,《疏五过论》曰,不知病情,治之一过也;不知补泻,治之二过也;工不知诊,治之三过也;病不能医,治之四过也;医不能明,治之五过也。

③是谓九宜:钱熙祚说:按下文无五过、九宜之说,盖脱简也。

黄帝曰:何谓五禁? 愿闻其不可刺之时。

岐伯曰:甲乙日自乘,无刺头,无发蒙于耳内。丙丁日自乘,无振埃于肩喉、廉泉。戊己日自乘四季,无刺腹去爪泻水。庚辛日自乘,无刺关节于股膝。壬癸日自乘,无刺足胫,是谓五禁①。

【本段提纲】 马莳说:此详言五禁之实也。

【集解】

①黄帝曰:何谓五禁? 愿闻其不可刺之时。岐伯曰:甲乙日自乘,无刺头,无发蒙于耳内。丙丁日自乘,无振埃于肩喉、廉泉。戊己日自乘四季,无刺腹去爪泻水。庚辛日自乘,无刺关节于股膝。壬癸日自乘,无刺足胫,是谓五禁:马莳说:天干应于人身,头为甲乙,肩喉为丙丁,戊己为手足四肢,合辰戌丑未之四季,庚辛应股膝,壬癸应足胫,故凡天干自乘之日,皆无刺之,发蒙振埃,俱刺法名目,见本经《刺节真邪篇》。

张介宾说:日自乘者,言其日之所直也,皆不可刺,是谓五禁。

丹波元简说:据《刺节真邪篇》,发蒙之刺,治目之病,即头面之病。振埃之刺,治咳喘胸满,肩息上气等之病,即肩喉兼全之病。去爪之刺,刺关节脉络四肢之病,即泻脾土之水。

张志聪说:余氏曰,天之十干始于甲乙,终于壬癸,故甲乙以应头,壬癸以应足,丙丁应身半以上,庚辛应身半以下。配天之四时也,戊己属土,故乘于四季,夫甲为阳木,乙为阴木。自乘者阴阳自合,非化气也。发蒙、振埃者,所以通气也。天之十干,化生地之五行,通气者,通五运之化气,此天干自乘,故为取气之禁。

黄帝曰:何谓五夺?

岐伯曰:形肉已夺,是一夺也;大夺血之后,是二夺也;大汗出之后,是三夺也;大泄之后,是四夺也;新产及大血之后,是五夺也,此皆不可泻①。

【本段提纲】 马莳说:此详言五夺之实也。泻者,针之泻去也。

【集解】

①黄帝曰:何谓五夺? 岐伯曰:形肉已夺,是一夺也;大夺血之后,是二夺也;大汗出之后,是三夺也;大泄之后,是四夺也;新产及大血之后,是五夺也,此皆不可泻:张志聪说:余氏曰,形肉血气已虚脱者,虽有实邪,皆不可泻。

黄帝曰:何谓五逆?

岐伯曰:热病脉静,汗已出,脉盛躁,是一逆也;病泄,脉洪大,是二逆也;著痹不移,䐃肉破,身热,脉偏绝,是三逆也;淫而夺形,身热,色夭然白,及后下血衃,血衃笃重①,是谓四逆也;寒热夺形,脉坚搏,是谓五逆也②。

【本段提纲】 马莳说:此详言五逆之实也。

【集解】

①及后下血衃,血衃笃重:钱熙祚说:《甲乙经》"血衃"二字不重。

②热病脉静,汗已出,脉盛躁,是一逆也;病泄,脉洪大,是二逆也;著痹不移,䐃肉破,身热,脉偏绝,是三逆也;淫而夺形,身热,色夭然白,及后下血衃,血衃笃重,是谓四逆也;寒热夺形,脉坚搏,是谓五逆也:马莳说:凡热病者,脉宜洪,今反静,是邪盛正衰也。病泄脉洪大,是二逆

也;著痹不能转移,其腘肉已破,其身热,脉宜洪盛,今已偏绝,盖偏则一手全无,绝则二手全无也,是三逆也;人有好淫,而形肉已夺,其身发热,其色夭然而白,又去后复有衃血,其血之凝黑者且多而笃重,是四逆也;人有久发寒热,而形体已夺,脉软则邪散,合坚而且搏,是谓五逆也。

张介宾说:热病脉静,阳证得阴脉也,汗已出,脉躁盛,真阴败竭也;病泄脉宜静而反洪大者,孤阳邪胜也;著痹破腘身热,而脉偏绝者,元有所脱也;淫而夺形,身热下血衃者,精血去而亡阴发热也;寒热夺形,而脉坚搏者,脾阴大伤而真藏见也。凡此五逆者,皆阴虚之病,故《本神篇》曰,阴虚则无气,无气则死矣,是皆不可刺者也。

丹波元简说:《甲乙》无"下血衃"三字。马"偏绝"及"淫"字之解,恐非也。《伤寒论》云,脉阴阳俱盛,大汗出,不解者死。成氏注云,若汗出不解,则邪气内胜,正气外脱,故死。《内经》云,汗出而脉尚躁盛者死,《千金》云,热病已得汗,脉尚躁盛,此阳脉之极也,死。

《五禁第六十一》今译

黄帝向岐伯问道:我听说针刺有五禁,什么叫五禁呢?

岐伯说:五禁就是禁止针刺时日,值此禁时,对某些部位,应避免针刺。

黄帝说:我听说针刺有五夺。

岐伯说:五夺就是对五种气血衰弱,元气大虚时,不可施用泻法。

黄帝说:我听说针刺有五过。

岐伯说:五过就是无论用补法、泻法都不应超过一定限度。

黄帝说:我听说针刺有五逆。

岐伯说:五逆就是五种病症与脉象不相符合的情况叫五逆。

黄帝说:我听说针刺有九宜。

岐伯说:明确地掌握九针的理论并能恰当运用,就叫作九宜。

黄帝说:什么叫五禁,我想知道什么时间不可针刺。

岐伯说:根据天干与人身相配应的关系,可以用来测知五禁,由于甲乙与头相应,所以逢甲乙日,就不要针刺头部,也不要用发蒙法针刺耳内;由于肩与喉与丙丁相应,所以逢到丙丁日就不要用振埃针法刺肩、喉以及廉泉等穴;由于手足四肢与戊己相应,所以逢戊己日就不要用针刺腹部和用去爪法泻水;由于股膝与庚辛相应,所以逢到庚辛日,就不要针刺股膝部的穴位;由于足胫与壬癸相应,所以逢到壬癸日,就不要针刺胫部的穴位,以上所述就是所谓五禁。

黄帝说:什么叫五夺呢?

岐伯说:形体肌肉极其消瘦,是一夺;大出血后,是二夺;大汗淋漓后,是三夺;大泄之后,是四夺;新产出血过多,是五夺。以上五种大虚之证就是五夺,不可再用泻法。

黄帝说:什么叫作五逆呢?

岐伯说:患热性疾病,脉象本应是洪大的,却见沉静,大汗以后,脉象本应沉静,却反见洪大躁动,是逆证之一;患泄泻病,脉象本应沉静,反见洪大,是逆证之二;身患痹症,肢体不能移动,隆起的肌肉溃烂,身体发热,脉象一侧难以摸到,是逆证之三;由于酒色过度,损伤阴血,使形体消瘦,身体发热,面色苍白无华,大便下凝聚的黑血而且严重,是逆证之四;久患恶寒发热,形体消瘦,脉象坚硬搏指的,是逆证之五。以上五种疾病的症状与脉象不相符合的现象,就是五逆。

卷　十　八

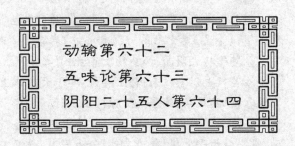

动输第六十二
五味论第六十三
阴阳二十五人第六十四

动输第六十二①

①动输第六十二：伯坚按：本篇和《甲乙经》《黄帝内经太素》《类经》三书的篇目对照列表于下：

灵　枢	甲　乙　经	黄帝内经太素	类　经
动输第六十二	卷二——十二经脉络脉支别第一下	卷九——脉行同异篇	卷八——三经独动（经络类十三）

【释题】 马莳说：内论手太阴、足少阴、足阳明之腧穴，独动不休，故名篇。

河北医学院《灵枢经校释》：《医部汇考》卷六十三，按别本《灵枢》作动输篇，本卷马莳解题云：内论手太阴、足少阴、足阳明之腧穴，独动不止，故名篇。足见"输"原作"腧"。卷目亦误"输"。

【提要】 本篇用黄帝、岐伯问答的形式，讲十二经脉中的手太阴肺脉、足阳明胃脉、足少阴肾脉独动不止的理由。

黄帝曰：经脉十二，而手太阴、足少阴、阳明独动不休，何也①？

岐伯曰：足阳②明胃脉也。胃为五藏六府之海，其清气上注于肺，肺气从太阴而行之③，其行也以息往来④，故人一呼脉再动，一吸脉亦再动，呼吸不已，故动而不止⑤。

黄帝曰：气之过于寸口也，上出焉息，下入焉伏⑥，何道从还，不知其极⑦。

岐伯曰：气之离藏也，卒然如弓弩之发，如水之下岸，上于鱼以反衰，其余气衰散以逆上，故其行微⑧。

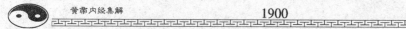

【本段提纲】　马莳说：此因帝问肺、肾、胃经之脉，独动不休，而先以肺言之也。

【集解】

①经脉十二，而手太阴、足少阴、阳明独动不休，何也：杨上善说：总问三脉常动之由。

张介宾说：手足之脉共十二经，然惟手太阴、足少阴、足阳明三经独多动脉，而三经之脉，则手太阴之太渊，足少阴之太溪，足阳明上则人迎，下则冲阳，皆动之尤者也。

②足阳：钱熙祚说：原刻"足"误作"是"，又脱"阳"字，并依《甲乙经》补正。

河北医学院《灵枢经校释》："足"，原作"是"字，据《太素》卷九脉行同异篇。《甲乙》卷二第一下；《千金》卷十七第一、《普济方》卷二十六改。

③肺气从太阴而行之：杨上善说：胃之清气，上注于肺，从手太阴一经之脉上下而行。

④其行也以息往来：杨上善说：其手太阴脉上下行也，要由胸中气海之气，出肺循喉咙，呼出吸入，以息往来，故手太阴脉得上下行。

⑤故动而不止：杨上善说：脉，手太阴脉也。人受谷气，积于胸中，呼则推于手太阴，以为二动，吸则引于手太阴，复为二动，命为气海，呼吸不已，故手太阴动不已也。

马莳说：肺脉虽行于肺，而实始之于胃，是必明之于胃脉，而后可以知肺脉也。胃为五藏六府之海，受水谷之气，以生精微之气，其积于上焦者，名曰宗气（又名大气），其由中焦以降于下焦而生者，名曰营气，所谓清者为营是也。故此篇遂名之曰清气。出下焦以升于中上二焦而生者，名曰卫气，所谓浊者为卫是也，故下节名曰悍气。是清气随宗气以行于经脉之中，始从中焦注于肺，从太阴经而行之，由是而行于手阳明大肠经、足阳明胃经、足太阴脾经、手少阴心经、手太阳小肠经、足太阳膀胱经、足少阴肾经、手少阳三焦经、手厥阴心包络经、足少阳胆经、足厥阴肝经，又自肝经以行于肺经，其行也以息往来，盖一呼一吸，总为一息，惟其一呼脉乃再动，一吸脉亦再动，一呼一吸，脉乃四动，闰以太息，脉乃五动，呼吸不已，故动而不止。

张介宾说：足阳明胃脉者，言三经之动，皆因于胃气也。胃为五藏六府之海，其盛气所及，故动则独甚。此手太阴之脉动者，以胃受水谷而清气上注于肺，肺气从手太阴经而行之，其行也以息往来，息行则脉动，故呼吸不已，而寸口之脉亦动而不止也。

⑥上出焉息，下入焉伏：钱熙祚说：原刻"出"误作"十"。"入"误作"八"。马元台以十分八分释之，真郢书燕说矣。《甲乙经》"出"字尚不误。

河北医学院《灵枢经校释》："十"日刻本眉批：十，"寸"之误也。《太素》卷九脉行同异无"十"字。《甲乙》卷二第一下作"出"。八：日刻本眉批：八，"尺"之误也。《太素》卷九脉行同异无。《甲乙》卷二第一下："八"作"出"。廖平："当"作"入"。

⑦气之过于寸口也，上出焉息，下入焉伏，何道从还，不知其极：杨上善说：气，谓手太阴脉气，从手寸口上入肺而息，从肺下至手指而屈。伏，屈也。肺气循手太阴脉道下手至手指端，还肺之时为从本脉而还，为别有脉道还也。吾不知端极之也。

马莳说：良由寸口者，即手太阴经之太渊穴，十二经脉必会于此，此脉之所动而不休也。然脉之过于寸口也，上之从息而行者，可拟十分，下之伏于藏内者，可拟八分，但不知其何道而来，何道而还，固有抵极，帝之所以复问也。

张介宾说：寸口，手太阴脉也。上下，言进退之势也。十八，喻盛衰之形也。焉，何也。息，生长也。上十焉息，言脉之进也，其气盛，何所来而生也。下八焉伏，言脉之退也，其气衰，何所去而伏也。此其往还之道，真若有难穷其极者。

丹波元简说：志云上十焉息者，谓胃府所生之清气，如弓弩之发尽，过于寸口，以应呼吸定息。下八焉伏者,谓胃府所生之荣气,如水之下岸,流溢于中,而伏于胞内,三家之解,未知孰是,但张注似稍义通,然不如《甲乙》改十八之尤明晰也。

⑧气之离藏也,卒然如弓弩之发,如水之下岸,上于鱼以反衰,其余气衰散以逆上,故其行微:杨上善说:气,手太阴脉气也。手太阴脉气从胃中焦,上入于肺,下腋向手上鱼至少商之时,以乘藏府盛气,如弓弩之发机,比湍流之下岸,言其盛也。从少商反回,逆上向肺,虽从本脉而还,以去藏府渐远,其藏府余气衰散,故其行迟微也。

马莳说:脉气之离于各藏也,如矢之离于弓弩,如水之下于岸,矢发则往,水下则流,及其会于寸口,上于鱼际,则会于肺经矣。又从肺经而行之,一昼一夜,共五十度,但其上鱼之际,十焉在息,下鱼之后,八焉伏藏,故上鱼既已,则气似反衰,及其余气衰散既已,则又逆而上之于鱼,是以各经上鱼之后,行之甚微,惟肺为百脉所朝,而独动不休者,非他经之可同也。

张介宾说:凡脉气之内发于藏,外达于经,其卒然如弓弩之发,如水之下岸,言其劲锐之气不可遏也。然强弩之末,其力必柔,急流之末,其势必缓,故脉由寸口以上鱼际,盛而反衰,其余气以衰散之势而逆上,故其行微。此脉气之盛衰,所以不等也。

张志聪说:帝问手太阴、足少阴、阳明独动不休者,谓手太阴之太渊经渠,足阳明之人迎冲阳,足少阴太溪之动脉也。伯言是明胃脉者,谓胃为五藏六府之海,其营卫宗气,皆胃腑水谷之精所生。清气上注于肺者,营气宗气也。肺气从太阴而行之者,脉气随三阴三阳之气而行也。其行也,以息往来者,人一呼一吸,脉行六寸,日夜一万三千五百息,脉行八百十丈为一周也。帝问气之过于寸口,上十焉息者,乃营气、卫气、宗气尽走于息道,而变见于寸口也。下八焉伏者,谓流溢于中之营血,下伏于胞中,故如水之下岸也。按本经《营气篇》曰:营气之道,内谷为宝,谷入于胃,乃传之肺,流溢于中,布散于外,精专者行于经隧,常营无已,终而复始。夫帝言下伏之血有八,是精专而行于经隧之营止二分矣。夫营气行于脉中,卫气行于脉外,宗气两行营卫之道,此经脉外内之气,相为和平,而有形之营血,分行于外内,亦有相匀等者也。夫冲脉起于胞中,上循背里为经络之海,其浮而外者,循腹右上行,至胸中而散,充肤热肉,澹渗皮毛,此下伏于胞中之血,半随冲脉而行于脉内,半随冲脉而散于皮肤。又阳明之脉,与冲脉循脐左右之动脉,而出腹气之街,冲脉与少阴之大络,循阴股而下出胫气之街。夫精专者二分行于经隧,随冲脉者二分出于气街,是经脉外内之气血相为匀等矣。皮肤之气血,从指井而溜注于营腧,脉中之血气,从本标而外出于肤表,从道往还,莫知其极矣。伯言气之离藏,卒然如弓弩之发者,谓五藏之气,至于手太阴而变见于寸口者,应手而动,如弓弩之发弦,上于鱼际则动气衰而无动脉矣。其余气衰散以逆上者,谓余气分散而上注于手阳明大肠之经,故其脉上鱼而其行微缓也。此言五藏之气,因胃气而至于手太阴,腹走手而手走头,头走足而足走腹,常营无已,终而复始,环转之无端也。

黄帝曰:足之阳明,何因而动①?

岐伯曰:胃气上注于肺,其悍气上冲头者,循咽上走空窍②,循眼系入络脑,出顑③下客主人,循牙车合阳明并下人迎,此胃气别走于阳明者也④。故阴阳上下,其动也若一⑤,故阳病而阳脉小者为逆,阴病而阴脉大者为逆⑥,故阴阳俱静俱动,若引绳相倾者病⑦。

【本段提纲】 马莳说:此言胃脉动之不休也。

【集解】

①足之阳明,何因而动:杨上善说:十二经脉此皆有动,余之九经动有休时,惟此三经常动不息。太阴常动已具前章,故次问阳明常动之义,故曰何因动也。

②胃气上注于肺,其悍气上冲头者,循咽上走空窍:杨上善说:问曰,十二经脉别走,皆从藏之阴络,别走之阳。亦从府之阳络,别走之阴。此之别走,乃别胃府盛气,还走胃脉阳明经者何也? 答曰:胃者水谷之海,五藏六府皆悉禀之,别起一道之气,合于阳明,故阳明得在经脉中长动,在结喉两箱,名曰人迎,五藏六府,脉气并出其中,所以别走与余不同。悍气冲时,循咽上走七窍,使七窍通明也。

③颡:河北医学院《灵枢经校释》:"颡"《太素》卷九脉行同异、《甲乙》卷二第一下并作"领"。楼英曰:颡疑额字之误。按"颡""领"二字叠韵,可通用。"颡"指头面之部位。廖平:"据《杂病篇》曰:颡痛。《癫狂篇》曰取头两颡。盖皆言头面之部位也。此节言自脑出颡下客主人,则此当在脑之下,䪼之前,客主人之上,其即頯骨之上两太阳之间为颡也。

④循眼系入络脑,出颡下客主人,循牙车合阳明并下人迎,此胃气别走于阳明者也:杨上善说:复循眼系,络脑两箱,出于领下。领,谓牙车骨,属颅骨之下也。足阳明经及别走气二脉并下,以为人迎也,故胃别气走阳明也。

张介宾说:牙车即曲牙,当是颊车也。颡之释义云饥而面黄色,乃与经旨不相合。今据本经所言,如《杂病篇》曰:颡痛,刺足阳明曲周动脉见血,立已。《癫狂篇》治狂者取头两颡。盖皆言头面之部位也。此节言自脑出颡下客主人,则此当在脑之下,䪼之前,客主人之上,其即頯骨之上,两太阳之间为颡也。

⑤故阴阳上下,其动也若一:杨上善说:阴,谓寸口手太阴也。阳,谓人迎足阳明也。上谓人迎,下谓寸口,有其二义。人迎是阳,所以居上也。寸口是阴,所以居下也。又人迎在颈,所以为上,寸口在手,所以为下。人迎寸口之动,上下相应俱来,譬之引绳,故若一也。所论人迎寸口,惟出黄帝正经,计此之外,不可更有异端。近相传者,直以两手左右为人迎寸口,是则两手相望以为上下,竟无正经可凭,恐误物深也。

⑥故阳病而阳脉小者为逆,阴病而阴脉大者为逆:杨上善说:阳大阴小,乃是阴阳之性。阳病,人迎大小俱病,而大者为顺,小者为逆。阴病,寸口大小俱病,而小者为顺,大者为逆。顺则易疗,逆则为难也。

⑦故阴阳俱静俱动,若引绳相倾者病:杨上善说:谓人迎寸口之脉乍静乍躁,若引绳相顿,乍动乍静者,病也。

马莳说:三焦之气,皆从胃气而生,营气随宗气以上注于肺而行之。其悍气者,卫气也,卫气受气于上焦,为纯阳之气,慓悍滑利,天明目张,则上冲于头,内循咽喉,上走空窍,循于眼系,以出于足太阳膀胱经之睛明穴,历攒竹、曲差、五处、承光、通天、络都等穴,入络于脑,复出于领下足少阳胆经之客主人,循胃经之牙车,合于阳明之经隧,并下胃经之人迎,此虽卫气所行,实内之胃气出而别走于阳明之经隧者也。故其昼行于阳经,夜行于阴经。然阴阳升降,其动也若一,故人有阳病脉宜洪大,其胃脉反小者为逆,以阳病宜见阳脉也。人有阴病脉宜沉细,其胃脉反大者为逆,以阴病宜见阴脉也。故阳病而俱静,阴病而俱动,若引绳以相倾者必病,此胃脉所以动之不休,而亦可以验诸病也。以卫气之行,即胃气以为之主耳。

张介宾说:此云阴阳上下者,统上文手太阴而言也。盖胃气上注于肺,本出一原。虽胃为阳明,脉上出于人迎,肺为太阴,脉下出于寸口,而其气本相贯,故彼此之动,其应若一也。然人

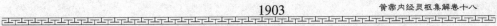

迎属府为阳,阳病则阳脉宜大,而反小者为逆。寸口属藏为阴,阴病则阴脉宜小,而反大者为逆。故《四时气篇》曰:气口候阴,人迎候阳也。是以阴阳大小,脉各有体。设阴阳不分,而或为俱静,或为俱动,若引绳之匀者,则其阴阳之气,非此则彼,必有偏倾而致病者矣。

张志聪曰:《阴阳系日月论》曰:两阳合于前,故曰阳明。又曰:两火合并,故为阳明。是阳明主燥金之气,而又有悍热之火气也。胃气上注于肺者,胃腑所生之营气、宗气上注于肺,而行于经脉之外内,以应呼吸漏下。其悍热之气上冲头者,循咽上走空窍,循眼系,入络脑,出颅下客主人,循牙车,此阳明之悍气,上走空窍,行于皮肤之气分,而下合于阳明之脉中,并下人迎,此胃腑所生之悍气,别走于阳明者也。故阴阳上下,其动也若一。盖身半以上为阳,身半以下为阴,谓在上之人迎在下之冲阳,其动之相应也。故阳病而阳脉小,阴脉大者为逆,阴病而阴脉大,阳脉小者为逆。故阴阳上下;静则俱静,动则俱动,若引绳墨如相倾而不相应者,则为病矣。

按上篇曰:胸气有街,腹气有街,头气有街,胫气有街,气在腹者,止之背腧与冲脉于脐左右之动脉间。夫足阳明之脉,其支者下人迎,入缺盆,从缺盆下乳内廉,挟脐入气街中;其支者下循腹里,至气街中而合,以下髀关,循股外廉至足跗上。夫胃之悍气,合阳明之脉而下人迎,挟脐入气街中,则与冲脉相合,而出于腹气之街矣。其下行而出于足跗者,动于冲阳而上与人迎之相应也。

黄帝曰:足少阴,何因而动①?

岐伯曰:冲脉者,十二经之海也。与少阴之大络,起于肾下,出于气街,循阴股内廉,邪入腘中,循胫骨内廉并少阴之经,下入内踝之后,入足下。其别者,斜入踝,出属跗上②,入大趾之间,注诸络,以温足胫,此脉之常动者也③。

【本段提纲】　马莳说:此言肾脉动之不休也。

【集解】

①足少阴,何因而动:杨上善说:已言阳明常动于前,次论足少阴脉动不休也。

②出属跗上:顾观光说:"属跗"二字误倒,当依《逆顺肥瘦篇》乙转,今彼文反依此文改为"属跗"矣。沈果堂云,足上为跗,其外侧近踝者曰"跗属"。

③入大趾之间,注诸络,以温足胫,此脉之常动者也:杨上善说:少阴正经,从足心上内踝之后,上行,循胫向肾。冲脉起于肾下,与少阴大络下行,出气街,循胫入内踝后,下入足下。按《逆顺肥瘦》少阴独下中云:注少阴大络。若尔,则冲脉共少阴常动也。若取与少阴大络俱下,则是冲脉常动,少阴不能动也。

马莳说:脉有奇经者八,其冲脉者为十二经之海,与足少阴肾经之大络,起于肾下,出于足阳明胃经之气街,复循阴股内廉,斜入膝后曲处之腘中,循胫骨内廉,并本经少阴之经,下入内踝之后,经复溜、水泉、照海、大钟等穴,入于足下之涌泉。其别支者,方其斜入内踝之时,出而属于足面之跗上,入大趾之间,注诸络,以温足胫,此肾脉之所以常动不休也。由此观之,则肺脉动之不休者,以营气随宗气而行诸经,其诸经之脉朝于肺也。胃脉动之不休者,以卫气出于胃而行之不已也。肾脉动之不休者,以冲脉与肾脉并行,而行之不已也。此其所以异于诸经也欤。

张介宾说:足少阴之脉动者,以冲脉与之并行也。冲脉亦十二经之海,与少阴之络同起于肾下,出于足阳明之气街,循阴股、腘中、内踝等处,以入足下。其别者,斜出属跗,上注诸络以温足胫,此太溪等脉所以常动不已也。

丹波元简说:汪云,按诸篇诸言冲脉上冲,惟此篇及《顺逆肥瘦论》言冲脉并肾脉下行。简按仲景取寸口、趺阳、太溪,即手太阴、足阳明、足少阴之脉也。

黄帝曰:营卫之行也①,上下相贯,如环之无端,今有其卒然遇邪气,及逢大寒,手足懈惰,其脉阴阳之道,相输之会,行相失也,气何由还②?

岐伯曰:夫四末,阴阳之会者,此气之大络也,四街者,气之径路也,故络绝则径通,四末解则气从合,相输如环③。

黄帝曰:善。此所谓如环无端,莫知其纪,终而复始,此之谓也④。

【本段提纲】　马莳说:此言营卫之行,相输如环,非邪气太寒之所能失也。

【集解】

①营卫之行也:钱熙祚说:《甲乙经》营卫作卫气。

②营卫之行也,上下相贯,如环之无端,今有其卒然遇邪气,及逢大寒,手足懈惰,其脉阴阳之道,相输之会,行相失也,气何由还:杨上善说:营行手太阴,下至手大指、次指之端,回为手阳明,上行至头,下足阳明,如此十二经脉,阴阳相贯,如环无端也。卒有邪气及寒,客于四肢,阴阳相输之道无不通,何由还也。

马莳说:营气随宗气以行于经隧之中,始于手太阴,而终于足厥阴。卫气行于各经皮肤分肉之间,始于足太阳而终于足太阴,阴阳诸经,相贯而行,如环无端,但卒然遇邪气大寒,则手足懈惰,其脉气所行,阴阳之道,输运之会,宜乎其相失也,则营气何由而还复,欲始于手太阴以终于足厥阴,卫气亦何由而还复,欲始于足太阳以终于足太阴者难矣。

张介宾说:营卫之行,阴阳有度,若邪气居之,则其运行之道,宜相失也,又何能往还不绝,因问其故。

③夫四末,阴阳之会者,此气之大络也,四街者,气之径路也,故络绝则径通,四末解则气从合,相输如环:杨上善说:四末,谓四肢,身之末也。四街,谓胸、腹、头、胫脉气道也。邪气大寒客于四末,先客络脉,络脉虽壅,内径尚通,故气相输如环,寒邪解已,复得通也。

马莳说:四肢为四末,乃阴阳诸经之会,而为营卫二气之大络也。四街者,即本经《卫气篇》所谓胸气有街、腹气有街、头气有街、胫气有街者是也。此四街为营卫二气之径路,故大络虽或阻绝,而径路则自相通,彼逢邪气大寒之时,手足固尝懈惰,及懈惰已毕而少解,则二气复从而合,相输如环,尚何相失之有哉。

张介宾说:四末,四肢也。十二经皆终始于四肢,故曰阴阳之会,而为气之大络也。然大络虽会于四肢,复有气行之径路,谓之四街,如前篇所谓气街者是也。凡邪之中人,多在大络,故络绝则径通,及邪已行而四末解,彼绝此通,气从而合,回环转输,何能相失?此所以如环无端,莫知其纪也。

④此所谓如环无端,莫知其纪,终而复始,此之谓也:钱熙祚说:按"如环无端"三句,系八卷《脉度篇》文。

《动输第六十二》今译

黄帝说:在全身十二经脉中,为什么惟独手太阴肺经、足少阴肾经和足阳明胃经之脉可见不断地搏动呢？

岐伯说：足阳明胃脉与脉跳动有密切关系，因为胃是五脏六腑之海，人体营养来源于此，胃中水谷所化生的清气向上注人肺脏。肺气从手太阴肺经开始，循行十二经脉，肺气的运行，是随呼吸而往来的，故人呼气一次，寸口脉就跳动两次，一吸寸口脉也跳动两次，呼吸不停，所以脉搏的跳动也不停止。人的呼吸不停，(寸口部位的)动脉就不断地跳动着。

黄帝说：肺气通过寸口，当脉气进时肺气盛，脉气退时肺气衰，它们是在什么路径上往返运行的，其道理是什么？

岐伯说：当肺气离开肺脏循经脉向前运行时，起初像离弦的箭矢那样快，像河水冲决堤岸那样凶猛，所以开始时脉气是强盛的，当向上运行到鱼际部位时，气势由盛渐衰，脉气减弱。但此后还要借此余气逆而上行，因此，此时脉气运行的气势就非常微弱了。

黄帝说：足阳明胃脉，为什么不停地跳动呢？

岐伯说：这是因为胃气上注于肺，其中上冲于头的慓悍之气循咽喉向上运行，进入头部的空窍，再循眼部联系脑的脉络，入络脑，从颌部出来，向下运行到足少阳胆经的客主人穴，再沿着颊车，合于足阳明本经，再循足阳明胃经向下至人迎穴。这就是胃气别走而又合于阳明，使阳明独动不休的原因。由于足阳明人迎脉与手太阴寸口脉阴阳上下之气相贯通，所以它们的跳动是一致的。阳病时，足阳明人迎脉反小为逆象；阴病时，手太阴肺寸口脉反大为逆象。在正常情况下，寸口脉和人迎脉应是协调一致的，静则皆静，动则皆动，好像牵引着的一根绳子一样均匀，若一旦失去平衡，就是病态。

黄帝问道：足少阴肾经的动脉为什么不停地跳动呢？

岐伯回答说：足少阴脉动，是因为冲脉与之并行之故。冲脉，是人体十二条经脉之海，与足少阴肾经的络脉同起于肾下，由足阳明胃经的气街走出，沿大腿内侧运行，再向下斜入腘窝，然后沿小腿胫骨内侧，与足少阴肾经相合而行，一同向下运行到足内踝的后面，进入足底。其中，分出的一条支脉斜入内踝，进入足背，运行到大趾之间，再进入各小络脉中，以温养足和小腿。这就是足少阴经脉不停跳动的原因。

黄帝说：营气和卫气在人体内的运行上下贯通，好像一个没有起止点的圆环一样，循环不息。现在突然遇到外邪的侵袭，或者受到了严寒刺激，外邪留居四肢，使手足松弛无力，营卫在经脉内外运行的道路和输注会合之处都受到影响，失去正常规律，在这种情况下，营卫的运行是如何往返循回的呢？

岐伯回答说：人体四肢是阴经和阳经相会合的部位，也是营气和卫气运行的大络通路。头、胸、腹、胫四个部位是脉气运行的通道，是营气和卫气运行必经之路，所以，邪气入侵，出现混乱阻滞时，络脉因病邪而阻滞不通后，而头、胸、腹、胫四部的径路仍然开通，使营卫之气正常运行，当侵入四肢的邪气得以驱除，络脉又通畅，营卫之气又相互贯通，输注会合，如环之无端，运行不息。

黄帝说：你说得好。有了这种络绝则径通的协调配合，才能保证营卫之气的运行就好像没有端点的圆环一样，周而复始，往来不息，其道理就是这样。

五味论第六十三①

①五味论第六十三：伯坚按：本篇和《甲乙经》《黄帝内经太素》《类经》三书的篇目对照，列表于下：

灵　枢	甲　乙　经	黄帝内经太素	类　经
五味论篇第六十三	卷六——五味所宜五藏生病大论第九	卷二——调食篇	卷十一——五味之走各有所病（气味类三）

【释题】　马莳说：内论五味各有所走，故名篇。

【提要】　本篇用黄帝、少俞问答的形式，讲五味入口之后，各有所走，也各有所病，以及何以如此的原因。

黄帝问于少俞曰：五味入于口也，各有所走，各有所病。酸走筋，多食之，令人癃①；咸走血，多食之，令人渴；辛走气，多食之，令人洞心②；苦走骨，多食之，令人变呕；甘走肉，多食之，令人悗心③，余知其然也，不知其何由，愿闻其故④。

少俞答曰：酸入于胃，其气涩以收，上之两焦，弗能出入也⑤，不出，即留于胃中，胃中和温，则下注膀胱，膀胱之胞薄以濡⑥，得酸则缩绻，约而不通，水道不行故癃⑦。阴者积筋之所终也，故酸入而走筋矣⑧。

【本段提纲】　马莳说：此帝即五味各有所走，而多食各有所病者问之也。又说：此答言酸之多食令人癃也。

【集解】

①令人癃：杨上善：癃，淋也。

马莳说：小便不通也。

张介宾说：小水不利也。

②令人洞心：杨上善说：洞心，心气流泄疾也。

马莳说：洞心，心内空也。

③令人悗心：马莳说：悗心者，心内闷也。

④愿闻其故：杨上善说：五味各走五藏所主，益其筋、血、气、骨、肉等不足，皆有所少、有余并招于病，其理是要，故请闻之。

⑤酸入于胃，其气涩以收，上之两焦，弗能出入也：杨上善说：涩，不滑也。酸味性为涩收，故上行两焦，不能与营俱出而行，复不能自反还于胃也。

⑥濡：钱熙祚说：原刻误作"懦"，按《甲乙经》作"软"，"软"与"濡"古通，后误从"心"耳。

⑦不出，即留于胃中，胃中和温，则下注膀胱，膀胱之胞薄以濡，得酸则缩绻，约而不通，水道不行故癃：杨上善说：既不能出胃，因胃气热，下渗膀胱之中，膀胱皮薄而又软，故得酸则缩约不通，所以成病为癃。胞，苞盛尿也。

马莳说：酸之气味，涩滞而收敛，既入于胃中脘，则上两焦，即上中二焦也。其气味弗遽能出入,乃留于胃中,久则胃中和温,而下注膀胱。膀胱为胞之室,胞在其中、其体薄,其气懦,得此酸味,则缩而且绻,所以约而不通,水道不行而为癃也。

　　张介宾说:绻,不分也。约,束也。癃,小水不利也。味过于酸,则上之两焦弗能出入,若留于胃中,则为吞酸等疾。若胃中温和不留,则下注膀胱,膀胱得酸则缩,故为癃也。按《阴阳别论》有云女子胞者。《气厥论》有云胞移热于膀胱者。《五音五味篇》有云冲脉、任脉皆起于胞中者。凡此胞字皆音包,乃以子宫为言也。此节云膀胱之胞者,其音抛,以溲脬为言也。盖胞音有二,而字则相同,恐人难辨,故在本篇特加膀胱二字,以明此非子宫,正欲辨其疑似耳。奈何后人不解其意,俱读为包,反因经语,遂认膀胱与胞为二物。故在《类纂》则曰膀胱者胞之室。王安道则曰膀胱为津液之府,又有胞居膀胱之室之说,甚属不经。夫脬即膀胱,膀胱即脬也,焉得复有一物耶?致资后学之疑,莫知所辨,皆见之不真耳,知者当详察之。

　　陆懋修说:绻,去阮切,与"卷"通。《释名》卷,绻也,相约束缠绻以为限也。

　　⑧阴者积筋之所终也,故酸入而走筋矣;杨上善说:人阴器,一身诸筋终聚之处,故酸入走于此阴器。

　　马莳说:至于外而为阴器者,乃一身之筋,于此而终。彼肝既主筋,又主于酸,故酸入则走筋,其阴器亦有所约,而小便不利矣,岂特膀胱之在内者为然哉。

　　张介宾说:阴者,阴器也。积筋者,宗筋之所聚也。肝主筋,其味酸,故内为膀胱之癃,而外走肝经之筋也。又《宣明五气篇》曰,酸走筋,筋病无多食酸。

　　黄帝曰:咸走血,多食之,令人渴,何也?

　　少俞曰:咸入于胃,其气上走中焦,注于脉,则血气走之[1],血与咸相得则凝,凝则胃中汁注之,注之则胃中竭,竭则咽路焦,故舌本干而善渴,血脉者中焦之道也,故咸入而走血矣[2]。

　　【本段提纲】　马莳说:此言多食咸之令人渴也。

　　【集解】

　　①则血气走之:钱熙祚说:《甲乙经》云,脉者血之所走也。

　　②咸入于胃,其气上走中焦,注于脉,则血气走之,血与咸相得则凝,凝则胃中汁注之,注之则胃中竭,竭则咽路焦,故舌本干而善渴,血脉者中焦之道也,故咸入而走血矣:杨上善说:肾主于骨,咸味走骨,言走血者,以血为水也。咸味之气,走于中焦血脉之中,以咸与血相得,即涩而不中,胃汁注之,因即胃中枯竭,咽焦舌干,所以渴也。咽为下食,又通于涎,故为路也。"浂"音"俟",水崖,义当凝也。血脉从中焦而起,以通血气,故味之咸味走于血也。

　　马莳说:咸入于胃,其气上走于中焦,人之为脉,必由中焦而始,今咸走中焦,则必注于脉,脉行而血气随之以走,惟血与咸味相得则凝,凝则血燥,而胃中之汁,注以润之,由是胃中之汁竭,竭则咽路枯焦,故舌根干而善渴也。血脉为中焦之路,故咸入而走于血耳。

　　张介宾说:血为水化,咸亦属水,咸与血相得,故走注血脉。若味过于咸,则血凝而结,水液注之,则津竭而渴。然血脉必化于中焦,故咸入中焦而走血。又《宣明五气篇》曰,咸走血,血病无多食咸。

　　黄帝曰:辛走气,多食之,令人洞心[1],何也?

　　少俞曰:辛入于胃,其气走于上焦,上焦者,受气而营诸阳者也,姜韭之气薰之,营卫之气不时受之,久留心下,故洞心,辛与气俱行,故辛入而与汗俱出[2]。

【本段提纲】　马莳说:此言多食辛者,令人洞心也。

【集解】

①辛走气,多食之,令人洞心;杨上善说:洞,通泄也。辛气慓悍,走于上焦,上焦卫气行于脉外,营膲理诸阳。

②姜韭之气薰之,营卫之气不时受之,久留心下,故洞心,辛与气俱行,故辛入而与汗俱出:杨上善说:以姜韭之气薰营卫之气,非时受之,则辛气久留心下,故令人心气洞泄也。辛走卫气,即与卫气俱行,故辛入胃,即与卫气汗俱出也。

马莳说:辛入于胃,其气必走于上焦。上焦者,受气而运诸阳者也。故辛味既走于上焦,则不得不走于气耳。即如姜韭者,气味之辛者也。营气由中焦而生,必上随宗气以行于经隧之中,卫气由下焦而生,亦必出而行于分肉之间,所以不时受此辛味之气也。惟此姜韭之气,久留心下,则物在心下,而气薰于上焦,上焦气臻,心内似空,故多食辛者,必洞心也。且此辛气与心中之气,相得而俱行,辛入则汗必出,汗之出者,以气之出也,其心安得而不洞。

张介宾说:洞心,透心若空也。营诸阳,营养阳分也。辛味属阳,故走上焦之气分。过于辛则开窍而散,故为洞心,为汗出。又《宣明五气篇》曰,辛走气,气病无多食辛。

丹波元简说:《甲乙》注《千金》云,辛入胃而走气,与气俱出,故气盛。

黄帝曰:苦走骨,多食之,令人变呕,何也?

少俞曰:苦入于胃,五谷之气,皆不能胜苦,苦入下脘,三焦之道皆闭而不通,故变呕①。齿者,骨之所终也,故苦入而走骨,故入而复出,知其走骨也②。

【本段提纲】　马莳说:此言多食苦者令人呕也。

【集解】

①苦走骨,多食之,令人变呕,何也? 少俞曰:苦入于胃,五谷之气,皆不能胜苦,苦入下脘,三焦之道皆闭而不通,故变呕:杨上善说:苦是火味,计其走血以取资骨令坚,故苦走骨也。苦味坚强,五谷之气不能胜之,故入三焦,则营卫不通,下焦复约,所以食之还出,名曰变呕也。

②齿者,骨之所终也,故苦入而走骨,故入而复出,知其走骨也:杨上善说:齿为骨余,以杨枝苦物资齿,则齿鲜好,故知苦走骨。人食苦物,入咽还出,故知走骨而出呕也。

马莳说:苦入于胃,而胃中五谷之气,皆不能胜此苦味,故苦入下脘,则上中下焦之气,皆闭而不通,遂使五谷在胃者,气味不和,所以变而为呕也。况齿者,乃骨之所终,故苦入则走骨,走骨则走齿,今入而复出者,即从齿出也,此可以知苦之必走骨矣。

张介宾说:苦味性坚而沉,故走骨。味过于苦,则抑遏胃中阳气,不能运化,故五谷之气不能胜之,三焦之道闭而不通,所以入而复出,其变为呕。又如齿为骨之所终,苦通于骨,内不能受,其气复从口齿而出,正因其走骨也。又《宣明五气篇》曰,苦走骨,骨病无多食苦。

张志聪说:任谷庵曰,炎上作苦,君主之味也。苦乃火味,故入于下而复出于上,以其性下泄而上涌也。

丹波元简说:变呕即呕变,佛典有变吐之文,可以证焉。

黄帝曰:甘走肉,多食之,令人悗心,何也?

少俞曰:甘入于胃,其气弱小,不能上至于上焦,而与谷留于胃中,甘者①令人柔润者也,胃柔则缓,缓则虫②动,虫动则令人悗心,其气外通于肉,故甘走肉③。

【本段提纲】　马莳说:此言多食甘者,令人悗心也。

【集解】

①甘者:钱熙祚说:原刻脱"甘"字,依《甲乙经》补。

②虫:钱熙祚说:原刻"虫"误作"蛊",依藏本改,下同。

③甘入于胃,其气弱小,不能上至于上焦,而与谷留于胃中,甘者令人柔润者也,胃柔则缓,缓则虫动,虫动则令人悗心,其气外通于肉,故甘走肉:杨上善说:甘味气弱,不能上于上焦,又令柔润,胃气缓而虫动。虫动者,谷虫动也。谷虫动以挠心,故令心悗。脾以主肉,甘通于肉,故甘走肉也。

马莳说:甘入于胃,则甘本属土,其性至柔,故甘味之气,最弱而小,不能上至于上焦,而与五谷留于中脘,所以胃气亦柔润也。胃柔则气缓,气缓则虫因味甘,食在而动,虫动则心自闷耳。且所谓甘走肉者,甘既属土,土主于肉,肉在于外,甘味之气,必走而聚之,内与外不相通,其心安得而不闷乎。

张介宾说:甘性柔缓,故其气弱小,不能至于上焦。味过于甘,则与谷气留于胃中,令人柔润而缓。久则甘从湿化,致生诸虫,虫动于胃,甘缓于中,心当悗矣。甘入脾,脾主肉,故甘走肉。《宣明五气论》曰,甘走肉,肉病无多食甘。

《五味论第六十三》今译

黄帝问少俞:饮食的五味经口而进入人体以后,各有其所喜欢进入的脏腑经脉,也各有在其影响下所发生的病变。如酸味走筋,多吃酸味的饮食,会引起小便滴沥不畅;咸味走血,多吃咸味的食物,会引起口渴;辛味走气,多吃辛味的食物,会使人感到内心空虚;苦味走骨,多吃苦味的食物,会引起呕吐;甘味走肉,多吃甘味的食物,会使人心胸烦闷。我只知道这些情况,但是不明白是什么原因,我希望听你讲讲其中的道理。

少俞回答说:酸味入胃后,其气味涩滞,有收敛的作用,只能运行到中、上两焦,随气化运行出入比较困难,就留在胃中,若胃腑温和协调,功能正常,酸味难以久留,而向下渗入到膀胱,但因膀胱壁薄而软,遇到酸味就会卷曲挛缩,约束不利,气化失常,形成小便滴沥不畅的病症。前阴是宗筋总聚的部位,肝主筋,酸味入肝,故其味酸,内为膀胱之癃,而外走肝经筋。

黄帝问道:咸味善走血,多吃咸味的食物,就会引起口渴,这是为什么?

少俞回答说:咸味入胃后,其气味上行于中焦,注入到血脉之中,与血相合,血与咸味相遇则血浓稠凝聚,而胃中的津液就必然会注入到血脉之中予以补充,因之胃中的津液不足。由于咽喉下连胃腑,胃中津液不足,不能上润到达口腔和咽喉,咽喉干燥,于是感觉到口渴。由于血脉能运输中焦水谷所化生的精微物质,是精微物质的运输道路,血亦出于中焦,咸味上行于中焦,所以咸入胃后,就走血分。

黄帝说:辛味走气分,多吃辛味的食物,会使人感到心胸空虚,这是为什么?

少俞回答说:辛味的食物经口腔入胃以后,其气味走向上焦,上焦的功能是接受中焦的精微之气运行肌腠,营养肌表,卫外驱邪。如果姜、韭的辛味经常薰蒸上焦,营卫之气不断受其影响,不能正常运行肌表,停留心下,因此使人感到心中空虚。辛味走散,能和卫气一同运行,故辛味入胃外行体表开泄肌腠,可与汗液一同从肌表散出。

黄帝说:苦味善走骨,多吃苦味的食物,会使人呕吐,这是什么原因呢?

少俞回答说,苦味的食物经口腔到胃以后,由于五谷之气味都不能胜过苦味,于是苦之气味进入下脘后,上、中下三焦的通道都因受其影响而气机闭塞不通,三焦不通,入胃之水谷不得通调,就会恶心呕吐。苦味入胃后,因为齿为骨之余,走骨又走齿。

黄帝说:甘味走肉,多吃甘味的食物,会使人感到心胸烦闷,这是为什么呢?

少俞回答说:甘味的食物经口入胃以后,由于甘之气味柔润,不能向上达上焦,而与水谷一同停留在胃中,因而使人柔软、懈怠。胃柔润则气缓,久则甘从湿化,致生诸虫,因虫食甘味而窜动于胃,所以会使人感到心胸烦闷不安。甘入脾,脾主肌肉,所以说甘味外通肌肉。

阴阳二十五人第六十四①

①阴阳二十五人第六十四:伯坚按:今存残本《黄帝内经太素》没有收载本篇的文字,本篇与《甲乙经》《类经》二书篇目对照列表于下:

灵 枢	甲 乙 经	类 经
阴阳二十五人第六十四	卷一——阴阳二十五人形性血气不同第十六	卷四——阴阳二十五人(藏象类三十一)

【释题】 马莳说:内有阴阳二十五人之别,故名篇。本篇第一段讲人有二十五种不同类型的全身形相,所以叫作二十五人。

【提要】 本篇内容可以分为三段。第一段将人的全身形相分为木、火、土、金、水五种类型。每一类型按五音又为五种类型。于是一共有二十五种不同的类型。第二段将人的髭毛、皮肉等形相分为足三阳和手三阳六种不同的类型。每一种类型又分为上下两种类型,于是一共有十二种类型。这两段是从外知内都是望诊的一部分。第三段讲根据各种类型不同和气血的多少作为施用针刺疗法的标准。

黄帝曰:余问阴阳之人何如①?

伯高曰②:天地之间,六合之内,不离于五,人亦应之,故五五二十五人之政③,而阴阳之人不与焉,其态又不合于众者五,余已知之矣,愿闻二十五人之形,血气之所生,别而以候,从外知内何如?

岐伯曰:悉乎哉问也,此先师之秘也,虽伯高犹不能明之也。

黄帝避席遵循④而却曰:余闻之得其人弗教,是谓重失,得而泄之,天将厌之,余愿得而明之,金柜藏之,不敢扬之。

岐伯曰:先立五形,金、木、水、火、土,别其五色,异其五声⑤,而二十五人具矣。

黄帝曰:愿卒闻之。

岐伯曰:慎之慎之,臣请言之。木形之人,比于上角,似于苍帝⑥,其为人苍色,小头⑦,长面⑧,大肩平背⑨,直身⑩,小手足⑪,好有才⑫,劳心⑬,少力⑭,多忧劳于事⑮,能春夏不能秋冬⑯,感而病生,足厥阴佗佗然⑰。大角之人,比于左足少阳,少阳之上遗遗然⑱。左角之人,比于右足少阳,少阳之下随随然⑲。钛角之人,比于右足少阳,少阳之上推推然⑳。判角之人,比于左足少阳,少阳之下栝栝然㉑。

【本段提纲】　马莳说:此言木形人有五,有全偏之分也。

【集解】

①余问阴阳之人何如:钱熙祚说:原刻"问"误作"闻",今按文义改正。

②伯高曰:钱熙祚说:按下文所引系二十卷《通天篇》文,彼云少师而此云伯高,张介宾疑伯高即少师,然张仲景《伤寒论》序云,上古有神农、黄帝、岐伯、伯高、雷公、少俞、少师、仲文,则伯高、少师之为二人明矣,疑经文有误字,检《甲乙经》亦作"少师"。

③故五五二十五人之政:河北医学院《灵枢经校释》:"政"《甲乙》卷一第十六作"形"。《甲乙》似是。下文"愿闻二十五人之形",正作"形"字。

④遵循:钱熙祚说:"遵循"盖即"逡巡"以声近通用。

⑤声:钱熙祚说:原刻"声"误作"形",又衍"之人"二字,并依《甲乙经》删改。

⑥木形之人,比于上角,似于苍帝:马莳说:木形之人,木气之全者也,下文四股则偏矣。木主东方,其音角,其色苍,故木形之人,当比之上角,似于上天之苍帝。色苍者,木之色苍也。头小者,木之巅小也。面长者,木之体长也。肩背大者,木之枝叶繁生,其近肩之所阔大也。身直者,木之体直也。小手足者,木之枝细而根之分生者小也。此自其体而言耳。好有才者,木随用而可以成材也。力小者,木必易摇也。言多忧而外劳于事者,木不能静也。耐春夏者,木以春夏适当盛也。不耐秋冬者,木以秋冬而凋落也。此自其时而言耳。故秋冬有感于邪,则病易生。肝经属足厥阴为根干,故足厥阴经之分肉形体,佗佗然,有安重之义,此以藏言,主也,全也。

⑦小头:张介宾说:象木之巅也。

⑧长面:张介宾说:木形长也。

⑨大肩平背:张介宾说:木身大也。

钱熙祚说:原刻脱"平"字,依《甲乙经》补。

⑩直身:张介宾说:木体直也。

⑪小手足:张介宾说:木枝细也。

⑫好有才:张介宾说:随斫成材,木之用也。

⑬劳心:张介宾说:发生无穷,木之化也。

⑭少力:张介宾说:木性柔也。

⑮多忧劳于事:张介宾说:木不能静也。

⑯能春夏不能秋冬:张介宾说:木得阳而生长,得阴而凋落,此以性而言也。

⑰感而病生,足厥阴佗佗然:张介宾说:足厥阴,肝木之经也。肝主筋,为罢极之本,故曰佗佗然。佗佗,筋柔迟重之貌。足厥阴为木之藏,足少阳为木之府,此言藏而下言府者,盖以厥阴、少阳为表里,而藏为府之主耳。故首云上角厥阴者,总言木形之全也。后云大角、左角、钛角、判角,少阳者,分言木形之详也。兹于上角而分左右,左右而又分上下,正以明阴阳之中复有阴阳也。

丹波元简说:志云,佗佗,美也,如木之美材也。大角之人遗遗然,谦下之态。钛角之人推推然,前进貌。判角之人栝栝然,方正之貌。右角之人随随然,从顺貌。

⑱大角之人,比于左足少阳,少阳之上遗遗然:张介宾说:禀五形之偏者各四,曰左之上下,右之上下。而此言木形之左上者,是谓大角之人也。其形之见于外者,属于左足少阳之经,如

下文所谓足少阳之上,气血盛则通髯美长,以及血气多少等辨,正合此大角之人也。遗遗,柔退貌。《通天篇》有云太阴之人、少阴之人、太阳之人、少阳之人、阴阳和平之人,凡五人者其态不同,是统言大体而分其阴阳五态也,此以木火土金水五行之人,而复各分其左右上下,是于各形之中,而又悉其太少之义耳。总皆发明禀赋之异,而示人以变化之不同也。"大"、"太"同。

⑲左角之人,比于右足少阳,少阳之下随随然:张介宾说:左角,一曰少角。随随,从顺貌。下文云足少阳之下,血气盛则胫毛美长者,正合此少角之人,而此言其右之下也。余仿此。

⑳钛角之人,比于右足少阳,少阳之上推推然:张介宾说:一曰右角。角形而并于右足少阳之上者,是谓右角之人,此即言其右之上也。推推,前进貌。

㉑判角之人,比于左足少阳,少阳之下栝栝然:张介宾说:判,半也。应在大角之下者,是为判角之人,而属于左足少阳之下,即言其左之下也。栝栝,方正貌。凡此遗遗、随随、推推、栝栝者,皆所以表木形之象。

火形之人,比于上徵,似于赤帝①,其为人赤色,广䏚②,锐面小头③,好肩背髀腹④,小手足⑤,行安地⑥,疾心行摇⑦肩背肉满⑧,有气轻财⑨,少信⑩,多虑见事明⑪,好颜急心⑫,不寿暴死⑬,能春夏不能秋冬⑭,感而病生,手少阴核核然⑮。质徵之人,比于左手太阳,太阳之上肌肌然⑯。少徵之人,比于右手太阳,太阳之下慆慆然⑰。右徵之人,比于右手太阳,太阳之上鲛鲛然⑱。判徵之人⑲,比于左手太阳,太阳之下支支颐颐然⑳。

【本段提纲】 马莳说:此言火形之人,有全偏之分也。

【集解】

①火形之人,比于上徵,似于赤帝:马莳说:火主南方,其音徵,其色赤,故火形之人,似于上天之赤帝。色赤者,火之色赤也。

②其为人赤色,广䏚:马莳说:䏚者,脊肉也。广䏚者,火之中势炽而广大也。

③锐面小头:马莳说:面锐头小者,火之炎上者,必锐且小也。

④好肩背髀腹:马莳说:好肩背髀腹者,火之自下而上,渐大而狭,故谓之好也。

张介宾说:火势炎上而盛于中也。

⑤小手足:张介宾说:火势之旁者小也。

⑥行安地:张介宾说:火体下重也。

⑦疾心行摇:张介宾说:火性速也,火象动也。

⑧肩背肉满:张介宾说:即上文广䏚好肩背之意。

⑨有气轻财:马莳说:有气者,火有气势也,此自其体而言耳。轻财者,火性义发而不聚也。

⑩少信:张介宾说:火性易变也。

钱熙祚说:《甲乙经》作"必信"。

⑪多虑见事明:张介宾说:火明而善烛也。

⑫好颜急心:张介宾说:火色光明也,火性急也。

⑬不寿暴死:张介宾说:急速之性,不耐久也。

⑭能春夏不能秋冬:马莳说:耐春夏者,火令行于暑时也。不耐秋冬者,火畏水也。

张介宾说:徵,为火音。火形之人,总言火气之全者也。音属上徵,而象类南方之赤帝。

张介宾说:阳王春夏而畏水也。

⑮感而病生,手少阴核核然:张介宾说:手少阴,心火经也。火不耐于秋冬,故秋冬生病。核核然,火不得散而结聚为形也。此言手少阴,下言手太阳者,以少阴太阳为表里,而皆属于火也。

⑯质徵之人,比于左手太阳,太阳之上肌肌然:张介宾说:一曰质之人,一曰大徵。以徵形而应于左之上,是谓大徵之人,而属于左手太阳之上也。肌肌,肤浅貌。此下详义,同前木形注中。

⑰少徵之人,比于右手太阳,太阳之下慆慆然:张介宾说:应右徵之下者,是谓少徵之人,而属于右手太阳之下也。慆慆,不反貌,又多疑也。慆音叨。

⑱右徵之人,比于右手太阳,太阳之上鲛鲛然:张介宾说:一曰熊熊然。以徵形而属于右手太阳之上,是为右徵之人。鲛鲛,踊跃貌。鲛音交。

⑲判徵之人:钱熙祚说:"判徵"原作"质判",依《甲乙经》改。

⑳比于左手太阳,太阳之下支支颐颐然:张介宾说:一曰质徵。此居质徵之下,故曰质判,而属于左手太阳之下,判亦半之义也。支支,枝离貌。颐颐,自得貌。凡此肌肌之类者,皆所以表火形之象。

土形之人,比于上宫,似于上古黄帝①,其为人黄色②,圆面大头③,美肩背④,大腹,美股胫⑤,小手足多肉⑥,上下相称⑦,行安地⑧,举足浮,安心⑨,好利人⑩,不喜权势,善附人也⑪,能秋冬不能春夏⑫,春夏感而病生,足太阴敦敦然⑬。太宫之人,比于左足阳明,阳明之上,婉婉然⑭。加宫之人,比于左足阳明,阳明之下,坎坎然⑮。少宫之人,比于右足阳明,阳明之上,枢枢然⑯。左宫之人,比于右足阳明,阳明之下,兀兀然。⑰

【本段提纲】　马莳说:此言土形之人,有全偏之分也。

【集解】

①土形之人,比于上宫,似于上古黄帝:马莳说:中央主土,其音宫,其色黄,故土形之人,比于上宫,似于上古之黄帝。曰上古者,以别于本帝也。

②其为人黄色:马莳说:土之色黄也。

③圆面大头:马莳说:土之体圆也,土之体平也。

④美肩背:马莳说:土之体厚也。

⑤大腹,美股胫:马莳说:土之体阔大也,体肥也。

张介宾说:土广载也,土主四肢也。

⑥小手足多肉:马莳说:土本大亦可以小也,土主肉也。

张介宾说:盛在中也,土之合也。

⑦上下相称:马莳说:土自上而下,其体如一也。

张介宾说:土丰盛也。

⑧行安地:马莳说:土体安重也。

⑨举足浮,安心:马莳说:土扬之则浮也,土不轻动也。

⑩好利人:马莳说:土以生物为德也。

张介宾说:土成物也。

⑪不喜权势,善附人也:马莳说:土能容垢纳污,不弃贱趋贵也。

张介宾说：土自尊也，纳污也。

⑫能秋冬不能春夏：马莳说：土喜滋润也，畏亢燥也。

张介宾说：畏风湿也。

⑬春夏感而病生，足太阴敦敦然：张介宾说：足太阴，脾土经也。敦敦，重实貌。此言太阴，下言足阳明者，以太阴阳明为表里，而皆属于土也。

⑭太宫之人，比于左足阳明，阳明之上，婉婉然：张介宾说：以宫形而应于左之上，是谓大宫之人，而属于左足阳明之上也。婉婉，委顺貌。此下详义同前木形注中。

⑮加宫之人，比于左足阳明，阳明之下，坎坎然：张介宾说：一曰众之人。应在大宫之下者，是谓加宫之人，而属于左足阳明之下也。坎坎，深固貌。

⑯少宫之人，比于右足阳明，阳明之上，枢枢然：张介宾说：应在大宫之右，故曰少宫之人，而属于右足阳明之上也。枢枢，圆转貌。

⑰左宫之人，比于右足阳明，阳明之下，兀兀然：张介宾说：一曰众之人，一曰阳明之上。详此义当是右宫之人，故属于右足阳明之下也。兀兀，独立不动貌。凡此婉婉之类者，皆所以表土形之象也。

丹波元简说：坎坎，深固貌，亦持重之义。枢枢，圆转貌，有拘守之义。兀兀，独立不动貌，如平陆之安夷也。婉婉，委顺貌。

金形之人，比于上商，似于白帝①，其为人方面白色②，小头，小肩背，小腹③，小手足，如骨发踵外④，骨轻身清廉⑤，急心静悍⑥，善为吏⑦，能秋冬不能春夏⑧，春夏感而病生，手太阴敦敦然⑨。钛商之人，比于左手阳明，阳明之上，廉廉然⑩。右商之人，比于左手阳明，阳明之下，脱脱然⑪。左商之人⑫，比于右手阳明，阳明之上，监监然⑬。小商之人⑭，比于右手阳明，阳明之下，严严然⑮。

【本段提纲】　马莳说：此言金形之人有全偏之分也。

【集解】

①比于上商，似于白帝：马莳说：西方主金，其音商，其色白，故金形之人，比于上商，似于上天之白帝。

②其为人方面白色：马莳说：金之体方也，金之色白也。

③小头，小肩背，小腹：马莳说：曰头曰肩背曰腹俱小者，金体沉重而不浮大也。

④小手足，如骨发踵外：马莳说：手足小如骨发踵外者，金之旁生必小，而其足跟之外如另有小骨发于踵外也。

⑤骨轻身清廉：张介宾说：金体皆重而金无骨，故骨不能独重也。金性洁也。

⑥急心静悍：张介宾说：金性刚也。金性静，动则悍也。

⑦善为吏：张介宾说：肃而威也。

⑧能秋冬不能春夏：张介宾说：金喜寒而畏火也。

⑨春夏感而病生，手太阴敦敦然：张介宾说：手太阴，肺金经也。敦敦，坚实貌。手足太阴皆曰敦敦，而义稍不同，金坚土重也。此言手太阴，下言手阳明者，以太阴、阳明为表里，而皆属于金耳。

⑩钛商之人，比于左手阳明，阳明之上，廉廉然：张介宾说：钛亦大也。左右之上俱可言钛，故上文云钛角者比于右足少阳之上，此钛商者比于左手阳明之上也。廉廉，棱角貌。此下详义

同前木形注中。

⑪右商之人,比于左手阳明,阳明之下,脱脱然:张介宾说:详此当是右手阳明,庶与右商之人相属。脱脱,潇洒貌。

⑫左商之人:钱熙祚说:赵本"左"作"大"。

⑬左商之人,比于右手阳明,阳明之上,监监然:张介宾说:详此当是左手阳明,庶与左商之人相属。监监,多察貌。

⑭小商之人:钱熙祚说:赵本"小"作"少"。

⑮小商之人,比于右手阳明,阳明之下,严严然:张介宾说:应在右之下者,是谓少商之人,而属于右手阳明之下也。严严,庄重貌。凡此廉廉之类者,皆所以表金形之象也。

丹波元简说:监监,多察貌。志云,如金之鉴而明察也。马云,严严然不敢肆也。又云脱脱无累之义。志云,廉廉如金之洁而不污。

水形之人,比于上羽,似于黑帝①,其为人黑色②,面不平③,大头,廉颐④,小肩,大腹⑤,动手足发行摇身⑥,下尻长⑦,背延延然不敬畏⑧,善欺绐人,戮死⑨,能秋冬不能春夏⑩,春夏感而病生,足少阴汙汙然⑪。大羽之人,比于右足太阳,太阳之上,颊颊然⑫。小羽之人⑬,比于左足太阳,太阳之下,纡纡然⑭。众之为人,比于右足太阳,太阳之下,洁洁然⑮。桎之为人,比于左足太阳,太阳之上,安安然⑯。

【本段提纲】 马莳说:此言水形之人,有全偏之分也。

【集解】

①比于上羽,似于黑帝:马莳说:北方主水,其音羽,其色黑,故水形之人,比于上羽,似于上天之黑帝。

②其为人黑色:马莳说:色黑者,水之色黑也。

③面不平:马莳说:面不平者,水上有波也。

④大头,廉颐:马莳说:头大者,水面不锐也。颐廉有角者,水流四达也。

钱熙祚说:原刻"广"误作"廉",依《甲乙经》改。

⑤小肩,大腹:马莳说:肩小者,水之自高而泻下者,其高处不大也。腹大者,水之腹大而善藏物也。

⑥动手足发行摇身:马莳说:必摇身者,水流而达也。

⑦下尻长:马莳说:下尻长者,水流必长也。此自其体而言耳。

⑧背延延然不敬畏:马莳曰:背延延然,亦长意。不敬畏者,水决而不可遏也。

张介宾说:任性趋下,不向上也。

⑨善欺绐人,戮死:张介宾说:善欺绐人,水无实也。戮死,水无恒情,故多厄也。

⑩能秋冬不能春夏:马莳说:耐秋冬者,水以秋冬不亏也。不耐春夏者,水以火而沸也。此自其性而言耳。

张介宾说:水王秋冬,衰于春夏也。此自其性而言耳。

⑪春夏感而病生,足少阴汙汙然:河北医学院《灵枢经校释》:"汙""污"古今字。汙、污,卑下貌。《文选·西征赋》:体川陆之汙隆。善注引《汉书音义》:或曰汙,下也。

⑫大羽之人,比于右足太阳,太阳之上,颊颊然:张介宾说:以水形而应于右之上者,是为大羽之人,而属于右足太阳之上也。颊颊,得色貌。此下详义同前木形注中。

⑬小羽之人:钱熙祚说:赵本"小"作"少"。

⑭小羽之人,比于左足太阳,太阳之下,纡纡然:张介宾说:应在左下者,是为少羽之人,而属于左足太阳之下也。纡纡,曲折貌。

⑮众之为人,比于右足太阳,太阳之下,洁洁然:张介宾说:众,常也。一曰加之人。应在右之下者,曰众之为人,而属于右足太阳之下也。洁洁,清净貌。诸形皆言大少,而此独曰众,意者水形多变,而此独洁洁,故可同于众也。

⑯桎之为人,比于左足太阳,太阳之上,安安然:张介宾说:桎,"窒"同,局窒不通之义。居左之上者曰桎之为人,而属于左足太阳之上也。安安,定静貌。诸不言桎而此独言者,盖以水性虽流,而为器所局,则安然不动,故云桎也。凡此频频之类者,皆所以表水形之象也。

丹波元简说:频频,得色貌,其盈满如两频也。纡纡,张云,曲折貌。马云,有周旋之义。志云,纡洄之态。洁洁然,马云,独行之义。张云,清净貌,诸形皆言太少,而此独曰众,意者水形多变,而此独洁洁,故可同于众也。志云,如水之清洁也。众之为人者谓居海滨平陆之大众,如水之在下而形体清洁也。安安然,张云,定静貌,诸不言桎而此独言者盖以水性虽流而为器所局,则安然不动,故云桎也。倪仲宣曰,不曰左羽右羽而曰众之为人,桎之为人,此即以众桎而为左右也。倪仲玉曰,水形之人,岂应桎梏而戮死耶,经义渊微,圣辞古朴,非覃思精粹,岂易疏耶!

是故五形之人,二十五变者,众之所以相欺者是也①。

【本段提纲】 马莳说:此总结上文五行之人,有二十五等之异者,乃众人之难辨而易欺者也。

【集解】

①是故五形之人,二十五变者,众之所以相欺者是也:张介宾说:形分为五,而又分为二十五,禀赋既偏,则不免强弱胜负之相欺,故惟不偏不易,而钟天地之正气者,斯为阴阳和平之人,是以有圣跖贤愚之别也。

丹波元简说:杨慎云,相法出于黄帝,虽不能通其详,其大旨可知矣,乃知此术不始于《左传·荀子》所载,唐举管辂之所师,当出于此(出升菴外集九十一卷)。

黄帝曰:得其形不得其色何如①?

岐伯曰:形胜色,色胜形者,至其胜时年加,感则病行,失则忧矣②。形色相得者,富贵大乐③。

黄帝曰:其形色相胜之时,年加可知乎④?

岐伯曰:凡年忌下上之人,大忌常加七岁⑤,十六岁,二十五岁,三十四岁,四十三岁,五十二岁,六十一岁,皆人之大忌,不可不自安也⑥,感则病行,失则忧矣,当此之时,无为奸事,是谓年忌⑦。

【本段提纲】 马莳说:此言形色贵于相得,或有相胜者,而复加年忌,则轻者病,而重者忧也。

【集解】

①得其形不得其色何如:马莳说:形与色必有相得,若得其形而犹未得其色,帝之所以疑也。

②形胜色,色胜形者,至其胜时年加,感则病行,失则忧矣:张介宾说:形胜色者,如以木形

人而色见黄也。色胜形者,如以木形人而色见白也。胜时年者,如木旺土衰,而又逢丁壬之木运,或东方之干支,或厥阴气候之类,值其旺气相加,而感之则病矣。既病而再有疏失,乃可忧也。

③形色相得者,富贵大乐:张介宾说:气质调和也。

④其形色相胜之时,年加可知乎:张介宾说:此言形色之相胜者,复有年忌之当知也。

⑤凡年忌下上之人,大忌常加七岁:张介宾说:年忌者,忌有常数,所以示人之避患也。下上之人,如上文五形或上或下之人,其年忌常以七岁为始。

⑥十六岁,二十五岁,三十四岁,四十三岁,五十二岁,六十一岁,皆人之大忌,不可不自安也:张介宾说:此言年忌始于七岁,以至六十一岁,皆递加九年者。盖以七为阳之少,九为阳之老。阳数,极于九而极必变,故自七岁以后,凡遇九年,皆为年忌。

⑦感则病行,失则忧矣,当此之时,无为奸事,是谓年忌:马莳说:所谓年忌者,乃各经上下之人,大忌其常加也,如大角之人,比于左足少阳之上,判角之人,比于左足少阳之下,是属木之人也,遇下文所值之年,而其色青,是谓形色相得者,富贵大乐。其色黄者,是谓形胜色,其色白者,是谓色胜形,而复有年忌相加,此感则病行,而失则可忧也。大凡人方七岁,是阳之少也,再加九岁,乃十六岁,再加九岁,乃二十五岁,再加九岁,乃三十四岁,再加九岁,乃四十三岁,再加九岁,乃五十二岁,再加九岁,乃六十一岁。盖九为老阳,而阳极必变,故此皆为人之大忌,不可不自安其分也。当此各年之时,毋为奸淫之事,犹可自免。否则形色不相得而相胜,值此年忌加之,斯感则病行,而失则忧矣。

张介宾说:当年忌之年,易于感病,失则为忧,故尤宜知慎也。

黄帝曰:夫子之言脉之上下,血气之候,以知形气,奈何?

岐伯曰:足阳明之上,血气盛则髯美长①,血多气少则髯短②,气多血少则髯少,血气皆少则无髯,两吻③多画④。足阳明之下,血气盛则下毛美长至胸,血多气少则下毛美短至脐,行则善高举足,足趾少肉,足善寒⑤,血少气多则肉善瘃⑥,血气皆少则无毛,有则稀枯悴,善痿厥足痹⑦。

【本段提纲】　马莳说:此言足阳明之体有上下,而气血多少必见于外形也。

【集解】

①足阳明之上,血气盛则髯美长:陆懋修说:髯,汝盐切,亦作"髥"。《说文》髯,颊须也。《释名》,在颊耳旁曰髯。

②血多气少则髯短:钱熙祚说:原刻"多少"二字互讹,依《甲乙经》改,下句同,又此句下原衍"故"字,亦依《甲乙经》删。

③两吻:陆懋修说:吻,武粉切。《说文》吻,口边也。

④足阳明之上,血气盛则髯美长,血多气少则髯短,气多血少则髯少,血气皆少则无髯,两吻多画:马莳说:足阳明胃也,凡经脉之上,经脉穴道之行于上体者,如巨髎穴挟鼻旁,地仓穴挟。吻,皆谓之上,而髯之所生者也。故血气皆盛,则髯美且长。如血少气多,则髯虽有而必短,若气少血多,则髯虽有而必少,至于血气皆少,则其髯全无,止两吻多画耳。吻者,口旁也。

张介宾说:此下言手足三阳之外候也。足阳明胃经之脉行于上体者,循鼻外挟。环唇,故此经气血之盛衰,皆形见于口傍之髯也。吻,口角也。画,纹也。阳明血气不充,两吻故勿纹画也。

陆懋修说：画，胡麦切。《说文》，画，界也。

⑤足阳明之下，血气盛则下毛美长至胸，血多气少则下毛美短至脐，行则善高举足，足趾少肉，足善寒：张介宾说：足阳明之脉，行于下体者，由归来至气街，阴阳总宗筋之会，会于气街而阳明为之长，故形见于下毛，而或有至胸至脐也。行则善高举足者，因其血多。盖四肢皆禀气于胃，足受血而能步也。足趾少肉足善寒者，因其气少。盖四肢者诸阳之本，阳气不足，则趾少肉而善寒也。

⑥血少气多则肉善瘃：张介宾说：瘃，寒肿也。血少气多，则浮见于外，故下体肉分多为肿也。

钱熙祚说：原刻"肉"下衍"而"字，依《甲乙经》删。瘃，寒疮也。

⑦血气皆少则无毛，有则稀枯悴，善痿厥足痹：马莳说：足阳明之下，凡经脉穴道之行于下体者，如归来穴在水道之下，气冲穴在鼠鼷之上，乃下毛之所生也。故血气皆盛，则下毛必美而且长，至胸亦有之。如血多气少，则下毛虽美而必短，仅生至于脐耳。且行而举足必高，其足趾少肉，且多冷而不温。若血少气多，则其分肉善生寒疮。至于血气皆少，则下毛全无，虽或有之，亦稀少枯悴，而善成痿厥痹之三证也。

张介宾说：悴，憔悴也。足阳明为五藏六府之海，主润宗筋，束骨而利机关也。今气血俱少于下，故为痿厥足痹等病。

足少阳之上，气血盛则通髯美长，血多气少则通髯美短，血少气多则少须，血气皆少则无须①，感于寒湿则善痹，骨痛爪枯也②。足少阳之下，血气盛则胫毛美长，外踝肥，血多气少则胫毛美短，外踝皮坚而厚，血少气多则胻毛少，外踝皮薄而软，血气皆少则无毛，外踝瘦无肉③。

【本段提纲】 马莳说：此言足少阳之体有上下，而血气多少，必见于外形也。

【集解】

①足少阳之上，气血盛则通髯美长，血多气少则通髯美短，血少气多则少须，血气皆少则无须：张介宾说：足少阳胆经之脉，行于上体者，抵于頔，下颊车，故其气血之盛衰，必形见于须髯也。在颐曰须，在颊曰髯。

②感于寒湿则善痹，骨痛爪枯也：张介宾说：此皆筋骨之病，以少阳厥阴为表里，而肝主筋也。

③足少阳之下，血气盛则胫毛美长，外踝肥，血多气少则胫毛美短，外踝皮坚而厚，血少气多则胻毛少，外踝皮薄而软，血气皆少则无毛，外踝瘦无肉：马莳说：足少阳者，胆经也。足少阳之上，凡经脉穴道之行于上者，如风池、脑空、正灵之类，皆行于耳后者，今曰通髯，有关于胆经，则所谓通髯者，乃连鬓而生者也，其气脉本相贯耳。故气血盛则通髯美而且长，血多气少则通髯虽美而短，若血少气多则虽有须而少，至于血气皆少则其须全无，而感于寒湿则善成痹病，其骨必痛，而爪必枯也。足少阳之下，如阳陵泉以至下之绝骨者是也。故血气盛则足胫之毛美而且长，外踝必肥，盖胆经之脉行于外踝也。若血多气少，则足胫之毛美而必短，其外踝之皮必坚而厚。若血少气多，则足胻之毛必少，其外踝之皮薄而且软。至于血气皆少，则胫胻必皆无毛，其外踝必瘦而无肉也。

张介宾说：足少阳之脉行于下体者，出膝外廉，下外辅骨、外踝之前，故其形见者，皆在足之外侧。

足太阳之上，血气盛则美眉，眉有毫毛，血多气少则恶眉，面多少理①，血少气多则面多肉，血气和则美色②。足太阳之下，血气盛则跟肉满，踵坚，气少血多则瘦，跟空，血气皆少则喜转筋，踵下痛③。

【本段提纲】　马莳说：此言足太阳之体有上下，而气血多少必见于外形也。

【集解】

①少理：钱熙祚说：《甲乙经》作"小理"。

②足太阳之上，血气盛则美眉，眉有毫毛，血多气少则恶眉，面多少理，血少气多则面多肉，血气和则美色：马莳说：足太阳者，膀胱经也。足太阳之上，凡经脉穴道之行于上体者，如睛明、攒竹，乃眉之所生也。故血气盛则其眉必美，且有毫毛。若血多气少，则其眉虽有而必恶，其面少纹理。若血少气多，则面肉必多。若血气和则面色必美也。

张介宾说：足太阳膀胱之脉行于上体者，起于目内眦，其筋之支者，下颜结于鼻，故其气血之盛衰，皆形见于眉面之间也。

③足太阳之下，血气盛则跟肉满，踵坚，气少血多则瘦，跟空，血气皆少则喜转筋，踵下痛：马莳说：足太阳之下，凡经脉穴道之行于下体者，如昆仑、仆参，皆在于下跟者也。故血气盛则足跟之肉必满，而其踵必坚。若气少血多，则跟必瘦而无肉则空。至于血气皆少，则常有转筋之疾，而踵下必多痛也。

张介宾说：足太阳经之行于下体者，从后廉下合腘中，贯腨内，出外踝之后，结于踵，故其形见为病，皆在足之跟踵也。

手阳明之上，血气盛则髭①美，血少气多则髭恶，血气皆少则无髭②。手阳明之下，血气盛则腋下毛美，手鱼肉以温，气血皆少则手瘦以寒③。

【本段提纲】　马莳说：此言手阳明之体有上下，而血气多少必见于外形也。

【集解】

①髭：陆懋修说：髭，即移切，本作"頿"。《说文》，頿口上毛也。《释名》口上曰"髭"，髭，姿也，为姿容之美也。

②手阳明之上，血气盛则髭美，血少气多则髭恶，血气皆少则无髭：马莳说：手阳明者，大肠经也。手阳明之上，如禾髎穴在鼻孔之旁，迎香穴在水沟之旁，皆穴道之行于上，而髭之所生者也。故血气盛则其髭必美，若血少气多，则有髭必恶。若血气皆少，则其髭全无矣。

张介宾说：手阳明大肠经之脉，行于上体者，挟口交人中，上挟鼻孔，故其气血之盛衰，必形见于髭也。在口上曰髭，在口下曰须。

③手阳明之下，血气盛则腋下毛美，手鱼肉以温，气血皆少则手瘦以寒：马莳说：手阳明之下，如肩髃、臂臑近于腋，合谷、三间、二间、商阳行于指，故血气盛则腋下之毛必美，其手鱼际之肉必温，若气血皆少，则其手必瘦而冷也。

张介宾说：手阳明之行于下体者，上臑外前廉，下近于腋，且阳明太阴为表里，而太阴之脉出腋下，故腋下毛美。手鱼肉者，大指本节后厚肉也。本经之脉起次指，出合谷，故形见于此。

手少阳之上，血气盛则眉美以长，耳色美，血气皆少，则耳焦恶色①。手少阳之下，血气盛则手捲②多肉以温，血气皆少，则寒以瘦，气少血多则瘦以多脉③。

【本段提纲】　马莳说：此言手少阳之体有上下，而气血多少必见于外形也。

【集解】

①手少阳之上,血气盛则眉美以长,耳色美,血气皆少,则耳焦恶色:马莳说;手少阳者,三焦经也,三焦之脉,行于上者,如翳风、瘈脉、颅囟、角孙皆近于耳,丝竹空则近于眉,故血气盛则其眉必美而且长,其耳之色必美,若血气皆少,则其耳必焦,而色必恶也。

张介宾说:手少阳三焦之脉行于上体者,出耳前后,至目锐眦,故其血气之盛衰,皆见于眉耳之间。

②捲:钱熙祚说:《甲乙经》"捲"作"拳",古字通。

③手少阳之下,血气盛则手捲多肉以温,血气皆少,则寒以瘦,气少血多则瘦以多脉:马莳说:手少阳之脉,行于下者,如外关、阳池、中渚、液门,皆行于手背也,故血气多则捲手而视之,多肉以温,若血气皆少,则手必冷而且瘦,至于气少血多,则筋脉虽多而亦瘦矣。

张介宾说:手少阳之脉行于下体者,起无名指端,循手腕出臂外上肘,故其形见若此。

手太阳之上,血气盛则多须①,面多肉以平,血气皆少则面瘦恶色②。手太阳之下,血气盛则掌肉充满,血气皆少则掌瘦以寒③。

【本段提纲】 马莳说:此言手太阳之体有上下,而气血多少必见于外形也。

【集解】

①多须:钱熙祚说:多上原衍"有"字,依《甲乙经》删。

②手太阳之上,血气盛则多须,面多肉以平,血气皆少则面瘦恶色:马莳说:手太阳者,小肠也,手太阳之上,如天容在曲颊之后,颧髎在骱骨之下,故血气盛则其须多,而其肉且多而平,血气皆少,则其面瘦而其色恶也。

张介宾说:手太阳小肠之脉,行于上体者,循颊上颊,斜络于颧,故其血气之盛衰,皆形见于须面之间也。

③手太阳之下,血气盛则掌肉充满,血气皆少则掌瘦以寒:马莳说:手太阳之下,如腕骨、后溪、前谷、少泽之类,皆行于手,故血气盛则掌肉充满,血气皆少,则掌瘦而冷也。

张介宾说:手太阳之脉行于下体者,循手外侧上腕,故其形见者如此。

黄帝曰:二十五人者刺之有约①乎?

岐伯曰:美眉者足太阳之脉气血多,恶眉者气血少,其肥而泽者血气有余,肥而不泽者,气有余血不足,瘦而无泽者气血俱不足,审察其形气有余不足而调之,可以知逆顺矣②。

【本段提纲】 马莳说:此即膀胱经一部之外形,以观血气之盛衰,是乃有刺之约法也。

【集解】

①约:张介宾说:约,度也。

②美眉者足太阳之脉气血多,恶眉者气血少,其肥而泽者血气有余,肥而不泽者,气有余血不足,瘦而无泽者气血俱不足,审察其形气有余不足而调之,可以知逆顺矣:马莳说:足太阳膀胱经之脉,自头行背以至于足,周一身之长,左右共一百二十六穴,故即此一经,而一身之气血可验矣。在上见于眉,在下见于身。故眉之美者,则足太阳之气血俱多也,眉之恶者,则足太阳之气血必少也。其体肥而且泽,是血气皆有余也。若肥而不泽,则气盛而血少耳。若瘦而无泽,则气血俱不足耳。审察其形气之有余不足,而盛则泻之,虚则补之,可以知当补而补,当泻而泻之为顺,而反此则为逆矣。

张介宾说:此言足太阳一经之盛衰,而他经之有余不足亦犹是也,审察既明而后调之,则不失其逆顺矣。

黄帝曰:刺其诸阴阳奈何?

岐伯曰:按其寸口人迎以调阴阳①,切循其经络之凝涩,结而不通者,此于身皆为痛痹,甚则不行故凝涩②,凝涩者致气以温之,血和乃止,其结络者,脉结血不行③,决之乃行④。故曰气有余于上者导而下之,气不足于上者推而休之⑤,其稽留不至者因而迎之⑥,必明于经隧,乃能持之,寒与热争者导而行之,其宛陈血不结者,即而取之⑦,必先明知二十五人,则血气之所在,左右上下,刺约毕也⑧。

【本段提纲】　马莳说:此言刺各经之有刺法也。

【集解】

①按其寸口人迎以调阴阳:马莳说:帝以刺诸经为问,伯言按其寸口,可以调阴经,即经脉《终始》《禁服》等篇,所谓寸口一盛,病在足厥阴,一盛而躁,病在手厥阴,寸口二盛,病在足少阴,二盛而躁,病在手少阴,寸口三盛,病在足太阴,三盛而躁,病在手太阴。按其人迎,可以调阳经,即诸篇所谓人迎一盛,病在足少阳,一盛而躁,病在手少阳,人迎二盛,病在足太阳,二盛而躁,病在手太阳,人迎三盛,病在足阳明,三盛而躁,病在手阳明。切循其各经络之有凝涩否,内有结而不通者,此于身当为痛痹,甚则不起而行也,当留针以补,而致其气以温之,候至血和,乃止针耳。及有结于络脉者,惟其脉结,则血不行,必决之以出血,则血乃行也。大凡病之气有余于上者,则病在上求之下,当针其穴之在下者,以导而下之。气不足于上者,则乃刺其上穴,而推其针久留以休息之,候其气至可也。如针已稽留,而气尚未至,必因而迎之,随即有以推之耳。凡此者,必先明于各经经脉之隧,然后可持针以刺之。其间有寒热相争者,则导而行之,有气郁陈而血未结者,必侧其针以刺之(侧针则卧针),然又必先明于二十五人之形,则血气之多少有无,病之左右上下,皆能悉知无遗,而后可以施针耳。此则刺法之约所以毕也。

张介宾说:寸口在手,太阴脉也。人迎在头,阳明脉也。太阴行气于三阴,阳明行气于三阳,故按其寸口人迎而可以调阴阳也。如《经脉》《终始》《禁服》等篇,所谓人迎脉口一盛、二盛、三盛等义皆是也。

②切循其经络之凝涩,结而不通者,此于身皆为痛痹,甚则不行故凝涩:张介宾说:切,深也。循,察也。经络为病,身必痛痹,甚则血气不行,故脉道凝涩也。

③脉结血不行:钱熙祚说:藏本作"不和"。

④决之乃行:张介宾说:血脉凝涩,气不至也,故当留针以补而致其气以温之。致,使之至也。决者,开泄之谓。

⑤气有余于上者导而下之,气不足于上者推而休之:张介宾说:气有余于上者,病必在上,故当刺其穴之在下者以导而下之。导,引也。气不足于上者,即刺其在上之穴,仍推其针而休息之。休者,留针以待气也。

钱熙祚说:《甲乙经》"休"作"往"。

⑥其稽留不至者因而迎之:张介宾说:稽留不至,言气至之迟滞者,接之引之而使其必来也。

⑦即而取之:张介宾说:必明经脉之道路,而后能执持之也。其有寒热不和者,因其偏而导去之。脉道虽有郁陈而血不结者,则其势而予治之。则,度也。予,与同。

钱熙祚说:原作则而予之,不可通,依《甲乙经》改。

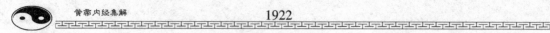

⑧必先明知二十五人,则血气之所在,左右上下,刺约毕也:张介宾说:凡刺之道,须明血气,故必知此二十五人之脉理,而刺之大约可以尽矣。

《阴阳二十五人第六十四》今译

黄帝说:我想问问阴型和阳型人的分类标准是什么?

伯高回答说:自然界中,宇宙有前后左右上下的六个方向,在这六方之内一切事物都离不开金、木、水、火、土五行理论的制约。人的分类也符合五行的规律,可以按五行而分为五大类,而每一大类按照五音又可以分为五种类型,所以人可以分为五乘五共二十五种不同类的人。而阴阳两大类型的人并不包括在上述二十五种人之内。阴阳两大类型的人与一般的人是不同的,它包括太阳、少阳、太阴、少阴、阴阳五种不同的类型,关于这些类型的情况,我已经了解了。但是,对于二十五种不同类型人的具体形态,由于气血不同,而表现出不同的特点,我想从外部表现的特征来判断内部的情况,不知应如何进行?

岐伯说:你问得非常全面而又细致。这是先师秘而不传的,因此,就是伯高对这个问题也不完全明白其中的道理。

黄帝离开座位后退几步,恭敬而又谦逊地说:我听有人说过,对于宝贵的经验和方法,在遇到了可以信赖传授的人以后,又不传授给他,这是重大的损失。学得了这种宝贵的经验和方法,而随意向外人泄露和夸耀,这是上天也不能容忍的行为。我希望能掌握这种宝贵的经验和方法,并且很好地重视它,把它藏在金柜里面,而不轻易向外人泄露和夸耀。

岐伯说:人的分类首先要确定金、木、水、火、土五种类型,然后再依据青、赤、黄、白、黑五种颜色及宫、商、角、徵、羽五声,做进一步的分类,这样就可以知道二十五种人的形态了。

黄帝说:我希望听您详尽地讲讲它们的分类情况。

岐伯说:一定要谨慎再谨慎啊!就让我给你讲讲吧。木形一类的人,与五音相配,属于木音中的上角。好像东方的苍帝,这种人的皮肤呈苍色,头小,面部狭长,肩部宽大而背部平直,身躯挺直,手足小,有才干,善于思考问题,体力不强,对各种事情都很担心,对时令的适应,能耐受春夏季节,而不能耐受秋冬季节,这种人在秋冬季节容易感受外邪而发生疾病。这一类型的人,属于足厥阴肝经,他们的特征是为人雍容自重,是禀受木气最全的人。禀受木气较偏的人,还可以按上下左右分成四类:左之上方,在木音中属于大角一类的人,这种人可以与左足少阳胆经相比,在身体的上部具有少阳型人的特征,他们为人比较歉逊。右之下方,在木音中属于左角一类的人,这种人可以与右足少阳经相比,在身体的下部具有少阳型人的特征,他们为人随和、服从性较强。右之上方,在木音中属于钛角一类的人,这种人可以与右足少阳胆经相比,在身体的上部具有少阳型人的特征,他们的为人努力向上,进取心较强。左之下方,在木音中属于判角一类的人,这种人可以与右足少阳胆经相比,在身体的下部具有少阳型人的特征,他们的为人正直不阿。

火形一类的人与五音相配,属于火音中的上徵,好像南方的赤帝,这种人皮肤红色,背脊的肌肉阔大,头小,面部消瘦,肩背髀腹各部的发育匀称端正,手足小,走起路来比较稳重,性格较急,走路摇摆背部肌肉丰满,有气魄,轻视钱财,缺少信用,顾虑多,遇事明理,面色好,性情急躁,不能长寿,往往突然死亡,对时令的适应,能耐受春夏,而不能耐受秋冬。在秋冬时节容易感受外邪而生病。这一类型的人,属手少阴经,他们为人的特点是为人老实,不说假话,实事求是,是禀受火气最全的人。禀受火气较偏的人,按上下左右可分成四类:左之上方,在火音中属于质徵一类的人,这种人可与左手太阳小肠经相比,在身体的上部具有太阳型人的特征,他们为人光明正大而明白事理。右之下方,在火音中属少徵一类的人,这种人,可与右手太阳小肠经相比在人体的下部具有太阳型人的特征,他们为人乐观,心情开朗。右之上方,在火音中属右徵一类的人,这种人可以与右手太阳小肠经相比,在身体的上部具有太阳型人的特征,他们做任何事都努力上进,不甘心落后。左之下方,在火音中属判徵一类的人,这种人可以与左手太阳经相比,在身体的下部具有太阳型人的特征。他们心情开朗,无忧无虑。

　　土形一类的人,与五音相配,属于土音中的上宫,好像居于中央的黄帝。这种人的皮肤呈黄色,面圆,头大,肩背丰满健壮,腹大,大腿和小腿都健美壮实。手足小,肌肉丰满,身体各部发育匀称,走路稳重,心情平静,不急躁,喜欢帮助别人,不追求权势和名利,不愿依附于别人,对时令的适应是能耐受秋冬季节,而不能耐受春夏季节。春夏季节如果感受邪气则易生病。这一类在音中称为上宫的人,属于足太阴脾经,禀土气最全,他们的性格特点是为人忠实憨厚。禀土之偏者,按上下左右可分成四类:左之土方,在土音中属于太宫一类的人,这种人可以与左足阳明胃经相比,在身体的上部具有阳明型人的特征。他们为人柔顺平和。左之下方,在土音中属于加宫一类的人,这种人可以与左足阳明胃经相比,在身体的下部具有阳明型人的特征,他们平常喜欢快活。右之上方,在土音中属于少宫一类的人,这种人可以与右足阳明胃经相比,在身体的上部具有足阳明胃经人的特征,他们为人圆滑,八面玲珑。右之下方,在土音中属于左宫一类的人,这种人可以与右足阳明胃经相比,在身体的下部具有足阳明型人的特征,他们做事勤奋努力,专心致志。

　　金形一类的人,属于金音中的上商,好像居于西方的白帝,这种人的皮肤呈白色,面方,头部、肩背、腹部以及手足都小,好像另外有骨头生在足踝的外面,行动、轻快,禀性廉洁,性情急躁,不动则静,一动则猛悍异常,善于吏治,对时令的适应是,能耐受秋冬,而不能耐受春夏,在春夏季节容易感受邪气而生病。这类人在金中称为上商,属于手太阴肺经,是禀金气最全的人,他们的性格特征是为人峭薄寡恩。禀金气之偏的人,按上下左右可分成四类:左之上方,在金音中属于钛商一类的人,这种人可以与左手阳明大肠经相比,在身体的上部具有阳明型人的特征,他们作风廉洁自守。左之下方,在金音中属于右商一类的人,这种人可以与左手阳明大肠经相比,在身体的上部具有阳明型人的特征,他们英俊潇洒。右之上方,在金音中属于左商一类的人,这种人可以与右手阳明大肠经相比,在身体上部具有阳明型人的特征,他们为人精明,能够明察秋毫。右之下方,在金音中属于小商一类的人,这种人可以与右手阳明大肠经相比,在身体的下部具有阳明型人的特征,他们作风威严庄重。

　　水形一类的人,与五音相配,属于五音中的上羽,好像居于北方的黑帝,这种人皮肤呈黑色,面部多皱纹,头大,颐部宽大,肩小,腹大,手足爱动,走路时摇摆身体,尻骨较长,背脊亦长,对人既不恭敬不畏惧,善于欺骗,自己的命运也不好,免不了有杀身之祸,对时令的适应是,能受耐秋冬,而不能耐受春夏。春夏感受邪气易生病。这类人在水音中称为上羽的人,属于足少阴肾经,禀水气最全,他们的特征是人格卑下。禀水气之偏的人,按上下左右可分成四类:右之上方,在水音中属于大羽一类的人,这种人可以与右足太阳膀胱经相比,在身体的上部具有足太阳型人的特征,他们常常表现出很得意的样子。左之下方,在水音中属于小羽一类的人,这种人可以与左足太阳膀胱经相比,在身体的下部具有足太阳型人的特征,他们为人不直爽,心情常郁闷不舒。右之下方,在水音中属于众羽一类的人,这种人可以与右足太阳膀胱经相比,在身体的下部具有足太阳型人的特征,他们为人很文静,像水一样清澈。左上之方,在水音中属于桎羽一类的人,这种人可以与左足太阳膀胱经相比,在身体的上部具有足太阳型人特征,他们的性格安静内向。

以上木、火、土、金、水五种不同形态的人,由于禀赋的差异,又分为二十五种不同的类型,这些类型的人在外表上容易发生混淆,而不易使人辨认。

黄帝问道:人体具备了五行体态的特征,而没有表现出相应体态的皮肤颜色,这将怎样呢?

岐伯回答说:根据五行生克的理论,形体的五行属性克制肤色的五行属性,或者肤色的五行属性克制体形的五行属性,如果出现了这种形色相克的现象,又恰好遇上了年忌,这时如果感受外邪,就容易生病,倘若治疗失误,或自己不重视,就有危及生命之忧。如果体形与肤色五行相称,则气质调和,是身体健康的象征。

黄帝说:人的形色,相互克制时,年忌相加的方法如何呢?

岐伯回答说:前面讲的二十五种人都有年忌,年忌的计算,常常是从七岁这一大忌之年算起,以后在此基础上递加上九年,所以人一生中的年忌依次是:十六岁,二十五岁,三十四岁,四十三岁,五十二岁,六十一岁,这些年龄都是大忌之年。在每个年忌里,必须要注意身体的保护和调理,否则容易感受外邪而生病,既病之后,如治疗调养失误则有危及生命之忧了。所以,每当年忌时,要谨慎保养,预防疾病发生,不要做不恰当的事,以免伤害身体,以上这些,就是通常所说的年忌。

黄帝说:您曾说过,手足三阳经脉循行于人体上部和下部,根据气血盛衰的变化,反映到体表的现象又是怎样的呢?

岐伯回答说:循行于身体上部的足阳明胃经,如气血充盛,则两颊部位的髯毛既漂亮又长;如血少而气多,则髯毛较短;如气少而血多,则髯毛稀少;如血气都不足,则两颊部位没有髯毛,而且口角两旁皱纹很多。循行身体下部的足阳明胃经,如气血充盛,则阴毛美好而长,甚至向上生长到胸部;如血多气少,则阴毛虽美好但很短,而且只能长到脐部。这种人走路时,喜欢抬高两腿,足趾的肌肉较少,足部常常感觉寒冷;如血少而气多,则容易生冻疮;如气血都不足,则没有阴毛生长,即使有也很稀疏、干枯,这种人很容易发生痿、厥或痹症等病。

循行于上部的足少阳胆经脉,如气血充盛,则两颊连鬓的胡须长得既长又漂亮;如血多气少,则连鬓的胡须虽然长得漂亮但却较短;如血少气多,则连鬓的胡须长得很少;如气血都不足,则没有连鬓的胡须。这种人如果感受寒湿,容易发生痹证、骨痛、爪甲干枯等疾病。循行于身体下部的足少阳胆经脉,如气血充盛,则小腿毫毛长得既长又漂亮,足外踝肥大;如血多气少,则小腿毫毛虽长得漂亮但较短,足外踝皮肤坚实而厚;如血少气多,则小腿毫毛长得很少,足外踝皮肤瘦薄而软;如气血都不足,则小腿部没有毫毛,足外踝也很消瘦而没有多少肌肉。

循行于身体上部的足太阳膀胱经脉,如气血充盛,则眉毛长得漂亮,而且眉毛中长有许多长的毫毛;如血多气少,则眉毛生得枯瘁,面部皱纹较多;如血少气多,则面部肌肉丰满;如气血运行协调,则面部颜色好看。循行于身体下部的足太阳膀胱经脉,如气血充盛,则足跟部肌肉丰满,跟底部的皮肤坚实;如气少血多,则足跟消瘦,肌肉很少;如气血都不足,则容易发生转筋,跟底疼痛。

手阳明大肠经脉的上部,如气血充盛,则口唇上部的髭毛长得清秀漂亮;如果血少气多,则髭毛生得丑恶;如气血都不足,则口唇上部没有髭毛。手阳明大肠经脉的下部,如气血充盛,则腋毛生得秀美,手掌的大鱼际肌丰满而温暖;如气血都不足,则两手枯瘦,感觉寒冷。

手少阳三焦经脉的上部,如气血充盛,则眉毛生得较长而且清秀漂亮,两耳气色好;如气血都不足,则两耳焦枯无光泽。手少阳三焦经脉的下部,如气血充盛,则当紧握拳头时手的肌肉显得丰满,而且总是温暖的;如气血都不足,则两手瘦削,总觉寒冷;如气少血多,则两手枯瘦,络脉显露。

手太阳小肠经脉的上部,如气血充盛,则胡须很多,面部肌肉丰满;如气血都不足,则面部消瘦,气色难看。手太阳小肠经脉的下部,如气血充盛,则手掌肌肉丰满;如果气血都不足,则手掌消瘦而且感觉寒冷。

黄帝问道:您前面所讲的二十五种不同类型的人,在进行针刺治疗时,有什么样的原则呢?

岐伯回答说:如病人眉毛生得清秀漂亮,说明足太阳膀胱经的气血都很充足;如病人的眉毛生得丑恶,说明足太阳膀胱经的气血不足;如病人身体肥胖,气色润泽,说明足太阳膀胱经的气血有余,如病人身体肥胖,但气色不润泽,说明足太阳膀胱经的气有余而血不足;如病人身体消瘦,气色又不润泽,说明足太阳膀胱经的气血都不足。治疗时必须结合病人的具体情况,仔细察看病人的外部体形,了解其气血的有余不足,而判断疾病的虚实,病势的顺逆,根据"盛则泻之,虚则补之"的治疗原则,而具体施治。只有这样,才不致贻误病机。

黄帝问道:关于三阴三阳经的疾病,应如何针刺治疗呢?

岐伯回答说:通过切诊寸口和人迎部位的脉象,了解阴阳的盛衰变化,然后再循按经脉所经行的部位,察看经络的气血是否有凝滞,阻塞不通的情况。如果经脉内有阻滞不通的现象,则可以发生痛痹病,严重的还可导致气血不能通行,进而引起气血阻塞不行,如果发生了气血完全阻塞,应当用针补气,使阳气运行至该处,以温通经脉,待经脉气血通调时,然后停止针刺治疗。如果在络脉出现气血的结聚,而气血不行,治疗时,可用刺络放血,让瘀血流出,这样气血可以正常运行了。所以说,凡身体上部因气有余而发生的疾病,则应采取"上病下取"的取穴方法来治疗,以引导病邪下行,凡身体上部正气不足而引起疾病,用推而扬之的针法,按"下病上取"的原则,在身体上部选用相应的穴位进行针刺,使气上行,驱邪上出。如因经脉阻滞而其气迟迟不至者,则应迎着脉气进行针刺,以便使脉气尽快运行到疾病发生的地方。要达到上面这些要求,必须明了全身经脉的运行情况,才可以正确采取不同的针法治疗。如果出现寒热往来的现象,就应该针对邪气偏盛和正气偏虚的不同情况,进行针刺,以引导气血的正常运行。如果经脉有气滞的现象,但又没有血液郁结不通的情况,即应根据具体症状取穴治疗。而要做到这一点,首先必须明确了解二十五种不同类型人的外形特征,经脉气血运行情况,全身上下以及左右的不同情况,熟练地掌握这些情况后,则进行针刺的所有原则也就完全掌握了。

卷 十 九

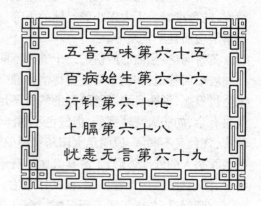

五音五味第六十五

百病始生第六十六

行针第六十七

上膈第六十八

忧恚无言第六十九

五音五味第六十五①

①五音五味第六十五：伯坚按：本篇和《甲乙经》《黄帝内经太素》《类经》三书篇目对照，列表于下：

灵枢	甲乙经	黄帝内经太素	类经
五音五味第六十五	卷一——阴阳二十五人形性血气不同第十六 卷二——奇经八脉第二	卷十一——任脉篇	卷四——五音五味分配藏府（藏象类三十二） 卷三——妇人无须气血多少（藏象类十七）

【释题】 马莳说：内论人身合五音、五谷、五果、五畜等义，故名。

【提要】 本篇内容可分两段。前一段讲各种类型的人施用针刺疗法时应取的经脉，和五音、五谷、五畜、五果、五藏、五色、五味、四时的配合。这一段很难理解，所以张介宾说：此或以古文深谏，向无明注，读者不明，录者不慎，而左右上下太少五音之间，极易差错，愈传愈谬，是以义多难晓，不敢强解，姑存其文，以俟后之君子再正。后一段用黄帝、岐伯问答的形式，讲妇人、宦者、天阉三种人无须的理由。

右徵与少徵，调右手太阳上①。左商与左徵，调左手阳明上②。少徵与大宫，调左手阳明上③。右角与大角，调右足少阳下④。大徵与少徵，调左手太阳上⑤。众羽与少羽,调右足太阳下⑥。少商与右商,调右手太阳下⑦。桎羽与众羽,调右足太阳下⑧。少宫与太宫,调右足阳明下⑨。判角与少角,调右足少阳下⑩。钛商与上商,调右足阳明下⑪。钛商与上角,调左足太阳下⑫。上徵与右徵同,谷麦,畜羊,果杏,手少阴,藏心,色赤,味苦,时夏⑬。上羽与大羽同,谷大豆,畜彘,果栗,足少阴,藏肾,色黑,味咸,时冬⑭。上宫与大宫同,谷稷,畜牛,果枣,足太阴,藏脾,色黄,味甘,时季夏⑮。上商与右商同,谷黍,畜鸡,果桃,手太阴,藏肺,色白,味辛,时秋⑯。上角与大角同,谷麻,畜犬,果李,足厥阴,藏肝,色青,味酸,时春⑰。大宫与上角同,右足阳明上⑱。左角与大角同,左足阳明上⑲。少羽与大羽同,右足太阳下⑳。左商与右商同,左手阳明上㉑。加宫与大宫同,左足少阳上㉒。判徵与大宫同,左手太阳下㉓。判角与大角同,左足少阳下㉔。大羽与大角同,右足太阳上㉕。大角与大宫同,右足少阳上㉖。右徵、少徵、质徵、上徵、判徵。右角、钛角、上角、大角、判角。右商、少商、钛商、上商、左商。少宫、上宫、大宫、加宫、左宫。众羽、桎羽、上羽、大羽、少羽㉗。

【本段提纲】　张志聪说:此承上章谓五音之人血气不足者,当调之以五谷、五畜之五味也。

马莳说:五行外合五形、五音,内合五志,内外互相输应者也。

【集解】

①右徵与少徵,调右手太阳上:马莳说:前篇右徵之人比于右手太阳,太阳之上,鲛鲛然。又云,手太阳之上,血气盛则有多须,面多肉以平;血气皆少,则面瘦恶色。故此曰右徵之人,当调右手太阳上。盖言小肠经脉气穴道之行于上者是也,正以火人而调火部耳。前篇言少徵之人,比于右手太阳,太阳之下,慆慆然。又云,手太阳之下,血气盛,则掌肉充满;血气皆少,则掌瘦以寒。然则少徵之人,当调右手太阳之下,而此亦与右徵之人,同调右手太阳之上,则以下为上,其上下字,必有误也。

张介宾说:此下十二条并后九条,皆所以言六阳之表也。

张志聪说:上章云右徵之人比于右手太阳,太阳之上,鲛鲛然。又云手太阳之上,血气盛,则有多须,面多肉以平;血气皆少,则面瘦恶色。是右徵之人,当调手太阳上矣。又云少徵之人比于右手太阳,太阳之下,慆慆然。又云手太阳之下,血气盛,则掌肉充满;血气皆少,则掌肉以寒。是少徵之人,当调手太阳下矣。今右徵与少徵同调手太阳上者,谓血气上下之相通也。

②左商与左徵,调左手阳明上:马莳说:前篇左商之人比于右手阳明,阳明之上监监然。又云手阳明之上,血气盛则髭美,血少气多则髭恶,血气皆少则无髭,故此曰左商之人,当调左手阳明上,盖言大肠经脉气穴道之行于上者是也,正以金人而调金部耳。前篇比于右手阳明之右字,当作左,即此节可证。前篇以质徵之人比于左手太阳上,而此以左徵调左手阳明之上者,则以火人而调金部,未知其所谓也。

③少徵与大宫,调左手阳明上:马莳说:前篇以少徵之人比于右手太阳,太阳之下慆慆然,而此以少徵调左手阳明上,是以火人而调金部也,上下字必讹耳。前篇太宫之人比于左手阳明,阳明之上婉婉然,盖以阳明胃经属土,宜以太宫属之也;此以太宫调左手阳明上,是以土人而调金部也,诚不知其所谓矣。

张介宾说:义似不合。

张志聪说：此言皮肤分肉之血气，虽各有分部，然通融渗溉，交相往来，审经络之相联者，亦可以通融调治也。夫左商之人，调左手阳明上者宜矣，而左徵与少徵应调手太阳，而同调于手阳明者，谓手太阳与手阳明之脉并出于巨虚，而上行手足三阳之脉，皆纵横连络于头面，然虽各有界畔，而皮肤血气之流行，交相往来，故有经脉相联者，亦可以同调之也，是以左徵少徵之人，同调于手阳明上，且手阳明主皮肤之气血者也。手阳明之脉出于足阳明之巨虚上廉而上行，故太宫之人当调足阳明上，而亦可调之手阳明上也。

④右角与大角，调右足少阳下：马莳说：前篇少角之人比于右足少阳，少阳之下随随然。又云足少阳之下，血气盛则胫毛美长，外踝肥；血多气少，则胫毛美短，外踝皮坚而厚，血少气多则胻毛少，外踝皮薄而软；血气皆少则无毛，外踝瘦多肉。是以右角之人而调右足少阳之下者宜也，盖以木人而调木部耳。前篇大角之人比于左足少阳，少阳之上遗遗然。而此以右代左，以下代上者，必有讹耳。

张志聪说：前章云左角之人比于右足少阳，少阳之下随随然，是右角之人宜调之右足少阳也。又云大角之人比于左足少阳，少阳之人遗遗然，此以太角之人同调右足少阳下者，左右上下之相通也。

⑤大徵与少徵，调左手太阳上：马莳说：前篇云质徵之人比于左手太阳，太阳之上肌肌然。又云手太阳之上，血气盛则有多须，面多肉以平；血气皆少，则面瘦恶色，今以大徵之人，而调左手太阳之上者是也，盖以火人而调火部耳。前篇以少徵之人比于右手太阳，太阳之下慆慆然，而此以左代右，以上代下，必有误耳。

张志聪说：前章云质徵之人比于左手太阳，太阳之上肌肌然，是大徵之人当调手太阳上矣。又云少徵之人比于右手太阳，太阳之下慆慆然。今以太徵与少徵同调左手太阳上，亦左右上下之相通也。仉汝霖曰，右角与太角故从下，少阳之气从下而上也；太徵与少徵，故从上，太阳之火气炎上也。

⑥众羽与少羽，调右足太阳下：马莳说：前篇云众之为人比于右足太阳，太阳之下洁洁然。又曰足太阳之下，血气盛则跟肉满踵坚，气少血多则瘦跟空，血气皆少则喜转筋，跟下痛。此以众羽之人而调右足太阳之下，盖言膀胱经脉气穴道之行于下者是也。是以水人而调水部耳。前篇少羽之人比于左足太阳，太阳之下纤纤然，今以右代左者，必有讹耳。

张志聪说：前章云众之为人比于右足太阳，太阳之下洁洁然。又曰少羽之人比于左足太阳，太阳之下纤纤然，是宜调足太阳下也。

⑦少商与右商，调右手太阳下：马莳说：前篇以少商之人比于右手阳明，右商之人比于左手阳明，而此乃调右手太阳之下，是以金人而调火部，未知其所谓也。

张介宾说：义似不合。

张志聪说：此以少商与右商调手太阳者，即左徵少徵之调手阳明，乃互相交通之义。

⑧桎羽与众羽，调右足太阳下：马莳说：前篇以桎之为人比于左足太阳，太阳之上安安然。又云足太阳之下，血气盛则跟肉满肿坚，气少血多则瘦跟空，血气皆少则善转筋，踵下痛，此以桎羽之人而调足太阳者是也，盖以水形而调水部耳。其以右代左，必有讹耳。前篇众羽之人比于右足太阳，太阳之下洁洁然，此以众羽之人，而调右足太阳之下者是也。

张志聪说：前章云桎之为人比于左足太阳，太阳之上安安然，众之为人比于右足太阳，太阳之下洁洁然，今皆调足太阳下者，太阳之气从下而上也。

⑨少宫与太宫，调右足阳明下：马莳说：前篇以少宫之人比于右足阳明，阳明之下枢枢然。

又云足阳明之下，血气盛则下毛美长至胸；血多气少，则下毛美短至脐，行则善高举足，足趾少肉，足善寒；血少气多，则肉而善瘃；血气皆少则无毛，有则稀枯瘁，善痿厥足肿，此以少宫之人而调足阳明，是以土人而调土部者是也。但以下代上则异耳，前篇以太宫之人比于左足阳明，阳明之上婉婉然，今乃以右代左，亦为异耳。

张志聪说：前篇云少宫之人比于足阳明，阳明之下枢枢然。太宫之人比于右足阳明，阳明之下婉婉然，以上而同调之，上者阴阳血气皆从下而上，足而手也。倪仲宣曰，足多从下，盖以下而通于下也；手多从上，盖以上而通于下也，阴阳血气上下环转之无端也。

⑩判角与少角，调右足少阳下：马莳说：前篇以判角之人比于右足少阳，少阳之下栝栝然，又云足少阳之下，血气盛则胫毛美长外踝肥；血多气少，则胫毛美短，外踝皮坚而厚；血少气多则胻毛少外踝皮薄而软；血气皆少，则无毛，外踝瘦无肉，此以判角之人而调足少阳者是也，盖以木人而调木部耳。但以右代左则异耳，前篇少角之人比于右足少阳，少阳之下随随然，此以少角之人而调右足少阳之下者是也。

张志聪说：前章云判角之人比于左足少阳，少阳之下栝栝然。夫半谓之判，判角即少角也。前章止有太角、左角、钛角、判角，而无少角，恐传写之误耳。倪仲宣曰，下文亦无"少角"。

⑪钛商与上商，调右足阳明下：马莳说：前篇云钛商之人比于左手阳明，阳明之上廉廉然。又云手阳明之上，血气盛则髭美，血少气多则髭恶，血气皆少则无髭，此以钛商之人而调右足阳明者，是以金人而调土部也。其足字当作手字，盖手阳明则属金矣。前篇以少商之人比于右手阳明，阳明之下严严然。又云手阳阴之下，血气盛则腋下毛美，手鱼肉以温；气血皆少，则手瘦以寒，此以上商而调右手阳明之下者是也。但前止有钛商小商右商左商，并无上商，非此之上为误，则彼之小为误也。

张介宾说：义似不合。

张志聪说：钛商主手阳明大肠，上商主手太阴肺，足阳明者胃府之经气也。此以手太阴阳明而调之，足阳明者血气生于胃府，水谷之精也。谷入于胃乃传之肺，盖肺手太阴之脉，起于中焦，下络大肠，还循胃口，上膈，属肺，肺与大肠之血气，皆从胃府始出而行于手太阳、阳明之经，故钛商与上商调足阳明也。仲宣曰，藏府通连者曰下。

⑫钛商与上角，调左足太阳下：马莳说：前篇以钛商之人比于左手阳明，阳明之上廉廉然，而此以钛商之人调左足太阳者，是以金人而调水部，未知其所谓也。

张介宾说：义似不合。

张志聪说：钛商手阳明大肠也，足太阳者膀胱水府也。《营卫生会篇》曰，水谷者常并居于胃中，成糟粕而俱下于大肠而成下焦，渗而俱下，济泌别汁，循下焦而渗入膀胱，是大肠与膀胱并属下焦，而交相通贯者也。是以钛商而调之足太阳下者，以府气之交通于下也。上角应足厥阴肝经，五藏之络脉，皆不上循头面，惟足厥阴之脉连目系，上出额与督脉会于巅，足太阳之脉与督脉会于目之睛明而上额交巅，是足太阳与督脉厥阴会于目而交于额，是以上角而调之足太阳下。盖血气津液生于藏，胃之下也。按此节论调手足之三阳，有左右上下之相通者，有手太阳而调之于阳明者，有手阳明调之手太阳者，有手阳明而调之足阳明者，有足厥阴而调之足太阳者，阴阳之血气各有分部，而调治错综，抑经气之交通，或鲁鱼之舛误，姑从臆见笺疏，以俟后贤参正。仇汝霖曰：此节论调左右太少之血气，比手足之三阳而不涉于手足之三阴，今以上商上角论，调于后者调血气之生始也。《荣气篇》曰，荣气之道，纳谷为宝，谷入于胃，乃传之肺。始于手太阴肺，终于足厥阴肝，其支别者，上额循巅，交于督脉，复循腹里，下注于脉中，是以论调上商之手太阴、上角之足厥阴者,谓血气之营于藏府十二经脉之中而渗注于外也,张子所谓鲁鱼之误者疑辞也,且前后不从本经之调治者,计什有一条,岂差误之过半耶,学者当从气交中求之。

陈璧琉、郑卓人合编《灵枢经白话解》:本节所述,是承接前篇"阴阳二十五人"所提到的各种类型,根据五音所属的上下左右来说明每一类型和手足三阳经的密切关系。对于各类的人,可分别在与其相联系的经脉上部或下部进行调治。例如首句"右徵与少徵,调右手太阳上。"右徵与少徵,都属于火音,手太阳小肠经也属于火经,这就是用火音来调治属于火形之人的一种治疗法则。所谓右徵,即前篇在火形之人一类下所指出的"右徵之人比于右手太阳,太阳之上,鲛鲛然。"又指出这一类人气血盛衰的生理特征说:"手太阳之下,血气盛则多髯,面多肉以平,血气皆少则面瘦恶色。"因此,要研究本节的内容,必须参阅前篇各节,方能易于理解;但亦须注意本节列举五音之中左右上下各型的人,与前篇左右上下的顺序及五行所属的关系上,并不完全一致,例如"少商与右商,调右手太阳下。"少商与右商,都属于金音,手太阳小肠经属于火经,这就和金形之人应取属金的经脉来调治的原则不同。又如钛商与上商,调右足阳明下。而前篇则为"钛商之人,比于右手阳明;阳明之上廉廉然。"这是上下的部位,两者有不同之处。关于这一些并不完全一致的原因,历代医家的意见,都认为当属经气左右上下的交通之故,否则,就是属于传写的错误。……本节内容,是值得进一步研究的。

⑬上徵与右徵同,谷麦,畜羊,果杏,手少阴,藏心,色赤,味苦,时夏:马莳说:上徵右徵者火音之人也,故五谷五畜五果之内,其麦羊杏皆属火,宜火音之人,用此以调之也。

张介宾说:此下五条,言五藏之里,以合四时五色五味也。

张志聪说:此节以五谷五畜五果之五味,调养五音之人及二十五变之人。盖左右太少者从五音之所变也,上徵者手少阴之人也,右徵者左右上下手足三阳之人也,上徵与右徵同者,举一而概四也。盖四变之人本于五音之所出,是以五味调五音而四变之人亦调之以此五味也。麦成于夏,火之谷也;已午未会成火局,羊乃火之畜也,杏色赤而味苦,心之果也。经云五谷为养、五果为助,五畜为益。夫血归形,气归精,是以五音之形及二十五变之形不足者当补之以味也。五音者在气为手少阴,在藏为心,在色为赤,在味为苦,在时为夏,此五音之所主也。右徵者以阴而变阳也。仇汝霖曰,按前后二篇并无"针刺"二字,所谓调右手太阳上、左足太阳下者,即以此五味调之也。列左右上下者,分别二十五变之人,使后学观形以知血气之盛虚,非用五味之中而有上下之分也。如用调左手太阳,右手太阳下,总以麦谷羊畜调之也,书不尽言,言不尽意,学者以意逆之则得之矣。

⑭上羽与大羽同,谷大豆,畜彘,果栗,足少阴,藏肾,色黑,味咸,时冬:马莳说:上羽、大羽者水音之人也,故五谷五畜五果之内,其大豆彘栗属水,宜水音之人,用此以调之也。

张志聪说:上羽足少阴之人也,大羽者二十五变之形也。曰右徵,曰大羽,经文错综其间者,举一而左右大少总调之以此五味也。豆色黑,性沉,水之谷也;彘乃亥畜,水之畜也;栗色黑,味咸,肾之果也。上羽者在经气为足少阴,在藏为肾,在色为黑,在味为咸,在时为冬。倪仲宣曰,所言足少阴藏肾者,谓大豆彘栗之味在经气调养,足少阴在藏则调养肾也,余藏同义。

⑮上宫与大宫同,谷稷,畜牛,果枣,足太阴,藏脾,色黄,味甘,时季夏:马莳说:上宫、太宫者土音之人也,故五谷五畜五果之肉,其稷牛枣皆属土,宜土音之人,用此以调之也。

张志聪说:上宫足太阴之人也,大宫者变而为足阳明也,稷色黄,味甘,土之谷也,牛乃土之畜,枣者脾之果也,在气为足太阴,在藏为脾,在色为黄,在味为甘,在时为长夏,上宫太宫加宫左宫少宫之人,同调此谷畜之味也。

⑯上商与右商同,谷黍,畜鸡,果桃,手太阴,藏肺,色白,味辛,时秋:马莳说:上商右商者金音之人也,故五谷五畜五果之内,其黍鸡桃皆属金,宜金音之人,用此以调之也。

张志聪说:上商手太阴之人也,右商四变之形也,黍色白而秋成,金之谷也,鸡属酉而鸣于巳酉丑时,金之畜也,桃色白而有毛,肺之果也,在气主手太阴,在藏为肺,在色为白,在味为辛,在时为秋,上商右商少商钛商左商之人,同调此谷畜之味也。

⑰上角与大角同,谷麻,畜犬,果李,足厥阴,藏肝,色青,味酸,时春:马莳说:上角太角者木音之人也,故五谷五畜五果之内,其麻犬李皆属木,宜木音之人,用此以调之也。

张志聪说:上角足厥阴之人也,大角四变之形也,麻色青,茎直,木之谷也,犬属戌而味酸,厥阴之畜也,李色青,味涩,肝之果也,在经气主足厥阴,在藏为肝,在色为青,在味为酸,在时为春,上角太角右角钛角判角同调此谷果之味也。仇汝霖曰:调五音者补五藏,调四变者补六府。

陈璧琉、郑卓人合编《灵枢经白话解》:本节是说明属于五音的人,不但分别与五脏及经脉有着密切的联系,而且对同一属性的五谷、五畜、五果、五味及时令等等,也都是彼此紧密相应的。因此,在治疗方面,就可以从同类的关系中,去选择适宜的食物进行调治。为了易于对照,特列表如下:

五音所属之人与其同类相应的简表

五音所属之人	五行	五谷	五畜	五果	经　脉	五脏	五色	五味	时令
上徵、右徵	火	麦	羊	杏	手少阴	心	赤	苦	夏
上羽、大羽	水	大豆	猪	栗	足少阴	肾	黑	咸	冬
上宫、大宫	土	稷	牛	枣	足太阴	脾	黄	甘	季夏
上商、右商	金	黍	鸡	桃	手太阴	肺	白	辛	秋
上角、大角	木	芝麻	狗	李	足厥阴	肝	青	酸	春

⑱大宫与上角同,右足阳明上:马莳说:大宫属土,宜调足阳明胃主,而此又以上角之人,义不可晓。

张志聪说:夫生长须毛者,乃充肤热肉,澹渗皮毛之气血,从藏府之经隧而出于皮肤,是以上节论右徵与少徵调右手太阳上,左商与左徵调左手阳明上者,论皮肤分肉之气血,各分手足三阳之上下也。此复论手足三阳之经脉,有上下之相交者,各审其经而调之,上角者足厥阴肝经也,厥阴肝脉循喉咙,入颃颡,连目系,上出额,与督会于巅,而足阳明之脉,起于鼻交颈中,循发际,至额颅,从大迎下人迎,循喉咙,入缺盆。夫颃颡者鼻内之上窍,在颈中之分,口鼻气涕相通之窍也。足阳明与肝脉交会于喉咙颃颡额颅之间,是以大宫与上角同调于足阳明也。仇汝霖曰:五音之人及二十五变之形,总以此谷畜之五味调养,前后错综分列二十余条者,重在经气有上下之交通也,学者识之。倪仲宣曰,前后二十余条则为经气之交通,是以论手足之三阳,而前后兼论厥阴之上角,盖厥阴之脉络,上循头目,或与三阳之经络交通,或与皮肤之血气相合,故前后分列二则。

⑲左角与大角同,左足阳明上:马莳说:角乃木音,宜调木部,合足阳明属土,而乃调之,义不可晓。

张介宾说:义似不合。

张志聪说:足少阳之脉,上循于头者,抵于頄下,加足阳明之颊车,是足少阳与阳明之脉络相通,故左角与太角同调足阳明上。仇氏曰,前曰调,此曰同,合而言之,是同调也。

⑳少羽与大羽同,右足太阳下:马蒔说:少羽太羽属水,宜调足太阳膀胱水。

张志聪说:太阳之上,寒水主之,少羽大羽属水,故曰调足太阳下。

㉑左商与右商同,左手阳明上:马蒔说:左商右商属金,宜调左阳明大肠经。

张志聪说:阳明之上,金气主之,左商与右商属金,故调手阳明上,仇氏曰,金气应天,故从上,水气在泉,故从下。倪氏曰,手多从上,足多从下。

㉒加宫与大宫同,左足少阳上:马蒔说:加宫太宫属土,而调足少阳之木,义不可晓,然太宫又重出矣。

张介宾说:义似不合。

张志聪说:加宫与太宫比于足阳明也,足阳明之脉上出于耳前者,会足少阳之客主人,是足阳明少阳之经脉,交通于上,故加宫与太宫同调足少阳下。

㉓判徵与大宫同,左手太阳下:马蒔说:判徵属火,宜调手太阳小肠经火,而太宫又附之,义不可晓,且重出。

张志聪说:判徵属火,宜调手太阳者也,太宫属土,同调手太阳下者,手太阳之脉,循咽下膈抵胃,而所出之经脉,本于足阳明之巨虚上廉,是足阳明与手太阳之经脉交通于下,故同调手太阳下。

钱熙祚说:判徵原作质判,说见前卷阴阳二十五人篇。

㉔判角与大角同,左足少阳下:马蒔说:判角太角属木,宜调足少阳胆经木。

张志聪说:前章云太角之人比于左足少阳,少阳之上遗遗然,判角之人比于左足少阳,少阳之下推推然,今同调足少阳下者上下之相通也。仇汝霖曰,以此经而调彼经者,论经气之交通也,以本经而调本经者论左右上下之相通也。

㉕大羽与大角同,右足太阳上:马蒔说:大羽属水,宜调右足太阳膀胱经水,而大角属木附之,义不可晓。

张志聪说:大羽属水,宜调足太阳者也。太角属木,同调足太阳上者,足太阳之脉,抵耳上角,交于足少阳之浮白、率谷、窍阴诸穴,是足太阳与足少阳之络脉,交通于上,故太角同调足太阳上。

㉖大角与大宫同,右足少阳上:马蒔说:太角为木,宜调足少阳胆经木,而太宫属土附之,义不可晓。

张介宾说:此篇乃承前篇阴阳二十五人而详明其五行相属之义。但前节言调者十二条,后节言同者九条。总计言角者十二,徵者六,宫者八,商者八,羽者七。有重者,如左手阳明上,右足太阳下,右足阳明下,右足少阳下。有缺者,如左手阳明下,右手阳明上,右手阳明下,左足太阳上,左足阳明下。且有以别音互入,而复不合于表里左右五行之序者。此或以古文深讳,向无明注,读者不明,录者不慎,而左右上下大少五音之间,极易差错,愈传愈谬,是以义多难晓。不敢强解,姑存其文,以俟后之君子再正。

张志聪说:太角属木,宜调足少阳者也,大宫属土,同调足少阳上者,足阳明之脉,上交于足少阳,足少阳之脉,上交于足阳明也。夫皮肤分肉之血气,所以生须毛,温肌肉,肥腠理,濡筋骨者,本于胃府水谷之精,从胃之大络,出于藏府之经隧,而外渗于皮肤,是以前节论形中之气血不足者,宜用此五味,此复论脉中之气血不足者,同调此五味也。倪仲宣曰,左角与大角同足阳明上者,少阳之脉上交于阳明也。加宫与太宫同足少阴下者,阳明之脉上交于少阳也。今复以大角在上,少阳在下,而太宫居中,谓少阳之脉交于阳明者,亦可调之少阳,阳明之脉交于少阳者,亦可调之阳明也。

⑳右徵、少徵、质徵、上徵、判徵。右角、钛角、上角、大角、判角。右商、少商、钛商、上商、左商。少宫、上宫、大宫、加宫、左宫。众羽、桎羽、上羽、大羽、少羽:马莳说:此总承上文而复申记之,五音之各分为五,计二十有五之数也。

张志聪说:夫上徵上角上商上宫上羽者,乃五音五行而合于手足之三阴者也。左右大少者,乃四变之形而比于手足之三阳者也。以五音而错综在中者,阴内而阳外也。上章论质徵之人比于左手太阳上,少徵之人比于右手太阳下,右徵之人比于右手太阳上,质判之人比于左手太阳下,盖以上徵之人,变质徵右徵于上之左右,少徵质判于下之左右也。今复以五音错综其间者,是右徵之人,可比于左太阳上,少徵之人,可比于右太阳上也。质徵之人可比于右太阳下,判徵之人可比于左太阳下也。当知五音之人,肌肌然而美眉者,即变徵之人,又不必拘于质徵右质少徵判徵及太阳左手右手之人也。夫分太少钛判左右上下者,因四变而分也。是以上章以左右太少之人比于手足左右之三阳,此章论调手足左右之阴阳,以养五音五变之人也。五变之中,又不必专主于质在左而少在右,质在上而少在下,故复序此一节,盖欲使学者通变以论阴阳,不可胶柱而鼓瑟也。

陈璧琉、郑卓人合编《灵枢经白话解》:本节承接首节进一步说明五音所属的各种类型之人,其宜于调治的经脉及部位,但对于五音和经脉所属的五行并不一致,且较为错综复杂,例如“左角与大角,同左足阳明上。”角为木音,宜调于木金,这里却调治于属土的足阳明胃经。又如“加宫与大宫,同左足少阳上。”宫为土音,宜调于土金,这里却调治于属木的足少阳胆经。诸如此例,其中的涵义,都是较难理解的。

黄帝曰:妇人无须者无血气乎①?

岐伯曰:冲脉任脉皆起于胞中,上循背里②,为经络之海③,其浮而外者,循腹上行④,会于咽喉,别而络唇口⑤,血气盛则充肤热肉,血独盛则渗灌皮肤⑥,生毫毛⑦。今妇人之生,有余于气,不足于血,以其数脱血也,冲任之脉,不荣口唇,故须不生焉⑧。

【本段提纲】　马莳说:此言妇人之所以无须也。

【集解】

①妇人无须者无血气乎:杨上善说:欲明冲脉任脉之故,因问以起。

②上循背里:顾观光说:上循背里,《素问·骨空论》注,引《针经》,“背”作“脊”。

③为经络之海:杨上善说:此经任脉起于胞中纪络于唇口,皇甫谧录《素问》经,任脉起于中极之下,以上毛际,循腹里,上关元,至咽喉。吕广所注《八十一难》本言任脉与皇甫谧所录文同,检《素问》无此文,惟《八十一难》有前所说。又吕广所注《八十一难》本云任脉起于胞门子户,侠脐上行至胸中。《九卷》又云会厌之脉上经任脉,但中极之下即是胞中,亦是胞门子户,是则任脉起处同也。《八十一难》一至胸中,一至咽喉,此经所言别络唇口,又云会厌之脉上经任脉,是循胸至咽,言其行处,未为终处,至脉络唇口,满四尺五寸,方为极也。又《八十一难》任脉亦□□。又《明堂》言目下巨窌、承泣左右四穴,有阳跷脉任脉之会,则知任脉亦有分

歧上行者也。又任冲二脉上行虽别,行处终始其经是同也。旧来为图任脉惟为一道,冲脉分脉两箱,此亦不可依也。此脉上行为经络海,任维诸脉,故曰任脉胞下为膀胱,膀胱包尿,是以称胞即尿脬也。胞门与子户相近,任冲二脉起于中也。脊里谓不行皮肉中也,十二经脉、奇经八脉、十五络脉皮部诸络皆以任冲二脉血气为大,故为海。

张介宾说:凡男妇之有须无须者,皆由于任冲二脉之血有盛衰也。冲任为经络之海,其起脉之处,则在胞中而上行于背里,所谓胞者子宫是也,此男女藏精之所,皆称为子宫,惟女子于此受孕,因名曰胞,然冲任督脉皆起于此,所谓一原而三歧也。

④循腹上行:顾观光说:循腹上行,"上"下原有"右"字,按《素问·腹中论》《奇病论》《骨空论》三注,并作"循腹各行",则"右"乃"各"之误,不可删。

钱熙祚说:原刻"腹"下衍"右"字,依《甲乙经》删。

⑤别而络唇口:杨上善说:任冲二脉,从胞中起分为二道,一道后行,内着脊里而上,一道前行浮外,循腹上络唇口也。

⑥血独盛则渗灌皮肤:钱熙祚说:原刻"渗灌"误作"淡渗",依《甲乙经》改。

⑦生毫毛:杨上善说:任冲之血独盛则澹聚渗入皮肤,生毫及毛,毛即须发及身毛也。

张介宾说:冲任,阴脉也,故循腹右上行,然左乳之下,则有胃之大络,此正左阳右阴,相配之妙也。

⑧故须不生焉:杨上善说:妇人气多血少,任冲少血,故不得营口,以生毫毛也。

马莳说:妇人冲任二脉,皆起于受胎之胞络宫中,上循背之里而行,为经络之海,其浮而外行者,循腹右上行会于咽喉,其别而行者络于唇口,惟血气盛则肤充而肉热,血独盛则皮肤渗而毫毛生。今妇人之生气有余而血不足,则其月事以时下而数脱血也,故冲任之脉,不荣口唇,须之所以不生也。

张介宾说:数脱血,谓血不留而月事以时下也,冲任为血之海,须为血之余,血不足则任冲之脉不营于口,而须不生矣。

张志聪说:此复论充肤热肉淡渗皮毛之气血,又起于胞中,从冲脉任脉而散于脉中者也。上章论胃府所生之血气,出于胃之大络,注藏府之经隧而外渗于皮肤,此后天水谷之精,从中焦而出也。此言胞中之血气从冲任而行于经脉之外内,乃先天所藏之精气,从下焦而上也。盖言形中之血气,所以荣养皮脉肉筋骨者,本于先后天之资生而资始也。胞中为血海下焦少阴之所主也,冲脉任脉皆起于胞中,上循背里为经络之海者,胞中之血气,从冲任而半荣于脉中也。其浮而外者,循腹右上行至胸中而散,此半随冲脉而散于皮肤分肉者也,故血气盛则充肤热肉,血独盛则淡渗皮肤生毫毛,妇人之生因月事以时下。数脱于血而血不足,不得上荣于唇口,故须不生焉。上章论生须眉毫毛之气血,手足三阳之所主也,此章论络唇口生髭须之血气,冲脉之所濡也。血气生始出入之道路多歧,若非潜心体会,反兴亡羊之欢。仇汝霖曰:妊娠之血,皮肤之血也,此血卧则归肝,故卧出而风吹之,则为血痹,如热入血室,刺肝之期门。

丹波元简说:《甲乙》"背"作"脊",腹下无"右"字,"以其数脱血也",《甲乙》作"以其月水下,数脱血,任冲并伤故也"。

黄帝曰:士人有伤于阴,阴气绝而不起,阴不用,然其须不去,其故何也? 宦者独去,何也? 愿闻其故①。

岐伯曰:宦者去其宗筋,伤其冲脉,血泻不复,皮肤内结,唇口不荣,故须不生②。

【本段提纲】　马莳说：此言宦者之所以无须也。

【集解】

①士人有伤于阴，阴气绝而不起，阴不用，然其须不去，其故何也？宦者独去，何也？愿闻其故：杨上善说：士人或有自伤其阴，不能复起，然须髭不落，宫刑之法，伤者阴亦不起，何因，须独去之也。

②宦者去其宗筋，伤其冲脉，血泻不复，皮肤内结，唇口不荣，故须不生：马莳说：士人有伤于阴器，而阴器绝而不起，亦不能复有所用，其须之生者自若，惟宦者阴器既伤，而须独不生，帝之所以疑也，伯言士人虽有伤于阴器，其宗筋未尝去，而冲脉未尝伤也。彼宦者不然，所以血一泻而不复其所伤之处，肤内结冲任之脉，不荣于上之口唇，故须焉得而生也。

张介宾说：阴不用者，阳痿不举也。此言士人之阴伤而绝者，须尚不去，何宦官之血不常脱而须独无也。

张志聪说：宗筋者前阴也，宦者去其宗筋，伤其冲脉，血泻而不复上荣于唇口，故须不生，此因割去前阴而伤其先天之精气也。

丹波元简说：《甲乙》无“士”字，士人壮而伤其宗筋者，其须犹不去，宦者少小时去其势，故须不生。势，阴丸也。此言宗筋亦指阴丸，绝而不起，谓阴茎萎弱也。

黄帝曰：其有天宦者未尝被伤，不脱于血，然其须不生，其故何也①？

岐伯曰：此天之所不足也，其任冲不盛，宗筋不成，有气无血，唇口不荣，故须不生②。

【本段提纲】　马莳说：此言天宦之所以无须也。

【集解】

①其有天宦者未尝被伤，不脱于血，然其须不生，其故何也：张介宾说：谓身为男子而终身无须，若天生之宦官然，故曰天宦。

②此天之所不足也，其任冲不盛，宗筋不成，有气无血，唇口不荣，故须不生：杨上善说：人有天然形者，未尝被伤，其血不脱而须不生者，此以天然不足于血，宗筋不成，故须不生也。

马莳说：天宦，其貌天生如宦者也。天宦未曾如宦者之被伤，亦未尝如妇人之脱血，其须不生，帝之所以疑也，伯言此天之所以不足之也，其任冲不盛，宗筋不成，止有气而无血，唇口不荣，故须不生也。

张介宾说：天之所不足，言先天所禀，有任冲之不足者，故亦不生须也。

张志聪说：此言胞中之血气，本于先天之所生也，天宦者谓之天阉，不生前阴，即有而小缩，不挺不长，不能与阴交而生子，此先天所生之不足也，其冲任不盛，宗筋不成，有气无血，口唇不荣，故须不生。仇汝霖曰：髭须生于有生之后，然又本于先天之精气，以上二篇论阴阳血气有互相资生之妙，学者再于五音五行之外求之。

丹波元简说：沈氏《笔谈》云，须属肾，禀水气，故下生，男子肾气外行，上为须，下为势，故女子宦者无势，则亦无须，而眉发无异于男子，则知不属肾也，此与本节之旨异也。又《辍耕录》云，世有男子，虽娶妇而终身无嗣育者，谓之天阉，世俗则命之曰黄门，晋海西公尝有此疾，北齐李庶生而生阉。按黄帝《针经》云，云大般若经，载五种黄门云，梵言扇半释迦，周礼阉人，郑注云，阉，真气藏者。李时珍《本草》人傀条五不男，天犍漏怯变也，天者阳痿不用，古云天宦是也。犍者阳势阉去,寺人是也。漏者精寒不固,常自遗漏也。怯者举而不强,或见敌不兴也。变者体兼男女,俗名二形。

　　黄帝曰:善乎哉! 圣人之通万物也,若日月之光影,音声鼓响,闻其声而知其形,其非夫子,孰能明万物之精①。是故圣人视其颜色,黄赤者多热气,青白者少热气,黑色者多血少气②,美眉者太阳多血,通髯极须者少阳多血,美须者阳明多血,此其时然也③。

　　【本段提纲】　马莳说:此帝赞伯能通万物之精,故能验颜色而明经络也。

　　【集解】

　　①圣人之通万物也,若日月之光影,音声鼓响,闻其声而知其形,其非夫子,孰能明万物之精:杨上善说:见表而知里,睹微而识著,瞻日月而见光影,听音声而解鼓响,闻五声而通万形,察五色而辨血气者,非岐伯至圣通万物之精,孰能若此也。

　　张介宾说:日月有光,见影可识,音声有应,闻响可知,惟圣人者能明物理之精,故因此可以知彼,因外可以知内也。

　　②是故圣人视其颜色,黄赤者多热气,青白者少热气,黑色者多血少气:杨上善说:表内不误,故曰真色,黄赤太阳阳明之色,故多热也;青白少阳阳明之色,故少热也;黑为阴色,故多血少气也。

　　张介宾说:黄赤者为阳,青白黑者为阴也。

　　③美眉者太阳多血,通髯极须者少阳多血,美须者阳明多血,此其时然也:杨上善说:太阳之血营眉,故美眉之人,即知太阳多血;少阳之血营通髯,故少阳行处通髯多,则知少阳多血也。通髯,颊上毛也。须美者则知阳明多血。须谓颐下毛也,乃是其见眉须则知血气多少也。

　　张介宾说:在颊曰髯,在口下及两颐曰须,在口上曰髭,凡此所言者即其经行之地。

　　张志聪说:青黄赤白黑,五音五行之色也,赤主夏而黄主长夏,故黄赤者多热气。热气者,阳气也。青主春而白主秋,故青白者,少热气也。黑主冬令之水,而阳气深藏,故多血而少气也。三阴三阳者乃天之六气,亦合于四时,初之气厥阴风木,二之气少阴相火,三之气少阳君火,四之气太阴湿土,五之气阳明燥金,终之气太阴寒水,在天有此六气,而人亦此六气者也,合人之藏府经脉有手足十二之分,在天之阴阳止有太少之六气也,故美眉者太阳多血,通髯极须者少阳多血,美须者阳明多血,此论人归于天道而合于天之四时又以分手与足也。

　　夫人之常数,太阳常多血少气,少阳常多气少血,阳明常多血多气,厥阴常多气少血,少阴常多气少血,太阴常多血少气,此天之常数也①。

　　【本段提纲】　马莳说:此结言手足六经之气血各有多少,见调之者当视其气血以为之主也。

　　【集解】

　　①夫人之常数,太阳常多血少气,少阳常多气少血,阳明常多血多气,厥阴常多气少血,少阴常多气少血,太阴常多血少气,此天之常数也:杨上善说:手足少阴太阳多血少气,以阴多阳少也。手足厥阴少阳多气少血,以阳多阴少也。手足太阴阳明多血气,以阴阳俱多谷气故也。此又授人血气多少之常数也。

　　马莳说:太阳者,手太阳小肠、足太阳膀胱也。少阳者,手少阳三焦、足少阳胆也。阳明者,手阳明大肠、足阳明胃也。太阳太阴俱多血少气,少阳厥阴俱多气少血,阳明血气皆多,少阴多气少血,知其血气多少,则可以辨二十五人之形而调之也。按此又见《素问·血气形志篇》本经《九针论》。但厥阴常多血少气,太阴常多气少血,有不同耳,大义当以《素问》为的。

张介宾说:十二经之血气多少,各有不同,两经所言之数凡三,皆有互异,意者气血多少四字,极易混乱,此必传录之误也,当以《素问·血气形志篇》者为是。

张志聪说:常数者,地之五行,天之六气,五六相合,而成三十年之一纪,六十岁之一周,而人亦有五运六气者也。是以首论地之五行,以合人之五行,末论人之六气,而合于天之六气者也。在天成气,在地成形,人秉地之五行,而成此形。然本于天之六气,故复归于天之六气焉。玉师曰(志子),血气生于阳明,故阳明多血多气,其余阴阳有多气少血者,有多血少气者,此大数之不全,自然之理也,然本经以厥阴常多气少血,太阴常多血少气,而《素问·血气形志篇》及本经《九针论》以厥阴多血少气,太阴多气少血,岂经义之矛盾耶,抑相传之错误欤?曰此正以人之常数,合天之常数也。夫厥阴之上,风气主之,风者大块之噫气,故厥阴之多气也。太阴湿土主气,地气升而为云为雨,故曰太阴所至为湿生,终为注雨,雨者不注于地而为经水,故太阴之多血也,此天之常数也。在人之形藏,足厥阴主肝,肝主藏血,手厥阴主包络,包络主生血,故厥阴之多血也。太阴者脾土也,命门相火生脾土,脾土生肺金,三者主生诸阳之气,故太阴之多气也,此人之常数也。故有此六气,而人有六气。在天之阴阳,应天之常数,在人之阴阳,应人之常数,故以人合于天而合有异同也。虽然阴阳之道未有常而无变者也,以天之常变论之。厥阴司天之政,云趋雨府,湿化乃行,是厥阴之多血矣。太阴所至为雷霆烈风,是太阴之多气矣。以人之常变论之,厥阴不从标本,从中见少阳之火化。从中者,以中气为化,是厥阴之多气矣。脾统诸经之血,而足太阴独受水谷之浊,是太阴之多血矣。噫知阴阳常变之道者,然后能明万物之精微。仇汝霖曰,首言天地之间,六合之合,不离于五,人亦应之,谓人合天地之五数也。末结云,夫人之常数,此天之常数也,谓人合天之六数也,故曰其生五,其数三,谓人之生于地之五行,而合于三阴三阳之天数。倪仲宣曰,五者应五运之在中,主神机之出入,六者合六气之在外,应天气之降升,人能养此五运六气,与天地合同,弗使神气有伤,可以长仙不老。

钱熙祚说:自夫人之常数以下,与《素问·血气形志篇》同,惟厥阴太阴二句互异,马元台谓当以《素问》为的。

陈璧琉、郑卓人合编《灵枢经白话解》:本节所述阴阳各经气血多少的不同,也是使用针刺治疗时作为补少泻多的主要依据,但这里所载血气多少的比数,和本书《九针篇》以及《素问·血气形志篇》颇有出入,综合历代各家的考证,都认为当以《血气形志篇》的记载最为正确。兹将三篇内容,列表如下,以供参考。

十二经血气多少异同对照表

经　别	本　篇	血气形志篇	九针篇
太　阳	多血少气	多血少气	多血少气
少　阳	少血多气	少血多气	少血多气
阳　明	多血多气	多血多气	多血多气
太　阴	多血少气	少血多气	多血少气
少　阴	多血少气	少血多气	少血多气
厥　阴	多气少血	多血少气	多血少气

《五音五味第六十五》今译

属于徵音中右徵及少徵的人，应该调治右侧手太阳小肠经的上部。属于商音中左商以及徵音中左徵一类的人，应该调治左侧的手阳明大肠经的上部。属于徵音中少徵以及宫音中大宫之类的人，应该调治左侧的手阳明大肠经的上部。属于角音中右角和大角的人，应该调治右侧的足少阳胆经的下部。属于徵音中大徵和少徵的人，应该调治左侧手太阳小肠经的上部。属于羽音中众羽和少羽的人，应该调治右侧的足太阳膀胱经下部。属于商音中少商和右商的人，应该调治右侧的手太阳小肠经的下部。属于羽音中桎羽和众羽的人，应该调治右侧足太阳膀胱经的下部。属于宫者中少宫和大宫的人，应该调治右侧的是阳明胃经的下部。属于角音中判角和少角的人，应该调治右侧的足少阳胆经的下部。属于商音中，钛商和上商的人，应该调治右侧的足阳明胃经。属于商音中钛商的人和属于角音中上角的人，应该调治左足太阳膀胱经的下部。属于上徵和右徵之人，均属火，在五谷为麦，在五畜为羊，在五果为杏，在经脉为手少阴，在五脏为心，在五色为赤，在五味为苦，在时为夏。属于上羽和大羽之人均属水，在五谷为大豆，在五畜为猪，在五果为粟，在经脉为足少阴，在五脏为肾，在五色为黑，在五味为咸，在时为冬。属于上宫和大宫之人，均属土，在五谷为稷，在五畜为牛，在五果为枣，在经脉为足太阴，在五脏为脾，在五色为黄，在五味为甘，在时为季夏。属于上商和右商之人，均属金，在五谷为黍，在五畜为鸡，在五果为桃，在经脉为手太阴，在五脏为肺，在五色为白，在五味为辛，在时为秋。属于上角和大角之人，均属木，在五谷为麻，在五畜为狗，在五果为李，在经脉为足厥阴，在五脏为肝，在五色为青，在五味为酸，在时为春。属于大宫和上角的人相同，都可以对其右边的足阳明胃经上部进行调治。属于左角和大角的人相同，都可以对其左侧的足阳明胃经上部进行调治。属于少羽和大羽的人相同，都可以对其右侧足太阳膀胱经的下部进行调治。属于左商和右商的人相同，都可以对其左侧手阳明大肠经的上部进行调治。属于加宫和大宫的人相同，都可以对其右侧足少阳胆经的上部进行调治。属于判徵和大宫的人相同，都可以对其左侧手太阳小肠经的下部进行调治。属于判角和大角的人相同，都可以对其左侧足少阳胆经的下部进行调治。属于大羽和大角的人相同，都可以对其右侧足太阳膀胱经的上部进行调治。属于大角与大宫的人相同，都可以对其右侧足少阳胆经的上部进行调治。

右徵、少徵、质徵、上徵、判徵等都属于火音的不同类型。右角、钛角、上角、大角、判角等都属于木音不同类型的人。右商、少商、钛商、上商、左商等都属于金音不同类型的人。少宫、上宫、大宫、加宫、左宫等都属于土音不同类型的人。众羽、桎羽、上羽、大羽、少羽等都属于水音不同类型的人。

黄帝问：妇女不生胡须，是因为没有血气吗？

岐伯回答说：冲脉和任脉都起于胞中，顺着脊背向上循行，为所有经脉汇集之海。其浮行在体浅表部位的，沿腹部上行，在咽喉部相交会，其中的一个分支，从咽喉部别行，环绕于口唇。若气血旺盛就会充盈皮肤，温热肌肉。若血独盛，就会渗灌皮肤，生长毫毛。但妇女的特征是气有余而血不足，因为她们每月因月经而丧失许多血液，冲脉和任脉的血气不能充分营养口唇，因而就不能生长胡须了。

黄帝问：有一些损伤了阴器的男人，性功能丧失，阴茎不能勃起，性器官已经没有作用，但

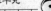

他们仍然生长胡须,这是什么缘故呢? 而宦官则不长胡须了,又是什么原因呢? 我很想知道其中的道理。

岐伯回答说:宦官割除了阴茎和睾丸,损伤了冲脉,血泻出后不能复行于正常路径,皮肤伤后伤口干结,口唇得不到冲任气血的营养,因而不生长胡须。

黄帝问:有些人是天生的,他们的睾丸和外阴都没有损伤,也不像妇女那样排出月经,但就是不能生长胡须,这又是什么原因呢?

岐伯回答说:这是先天禀受不足,冲脉和任脉都不充盛,睾丸和阴茎发育也不健全,虽然有气而血不足,口唇得不到充分营养,因而不能生长胡须。

黄帝说:你讲得好。有才智的人精通世界上万事万物的各种规律,就像日、月之有光影,击鼓就会有声,听到声音就可知道其形状,由此知彼,如果不是像先生这样的人,有谁能这样对事物明了和精通呢? 所以高明的医生看到人容颜和气色的变化,就可知道气血的盛衰,如面色呈现黄红的,就知道体内气血热;呈现青白色,就知道体内气血寒;呈现黑色,是血有余而气不足。眉毛美的,是太阳经多血;胡须极多连于两鬓的,是少阳经多血;颔下的胡须多而美好的,是阳明多血,这都是一般规律。

人体内气血在各经脉中多少都有一定的规律,太阳经一般多血而少气;少阳经一般多气而少血;阳明经一般气血均多;厥阴经一般气多而血少;少阴经一般气多血少;太阴经一般血多而气少,这是人体生理的正常规律。

百病始生第六十六①

①百病始生第六十六:伯坚按:本篇和《甲乙经》《黄帝内经太素》《类经》三书的篇目对照,列表于下:

灵 枢	甲 乙 经	黄帝内经太素	类 经
百病始生第六十六	卷八——经络受病入肠胃五藏积发伏梁息贲肥气痞气奔胲第二	卷二十七——邪传篇	卷十三——百病始生分为三部（疾病类二）

【释题】　本篇开头第一句黄帝问"夫百病之始生也",就取百病始生这四个字作篇名。

【提要】　本篇用黄帝、岐伯问答的形式,讲三种不同病因的病理变化,内容可以分为四段。第一段总论三种不同的病因:第一,风雨;第二,清湿;第三,喜怒不节。第二段讲由于风雨所生的疾病,风雨必须与虚邪相会合方能伤人,邪气侵入之后,在人体内如何传变成积和各种积的不同。第三段讲由于清湿所成的疾病。第四段讲由于喜怒不节所成的疾病。

黄帝问于岐伯曰:夫百病之始生也,皆生于风雨、寒暑、清湿、喜怒。喜怒不节则伤藏,风雨则伤上,清湿则伤下,三部之气,所伤异类,愿闻其会①。

岐伯曰:三部之气各不同,或起于阴,或起于阳,请言其方,喜怒不节则伤藏,藏伤则病起于阴也,清湿袭虚,则病起于下,风雨袭虚,则病起于上,是谓三部,至于其淫泆,不可胜数②。

【本段提纲】 马莳说:此言外感内伤约为三部而淫泆有不可胜数也。

【集解】

①夫百病之始生也,皆生于风雨、寒暑、清湿、喜怒。喜怒不节则伤藏,风雨则伤上,清湿则伤下,三部之气,所伤异类,愿闻其会:杨上善说:湿从地起,雨从上下,其性虽同,生病有异;寒生于外,清发于内,性是一物,起有内外,所病亦有不同;喜者阳也,怒者阴也,此病之起也,心主于喜,肝主于怒,二者起之过分即伤神,伤神即内伤五藏,即中内之部也;风雨从头背而下,故为上部之气,清湿从尻脚而上,故为下部之气,所伤之类不同,请会通之也。

②三部之气各不同,或起于阴,或起于阳,请言其方,喜怒不节则伤藏,藏伤则病起于阴也,清湿袭虚,则病起于下,风雨袭虚,则病起于上,是谓三部,至于其淫泆,不可胜数:杨上善说:或起于阴,谓臂胫及尻,或起于阳,谓面与项膺背及胁,请具申之也。足阳并于阴,阴虚则清湿袭之,故曰病起于下也;人之面项,阴并于阳,气虚则风雨袭之,故曰病在于上也。是谓三部之气,生病不同,更随所因变而生病漫衍过多,不可量度也。

马莳说:百病始生,皆由于风雨寒暑清湿喜怒、然喜怒不节则伤藏,藏伤则病起于阴经,而名之为内伤也;清湿袭虚,则病起于下,盖足阳经感之,则病起于阳,足阴经感之,则病起于阴;风雨袭虚,则病起于上,此亦病起于阳,则名之为外感也。是谓三部之气,所伤异类,至其浸淫流泆,则病有不可胜数者也。

张介宾说:百病始生,无非外感内伤,而复有上中下之分也。喜怒不节,五志病也,内伤于藏,故起于阴;清湿袭虚,阴邪之表也,故起于下;风雨袭虚,阳邪之在表也,故起于上。受病之始,只此三部,至其浸淫流泆,则变有不可胜数矣。

黄帝曰:余固不能数,故问先师,愿卒闻其道①。

岐伯曰:风雨寒热,不得虚,邪不能独伤人②,卒然逢疾风暴雨而不病者,盖无虚,故邪不能独伤人,此必因虚邪之风,与其身形,两虚相得,乃客其形,两实相逢,中人肉间③,其中于虚邪也,因于天时,与其身形,参以虚实,大病乃成④。气有定舍,因处为名⑤,上下中外,分为三员⑥。是故虚邪之中人也,始于皮肤,皮肤缓则腠理开,开则邪从毛发入,入则抵深,深则毛发立,毛发立则淅然,故皮肤痛⑦,留而不去,则传舍于络脉,在络之时,痛于肌肉⑧,其痛之时息⑨,大经乃代⑩。留而不去,传舍于经,在经之时,洒淅喜惊⑪。留而不去,传舍于输,在输之时,六经不通⑫,则肢节痛,腰脊乃强⑬。留而不去,传舍于伏冲之脉,在伏冲之时,体重身痛⑭。留而不去,传舍于肠胃,在肠胃之时,贲响腹胀,多寒则肠鸣飧泄食不化,多热则溏出麋⑮。留而不去,传舍于肠胃之外,募原之间,留着于脉,稽留而不去,息而成积⑯。或著孙脉,或著络脉,或著经脉,或著输脉,或著于伏冲之脉,或著于膂筋,或著于肠胃之募原,上连于缓筋,邪气淫泆,不可胜论⑰。

【本段提纲】 马莳说:此言邪气之淫泆,始于虚以感之,而以次传舍,则为积也。

【集解】

①愿卒闻其道:杨上善说:诸邪相传,变化为病,余知不可数量,天师所知,固应穷其至数,余请卒闻其道,天师尊之号也。

张介宾说:先师,先进之称也。

②风雨寒热,不得虚,邪不能独伤人:钱熙祚说:《素问·上古天真论》注,引此文云,邪气不得其虚,不能独伤人。

③中人肉间:钱熙祚说:原刻"中"作"众","间"作"坚",并依《甲乙经》改。

④大病乃成:杨上善说:风雨寒暑,四时正气,为实风也,众人肉坚,为实形也,两实相逢,无邪客病也,故虚邪中人,必因天时,虚风并身形虚合以虚实也。参,合也。虚者,形虚也。实者,邪气盛实也。两实相合,故大病成也。

马莳说:上文言风雨寒暑清湿,而此曰风雨寒热,又曰疾风暴雨,辞不同而均为外感也。然此诸外感者,不得天之虚邪,则不能伤人,又不得人之本虚,亦不能伤人,此以天之虚,人身形之虚,两虚相得,所以诸邪得以客其形耳。若天有实风,人有实气,则两实相逢,众人肉坚,必不客其形矣。此可以见人之中于虚邪,由于天时之虚,与其身形之虚,故参以虚实之法,则知大病所由成也。

⑤气有定舍,因处为名:杨上善说:邪气舍定之处,即因处以施病名,如邪舍形头,即为头眩等头病也;若舍于腹,即为腹痛泄利等病也;若舍于足,则为足悗,不仁之病也。

⑥上下中外,分为三员:杨上善说:上谓头面也,下谓尻足也,中谓腹,三部各有其外也。员,正也。三部各有分别,故名三员也。

马莳说:邪气之有定舍,而命其病;体之有定名,当为上下中外之三员,犹言三部也。盖人身大体,自纵而言之,则以上中下为三部;自横而言之,则以在表在里半表半里为三部,故谓之上下中外之三员也。

张介宾说:从冲后来者为虚风,伤人者也,从所居之乡来者为实风,主生长养万物者也。若人气不虚,虽遇虚风不能伤人,故必以身之虚而逢天之虚,两虚相得,乃客其形也;若天有实风,人有实气,两实相逢,而众人肉坚邪不能入矣。

⑦是故虚邪之中人也,始于皮肤,皮肤缓则腠理开,开则邪从毛发入,入则抵深,深则毛发立,毛发立则淅然,故皮肤痛:杨上善说:皮肤缓者,皮肤为邪所中,无力不能收,故缓也。人毛发中虚,故邪从虚中入也,邪气逆入久深腠理之时振寒也。

马莳说:皮肤缓则腠理开,开则邪从毛发入,入则至深,深则毛发立,立则皮肤淅然而寒,遂因之而为痛,其始之于皮肤者如此。

张介宾说:此下言阳邪传舍之次也。邪之中人必由表入里,始于皮肤,表虚则皮肤缓,故邪得乘之。邪在表则毛发竖立,因而淅然,寒邪伤卫则血气凝滞,故皮肤为痛。凡寒邪所袭之处,必多酸痛,察系何经,则在阴在阳,或深或浅,从可知矣,诊表证者当先乎此也。

⑧痛于肌肉:钱熙祚说:《甲乙经》"痛"作"通"。

⑨其痛之时息:钱熙祚说:《甲乙经》云,其病时痛时息。

⑩留而不去,则传舍于络脉,在络之时,痛于肌肉,其痛之时息,大经乃代:杨上善说:去,散邪也。孙络,大络皆称络脉也,十二经脉行皆代息,以大经在肌肉中令肌肉痛,故大经代息也。

马莳说:留而不去,则传舍于络脉,如足太阳膀胱经在飞扬之谓。盖浮而易见者为络,深而不见者为经,凡各部分肉之络脉皆是也。此其肌肉尽痛,则深于皮肤矣。其痛之时,呼吸之际,大经之脉,不能流通,而间有脉之代而中止不能自还者,其继而在络脉者如此。

张介宾说:邪在皮毛,当治于外,留而不去,其入渐深,则传舍于络脉,络浅于经,故痛于肌肉之间,若肌肉之痛时渐止息,是邪将去络而深,大经代受之矣。

⑪留而不去,传舍于经,在经之时,洒淅喜惊:杨上善说:经脉连于五藏,五藏为邪气所动,故其善惊,惊即洒溯振寒也。

马莳说:留而不去,传舍于经,如凡各经之脉,其直行者是也,如足太阳膀胱在昆仑之谓,此则洒淅恶寒,喜于多惊,其在经者如此。

张介宾说:络浮而浅,经隐而深,邪气自络入经,犹为在表,故洒淅恶寒,然经气连藏,故又喜惊也。

⑫六经不通:钱熙祚说:此下原刻有"四肢"二字,依《甲乙经》删。

⑬腰脊乃强:杨上善说:输,谓五藏二十五输,六府三十六输。六经,谓三阴三阳也。输在四肢,故四肢痛也。足太阳及督脉在腰脊,邪循之,故急强也。

马莳说:留而不去,传舍于输穴,如足太阳膀胱经在束骨之谓,时则六经不通于四肢,肢节皆痛,腰脊乃强,其在输者又如此。

张介宾说:凡诸输穴,皆经气聚会之处,其所留止,必在关节溪谷之间,故邪气自经传舍于输,则六经为之不通,而肢节腰脊,为痛为强也。

⑭留而不去,传舍于伏冲之脉,在伏冲之时,体重身痛:杨上善说:冲脉为经络之海,故邪居体重。

马莳说:留而不去,传舍于伏冲之脉,时则身体重而且痛也。其在于伏冲之脉者如此(按《素问·疟论》有伏膂之脉,今曰伏冲,然下文有或着于伏冲之脉,或着于膂筋,则膂筋当与伏冲为二,然此处不曰留而不去,传舍于膂筋,而下文乃有或着于膂筋,则膂筋与伏冲亦相近,可以为二,又可以为一者也,大义又见本经《岁露论篇》)。

张介宾说:伏冲之脉,即冲脉之在脊者,以其最深,故曰伏冲。《岁露篇》曰,入脊内注于伏冲之脉是也。邪自经输,留而不去,深入于此,故为体重身痛等病。

⑮留而不去,传舍于肠胃,在肠胃之时,贲响腹胀,多寒则肠鸣飧泄食不化。多热则溏出糜:杨上善说:贲响虚起儿多寒则邪为飧泄,多热则邪为溏糜,糜黄如糜也。

马莳说:留而不去,传舍于在上之胃,在下之肠,时在肠胃之间,其声为贲响且为腹胀,内而寒气或多,则肠鸣而飧泄,其食不化,内而热气或多,则后之所去者必溏。溏者,秒之不坚而杂水者也。且所出者为糜。糜者,谷之不化者也,其在肠胃者又如此。

张介宾说:邪气自经入藏,则传舍于肠胃而为贲响腹胀之病,寒则澄沏清冷,水谷不分,故为肠鸣飧泄食不化;热则浊垢下注,故为溏为糜,以糜秽如泥也。

⑯留而不去,传舍于肠胃之间,募原之间,留着于脉,稽留而不去,息而成积:杨上善说:肠胃之府,外有募原,邪传肠胃之外,溢至募原之间也,脉,谓经络及络脉也,谓邪著于经络之脉,传入肠胃之间,长息成于积病,此句是总也。

马莳说:留而不去,传舍于肠胃之外,募原之间,即皮里膜外也,时则留著于脉,若稽留而不去,则息而成积矣。其在于肠胃之外者又如此。

张介宾说:肠胃之外,募原之间,谓皮里膜外也,是皆隐蔽曲折之所,气血不易流通,若邪气留著于中,则止息成积,如疟痞之属也。

⑰或著孙脉,或著络脉,或著经脉,或著输脉,或着于伏冲之脉,或著于膂筋,或著于肠胃之募原,上连于缓筋,邪气淫泆,不可胜论:杨上善说:以下言邪著成积,略言七处,变化滋章,不可复论也。输脉者,足太阳脉以管五藏六府之输,故曰输脉。膂筋,谓肠后脊膂之筋也。缓筋,谓足阳明筋以阳明之气主缓。

张介宾说:此下言邪气所著,淫泆之变也。募原如手太阴中府为募,太渊为原之类也。缓筋,支别之柔筋也。邪之所著则留而为病,无处不到,故淫泆不可胜数。(丹波元简说:张说不可从,志云,伏冲者,伏行于腹之冲脉,募原者,肠胃之脂膜也,脊筋者,附于脊脊之筋,缓筋者,循于腹内之筋也,此数者在于肠胃之前后左右,邪随著而为积,志注为是,盖缓筋即宗筋也。王氏《痿论》注云,横骨上下齐两旁竖筋,正宗筋也,此可以证下文云其著于缓筋也,似阳明之积乃与《痿论》冲脉者经脉之海也,主渗灌溪谷,与阳明合于宗筋相符。)《甲乙》孙脉,作"孙络"。

陆懋修说:募,慕各切,与膜通。《素问·奇病论》胆募俞注:胸腹曰募。《举痛论》募原之下注:膜谓腸间之膜,原谓腸肓之原。

黄帝曰:愿尽闻其所由然[1]。

岐伯曰:其著孙络之脉而成积者,其积往来上下,臂手孙络之居也[2],浮而缓,不能拘积而止之[3],故往来移行肠胃之外[4],水凑渗注灌,濯濯有音[5],有寒则腹膜满雷引[6],故时切痛[7],其著于阳明之经,则挟脐而居,饱食则益大,饥则益小[8],其著于缓筋也,似阳明之积,饱食则痛,饥则安[9]。其著于肠胃之募原也,痛而外连于缓筋,饱食则安,饥则痛[10]。其著于伏冲之脉者,揣之应手而动,发手则热气下于两股,如汤沃之状[11]。其著于脊筋在肠后者,饥则积见,饱则积不见,按之不得[12]。其著于输脉者[13],闭塞不通,津液不下,孔窍干壅[14]。此邪气之从外入内,从上下也[15]。

【本段提纲】　马蒔说:此承上文而详言积之在于各所者,其状有不同,而病有所由始也。

【集解】

①愿尽闻其所由然:杨上善说:愿尽闻者,愿尽闻于其成积所由。

②臂手孙络之居也:钱熙祚:臂手,《甲乙经》作"掌手"。林亿云;掌,破尽也。

③不能拘积而止之:钱熙祚说:原刻"拘"作"句",依《甲乙经》改。

④故往来移行肠胃之外:钱熙祚说:原刻"外"误作"间",依《甲乙经》改。

⑤水凑渗注灌,濯濯有音:杨上善说:居,著也,邪气著于臂手,孙络随络往来上下,其孙络浮缓,不能句止,积气,臂手之络行在肠间,故邪随络脉往来,令肠间之水,凑渗有声也。濯濯,水声也。

⑥有寒则腹膜满雷引:钱熙祚说:原刻"腹"误作"膜",依《甲乙经》改。

⑦故时切痛:杨上善说:邪循于络在肠间时有寒则孙络膜满引肠而作雷声,时有切痛。

马蒔说:邪之在于孙络而成积者,其积往来上下于臂手孙络之居,浮而不沉,缓而不急,不能据积而止,故往来相移,其内而肠胃之间,有水凑聚,濯濯有音,且有寒气则膜满,如雷有声而相引,时常为切痛也。

张介宾说:凡络脉之细小者皆孙络也。句,拘也。邪著孙络成积者,其积能往来上下。盖积在大肠小肠之络,皆属手经,其络浮而浅,缓而不急,不能句积而留止之,故移行于肠胃之间,若有水则凑渗注灌,濯濯有声,若有寒则为胀满,及雷鸣相引,时为切痛(丹波元简说:"臂手"作"掌",于义易通)。

⑧其著于阳明之经,则挟脐而居,饱食则益大,饥则益小:杨上善说:胃脉足阳明之经,直者下乳内廉,下侠脐入气街中,故邪气著之,饱食则其脉粗大,饥少谷气则脉细小,今人称此病则为两弦也。

马蒔说:其着于阳明经者,即胃经也,其积当挟脐而居,如饱食时则积益大,饥则积益小也。

张介宾说:足阳明经挟脐下行,故其为积则挟脐而居也。阳明属胃,受水谷之气,故饱则大,饥则小。

⑨其著于缓筋也,似阳明之积,饱食则痛,饥则安:杨上善说:缓筋,足阳明之筋也。邪客缓筋,是足阳明筋从上下腹,挟脐而布,似足阳明经脉之积。饱则大而痛,饥则小而安,亦邪挟经之大小也。

马莳说:其著于缓筋也,似前阳明之积,饱食则痛如益大之谓也,饥则安,则为益小之谓也。

张介宾说:缓筋在肌肉之间,故似阳明之积,饱则肉壅故痛,饥则气退故安。

⑩其著于肠胃之募原也,痛而外连于缓筋,饱食则安,饥则痛:杨上善说:募,谓肠胃府之募也。原谓肠胃府之原也。募原之气外来连足阳明筋,故邪使饱安饥痛也。

马莳说:其著于肠胃之募原,积痛则外连于缓筋,如饱食则稍安,饥则必痛矣。

张介宾说:肠胃募原痛连缓筋,饱则内充外舒故安,饥则反是故痛。

⑪其著于伏冲之脉者,揣之应手而动,发手则热气下于两股,如汤沃之状:杨上善说:冲脉下者,注少阴之大络,出手气街,循阴股内廉入腘中,伏行骺骨内,下至内踝之属而别,前者伏行出跗属下,循跗入大趾间,以其伏行,故曰伏冲。揣,动也。以手按之应手而动,发手则热气下于两股如汤沃,邪之盛也。

马莳说:其着于伏冲之脉,以手揣摸其积,应手而动,举手则热气下于两股间,如有以汤沃之状也。

张介宾说:伏冲之脉其上行者,循背里络于督脉。其下行者,注少阴之大络,出于气街,循阴股内廉入腘中。故揣按于股,则应手而动。若起其手,则热气下行于两股间,此邪著伏冲之验也。

⑫其著于膂筋在肠后者,饥则积见,饱则积不见,按之不得:杨上善说:膂筋,足少阴筋,循脊内侠膂在小肠后附脊,因饥则见,按之可得;饱则不见,按之难得也。

马莳说:膂筋,在肠之后,故积亦在肠后。方其饥则积反见,饱则积不欠,按之又不可得也。

张介宾说:膂,脊骨也。脊内之筋曰膂筋,故在肠胃之后,饥则肠空,故积可见;饱则肠满蔽之,故积不可见,按之亦不可得也。

⑬其著于输脉者:钱熙祚说:原刻“输”下衍“之”字,依《甲乙经》删,上文亦云“或著输脉”。

⑭其著于输脉者,闭塞不通,津液不下,孔窍干壅:杨上善说:输脉,足太阳脉也,以管诸输,络肾属膀胱。故邪著之津液不通,大便干壅,不得下于大小便之窍也。

张介宾说:输脉者之所以通血气,若闭壅不通,则津液干塞如此。

⑮此邪气之从外入内,从上下也:杨上善说:结邪行处也。

张介宾说:此总结上文。邪气之起于阳者,必自外而内,从上而下也。

黄帝曰:积之始生,至其已成,奈何?

岐伯曰:积之始生,得寒乃生,厥乃成积也①。

【本段提纲】　马莳说:此原积之始生者,必由于寒,而其所成,则由于气之逆也。

【集解】

①黄帝曰:积之始生,至其已成,奈何? 岐伯曰:积之始生,得寒乃生,厥乃成积也:杨上善说:夫聚者阳邪,积者阴邪也。此言病成,若言从生,阴阳生也。故积之始生,邪得寒气,入舍于足,以为积始也,故曰得寒乃生也。寒厥邪气上行,入于肠胃,以成于积也。

张介宾说:此下言积之所以成也。

黄帝曰:其成积奈何?

岐伯曰:厥气生足悗,足悗生胫寒①,胫寒则血脉凝涩,血脉凝涩,则寒气上入于肠胃,入于肠胃则䐜胀,䐜胀则肠外之汁沫,迫聚不得散,日以成积②。卒然多食饮则肠满,起居不节,用力过度,则络脉伤,阳络伤则血外溢,血外溢则衄血,阴络伤则血内溢,血内溢则后血,肠胃之络伤,则血溢于肠外,肠外有寒,汁沫与血相搏,则并合凝聚,不得散而积成矣③。卒然外中于寒,若内伤于忧怒,则气上逆,气上逆则六输不通④,温气不行,凝结蕴里而不散,津液涩渗⑤,著而不去而积皆成矣⑥。

【本段提纲】 马莳说:此承上文而详言积之始生,至其所以成也。

【集解】

①足悗生胫寒:钱熙祚说:此句原脱"足"字,依《甲乙经》补。

②厥气生足悗,足悗生胫寒,胫寒则血脉凝涩,血脉凝涩,则寒气上入于肠胃,入于肠胃则䐜胀,䐜胀则肠外之汁沫,迫聚不得散,日以成积:杨上善说:以上言成积所由三别,外邪厥逆之气客之,则阳脉虚故胫寒,胫脉皮薄故血寒而渋泣,渋凝也,寒血循于络脉,上行入于肠胃,则肠胃之内䐜胀,肠胃之外冷汁沫聚,不得消散,故渐成积也,此为生积所由一也。

张介宾说:此言寒气下逆之成积者也。厥气,逆气也。寒逆于下,故生足悗,谓肢节痛滞不便利也。由胫寒而血气凝涩,则寒气自下而上,渐入肠胃,肠胃寒则阳气不化,故为䐜胀。而肠外汁沫迫聚不散,则日以成积矣。

③卒然多食饮则肠满,起居不节,用力过度,则络脉伤,阳络伤则血外溢,血外溢则衄血,阴络伤则血内溢,血内溢则后血,肠胃之络伤,则血溢于肠外,肠外有寒,汁沫与血相搏,则并合凝聚,不得散而积成矣:杨上善说:盛饮多食无节,遂令脉满,起居用力过度,内络脉伤,若伤肠内阳络,则便衄血;若伤肠内阴络,遂则便血,若伤肠外之络,则血与寒汁凝聚为积,此则生积所由二也。

张介宾说:此言食饮起居失节之成积者也。卒然多食饮,谓食不从缓,多而暴也。肠胃运化不及,则汁溢膜外,与血相搏,乃成食积,如婴童痞积之类是也。又或起居用力过度,致伤阴阳之络,以动其血,瘀血得寒,汁沫相聚于肠外,乃成血积,此必纵肆口腹及举动不慎者多有之。

④气上逆则六输不通:钱熙祚说:《甲乙经》"六"作"穴"。

⑤凝结蕴里而不散,津液涩渗:钱熙祚说:《甲乙经》"结"作"血","涩渗"作"凝涩"。

⑥著而不去而积皆成矣:杨上善说:人之卒然外中于寒,以入于内,内伤忧怒,以应于外,内外相搏,厥气逆上,阴气既盛,遂令六府阳经六输,皆不得通,卫气不行,寒血凝泣,蕴裹不散,著而成积,所由三也。

张介宾说:此言情志内伤而挟寒成积者也。寒邪既中于外,忧怒复伤其内,气因寒逆,则六经之输不通,暖气不行,则阴血凝聚,血因气逆而成积,此必情性乖戾者多有之也。

丹波元简说:《甲乙》"忧怒"作"忧恐","六输"作"穴输","蕴里"作"蕴裹","涩渗"作"凝涩"。马云,如阳经之络脉受伤,则血当外溢而为衄,如阴经之络脉受伤,则血当内溢而去后有血。志云,阳络者上行之络脉,阴络者下行之脉络。楼云,此谓清湿袭阴之虚,病起于下而成积也。

黄帝曰:其生于阴者奈何①?

岐伯曰:忧思伤心②,重寒伤肺③,忿怒伤肝④,醉以入房,汗出当风伤脾⑤,用力过度,若入房汗出,浴则伤肾⑥,此内外三部之所生病者也⑦。

【本段提纲】　马莳说:此言积之生于阴者以五藏各有所伤也。

【集解】

①其生于阴者奈何? 杨上善说:前言积成于阳,以下言积成于阴。

张介宾说:此言情欲伤藏,病起于阴也。

②忧思伤心:杨上善说:忧思劳神,故伤心也。

张介宾说:伤心者病在阳。

③重寒伤肺:杨上善说:饮食外寒,形冷内寒,故曰重寒。肺以恶寒,故重寒伤肺。

张介宾说:伤肺者病在气。

④忿怒伤肝:杨上善说:肝主于怒,故多怒伤肝也。

张介宾说:伤肝者病在血。

⑤醉以入房,汗出当风伤脾:杨上善说:因醉入房,汗出当风,则脾汗得风,故伤脾也。

马莳说:方醉之时,乃入于房,以致汗出,而复当于风,则风又从而入之,则伤脾。

张介宾说:伤脾者病在营卫。

⑥用力过度,若入房汗出,浴则伤肾:杨上善说:肾与命门,主于入房,故用力,及入房汗出浴水,故伤于肾也。

马莳说:用力过度,乃入于房,以致汗出,而复往浴体,则伤肾。

张介宾说:伤肾者病在真阴。

⑦此内外三部之所生病者也:杨上善说:忧思为内,重寒为外,入房当风以为内外,故合前三部所生病。

张介宾说:此总结上文也。

黄帝曰:善。治之奈何?

岐伯答曰:察其所痛,以知其应有余不足,当补则补,当泻则泻,毋逆天时,是谓至治①。

【本段提纲】　马莳说:此言治积之法也。

【集解】

①黄帝曰:善。治之奈何? 岐伯答曰:察其所痛,以知其应有余不足,当补则补,当泻则泻,毋逆天时,是谓至治:杨上善说:凡积之病,皆有痛也,故察其痛,以候其积。既得其病,顺于四时,以行补泻,可得其妙也。

张介宾说:此总言内外三部之治法也。察其所痛之处,则阴阳表里,病应可知。虚补实泻,毋逆天时,如春气在肝,及月郭满空之类皆是也。

丹波元简说:楼云,此谓喜怒伤藏,病起于阴也;风雨袭阴之虚,则病起于上而生积,清湿袭阴之虚,则病起于下而成积,此内外三部皆受病,其积乃成矣。

《百病始生第六十六》今译

黄帝向岐伯说:各种疾病的发生,都是因为风、雨、寒、暑、清、湿等外邪侵袭,或喜、怒等情志内伤所致。喜怒不知节制就会伤害内脏;风雨之邪伤人体的上部;凉湿之邪伤害人体下部。上、中、下三部所伤之邪气不同,所发生的变化和影响各异,我很想知道其中的道理。

岐伯回答说:上、中、下三部所伤邪气不同,有的病先发于阴分,有的病先发于阳分,请让我讲清楚其中的道理。喜怒没有节制,就会损伤五脏,五脏为阴,所以说脏伤病起于阴分;清湿之邪易于乘虚侵袭人体下部,所以说病起于下;风雨之邪乘虚易于侵袭人体上部,所以说病起于上部,这就是不同邪气容易侵袭的三个部位。至于邪气在体内浸淫发展变化的情况非常复杂,就更难以数计了。

黄帝说:我对千变万化的病变本来就弄不清楚,所以才向您请教,我想彻底明白其中的道理。

岐伯说:风雨寒热之邪,如果不是遇到人体的虚弱,是不能单独伤害人体的。突然遇到疾风暴雨而没有生病,就是因为其身体健壮而不虚弱,所以外邪不能单独使人致病。人体发生疾病,必定因身体虚弱,又感受虚邪贼风,两虚相合所致,如果身体健壮,肌肉坚实,四时之气正常,两实相合,则人体不易发生疾病。邪气中人较浅,仅止于人体的分肉部位。所以说,感受虚邪发生疾病,关键在于四时气候是否正常,人体正气是否虚弱,只有四时气候反常,人体正气不足时,才能发展成大病。邪气侵袭人体后有一定的停留部位,由于邪气停留的处所不同而各有一定的名称,纵的分为上、中、下三部,横的分表、里、半表半里三部。所以虚邪贼风侵袭人体,先从皮肤开始,若皮肤松弛,腠理开张,则邪气从毛孔而入,进一步向深处侵犯,邪气深入,就可使毛发竖起,毛发竖起则寒栗,皮肤疼痛。如果邪气停留不散,就会传入络脉,邪气停留在络脉的时候,肌肉可以出现疼痛。若疼痛时发时止,是邪气将由络脉传入经脉,经脉将代络脉受邪,若邪气停滞不散,邪留经脉的时候就会洒淅恶寒,常常惊恐不安。如果邪气在经脉留滞不散,就会传入足太阳经脉,邪气停留在足太阳经脉时,就会使四肢关节疼痛,腰背部肌肉强直。如果邪气在足太阳经脉滞留不散,就会传入深伏在背脊里的冲脉,邪气侵犯冲脉,则出现体重身痛。若邪气滞留冲脉不散,就会传入肠胃,邪气在肠胃时,则会出现肠鸣腹胀满。如寒盛则肠鸣泄下,食不消化;如热盛则泄痢,大便腐秽。如邪气停留在肠胃而不能祛除,就会传入肠胃以外的募原之间,留著于血脉之中,滞留不去,就会与气血凝结,逐渐长成积聚。总之,邪气侵袭人体后,或留着于孙脉,或留着于络脉,或留着于经脉,或留着于足太阳之脉,或留着于深伏于脊里的冲脉,或留着于膂筋,或留着于肠胃以外的募原,或留着于缓筋,邪气浸淫泛滥,是说不尽的。

黄帝又说:希望你将各种病症的始末原由讲给我听。

岐伯说:邪气停留在孙络而形成积的,积块可以上下移动。这是积着于孙络之处,孙络积的特点。因孙络位置浮浅而组织松弛,不能固定积块,因而,积块可以往来于肠胃之间。如果有水渗灌其中,就会发出濯濯的水声;如果有寒气,腹部就会胀满肠鸣,拘引不利,有时出现像刀割一样的疼痛。如果邪气停留在足阳明胃经而成积,其积则位于脐的两旁,饱食后积块则显大,饥饿时则显小。如果邪气停留在缓筋而成积的,其形状表现和阳明经之积相似,饱食则疼痛加剧,饥时则不痛。如果邪气留着在肠胃之募原而成积的,痛时向外与缓筋相连,饱食则不痛,饥时则疼痛。如果邪气留着在冲脉,而成积的,其积块应手跳动,抬手时则觉有一股热气沿着两股向下运行,就像受到热水浇灌一样难受。如果留着在膂筋而成积的,饥饿时肠胃空虚,积块可以显现,饱食后,肠胃充满而有遮蔽,所以积块见不到,用手摸也不能找到。如果邪气留着在足太阳经脉而成积的,会使血脉不通,津液不能上下流通,致使体表的毛孔干涩阻塞。上面这些都是邪气从外侵犯到内部,从上传变到下的症状表现。

黄帝说:积病从开始发生到完全形成,情况是怎样的呢?

岐伯回答说:积病开始发生,是因寒邪的侵袭而产生的,寒气厥逆,就形成了积病。

黄帝说:寒邪侵袭怎样形成积病呢?

岐伯说:寒气从下部侵袭后,逆而上行,首先在足部引起痛滞不利,继而由足部的痛滞发展到胫部亦寒凉。胫部寒凉后,使得血脉凝涩,血脉凝涩不通,则寒气进而上逆,侵犯肠胃,肠胃受寒,就会发生腹部胀满,腹部胀满就会使肠胃外的汁沫留聚不能消散,日积月累就形成积病。又因暴饮暴食,使肠胃过于饱满,或者生活起居不能节制,或因用力过度,均可使细小的络脉受伤。如果阳络受到损伤,血溢脉外,出于上窍就引起衄血;如果阴络受到损伤,血溢脉外,流于下窍于是产生便血。如果肠胃的络脉受到损伤,则血溢肠胃之外,若肠胃外有寒邪停滞,于是汁沫与溢出的血相互搏结,两者合并凝滞聚集,不能消散,积病就形成了。如果在外突然遭到寒邪侵袭,在内又被忧愁愤怒等所伤,寒气厥逆向上,致使六经气血运行不畅,阳气不能温通运行,因而阴血凝聚,血液凝聚蕴裹不散,津液亦干涩不能渗灌,停留不得消散,于是积病便形成了。

黄帝说:积病发生在阴脏的又是什么原因呢?

岐伯说:过度的忧愁和思虑则伤心脏;外伤寒邪,再加寒冷饮食刺激,双重寒邪必定伤害肺脏;过分忿恨恼怒会伤害肝脏;醉酒后行房,出汗而又受风,一定损伤脾脏;用力过度,或在行房出汗后沐浴,就会损伤肾脏,以上这些就是内外三部发病的一般情况。

黄帝说:你说得很好。怎样治疗呢?

岐伯回答说:审察疼痛的部位,可以知道病变所在,根据虚实的具体表现,虚的就补,实的就泻。但也不要违逆四时气候对人体的影响,这才是最恰当的治疗原则。

行针第六十七①

①行针第六十七:伯坚按:本篇和《甲乙经》《黄帝内经太素》《类经》三书的篇目对照列表于下:

灵 枢	甲 乙 经	黄帝内经太素	类 经
行针第六十七	卷一——阴阳二十五人形性血气不同第十六	卷二十三——量气刺篇	卷二十一——行针血气六不同(针刺类二十二)

【释题】 本篇讨论施行针刺疗法的六个问题,所以叫作行针。

【提要】 本篇用黄帝、岐伯问答的形式,讨论施行针刺疗法时,为什么病人有六种不同的反应。

黄帝问于岐伯曰:余闻九针于夫子,而行之于百姓,百姓之血气各不同形,或神动而气先针行,或气与针相逢,或针以①出气独行,或数刺乃知,或发针而气逆,或数刺病益剧,凡此六者,各不同形,愿闻其方②。

岐伯曰：重阳之人，其神易动，其气易往也③。

黄帝曰：何谓重阳之人？

岐伯曰：重阳之人，熇熇高高，言语善疾，举足善高④，心肺之藏气有余，阳气滑盛而扬，故神动而气先行⑤。

黄帝曰：重阳之人，而神不先行者何也⑥？

岐伯曰：此人颇有阴者也。

黄帝曰：何以知其颇有阴也？

岐伯曰：多阳者多喜，多阴者多怒，数怒者易解，故曰：颇有阴，其阴阳之离合难，故其神不能先行也⑦。

【本段提纲】　马莳说：此帝以受针之人，有六者之异而问之也。又说：此承上文而言，神动而气先针以行者，必其为重阳之人也。

【集解】

①针以：钱熙祚说：下文"以"作"已"，二字古通。

②凡此六者，各不同形，愿闻其方：张介宾说：言受针之人，有此六者之异。

③重阳之人，其神易动，其气易往也：杨上善说：夫为针之法，以调气为本，故此六者，问气之行也。

张介宾说：重阳之人阳胜者也。熇熇，明盛貌。高高不屈之谓。心肺为二阳之藏，阳气滑盛而扬，故神易于动，气先针而行也。

④重阳之人，熇熇高高，言语善疾，举足善高：杨上善说：重阳之人，谓阳有余也。熇熇高高，言其人疏忼也。

⑤重阳之人，熇熇高高，言语善疾，举足善高，心肺之藏气有余，阳气滑盛而扬，故神动而气先行：杨上善说：五藏阴阳者，心肺为阳，肝脾肾为阴，故心肺有余为重阳也。重阳之人，其神才动，其气即行，以阳气多也，故持针欲刺，神动而气即行，不待针入，其人与之刺微为易也。

⑥重阳之人，而神不先行者何也：杨上善说：自有重阳，要待针入，其气方入，故须问之。

⑦多阳者多喜，多阴者多怒，数怒者易解，故曰：颇有阴，其阴阳之离合难，故其神不能先行也：杨上善说：欲知重阳，仍有阴者候之可知，但人多阳者其心多喜，多阴者多怒，仍有数怒易解，即是重阳有阴人也。重阳有阴人，其气不得先针行。

张介宾说：光明爽朗，阳之德也；沉滞抑郁，阴之性也，故多阳则多喜，多阴则多怒，然数怒者颇有阴也，易解者本手阳也。阳中有阴，未免阳为阴累，故其离合难，而神不能先行也。

丹波元简说：马云，盖以阳中有阴，则阳为阴滞，初虽针入而与阳合，又因阴滞而复相离，其神气不能易动而先针以行也。志云，心为阳中之太阳，肝为阴中之少阳，心主喜，肝主怒，心藏神，肝藏魂，魂随神以往来者也，神动而气先行者，神魂之相离也，重阳而颇有阴者，阴阳之相合也。阴阳之离合难，故其神与魂合，则其神不能先行矣。上文曰气先行，此则曰神不能先行，盖气行则神行，神行而气行，神气之相随也。夫行针者贵在得行取气，然而神有易动，气有易往，是以数刺而病益甚者，反伤其神气也。简按：阴阳之离合难，诸说各异，未知孰是，盖此阴阳离合论之离合，乃开阖枢之义。

黄帝曰：其气与针相逢奈何？

岐伯曰：阴阳和调，而血气淖泽滑利，故针入而气出，疾而相逢也①。

【本段提纲】　马莳说:此承上文而言受针之气,有与针相逢者,以其气之出速而相逢也。

【集解】

①黄帝曰:其气与针相逢奈何?岐伯曰:阴阳和调,而血气淖泽滑利,故针入而气出,疾而相逢也:杨上善说:阴阳和平之人,以其气和,故针入即气应相逢者也。

马莳说:正以此人者,阴阳各经相为和调,而血气淖泽故耳。

张介宾说:相逢者 针入气即至,言其应之速也。

黄帝曰:针已出而气独行者,何气使然?

岐伯曰:其阴气多而阳气少,阴气沉而阳气浮,沉者内藏,故针已出,气乃随其后,故独行也。①

【本段提纲】　马莳说:此言有针已出而气独行者。

【集解】

①黄帝曰:针已出而气独行者,何气使然?岐伯曰:其阴气多而阳气少,阴气沉而阳气浮,沉者内藏,故针已出,气乃随其后,故独行也:杨上善说:多阴少阳之人,阴气深而内藏,故出针后,气独行也。

马莳说:正以阴气多而内藏,故针虽出而气乃随后以独行也。阴气者,营气也。阳气者,卫气也。

张介宾说:阴性迟缓,其气内藏,故阴多于阳者,其针已出,气乃随后而独行也。

黄帝曰:数刺乃知,何气使然?

岐伯曰:此人之多阴而少阳,其气沉而气往难,故数刺乃知也。①

【本段提纲】　马莳说:此言人有数刺而始知者。

【集解】

①黄帝曰:数刺乃知,何气使然?岐伯曰:此人之多阴而少阳,其气沉而气往难,故数刺乃知也:杨上善说:知者,病愈也。其人阴多阳少,其气难宣,故数刺方愈也。

马莳说:以其阴气多而沉也,盖比上节之沉则又沉之甚矣。

张介宾说:此亦阴滞,故气往为难。往,至也。较之上节,则此为更甚耳。

黄帝曰:针入而气逆者,何气使然?

岐伯曰:其气逆,与其数刺,病益甚者,非阴阳之气,浮沉之势也,此皆粗之所败,工之所失,其形气无过焉。①

【本段提纲】　马莳说:此言有针入而气逆者乃医工之失其针法也。

【集解】

①黄帝曰:针入而气逆者,何气使然?岐伯曰:其气逆,与其数刺,病益甚者,非阴阳之气,浮沉之势也,此皆粗之所败,工之所失,其形气无过:杨上善说:刺之令人气逆,又刺之病甚者,皆是医工不知气之浮沉,非是阴阳形气之过也。

马莳说:凡针入而气逆,与数刺而病益甚,非阴阳之气有浮沉之势也,特以营气主沉,卫气主浮,故刺卫当浅,刺营当深,今针入而气逆者,特以宜浅而反深之,宜深而反浅之所以针入而气逆也,故凡用针者,皆当视其形气而弗使过焉可也。

张介宾说:逆从弗失,何至气逆,补泻得宜,何以病益甚,凡若此者,乃医之所败所失,非阴阳表里形气之过也。

丹波元简说：针入而气逆者，推上下文例，者下似脱"其数刺病益甚者"七字。徐振公云，此言阴中有阳之人，数刺而始知也。阴中有阳者，多阴而少阳，其气沉而难于往来，故数刺乃知，此阴阳厥守于内也。二节言多阴少阳之人，有阴阳之相离者，有相守者，阴阳离合之道，行针者不可不知。

《行针第六十七》今译

　　黄帝问岐伯道：我从您那儿了解了九针的道理，给百姓治病，发现他们的气血盛衰各不相同，有的出现精神紧张，下针之前气就开始运行；有的下针后马上就得气；有的在出针后，才有反应；有的经过几次针刺才有反应；有的在进针后气上逆而晕针；有的经过多次针刺治疗，而病却越来越严重。以上六种情况，各有不同的表现，愿知道其中的道理。

　　岐伯说：重阳的人，精神容易激动，针刺时得气很快。

　　黄帝说：什么叫重阳的人呢？

　　岐伯说：重阳的人，其气就像火热一样的炽盛，讲话特别快，趾高气扬，这是因其人心肺脏气有余，体内阳气充盛，流行滑利，容易激扬发越，因而精神容易激动，针刺得气很快。

　　黄帝又问道：重阳的人，有些精神并不易于激动，针刺时得气并不快，这又是什么原因呢？

　　岐伯说：像这种情况的人虽然阳气盛，但阴气亦盛，阳中有阴。

　　黄帝问：您怎么知道这种人阳中有阴呢？

　　岐伯回答说：阳气盛的人常喜乐，阴气盛的人常发怒，一个人很容易发怒，但怒气很容易平息，说明其人阳中有阴。由于阳中有阴，阳为阴滞，则阴阳两气的离合困难，所以进针前精神不会易于激动。

　　黄帝说：有人下针后很快得气，又是怎么回事呢？

　　岐伯说：这是由于体内阴阳协调，血气充足润泽，运行光滑流利，所以进针后马上出现得气的反应。

　　黄帝说：有的人，在出针后，才有反应又是什么原因呢？

　　岐伯说：这种现象是因为病人多阴少阳，阴气一般深藏于体内而阳气浮越于体表，由于阴气偏盛，主沉潜敛藏，因而针刺反应迟缓，当出针后，阳气随针上浮，才出现反应。

　　黄帝问道：有人经过多次针刺治疗后才产生反应，这又是什么原因呢？

　　岐伯说：这种是因为其人多阴而少阳，由于阴气沉伏，气机流通往来困难，所以经过多次针刺才能出现神气反应。

　　黄帝说：有的人在下针不久，即出现气逆晕针等反应，这又是什么原因使人这样的呢？

　　岐伯说：出现气逆的不良反应和经过多次针刺疾病反而加重的，并不是病人阴阳的失调，或者气机的或浮或沉所造成的，这都是庸医诊治时的错误所致，与病人的形气体质是无关的。

上膈第六十八^①

　　①上膈第六十八：伯坚按：本篇和《甲乙经》《黄帝内经太素》《类经》三书的篇目对照列

表于下：

灵　枢	甲 乙 经	黄帝内经太素	类　　经
上膈第六十八	卷十一——邪气聚于下脘发内痈第八	卷二十六——虫痈篇	卷二十二——上膈下膈虫痈之刺附膈证治按（针刺类四十八）

【释题】　本篇开头第一句黄帝说："气为上膈者"，就取这两个字作篇名。

【提要】　本篇用黄帝、岐伯问答的形式讲肠痈生成的原因和针刺治疗法。

黄帝曰：气为上膈者，食饮入而还出，余已知之矣，虫为下膈，下膈者，食晬时乃出，余未得其意，愿卒闻之①。

岐伯曰：喜怒不适，食饮不节，寒温不时，则寒汁流于肠中，流于肠中则虫寒，虫寒则积聚守于下管，守下管则肠胃充郭②，卫气不营，邪气居之，人食则虫上食，虫上食则下管虚，下管虚，则邪气胜之，积聚以留，留则痈成，痈成则下管约，其痈在管内者沉而痛深③，其痈在外者则痈外而痛浮，痛上皮热④。

【本段提纲】　马莳说：此言膈证有上下之分，而尤详下膈之义也。

【集解】

①气为上膈者，食饮入而还出，余已知之矣，虫为下膈，下膈者，食晬时乃出，余未得其意，愿卒闻之：杨上善说：晬，子内反。膈，痈也。气之在于上管，痈而不通，食入还即吐出。虫之在于下管，食晬时而出，虫去下虚，聚为痈，故须问也。

张介宾说：此言膈证有上下之分，而复有因气因虫之异也。因于气则病在上，故食饮一入，即时还出；因于虫则病在下，故食入晬时而复出。晬时，周时也。按上膈下膈，即膈食证也。此在本经，自有正条，奈何后世俱以脉之关格，认为膈证，既不知有上下之辨，亦不知有虫气之分，其谬甚矣。晬音醉。

②守下管则肠胃充郭：钱熙祚说：原刻脱"守下管"三字，依《甲乙经》补。

③其痈在管内者沉而痛深：钱熙祚说：原刻"沉"误作"即"依《甲乙经》改，此"沉"字与下"浮"字为对文。

④其痈在外者则痈外而痛浮，痛上皮热：杨上善说：虫痈之病，所由有三：一因喜怒伤神，不得和适，二因纵欲，饮食不节，三因随情寒温，不以时受。此三因中，随有一种乖和，则寒邪汁下流于肠中，令肠内虫寒，聚满下管，致使卫气不得有营，邪气居之。又因于食，虫亦上食，下管遂虚，邪气积以成痈。其痈若在管内，其痛则深，若管外，其痛则浮，当痛皮热，以为候也。

马莳说：膈者，膈膜也。前齐鸠尾，后齐十一椎，所以遮隔浊气，不使上熏心肺也。然有为上膈之病者，乃气使然，食饮一入，即时还出。有为膈下之证者，乃虫使然，食饮周时，始复外出。但帝明于上膈而昧于下膈，伯言下膈之始，由于喜怒食饮寒暖，不能善调，以致寒汁流于肠中，则虫因寒而聚于下脘（脐上二寸为下脘）惟其聚于下脘，故在上之胃，在下之肠，皆已充郭，卫气不得上营，邪气同居于肠胃之中，及其入食，则虫上食而下脘始虚，随致邪气入于下脘，而积聚已留矣。由是痈成而下脘约也，其痈在下脘之内者，即而按之其痛深；其痈在下脘之外者，即而按之其痛乃浮。痛上之皮亦热，此下膈之病，所以食饮晬而还出也。

张介宾说:凡伤胃气,则阳虚而寒汁流于肠中,虫寒不行,则聚于下管,而肠胃充满也。卫气,脾气也。脾气不能营运,故邪得聚而居之。虫寒闻食,则喜而上求之,上则邪气居之,而乘虚留聚,以致痛于下脘,要约不行,故食入晬时复出也。管之内外,即言下脘也。邪伏于中,故热见于皮肉之上。

丹波元简说:《甲乙》上"膈"下更有"下膈"二字。《甲乙》二"流"字俱作"留"。《甲乙》"即而"作"沉而",其痛在外作其痛在脘外者。并是。

黄帝曰:刺之奈何?

岐伯曰:微按其痈,视气所行①,先浅刺其傍,稍内益深,还而刺之,毋过三行②,察其沉浮,以为深浅,已刺必熨,令热入中,日使热内,邪气益衰,大痛乃溃③,伍以参禁,以除其内④,恬憺无为,乃能行气⑤,后以咸苦化⑥,谷乃下矣⑦。

【本段提纲】　马莳说:此言刺下脘之痛者,必有其法也。

【集解】

①微按其痈,视气所行:杨上善说:以手轻按痛上,以候其气,取知痈气所行有三,一欲知痈气之盛衰,二欲知痛之浅深,三欲知其刺处之要,故按以视也。

张介宾说:察其气之所必由者方可以刺之也。

②先浅刺其傍,稍内益深,还而刺之,毋过三行:杨上善说:候其痈傍气之来处,先渐浅刺,后以益深者,欲导气令行也。还,复也。如此更复刺,不得过于三行也。

马莳说:轻按其痈,视其气之所行,先浅刺其痈之旁,稍纳其针而益深之,又旋而刺之,至于其三,则不必复刺矣。

张介宾说:先浅刺其旁气所及之处,稍内其针而渐深之,以泄其流行之邪,然后还刺其所病之正穴,以拔其积聚之本,但宜至再至三而止,不可过也。

③察其沉浮,以为深浅,已刺必熨,令热入中,日使热内,邪气益衰,大痛乃溃:杨上善说:沉浮浅深也。察痈之浅深以行针也。寒汁邪气聚以为痈,故痈塞也。令刺已熨之,令热入中者以寒温,使其日有内热,寒去痈溃也。

马莳说:察其痈之浮者,浅刺之,痈之深者,深刺之,及已刺之后,必以火熨之,使热入于其中,日使内之必热,则邪气渐衰,大痛乃溃。

④伍以参禁,以除其内:杨上善说:亦可含于豕膏,无冷食,三日其病已矣。参伍,揣量也。

⑤恬憺无为,乃能行气:杨上善说:夫情有所在,则气有所并,气有所并,则不能营卫,故忘情恬憺无为,则气将自营也。

张介宾说:三相参为参,五相伍为伍。凡食息起居,必参伍宜否,守其禁以除内之再伤。又必恬憺无为,以养其气,则正气乃行,而邪气庶乎可散。盖膈证最为难愈,故当切戒如此。

⑥后以咸苦化:钱熙祚说:《甲乙经》"咸"作"酸"。

⑦谷乃下矣:杨上善说:酸为少阳,苦为太阳,此二味为温,故食之化谷也。

马莳说:互参禁守之法,除其入内之事,专一恬憺无为,乃能行气,然后用咸苦等味,以化其谷,庶食饮从兹下矣。

张介宾说:咸从水化,可以润下软坚,苦从火化,可以温胃,故皆能下谷也。按上文云,气为上膈者,食饮入而还出。夫气有按虚实,实而气壅,则食无所容,虚而气寒,则食不得化,皆令食入即出也。至若虫为下膈者,虫上食则下脘虚,其寒汁流于肠中,而后致痈滞不行,则亦因阳气之虚于下，故食入周时复出也。然余尝治一中年之妇患此证者，因怒因劳，皆能举发，发时必在黄昏，既痛且吐，先吐清涎，乃及午食，午食尽，乃及早食，循次而尽，方得稍息，日日如是，百药不效。乃相延视，则脉弦而大。余曰，此下膈证也。夫弦为中虚，大为阴不足。盖其命门气衰，则食至下焦，不能传化，故直至日夕阳衰之时，则逆而还出耳。乃用八味参杞之属，大补阴中之阳，随手而应。自后随触随发，用则随效，乃嘱其加意慎重，调至年余始愈。可见下膈一证，有食入周日复出而不止晬时者，有不因虫痛而下焦不通者矣。此篇特言虫痛者，盖亦下膈之一证耳，学者当因是而推广之。

丹波元简说：《甲乙》"伍"作"互"，"咸"作"酸"，"乃下"下有"鬲"字。又《甲乙》以本篇邪气聚于下脘，发内痛，次篇以胃脘痛之诊。志注亦以痈如字释之，今据其有痛上皮热及大痛乃溃等语而推之，则似因内痛而膈食者，盖上文所谓上膈者，《巢源》诸书所论五膈之属（《巢源》五膈、忧膈、恚膈、气膈、寒膈、热膈。《外台集验》五膈，忧膈、气膈、食膈、寒膈、饮膈）。所谓下膈食，晬时乃出（《邪气藏府病形篇》云，脾脉急甚为膈中，食饮入而还出，后沃沫，今膈证不必如此），盖古该翻胃而谓之膈，故虞抟云，膈亦曰反胃，岂本此欤？再按食已而吐者，龚氏《回春》谓之回食病，即本经所谓膈中上膈也。

《上膈第六十八》今译

黄帝说：由于气机郁结在上导致的上膈证，进食后马上就吐出来，我已经知道了病变的机理，但由于虫积在下所引起的下膈证，进食后经过一天一夜才吐出来，我还没有了解这种病证的机理，希望你详尽地告诉我。

岐伯说：下膈证的发生，主要是因为情志不遂，饮食不节，寒温不调，使脾胃运化失常，使寒湿流注于肠中，肠中寒湿则肠虫被寒所伤，由于虫寒积聚不散，盘踞在下脘，使胃肠充满壅塞，脾胃阳气不能温运，因而寒湿停留肠胃。当人进食时，虫闻食嗅，向上求食，下脘就会空虚，下脘一旦空虚，邪气则乘虚侵入，积聚在内，邪气稽留日久，就形成内痈。内痈既成，下脘受制，使肠道传化不利，因而，进食后经过一天一夜，还会发生呕吐。如果其痈在下脘里面，疼痛的部位较深；痈在下脘外部，则痛的部位就比较显露，疼痛的部位也比较浮浅，同时成痈部位外面的皮肤有发热的感觉。

黄帝说：怎样用针刺的方法来治疗这种病呢？

岐伯说：用手轻轻地按摩患处，以观察病气运行的方向，先用针浅刺痈的周围，稍停再慢慢深刺，退针后再按原来的样子重复地进针，但不可超过三次，主要根据病位的浅深，确定深刺浅刺。针刺之后必须温熨，使热气直达体内，只要阳气日渐温通，邪气就日趋衰退，其痈就会溃散，然后注意饮食起居等方面的护理，不要犯各种禁忌，清心寡欲，调养元气，然后再服酸苦药物，软坚化积，使饮食向下传导，就不会呕吐了。

忧恚无言第六十九①

①忧恚无言第六十九：伯坚按：今存残本《黄帝内经太素》没有收载本篇的文字。本篇和

《甲乙经》《类经》二书的篇目对照列表于下：

灵　枢	甲　乙　经	类　经
忧恚无言第六十九	卷十二——寒气客于厌发瘖不能言第二	卷二十一——卒然失音之刺（针刺类四十五）

　　【释题】　本篇开头第一句黄帝问"人之卒然忧恚而言无音者"，就取"忧恚无言"这四个字作篇名。

　　【提要】　本篇用黄帝、少师问答的形式，讲人因忧愁，而讲话时不能发出声音的原因和针刺疗法。

　　黄帝问于少师曰：人之卒然忧恚而言无音者，何道之塞，何气不行①，使音不彰，愿闻其方②。

　　少师答曰：咽喉者，水谷之道也，喉咙者，气之所以上下者也③，会厌者，音声之户也④，口唇者，音声之扇也⑤，舌者，音声之机也⑥，悬雍垂者，音声之关也⑦，颃颡者，分气之所泄也⑧，横骨者，神气所使，主发舌者也。故人之鼻洞涕出不收者，颃颡不开，分气失也⑨。是故厌小而薄⑩，则发气疾，其开阖利，其出气易，其厌大而厚，则开阖难；其气出迟，故重言也⑪；人卒然无音者，寒气客于厌，则厌不能发，发不能下，至其开阖不致，故无音⑫。

　　【本段提纲】　马莳说：此详言人之忧恚而无言者，以寒气之客于会厌也。

　　【集解】

　　①何气不行：钱熙祚说：原刻"不"误作"出"，依《甲乙经》改。

　　②人之卒然忧恚而言无音者，何道之塞，何气不行，使音不彰，愿闻其方：张介宾说：恚，慧、畏二音，恨怒也。

　　③咽喉者，水谷之道也，喉咙者，气之所以上下者也：马莳说：人者二喉，其一曰咽喉，乃水谷之道也，生于后，其管通于六府。其一曰喉咙，气之所以上下者也，生于前，其管通于五藏。

　　张介宾说：人有二喉，一软一硬。软者居后，是谓咽喉，乃水谷之道，通于六府者也。硬者居前，是谓喉咙，为宗气出入之道，所以行呼吸，通于五藏者也。其在太阴阳明论，则单以软者为咽，硬者为喉，故曰喉主天气，咽主地气。

　　④会厌者，音声之户也：马莳说：会厌者，凡人用饮食，必由会厌，以掩喉咙，而后饮食可过耳，故喉咙既为气之上下，则会厌为音声之户。

　　张介宾说：会厌者，喉间之薄膜也，周围会合，上连悬雍，咽喉食息之道，得以不乱者，赖其遮厌，故谓之会厌。能开能阖，声由以出，故谓之户。

　　⑤口唇者，音声之扇也：张介宾说：唇启则声扬，故谓之扇。

　　⑥舌者，音声之机也：张介宾说：舌动则音生，故谓之机。

　　⑦悬雍垂者，音声之关也：张介宾说：悬雍垂者，悬而下垂，俗谓之小舌，当气道之冲，为喉间要会，故谓之关。

　　⑧颃颡者，分气之所泄也：张介宾说：颃，颈也。颃颡，即颈中之喉颡，当咽喉之上，悬雍之后，张口可见者也。颡前有窍息通于鼻，故为分气之所泄。

河北医学院《灵枢经校释》：颃颡，即后鼻道。张志聪："颃颡者，腭之上窍，口鼻之气及涕唾，从此相通，故为分气之所泄，谓气之从此而分出于口鼻者也。"

⑨颃颡不开，分气失也：马莳说：颃颡为分气之所泄，横骨为神气之所使，舌之所发，故人有鼻洞涕出不收者，必其颃颡不开，分气相失，从鼻而误出故耳。

张介宾说：横骨，即喉上之软骨也。下连心肺，故为神气所使；上连舌本，故主举发舌机。鼻洞者，涕液流泄于鼻也。颃颡之窍不开，则清气不行，清气不行，则浊液聚而下出，由于分气之失职也。

⑩是故厌小而薄：钱熙祚说：原刻"而"下有"疾"字，因下文而衍也，今依《甲乙经》删。

⑪则发气疾，其开阖利，其出气易，其厌大而厚，则开阖难；其气出迟，故重言也：张介宾说：疾，速也。重言，言语謇涩之谓。

⑫人卒然无音者，寒气客于厌，则厌不能发，发不能下，至其开阖不致，故无音：张介宾说：不致，不能也。寒气客于会厌，则气道不利，既不能发扬而高，又不能低抑而下、开阖俱有不便，故卒然失音。

钱熙祚说：《甲乙经》云，至其机扇，机扇开阖不利，故无音。

丹波元简说：志云，颃颡者腭之上窍，口鼻之气及涕唾从此相通，故为分气之所泄，谓气之从此而分出于口鼻者也，简按：《根结篇》，张玉师注云，颃颡者鼻之内窍通于喉咙，故颃颡不开，则洞涕不收，但考字书无其义，疑是吭嗓，吭嗓即咽喉之谓。《活人书》释颃颡者，悬雍两旁肉也，未知所据。

陆懋修说：恚，于避切。《说文》：恚，恨也。

黄帝曰：刺之奈何？

岐伯曰：足之少阴，上系于舌，络于横骨，终于会厌，两泻其血脉，浊气乃辟，会厌之脉，上络任脉，取之天突，其厌乃发也。①

【本段提纲】 马莳说：此言即人之无音者，而有刺之之法也。

【集解】

①黄帝曰：刺之奈何？岐伯曰：足之少阴，上系于舌，络于横骨，终于会厌，两泻其血脉，浊气乃辟，会厌之脉，上络任脉，取之天突，其厌乃发也：马莳说：足少阴肾经所行之脉，上系于舌，复络于横骨，以终于会厌，必两次泻其血脉，则浊气乃阐除矣。然欲泻其血脉者，正以此会厌之脉，上络于任脉天突之穴，取此穴以刺之，其厌乃可发也（天突在颈结喉下四寸，宛宛中，针五分，留三呼，灸三壮）。

张介宾说：两泻者，两足俱刺也。足少阴之血脉，当是所注之腧穴，即太溪也。然人有虚劳失音者，观此节之义，则亦无非属乎肾经，但其所致有渐，与此卒然者不同，其治当分补泻耳。天突为阴维任脉之会，取之能治暴喑。

《忧恚无言第六十九》今译

黄帝问少师说：有的人由于突然忧郁或恼怒引起说话不能发音，这是哪一条道路被阻塞，是哪一种气运行不通畅，才使不能发音呢？我想听听其中的道理。

少师回答说：下通于胃，是受纳水谷的通路，喉咙下通于肺，是呼吸之气出入的要道。位于咽与喉间的会厌能开能阖，是发声的门户。口唇的开阖，好像是启发言语音声的门扇，是发音的大门，舌头是言语音声的枢机。悬雍垂是声音通过的关口。颃颡是口鼻互相通气的窍孔，分开鼻涕和唾液。附于舌根的横骨，受意识的支配，主要作用是控制舌头的活动。因此，有人鼻孔流涕不止，就是颃颡闭塞不通，分气失职之故。因此，会厌薄小的人呼气畅快，开阖流利，由于出气容易，所以言语流畅；若会厌厚大，就开阖不利，出气缓慢，所以说话口吃。至于突然失音的人，是因为会厌受了寒邪，气道不利，使会厌的功能不能正常发挥，说话的声音高低不能自如，以致会厌部不能正常开阖，因而发不出声音。

　　黄帝说：怎样针刺治疗呢？

　　岐伯说：足少阴肾经自足上行，系于舌根部，联络着舌根部的横骨，终止于会厌部。在两足同时取太溪穴用泻法针刺，疏导血脉，污浊的邪气才能够得到清除。足少阴肾经在会厌上的络脉，上连任脉，因此针刺再取天突穴，会厌就会正常开阖，而发出声音了。

卷 二 十

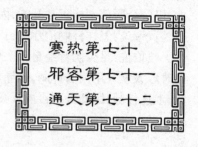
寒热第七十①

①寒热第七十:伯坚按:本篇和《甲乙经》《黄帝内经太素》《类经》三书的篇目对照列表于下:

灵 枢	甲 乙 经	黄帝内经太素	类 经
寒热第七十	卷八——五藏传病发寒热第一上	卷二十六——寒热瘰疬	卷十八——瘰疬(疾病类九十)

【释题】 本篇开头第一句黄帝问"寒热瘰疬在于颈腋者",就取这寒热两个字做篇名。

【提要】 本篇用黄帝、岐伯问答的形式,讲瘰疬的原因、针刺疗法和预后。

黄帝问于岐伯曰:寒热瘰疬①在于颈腋者,皆何气使生?

岐伯曰:此皆鼠瘘②寒热之毒气也,留于脉而不去者也③。

【本段提纲】 马莳说:此言鼠瘘之所以发为寒热者,以其毒气之留于脉也。

【集解】

①瘰疬:陆懋修说:瘰,郎果切。疬,即击切。《广韵》:病筋结也。巢氏《病源候论》:风邪毒气客于肌肉,结为瘰疬。

②鼠瘘:陆懋修说:鼠,舒吕切,亦作"癙"。《尔雅·释诂》:癙,病也。《淮南子·说山训》:狸头愈鼠。

③此皆鼠瘘寒热之毒气也,留于脉而不去者也:杨上善说:风成为寒热,寒热之变,亦不胜数,乃至甚者为痈病也,今行脉中壅遏,遂为瘰疬鼠瘘也。

马莳说:瘰疬者,疮名。一名鼠瘘疮。生于颈腋两脉间,乃阳明、少阳两经之所属也。正以鼠瘘有寒热之毒气留于其脉而不去耳。

张介宾说:瘰疬者,其状累然而历贯上下也,故于颈腋之间,皆能有之。因其形如鼠穴,塞其一,复穿其一,故又名为鼠瘘。盖以寒热之毒,留于经脉,所以联络不止。一曰结核连续者为瘰疬,形长如蚬蛤者为马刀。又曰胁肋下者为马刀。

丹波元简说:《巢源·瘰疬瘘候》云,此由风邪毒气客于肌肉,随虚处而停结为瘰疬,或如梅李枣核等大小,两三相连在皮间,而时发寒热是也。久则变脓溃成瘘也。又《外台·集验》九种瘘,其二曰鼠瘘,始发于颈,无头尾,如鼷鼠瘘核,时上时下,使人寒热脱肉,此得之由食大鼠余毒不去,其根在胃,狸骨主之。由此考之,瘰疬者未溃之称,鼠瘘者已溃之名。(《说文》瘘,颈肿也)其谓之鼠者,如鼷鼠跧于皮下状也。《淮南·说山训》狸头愈鼠。王充《论衡》人有鼠病,吞狸自愈。后世字书遂作瘰是也。瘰漏也,漏泄不止之谓,故名曰鼠瘘,其言食大鼠及鼠涎之毒者诞也。朱震亨云,瘰疬不作寒热者可生,稍久转为潮热者危,此言信然。介按小者为瘰,大者为疬,名色甚多,如项前为痰瘰,项后为湿瘰,左右两侧形软,遇怒即肿为气瘰,坚硬筋缩为筋瘰,若连绵如贯珠者为瘰疬,至于鼠瘰,其形如鼠,又名鼠疮,甚至疮口已合,旁边有眼,出脓不止,又有颈项生之不已,从脚底而生,俗称老鼠打洞,其症尤为险恶也。又毒本作𧮫,《说文》云,𧮫,厚也,害人之草,往往而生,从草从毒。《周礼》云,聚毒药又以五毒攻之是也。《书·盘庚》云,惟汝自生毒。《礼·缁衣》,小人毒其正。皆假以恶害之义,此云毒气,亦以邪恶之气为言,后世寒毒风毒之类,毒字皆本此。

黄帝曰:去之奈何?

岐伯曰:鼠瘘之本,皆在于藏,其末上出于颈腋之间,其浮于脉中,而未内著于肌肉,而外为脓血者,易去也①。

黄帝曰:去之奈何?

岐伯曰:请从其本,引其末,可使衰去,而绝其寒热②,审按其道以予之,徐往徐来以去之③。其小如麦者,一刺知,三刺而已④。

【本段提纲】　马莳说:此言刺瘰疬之有法也。

【集解】

①鼠瘘之本,皆在于藏,其末上出于颈腋之间,其浮于脉中,而未内著于肌肉,而外为脓血者,易去也:杨上善说:寒热之气,在肺等藏中,循脉而上,发于颈腋,不生于项。在脉中未在肌肉,言其浅也。为脓血者,外泄气多,故易去也。

马莳说:鼠瘘之本,皆在五藏,其末上出于颈腋,浮于脉中,内未著于肌肉,外尚未成脓血者,斯易去也。

张介宾说:瘰疬必起于少阳,而后延及阳明,二经表里相传,乃至厥阴、太阴,俱能为病。大抵因郁气之积,食味之厚,或风热之毒,结聚而成,故其所致之本,皆出于藏,而标则见乎颈腋之间也。若其毒之未甚,则但浮见脉中,尚未著于肌肉以化脓血者,去之犹易,若其脓血既成,则为力较难也。

②请从其本,引其末,可使衰去,而绝其寒热:张介宾说:谓去其致之之本,则外见之末,自可引而衰也。

③审按其道以予之,徐往徐来以去之:杨上善说:本,谓藏也。末,谓瘘处也。道,谓藏府脉行所发穴路也。徐往来者动针法也。

张介宾说:予,与之针也。审按其道,审脉气所由之道也。徐往徐来,即补泻之法,所谓徐而疾则实,疾而徐则虚也。

④其小如麦者,一刺知,三刺而已:杨上善说:疗之得愈分剂也。

马莳说:内有小如麦粒者,一刺则知其病之将去,三刺则病自已矣。

张介宾说:小如麦者,其初起也,故一刺即知其效,三刺其病可已,所以治在宜早,不可因小而忽之。

丹波元简说:楼氏云,从此经脉取藏府之本,以治瘰疬之末也。

黄帝曰:决其生死奈何?

岐伯曰:反其目视之,其中有赤脉上下贯瞳子①,见一脉一岁死,见一脉半一岁半死,见二脉二岁死,见二脉半二岁半死,见三脉三岁而死,见赤脉不下贯瞳子,可治也②。

【本段提纲】　马莳说:此言决瘰疬之生死有法也。

【集解】

①其中有赤脉上下贯瞳子:顾观光说:"赤脉"下脱"从"字,当依《脉经》补。

②反其目视之,其中有赤脉上下贯瞳子,见一脉一岁死,见一脉半一岁半死,见二脉二岁死,见二脉半二岁半死,见三脉三岁而死,见赤脉不下贯瞳子,可治也:杨上善说:以下言生死候也,寒热已成,成在太阳,太阳为目上纲,其脉下见,令太阳经溢入络中,其者并入络中下贯瞳子,瞳子是骨之精气,寒热伤甚,故一脉独贯,一岁死也。若为二三,气散不独,故二三岁死也。虽有赤脉,不贯瞳子,可得疗者,以未伤骨精故也。

马莳说:赤脉从上而下贯瞳子中,凡死之远近,以脉之如线者,多少为度,如无赤脉下贯瞳子者,其病可治也。

张介宾说:目者,宗脉之所聚也。瞳子者,骨之精也。赤脉下贯瞳子,以邪毒之焰深,贼阴分而然,死之征也。然脉见二三者,其气散而缓,脉聚为一者,其毒锐而专,此又死期迟速之有异也。又《论疾诊尺篇》言诊寒热者亦同此法。

丹波元简说:陈言《三因方》云,虽有此说,验之病者少有此证,亦难考据,此往往是三阳传诸阴经方有之,若本藏发未必有此,学者知之,是实验之说,殆可信据焉。

顾观光说:见赤脉不下贯瞳子,马本无见字当删。

《寒热第七十》今译

黄帝问岐伯说:出现恶寒发热的瘰疬,多在颈部及腋下,这是什么原因引起的?

岐伯说:这是鼠瘘病的寒热毒气停留于经脉中不能消除的结果。

黄帝说:怎样消除呢?

岐伯说:鼠瘘的病根在五脏,显现在外的症状在颈部及腋下。如果寒热邪毒,浅浮在经脉之中,还没有深入到肌肉化为脓血的,就比较容易治好。

黄帝说:如何治疗呢?

岐伯说:应当从病的根本治疗,引导患部的邪毒外出,使之消散,使恶寒发热得以停止,审慎地根据针刺的原则予以治疗。针刺时,应缓慢地进针和出针,而达到治愈鼠瘘的目的。如果鼠瘘初起,形小如麦粒,刺一次就可以见效,针刺三次就可以治愈。

黄帝说:怎样判断鼠瘘的预后呢?

岐伯说:可以翻开病人的眼皮进行观察,如果眼中有红色的脉络从上而下贯穿瞳仁,出现一条红色脉络的,则病人只能活一年就会死亡;出现一条半红色脉络的,则病人只能活一年半就会死亡;出现二条红色脉络的,则病人只能活二年就会死亡;出现二条半红色脉络的,则病人只能活二年半就会死亡;出现三条红色脉络的,则病人只能活三年就会死亡。如果虽然有红色的脉络,但并未上下贯穿瞳仁的,还可以治疗。

邪客第七十一①

①邪客第七十一:伯坚按:本篇和《甲乙经》《黄帝内经太素》《类经》三书的篇目对照列表于下:

灵 枢	甲 乙 经	黄帝内经太素	类 经
邪客第七十一	卷三——手太阴及臂凡一十八穴第二十四 卷三——手厥阴心主及臂凡一十六穴第二十五 卷三——手少阴及臂凡一十六穴第二十六 卷五——针道外揣纵舍第七 卷十八——虚受病发拘挛第三 卷十二——目不得眠不得视及多卧卧不安不得偃卧肉苛诸息有音及喘第三	卷五——□□篇 卷九——脉行同异篇 卷十二——营卫气行篇 卷二十二——刺法篇	卷十八——不卧·多卧(疾病类八十三·一) 卷三——人身应天地(藏象类十六) 卷二十一——持针纵舍屈折少阴无俞(针刺类二十三) 卷十四——八虚以候五藏(疾病类十五)

【释题】　本篇开头第一句黄帝问"夫邪气之客人也",就取"邪客"这两个字作篇名。

【提要】　本篇内容可以分为五段。第一段讲宗气、营气、卫气的定义;第二段讲目不瞑的针刺药疗法,提出了半夏汤;第三段讲人的形体和天地的配合;第四段讲针刺技术的一些问题;第五段讲八虚以候五藏。

黄帝问于伯高曰:夫邪气之客人也,或令人目不瞑、不卧者①,何气使然②?

伯高曰:五谷入于胃也,其糟粕、津液、宗气分为三隧,故宗气积于胸中,出于喉咙,以贯心肺而行呼吸焉③。营气者,泌其津液,注之于脉,化以为血,以荣四末,内注五藏六府,以应刻数焉④。卫气者,出其悍气之慓疾,而先行于四末、分肉、皮肤之间,而不休者也,昼日行于阳,夜行于阴,常从足少阴之分间,行于五藏六府⑤。今厥气客于五藏⑥,则卫气独卫其外,行于阳不得入于阴,行于阳则阳气盛,阳气盛则阳跷满⑦,不得入于阴,阴虚故目不瞑⑧。

【本段提纲】　马蒔说:此伯高言人之目不瞑者,以其阳气独行于外,而内之阴气亦虚也。

【集解】

①不卧者：钱熙祚说：原刻"卧"下衍"出"字，依《甲乙经》删。

②夫邪气之客人也，或令人目不瞑、不卧者，何气使然：张介宾说：邪气感人，令人寐无从生，故云不卧出也。

③五谷入于胃也，其糟粕、津液、宗气分为三隧，故宗气积于胸中，出于喉咙，以贯心肺而行呼吸焉：杨上善说：宗，总也。隧，道也。糟粕津液，浊秽下流，以为溲便。其清者宗气，积于胸中，名曰气海，其气贯于心肺，出入喉咙之中而行呼吸，一也。

张介宾说：宗气，大气也。隧，道也。糟粕之道出于下焦，津液之道出于中焦，宗气之道出于上焦，故分为三隧。喉咙为肺之系而下贯于心，故通宗气而行呼吸。

钱熙祚说：原刻"肺"误作"脉"，依《甲乙经》改。

④营气者，泌其津液，注之于脉，化以为血，以荣四末，内注五藏六府，以应刻数焉：杨上善说：营气起于中焦，泌五谷津液，注于肺脉手太阴中，化而为血，循脉营于手足，回五藏六府之中，旋还以应刻数，二也。

张介宾说：荣气出于中焦，中焦者受水谷之气，泌其津液，变化以为血脉，外而四肢，内而藏府，无所不至，故其运行之数，与刻数皆相应也。

⑤卫气者，出其悍气之慓疾，而先行于四末、分肉、皮肤之间，而不休者也，昼日行于阳，夜行于阴，常从足少阴之分间，行于五藏六府：杨上善说：卫气起于上焦，上行至目，行手足三阳已，夜从足少阴分，上行五藏，至昼还行三阳，如是行五藏。行六府者，夜行五藏之时，藏脉络府，故兼行也，以府在内故，三也。

张介宾说：卫气者，水谷之悍气也。其气慓疾滑利，不能入于脉中，故先行于四末、分肉、皮肤之间而不休者也。昼行于阳，常从足太阳始，夜行于阴，常从足少阴始。

⑥今厥气客于五藏：钱熙祚说：原刻此下衍"六府"二字，依《甲乙经》删。

⑦满：钱熙祚说：原刻误作"陷"，依《甲乙经》改。末卷《大惑论》亦云阳气满则阳跷盛，可见无作"陷"字之理。

⑧今厥气客于五藏，则卫气独卫其外，行于阳不得入于阴，行于阳则阳气盛，阳气盛则阳跷满，不得入于阴，阴虚故目不瞑：杨上善说：厥气，邪气也。邪气客于内藏府中，则卫气不得入于藏府，卫气唯得卫外，则为盛阳。䐜，张盛也。藏府内气不行，则内气益少。阳跷之脉在外营目，今阳跷盛溢，故目不得合也。

张介宾说：邪气逆于藏府，则卫气不得入于阴分，故偏盛于阳。阳偏盛则阳跷陷。陷者，受伤之谓。阳盛阴虚，故目不瞑。

黄帝曰：善。治之奈何？

伯高曰：补其不足，泻其有余，调其虚实，以通其道而去其邪，饮以半夏汤一剂，阴阳已通，其卧立至①。

黄帝曰：善。此所谓决渎壅塞，经络大通，阴阳得和者也②。愿闻其方③。

伯高曰：其汤方，以流水千里以外者八升，扬之万遍，取其清五升煮之，炊以苇薪，火沸，置秫④米一升，治半夏五合，徐炊令竭，为一升半，去其滓，饮汁一小杯，日三稍益，以知为度，故其病新发者，覆杯则卧，汗出则已矣，久者，三饮而已也⑤。

【本段提纲】　马莳说：此言治不瞑而不得卧者，有调其虚实之刺法，饮以汤剂之方法也。

【集解】

①补其不足，泻其有余，调其虚实，以通其道而去其邪，饮以半夏汤一剂，阴阳已通，其卧立至：杨上善说：不足，阴气也。有余，外阳气。以下言半夏汤方，以疗厥气，厥气既消，内外气通，则目合得卧。

马莳说：阳跷独盛于外，则卫气有余也。不得入于阴而阴虚，营气不足也。当补其不足而泻其有余。盖不足为虚，有余为实，所以调其虚实，以通内外往来之道耳。然又饮以半夏汤一剂，则阴阳已通，其卧立至。

张介宾说：补其不足，即阴跷所出，足少阴之照海也。泻其有余，即阳跷所出，足太阳之申脉也。若阴盛阳虚而多卧者，自当补阳泻阴矣。

②阴阳得和者也：钱熙祚说：原刻"得和"二字误倒，依《甲乙经》乙转。

③此所谓决渎壅塞，经络大通，阴阳得和者也。愿闻其方：杨上善说：决渎水壅，决之则通，阴阳气塞，针液导之，故曰决渎，所以请闻其方也。

④秫：陆懋修说：秫，食聿切。《说文》："秫，稷之粘者。""急就篇"，稻黍秫稷粟麻秔。注："秫似黍而粘，亦可为酒。"按即今之糯稻。

⑤其汤方，以流水千里以外者八升，扬之万遍，取其清五升煮之，炊以苇薪，火沸，置秫米一升，治半夏五合，徐炊令竭，为一升半，去其滓，饮汁一小杯，日三稍益，以知为度，故其病新发者，覆杯则卧，汗出则已矣，久者，三饮而已也：杨上善说：饮汤覆杯即卧，汗出病已者，言病愈速也。三饮者，一升半为一剂，久病三服即瘥，不至一剂，新病一服即愈也。

张介宾说：谓既刺之后，仍当用药以治之。凡不卧之证，有邪实者多属外因，有营虚者多属内因，此半夏汤一法，盖专为去邪者设耳。古今量数不同，大约古之黍量一斗，合今之铁斛数三升二合，然则云八升者，即今之二升五合六勺。云五升者，即今之一升六合许耳。火沸者，先以火沸其水，而后置药于中也。秫米，糯小米也，即黍米之类，而粒小于黍，可以作酒，北人呼为小黄米，其性味甘粘微凉，能养营补阴。半夏味辛性温，能和胃散邪，除腹胀目不得瞑，故并用之。秫米一升，约今之三合二勺。半夏五合，约今一合六勺。炊至一升半，约今之四合八勺也。

丹波元简说：置，《甲乙》作煮。李云，千里流水，取其流长源远，有疏通下达之义也。扬之万遍，令水珠盈溢，为甘澜水，可以调和阴阳。炊以苇薪者，取其火烈也。治半夏，犹言制过半夏也，味辛性温，能下气化痰，用以为臣。本草以秫为糯粟，疑是糯稻，楼氏云，按本草秫米，即所谓糯米也。王子接云，北地之膏粱茄粟也。李时珍云，火用陈芦枯竹，取其不强，不损药力也。《灵枢经》岐伯治阳盛阴虚，夜不得瞑，半夏汤中用之取其益阴气而利大肠也，大肠利则阳不盛矣。《尔雅》秫粘粟也，一名糯粟。《千金方》治虚烦不眠，千里流水汤。《三因方》治胆寒温胆汤。俱祖世方耳。

黄帝问于伯高曰：愿闻人之肢节①以应天地奈何？

伯高答曰：天圆地方，人头圆足方以应之②。天有日月，人有两目③。地有九州，人有九窍④。天有风雨，人有喜怒⑤。天有雷电，人有音声⑥。天有四时，人有四肢⑦。天有五音，人有五藏⑧，天有六律，人有六府⑨。天有冬夏，人有寒热⑩。天有十日，人有手十指⑪。辰有十二，人有足十趾，茎垂以应之，女子不足二节，以抱人形⑫。天有阴阳，人有夫妻⑬。岁有三百六十五日，人有三百六十五节⑭。地有高山,人有肩膝⑮。地有深谷,人有腋腘⑯。地有十二经水,人有十二经脉⑰。地有泉脉,人有卫气⑱。地有草蓂,人有毫毛⑲。天有昼夜,人有卧起⑳。天有列星,人有牙齿㉑。地有小山,人有小节㉒。地有山石,人有高骨㉓。地有林木,人有募筋㉔。地有聚邑,人有䐃肉㉕。岁有十二月,人有十二节㉖。地有四时不生草,人有无子㉗。此人与天地相应者也㉘。

【本段提纲】 马莳说:此伯高备言人与天地相应也。

【集解】

①肢节:张介宾说:四肢骨节也。

②天圆地方,人头圆足方以应之:张介宾说:圆者,经一围三,阳奇之数。方者,经一围四,阴偶之数。人首属阳居上,故圆而应天。人足属阴居下,故方而应地。

③天有日月,人有两目:张介宾说:天有日月而照临万方,人有眼目而明见万象。

④地有九州,人有九窍:张介宾说:九州者,荆、梁、雍、豫、徐、扬、青、兖、冀也。九窍者,上有七窍,下有二阴。清阳出上窍,而有阳中之阴阳。浊阴出下窍,而有阴中之清浊。

⑤天有风雨,人有喜怒:张介宾说:和风甘雨天之喜。摧拉霖溃天之怒。

⑥天有雷电,人有音声:张介宾说:阴阳相搏,天地发为雷电。情志所见,人物发为音声。

⑦天有四时,人有四肢:张介宾说:四肢者,两手两足也。

⑧天有五音,人有五藏:张介宾说:五音者,宫、商、角、徵、羽。五藏者,心、肺、脾、肝、肾。

⑨天有六律,人有六府:张介宾说:六律者,黄钟、太簇、姑洗、蕤宾、夷则、无射为六阳律。大吕、夹钟、仲吕、林钟、南吕、应钟为六阴律。六府者,胃、胆、大肠、小肠、三焦、膀胱也。

⑩天有冬夏,人有寒热:张介宾说:寒应冬,热应夏也。

⑪天有十日,人有手十指:张介宾说:十日者,甲、乙、丙、丁、戊、己、庚、辛、壬、癸,是谓天干,故应人之手指。

⑫辰有十二,人有足十趾,茎垂以应之,女子不足二节,以抱人形:张介宾说:十二辰者,子、丑、寅、卯、辰、巳、午、未、申、酉、戌、亥,是谓地支,故应人之足趾,足趾惟十,并茎垂为十二。茎者,宗筋也。垂者,睾丸也。女子少此二节,故能以抱人形。抱者怀胎之义,如西北称伏鸡为抱者是也。

⑬天有阴阳,人有夫妻:张介宾说:天为阳,地为阴,夫为阳,妻为阴,故曰夫乃妇之天。

⑭三百六十五节:河北医学院《灵枢经校释》:三百六十五节,原作三百六十节。据《太素》卷五人合增补“五”字,以与本书《九针十二原》《素问·六节藏象论》《调经论》等篇合。

⑮地有高山,人有肩膝:张介宾说:肩膝骨大而高,故以应山。

⑯地有深谷,人有腋腘:张介宾说:腋腘深陷,故以应谷。

⑰地有十二经水,人有十二经脉:张介宾说:人有经脉十二,手足之三阴、三阳也。天地有经水十二,清、渭、海、湖、汝、渑、淮、漯、江、河、济、漳也。经脉有高下小大不同,经水有广狭远近不同,故人与天地相应也。

⑱地有泉脉,人有卫气:张介宾说:泉脉出于地下,卫气行于肉中。

⑲地有草蓂,人有毫毛:张介宾说:蓂荚,瑞草也,尧时生于庭,随月凋荣,朔后一日荚生,望后一日荚落。历得其分度,则蓂荚生。

⑳天有昼夜,人有卧起:张介宾说:昼为阳,人应阳而动。夜为阴,人应阴而静。

㉑天有列星，人有牙齿：张介宾说：齿牙疏明，故象似列星。《说文》云：牙，牡齿也。一曰锐者为牙，齐者为齿。《上古天真论》以女子三七，男子三八，则真牙生而长极，是以后生之大者为牙也。女子七岁，男子八岁，齿更，是以前生之小者为齿也。故男子八月生齿，八岁而龀，女子七月生齿，七岁而龀。龀，毁齿也。

㉒地有小山，人有小节：张介宾说：小节者，小骨指节之类。

㉓地有山石，人有高骨：张介宾说：高骨者，颧肩膝踝之类。

㉔地有林木，人有募筋：张介宾说：募者，筋脉聚畜之处。

㉕地有聚邑，人有䐃肉：张介宾说：䐃肉者，脂肉之聚处也。

㉖岁有十二月，人有十二节：张介宾说：四肢各三节，是为十二节。

㉗地有四时不生草，人有无子：张介宾说：地有不毛之地，人有不育之人。

㉘此人与天地相应者也：杨上善说：募当为膜，亦幕覆也。膜筋，十二经筋及十二筋之外裹膜分肉者，名膜筋也。人身上有二十六形，应天地之形也。

张介宾说：人身小天地，即此之谓。

黄帝问于岐伯曰：余愿闻持针之数，内针之理，纵舍之意，扞皮开腠理奈何？脉之屈折出入之处，焉至而出，焉至而止，焉至而徐，焉至而疾，焉至而入，六府之输于身者，余愿尽闻其序①，别离之处，离而入阴，别而入阳，此何道而从行？愿尽闻其方②。

岐伯曰：帝之所问，针道毕矣。

黄帝曰：愿卒闻之。

【本段提纲】　马莳说：此帝备问用针之义及经脉出入离合之处也。

【集解】

①余愿尽闻其序：河北医学院《灵枢经校释》：“其序”，原作“少序”，属下读。据《太素》卷九脉行同异改。按：“余愿尽闻其序”，与下“愿尽闻其方”，文正相对。

②愿尽闻其方：杨上善说：举其五义，问五藏脉行处，并问身之六府之输。又问阴阳二脉离合之处也。

马莳说：针有所持之法，所纳之理，或纵针而不必持，或舍针而不复用，扞人之皮，以开其腠理，此皆法之所当知也。其经脉有屈折出入之处，何所至而出针？何谓至而止针？何所至而用针则徐？何所至而用针则疾？何所至而入针？且六府之运于人身者，有别有离，何者离阳而入于阴？何者离阴而入于阳？此必有脉道以为之行也，故备问之。

张介宾说：出、止、徐、疾、入即五输之义。别离之处，言经络之支别离合也。

丹波元简说：扞皮，马云，扞分其皮，以开其腠理而入刺之也，张云，扞，《说文》：忮也，谓恐刺伤其皮而开腠理，则奈之何也，简按“扞”为扞御之义，于本文难通，张注亦迂，考《集韵》与“扞”同，以手伸物也，马扞分之解，似略通。

岐伯曰：手太阴之脉，出于大指之端，内屈，循白肉际至本节之后太渊。留以澹。外屈上于本节之下①。内屈与诸阴②络会于鱼际。数脉并注③，其气滑利，伏行壅骨之下，外屈出于寸口而行，上至于肘内廉，入于大筋之下，内屈上行臑阴，入腋下，内屈走肺④，此顺行逆数之屈折也⑤。

【本段提纲】　马莳说：此伯言手太阴经之脉，有屈折出入顺逆之数也。

【集解】

①手太阴之脉，出于大指之端，内屈，循白肉际至本节之后太渊。留以澹。外屈上于本节之下：杨上善说：手太阴脉，从藏行至腕后，一支上大指、次指之端，变为手阳明脉，其本从腕后上鱼，循鱼际出大指之端，即指端内屈回，循大指白肉至本节后太泉穴处，停留成澹而动，然后外出上于本节也。

钱熙祚说：《甲乙经》云，外屈本指以下。

②内屈与诸阴：钱熙祚说：原刻"诸阴"二字误倒，依《甲乙经》乙转。

③数脉并注：杨上善说：上本节已，方从本节以下内屈，与手少阴心主诸络会于鱼际，然后则与数络共为流注也。

④其气滑利，伏行雍骨之下，外屈出于寸口而行，上至于肘内廉，入于大筋之下，内屈上行臑阴，入腋下，内屈走肺：杨上善说：雍骨，谓手鱼骨也。臑阴，谓手三阴脉行于臑中，故曰臑阴，其脉元出中焦，以是肺脉，上属于肺，今从外还，俱至于肺，故手太阴经，上下常通，是动所生之病，疗此一经也。

⑤此顺行逆数之屈折也：杨上善说：手太阴一经之中，上下常行，名之为顺数，其屈折，从手向身，故名之曰逆数也。

马莳说：手太阴肺经之脉，出于大指之端少商穴，内屈之以循白肉之际。盖白肉属阴经，赤肉属阳经，阴阳之经，以赤白肉际为界也。至本指节后有太渊穴，大凡脉会太渊，而留止于此，澹渗诸经。从外而曲，上于本节之下，又从内而曲，与阴经诸络会于鱼际。但数经之脉并注于此。其气滑利，伏行雍骨之下，即掌后高骨也。又外往少曲，出于寸口之太渊穴而行，故曰脉会太渊也。上从经渠、列缺、孔最，又至肘内之侠白穴，入于大筋之上，从内少曲，上行臑之阴廉，入腋下之云门、天府，又内曲而走于肺，此则从外而走内者为逆，若自云门、中府以出少商，则自内而出外者为顺，此乃顺行逆数之屈折也。

张介宾说：此下二节，皆言五输之屈折也。大指之端少商井也。内屈循白肉际至本节之后，太渊腧也。凡人身经脉阴阳，以紫白肉际为界，紫者在外属阳分，白者在内属阴分，大概皆然。澹，水摇貌。脉至太渊而动，故曰留以澹也。从此外屈上于本节之下，内屈与诸阴络会于鱼际荥也。诸阴皆会于此，故数脉并注。其气滑利，伏行掌后高骨之下，外屈出寸口而行经渠经也。上至肘内廉，入于大筋之下，尺泽合也。乃由此内屈臑阴，入腋走肺。然肺经之脉，从藏走手为顺，此则从手数至藏，故为顺行逆数之屈折也。

丹波元简说：沈彤《释骨》云，手大指本节后，起骨曰雍骨。《邪客篇》云，云是雍骨，固在鱼际旁寸口前，旧说谓即掌后高骨，误。

心主之脉，出于中指之端，内屈循中指内廉以上，留于掌中，伏行两骨之间，外屈出两筋之间，骨肉之际，其气滑利，上二寸，外屈出行两筋之间，上至肘内廉，入于小筋之下，留两骨之会，上入于胸中，内络于心包①。

【本段提纲】 马莳说：此伯言心主之脉，有曲折出入顺逆之数也。

【集解】

①心主之脉，出于中指之端，内屈循中指内廉以上，留于掌中，伏行两骨之间，外屈出两筋之间，骨肉之际，其气滑利，上二寸，外屈出行两筋之间，上至肘内廉，入于小筋之下，留两骨之会，上入于胸中，内络于心包：杨上善说：心主之脉，从心包起，出于中指之端，即中指端内屈回，循中指内廉，上入胸中，内络心肺。心主一经，上下恒通，是动所生，但疗此经。举手太阴、心主

二经,余之十经,顺行逆数,例皆同也。营卫之气,一日一夜行二十八脉五十周,如环无端,与正经异也。

马莳说:心主之脉,即手厥阴心包络之脉也。手少阴心经,本为君主之官,而此以包络为心主者,正以其脉之所行,悉代君主,而遂谓之心主之脉也。其脉行于中指之端中冲穴,从内少曲,循中指之内廉,以上留于掌中之劳宫穴,伏行于两骨之间,外屈而行,出于两筋之间,正骨肉之际,大陵穴之所在也。其气滑利,上于二寸之内关穴,又外屈出行两筋之间,上至肘之内廉曲泽穴,入于小筋之下,留于两骨之会,上入于胸之天泉、天池,而内络于心肺两经,此乃心主顺行逆数之屈折也。

张介宾说:中指之端,中冲井也。内屈循中指以上掌中,劳宫荣也。伏行两骨之间,外屈出两筋之间,骨肉之际,大陵腧也。其气滑利,上二寸,外屈出行两筋之间,间使经也。上至肘内廉,入于小筋之下,留两骨之会者,曲泽合也。由此上入胸中,内络于心脉,乃手厥阴顺行逆数之屈折也。

钱熙祚说:原刻"包"误作"肺",依《甲乙经》改,藏本作"脉"。

黄帝曰:手少阴之脉,独无腧何也?

岐伯曰:少阴,心脉也。心者,五藏六府之大主也,精神之所舍也,其藏坚固,邪弗能容也,容之则心伤,心伤则神去,神去则死矣。故诸邪之在于心者,皆在于心之包络。包络者,心主之脉也,故独无腧焉。[1]

【本段提纲】　马莳说:此承上文而明手少阴心经,不必有治病之腧也。

【集解】

[1]黄帝曰:手少阴之脉,独无腧何也? 岐伯曰:少阴,心脉也。心者,五藏六府之大主也,精神之所舍也,其藏坚固,邪弗能容也,容之则心伤,心伤则神去,神去则死矣。故诸邪之在于心者,皆在于心之包络。包络者,心主之脉也,故独无腧焉:马莳说:腧者,穴也,前《本输篇》止言心出于中冲云云,而不言心经者,岂心经独无治病之腧乎? 非谓心经无腧穴也。伯言少阴者,心之脉也。心为五藏六府之大主,乃所以藏神者,故为精神之所舍也。其藏坚固,而邪弗能容,若邪容之,则心伤而神去,人至于死矣。故凡诸邪之在心者,皆不在于心,而在于心之包络。此包络者,遂得以同于心主之脉,而即以心主称之也。故治病者,亦治心包络之穴而已,独不取于心之腧者有以哉。

张介宾说:手少阴,心经也。手厥阴,心包络经也。经虽分二,藏实一原,但包络在外,为心之卫,心为五藏六府之大主,乃精神之所居,其藏坚固,邪不可伤,伤及于心,无不死者,故凡诸邪之在心者,皆在心外之包络耳。然心为君。主之官,而包络亦心所主,故称为心主。凡治病者但治包络之腧,即所以治心也,故少阴一经所以独无腧焉。

丹波元简说:《甲乙》"大主也"下有"为帝王"三字。

黄帝曰:少阴独无腧者,心不病乎[1]?

岐伯曰:其外经病而藏不病,故独取其经于掌后锐骨之端[2],其余脉出入屈折,其行之徐疾,皆如手厥阴心主之脉行也[3]。故本腧者,皆因其气之虚实疾徐以取之,是谓因冲而泻,因衰而补,如是者,邪气得去,真气坚固,是谓因天之序[4]。

【本段提纲】　马莳说:此承上文而明心经之病,在外经而不在内藏,所以止取神门之穴,而余病则取包络而已。

【集解】

①心不病乎:钱熙祚说:原刻脱"心"字,依《甲乙经》补,又《素问·平人气象论》注、《三部九候论》注并引作少阴无输;心不病乎。

②其外经病而藏不病,故独取其经于掌后锐骨之端:杨上善说:其藏坚固者,如五藏中心有坚脆。心脆者则善病消瘅,以不坚故善病消瘅,即是受邪。故知不受邪者,不得多受外邪,至于饮食资心以致病者,不得无邪,所以少阴心之主,所生病皆有疗也。又《明堂》手少阴亦有五输主病,不得无输,即其信也。兑骨之端,手少阴腧也。

③其余脉出入屈折,其行之徐疾,皆如手厥阴心主之脉行也:杨上善说:余,谓十种经脉者也。

钱熙祚说:原刻"厥阴"作"少阴",《甲乙经》同,然上文四其字并指手少阴心,安得此处复言少阴。林亿引《铜人经》作手厥阴,必有所本,今据以正其误。手厥阳者,心包络也,故上文云,诸邪之在于心者,皆在于心之包络。

④故本腧者,皆因其气之虚实疾徐以取之,是谓因冲而泻,因衰而补,如是者,邪气得去,真气坚固,是谓因天之序:杨上善说:因冲,冲,盛也。真气,和气也。是谓因天四时之序,得邪去真存也。

马莳说:伯言心经之病在于外经,凡经脉之行于外者偶病耳。其心之内藏,则不容病者也。故外经有病,独取其锐骨之端神门穴耳。其余脉之出入曲折,所行之徐疾,皆于手厥阴心包络之脉行也。故本经《本输篇》,谓治手少阴者,即治心包络经,皆调其气之虚实,疾徐以取之,是谓因邪气所冲而泻之,真气衰而补之,如是者,则邪去而真固,有以循天道四时之序矣。

张介宾说:凡藏府经络,有是藏即有是经,藏居于内,经行于外。心藏坚固居内,邪弗能容,而经则不能无病,故少阴经病者,当取掌后锐骨之端,即神门腧也。其余脉之出入屈折徐疾,皆如手少阴心主之脉行者,言少阴心主之腧,其行相似,故曰本腧者,言少阴本经之腧,非上文皆在心包之谓也。然则邪在心包藏者,当治心主之腧,邪在少阴经者,当治本经之腧,因其虚实以取之,则邪气去而真气固,乃不失诸经天畀之序矣。按《本输篇》所载五藏五腧,六府六腧,独手少阴经无腧,故此篇特以为问,正欲明心为大主,无容邪伤之义。然既曰无腧,而此节复言取其经于掌后锐骨之端,及如心主脉行本腧等义。可见心藏无病,则治藏无腧,少阴经有病,则治经有腧。故《甲乙经》备载少阴之腧,云少冲为井,少府为荣,神门为输,灵道为经,少海为合,于十二经之腧始全,其义盖本诸此。

黄帝曰:持针纵舍奈何①?

岐伯曰:必先明知十二经脉之本末②,皮肤之寒热③,脉之盛衰滑涩④。其脉滑而盛者病日进,虚而细者久以持,大以涩者为痛痹⑤,阴阳如一者病难治⑥。察其本末有热者⑦病尚在⑧,其热以衰者⑨,其病亦去矣⑩。持其尺,察其肉之坚脆、大小、滑涩、寒温、燥湿。因视目之五色,以知五藏而决死生。视其血脉,察其色,以知其寒热痛痹⑪。

【本段提纲】　马莳说:此帝问持针纵舍之法,而伯先以视病之法言之也。

【集解】

①持针纵舍奈何:张介宾说:持针纵舍者,纵言从缓,舍言弗用也。

②必先明知十二经脉之本末:杨上善说:十二经之本末者,起处为本,出处为末。

③皮肤之寒热：杨上善说：皮肤热即血气通，寒即脉气壅也。

④脉之盛衰滑涩：张介宾说：明此数者，则针之当用不当用，其纵舍可知矣。

⑤其脉滑而盛者病日进，虚而细者久以持，大以涩者为痛痹：杨上善说：阳气盛而微热，谓之滑。多血少气微寒谓之涩脉。多气少血为大，多血少气为涩，故为痛痹也。

张介宾说：此言病气之盛及元气之虚者，皆难取速效，当从缓治以渐除之者也。

⑥阴阳如一者病难治：杨上善说：阴阳之脉不可辨，故如一也。

马莳说：人迎气口若一，则脉为关格，病当难治。

张介宾说：表里俱伤，血气皆败者，是为阴阳如一，刺之必反甚，当舍而勿针也。

⑦察其本末有热者：钱熙祚说：原刻有作尚，又脱"察"字，并依《甲乙经》补正。

⑧病尚在：张介宾说：胸腹藏府为本，经络四肢为末，尚热者，余邪未尽也，宜从缓治。

⑨其热以衰者：钱熙祚说：《甲乙经》，"以"作"已"，古字通。

⑩其病亦去矣：杨上善说：头及皮肤热也，其头及皮肤热衰，病必去。

张介宾说：可舍针也。

⑪持其尺，察其肉之坚脆、大小、滑涩、寒温、燥湿。因视目之五色，以知五藏而决死生。视其血脉，察其色，以知其寒热痛痹：杨上善说：持尺皮肤，决死生也。五藏之精华，并归于目。

张介宾说：轻重死生，于此可决，皆纵舍之道也。

黄帝曰：持针纵舍，余未得其意也①。

岐伯曰：持针之道，欲端以正，安以静②，先知虚实而行疾徐③，左手执骨，右手循之，无与肉果④，泻欲端以正⑤，补必闭肤，辅⑥针导气，邪得淫泆⑦，真气得居⑧。

【本段提纲】　马莳说：此伯始以持针纵舍之法言之也。

【集解】

①持针纵舍，余未得其意也：张介宾说：不惟病形轻重有纵舍，而持针之际，其进止退留亦有纵舍，未得其详，因而复问。

②持针之道，欲端以正，安以静：杨上善说：持针当穴，故端正。以志不乱，故安静也。

③先知虚实而行疾徐：杨上善说：补泻所由也。

④无与肉果：杨上善说：不可伤肉果也。

钱熙祚说：《甲乙经》"果"作"裹"，此省文。

⑤泻欲端以正：杨上善说：泻欲直入直出，故曰端正。

⑥辅：钱熙祚说：《甲乙经》作"转"。

⑦邪得淫泆：钱熙祚说：《甲乙经》云，邪气不得淫泆。

⑧持针之道，欲端以正，安以静，先知虚实而行疾徐，左手执骨，右手循之，无与肉果，泻欲端以正，补必闭肤，辅针导气，邪得淫泆，真气得居：马莳说：凡持针之道，欲端以正，安以静。先知病之虚实，以行疾徐之法。始用左指，按其病人之骨。右手循穴，以施其针。方针入时，无与肉果。欲行泻法，必端以正，欲行补法，必闭其肤。助针导气，斯邪气可淫泆而散，真气得在内而居矣。

张介宾说：持针之道，宜审而慎，必从和缓从容，庶可无误。故欲端以正，安以静，先知病之虚实，以施疾徐之法，左手执之，右手循之，必中其穴，无中其肉，无与肉果。果，即裹也。泻者欲端以正补者必闭其肤，以手辅针，导引其气，必使邪气淫泆而散，真气得复而居，然后可以去针，此持针纵舍之道也。

黄帝曰:扞皮开腠理奈何①?

岐伯曰:因其分肉,在别其肤②,微内而徐端之,适神不散,邪气得去③。

【本段提纲】 马莳说:此同第四节扞皮开腠理之问,而伯言其有法也。

【集解】

①扞皮开腠理奈何:张介宾说:扞,《说文》,忮也,谓恐刺伤其皮而开腠理,则奈之何也。

②因其分肉,在别其肤:杨上善说:肤,皮也。以手按得分肉之穴,当穴皮上下针,故曰在别其肤也。

③扞皮开腠理奈何? 岐伯曰:因其分肉,在别其肤,微内而徐端之,适神不散,邪气得去:马莳说:扞皮开腠理者,因其分肉之在何经而扞分其皮,以开其腠理而入刺之也。先以左手别其皮肤,然后右手微纳其针,而徐徐端正其针以入之,斯乃扞皮开腠理之法,其神气自然不散,而邪气乃得以去矣。

张介宾说:凡用针者,必因其分肉之理,左手循别其肌肤,右手微内而徐端之,则自然从容中窾,神不散而邪气去,皮腠亦无伤也。

黄帝问于岐伯曰:人有八虚,各何以候①?

岐伯答曰:以候五藏②。

黄帝曰:候之奈何?

岐伯曰:肺心有邪,其气留于两肘③。肝有邪,其气流于两腋④。脾有邪,其气留于两髀⑤。肾有邪,其气留于两腘⑥。凡此八虚者,皆机关之室,真气之所过,血络之所游,邪气恶血,固不得住留,住留则伤经络,骨节机关不得屈伸,故病挛也⑦。

【本段提纲】 马莳说:此明言八虚可以候五藏也。

【集解】

①人有八虚,各何以候:杨上善说:八虚者,两肘、两腋、两髀、两腘,此之虚,故曰八虚。以其虚,故真邪二气留过,故为机关之室。真过则机关动利,邪留则不得屈伸,故此八虚候五藏之气也。

张介宾说:八虚,即《五藏生成篇》所谓八溪也,是皆筋骨之隙,气血之所流注者,故曰八虚。

②以候五藏:张介宾说:谓可因八虚以候五藏之病。

③肺心有邪,其气留于两肘:杨上善说:两肘,肺脉手太阴、心脉手少阴二脉所行,故心肺有邪,肘为候也。

马莳说:肺之经脉,自胸之中府以入两肘之侠白等穴,心之经脉,自肘上极泉以行于少海等穴,故肺心有邪,其邪气当留于两肘也。

④肝有邪,其气流于两腋:杨上善说:两腋胁下,肝气在中,肝有邪,腋为候也。

马莳说:肝之经脉,自足大趾之大敦,以行于腋下之期门等穴,故肝有邪,其邪气当流于两腋也。

张介宾说:肝与胆合,其经自足而上,皆行胁腋之间,故肝邪乘虚而聚者,其气当流于两腋即期门、渊腋等穴之次。

⑤脾有邪,其气留于两髀:杨上善说:脾,足太阴脉,循股内前廉入腹,故脾有邪,髀为候也。

马莳说:脾之经脉,自足大趾之隐白,以行于髀之血海等穴,故脾有邪,其邪气当留于两髀也。

张介宾说:脾与胃合,其脉皆自胻股上出冲门、气冲之间,故邪气留于髀胯间者,知为脾经之病。

⑥肾有邪,其气留于两腘:杨上善说:肾脉足少阴,出腘内廉,故肾有邪,腘为候也。

马莳说:肾之经脉,自足心涌泉以行于腘之阴谷等穴,故肾有邪,其邪气当留于两腘也。

张介宾说:肾与膀胱为表里,其经皆出膝后阴谷、委中之间,故邪气留于两腘者,知为肾经之病。

⑦凡此八虚者,皆机关之室,真气之所过,血络之所游,邪气恶血,固不得住留,住留则伤经络,骨节机关不得屈伸,故病挛也:马莳说:凡此八者,皆机关之室,真气之所过,血脉之所游,非邪气恶血,可以住留之所。若住留之,则经络伤而骨节机关不得屈伸,其病当为拘挛矣。其始也,由五藏虚而邪气留于八所,其既也,即八所而可以候五藏,故曰八虚可以候五藏也。

张介宾说:机,枢机也。关,要会处也。室,犹房室也。凡此八者,皆气血之所由行也,正气居之则为用,邪气居之则伤经络机关,而屈伸为之不利,此八虚可候五藏也。

《邪客第七十一》今译

黄帝问伯高说:病邪侵袭人体时,有时使人不能闭目安眠,这是什么气造成的?

伯高说:食物进入胃以后,经过消化吸收,其中糟粕、津液和宗气分为三条途径,分别行于下、中、上三焦。上焦的宗气聚积于胸中,通过喉咙,贯经心肺,主管呼吸。中焦化生营气,分泌津液,并灌注到血脉中,转化为血,外而营养四肢,内而灌注脏腑,循行于全身,与每昼夜铜壶滴漏计时的刻度相应。卫气是胃中的水谷经消化吸收后所转化成的一种悍气,流动迅猛滑利,首先运行于四肢、分肉以及皮肤之间,白天出于表,从足太阳膀胱经开始,行于阳分,晚间入里,从足少阴肾经开始,行于阴分,运行于五脏六腑。如果有厥逆之气留于脏腑,则使卫气只能单独行于阳分,不能入于阴分。因为卫气只能在阳分运行,所以导致在表的阳气偏盛,而阳气偏盛,就会使阳跷的脉气充满,由于卫气不能进入阴分,外盛内衰而形成阴虚,所以病人不能闭目安睡。

黄帝说:你说得很好。这种病如何治疗呢?

伯高回答说:应当用针刺方法治疗,补其阴分的不足,泻其阳气的有余,调整虚实,沟通阴阳经交会的通道,消除厥逆的邪气,并让病人服用半夏汤一付,阴阳经气通调,就能立刻安眠入睡。

黄帝说:你讲得很好。这些方法就好比开决水道,排除淤塞一样,使经络通畅,阴阳气血得到调和。我希望听你讲讲半夏汤的详细内容。

伯高说:半夏汤,是用流行千里以上的水八升,再用杓扬万遍,然后取其轻浮在上的清水五升,以芦苇作燃料,用火煮沸,加入秫米一升,制半夏五合,再用文火慢慢地煎熬,煎到只剩一升半的水时,去掉药渣,每一次服一小杯,一日服三次,逐次稍稍加量,以见效为适宜。如果疾病是新得的,则服药后会很快入睡,出汗后,病就好了。如果发病时间很长,服药三剂,也可以治愈。

黄帝问伯高说:我想听你讲讲人体的肢体关节和自然界相对应的现象是怎样的?

伯高回答说:天是圆的,地是方的,人体头圆足方,和天地上下相应。天有日月,人有两眼;

地有九洲，人有九窍；天有风雨的气候变化，人有喜怒的情绪活动；天有雷电，人有声音；自然界有四季，人体有四肢；自然界有五种不同的音调，人体有五种不同的脏器；自然界有六律，人体有六腑；自然界有冬季和夏季的更替，人有寒热不同的症状；天干有十个，人体两手有十指；地支有十二辰，人体两足有十趾，再加男子的阴茎和睾丸共为十二可以与之相应，女子虽没有阴茎和睾丸，但女子能够怀孕；自然界有阴阳相交，人有夫妻相配偶；一年有三百六十五天，人全身有三百六十五个关节；地有高大的山脉，人凸出的有两肩和两膝；地面上有深谷，人有凹入的腋窝和腘窝；地面上有十二条主要的河流，人有十二条主要的经脉；地下有潜流的泉水，人体有行于肌表的卫气；地面上生有众多的野草，人体遍身都有毫毛；自然界有白天和夜晚，人们生活有起床和睡觉；天空中排列着众多的星星，人的口腔内长有许多的牙齿；地面上有小山，人有小的关节；地面上有小石，人有高出体表的骨头；地面上有树木、森林，人体到处有筋膜；地面上有人群聚集的城镇，人体有聚集的肌肉；一年有十二个月，人体四肢共有十二个关节；地面上有四季都不长草木的不毛之地，人有终生不生育的。上面所讲的这些，就是人与天地相应的大概情况。

黄帝问岐伯说：我希望你讲讲针刺的技巧和进针的道理，有时进针后不持针，有时又不用针，各有什么样的意义。用针时以手指伸展皮肤，使皮肤的腠理得以张开，关于这些问题，到底是怎么样的一回事呢？经脉在人体中屈曲和反折，以及出入的部位，究竟在什么地方出来，在什么地方终止，什么地方气血运行慢些，什么地方气血运行得快些，在什么地方向内进入，怎样流注六腑的腧穴而分布于全身？所有这些经脉运行的顺序，我都想听你详尽地讲讲。还有，各经脉在什么地方别出、分支？阳经的运行怎样进入阴经？阴经的运行怎样进入阳经？它们循行的是什么通道？我希望你详尽地讲讲这些道理。

岐伯说：你刚才所提出的这些问题，已经全部包括了针刺疗法的道理。

黄帝说：我希望听你详尽地讲讲。

岐伯说：手太阴肺经，从内脏运行到手腕后，上出于大指的尖端，由此向内屈折，沿内侧的白肉际循行到大指本节后面的太渊穴，经气汇流于此，形成寸口动脉；然后屈折向外，上行本节之下，又向内屈行，与诸阴络会合于鱼际部，由于几条阴经都输注于此，其脉气流动滑利，在手鱼骨的下面潜行，再由此屈折向外，浮出于寸口部位，循经上行到肘内侧，进入大筋的下方，然后又向内屈折上行到前臂内侧，进入腋下向内屈行入肺中。以上所述，就是手太阴肺经由手向胸逆行屈折出入的次序。

心主手厥阴经脉，出于手中指的尖端，由此向内屈折，沿中指内侧上行，进入手掌中，然后在两骨的中间潜行，向外屈折经过前臂两筋之间，在腕关节的骨肉交界部位出来。其脉气流动滑利，去腕上行三寸后，向外屈折出行于两筋的中间，再向上到肘内侧，进入小筋的下方，流注于两骨的会合部位，再沿臂上行进入胸中，内络于心脉。

黄帝问道：惟独手少阴心经没有腧穴，这是为什么呢？

岐伯说：手少阴，是心脉，心脏是五脏六腑的主宰，是人的精神活动中心，心脏的实质比较坚固，是不容邪气侵犯的。如果有邪气侵入，就会损伤心脏，以致神气耗散，人就会死亡。因此，凡是邪气侵犯心脏时，都仅滞留在心包络，因为心包络是心主之脉，能够代心受邪，取其腧穴，可以治疗心病，所以说手少阴心经独没有腧穴。

黄帝说：惟独手少阴心经没有腧穴，难道心经就不受外邪侵袭而生病吗？

岐伯说：手少阴心经外行的经脉由于邪气侵犯可以发病，而心脏本身比较坚固，不受邪气侵犯而发病,所以治疗时,主要采取手少阴心经的腧穴,也就是掌后锐骨部位的神门穴。其余经脉的行程分布,有出有入,有汗多曲折,经气在经脉中的运行,有缓有急,都如同在手厥阴心包络经中的运行一样。所以神门穴可以作为本经的腧穴发挥作用,治疗时,应当根据经气的虚实和运行的快慢而采取不同的手法。邪气盛的就用泻法,正气衰弱的就用补法。经过这样的治疗,就能使邪气得以驱散,正气得以巩固。这就是所谓遵循自然规律的治疗方法。

黄帝说:进行针刺治疗,什么情况缓用针刺,什么情况下采用针刺,如何决断呢?

岐伯说:要掌握从缓采用或不采用针刺治疗,首先必须明确全身十二条经脉的起止部位,以及诊察皮肤的寒热,脉象的盛衰和滑涩,然后才能决定针刺方法是否当用。如果病人的脉象滑而有力的,说明病情日益严重之象;脉虚细无力,是久病气虚;如果脉洪大而滞涩的,说明是痛痹。如果表里受伤,血气受损的,病就难以治疗,不宜针刺。如果胸腹四肢还有热象,表明余邪未尽,病还存在。如果身上的热象已经衰退,疾病也就会随着消失。通过诊尺肤可以观察患者肌肉的坚实或脆弱,脉象的大小、滑涩,皮肤的寒温、燥湿等。观察病人眼睛的五色变化,可以分辨五脏的病变,从而判断疾病的凶吉。观察肌肤的血络及颜色,可以诊知寒热痛痹等病症。

黄帝说:持针纵舍的操作方法,我还没有真正理解其要领。

岐伯说:针刺操作时,必须安心静气,注意力集中。先察明病邪的虚实,然后决定用针快慢的补泻方法。进针时用左手按着病人的骨骼,以固定穴位,右手循着经脉对准穴位进针,不能用力过重,以致病人肌肉收缩太快,过度绷紧,使针发生弯曲或滞留,应当避免肌肉缠裹针身,泻法必须垂直进针,补法出针时须闭合针孔,同时运用辅助行针的手法,引导经气,使外邪溃散,正气得以内守。

黄帝说:用手指伸展皮肤,使腠理张开(以取得穴位),具体操作究竟如何呢?

岐伯说:顺着患者病变部位的分肉,用左手将穴位附近的皮肤分开,用(右手)轻轻地缓慢端正进针,这种操作,可使病人的神气不致耗散、而且,能够使外邪得以清除(以达到治病的目的)。

黄帝问岐伯说:人体有八虚,能分别诊断什么疾病呢?

岐伯回答说:它们能够用来诊断五脏的疾病。

黄帝又问道:具体是怎样诊断的呢?

岐伯说:如果肺心两脏有了邪气,邪气能随着经脉流注到两肘部。如果肝脏有了邪气,邪气会随经脉流注到两腋的部位。如果脾脏有了邪气,则邪气会随经脉流注到两髀(两胯)的部位。如果肾脏有了邪气,则邪气会随经脉流注到两腘部位。以上所论述的两肘、两腋、两髀、两腘合称为八虚,都是四肢关节活动的枢纽部位,是人的真气,经脉血络所经过或交会的要害部位,因此,不能容留邪气以及瘀血停留。如果一旦外邪或瘀血停留在这些部位,则必然会损伤这些部位的经络筋骨,以致关节的枢纽不能随意屈伸,因此就会形成拘挛的病症。

通天第七十二①

①通天第七十二:伯坚按:今存残本《黄帝内经太素》没有收载本篇的文字。本篇和《甲乙经》《类经》二书的篇目对照列表于下:

灵　枢	甲　乙　经	类　经
通天第七十二	卷一——阴阳二十五人形性血气不同第十六	卷四——人有阴阳、治分五态（藏象类三十）

【释题】　马莳说：内言人有五等，皆禀气于天，故名篇。

【提要】　本篇用黄帝、少师问答的形式，讲人的五种不同类型，内容可以分为三段。第一段讲太阴、少阴、太阳、少阳、阴阳和平这五种人的类型不同，他们的性格也不同。第二段讲施用针灸疗法时，对于五种不同类型的人，应当施以不同的疗法。第三段讲如何从外形来决定这五种不同的类型。这也是望诊的一部分。本篇和前面的阴阳二十五人篇第六十四基本上是同一原则的，但是说法不尽相同，可见这两篇是出于不同派别医学家的作品。

黄帝问于少师曰：余尝闻人有阴阳，何谓阴人？何谓阳人？

少师曰：天地之间，六合之内，不离于五，人亦应之，非徒一阴一阳而已也，而略言耳，口弗能遍明也。

黄帝曰：愿略闻其意，有贤人圣人，心能备而行之乎？

少师曰：盖有太阴之人，少阴之人，太阳之人，少阳之人，阴阳和平之人，凡五人者，其态不同，其筋骨气血各不等[1]。

【本段提纲】　马莳说：此举五等之人而概言之，非徒有阴人、阳人而已也。

【集解】

[1]黄帝曰：愿略闻其意，有贤人圣人，心能备而行之乎？少师曰：盖有太阴之人，少阴之人，太阳之人，少阳之人，阴阳和平之人，凡五人者，其态不同，其筋骨气血各不等：张介宾说：心能备而行之乎，谓贤圣之心本异于人，其有能兼备阴阳者否也？太阴、少阴、太阳、少阳者，非如经络之三阴、三阳也，盖以天禀之纯阴者曰太阴，多阴少阳者曰少阴，纯阳者曰太阳，多阳少阴者曰少阳，并阴阳和平之人而分为五态也。此虽以禀赋为言，至于血气疾病之变，则亦有纯阴纯阳、寒热微甚及阴阳和平之异也。故阳藏者偏宜于寒，阴藏者偏宜于热，或先阳而后变为阴者，或先阴而后变为阳者，皆医家不可不察也。

黄帝曰：其不等者，可得闻乎？

少师曰：太阴之人，贪而不仁，下齐湛湛[1]，好内而恶出，心抑而不发[2]，不务于时[3]，动而后人[4]。此太阴之人也[5]。

【本段提纲】　马莳说：此即太阴之人而言之也。

【集解】

[1]下齐湛湛：马莳说：下齐湛湛者，内存阴险，外假谦虚，貌似下抑整齐，湛然无私也。

张介宾说：下齐，谦下整齐也。湛湛，水澄貌，亦卑下自明之意。

陆懋修说：《左》襄二十二年《传》以受齐盟。注：齐，同也。湛，都含切，《说文》作“媅”，乐也，《诗·小雅》：和乐且湛。传，乐之久也。按此言太阴之人，不同于湛乐者，流也。《甲乙经》“齐”作“济”。

[2]心抑而不发：钱熙祚说：原刻抑误作和，依《甲乙经》改。

[3]不务于时：张介宾说：不务于时，知有己也。

[4]动而后人：张介宾说：动而后之，不先发也。

钱熙祚说:动而后人,原刻误作"后之",依《甲乙经》改。

⑤此太阴之人也:马莳说:好纳而恶出者,有所得则喜,有所费则怒也。心和而不发,不务于时,动而后之者,心似和气,不即顺应。而或有举动,必已随人后起,觇人利害,以为趋避也。其深情厚貌,好狡虚诈之情如此。

张介宾说:此其深情厚貌、奸狡不露者,是为太阴之人。

少阴之人,小贪而贼心,见人有亡,常若有得①,好伤好害,见人有荣,乃反愠怒②,心疾而无恩,此少阴之人也。

【本段提纲】　马莳说:此即少阴之人而言之也。

【集解】

①少阴之人,小贪而贼心,见人有亡,常若有得:马莳说:小贪者,比太阴之人则小异耳,其心以贼害为主,则同于太阴之不仁也。人有所失,彼则喜之,若已有得也。人有所荣,彼则怒之,若己有失也。好伤人,好害人,其心忌嫉而无恩者如此。

②好伤好害,见人有荣,乃反愠怒:张介宾说:见他人之有失,为自己之得志,即幸灾乐祸之谓。心多忌刻,忧人富贵也。心存嫉妒,故无恩也阴险贪残,小人之品,此少阴之人也。

太阳之人,居处于于①,好言大事,无能而虚说,志发于四野,举措不顾是非,为事如常自用,事虽败而常无悔②。此太阳之人也③。

【本段提纲】　马莳说:此即太阳之人而言之也。

【集解】

①于于:马莳说:于于,无争之意。

张介宾说:于于,自足貌。

②事虽败而常无悔:钱熙祚说:"常无"二字原倒,依藏本乙转。

张介宾说:为事庸常而喜自用,虽至于败而自是不移,故无反悔之心。

③此太阳之人也:马莳说:好言大事,无能而虚说,即孔子之所谓其言之不怍,则为之也难者是也。志发于四野者,事不畏人知也。为事如常,为事止庸常也。自用者,即中庸之所谓愚而好自用也。

张介宾说:有始无终,虎皮羊质,此太阳之人也。

少阳之人,谛谛①好自贵,有小小官则高自宣②,好为外交而不内附,此少阳之人也③。

【本段提纲】　马莳说:此即少阳之人而言之也。

【集解】

①谛谛:丹波元简说:《玉篇》谛,审也,谛也。又谛,审也。后汉《祭祀志》谛谛昭穆,尊卑之义。而《集韵》谛、丁订注,与"谛"同,此以"谛谛"为一字,可疑。

陆懋修说:谛,亦作谛。《说文》谛,理也。谛,审也。《广雅·释诂》谛,是也。谛,谛也。《关尹子·九药篇》谛毫末者不见天地之大。

②有小小官则高自宣:钱熙祚说:原刻"自宣","宣"字误作"宜",依《甲乙经》改。

③少阳之人,谛谛好自贵,有小小官则高自宣,好为外交而不内附,此少阳之人也:马莳说:谛谛者,凡事自审也。好自贵者,妄自尊贵也。

张介宾说:谛谛者,审而又审也。小有聪明,因而自贵。局量褊浅,易盈满也,务虚文也,妄自尊贵,不知大体,此少阳之人也。

阴阳和平之人,居处安静①,无为惧惧②,无为欣欣③,婉然从物④,或与不争⑤,与时变化⑥,尊而谦让⑦,卑而不谄⑧,是谓至治⑨。

【本段提纲】　马莳说:此即阴阳和平之人而言之也。

【集解】

①阴阳和平之人,居处安静:马莳说:无为惧惧、欣欣者,不因物感而遽有喜怒也。尊则谦谦者,位尊而愈自谦抑也。谭而不治,无为而治也。曰至治者,不治之治也。

张介宾说:阴阳和平之人,安静处顺,无妄动也。

②无为惧惧:张介宾说:无为惧惧者,心有所主,乃能不动,贫贱不能移,威武不能屈也,是无惧惧也。

③无为欣欣:张介宾说:利欲不能入,富贵不能淫,是无欣欣也。

④婉然从物:张介宾说:君子之接人也,言忠信,行笃敬,虽蛮貊之邦行矣,是婉然从物也。

⑤或与不争:张介宾说:圣人之道,为而不争。老子曰,以其不争,故天下莫能与争之。

⑥与时变化:张介宾说:时移则事变,世更则俗易,惟圣人随世以为法,因时而致宜,故能阴能阳,能弱能强,随机动静,而与化推移也。夫水炭钩绳,何时能合?若以圣人为之中,则兼覆而并之,未有可是非者也。

⑦尊而谦让:张介宾说:位尊而志谦也。狐丘文人曰,人有三怨,爵高者人妒之,官大者主恶之,禄厚者怨逮之。孙叔敖曰,吾爵益高,吾志益下,吾官益大,吾心益小,吾禄益厚,吾施益博。以是免于三怨可乎?《易》曰,天道亏盈而益谦,地道变盈而流谦,鬼神害盈而福谦,人道恶盈而好谦。谦尊而光,卑而不可逾,君子之终也。

⑧卑而不谄:钱熙祚说:原作"尊则谦谦,谭而不治",并依《甲乙经》改。

丹波元简说:《礼》(大戴),子张问入官修业,居久而谭。注谓安纵也。

陆懋修说:谭,徒含切,《玉篇》大也。

⑨是谓至治:张介宾说:谭而不治,无为而治也。无为而治,治之至也。子思子曰,中也者,天下之大本也。和也者,天下之达道也。致中和,天地位焉,万物育焉。其阴阳和平之人之谓乎?

古之善用针艾者,视人五态乃治之,盛者泻之,虚者补之。①

【本段提纲】　马莳说:此结上文而言善用针灸者,必视其五态而治之也。

【集解】

①古之善用针艾者,视人五态乃治之,盛者泻之,虚者补之:张介宾说:此下言五治也。

张志聪说:朱卫公曰:阴阳之气,皆从下而上,古之善灸者,能启阴阳之气以上行。

黄帝曰:治人之五态奈何?

少师曰:太阴之人,多阴而无阳,其阴血浊,其卫气涩,阴阳不和,缓筋而厚皮,不之疾泻,不能移之。①

【本段提纲】　马莳说:此言治太阴之人之有法也。

【集解】

①黄帝曰:治人之五态奈何?少师曰:太阴之人,多阴而无阳,其阴血浊,其卫气涩,阴阳不和,缓筋而厚皮,不之疾泻,不能移之:马莳说:多阴而无阳,与少阴之人多阴而少阳者异矣。惟

阴多,故阴血浊。惟无阳,故卫气涩。惟多阴而无阳,故阴阳不和。况筋缓而皮又厚,必当疾泻以移其病也。

张介宾说:无阳则气少,故血浊不清,而卫气涩滞也。曰阴阳不和者,四态之人无不然,于此而首言之,他可概见矣。气少不行,故其筋缓。阴体重浊,故其皮厚。皮厚血浊,非疾泻之不能移易也。

张志聪说:赵庭霞曰,太阴之人,多阴无阳,故其阴血浓浊。阳气者通会于腠理,无阳故卫气所行之涩滞也。阴血多故筋缓,血多气少故皮坚而厚。此阴阳不和之剧,不之疾泻,不能移易也。

少阴之人,多阴少阳,小胃而大肠,六府不调,其阳明脉小而太阳脉大,必审调之,其血易脱,其气易败也。[1]

【本段提纲】　马莳说:此言治少阴之人之有法也。

【集解】

[1]少阴之人,多阴少阳,小胃而大肠,六府不调,其阳明脉小而太阳脉大,必审调之,其血易脱,其气易败也:马莳说:胃小故阳明之脉小也,肠大故手太阳小肠之脉大也。血易脱而气易败,故当详审以调之,与疾泻太阴之人者不同也。

张介宾说:小胃故足阳明之胃脉亦小,大肠故手太阳之小肠脉亦大。此其多阴少阳者,以阳明为五藏六府之海,小肠为传送之府,胃小则藏贮少而气必微,小肠大则传送速而气不畜,阳气既少而又不畜,则多阴少阳矣。必当审察而善调之,然其气少不能摄血,故多致血易脱而气易败也。

张志聪说:赵氏曰,在内者五藏为阴,六府为阳,多阴少阳,故六府不调也。阳气生于中焦,其阳明脉小者,生阳之本不足也。太阳之气生于水中,太阳脉大者,寒水之气盛也。此阴阳不和,故其血易脱,而气易败,必审其盛虚以调之。闵士先曰:多阴无阳,故不疾泻其阴血,则阴阳不能移易,多阴少阳,故宜调之。盖阴阳不和,自不能交相厮守矣。朱卫公曰,中下二焦之精气,互相资生而资益者也。阳明脉小,太阳脉大,此先后天之气不和,故易脱而易败。倪仲玉曰,上节论在外之阴阳,此论在内之阴阳,盖外有阴阳而内有阴阳也,外不和必因于内,内不和必及于外。

太阳之人,多阳而无阴[1],必谨调之,无脱其阴而泻其阳,阳重脱者阳狂[2],阴阳皆脱者,暴死不知人也[3]。

【本段提纲】　马莳说:此言治太阳之人之有法也。

【集解】

[1]太阳之人,多阳而无阴:钱熙祚说:原刻"无"误作"少",依《甲乙经》改。

[2]阳狂:钱熙祚说:藏本作"易狂",与《甲乙经》合。

[3]阴阳皆脱者,暴死不知人也:马莳说:惟少阴故不可脱其阴,惟多阳故当以泻其阳。若阳气太泻,则阳至重脱,其病为狂,若阴阳皆泻,而至于脱,则当暴死不知人也。

张介宾说:太阳之人,少阴者也,阴气既少而复泻之,其阴必脱。故曰,无脱其阴而但可泻其阳耳。然阴不足者阳亦无根,若泻之太过,则阳气重脱。而脱阳者狂,甚至阴阳俱脱,则暴死不知人也。

张志聪说:赵氏曰,无脱其阴而泻其阳者,阳为阴之固也。若阴气重脱,则为阳狂。阴阳皆脱,则为暴死。盖阳为阴之固,阴为阳之守,阳气生于阴中,阴重脱则阳亦脱矣。

丹波元简说:潘楫《医灯续焰》云,观《宣明五气篇》《生气通天论》《病能篇》等则狂病之为重阳,阳实明矣。《灵枢·通天篇》亦云,阳重脱易狂,脱非阳脱,言重并于阳分,而若与阴脱离也。按《腹中论》曰,石之则阳气虚,虚则狂,此阳脱未必不狂也。赵改阴字,潘脱离之解,未为得焉,阳狂史传多为佯狂之义,未知赵为何之谓。

少阳之人,多阳少阴,经小而络大,血在中而气在外①,实阴而虚阳,独泻其络脉则强。气脱而疾,中气不足,病不起也②。

【本段提纲】 马莳说:此言治少阳之人之有法也。

【集解】

①血在中而气在外:河北医学院《灵枢经校释》:"在"原脱,据《甲乙》卷一第十六补。

②少阳之人,多阳少阴,经小而络大,血在中而气在外,实阴而虚阳,独泻其络脉则强。气脱而疾,中气不足,病不起也:马莳说:惟络脉大,故独泻其络脉则身强,若泻之太过,以致气脱而出速,则中气不足,病不能起。

张介宾说:经脉深而属阴,络脉浅而属阳,故少阳之人,多阳而络大,少阴而经小也。血脉在中,气络在外,所当实其阴经而泻其阳络,则身强矣。惟是少阳之人,尤以气为主,若泻之太过,以致气脱而疾,则中气乏而难于起矣。

张志聪说:赵氏曰,经脉为里,支而横者为络。小胃而大肠者,以上为阳而下为阴也。经小而络大者,以里为阴,以表为阳也。血在中而气在外者,阴在内而阳在外,血为阴而气为阳也。故欲实阴而虚阳,独泻其络脉则强,如泻气,则气脱而疾,致中气不足,病不起矣。

闵士先曰,上节论泻阳,当防其阴脱,谓阴阳之二气也。此以血为阴而气为阳,充肤热肉之气,从里之经隧而出于络脉皮肤,故欲实阴虚阳,独泻其络脉则强。至于三焦通会之元真,不可泻也,泻之则疾脱,脱则中气不足,病不起也。此章论阴阳之理,参伍错综,盖阴阳者有名而无形,若以有形之肠胃经络表里上下,皆可以论阴阳者也。朱卫公曰,阴阳血气之源流,头绪纷纭,须贯通全经而后可以无惑。

阴阳和平之人,其阴阳之气和、血脉调,谨诊其阴阳,视其邪正,安容仪、审有余不足,盛则泻之,虚则补之,不盛不虚,以经取之,此所以调阴阳,别五态之人者也。①

【本段提纲】 马莳说:此言治阴阳和平之人之有法也。

【集解】

①阴阳和平之人,其阴阳之气和、血脉调,谨诊其阴阳,视其邪正,安容仪、审有余不足,盛则泻之,虚则补之,不盛不虚,以经取之,此所以调阴阳,别五态之人者也:张介宾说:不盛不虚,以经取之者,言本无盛虚之可据,而或有邪正之不调者,但求所在之经以取其病也。

张志聪说:赵庭霞曰,阴阳之气和,气有阴阳也。血脉谨调,诊其阴阳,血有阴阳也。视其邪正,安其容仪,形中之阴阳也。审其有余不足,盛则泻之,虚则补之,调其气之盛虚也。如气无盛虚,则以经取之,调其血之虚实也。此所以调阴阳别五态之人也。朱卫公曰,始论无形之四象,而渐及于有形之五行。

黄帝曰:夫五态之人者,相与毋故,卒然新会,未知其行也,何以别之①?

少师答曰:众人之属,不知②五态之人者,故五五二十五人,而五态之人不与焉,五态之人,尤不合于众者也③。

【本段提纲】　马莳说:此帝以难知五态之人为虑,而少师言常人不能知也。

【集解】

①夫五态之人者,相与毋故,卒然新会,未知其行也,何以别之:张介宾说:此下言五人之态度也。

②不知:钱熙祚说:藏本"知"作"如"。

③众人之属,不知五态之人者,故五五二十五人,而五态之人不与焉,五态之人,尤不合于众者也:张介宾说:众人者,即下章阴阳二十五人之谓,与五态之人不同,故不合于众也。

张志聪说:赵氏曰,此论视其状而即知其态也。盖阴阳五态之人,与五音之二十五人不同也,尤不合于众人者也,故当视其形状以别之。闵士先曰,在天呈象,在地成形,天地合气,命之曰人,故前章论五行之形,而后合于六气,此论阴阳四象而复合于有形。

黄帝曰:别五态之人奈何?

少师曰:太阴之人,其状黮黮然黑色,念然下意,临临然长大,䐁然未偻,此太阴之人也①。

【本段提纲】　马莳说:此言太阴之人之态也。

【集解】

①黄帝曰:别五态之人奈何?少师曰:太阴之人,其状黮黮然黑色,念然下意,临临然长大,䐁然未偻,此太阴之人也:陆懋修说:黮,徒感切。《文选》左思《魏都赋》,楼题黮黕。注引《声类》黮,深黑色也。束晳《补亡诗》,黮黮重云。注:黮黮,云色不明貌。

马莳说:黮黮甚黑,念然下意,即上文下齐湛湛之意。临临然,长大之貌也。其䐁虽长大,然直身而非伛偻之状也。

张介宾说:黮黮,色黑不明也。念然下意,意念不扬。临临然,临下貌。䐁然未偻,言膝䐁若屈,而实非伛偻之疾也。盖以太阴之人,禀质阴浊,故其形色志意有如此者。

张志聪说:赵氏曰,黮黮然者,黑暗而无光明也。念然下意,即下齐足恭之意也。身半以下为阴,是以临临然䐁胫之长大也。朱卫公曰,䐁胫长大,故俯恭于身半以上,而䐁未伛偻也。念然下意,而䐁未偻者,形容无阳之人,而作此态也。

少阴之人,其状清然窃然,固以阴贼,立而躁险,行而似伏,此少阴之人也①。

【本段提纲】　马莳说:此言少阴之人之态也。

【集解】

①少阴之人,其状清然窃然,固以阴贼,立而躁险,行而似伏,此少阴之人也:马莳说:清然者,言貌似清也。窃然者,消沮闭藏之貌。虽曰清然窃然,实以阴险贼害为心。即上文所谓贼心者,而始有此态也。其立也躁则不静,险恶觇望。其行也,伏如伛偻。此其内藏沉思反侧之心故耳。较之太阴之人,长大其䐁,然未伛偻,此状可以辨耳。

张介宾说:清然者,言似清也。窃然者,行如鼠雀也。固以阴贼者,残贼之心坚不可破也。立而躁险者,阴险之性时多躁暴也。出没无常,行而似伏,此则少阴人之态度。

张志聪说:马仲化曰,清然,冷貌。窃然者,消沮闭藏之貌也。以阴险贼害为心,故有此态也。其立也躁而不静。阴,善躁也。行而似伏者,其内藏沉思反侧之心故耳。

丹波元简说:立而躁险,行而似伏者,不似太阴之纯阴,故时有躁险之态也。

太阳之人，其状轩轩储储，反身折腘，此太阳之人也。①

【本段提纲】 马莳说：此言太阳之人之状也。

【集解】

①太阳之人，其状轩轩储储，反身折腘，此太阳之人也：马莳说：车之向前曰轩。轩轩然者，犹俗云轩昂也。储储者，挺然之意。若反其身而在后视之，则其腘似折，亦不检之态也。

张介宾说：轩轩，高大貌，犹俗谓轩昂也。储储，畜积貌，盈盈自得也。反身折腘，言仰腰挺腹，其腘似折也，是皆妄自尊大之状，此则太阳人之态度。

张志聪说：马氏曰，车之向前曰轩轩。轩者，面高而轩昂也。储储，挺然之状。反身折腘者，腹仰而倨然也。此居处于于，好言大事之人，故有此状也。

少阳之人，其状立则好仰，行则好摇，其两臂两肘，则常出于背，此少阳之人也。①

【本段提纲】 马莳说：此言少阳之人之态也。

【集解】

①少阳之人，其状立则好仰，行则好摇，其两臂两肘，则常出于背，此少阳之人也：马莳说：据其态，乃多动少静，非检身若不及之道也。

张介宾说：立则好仰，志务高也。行则好摇，性多动也。两臂两肘出于背，喜露而不喜藏也。此则少阳人之态度。

张志聪说：赵氏曰，立则好仰，即反身折腘之状。行则好摇者，初阳生动之象也。其两臂两手常出于背者，谓常反挽其手于背，此皆轻倨傲慢之状，无叉手鞠躬之貌也。

阴阳和平之人，其状委委然，随随然，颙颙然，愉愉然，暶暶然，豆豆然，众人皆曰君子，此阴阳和平之人也。①

【本段提纲】 马莳说：此言阴阳和平之人之态也。

【集解】

①阴阳和平之人，其状委委然，随随然，颙颙然，愉愉然，暶暶然，豆豆然，众人皆曰君子，此阴阳和平之人也：马莳说：委委然，安重貌。随随然，不急遽也。颙颙然，尊严貌。愉愉然，和悦也。暶暶然，周旋貌。豆豆然，不乱貌。君子者，自圣人以至成德之士，皆可以君子称也。

张介宾说：委委，雍容自得也。随随，和光同尘也。颙颙，尊严敬慎也。愉愉，悦乐也。暶暶，周旋也。豆豆，磊落不乱也。若人者，人人得而敬爱之，故众人皆曰君子。君子者，贤圣之通称，如《诗》指文王为岂弟君子，《礼运》曰，禹汤文武成王周公，由此其选也。此六君子者，未有不谨于礼者之谓，即阴阳和平之人，其得天地之正气者欤。

张志聪说：赵氏曰，委委，雍容自得之貌。随随，不急遽也。颙颙，尊严貌。愉愉，和悦也。暶暶，目好貌。豆豆，有品也。盖存乎人者，莫良于眸子，胸中正，故眸子了然而美好也。此阴阳和平之人，众人皆曰君子，盖自贤人以至于圣人，皆可以君子称也。

丹波元简说：委委，张本于《诗经》注为是。暶，《玉篇》：好貌。《正字通》云，旧注音"旋"，目好貌，古通用，旋俗加"目"，字典引本经注云，目好貌，乃志注也。

《通天第七十二》今译

黄帝问少师说:我曾经听说人有阴阳的分别,什么样是阴性人? 什么样是阳性人?

少师说:在自然界中,一切事物的归纳都离不开五行,人也是这样,不仅是一阴一阳为限。从阴阳的观点,只能大略讲讲,用很简单的几句话可以说明白。

黄帝说:我愿意听你讲讲,这方面的大概意思。比如说聪明的贤人或圣人,是否他们的禀赋阴阳兼备,因此在行为上也就卓越不偏呢?

少师说:人大致可分为太阴、少阴、太阳、少阳以及阴阳和平之人,这五种不同类型的人,他们的形态不相同,筋骨的强弱及气血的多少也都不相同。

黄帝说:他们究竟在哪些方面不相同,能不能说给我听听?

少师说:太阴型的人,性格贪婪而不仁慈,外表装得谦虚恭敬,内心却阴险毒辣,好得恶失,喜怒不形于色。这种人不识大体,一切只知道为自己着想,行动时总不走在别人前面。这些就是太阴人的性格特点。

少阴型的人,喜贪小便宜,暗藏贼心,见别人有了灾难时,好像得到什么似的感到高兴。喜欢中伤、污蔑和陷害别人,见到别人得到荣誉,自己反而嫉妒和气愤,为人性情急燥残忍,对人没有同情怜悯之心,这就是少阴人的性格特点。

太阳型的人,心情常自足自满,好说大话,本来没有什么才能,却要言过其实,空话不断,随心所欲地胡思乱想,行动不管事物的是非,做的事情十分平常,喜欢固执己见,工作虽然失败,却没有悔改的想法。这些就是太阳人的性格特点。

少阳型的人,做事精明,能细心考虑,很有自尊心,如果有了小小的官职,就觉得高人一等,自我宣扬,喜欢对外的交际,却不愿默默无闻埋头工作。这些就是少阳人的性格特点。

阴阳和平型的人,生活宁静自处,做事有主见,不为私利所引诱,见富贵也不动心,能够顺从事物的客观规律办事,很少与别人争吵,能随着时势不同而发生相应的变化,社会地位虽然很高,却能礼贤下士,态度谦和。自己地位虽然低下一些,但对上级并不谄媚。这就是最好的待人处事方式 。

古代善于使用针灸治病的人,就是根据五种人的形态分别施治,邪气偏盛的,就采用泻法,正气偏虚的,就采用补法。

黄帝说:对五种形态不同的人,具体的应当怎样治疗呢?

少师说:太阴型的人,体质多阴而无阳,他的阴血浓浊,而卫气涩滞,阴阳不能协调,所以形成筋缓而皮厚。针刺这种体质的人,如果不急泻其阴分,就不可能使病情好转。

少阴型的人,多阴少阳,胃小受纳水谷就少,以致阳气化源不足;肠大传化物就快,而阳气不得蓄积,所以多阴少阳,六腑功能失调。足阳明胃经的脉气也微小;肠大,手太阳小肠经的脉气就盛大。对于这种人,治疗时必须细心审察调治。这种人多阴而少阳,阳气虚少不能统摄阴血,因此阴血容易耗散,阳气容易衰败。

太阳型的人,多阳少阴,对于这种人必须谨慎调治,不能再泻其阴,以防阴气虚脱;只能泻其阳。但不应攻泻太过。如果阳气过度损伤,将会导致阳气外脱而发狂;如果阴阳皆脱,将会突然死亡或者昏迷不知人事。

少阳型的人，多阳少阴，多阳则络脉大，少阴则经脉小，血脉深在里而气络浅在表。因此治疗时应当充实不足的阴，而攻泻多余的阳。只泻其阳络，就能使疾病康复，身体强壮。但若攻泻阳络太过，必将使阳气很快耗散，以致中气不足，疾病就难治了。

阴阳和平型的人，阴气与阳气谐和，气血经脉也很协调。治疗时应当谨慎地诊察其阴阳变化，了解邪气和正气的盛衰，观察其面容仪表，判断其气血阴阳的有余或不足。如果偏盛则用泻法，偏虚则用补法，如果虚实不明显，就取发生疾病经脉的穴位，进行针刺治疗。以上所述调整阴阳时，要根据五种不同类型人的特点，分别施治。

黄帝说：与五种不同类型的人，素不相识，突然会面，不可能了解他们的作风和性格属于哪一类型的人，应怎样辨别呢？

少师回答说：一般的人不具备这五种人的特征，所以以前所说的阴阳二十五种人，不包括在五种类型的人之内，因为五种不同类型的人是有代表性的五种型，他们和一般人是不相合的。

黄帝说：如何辨别五种不同类型的人呢？

少师说：太阴型的人，面色阴沉黑暗，假意谦虚，身体高大，却卑躬屈膝，故作姿态，形如佝偻病患者，实际上不是佝偻症，这就是太阴人的形态。

少阴型的人，表面上好像很清高，但其行为鬼祟，偷偷摸摸，深怀阴险害人之贼心，站立时躁动不安，行走时状如伏身而行，这就是少阴人的形态。

太阳型的人，表面上高傲自大，洋洋自得，昂首挺胸叠肚，好像身躯后仰，腘部向后屈折一样，这就是太阳人的形态。

少阳型的人，站立时喜欢把头往上仰，走路时身躯喜欢摇摆，并且常常喜欢把两手反放在背后，喜欢把肘臂露在外面，显得很傲慢，这就是少阳人的形态。

阴阳和平之人，外表雍容自得，办事不急躁，做事大度严肃认真，平时心情愉快开朗，对人对事都能周旋自如，行动磊落大方，有条不紊。因此，大家对这种人都称作君子，这些就是阴阳和平之人的形态。

卷 二 十 一

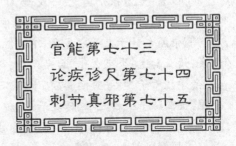

官能第七十三
论疾诊尺第七十四
刺节真邪第七十五

官能第七十三①

①官能第七十三:伯坚按:本篇和《甲乙经》《黄帝内经太素》《类经》三书的篇目对照列表于下:

灵　枢	甲　乙　经	黄帝内经太素	类　　经
官能第七十三	卷五——针道第四	卷十九——知官能篇	卷十九——九针推论(针刺类十) 卷十九——官能(针刺类十一)

【释题】 马莳说:官者,任也,任其所能也。即本篇第七节雷公有官能之问,故名篇。

【提要】 本篇内容可以分为两段。前一段用黄帝、岐伯问答的形式,讲针刺的技术。本篇讲"泻必用圆,补必用方",这正和《素问·八正神明论》第二十六所讲的"泻必用方,补必用圆"相反,这大概也是两派不同的医学家的作品。后一段用黄帝、雷公问答的形式,讲什么样的人可以学针灸,什么样的人可以学导引,什么样的人可以学祝由,什么样的人可以学按摩,要"得其人乃言,非其人勿传",这就叫作"官能",就是任其所能的意思。

黄帝问于岐伯曰:余闻九针于夫子众多矣,不可胜数。余推而论之,以为一纪①,余司②诵之,子听其理,非则语余,请正其道,令可久传,后世无患,得其人乃传,非其人勿言③。

岐伯稽首再拜曰:请听圣王之道④。

黄帝曰:用针之理,必知形气之所在⑤,左右上下⑥,阴阳表里⑦,血气多少⑧,行之逆顺⑨,出入之合⑩。谋伐有过⑪。知解结⑫,知补虚泻实,上下气门⑬,明通于四海,审其所在⑭,寒热淋露⑮,以输异处⑯,审于调气⑰,明于经隧⑱,左右肢络,尽知

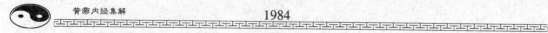

其会^⑲。寒与热争,能合而调之^⑳;虚与实邻,知决而通之^㉑;左右不调,把而行之;明于逆顺,乃知可治^㉒。阴阳不奇,故知起时^㉓,审于本末,察其寒热,得邪所在,万刺不殆,知官九针,刺道毕矣^㉔。

【本段提纲】　马莳说:此帝详刺道以问伯也。

【集解】

①以为一纪:张介宾说:一纪者,汇言也。

②余司:顾观光说:"司"字误,当依王维德《铜人腧穴针灸图经》作"试"。

③余闻九针于夫子众多矣,不可胜数。余推而论之,以为一纪,余司诵之,子听其理,非则语余,请正其道,令可久传,后世无患,得其人乃传,非其人勿言:杨上善说:言道之博大,不可胜数,余学之于子,推寻穷问其理,十有二载。余今司而诵之,以示于子,其言有不当不可,余必当合理,余望传乎所授之人,传之后代,使久而利物也。

④请听圣王之道:杨上善说:道在岐伯,授之与帝,帝得之于神,故是圣王之道也。

⑤用针之理,必知形气之所在:杨上善说:帝诵岐伯所授针理章句,凡有四十七章。形之所在肥瘦,气之所在虚实,一也。

⑥左右上下:杨上善说:肝生于左,肺藏于右,心部于表,肾居其里,男女左右,阴阳上下,并得知之,二也。

⑦阴阳表里:杨上善说:五藏为阴居里,六府为阳居表,三也。

⑧血气多少:杨上善说:三阴三阳之脉,知其血气之多少,四也。

⑨行之逆顺:杨上善说:营气顺脉,卫气逆行,五也。

张介宾说:阴气从足上行至头而下行循臂,阳气从手上行至头而下行至足,故阳病者上行极而下,阴病者下行极而上,反者皆谓之逆。

⑩出入之合:杨上善说:血气有出入合处,六也。

顾观光说:音释,合作会,按图经亦作会。

⑪谋伐有过:杨上善说:诛伐邪气恶血,七也。

张介宾说:经气自内而出,自外而入,腧有不同。知其出入,则可因过而伐之也。合字一本作会。

⑫知解结:杨上善说:结谓病脉坚紧,破而平之,八也。

⑬知补虚泻实,上下气门:杨上善说:能知补泻上下之气,九也。

张介宾说:上下气门,即经络类诸经标本气街之义。一曰手经为上,足经为下,气脉必由之处,是为门户,亦通。

顾观光说:《图经》"解结"上有"雪污"二字当补。本书《九针十二原篇》云,夫善用针者取其疾也,犹雪污也,犹解结也,下文知补虚泻实,正与此为偶句。

⑭明通于四海,审其所在:杨上善说:髓、血、气、谷四海,审知其虚实所在,十也。

顾观光说:"明"字衍,当依《图经》删。

⑮寒热淋露:杨上善说:因于露风,生于寒热,故曰寒热淋露,十一也。

⑯以输异处:杨上善说:五行荣输有异,十二也。

张介宾说:淋于雨,露于风,邪气异处,当审其经也。

顾观光说:"以"字误,当依《图经》作"荣"。

⑰审于调气:杨上善说:审吐纳导引以调气,十三也。

⑱明于经隧：杨上善说：经，正经，奇经也。隧，诸络也。故曰泻其经隧，无伤其经，即其信也，十四也。

⑲左右肢络，尽知其会：杨上善说：肢络，小络也。皆知小络所归，大络会处，十五也。

张介宾说：调气者，察其虚实往来而调和之也。

⑳寒与热争，能合而调之：杨上善说：阴阳之气不和者，皆能和之，十六也。

张介宾说：合阴阳而调其平也。

㉑虚与实邻，知决而通之：杨上善说：邻，近也。虚实二气不知，通之使平，十七也。

张介宾说：邻，近也。近则易疑，疑则以似为是，冰炭相反矣，故当知决而通之。

㉒左右不调，把而行之；明于逆顺，乃知可治：杨上善说：把，持也。人身左右脉不调者，可持左右寸口人迎，诊而行之，了知气之逆顺，乃可疗之，十八也。

张介宾说：邪客大络者，左注右，右注左。把而行之，即缪刺也。顺者可治，逆者不可治，如脉色疾病类之死证死期，乃本类之刺禁刺害，皆逆也。

顾观光说：音释，"把"一作犯，按《图经》亦作"犯"。

㉓阴阳不奇，故知起时：杨上善说：奇，分也。阴阳之脉相并，浑而不分，候之知其病起之时，十九也。

张介宾说：奇，不遇也。不奇则和矣，故知起时。

㉔审于本末，察其寒热，得邪所在，万刺不殆，知官九针，刺道毕矣：杨上善说：妙通标本，则知寒热二邪所在，故无危殆，是为官主九针之道，二十也。

张介宾说：本末，标本也。寒热，阴阳也。所在，三部九候之病脉处也。官，任也。九针不同，各有所宜，能知以上之法而任用之，则刺道毕矣。

马莳说：凡用针之道，必知人之形气有余不足，或形盛气衰，或气盛形衰，或形气皆盛，或形气皆衰。病之在左在右，在上在下，在阴在阳，在表在里。或血多气少，或血少气多，或血气皆多，或血气皆少。其脉之所行，有逆有顺。如手太阴经自中府而出于少商者为顺，自少商而至中府者为逆。有出有入，如自表而之里为入，自里而之表为出。然后即其犯病而为有过者，则谋伐之。知解其所结，知虚者则补，实者则泻，又知脉之上下于气门，即气穴也。又知脉之流通于四海，审其所在之有病，或为寒热，或为淋露，疑即《岁露篇》之所谓遇岁露也。以其输穴，必皆异处，当审于调其脉气之往来，明于十二经脉之经隧，及左右支络，尽知其会可也。若寒与热争，则能合阴阳而调之；若虚与实邻，则知决虚实而通之。设不能调其左右（左右之义在病人则左右穴相同在医人则针时用左右手），是谓犯而行之也。故必明于顺逆，乃知可治。况人身阴阳诸经，相为配合，未尝有奇行者，能知各经之所起，审其本末寒热，得邪所在而刺之，则虽万刺，可以不殆矣。然九针不同，各有所宜，能任而用之，此刺道之所以毕也。

　　明于五腧，徐疾所在①，屈伸出入，皆有条理②。言阴与阳，合于五行③，五藏六府，亦有所藏④，四时八风，尽有阴阳，各得其位，合于明堂，各处色部⑤，五藏六府⑥，察其所痛，左右上下⑦，知其寒温，何经所在⑧。审皮肤之寒温滑涩，知其所苦⑨。膈有上下，知其气所在⑩，先得其道，稀而疏之，稍深以留，故能徐入之⑪。大热在上，推而下之；从下上者，引而去之；视前痛者，常先取之⑫。大寒在外，留而补之；入于中者，从合泻之⑬。针所不为，灸之所宜⑭。上气不足，推而扬之；下气不足，积而从之⑮。阴阳皆虚，火自当之。厥而寒甚，骨廉陷下，寒过于膝，下陵三里。

阴络所过,得之留止。寒入于中,推而行之。经陷下者,火则当之⑯。结络坚紧,火之所治⑰。不知所苦⑱,两跻之下,男阳女阴⑲,良工所禁,针论毕矣⑳。

【本段提纲】　马莳说:此帝详针论以问伯也。

【集解】

①明于五腧,徐疾所在:杨上善说:明藏府之经,各有五腧,腧中补泻徐疾所在,并须知之,二十一也。

马莳说:五藏有井、荥、输、经、合之五腧,六府有井、荥、输、原、经、合之六腧,然六府之原并于输,则皆可称为五腧也。徐疾者,针法也,《小针解》云,徐而疾则实,疾而徐则虚。

张介宾说:五腧,井、荥、输、经、合也。徐疾,针法也。

张志聪说:本经云,因其气之实虚疾徐而取之,故明知五腧之虚实,则知疾徐之所在矣。

②屈伸出入,皆有条理:杨上善说:行针之时,须屈须伸,针之出入条数,并具知之,二十二也。

马莳说:屈伸出入者,经脉往来也。见《邪客篇》,屈折顺逆之数。

张介宾说:屈伸出入,经脉往来也。

张志聪说:藏府之十二经脉,屈伸出入,皆有循度之条理也。

③言阴与阳,合于五行:杨上善说:知分阴阳之气,以为五行,二十三也。

马莳说:言阴与阳合于五行者,泛言阴阳,分而为五行也。

④五藏六府,亦有所藏:杨上善说:五藏藏五神,六府藏五谷,二十四也。

马莳说:五藏六府,亦有所藏者,指人身有阴阳五行也。如肺为阴,大肠为阳,肺为金,肝为木之类。

张介宾说:阴阳之化,是为五行,藏府所藏,亦惟此耳。

⑤四时八风,尽有阴阳,各得其位,合于明堂,各处色部:杨上善说:八风,八节之风也。四时八节之气,各在阴阳之位,并合明堂,处于五行五色之部。明堂,鼻也,二十五也。

马莳说:四时八风尽有阴阳者,指天道有阴阳五行也。各得其位,合于明堂各处色部者,言人身之面部,各得其五行之位,合于明堂及各处之色部也。

张介宾说:天道之阴阳五行也。

⑥五藏六府:杨上善说:候五色之部,察知五藏六府,二十六也。

⑦察其所痛,左右上下:杨上善说:察五色,知其痛在五藏六府,上下左右,二十七也。

⑧知其寒温,何经所在:杨上善说:知十二经所起寒温各有主,二十八也。

⑨审皮肤之寒温滑涩,知其所苦:杨上善说:言能审候尺之皮肤,二十九也。

马莳说:其面部之分为五藏六府者,可以察其身形之所痛,其色见于左右上下者,可以知其何经之寒温,又审皮肤之寒温滑涩,斯能知其病之所苦也。

张介宾说:邪在于中,色形于外,察之面部,疾可知也。寒者多阴,温者多阳。滑者多实,涩者多虚。

⑩膈有上下,知其气所在:杨上善说:谷入于胃,清气上肺,故在膈上,浊气留入胃中,在于膈下。三十也。

马莳说:膈有上下,心肺居于膈上,脾居中州,肝肾居于膈下,必知其病气之所在,先得经脉之道,然后可以用针。

张介宾说:膈之上膻中也,为上气海,心肺所居。膈之下脾肝肾所居,丹田为下气海也。

⑪先得其道,稀而疏之,稍深以留,故能徐入之:杨上善说:为补之道,稀疏深留,徐动其针,三十一也。

马莳说:稀者针之少也,疏者针之阔也,深者深入其针也,留者久留其针也。

张介宾说:先得其经络之道,然后可以用针。稀而疏之,贵精少也。稍深以留,欲徐入也。

⑫大热在上,推而下之;从下上者,引而去之;视前痛者,常先取之:杨上善说:视病热之上下,泻而去之,三十二也。

马莳说:大热在上,则当推针而使之下,所谓高者抑之也。热从下而上,则当引针而去其邪,所谓外者发之也。视先痛者,常先取穴以刺之,所谓凡病必先治其本也。

张介宾说:推而逐之,抑其高也。引而去之,泄于下也。视前痛者,常先取其本也。

⑬大寒在外,留而补之;入于中者,从合泻之:杨上善说:寒在皮肤留针使针下热,寒入骨髓,亦可留针使热泻出寒热气,三十三也。

马莳说:大寒在外,则留其针以补之。大寒入中,则从合穴以泻之。凡病有针所不当用者,则用灸以治之。

张介宾说:大寒在外,补中气可以拒之。寒入于中,泻合穴可以除之。凡不宜于针者,当灸以治之。

⑭针所不为,灸之所宜:杨上善说:脉之陷下,是灸所宜,不可针也。三十四也。

⑮上气不足,推而扬之;下气不足,积而从之:杨上善说:上气不足,谓膻中气少,可推补令盛。扬,盛也。下气不足,谓肾间动气少者,可补气聚。积,聚也。从,顺也,三十五也。

马莳说:上气不足,则推入其针以扬之,而使上气之足。下气不足,则积其针以顺之,而使下气之足。

张介宾说:推而扬之,引致其气以补上也。积而从之,留针随气以实下也。

⑯阴阳皆虚,火自当之。厥而寒甚,骨廉陷下,寒过于膝,下陵三里。阴络所过,得之留止。寒入于中,推而行之。经陷下者,火则当之:杨上善说:火气强盛,能补二虚,三十六也。

马莳说:厥而寒甚,或骨廉下陷,或寒过于膝,则取下陵三里以补之。又有阴络所过,为寒留止,或寒入于中,则必推其针而行以散之。

张介宾说:火自当之,宜于灸也。若厥而寒甚,阳气大虚,当灸下陵,即阳明经三里穴也。寒留于络而入于经,当用针推散而行之。寒气凝聚,或陷于经,或结于络,皆当以火逐之。

⑰火之所治:钱熙祚说:原刻"之"字误在"治"下,依《甲乙经》乙转。

⑱不知所苦:钱熙祚说:按此四字,当在火之所治之上。

⑲男阳女阴:钱熙祚说:原刻"阳阴"二字互讹,依《甲乙经》改,按八卷《脉度篇》论跷脉云:男子数其阳,女子数其阴,当数者为经,不当数者为络,故结络坚紧而以火治之者,男子必取阴跷,女子必取阳跷,若误施之,是病在络而反取其经,诛伐无过矣。又本篇多韵语,此"禁""阴"二字正合韵。

⑳针论毕矣:杨上善说:络脉结而坚紧,血寒,故火攻疗,三十七也。有病不知所痛,可取阴阳二跷之下。二跷之下,男可取阴,女可取阳,是疗不知所痛之病。男阳女阴,二跷之脉,不可取之,三十八也。

马莳说:络脉结而坚紧者,亦用灸以治之,倘不知病之所苦,及男子以阳跷为经,阴跷为络,女子以阴跷为经,阳跷为络,故男子忌取阴跷,女子忌取阳跷,乃良工之所禁,此针论之所以毕也。

张介宾说：寒邪在肌肉血脉之间，有不痛不仁不知所苦者，当灸两跷之下，即足太阳申脉、足少阴照海二穴也。然男子数阳，女子数阴，若男阴女阳，则反用矣，故为良工之所禁。《调经论》亦曰：病不知所痛，两跷为上。与此法同。

用针之服，必有法则，上视天光，下司八正，以辟奇邪①，而观百姓，审于虚实，无犯其邪，是得天之露，遇岁之虚，救而不胜，反受其殃。故曰：必知天忌②。

【本段提纲】　马莳说：此言用针之事，必当知天忌也。

【集解】

①用针之服，必有法则，上视天光，下司八正，以辟奇邪：杨上善说：服，学习也。学用针法，须上法日月星辰之光，下司八节正风之气，以除奇邪，三十九也。

马莳说：服，事也。上视天光，即《八正神明论》之所谓天寒无刺，天温无凝，月生无泻，月满无补，月郭空无治者是也。下司八正，即《八正神明论》之所谓八正者，所以候八风之虚邪，以时至者也。盖四立、二分、二至、为八节之正气，《九宫八风篇》有八风八正，当以避八风，故《八正神明论》谓八正之虚邪而避之，勿犯也。

②而观百姓，审于虚实，无犯其邪，是得天之露，遇岁之虚，救而不胜，反受其殃。故曰：必知天忌：杨上善说：而令百姓不犯虚实二邪岁露之忌，可谓得针之旨耳。天露者，岁之八正虚邪风雨也，四十也。

马莳说：所谓得天之露者，本经《岁露篇》，黄帝曰：愿闻岁之所以皆同病者，何因而然？少师曰：此八正之候也。候此者，常以冬至之日太乙，立于叶蛰之宫，其至也，天下应之以风雨者矣。风雨从南方来者为虚风，入客于骨而不发于外，至其立春，阳气大发。风从西方来，万民又皆中于虚风，此两邪相搏，经气结代者矣。故诸逢其风而遇其雨者，命曰遇岁露焉。盖指天之风雨为露也。所谓遇岁之虚者，本经《岁露篇》曰：乘年之衰，逢月之空，失时之和，因为贼风所伤，是谓三虚，逢年之盛，遇月之满，得时之和，虽有贼风邪气，不能危之也。故得天之风雨，而又遇岁之虚，则虽救之而不能胜，反受其所害矣。故《八正神明论》又曰，天忌不可不知者此也。

张介宾说：兼人己而言也。虚风实风，皆能伤人，故无犯其邪。天之风雨不时者，皆谓之露。《岁露》论曰：故诸逢其风而遇其雨者，命曰遇岁露焉。岁之虚者，乘年之衰，逢月之空，失时之和，因为贼风所伤，是谓三虚。

丹波元简说：闵士先曰，得天之露者，清邪中上，阳中雾露之气也，闵说恐非。

乃言针意，法于往古，验于来今，观于窈冥①，通于无穷，粗之所不见，良工之所贵，莫知其形，若神仿佛②。

【本段提纲】　马莳说：此承上文而言针意之妙，无形而至神者也。

【集解】

①乃言针意，法于往古，验于来今，观于窈冥：史崧说：窈冥一作冥冥。

顾观光说：音释，一作"冥冥"。《素问·八正神明论》亦作"冥冥"。

②通于无穷，粗之所不见，良工之所贵，莫知其形，若神仿佛：杨上善说：法于往古圣人所行，逆取将来得失之验，亦检当今是非之状，又观窈冥微妙之道，故得通于无穷之理，所得皆当，不似粗工以意，惟瞩其形，不见于道，有同良才神使，独鉴其所贵，仿佛于真，四十一也。

马莳说:法往古者,先知针经也。验于来今者先知日之寒温,月之虚盛,以候气之浮沉,而调之于身,观其立有验也。观其冥冥者,言形气营卫之不形于外,而工独知之,以日之寒温,月之虚盛,四时气之浮沉,参伍相合而调之,工常先见之,然而不形于外,故曰,观于冥冥焉。通于无穷者,可以传于后世也,是故工之所以异也。然而不形见于外,故俱不能见也。视之无形,尝之无味,故莫知其形,若神仿佛。

邪气之中人也①,洒淅动形,正邪之中人也微,先见于色,不知于其身,若有若无,若亡若存,有形无形,莫知其情②。是故上工之取气,乃救其萌芽,下工守③其已成,因败其形④。

【本段提纲】　马莳说:此言邪气之微,而上工能早救之也。

【集解】

①邪气之中人也:钱熙祚说:按二卷《邪气藏府病形篇》邪气作虚邪。

②洒淅动形,正邪之中人也微,先见于色,不知于其身,若有若无,若亡若存,有形无形,莫知其情:杨上善说:八正虚邪气入腠理时振寒起于毫毛,动形者也。正邪者,因身形饥用力,汗出腠理开,逢虚风中人,微而难知,莫见其情,四十二也。

马莳说:洒淅,恶寒貌。动形者,振动其形也。《八正神明论》曰:虚邪者,八正之虚邪气也。正邪者,身形若用力,汗出腠理开,逢虚风,其中人也微,故莫知其情,莫见其形。《邪气藏府病形篇》曰:虚邪之中身也,洒淅动形,正邪之中人也微,先见于色,不知于身,若有若无,若亡若存,有形无形,莫知其情。又《八正神明论》曰:上工救其萌芽,必先见三部九候之气,尽调不败而救之,故曰上工。下工救其已成者,言不知三部九候之相失,因病而败之也。上工论气不论形,所以预取其气而早救其萌芽,彼下工则反是矣。

张介宾说:邪气,言虚邪也。虚邪之中人也甚,故洒淅动形。正邪之中人也微,故但先见于色而不知于身,与下章互有发明,所当参阅。

③下工守:顾观光说:下工守其已成,"守"字误,当依《素问》作"救"。

④是故上工之取气,乃救其萌芽,下工守其已成,因败其形:杨上善说:邪气初客,未病之病,名曰萌芽,上工知之。其病成形,下工知之,四十三也。

张介宾说:因败其形者,不知其难而反伤之也。

是故工之用针也,知气之所在,而守其门户①,明于调气,补泻所在,徐疾之意,所取之处②。泻必用方③,切而转之,其气乃行,疾入④徐出,邪气乃出,伸而迎之,摇⑤大其穴,气出乃疾。补必用员⑥,外引其皮,令当其门,左引其枢,右推其肤,微旋而徐推之,必端以正,安以静,坚心无解,欲微以留,气下而疾出之,推其皮,盖其外门,真气乃存,用针之要,无忘其神。⑦

【本段提纲】　马莳说:此承上文而言上工因气以行补泻之法,其要则在于守神也。

【集解】

①知气之所在,而守其门户:杨上善说:谓知邪气处,气处于皮肤脉肉筋骨所在,守其空穴门户疗之,四十四也。

②明于调气,补泻所在,徐疾之意,所取之处:杨上善说:明于调气补泻处所,是处可补,是处可泻,不妄为之,四十五也。

马莳说:《八正神明论》曰:知其所在者,知诊三部九候之病脉处而治之,故曰守其门户焉。

正本节之所谓明于调气,补泻所在,徐疾之意,所取之处也。

张介宾说:所在,即三部九候之义。

③方:钱熙祚说:原刻误作"员",依《甲乙经》改,与《素问·八正神明论》合。

④入:钱熙祚说:原刻误作"而",依《甲乙经》改。

⑤摇:河北医学院《灵枢经校释》:原作"遥",据《甲乙》卷五第四、《太素》卷十九知官能改,与《素问·调经论》"摇大其道而利其道"之义合。

⑥员:钱熙祚说:原刻误作"方",依《甲乙经》改,与《素问·八正神明论》合。

杨上善说:员谓之规,法天而动,泻气者也。方谓之矩,法地而静,补气者也。枢,谓针动也。泻必用方,补必用员,彼出《素问》,此是《九卷》,方员之法,神明之中,调气变不同故尔,四十六也。

⑦是故工之用针也,知气之所在,而守其门户,明于调气,补泻所在,徐疾之意,所取之处。泻必用方,切而转之,其气乃行,疾入徐出,邪气乃出,伸而迎之,摇大其穴,气出乃疾。补必用员,外引其皮,令当其门,左引其枢,右推其肤,微旋而徐推之,必端以正,安以静,坚心无解,欲微以留,气下而疾出之,推其皮,盖其外门,真气乃存,用针之要,无忘其神:杨上善说:用针之道,下以疗病,上以养神。其养神者,长生久视,此大圣之大意,四十七也。以上四十七章《内经》之大总,黄帝受之于岐伯,故诵之以阅所闻也。

马莳说:泻必用员,补必用方,《八正神明论》作泻必用方,补必用员者是也。岐伯曰:泻必用方者,以气方盛也,以月方满也,以日方温也,以身方定也。以息方吸而纳针,乃复候其方吸而转针,乃复候其方呼而徐引针。故曰泻必用方,其气而行焉。补必用员,员者行也,行者移也,刺必中其营,复以吸排针也。故员与方非针也。其言如此,此节之方员误可知矣。方泻之时,切而转之,其气乃行,即所谓方吸而转针者是也。疾入而徐出之,邪气乃出,即所谓方呼而徐引针者是也。又必摇大其穴,则邪气之出者自速,此泻法也。其补之时,外引其皮,令当其门,左手则引其枢,右手则推其肤,微旋而徐推其针,其针必端正安静,坚心无懈,即所谓如待贵人,不知日暮,神无营于众物者是也。正欲微留其针,候气下而疾出之,即推其皮以盖其外门,则真气乃得存矣,此补法也。然补泻虽殊,而用针之要,当无忘人之神,《八正神明论》曰:养神者,必知形之肥瘦,营卫血气之盛衰。血气者人之神,不可不谨养也。

张介宾说:方,即安静端正之谓。外引其皮,令当其门,察穴于肌表也。左引其枢,右推其肤,微旋而徐推之,用针之枢要也。必端以正,安以静,坚心无懈,候气之诚确也。欲微以留,气下而疾出之,推其皮,盖其外门,出针之防护也。真气得存,故可以补。用针之要,无忘其神者,总结前篇而言。按补泻方员义,与后章《八正神明论》之文,似乎相反,然详求其意,各有发明,不可谓其误而忽也。

张志聪说:朱卫公曰:按《素问·八正神明论》曰:泻必用方,补必用员,盖方与员非针也,乃用针之意耳。且方员者天地之象也。天气下降,气流于地,地气上升,气腾于天,天地之气,上下相交,是以方员之意,皆可圆活用之。

雷公问于黄帝曰:针论曰:得其人乃传,非其人勿言,何以知其可传?

黄帝曰:各得其人,任之其能,故能明其事。

雷公曰:愿闻官能奈何①?

黄帝曰:明目者,可使视色②;聪耳者,可使听音③;捷疾辞语者,可使传论④;语徐而安静，手巧而心审谛者，可使行针艾⑤，理血气而调诸逆顺，察阴阳而兼诸方⑥；缓节柔筋而心和调者，可使导引行气⑦；疾毒言语轻人者，可使唾痈咒病⑧；爪苦手毒，为事善伤者，可使按积抑痹⑨，各得其能，方乃可行，其名乃彰。不得其人，其功不成，其师无名。故曰：得其人乃言，非其人勿传，此之谓也⑩。手毒者可使试按龟，置龟于器下，而按其上，五十日而死矣，手甘者复生如故也⑪。

【本段提纲】　马莳说：此言任人者，各因其能，而末示以验手毒之法也。

【集解】

①愿闻官能奈何：杨上善说：人受命于天，各不同性，性既不同，其所能亦异，量能用人，则所为必当，故因问答，以通斯德者也。

张介宾说：任之其能，因才而器使也。

②明目者，可使视色：杨上善说：人之所能，凡有八种，视面部五行变色，知其善恶，此为第一明人也。

张介宾说：俱视独见，明目者也。

③聪耳者，可使听音：杨上善说：听病人五音，即知其吉凶，此为第二聪听人也。

张介宾说：俱听独闻、聪耳者也。

④捷疾辞语者，可使传论：杨上善说：其知接疾，其辨敏给，此可为物说道以悟人，此第三智辨人也。

张介宾说：如开导劝戒，解疑辨正之属，皆所谓传论也。

⑤语徐而安静，手巧而心审谛者，可使行针艾：杨上善说：神清性明，故安静也。动合所宜，明手巧者妙察机微，故审谛也，此为第四静慧人也。

张介宾说：语徐者不苟，安静者不乱，手巧者轻重疾徐有妙，心审谛者精思详察无遗，故可胜是任。

⑥理血气而调诸逆顺，察阴阳而兼诸方：钱熙祚说：《素问·金匮真言论》注引"方"下有"论"字。

顾观光说：察阴阳而兼诸方，此下《素问注》吴刻有"论"字，似衍，今已删去。

⑦缓节柔筋而心和调者，可使导引行气：杨上善说：身则缓节柔筋，心则和性调顺，此为第五调柔人也。调柔之人，导引则筋骨易柔，行气则其气易和也。

张介宾说：导引者，但欲运行血气而不欲有所伤也，故惟缓节柔筋而心和调者，乃胜是任，其义可知。今见按摩之流，不知利害，专用刚强手法，极力困人，开人关节，走人元气，莫此为甚，病者亦以谓法所当然，即有不堪，勉强忍受，多见强者致弱，弱者不起，非惟不能去病，而适以增害，用若辈者不可不为知慎。

⑧疾毒言语轻人者，可使唾痈咒病：杨上善说：心嫉毒，言好轻人，有此二恶，物所畏之，故可使之唾咒，此为第六口苦人也。

张介宾说：人之恶口毒舌者，亦由禀赋，诸无所利而独利于唾咒疾病。

⑨爪苦手毒，为事善伤者，可使按积抑痹：杨上善说：爪手苦毒，近物易伤，此为第七苦手人也。

张介宾说：按积抑痹，亦上文导引行气之属。然积坚痹固，非爪苦手毒者不能破，术若相类，而用有轻重也。

⑩各得其能,方乃可行,其名乃彰。不得其人,其功不成,其师无名。故曰:得其人乃言,非其人勿传,此之谓也:杨上善说:各用其能,以有所当,故曰得人。如不得人,道不可传也。

张介宾说:《气交变大论》曰:得其人不教,是谓失道,传非其人,慢泄天宝。

⑪手毒者可使试按龟,置龟于器下,而按其上,五十日而死矣,手甘者复生如故也:杨上善说:毒手按器而龟可死,甘手按之而龟可生,但可适能而用之,不可知其所以然也,此为第八甘手人也。

张介宾说:龟能运任脉,其息以耳而导引伏气,所以灵而多寿,不易于死,故可用此以验人之手毒与否,手甘者非以味言,即不毒之谓。

张志聪说:朱卫公曰,五十乃大衍之数,谓不能尽百岁之天年。按《阴阳明论篇》论五藏气绝,亦合五十之数,此皆出于理数之自然也。夫龙凤龟麟,谓之四灵,圣人制九针之法,所以救民之灾异,岂试以毒手而伤其灵端乎? 盖以深戒,夫非其人勿传,非其人勿任耳。

《官能第七十三》今译

黄帝问岐伯说:我听你讲述九针治病的道理已经很多了,简直无法用数字来计算,我通过分析和推论其中的道理,概括整理成系统的理论,现在我试着读给你听,你仔细地听听其中的道理,如有不正确的地方,就告诉我,并请指导加以修正,这样就可以让它永久地流传下去,使子孙后代可以不受疾病的灾患,当然要遇到合适的人才能传授给他,如果不是这种有高尚品德和致力于医学的人,不能传授给他。

岐伯叩头一再拜谢说:请让我恭敬地聆听这些神圣的道理吧。

黄帝说:用针治病的原理,必须知道人体脏腑形气所在的部位,上下左右的区别,明确疾病阴阳表里的各自病理关系,了解机体十二经脉气血的虚实多少,以及经气运行的逆顺情况,掌握血与气出入交会的腧穴,只有这样才能准确运用针刺治病,祛除邪气恶血。要懂得怎样运用针刺疗法去解除疾病的藏结,掌握补益虚损和攻泻实积的原则,明确上下经气交通的腧穴,明确经脉同气海、血海、髓海及水谷之海等四海连通的路线,审察机体虚实病变所在部位,以及病变性质的寒热,病人体质羸弱,精神疲倦等情况。用针灸治疗时要依据病变各经的不同荥输部位以选择不同穴位进行治疗,并且要审慎地调理机体气机的升降,对各经脉的循行和分布要明确,与左右各分支络脉相交会的地方要清楚。寒热交争的疾病,阴阳不调者要应调和阴阳;对于虚实症状错杂的疾病,要辨别清楚而通调平定;左右经气不协调的疾病,应用左病刺右,右病刺左的缪刺疗法,只有明确了经气循行的逆顺,才能知道疾病可治与不可治。如果脏腑经脉的阴阳协调,就可以知道其疾病痊愈的时候,审查清楚疾病的标本,辨明疾病的寒热性质,掌握病邪所在部位,针刺治疗都不会发生差错,若再掌握了九针的不同使用方法,针刺治病的理论就全面了。

要明确手足十二经脉井、荥、输、经、合五腧穴的主治功能,徐疾补泻针法的运用,行针时体位的屈伸和针的出入规律。人体五脏六腑合于天地阴阳五行,五脏贮藏精气,六腑传化水谷,自然界四时八节的风,也都有阴阳之分,邪气侵犯人体哪一个部位和脏腑,就会在鼻部表现出相应的颜色,同时五脏六腑的病痛也可在各自相应颜面部位表现出不同病色来,通过观察面部颜色,就可以判断疾病所在的脏腑和上下左右的部位,并且可以知道病痛的性质是寒是热及病变所在的经脉。审察皮肤的寒温滑涩,就可以知道病人痛苦所在。膈有上下之分,心肺居膈上,肝脾肾居膈下,审察膈的上下,可知病气所在部位,先掌握其经脉循行的情况,然后再用针,若病人正气不足,用针宜少并慢慢进针,进针稍深并且久留其针;若病上半身高热,用高者抑之的方法,推热下行;若热从下而上,则应用针导引上逆的邪气逐渐散去。病有先后,若先有病痛,一般应先治其本。若大寒在表,应当用留针法补阳散寒;若寒气入里,应取合穴除寒。若寒病不宜用针的,应用艾灸法进行治疗。对于上气不足的病人,可用引导推补的针法引举其气充盛向上;下气不足的病人,可用留针积气的方法培补肾气;对于阴阳两虚的病人,不能用针刺法治疗,当用艾灸来治疗。对于因寒气厥逆而出现寒气严重的或骨边肌肉下陷的,或寒冷过于两膝的病人,应取阳明经足三里穴施灸治疗,对于在阴络经过之处,寒邪滞留而不去,如寒入经中,当用针行散;如寒邪凝结,经脉陷下的,应用灸法逐寒;对于络脉结而坚紧的病人,也当用灸法治疗;对有些疼痛部位不确切的,应当灸阳跷所通的申脉穴和阴跷所通的照海穴,男子取阳跷,女子取阴跷,如果男子取阴跷,女子取阳跷,就犯了治疗上的错误,这是高明的医生所禁忌的,能掌握和通晓这些道理,用针的理论就完备了。

　　用针治病的事情,必须有一定的法则,上要观察日月星辰的运行规律,下要注意四时八节气候的不同变化,以避免奇邪的侵袭,同时还要告诉人们,要审察虚邪和实邪,随时注意预防病邪的侵害,以免受邪发病,如果受到不时的风雨邪气侵害,或者遇到不正的虚邪伤害,假如医生不了解这些致病原因,不能及时救治,就会使病势加重。所以说,必须懂得天时的顺逆宜忌,然后才能谈针刺的道理。

　　要取法古代医家的经验,并通过临床实践的验证,同时还要吸取现代医家的治疗经验,只有仔细观察那些微妙难见的形迹,才能通晓变化无穷的疾病,医术不高的医生注意不到这些方面,而高明的医生非常重视这个问题,如果不能诊察这些微妙的形迹变化,那么行医治病就仿佛神秘莫测,难以把握了。

　　外感虚邪贼风伤害人体,发病时恶寒战栗,而正邪伤害人体则病变较轻,发病时只是先在面色上有些改变,身上没有什么感觉,邪气似有似无,若亡若存,症状也不明显,因而无法了解真正的病情,所以高明的医生治疗疾病常根据病人脉气的微小变化,在病人邪气初犯,病情尚不严重的情况下就及时给以治疗,而不高明的医生常在病症已经非常明显时才给予治疗,这样就会使病人的身体受到伤害。

　　所以医生用针刺治病的时候,应该知道脉气运行的所在,然后守候其脉气出入的门户,明白调理气机的方法,弄清什么地方、什么时候应补,什么时候、什么地方该泻,以及进针速度的快慢,应取的穴位。用泻法必须圆活流利,用针刺入病所以后捻转针体,其脉气的运行就会通畅,迅速进针然后缓慢出针,邪气就会随针而出,进针的方向应迎着脉气运行的方向,并且摇大针孔,邪气才能很快地被祛除;补法必须端静,从容而缓和,先在穴位的外周稍加抚按,令其舒缓,使针尖对准穴位,左手按引针枢,右手推摩肌肤,并让针慢慢旋转而刺入。运针时必须使针身端正,术者和病人都要保持安静,并要坚持不懈以候气至,气至后稍作留针,待针下有气流通感就迅速出针,然后按抚皮肤,掩闭针孔,使真气存留于体内而不外泄。针刺治疗最重要的问题是不要忘记调养神气,推动生机,以扶正祛邪。

　　雷公问黄帝说:《针论》上说,遇上德才兼备的适合人才能传授针刺技术,不是合适的人不要与他谈论针刺问题。怎样才知道哪些人可以传授,哪些人不能传授呢?

　　黄帝说:根据各人不同的特点、品德,安排适当的工作,就能做好他的事情。

雷公说:希望听您讲讲怎样才可量能用人呢?

黄帝说:眼睛视力好的人,可让他察看五色;听觉好的,可让他辨别声音;言辞流利思维敏捷的人,可以让他讲授理论;言语和缓而性情安静,手巧心细的人,可以让他搞针灸,来调理气血的顺逆观察病人阴阳之盛衰,而兼作调药配方的工作;肢节动作和缓、筋骨柔顺,心地平和的人,可让他担任导引按摩之工作,以使病者脉气通畅;嫉妒成性,口舌恶毒、言语轻薄的人,可让他以唾痈肿,咒病邪;爪甲粗恶、手势狠毒、行事常伤人毁物的人,可让他担任按摩积聚、抑制顽痹的工作。按照各人的才能,发挥他们的特长,各种治疗方法就容易普遍推行,他的工作做得好,名声就会逐渐大起来。如果不按照各人的才能来使用,就不会成功,他的老师名声也会埋没。所以说,遇上适合从事针灸的人才能传授给他,不适合的人就不要传授,就是这个道理。关于谁是手毒的人,可以做一个按龟的试验,把龟放到一种器具下面,被测试人用手在器具上按压,如果按压五十天后龟死了,说明这个人的手毒,手不毒而柔顺的人,即使按压五十天龟仍活着。

论疾诊尺第七十四①

①论疾诊尺第七十四:伯坚按:本篇和《甲乙经》《黄帝内经太素》《类经》三书的篇目对照列表于下:

灵枢	甲乙经	黄帝内经太素	类经
论疾诊尺第七十四	卷四——病形脉诊第二上 卷九——邪在肺五藏六府发咳逆上气第三 卷十一——足太阴厥脉病发溏泄下痢第五 卷十一——五气溢发消渴黄瘅第六 卷十二——足太阳阳明手阳脉动发目病第四 卷十二——妇人杂病第十 卷十二——小儿杂病第十一	卷十四——人迎脉口诊篇 卷十七——□□篇 卷十五——尺诊篇 卷三十——四时之变篇	卷五——诊尺论疾(脉色类十八) 卷六——色脉诸诊(脉色类三十三)

【释题】　马莳说:篇内详论各疾诊尺知病,故名篇。

【提要】　本篇以黄帝、岐伯问答的形式,讲述了通过诊察尺肤的滑涩、寒热、肉脱、肉弱等不同表现,来测知藏府和某些部位发病的情况。同时还讨论了诊目、诊齿、诊妇女妊娠及小儿病的方法。

黄帝问于岐伯曰:余欲无视色持脉,独调其尺,以言其病,从外知内,为之奈何①?

岐伯曰:审其尺之缓急、小大、滑涩,肉之坚脆,而病形定矣②。

【本段提纲】　马莳说:此言审尺部之脉与肉,而可以知病形也。

【集解】

①从外知内,为之奈何:张介宾说:欲诊尺以知藏府,故曰,从外知内。

②审其尺之缓急、小大、滑涩,肉之坚脆,而病形定矣:马莳说:本经《邪气藏府病形篇》曰,脉急者尺之皮肤亦急,脉缓者尺之皮肤亦缓,脉小者尺之皮肤亦减而少气,脉大者尺之皮肤亦贲而起,脉滑者尺之皮肤亦滑,脉涩者尺之皮肤亦涩,故善调尺者不待于寸。盖脉在内肉在外,内外相应,故审其脉,验其肉,而病形自定也。愚谓诊人脉时,惟臂至尺泽可验,难以周身知之,故止以尺言也。

张介宾说:寸口之脉由尺达寸,故但诊尺部之脉其内可知。通身形体难以尽见,然肉之盛衰必形于腕后,故但察尺部之肉其外可知,是以独调其尺而病形定矣。

视人之目窠上微拥①,如新卧起状,其颈脉动,时咳,按其手足上窅而不起者,风水肤胀也②。

【本段提纲】　马莳说:此言验风水与肤胀之法也。

【集解】

①拥:原作"痛",依《脉经》卷八改。

②视人之目窠上微拥,如新卧起状,其颈脉动,时咳,按其手足上窅而不起者,风水肤胀也:杨上善说:目窠,眼睑也。拥,微肿起也。颈脉足阳明人迎也。动,不以手按之,见其动也。窅,深也。不起者,手足肿脉按之久而不起,如按泥也。此为风水肤胀者。

马莳说:目窠者,目下也。窅者,沉也。视人之目窠上微有壅起,如新卧起之状,盖凡人之卧而起者,目下必有微肿也。其颈脉动时,必有其咳,正以人迎大迎之脉,皆在颈上,属足阳明胃经穴,所以脉动而发之为咳也。按其手足,窅然不起,此风水与肤胀之证候相同者也。

张介宾说:目窠,目下卧蚕处也。拥,壅也,即新起微肿状。颈脉,人迎脉也。窅而不起,按之有窝也。是即风水肤胀之外候也。风水义见疾病类三十一。

尺肤滑以淖泽者,风也①;尺肉弱者,解㑊②;安卧脱肉者,寒热不治③;尺肤涩者,风痹也④;尺肤粗如枯鱼之鳞者,水泆饮也⑤;尺肤热甚脉盛躁者,病温也⑥,其脉盛而滑者,病且出也⑦;尺肤寒其脉小者,泄、少气⑧;尺肤炬然先热后寒者,寒热也⑨;尺肤先寒,久持⑩之而热者,亦寒热也⑪。

【本段提纲】　马莳说:此承上文而言,详审尺脉尺肉,可以定诸病也。

【集解】

①尺肤滑以淖泽者,风也:杨上善说:尺分之中有润,故湿也。淖泽者,光泽也,此风之候也。

马莳说:尺之皮肤滑润而淖泽者,风也。

张介宾说:阳受风气,故病风者,尺肤滑而淖泽也。

钱熙祚说:原刻"以"误作"其",依《甲乙经》改。

②解㑊:陆懋修说:解,胡懈切,与"懈"通。㑊,羊益切,《素问·平人气象论》尺脉缓涩谓之解㑊,《玉机真藏论》,冬脉太过则令人解㑊,《刺疟论》足少阳之疟令人解㑊,《刺要论》刺骨无伤髓,伤髓则销铄胻酸体解㑊然不去矣,注:解㑊谓强不强,弱不弱,寒不寒、热不热,解解㑊㑊然不可名之也。

③脱肉者,寒热不治:杨上善说:解㑊,懈惰也。尺肉软弱者,身体懈惰而欲安卧。骨寒热

病,羸瘦脱肉,不可疗也。

马莳说:其肉弱者,主解㑊安卧。盖弱不弱,强不强,寒不寒,热不热,为解㑊,不能自宁,故安卧耳。若肉不但弱而至于脱者,当为寒热不可治之病也。

张介宾说:尺肉弱者,肌必消瘦,肉瘦阴虚,当为解㑊。解㑊者,身体困倦,故欲安卧。无邪而脱肉寒热者,真阴败也,故不治。

钱熙祚说:原刻此下有"尺肤滑而泽脂者风也"九字,已见上文,今依《甲乙经》删。

④尺肤涩者,风痹也:杨上善说:尺肤涩者内寒,故有风痹也。

张介宾说:尺肤涩者血少,血不能营,故为风痹。

⑤尺肤粗如枯鱼之鳞者,水泆饮也:杨上善说:泆饮,谓是甚渴暴饮,水泆肠胃之外、皮肤之中,名曰泆饮。尺分之肤,粗如鱼鳞者,以为候也。

张介宾说:如枯鱼之鳞,干涩甚也。以脾土衰而肌肉消,水得乘之,是为泆饮。《邪气藏府病形篇》肝脉涩甚为溢饮。

⑥尺肤热甚脉盛躁者,病温也:杨上善说:尺分皮肤甚热,其一寸之内,尺脉盛躁,温病候也。

⑦其脉盛而滑者,病且出也:杨上善说:一寸之内,尺脉盛而滑者,汗将出也。

张介宾说:尺肤热者其身必热,脉盛躁者,阳邪有余,故当为温病。若脉虽盛而兼滑者,是脉已不躁,而正气将复,故不久当愈。出,渐愈之谓。

顾观光说:病且出也,《脉经》"病"作"汗"。

⑧尺肤寒其脉小者,泄、少气:杨上善说:尺肤冷,尺脉小者,其病泄利,又少气也。

马莳说:尺之皮肤寒冷,其脉小者,主下泄及正气衰,故身寒而脉小也。

张介宾说:肤寒脉小,阳气衰也,故为泄为少气。

⑨尺肤炬然先热后寒者,寒热也:杨上善说:按尺皮肤,先热后冷,病寒热也。

⑩持:钱熙祚说:原刻"持"误作"大",依《甲乙经》改。

⑪尺肤先寒,久持之而热者,亦寒热也:杨上善说:尺皮肤先冷,久持乃热,亦是寒热之病也。

马莳说:尺之皮肤炬然如火,而先发其热,后乃为寒,及先发其寒,而后乃为热者,皆为寒热之病也。

张介宾说:炬然,火热貌。或先热而后寒,或先寒而后热,皆寒热往来之候。

丹波元简说:《脉经》"炬"作"烜",《甲乙》"炬然"作"烧炙人手"四字,《集韵》炬,束苇烧也。

肘所独热者,腰以上热;手所独热者,腰以下热①。肘前独热者,膺前热;肘后独热者,肩背热②;臂中独热者,腰腹热③;肘后廉④以下三四寸热者,肠中有虫⑤;掌中热者,腹中热;掌中寒者,腹中寒⑥;鱼上白肉有青血脉者,胃中有寒⑦。

【本段提纲】　马莳说:此即肘手臂掌诸所之冷热,而皆承上文调尺言病之意而并及之也。

【集解】

①肘所独热者,腰以上热;手所独热者,腰以下热:杨上善说:当肘皮肤独热者,即腰以上至头热也。腕以前为手也,手之独热,主腰以下热也。

马莳说:人之手,自曲池以上为肘。自池以下为臂,肘在上应腰巳上,手臂在下应腰巳下,故肘所独热者,其腰巳上必热,手臂之所独热者,其腰巳下必热。

张介宾说:肘,臂臑之节也。一曰曲池以上为肘。肘在上,手在下,故肘应腰上,手应腰下也。

②肘前独热者,膺前热;肘后独热者,肩背热:杨上善说:从肘向手为肘前,独热者,主胸前热也,从肘向肩为肘后,肘后皮肤热者,主肩背热也。

马莳说:肘之前廉,即内廉也,据大体为在前,故以内廉为肘前,肘前独热者,主膺前有热,盖肘之内廉与膺前皆属阴也。肘之后廉即外廉也,据大体为在后,故以外廉为肘后,肘后独热者,主后之肩背有热,盖肘之外廉与肩背,皆属阳也。

张介宾说:肘前,内廉也,手三阴之所行,故应于膺前。肘后,外廉也,手太阳之所行,故应于肩背。

③臂中独热者,腰腹热:杨上善说:从肘至腕中间为臂,当臂中央热,腰腹热也。

马莳说:臂中独热者,其臂外热主腰有热,臂内热主腹有热也。

张介宾说:肘下为臂,臂在下,故应于腰腹。

④廉:钱熙祚说:原刻"廉"误作"粗",依《甲乙经》改。

⑤肘后廉以下三四寸热者,肠中有虫:杨上善说:从肘后下向臂三四寸许,皮肤粗起,是腹中有虫之候也。

马莳说:肘后粗大已下三四寸间,即曲池为粗大处,而以下则为三里之所,其间热者,主肠中有虫,盖不上不下之所,正合于肠中也。

张介宾说:肘后粗以下三四寸,谓三里以下,内关以上之所,此阴分也。阴分有热,故应肠中有虫。

⑥掌中热者,腹中热;掌中寒者,腹中寒:杨上善说:掌中冷热,主大腹小腹冷热。

马莳说:掌中热者,为掌之内廉热,主腹中热,其冷则腹中亦冷也。

张介宾说:掌中者,三阴之所聚,故或热或寒,皆应于腹中。

⑦鱼上白肉有青血脉者,胃中有寒:杨上善说:青脉主寒,故胃中寒。

马莳说:鱼际之上白肉际,属阴经,内有青血脉来见者,亦主胃中有寒也。

张介宾说:鱼上脉青,胃之寒也。《经脉篇》亦曰,胃中寒,手鱼之脉多青矣。

丹波元简说:手所即下文所谓臂中肘后独热者,肩背热,此乃与上文肘所独热者,腰以上热义相同,而肘后粗以下三四寸,乃上文手所之地,后乃应背面,而云肠中有虫,则似与上文所指上下前后相乖错可疑。

尺炬然热,人迎大者,当夺血①。尺坚大,脉小甚,少气,悗②有加,立死③。

【本段提纲】　马莳说:此又承上文诊尺之未尽者而备言之也。

【集解】

①尺炬然热,人迎大者,当夺血:史崧说:炬然,炬,及许切,亦作"烜然"。

杨上善说:尺之皮肤炬然而热,喉边人迎复大于常者,夺血之候也。

马莳说:尺之皮肤炬然而热,其左手寸部人迎之脉大者,当有去血之证也。愚意尺坚则肾水不足,左寸脉大,则心火有余,其去血者宜矣。

张介宾说:尺炬然热,火在阴也;人迎大者,阳之胜也,故当失血。

②悗:顾观光说:《脉经》"悗"作"色白"二字。

③尺坚大,脉小甚,少气,悗有加,立死:杨上善说:尺之皮肤,坚而贲大,寸脉反小,主于少气而悗,若更因加少气悗者,立当死也。

马莳说:尺之皮肤,坚而且大,而脉则小甚,主正气衰少,若躁闷有加,则立死也。

张介宾说:若尺肤坚大而脉则小甚,形有余而气衰少也。阴虚既极,而烦悦再加,故当立死。

丹波元简说:《脉经》作"尺紧",人迎脉小甚,则少气,色白有加者立死。此盖与尺炬然热者相反,阳绝之候。

目赤色者,病在心,白在肺,青在肝,黄在脾,黑在肾。黄色不可名者,病在胸中①。

【本段提纲】　马莳说:此即人之目有五色而知其病之在何藏也。

【集解】

①目赤色者,病在心,白在肺,青在肝,黄在脾,黑在肾。黄色不可名者,病在胸中:杨上善说:恶黄之色,不可譬喻言之,言之故不可名之也。

张介宾说:五藏六府,目为之候,故目之五色,各以其气而见本藏之病,脾应中州,胸中者,脾肺之部也。

张志聪说:此以目色而候五藏之血气也。五藏之血气行于脉中,而变见于寸口,五藏之气血变见于色,而出于目中,盖五藏之精皆上注于目而为之睛也。前节视目窠以知皮肤之水,此节视目色以知五藏之阴,皆从外以知内也。胸中、膈中也。黄色不可名者,色黄而有黑白青赤之间色也,病在胸中者,五藏之气,皆从内膈而出,故所见之色若是。

诊目痛,赤脉从上下者太阳病①;从下上者阳明病②;从外走内者少阳病③。

【本段提纲】　马莳说:此言诊目痛之法也。

【集解】

①诊目痛,赤脉从上下者太阳病:马莳说:目痛属火,必有赤脉,然赤脉在目之内,今自上而下者,主病在太阳经,盖足太阳膀胱经,自目内眦之精明、攒竹,以上于脑之四行,其经脉在目之上,故自上而下者,乃太阳有邪,入于目中也。

张介宾说:足太阳经为目上纲,故赤脉从上下者为太阳病。

②从下上者阳明病:马莳说:赤脉在目之内,今自下而上者,主病在阳明经,盖足阳明胃经,自足次趾之厉兑以至目下之四白、承泣,其经脉在目之下,故自下而上者,乃阳明有邪,入于目中也。

张介宾说:足阳明经为目下纲,故赤脉从下上者为阳明病。

③从外走内者少阳病:马莳说:赤脉在目之内,今从外而走于内者主病在少阳经,盖足少阳胆经,起于足之四趾窍阴以至于外眦之瞳子髎,其经脉皆在于外眦,故自外而走内者,乃少阳有邪,入于目中也。

张介宾说:足少阳经外行于锐眦之后,故从外走内者为少阳病也。

张志聪说:少阳之脉,循目锐眦,故从外走内者,主少阳病。上节视目色以知五藏之阴,此诊目脉以知三阳之气。夫色为阳,脉为阴,此阴阳之变换。

诊寒热,赤脉上下至瞳子,见一脉,一岁死;见一脉半,一岁半死;见二脉,二岁死;见二脉半,二岁半死;见三脉,三岁死。①

【本段提纲】　马莳说:此言诊瘰疬寒热之有法也。大义与《寒热篇》第七十同。

【集解】

①诊寒热,赤脉上下至瞳子,见一脉,一岁死;见一脉半,一岁半死;见二脉,二岁死;见二脉

半,二岁半死;见三脉,三岁死:张介宾说:此邪入阴分而病为寒热者,当反其目以视之,中有赤脉,形如红线,下贯瞳子,因其多少以知其死之远近也。《寒热篇》文与此同,但彼专言瘰疬之毒发为寒热,此节单以寒热为言,理则同也。

张志聪说:此论血脉主于手少阴心主,而本于足少阴肾藏。寒热者,水火阴阳之气也。心主包络之气,而发原于肾,归于心下之部署,为一形藏而主脉。瞳子者,肾藏之骨精也。水藏之毒上交于火藏,而火藏之气下交于阴,所谓阴阳交者死不治。朱卫公曰:此论水藏之毒气,随正气相交而死,故凡论疾,皆当体会其正气焉。

诊龋齿痛,按其阳①之来,有过者独热,在左左热,在右右热,在上上热,在下下热。②

【本段提纲】　马莳说:此言诊齿痛之有法也。

【集解】

①阳:钱熙祚说:《甲乙经》"阳"下有"明"字。

②诊龋齿痛,按其阳之来,有过者独热,在左左热,在右右热,在上上热,在下下热:马莳说:齿痛曰龋,上齿属手阳明大肠经,下齿属足阳明胃经,故按其阳脉之来,有过者必为独热。其脉在左右上下,则病热亦分左右上下也。

张介宾说:龋齿,齿痛也。足阳明入上齿中,手阳明入下齿中,故按其阳脉之来,其脉太过者,其经必独热,而其左右上下,亦因其部而可察也。

诊血脉者多赤多热,多青多痛,多黑为久痹,多赤、多黑、多青皆见者,寒热①。

【本段提纲】　马莳说:此言诊血脉之有法也。

【集解】

①诊血脉者多赤多热,多青多痛,多黑为久痹,多赤、多黑、多青皆见者,寒热:马莳说:凡诊血脉者,必自其各部分之分肉而视之。

张介宾说:血脉者,言各部之络脉也,赤黑青皆见者,阴阳互胜之色,故或寒或热。

张志聪说:此以皮部之色,而知血脉之寒热也。《皮部论》曰:凡十二经脉者,皮之部也,其色多青则痛,多黑则痹,黄赤则热,多白则寒,五色皆见,则寒热也。

身痛而①色微黄,齿垢黄,爪甲上黄,黄疸也。安卧,小便黄赤,脉小而涩者,不嗜食。②

【本段提纲】　马莳说:此言诊黄疸之有法也。

【集解】

①身痛而:钱熙祚说:《甲乙经》"而"作"面",无"身痛"二字。

②身痛而色微黄,齿垢黄,爪甲上黄,黄疸也。安卧,小便黄赤,脉小而涩者,不嗜食:张介宾说:黄疸,黄病也。疸有阴阳,脉小而涩者为阴疸。阴疸者,脾土弱也,故不嗜食。

张志聪说:此论中土之病,统见于五藏之外合,土灌于四藏也,身痛,病见于肉也。色黄,病见于皮也。齿垢黄,病见于骨也。爪甲上黄,病见于筋也。黄疸,脾家病也。脾病故解㑊安卧。小肠为赤肠,心之府也。心主血脉,小便赤黄,脉小而涩,病见于脉也。小便赤黄,下焦热也。不嗜食,上焦虚也。盖土位中央,而上下四旁,皆为之应。

人病,其寸口之脉与人迎之脉小大等,及其浮沉等者,病难已也。①

【本段提纲】　马莳说:此言诊病有难已之法也。

【集解】

①人病，其寸口之脉与人迎之脉小大等，及其浮沉等者，病难已也：杨上善说：寸口，即脉口也。人病，寸口之脉秋浮冬沉，人迎之脉春小夏大，纵病易已，四时大小浮沉皆同，即四时脉乱，故难已也。

马莳说：《素问·六节藏象论》、本经《禁服》《终始》《四时气》等篇，皆以寸口探足手六阴经之病为内伤，以人迎探手足六阳经之病为外感，故寸口大者为关，人迎大者为格。今寸口与人迎之脉，小大浮沉相等者，其内伤外感，俱未能自已也。

张介宾说：气口候阴，人迎候阳，故春夏人迎微大，秋冬寸口微大，此阴阳表里之分也。若寸口人迎大小浮沉相等者，非偏于阴，则偏于阳，此病之所以难已。《五色篇》与此稍同。

张志聪说：此论人迎气口，与手太阴两寸口之脉，各有所候也。寸口者，手太阴之两脉，分寸关尺三部，以候藏府之血气者也。人迎气口者候三阴三阳之气也。人病，其寸口之脉与人迎之脉大小浮沉等者，此表里阴阳血气之病，故为难已。按人迎气口，以左为阳而右为阴，手太阴之两脉，以寸为阳而尺为阴，是以宋崔紫虚四言举要说，关前一分，人命之主，左为人迎，右为气口。盖亦有所本也。夫寸口者，在太渊之分，关前一分者，寸关之间也。寸关尺三部，以候内之五藏六府，人迎气口，以候外之三阴三阳，所候不同，而所取之部位亦有别也。是以手太阴之两寸，曰寸口，人迎寸口又曰脉口，又曰气口，盖各有部位之分，故名亦有别也。《五色篇》曰：脉之浮沉，及人迎与气口小大等者，病难已。盖左右三部之脉，以候血脉，左右之人迎气口，以候三阴三阳之气，故曰气口。朱卫公曰：此篇论尺兼论人迎，盖尺肤与人迎气口相应也。

女子手少阴脉动甚者，妊子。①

【本段提纲】　马莳说：此言诊女子有子之法也。

【集解】

①女子手少阴脉动甚者，妊子：马莳说：手少阴者心也，为左手寸部。心与小肠为表里，而小肠为手太阳，故少阴脉动，而太阳之脉亦动也。所以女子有妊者，当为男子之应。后世以"足"易"手"字，盖以肾脉不止为有妊也，不知此"子"字，乃男子也，不然则《素问》《灵枢》岂皆误乎？《脉诀》云，太阳大，是男娠，手足太阳也。

张介宾说：手少阴左寸心脉也，此与《平人气象论》所云相同。

张志聪说：此论人之始生，本于先天之水火也。手少阴者，两手之少阴肾脉也。盖胞系于肾，故少阴之脉动甚。夫妊始成形，先生两肾，犹太极中之阴阳，阴阳分而五行备，五行备而形始成，是以女子手少阴脉动甚者，主妊子也。闵士先曰：此篇论诊尺，若以手少阴心脉论之，则失其经旨矣。且本经云，阴搏阳别，谓之有子。夫寸为阳，尺为阴，阴搏者，尺脉滑利也。阳别者，与寸关之有别也。赵庭霞曰：动甚者，动脉也。厥厥动摇，状如小豆，与滑脉之流利，如珠同形，盖有诸内而形诸外也。朱卫公曰：动在左者先感天一之气，故主男，动在右者，先感地二之气，故主女。越人以胞系于命门者，谓气之所感。非着于右肾也。试按男子之胎，多偏于左。

丹波元简说：王注《平人气象论》云，盖指心经之脉，即神门穴也，其说甚善，马、张为左寸，志为两手之少阴肾脉，并非古之义也，马又以妊为男子亦误。

婴儿病，其头毛皆逆上者，必死。①

【本段提纲】　马莳说：此言诊婴儿病之有法也。

【集解】

①婴儿病，其头毛皆逆上者，必死：马莳说：头毛逆上，则血枯而不润，如草之枯者相似，故

以死拟之。然曰病,则无病之时,尤宜忌也。

张介宾说:婴儿渐成,水为之本。发者肾水之荣,头毛逆上者,水不足则发干焦,如草之枯者必劲直而竖也。老子曰:人之生也柔弱,其死也坚强;万物草木之生也柔脆,其死也枯槁。故坚强者死之徒,柔弱者生之徒,亦此理也。然此以既病为言,若无病而头毛逆上者,即非吉兆。

张志聪说:此论人之血气本于先天所生,而上下环转者也。婴儿者,始生之儿。毛发者,血之余,少阴精血之所生也。发复下垂,以应人之血气从下而升,复从巅而下。若发上逆,是惟升而无降矣。升降息,故不免于死亡。

丹波元简说:《千金》云,小儿发逆上,啼哭面暗色不变,是痫候。

耳间青脉起者掣痛。①

【本段提纲】 马莳说:此言诊身中掣痛之有法也。

【集解】

①耳间青脉起者掣痛:马莳说:上文诊血脉之多青者为痛,以青为寒也。今耳间有青脉起,则少阳阳明诸经有寒,故为身中牵掣而痛也。

张介宾说:耳者,少阳胆之经。青者,厥阴肝之色。肝胆本为表里,青主痛,肝主筋,故为掣痛。

张志聪说:肾主骨,而开窍于耳,故耳间青脉起者,当主筋骨掣痛,故承上文而言,人之血气始于先天肾藏之所生。

丹波元简说:《脉经》"掣"作"瘛",《甲乙》作"掣腹痛",《千金》云耳后完骨上有青络盛,卧不静,是痫候,青脉刺之,令血出也,以此推之,掣瘛通,掣痛谓掣疭,腹痛即痫病之候也。

大便赤瓣①飧泄,脉小者,手足寒难已;飧泄,脉小,手足温者易已。②

【本段提纲】 马莳说:此言诊便泄有难易之法也。

【集解】

①赤瓣:河北医学院《灵枢经校释》:"瓣"原作"办",参《脉经》《甲乙经》改。

②大便赤瓣飧泄,脉小者,手足寒难已;飧泄,脉小,手足温者易已:钱熙祚说:飧泄以下,《甲乙经》凡两见溏泄、下痢篇,后"小"字作"大",《小儿杂病篇》前"小"字作"大"两处乖违,必传写有误字,此经又并作"小",当俟明者正之。

马莳说:凡大便有赤办,或飧泄,赤当为热而下迫,亦主于火也,今脉小而手足寒,则是证脉相背,所以为难已也。若止于飧泄,脉体亦小,但得手足尚温,则飧泄亦易已矣。

张介宾说:赤办者,血秽成条成片也。赤办飧泄,火居血分。若脉小而手足寒,是为相反,所以难已。若止于飧泄而无赤办,非火证也,脉虽小而手足温,以脾主四肢而脾气尚和,所以易已。

张志聪说:办,别也。大便赤办者,谓黄赤之间别也。盖中焦泌糟粕,蒸津液,乃化而为血,独行于经隧,命曰荣气。水谷常并居于胃,成糟粕而俱下于大肠,济泌别汁,而渗入于膀胱,如大便赤办,乃中焦之血,与糟粕并下矣。飧泄,大肠虚,而不能济泌矣。此肠胃虚泄于下,中焦之汁,不能荣于脉中,故脉小也。若手足温者,得下焦之生气,故泄易已。此言中焦水谷之精微,又藉下焦之生气以合化。闵士先曰:本经凡论针论疾之中,隐括阴阳血气之生始出入,能明乎正气之所从来,然后知邪病之浅深外内,学者当体认毋忽。

丹波元简说:《甲乙》赤作青为是,盖小儿有便青乳瓣完出者,即青瓣也,此虚寒之候。

四时之变,寒暑之胜,重阴必阳,重阳必阴,故阴主寒,阳主热,故寒甚则热,热甚则寒,故曰寒生热,热生寒,此阴阳之变也。故曰冬伤于寒,春生瘅热;春伤于风,夏生后泄肠澼;夏伤于暑,秋生痎疟①;秋伤于湿,冬生咳嗽,是谓四时之序也②。

【本段提纲】　马莳说:此言阴阳有四时之变,而即四时之病以证之也。

【集解】

①痎疟:史崧说:痎疟,上音皆瘦疟也。

陆懋修说:痎,古谐切,《说文》:二日一发疟也。《素问·疟论》,痎疟皆生于风。注:痎犹老也,亦瘦也。

②四时之变,寒暑之胜,重阴必阳,重阳必阴,故阴主寒,阳主热,故寒甚则热,热甚则寒,故曰寒生热,热生寒,此阴阳之变也。故曰冬伤于寒,春生瘅热;春伤于风,夏生后泄肠澼;夏伤于暑,秋生痎疟;秋伤于湿,冬生咳嗽,是谓四时之序也:杨上善说:日中阳陇,必降为阴;夜半阴极,必升为阳。十一月极寒,一阳交生,即寒生热也。五月一阴交生,即热生寒也。寒,冬之气也。伤,过多也。人之冬月受寒过多,至春必属瘅热之病,此为寒生热也。风,春之气也。受风过多,极为飧泄肠澼,此为风生泄也。暑,夏之气也。受暑过多,极为痎疟,此为暑生疟也。湿,秋之气也。受湿过多,极为咳嗽,此为湿生咳也。此为四时必□□□不可易。

马莳说:夫四时有变,以寒暑之相胜也。重阴则必变而为阳,故阴主寒,而寒甚则必热,故曰寒生热也。重阳则必变而为阴,故阳主热,而热甚则必寒,故曰热生寒也。此乃阴阳之变也。试观冬伤于寒,而至春变为瘅热之病,春伤于风,而至夏变为飧泄肠澼之病,则寒生热之义可见矣。夏伤于暑,而至秋变为痎疟之病,秋伤于湿,而至冬变为咳嗽之病,则热生寒之义可见矣。此虽四时之变,要亦四时之序为之也。

张介宾说:阴阳之气,极则必变,故寒极则生热,热极则生寒,此天地四时消长更胜之道也。

《论疾诊尺第七十四》今译

黄帝问岐伯说:我想不用望色、诊脉的方法,而仅仅依靠诊察尺肤,判断所患的疾病,从外部变化来推知内部的病变情况,怎样才能做到呢?

岐伯回答说:诊察尺肤的紧急或松弛高起或瘦削,润滑或滞涩及尺肤肌肉的坚韧或脆弱等情况,就可以确定病人患的疾病了。

看到病人眼睑轻度浮肿,好像刚睡醒一样,颈部人迎脉搏跳动,时有咳嗽,用手按压病人的手和足,按之处凹陷而不能马上随手起来的,这是风水皮肤肿胀的病症。

病人尺部皮肤润滑,而有光泽的,是风病。尺部肌肉柔弱的是身体困倦,懈怠无力的解㑊病,喜好睡卧,肌肉消瘦是时发寒热不易治愈的病。尺部肌肉滑润如膏的是风病。尺部皮肤涩滞不滑的,阴虚血少的是风痹病。尺部皮肤粗糙得像干枯鱼鳞一样的,是脾土虚衰,水饮不化的洮饮病。尺部皮肤灼热,脉象盛大躁动的,是温病,若脉象虽然洪大,但不躁动而现滑利的,是病邪将出,行将痊愈的表现。尺部皮肤寒冷,脉小的,是泄泻和气虚的病。尺部皮肤灼热且先热后冷的,是寒热往来的疾病。尺部皮肤先冷,久按之后却又觉得发热的,也是寒热往来一类的疾病。

肘部肌肤单独发热的,病人腰以上的部位也发热;手腕部肌肤单独发热的,病人腰以下的部位也发热。肘前部单独发热的,病人胸膺部也发热;肘后部单独发热的,病人肩背部也发热。

手臂中部单独发热的，病人腰腹部也发热；肘后缘以下三四寸的地方发热的，病人肠中有虫。掌心发热的，病人腹中也发热；掌心发冷的，病人腹中有寒气。手鱼际上白色肌肉有青色血脉的，病人胃中有寒邪。

尺部皮肤高热，人迎脉盛大的，病人有失血的症状。尺部皮肤坚紧，人迎脉十分弱小的，病人气虚，这时若烦躁不安加重，则属阴阳俱绝，病人会立即死亡。

眼睛出现红色的，病在心脏；出现白色的，病在肺脏；出现青色的，病在肝脏；出现黄色的，病在脾脏；出现黑色的，病在肾脏，眼睛中出现黄色且兼有其他不可名状颜色的，表明胸中有病。

诊察眼部病痛时，有红色络脉从眼睛的上方向下方走行的，主病在足太阳膀胱经；从眼睛的下方向上方走行的，主病在足阳明胃经；从眼睛外眦向内走行的，主病在足少阳胆经。

诊察寒热往来的疾病时，如眼睛中有赤脉从上至下贯穿瞳孔，见一条赤脉的，一年以后就会死亡；见一条半赤脉的，一年半后就会死亡；见二条赤脉的，二年后就会死亡；见二条半赤脉的，二年半后就会死亡；见三条赤脉的，三年后就会死亡。

诊察龋齿痛时，可按压病人的足阳明胃经和手阳明大肠经脉，经脉所过的部位有病变时必然会单独发热，病变部位在左的左边发热，在右的右边发热，在上的上面发热，在下的则下面发热。

诊察络脉时，若皮肤多红色络脉，多属热证，多青色络脉，多为痛证，多黑色络脉，多为久痹之病。若红、青、黑皆多且都见的，为寒热病。

病人身痛且面色微黄，牙齿垢黄，指甲上面也出现黄色的，是黄疸病。嗜睡、小便黄赤、脉象弱小而涩的，是不思饮食之病。

病人如果寸口脉和人迎脉的大小及浮沉均是一样的话，那么病就难治了。

具有生育条件的女子，如果手少阴心经的神门穴部位的脉搏动明显，为受孕的征象。

患病的婴儿，如果头发都是向上竖的，必然会死。

病人的耳部络脉色青而隆起的，多为抽搐、腹痛。

大便泄泻并带有青色不消化的乳瓣，脉搏细小手足寒冷的病人，其病难治；如果在泄泻时脉虽细小但手足尚温暖的，其泄泻易治。

一年四季气候的变化，寒来暑往，都有其自然规律，阴盛至极必转为阳，阳盛至极必转为阴，由于阴主寒，阳主热，所以寒盛至极就会转为热，热盛至极亦可转化为寒。因此说，寒能生热，热可生寒，这就是阴阳转变的规律。所以冬天感受了寒邪，到了春天就容易发展为温热病；春天感受了风邪，到了夏天就容易发生消化不良的泄泻、痢疾；夏天感受了暑邪，到了秋天就可能发生疟疾；秋天感受了湿邪，冬天就可能出现咳嗽。这就是由于四时气候不同，感受各种外邪而生病的规律。

刺节真邪第七十五[①]

①刺节真邪第七十五：伯坚按：本篇和《甲乙经》《黄帝内经太素》《类经》三书的篇目对照列表于下：

灵枢	甲乙经	黄帝内经太素	类经
刺节真邪第七十五	卷五——九针九变十二节五刺五邪第二 卷七——六经受病发伤寒热病第一上 卷七——足阳明脉病发热狂走第二 卷七——阴衰发热厥阳衰发寒厥第三 卷九——邪在肺五藏六府受病发咳逆上气第三 卷九——足厥阴动脉喜怒不时发癫疝遗溺癃第十一 卷十一——阴受病发痹第一下	卷二十二——五节刺篇 卷二十二——五邪刺篇 卷二十九——□□篇	卷二十一——刺有五节（针刺类三十三） 卷二十一——五邪之刺（针刺类三十四） 卷二十一——解结推引（针刺类三十五） 卷十三——邪变无穷（疾病类四）

【释题】 马莳说："前论刺有五节,后论有真气,有邪气,故名篇"。

【提要】 本篇用黄帝、岐伯问答的形式,内容可以分为两段,前一段讲针刺的技术。后一段讲真气、正气、邪气三种气的定义和虚邪侵入人体后所发生的疾病。

黄帝问于岐伯曰:余闻刺有五节①奈何?

岐伯曰:固有五节,一曰振埃,二曰发矇,三曰去爪,四曰彻衣,五曰解惑。

黄帝曰:夫子言五节,余未知其意。

岐伯曰:振埃者,刺外经,去阳病也②。发矇者,刺府腧,去府病也③。去爪者,刺关节肢络也④。彻衣者,尽刺诸阳之奇腧也⑤。解惑者,尽知调阴阳,补泻有余不足,相倾移也⑥。

【本段提纲】 马莳说:此言刺有五节,而先指各经之所用也。

【集解】

①节:杨上善说:节,约也,谓刺道节约也。此言其名也。

②固有五节,一曰振埃,二曰发矇,三曰去爪,四曰彻衣,五曰解惑。黄帝曰:夫子言五节,余未知其意。岐伯曰:振埃者,刺外经,去阳病也:杨上善说:以下言刺道五节之意也。外经者十二经脉入府藏者以为内经,行于四肢及皮肤者以为外经也。

马莳说:振埃者,如振落尘埃也,其法刺其外经,以去阳气大逆之病耳。

张介宾说:振埃者,犹振落尘埃,故取其外经,可以去阳病也。

钱熙祚说:此经字依赵本补。

③发矇者,刺府腧,去府病也:杨上善说:六府三十六腧,皆为府腧也。

马莳说:发矇者,开发矇瞆也,其法刺其府腧以去其府病耳。

张介宾说:发矇者犹开发矇瞆,故刺其府腧可以治府病也。

④去爪者,刺关节肢络也:马莳说:去爪者,如脱去其爪也,其法刺其关节支络耳。

张介宾说:去爪者,犹脱去余爪,故取关节肢络,可以治血道不通之病也。

⑤彻衣者,尽刺诸阳之奇腧者也:杨上善说:诸阳奇腧,谓五十九刺,故曰尽也。

马莳说:彻衣者,如彻去衣服也,其法尽刺诸阳经之奇腧耳。

⑥解惑者,尽知调阴阳,补泻有余不足,相倾移也:杨上善说:泻阴补阳,泻阳补阴使平,故曰相倾移也。

马莳说:解惑者,如解其迷惑也,其法尽知调诸阴阳经之虚实以移其病耳。

张介宾说:解惑者,犹解其迷惑,故在尽知阴阳,调其虚实,可以移易其病也。

张志聪说:此章论真气游行出入于肢节皮肤经脉之间,皆当调之和平,导其通利。真气者,所受于天,与谷气并而充身者也。受于天者,先天所生之精气。谷气者,水谷所生之荣卫,宗气津液也。节之交,三百六十五会,神气之所游行出入,故曰刺节。有因真气不调,有为邪气所阻,故篇名刺节真邪。赵霞庭曰,两精相搏谓之神,两精者先天之精,后天水谷之精,是真气即神气,分而论之,各有其名,合而论之,总属中下二焦所生之血气。

黄帝曰:刺节言振埃,夫子乃言刺外经,去阳病,余不知其所谓也。愿卒闻之。

岐伯曰:振埃者,阳气大逆,上满于胸中,愤瞋肩息,大气逆上,喘喝坐伏,病恶埃烟,馞①不得息,请言振埃,尚疾于振埃②。

黄帝曰:善。取之何如?

岐伯曰:取之天容。

黄帝曰:其咳上气,穷诎胸痛者,取之奈何?

岐伯曰:取之廉泉。

黄帝曰:取之有数乎?

岐伯曰:取天容者,无过一里,取廉泉者,血变而止③。

帝曰:善哉。

【本段提纲】　马蒔说:此承上文而详言振埃之义也。

【集解】

①馞:陆懋修说:馞,一结切,与“噎”通。《说文》:噎饭窒也。《汉书·贾山传》,祝馞在前。注:馞,古“噎”字谓食不下也。

②振埃者,阳气大逆,上满于胸中,愤瞋肩息,大气逆上,喘喝坐伏,病恶埃烟,馞不得息,请言振埃,尚疾于振埃:杨上善说:以下问答解释五刺节义。埃,尘微也。谓此三种阳疾,恶于埃尘烟气,其病令人气满闭塞得喘息,言其埃也。馞,音“噎”也。以下言其振埃也。刺之去病,疾于振埃,故曰振埃也。

马蒔说:刺法用振埃者,以其阳气大逆,上满于胸中,气愤而胀,竦肩而息,大气逆于上,为喘为喝,坐伏不常,病势内烦,甚恶埃烟,馞不得息,乃行振埃之法,效亦甚捷。

张介宾说:阳邪在上,故满于胸中,为愤瞋肩息,气逆喘喝,如埃如烟,馞不得息等证。治在上者,尚疾于振埃,谓其疾如拂尘也。

③取天容者,无过一里,取廉泉者,血变而止:杨上善说:天容,在耳下曲颊后,足少阳脉气所发也。穷诎,气不伸也。廉泉,在颔下结喉上也。一里,一寸也。故明当刺天容□一寸也。

马蒔说:行振埃之法,效亦甚捷。其法当取之天容,系手太阳小肠经;如有咳而上气,穷诎胸痛,则当取之廉泉,系任脉经穴。但所取之数,在天容者,无过人行一里许而止,针在廉泉者,至其血变而即止针耳。

张介宾说:天容,手太阳经穴也。廉泉,任脉穴。诎,屈不伸也。无过一里,如人行一里许也。血变,血色变也。

张志聪说:此阳气逆于内,而不得充行于形身也。阳气者阳明水谷所生之气。大气,宗气也。阳气大逆,故愤瞋肩息,大气上逆,故喘喝坐伏也。《六元正纪论》曰:阳明所至为埃烟。病恶埃烟,馞不得息,阳明之气病也。阳明者,土也。请言振发其阳明之气,疾如振发其尘埃也。天容手太阳小肠之经，刺之以通阳气之逆。诎者，语塞也。其咳上气穷诎胸痛者，所受于天之气上逆，不得合并而充身也。故取任脉之廉泉，以通肾藏之逆气，一里者，如人行一里，其气已通，言其速也。血变者，通其血络也。闵士先曰：手太阳，心之府也，通神气，故取手太阳之天容。

　　黄帝曰：刺节言发蒙①，余不得其意。夫发蒙者，耳无所闻，目无所见，夫子乃言刺府腧，去府病，何腧使然，愿闻其故。

　　岐伯曰：妙乎哉问也。此刺之大约，针之极也，神明之类也，口说书卷，犹不能及也，请言发蒙耳，尚疾于发蒙也②。

　　黄帝曰：善。愿卒闻之。

　　岐伯曰：刺此者，必于日中，刺其听宫，中其眸子，声闻于耳，此其腧也③。

　　黄帝曰：善。何谓声闻于耳？

　　岐伯曰：已刺④，以手坚按其两鼻窍而疾偃，其声必应于针也⑤。

　　黄帝曰：善。此所谓弗见为之，而无目视，见而取之，神明相得者也⑥。

【本段提纲】　马莳说：此承上文而详言发蒙之义也。

【集解】

①发蒙：杨上善说：蒙，莫东反，谓目不明也。

　　张介宾说：耳无所闻，目无所见者，刺府腧可愈，故曰发蒙。

②妙乎哉问也。此刺之大约，针之极也，神明之类也，口说书卷，犹不能及也，请言发蒙耳，尚疾于发蒙也：杨上善说：刺节发蒙，谓□刺去蒙者也。神明，谓是耳目去蒙得明，故曰神明类也。发蒙愈疾之速，得于神言，书所不及也。请自言发蒙之速也。

　　张介宾说：疾于发蒙，取效之速也。

③刺此者，必于日中，刺其听宫，中其眸子，声闻于耳，此其腧也：杨上善说：《甲乙》"日中"作"白日中"，"听宫"作"耳听"。注：一作"听宫"。声闻于耳，耳作外。

　　张介宾说：日中，阳旺气行之时也。听宫，手太阳府腧也。其脉与目相通，故能中其眸子。刺之而声应于耳，乃其穴也。

④已刺：钱熙祚说：原刻脱"已"字，又"刺"下有"邪"字，并依《甲乙经》删补。

⑤已刺，以手坚按其两鼻窍而疾偃，其声必应于针也：张介宾说：此验声之法也。刺其穴，以手坚按鼻孔而疾为偃卧，其声则应于针也。

⑥此所谓弗见为之，而无目视，见而取之，神明相得者也：杨上善说：日中正阳，故开耳目，取日中也。手太阳脉支者，至目兑眦，却入耳中。手足少阳脉支者，从耳后入耳中，出走耳前，至目兑眦。故此三脉皆会耳目听宫，俱连目中眸子。眸子，目中瞳子也。刺听宫腧时，蒙昧速愈，故得声闻于耳也。针听宫时按鼻仰卧者，感气合出于耳目，即耳通目明矣。此之妙者，得之于神明，非由有目而见者也。

　　马莳说：如耳目无所闻见者，即于日中刺其手太阳小肠经之听宫穴，其气与眸子相通，当中其眸子也。若声则与耳自相闻矣。何也？以手坚按两鼻之窍，而急偃其声，顷则声必应于耳也。此所谓彼虽弗见所为，而不必以有目以为视，吾能见而取之，真有神明相得之妙也。

　　张介宾说：谓病无形见，有不必相见而取者，真有神明相得之妙。

　　张志聪说：此言神气之通于七窍也。蒙者，耳无所闻，目无所见也，上窍之不通也。听宫，手太阳之经,心之府腧也。眸子,耳中之珠,刺耳之听宫,尚疾于发目之蒙,是耳窍与目窍之相通也。以手坚按其两鼻窍,而疾偃其声,必应其耳中之针,是耳窍与鼻窍口窍之相通也。而上之七窍不通,独取手太阳以通心神之气,而七窍皆利,是神明之通于七窍也。心为阳中之太阳,故必于日中取之。

黄帝曰:刺节言去爪①,夫子乃言刺关节肢络,愿卒闻之。

岐伯曰:腰脊者,身之大关节也;肢胫者,人之管以趋翔也,茎垂者,身中之机,阴精之候,津液之道也②。故饮食不节,喜怒不时,津液内溢,乃下留于睾③,血道不通,炅不休息④,俯仰不便,趋翔不能。此病荥然⑤有水,不上不下,铍石所取,形不可匿,常⑥不得蔽,故命曰去爪⑦。

帝曰:善。

【本段提纲】　马莳说:此详言去爪之义也。

【集解】

①去爪:钱熙祚说:《甲乙经》作去"衣"。

杨上善说:爪,谓人爪甲,肝之应也。肝足厥阴脉,循于阴器,故阴器有病,如爪之余,须去之也。或水字错为爪字耳。

②腰脊者,身之大关节也;肢胫者,人之管以趋翔也,茎垂者,身中之机,阴精之候,津液之道也:腰脊于手足关节为大,故曰大关节也。阴茎在腰,故中身。阴茎垂动有造化,故曰机也。精从茎中出,故曰阴精之候,为津液道也。

张介宾说:腰脊所以立身,故为身之大关节。肢胫所以趋翔,故为人之管。管,键也。茎垂者前阴宗筋也。命门元气盛衰,具见于此,故为身中之机。精由此泄,故可以候阴精,而为津液之道。

③故饮食不节,喜怒不时,津液内溢,乃下留于睾:杨上善说:饮食不节,言饮食过度。言其喜怒不时,反春夏也。言饮食多,水溢,流入阴器囊中也。

④血道不通,炅不休息:钱熙祚说:原刻"炅"字误为"日大"二字,又脱"息"字,并依《甲乙经》补正。

⑤荥然:杨上善说:水聚也。

⑥常:钱熙祚说:《甲乙经》"常"作"裳",古字通。

⑦不上不下,铍石所取,形不可匿,常不得蔽,故命曰去爪:不上者,上气不通。不下者,小便及气下不泄也。言下铍针,使水形不得匿而不通,不常闭塞。

马莳说:腰脊为身之大关节,肢胫为人之管,茎垂为身中之机,阴精之候,津液之道也。故饮食喜怒不调,津液内溢,乃下留于睾,血道不通,其状日以益大,俯仰甚有不便,趋翔甚有不能,此病荥然有水,凝稽不行,所以不上且不下也。若用铍石之针以取之,则形虽大而不可复匿,日常不得隐蔽其水矣。

张介宾说:饮食不节,病在太阴、阳明,喜怒不时,病在少阴、厥阴。故其津液内溢,则下留于睾,为日大不休,不可蔽匿等证,盖即癫疝之类,治之者当察在何经,以取其关节支络,故命曰去爪者,犹去其赘疣也。

张志聪说:此言津液随神气而渗灌于诸节者也。津液生于中焦阳明,淖泽于骨,所以濡筋骨而利关节。腰脊者,从大椎至尾骶,乃身之大关节也。手足支胫之骨节,人之管以趋翔,盖津液淖泽于肢胫，则筋骨利而胫能步趋，肢能如翼之翔也。茎垂者，肾之前阴，乃宗筋之会，肾者胃之机关，主受藏津液，夫肾藏所藏之津液，从宗脉而上濡于空窍，故曰茎垂者身中之机，阴精之候津液之道也。此言胃府所生之津液，随神气而淖注于骨节，肾藏所藏之津液，从宗脉而上濡于空窍。如饮食不节，喜怒不时，则津液内溢，下流于睾囊，血道不通，日大不休，俯仰不便，趋翔不能，此病荥然有水，不上不下，当用铍石取之。形谓前阴，爪者筋之余，谓形不可藏匿，常不得遮蔽，有若去其宗筋，故命曰去爪。

　　丹波元简说：《荀子儒效篇》圣人者，道之管也。注：管，枢要也。

　　黄帝曰：刺节言彻衣，夫子乃言尽刺诸阳之奇腧，未有常处也。愿卒闻之。

　　岐伯曰：是阳气有余而阴气不足。阴气不足则内热，阳气有余则外热，两①热相搏，热于怀炭，外畏绵帛②，不可近身，又不可近席。腠理闭塞，则汗不出，舌焦唇槁腊，嗌干欲饮③，食不让美恶④。

　　黄帝曰：善。取之奈何？

　　岐伯曰：取之于其天府、大杼三痏⑤，又刺中膂以去其热，补足手太阴，以出其汗，热去汗稀，疾于彻衣。

　　黄帝曰：善。

【本段提纲】　马莳说：此承上文而详言彻衣之义也。

【集解】

①两：钱熙祚说：原刻两误作"内"，依《甲乙经》改。

②外畏绵帛：钱熙祚说：此下原刻衍"近"字，依《甲乙经》删。

③嗌干欲饮：钱熙祚说：原刻"嗌干"二字误倒，又"欲"作"燥"，并依《甲乙经》改正。

④食不让美恶：钱熙祚说：《甲乙》无此五字。

　　杨上善说：藏之阴气在内，府之阳气在外。阳气在外，阴气不足，阳乘之，故内热薄停也。重丝帛衣，复衣也。腊，肉干也。内热甚渴，故饮不择美恶也。

　　马莳说：夫彻衣之法，以为尽刺阳经之奇腧者，正以阳气有余而阴气不足，惟阴气不足，则内有热，如阳气有余，则外有热，其内热甚如怀炭，其外热畏绵帛而不可近身与席时，则腠理闭塞，汗不得出，其舌焦，其唇槁而腊干，其嗌燥，凡口中无味，美恶莫辨。

　　张介宾说：阳气有余，阴气不足，阳邪盛而真阴衰也。热于怀炭，热之甚也。外畏绵帛近，不欲衣也，不可近身，畏人气也。不可近席，憎寒也。腊干，肌肉干燥也。饮食不让美恶，滋味不能辨也。

⑤取之于天府、大杼三痏：杨上善说：大杼内腧，皆是足太阳脉气所发，泻阳气之要穴也。手太阴主气，足太阴主谷气。此二阴气不足，为阳气所乘，阴气不泄，以为热病，故泻盛阳，补此二阴，阳去二阴得实，阴气相通流液，故汗出热去得愈，疾于彻衣，故曰彻衣也。

　　马莳说：刺之者，惟取其手太阴肺经之天府穴，足太阳膀胱经之大杼穴，各三次，其刺痏有三，故为三痏也。又取足太阳膀胱经之中膂内俞，以去其热，又补足太阴脾经，手太阴肺经，以出其汗，由是热去而汗少，其速如彻衣也。

　　张介宾说：天府，手太阴经穴。大杼、中膂俞，俱足太阳经穴。刺此皆可以去热。又补足太阴脾经、手太阴肺经以出其汗，热去汗止而病除，其速有如彻衣，此盖伤寒邪热之类也。

　　钱熙祚说：原刻"取"误作"或"，依《甲乙经》改。

黄帝曰:刺节言解惑,夫子乃言尽知调阴阳,补泻有余不足,相倾移也,惑何以解之?

岐伯曰:大风在身,血脉偏虚,虚者不足,实者有余,轻重不得,倾侧宛伏,不知东西,不知南北,乍上乍下,乍反乍复,颠倒无常,甚于迷惑。①

黄帝曰:善。取之奈何?

岐伯曰:泻其有余,补其不足,阴阳平复。用针若此,疾于解惑。

黄帝曰:善。请藏之灵兰之室,不敢妄出也。

【本段提纲】　马莳说:此承上文而详言解惑之义也。

【集解】

①黄帝曰:刺节言解惑,夫子乃言尽知调阴阳,补泻有余不足,相倾移也,惑何以解之? 岐伯曰:大风在身,血脉偏虚,虚者不足,实者有余,轻重不得,倾侧宛伏,不知东西,不知南北,乍上乍下,乍反乍复,颠倒无常,甚于迷惑:杨上善说:大风,谓是痱风等病也。手足及身不能倾侧也。宛,宛转也,心无知也。《甲乙》作不知东西南北。志昏性失也。

马莳说:解惑以补虚泻实为法者,正以大风在身,血脉偏虚,其虚者为不足而轻,其实者为有余而重,大体当倾侧宛伏,虽四方上下,皆已反复颠倒,其状甚于迷惑,刺者之即其有余而泻之,不足而补之,则阴阳诸经,自然平复,真如解惑之速也。

张介宾说:风邪在身,血脉必虚,正不胜邪,故为轻重倾侧等病。以其颠倒无常,故曰甚于迷惑,此即中风之类。

黄帝曰:余闻刺有五邪,何谓五邪?

岐伯曰:病有持痈者,有容大者,有狭小者,有热者,有寒者,是谓五邪。

黄帝曰:刺五邪奈何?

岐伯曰:凡刺五邪之方,不过五章,痈热消灭,肿聚散亡,寒痹宜温,小者益阳,大者必去,请道其方。①

【本段提纲】　马莳说:此言刺分五邪,当用五章之法也。

【集解】

①黄帝曰:余闻刺有五邪,何谓五邪? 岐伯曰:病有持痈者,有容大者,有狭小者,有热者,有寒者,是谓五邪。黄帝曰:刺五邪奈何? 岐伯曰:凡刺五邪之方,不过五章,痈热消灭,肿聚散亡,寒痹宜温,小者益阳,大者必去,请道其方:杨上善说:五法须别为章也。痈,热病也。

马莳说:凡刺五邪之方,不过五章而已。故邪有热者,今行刺法,则痈热消灭。邪有持痈者,今行刺法,则肿聚散亡。邪有寒者,今行刺法,则寒痹益温。邪有狭小者,今行刺法,则小者益阳,盖小者不使之大,则其在外为阳者,无害而有阳也。邪有容大者,今行刺法,则大者必去。此五章者,所以刺五邪也。

张介宾说:五章、五条也。

张志聪说:闽士先曰:始言刺节,中论真气,末言外邪,故曰刺节真邪。所谓邪病者谓不得中和之道而为病也。若以外邪之病论之,去经义远矣。

凡刺痈邪,无迎陇,易俗移性,不得脓,诡道①更行,去其乡,不安处所乃散亡,诸阴阳遇②痈者,取之其腧泻之③。

【本段提纲】　马莳说：此承上文而言肿聚散亡之法也。

【集解】

①诡道：河北医学院《灵枢经校释》：诡，原作"脆"，形近致误，据《太素》卷二十二五邪改。

②遇：钱熙祚说：原刻"遇"误作"过"，依《甲乙经》改。

③凡刺痈邪，无迎陇，易俗移性，不得脓，诡道更行，去其乡，不安处所乃散亡，诸阴阳遇痈者，取之其腧泻之：陇，大盛也。痈之大盛将有脓，不可迎而泻之也。易其常行法度之俗，移其先有寒温之性，更量脓之所在，上下正傍，以得为限，故曰去其乡，不安于一处，病乃散亡也。诸阴阳之脉过痈所者，可取痈之所由之腧泻之也。

马莳说：凡刺痈邪，无迎其气之来陇，所谓避其来锐者是也。如易风俗，如移性情相似须缓以待之，若不得脓，则揉以脆之，导以行之，去其痈肿之乡，彼当不安处所，乃自散亡矣。凡诸阴阳经之有病生痈者，取其本经之腧穴以泻之，如手太阴腧穴太渊之类、手阳明腧穴三间之类。

张介宾说：陇，盛也，《营卫生会篇》曰：日中而阳陇。《生气通天论》作"隆"，盖"隆"、"陇"通用也。无迎陇者，疽邪之来锐，所当避。易俗移性，谓宜从缓调和，如移易俗性，不宜欲速。此释上文肿聚散亡也。脆，柔脆溃坚之谓。凡痈毒不化，则不得脓，故或托其内，或温其外，或刺以针，或灸以艾，务化其毒，皆脆道更行也。乡，向也。安，留聚也。去其毒气所向，不使安处所，乃自消散矣。故于诸阴经阳经，但察其过于壅滞者，皆当取腧穴以泻其锐气，是即所谓去其乡也。

凡刺大邪，日以小①，泄夺其有余，乃益虚②。剽其通，针其邪③，肌肉亲④，视之毋有，反其真⑤，刺诸阳分肉间⑥。

【本段提纲】　马莳说：此承上文而详言大者必去之法也。

【集解】

①日以小：钱熙祚说：《甲乙经》"日"作"曰"下同，以凡刺热邪越而沧证之，则《甲乙经》是也，古"越""曰"二字通。

②凡刺大邪，日以小，泄夺其有余，乃益虚：张介宾说：大邪，实邪也。邪气盛大，难以顿除，日促小之，自可渐去，去其有余，实者虚矣。此释上文大者必去也。

③剽其通，针其邪：张介宾说：剽，砭刺也。通，病气所由之道也。针无妄用，务中其邪。

④剽其通，针其邪，肌肉亲：钱熙祚说：《甲乙经》"剽"作"标"，"通"作"道"，"邪"下有"于"字，又无"亲"字。按此处有脱误，不可强解。

⑤视之毋有，反其真：张介宾说：言邪正脉色，必当亲切审视，若以小作大，则反其真。

⑥刺诸阳分肉间：杨上善说：大邪者，实邪也，行泻为易，故小泄之，益虚取和也。于针之道，战栗谨肃，以针于邪，使邪气得去，肌肉相附也。亲，附也。视邪气无有，反其真气乃止也。刺大邪所在也。

马莳说：凡刺邪之大者，日渐使之小焉可也。彼大者成于有余，当泄夺之，则邪益虚，遂乃剽窃其通流之所，针其大邪之移，又即其分部肌肉，以亲视之，毋使之反其真气可也。其所取之穴，当刺诸阳经之分肉间耳。

凡刺小邪，日以大，补其不足，乃无害①。视其所在迎之界，远近尽至②，不得外，侵而行之，乃自费，刺分肉间③。

【本段提纲】　马莳说：此承上文而详言小者益阳之法也。

【集解】

①凡刺小邪,日以大,补其不足,乃无害:杨上善说:小邪,虚邪也,行补为难也,故曰大补,使其实也。

张介宾说:小邪,虚邪也。虚邪补之,则正气日大而邪自退也。不足而补,乃可无害,若泻其虚,斯不免矣。此释上文小者益阳也。

②远近尽至:钱熙祚说:原刻"至"下衍"其"字,依《甲乙经》删,此节以大害界外为韵。

③视其所在迎之界,远近尽至,不得外,侵而行之,乃自费,刺分肉间:杨上善说:界,畔际也。视虚实畔界,量真气远近,须引至虚中令实,不得外而不至也。侵,过也。补须实,知即止,补过即损正气。费,损也。刺小邪所在也。

马莳说:凡刺邪之小者,虑其日以益大,故必补其不足,则真气当复而后害,又视其分部所在,以迎其气来之界而夺之,此乃先补不足之经,而后泻其有余之经,是以远近之真气尽至,其邪不得外侵而行之,乃自废而无留也。所谓小者益阳之义如此。然刺之之法,当取其有分肉间耳。

张介宾说:迎之界者,迎其气行之所也。先补不足之经,后泻有余之经,邪去正复,则远近之真气尽至,邪气不得外侵,则必费散无留矣。小邪随在可刺,故但取分肉间也。

凡刺热邪,越而沧①,出游不归,乃无病②,为开通③,辟门户,使邪得出,病乃已④。

【本段提纲】　马莳说:此承上文而详言瘅热消灭之法也。

【集解】

①沧:钱熙祚说:原刻误作"苍",依《甲乙经》改,沧凉也,即上文瘅热消灭之谓。

②凡刺热邪,越而沧,出游不归,乃无病:张介宾说:越,发扬也。苍,卒疾也。出游,行散也。归,还也。凡刺热邪者,贵于速散,散而不复,乃无病矣。此释上文瘅热消灭也。

③为开通:钱熙祚说:《甲乙经》"通"作"道",又有"乎"字。

④凡刺热邪,越而沧,出游不归,乃无病,为开通,辟门户,使邪得出,病乃已:杨上善说:刺热之道,泻越走气,口觉沧然,热气不归,病则愈也。辟,开也。

马莳说:凡刺热邪,其热盛则神思外越,而意气苍茫,若出游不归,乃欲无病,当开辟之,以通其门户,使热邪得出,所谓泻其有余也,而病乃自已矣。

张介宾说:开通壅滞,辟其门户,以热邪之宜泻也。

凡刺寒邪,日以温①,徐往徐来②,致其神,门户已闭,气不分,虚实得调,真气存。③

【本段提纲】　马莳说:此承上文而详言寒瘅益温之法也。

【集解】

①温:钱熙祚说:原刻作"徐",依藏本改,与《甲乙经》合。

②徐来:钱熙祚说:《甲乙经》作"疾去"。

③凡刺寒邪,日以温,徐往徐来,致其神,门户已闭,气不分,虚实得调,真气存:杨上善说:刺寒之道,日日使温,徐往而入,得温气已,去疾而出针,以致神气为意也。

马莳说:凡刺寒邪,一日之内,即当除之,用针之间,徐往徐来,以致其神气,使门户已闭,分气不泄,则虚实得调,则真气自存,而寒者温矣。

张介宾说：温者,温其正气也。徐往徐来,欲和缓也。致其神者,致其阳气,则寒邪自除。此释上文寒痹益温也。补其虚,则门户闭而气不泄,故虚实可调,真气可存,此寒邪之宜温也。

钱熙祚说：原刻"真"误作"其",又"存"下衍"也"字,并依《甲乙经》改,此节以温神分存为韵。

黄帝曰：官针奈何?

岐伯曰：刺痈者用铍针,刺大者用锋针,刺小者用员利针[1],刺热者用镵针,刺寒者用毫针也[2]。

【本段提纲】　马莳说：此承上文而言刺五邪之针,各有所宜用也。

【集解】

[1]刺小者用员利针：钱熙祚说：《甲乙经》无"利"字。

[2]刺痈者用铍针,刺大者用锋针,刺小者用员利针,刺热者用镵针,刺寒者用毫针也：杨上善说：刺五邪者,九针之中,用此五针,是所宜也。

马莳说：按本经《九针论》,五曰铍针,主大痈脓,两热争者也,故此曰刺痈者用铍针。又四曰锋针,主痈热出气,故此曰刺大者用锋针。又六曰员利针,主取远痹者也,故此曰刺小者用员利针。一曰镵针,主热在头身,故此曰刺热者用镵针。又七曰毫针,主寒热,痛痹在络,故此曰,刺寒者用毫针。

张介宾说：五邪之刺,官针各有所宜,不可不辨。

张志聪说：此申明五者之病,皆在皮肤肌肉之气分,故所用之针,悉皆取痹于肌肉者也。

陈璧琉、郑卓人合编《灵枢经白话解》：本节指出刺五邪的用针,应根据病的性质和针的不同性能来分别使用,也就是病属于脓疡之类的,当取用剑形的铍针,以作为切开排脓之用;病属于实邪之类的,当取常用于刺络放血的锋针;病属于虚邪之类的,当取用且员且锐的员利针;病属于热邪之类的,当取用箭头形的镵针;病属于寒邪之类的,当取用形如毫毛适宜于留针之用的毫针。至于各针的具体作用,在本书《九针》《官针》等篇,均有详论,可参阅。

请言解论,与天地相应,与四时相副,人参天地,故可为解[1]。下有渐洳[2],上生苇蒲,此所以知形气之多少也[3]。阴阳者,寒暑也,热则滋雨而在上,根荄少汁。人气在外,皮肤缓,腠理开,血气减,汗大泄,皮淖泽[4]。寒则地冻水冰,人气在中,皮肤致,腠理闭,汗不出,血气强,肉坚涩[5]。当是之时,善行水者,不能往冰;善穿地者,不能凿冻。善用针者,亦不能取四厥。血脉凝结,坚搏不往来者,亦未可即柔。故行水者,必待天温冰释冻解,而水可行,地可穿也。人脉犹是也[6]。治厥者,必先熨调和其经,掌与腋、肘与脚、项与脊以调之,火气已通,血脉乃行,然后视其病,脉淖泽者,刺而平之,坚紧者,破而散之,气下乃止,此所谓以解结者也[7]。

【本段提纲】　马莳说：此详言针论之义,而有解结之法也。

【集解】

[1]请言解论,与天地相应,与四时相副,人参天地,故可为解：杨上善说：人法天地,故可为解。人应天地之数,故请言之。

马莳说：针论之义,必即天地四时为应为副,而以人身参之,始可为解。

张介宾说：解论、解结之论也。人与天地相参,必知其道,斯可与言解结矣。

[2]下有渐洳：史崧说：渐洳,上音"潜",下音"如",草根相牵引儿。

陆懋修说：渐,子廉切;洳,人恕切,亦作"淳",《广雅·释诂》渐,湿也。《说文》淳渐,湿也。《汉书·东方朔传》涂者,渐洳径也。注:渐洳,侵湿也。

③下有渐洳,上生苇蒲,此所以知形气之多少也:杨上善说:渐洳,润湿之气也。见苇蒲之茂悴,知渐洳之多少;观人形之强弱,识血气之盛衰。

马莳说:地下有渐洳,则上生苇蒲,人禀天地之气,有厚薄,斯有形气之多少也。

张介宾说:渐洳,伏泉也。下有渐洳,则上生苇蒲,内外之应,理所皆然,人之表里可察,盛衰亦犹是也。

④阴阳者,寒暑也,热则滋雨而在上,根荄少汁。人气在外,皮肤缓,腠理开,血气减,汗大泄,皮淖泽:杨上善说:春夏阳而暑也,草木阳气滋其枝叶根茎少汁也。荄,茎也。有本荄为叶者,非也。人亦如之,气溢于外,皮腠开张,大汗泄出,血气内竭。

马莳说:天地之阴阳者即寒暑也,暑热则地气上蒸而滋雨,气在于上,所以物之气亦不在下而在上,其根荄当少汁。至以人身论之,其气当在表,以皮肤则缓,以腠理则开,以血气则减,以汗则大泄,而皮上淖泽,此人得天地之暑热,故气之在外者如此。

张介宾说:暑热则地气蒸为滋雨而气在上,故草木之气亦在枝叶,而根荄少汁也。其于人气热则阳浮在表,故血气减,汗大泄,然热则易行,故宜于用针。

⑤寒则地冻水冰,人气在中,皮肤致,腠理闭,汗不出,血气强,肉坚涩:杨上善说:秋冬阴而寒也,阳气下降,寒气在地,地冻水冰,人气亦然,暖气入藏,阴气在于皮肤,故腠理闭塞,血□□□肉坚涩也。

⑥当是之时,善行水者,不能往冰;善穿地者,不能凿冻。善用针者,亦不能取四厥。血脉凝结,坚搏不往来者,亦未可即柔。故行水者,必待天温冰释冻解,而水可行,地可穿也。人脉犹是也:张介宾说:寒则地气坚凝,人气结聚,而经脉难行,即善用针者亦不能取四肢之厥逆,故必待天温冰释,阳气运行,而后人气流通,乃可用针矣。

⑦治厥者,必先熨调和其经,掌与腋、肘与脚、项与脊以调之,火气已通,血脉乃行,然后视其病,脉淖泽者,刺而平之,坚紧者,破而散之,气下乃止,此所谓以解结者也:马莳说:天地气寒,则地冻水冰,气尚在里,以皮肤则致密,以腠理则闭,以汗则不出,以血气则强硬,以肌肉则坚涩。当是之时,其水成冰,虽善行水者,不能使水之往流,其地正冻,虽善穿地者,不能凿冻,人气在中,虽善用针者不能取四肢厥逆之脉。血脉凝坚结聚,不能往来,未可使之即能和柔。故行水者,必待天温冰释冻解,而水可行,地可穿也。人身之脉亦犹是。故治四肢厥逆之脉者,必先用火,以熨调之。和其名经,凡掌与腋、肘与脚、项与脊,无不熨之,使火气已通,血脉乃行,然后视其病脉之淖泽者,则刺而平复之,其脉坚紧者,则破而散之,候其气下乃止针,此乃针论解结之法也。

张介宾说:此治厥之法。倘天时未温,而必欲用针,则必藉火气以熨调其经,凡掌腋肘脚项脊之间,皆溪谷大节之交会,故当熨之温之,则火气通而血脉行。然后视其病脉淖泽者,卫气浮也,故可刺而平之。坚紧者,邪气实也,故当破而散之。厥逆除而宗气下,乃可止针矣。结者,邪之所聚,刺去其邪,即解结之谓也。

用针之类,在于调气,气积于胃,以通营卫,各行其道①。宗气留于海②,其下者注于气街,其上者走于息道③。故厥在于足,宗气不下,脉中之血,凝而留止,弗之火调,弗能取之④。

【本段提纲】　马莳说:此承上节用火熨调之义而推明之也。

【集解】

①用针之类,在于调气,气积于胃,以通营卫,各行其道:杨上善说:气之不调则病,故疗病者在于调气也。胃受水谷以生于气,故水谷之气,积于此也。卫气起胃之□□,营气起于胃之内口,营行于脉中,卫行脉外,今用针调于胃气,通于营卫,使各行其道也。

马莳说:凡用针之类,在于调病人之气,其气由胃中而生,故气积于胃也。然由中焦之气,降于下焦,而生此营气,由下焦之气,升于中焦,以升上焦,而生此卫气,《营卫生会篇》所谓营气出于中焦,卫气出于下焦。又曰,清者为营,浊者为卫是也。皆由胃中所积之气,通此营卫之气,以各行其道。

张介宾说:凡用针者,必在调气,人受气于谷,故气积于胃。然气义有三,曰营气,曰卫气,曰宗气。清者为营,营在脉中,浊者为卫,卫在脉外,故各行其道也。

②宗气留于海:钱熙祚说:"留"原误"流",依藏本改,《甲乙经》亦云宗气留积在海。

③用针之类,在于调气,气积于胃,以通营卫,各行其道。宗气留于海,其下者注于气街,其上者走于息道:杨上善说:谷入于胃,其气清者上注于肺,浊者下流于胃,胃之气上出于口,以为噫气,肺之宗气留积气海,乃胸间动气也。动气下者,注于气街,生肺脉者也。肺之清气积于海者,走于息道,以为呼吸也。

马莳说:营气则随宗气以行于经隧之中,卫气则行于各经皮肤分肉之间。且所谓宗气者,则流于膻中,为气之海者是也。其下而为中下二焦者,则注于气街,即足阳明胃经之气冲穴也。故在上之宗气出喉咙,司呼吸,以行息道。

张介宾说:宗气,大气也。大气者,留止于上下之气海。其下者蓄于丹田,注足阳明之气街而下行于足;其上者积于胸中,出于息道而为呼吸。凡此三者,皆所谓气,当各求其属而调之者也。

④故厥在于足,宗气不下,脉中之血,凝而留止,弗之火调,弗能取之:杨上善说:厥,谓逆冷。胸之动气,不循脉行下至于足,故曰溪而止也。冬日不用火调,不可取也。

马莳说:凡气自足而上厥,则上之宗气不降,脉中之血,凝而留止,斯时也,若弗用火,以熨而调之,乌能取四肢气血逆而解其结哉。

张介宾说:厥者,逆也。阴寒之气也,厥逆在足,则阳道不行,故宗气不下,而血脉凝滞,不以火温,不能取也。

用针者,必先察其经络之实虚,切而循之,按而弹之,视其应动者,乃后取之而下之。①

【本段提纲】　马莳说:此言用针者,有先察后取之义也。

【集解】

①用针者,必先察其经络之实虚,切而循之,按而弹之,视其应动者,乃后取之而下之:杨上善说:用针之法,必先察经络虚实,实则切循其脉,虚则按其所针之处,以手弹之,视其变动,然后取而下之也。

马莳说:凡用针者,必先察其经络之或虚或实,则实者当泻,虚者当补,穴在何经,切而循之,按而弹之,视其气之来应而动者,然后取其穴而下针斯可也。

张介宾说:凡察虚实,所验在气,故必循之弹之,视其气之应手而动者,其微其甚,则虚实可知,然后用法取之,而气自下矣。

张志聪说:此申明血气之行于脉中也。《内经》云:络满经虚,泻阳补阴,经满络虚,泻阴补阳,盖以里之经脉为阴,外之络脉为阳,血气之行于脉中,从经而脉,脉而络,络而孙,故必先察其经络之虚实而后取之。

六经调者谓之不病,虽病谓之自已也①,一经上实下虚而不通者,此必有横络,盛加于大经,令之不通,视而泻之②,此所谓解结也③。

【本段提纲】　马莳说:此言六经调者为不病,而一经病者即用解结之法也。

【集解】

①六经调者谓之不病,虽病谓之自已也:杨上善说:三阳三阴六经相得,不可有病,虽客邪为病,必当自已也。

马莳说:手足各有三阴三阳,谓之六经也。六经之脉各调和者谓之不病。

张介宾说:经脉调者虽病亦微,故必自已。

②视而泻之:钱熙祚说:此下《甲乙经》有"通而决之"四字。

③一经上实下虚而不通者,此必有横络,盛加于大经,令之不通,视而泻之,此所谓解结也:杨上善说:一经,十二经中随是何经也。大经随身上下,故为纵也。络脉傍引,故为横也。正经上实下虚者,必是横络受邪盛加大经以为病者,必视泻之,故为解结也。

张介宾说:一经之脉本相流贯,而横络盛加于大经,则经有不通者矣。视而泻之,其经则调,亦所谓解结也。

上寒下热,先刺其项太阳,久留之,已刺则熨项与肩胛,令热,下合乃止,此所谓推而上之者也①。

【本段提纲】　马莳说:此治上冷下热之法也。

【集解】

①上寒下热,先刺其项太阳,久留之,已刺则熨项与肩胛,令热,下合乃止,此所谓推而上之者也:杨上善说:上寒,腰以上寒。下热,腰以下热。项太阳之太阳脉也。久留针者,推别热而使之上也。热既聚于肩项,须令和之,故熨使下也。推热令上,故曰推而上之也。

马莳说:凡上冷下热者,先刺其项,乃足太阳膀胱经穴也。久留其针,候其气至而热且方已。入针之时,必熨项与肩胛中,令其热与下合乃止针。此其热在于下者,若或推之而上,所谓推而上之之法也。

张介宾说:上寒下热者,阳虚于上而实于下也,当先刺项间足太阳经大杼、天柱等穴,久留其针而补之,仍温熨肩项之间,候其气至,上热与下相合,乃止其针,此所谓推其下者而使之上也。

上热下寒,视其虚脉而陷下于经络者取之①,气下乃止,此所谓引而下之者也。②

【本段提纲】　马莳说:此治上热下冷之法也。

【集解】

①之:钱熙祚说:原刻"下"误作"之",依《甲乙经》改。

②上热下寒,视其虚脉而陷下于经络者取之,气下乃止,此所谓引而下之者也:杨上善说:腰以上热,腰以下冷,视腰以下有虚脉陷于余经及络者,久留针,使气下乃止,故曰引而下之者也。

马莳说:凡上热下冷者,视其下脉之虚,而陷下,于经络者补之,使上之气下乃止。此其热在于上者。若引而下之,所谓引而下之之法也。

张介宾说:上热下寒者,阳实于上而虚于下也。故当视其在下虚陷之经,取而补之,必使其阳气下行而后止,此引而下之之谓也。

　　大热遍身,狂而妄见,妄闻,妄言,视足阳明及大络取之,虚者补之,血而实者泻之,因其偃卧,居其头前,以两手四指挟按颈动脉,久持之,卷而切之,下至缺盆中,而复止如前,热去乃止,此所谓推而散之者也。①

　　【本段提纲】　马莳说:此治大热之法也。

　　【集解】

　　①大热遍身,狂而妄见,妄闻,妄言,视足阳明及大络取之,虚者补之,血而实者泻之,因其偃卧,居其头前,以两手四指挟按颈动脉,久持之,卷而切之,下至缺盆中,而复止如前,热去乃止,此所谓推而散之者也:杨上善说:足阳明主气,其气强盛,狂妄见闻及妄言多因此脉,故取阳明正经及络以去之也。

　　张介宾说:上文言上下之寒热,所治不同;此言遍身之大热,当取足之阳明也。盖阳明经多气多血,为五藏六府之海,故但察其在经在络,或虚或实,而取之,则遍身之热可除也。然又当病人之偃卧,医者居其头之前,以两手大食四指,挟其颈中动脉于人迎、大迎等处,自上而下按而久持之,卷而切推之,下至缺盆,止腹如前,候其热去乃已。盖三阳在头,故可独取人迎而推散其热也。

　　黄帝曰:有一脉生数十病者,或痛、或痈、或热、或寒、或痒、或痹、或不仁,变化无穷,其故何也?

　　岐伯曰:此皆邪气之所生也。①

　　【本段提纲】　马莳说:此言一脉而生数十病者,皆邪气之所生也。

　　【集解】

　　①黄帝曰:有一脉生数十病者,或痛、或痈、或热、或寒、或痒、或痹、或不仁,变化无穷,其故何也? 岐伯曰:此皆邪气之所生也:杨上善说:上言十二经脉,生病各异。此言一脉生数十种病,变化无穷者,十二经脉生病,非无有口,至于变化,亦不可穷,故欲取者,甚须审察,不可轻然以定是非也。

　　马莳说:邪气者,即下之虚邪也。盖虚邪贼风,善行而数变,故为病之多有如是也。

　　张介宾说:一脉,犹言一经也。邪气,即下文之虚风也。虚邪贼风,善行数变,故其为病,则变化无穷。

　　张志聪说:此下论邪气之伤人荣卫宗气,则真气去,邪独留。邪气淫泆,变化无穷。是以一脉而生数十病也。

　　黄帝曰:余闻气者,有真气,有正气,有邪气,何谓真气?

　　岐伯曰:真气者,所受于天,与谷气并而充身也①。正气者,正风也,从一方来,非虚风也②。邪气者,虚风之贼伤人也,其中人也深,不能自去③。正风者,其中人也浅,合而自去,其气来柔弱,不能胜真气,故自去④。

　　【本段提纲】　马莳说:此承上文而言气分为三,惟邪气能伤真气也。

　　【集解】

　　①真气者,所受于天,与谷气并而充身也:张介宾说:真气,即元气也。气在天者,受于鼻而惟主之;在水谷者,入于口而咽主。然种于未生之初者,日先天之气;成于已生之后者,日后

天之气。气在阳分即阳气,在阴即阴气,在表曰卫气,在里曰营气,在脾曰脾气,在胃曰胃气,在上焦曰宗气,在中焦曰中气,在下焦曰元阴元阳之气,皆无非其别名耳。

②正气者,正风也,从一方来,非虚风也:张介宾说:从一方来,谓太一所居之方也。风得时之正者,是为正风。然正风实风本同一方,而此曰非实风者,以正风之来徐而和,故又曰正气;实风之来暴而烈,故与虚风对言也。按《岁露论》曰:诸所谓风者,皆发屋折树木扬沙石,此虚风实风之谓也。

钱熙祚说:原作"非实风又非虚风也"。按二十二卷《九宫八风篇》云,风从其所居之乡来为实风主生长养万物,则实风之即正风明矣,故依《甲乙经》删去四字。

③邪气者,虚风之贼伤人也,其中人也深,不能自去:张介宾说:从冲后来者为虚风,其中人也甚,故深入不能自去。

④正风者,其中人也浅,合而自去,其气来柔弱,不能胜真气,故自去:张介宾说:合而自去,谓邪与正合,而正胜之,故自去也。

虚邪之中人也,洒淅动形,起毫毛而发腠理。其入深,内抟于骨则为骨痹;抟于筋则为筋挛;抟于脉中则为血闭,不通则为痈;抟于肉与卫气相抟,阳胜者则为热,阴胜者则为寒,寒则真气去,去则虚,虚则寒;抟于皮肤之间,其气外发,腠理开,毫毛摇,气往来行则为痒;留而不去为痹;卫气不行则为不仁①。

【本段提纲】 马莳说:此承上文而言虚邪入人之深,有为骨痹,为筋挛,为痈,为热,为寒,为痒,为不仁等病也。

【集解】

①虚邪之中人也,洒淅动形,起毫毛而发腠理。其入深,内抟于骨则为骨痹;抟于筋则为筋挛;抟于脉中则为血闭,不通则为痈;抟于肉与卫气相抟,阳胜者则为热,阴胜者则为寒,寒则真气去,去则虚,虚则寒;抟于皮肤之间,其气外发,腠理开,毫毛摇,气往来行则为痒;留而不去为痹;卫气不行则为不仁:张介宾说:洒淅,寒栗也。邪之中人,变不可测,故无分皮肉筋骨,著则为病也。若与卫气相抟,阳胜则热,阴胜则寒,皆邪气也,何独曰寒则真气去,去则虚? 盖气属阳,人以气为主,寒胜则阳虚,所重在气也。阳气既虚,则阴气抟聚于皮肤之间矣。

马莳说:抟于肉而与卫气相抟,当是时阳气胜者则为热,乃阳经之气胜阴经也;阴气胜者则为寒,乃阴经之气胜阳经也。寒则真气去而且虚,其寒抟于皮肤之间。

张介宾说:邪之在表者,其气外发,或腠理开则汗为不敛,或毫毛动摇则毛悴而败,或气往来行则流而为痒,或邪留不去则痛而为痹。若卫气受伤,虚而不行,则不知痛痒,是谓不仁。

虚邪偏客于身半,其入深,内居荣卫,荣卫稍衰,则真气去,邪气独留,发为偏枯;其邪气浅者,脉偏痛①。

【本段提纲】 马莳说:此承上文而言虚邪之入人,深则为偏枯,浅则为脉痛,皆变化无穷之义也。

【集解】

①虚邪偏客于身半,其入深,内居荣卫,荣卫稍衰,则真气去,邪气独留,发为偏枯;其邪气浅者,脉偏痛:张介宾说:虚邪若中于半身,其入深而重者,则营卫衰,真气去,乃发为偏枯;若邪之浅者,亦当为半身偏痛也。

张志聪说:闵士先曰:荣卫稍衰,则真气去,学者当知荣卫真气,同本所生,而各走其道,可离而可合者也。

虚邪之入于身也深，寒与热相抟，久留而内著，寒胜其热则骨疼肉枯；热胜其寒则烂肉腐肌为脓，内伤骨为骨蚀①。有所疾前筋②屈不得伸，邪气居其间而不反，发为筋溜③。有所结气归之，卫气留之不得反，津液久留，合而为肠溜④。久者数岁乃成，以手按之柔。有⑤所结气归之，津液留之，邪气中之，凝结日以易甚，连以聚居为昔瘤，以手按之坚⑥。有所结气深中骨⑦，气因于骨，骨与气并，日以益大，则为骨疽⑧。有所结气中于肉，宗气归之，邪留而不去，有热则化而为脓，无热则为肉疽⑨。凡此数气者，其发无常处，而有常名也⑩。

【本段提纲】　马莳说：此承上文而悉举虚邪中人之病，亦变化无穷之义也。

【集解】

①虚邪之入于身也深，寒与热相抟，久留而内著，寒胜其热则骨疼肉枯，热胜其寒则烂肉腐肌为脓，内伤骨为骨蚀：马莳说：虚邪入于人者既深，则寒与热相抟，如久留而内著，其寒胜夫热，则为骨疼而肉枯；热胜夫寒，则为肉烂而肌腐，且为脓及内伤其骨也。内伤其骨则为骨蚀。骨蚀者，骨有所损也，必有其所。

张介宾说：邪中于外者必寒，气蓄于内者必热，寒邪深入与热相抟，久留不去，必内有所著，故寒胜则伤阳而为痛为枯；热胜则伤阴而为脓为腐；其最深者，内伤于骨，是为骨蚀，谓侵蚀及骨也。

钱熙祚说：原刻"内伤骨"三字误重，依《甲乙经》删。

②筋：钱熙祚说：原刻"筋"字误"重"，依《甲乙经》删。

③有所疾前筋屈不得伸，邪气居其间而不反，发为筋溜：马莳说：如内伤其筋，而疾在前筋，则筋自屈而不得伸；邪气居其中而不出，则发为筋溜。筋溜者，筋有所流注也，亦必有其所。

张介宾说：有所疾前筋，谓疾有始于筋也。筋之初著于邪，则筋屈不得伸。若久居其间而不退，则发为筋溜。筋溜者，有所流注而结聚于筋也，即赘瘤之属。

钱熙祚说：《甲乙经》作"瘤"。

丹波元简说：刘熙释名云，溜，流也，血气聚所生瘤肿也，陈氏《外科正宗》云，筋溜者，坚而色紫，垒垒青筋，盘曲甚者，结若蚯蚓。

④有所结气归之，卫气留之不得反，津液久留，合而为肠溜：马莳说：如邪气有所结而归于内，卫气亦留于内而不得出，以反于外，所以津液亦久留于其中，则合而为肠溜。肠溜者，肠有所流注也。久者，数岁乃成，以手按之，则可至于柔，然亦必有其所。

张介宾说：邪有所结，气必归之，故致卫气失常，留而不反，则蓄积于中，流注于肠胃之间，乃结为肠溜。

⑤有：钱熙祚说：原刻"有"字上衍"已"字，依《甲乙经》删。

⑥有所结气归之，津液留之，邪气中之，凝结日以易甚，连以聚居为昔瘤，以手按之坚：马莳说：如或邪气之结者归于内，津液留于内，而又有邪气中之，则凝结甚至于日甚，遂至相连，而聚居于内，当为昔瘤，言非一日而成者也。以手按之则坚且有定所也。

张介宾说：其有久者必数岁而后成也。然其始也，按之虽柔，或上或下，已有所结，及其久也，气渐归之，津液留之，复中邪气，则易于日甚，乃结为昔瘤。昔瘤者，非一朝夕之谓。

⑦气深中骨：钱熙祚说：原刻脱"气"字，依《甲乙经》补，下文"有所结气中于肉"同。

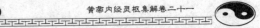

⑧有所结气深中骨,气因于骨,骨与气并,日以益大,则为骨疽:马莳说:又或结深中骨,则邪气因于骨,骨与气并,日以益大,则为骨疽,亦有其所。

张介宾说:又有按之而坚者,其深中骨,是气因于骨而然,骨与气并,其结日大,名为附骨疽也。

⑨有所结气中于肉,宗气归之,邪留而不去,有热则化而为脓,无热则为肉疽:马莳说:若或结气中之于肉,上焦宗气,正行于其所,被邪气留而不去,如有热则化而为脓,如无热则止为肉疽。

张介宾说:又有结于肉中者,则宗气归之。宗,大也,以阳明之气为言。邪留为热,则溃腐肌肉,故为脓。无热则结为粉浆之属,聚而不散,是为肉疽。

⑩凡此数气者,其发无常处,而有常名也:马莳说:凡此数等邪气,其发虽无一定之处,而各有一定之名也。

张介宾说:虽有常名而发无常处,则形证亦无常矣,此所以变化无常也。

《刺节真邪第七十五》今译

黄帝问岐伯道:我听说针刺法有五节之分,其具体内容如何呢?

岐伯回答说:刺法的确有五节的说法,第一节称为振埃,第二节称为发蒙,第三节叫去爪,第四节叫作彻衣,而第五节称作解惑。

黄帝又说道:您所说的五节针法,我还不明白其具体意义是什么。

岐伯回答说:所谓振埃针法就是针刺外经,以治疗阳病。发蒙针法就是针刺六腑的腧穴,以治腑病。去爪针法就是砭刺关节和肢络。彻衣针法就是遍刺六腑经脉上的别络。解惑针法,就是完全了解调理阴阳虚实的原则,补其不足,泻其有余,使其相互发生变化,以平为期,以达到治愈疾病的目的。

黄帝说:刺节中所讲的振埃针法,您说是针刺外经,治疗阳病,我还不知道是什么意思,但愿你能详细地告诉我。

岐伯说:振埃这一针法,是用来治疗阳气厥逆积满于胸中,致使胸部气滞闷胀,呼吸摇肩,或因胸中之气逆上,喘咳不停,坐卧不安,感觉咽喉噎塞,呼吸困难。说起"振埃"一名的由来,就是形容这一针法对疾病的疗效迅速,其快就像抖落身上的灰尘一样。

黄帝说:讲的真好!那再说说应取什么穴位呢?

岐伯回答说:取天容穴。

黄帝说:若其人咳嗽而气上逆,气机不畅而胸痛的,应取什么穴位呢?

岐伯说:这就应该取廉泉穴。

黄帝又说道:针刺穴位的深浅有什么度数吗?

岐伯回答说:在针刺天容穴时,进针深度不得超过一寸,在砭刺廉泉穴位时,看到病人面部血色改变时就停止进针。

黄帝说道:讲得很好。

黄帝说:刺节中所讲的发蒙针法,我还不明白它的意义。发蒙针法本来是治疗耳聋、失明疾患的,而您却说是针刺腑腧,去腑病,那么,针刺哪一个腧穴能治耳目之病呢?希望能听听其中的缘由。

岐伯说：你问得太妙了，这是针中最妙的地方，也是针刺中最高超的技术，必须心领神会，口中讲的和书本上记载的，还不能道出它的奇妙来。所谓"发蒙"，也就是指它的疗效比开发蒙聩还要迅速。

黄帝说：讲得好，希望能详尽地听听你的介绍。

岐伯说：针刺这种病必须在正午之时，针刺患者的听宫穴，使针感传到瞳孔，耳中也能听到进针之声，这就是腑腧的作用，也就是刺其腧穴的意义。

黄帝说：讲得好，那么所谓耳中听到针声是什么意思？

岐伯回答说：就是在针刺听宫穴时，叫病人用手紧紧捏住两个鼻孔，然后迅速闭口不出声，这样耳内就会伴随针的刺入相应地听到声音。

黄帝说：妙！这真是在无形之中使针刺感应加以传导，尽管眼睛不能看到针进何处，然而就像亲眼看见一样，收到明显效果，实在是得心应手出神入化了。

黄帝说：刺节中所讲的去爪针法，您说是针刺关节和四肢络脉的，希望您能详尽地解释一下。

岐伯说：腰脊是人体的大关节；肢和胫是人体行走活动的枢纽。阴茎和睾丸是人身中生育繁殖的枢机，精液储藏于此，排泄以此为通道，所以如果饮食不能节制，喜怒无常，精液就不能正常运行，而内聚于睾丸，水道因之不通，睾丸渐大而水肿，从而俯仰不便，行动受限，这种病是由于体内有水液积聚，使上气不通，下气不泄所致，应该采用铍针或砭石放水的方法来治疗这种外形臃肿显露，一般的衣裤都无法遮蔽的疾病，就像修剪掉多余的指甲一样，所以把这种治疗方法称做去爪。

黄帝说：讲得好，我懂了。

黄帝说：刺节中所讲的彻衣针法，您认为是遍刺诸阳经的奇穴，没有固定的部位。希望您能详尽地讲给我听。

岐伯说：这种刺法是用于阳气有余而阴气不足的疾病。阴气不足就会生内热，阳气有余就容易产生外热，内外之热交结在一起，就像怀里抱着烧得炽热的炭火似的，怕接触衣服，更不可靠近他的身体，全身热得连炕席都不敢沾。由于腠理闭塞，因而汗无法排出，舌焦唇枯，咽喉干燥，急欲饮水，饮食辨不出好坏。

黄帝说：讲得好。那么怎样取穴来治疗呢？

岐伯说：取手太阴肺经的天府穴，足太阳膀胱经的大杼穴各针刺三次，再针刺足太阳膀胱经的中膂穴以泻热，然后以补法针刺足太阴脾经、手太阴肺经使其出汗，待热退汗少时，病也就好了。其奏之捷，比脱衣还要快！

黄帝说：讲得好！

黄帝说：刺节所讲的解惑针法，您说要完全了解调和阴阳的道理，根据病情施以补泻手法，使有余不足发生转化，那么这种情况如何才能了解呢？

岐伯说：人得了中风偏瘫一类的疾病后，气血必有偏虚的地方，虚的地方气血不足，实的地方邪气有余，病人常感觉到身体左右轻重不相称，倾斜反侧，宛转俯伏等均不能自如，甚至分不清东西南北，病症忽上忽下，反复多变，起伏不定，比神志迷惑一类的病症还要严重。

黄帝说：好的。那么如何取穴治疗呢？

岐伯说：泻其有余的邪气，补其不足的正气，使阴阳恢复平衡，照这样用针，奏效就非常快，

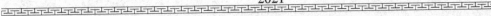

就好像疑惑顿解一样。

黄帝说：讲得好。请把这些记录下来，藏到灵兰之室，不要轻易拿出来。

黄帝说：我听说有针刺五邪的方法，什么叫五邪呢？

岐伯说：致病邪气中有痈邪，有实大的邪、有微弱的邪、有热邪、有寒邪，这就叫五邪。

黄帝说：怎样刺五邪呢？

岐伯说：针刺五邪的方法，不超过五条，热盛的病针刺后使热消，痈肿不散的病人针刺后使肿消散，寒痹病针刺后使寒痹温通，体虚邪微的病针刺应助阳补益，邪气盛大的病针刺应驱除邪气，请让我再把具体的针刺法讲给你听。

一般来说，针刺痈邪时，不可迎着痈邪的锐势而妄用泻法，应改变通常治法，耐心从缓施治以改变病邪的性质，不使成脓。针刺时应超越邪气散布的范围，针刺邪气所向的穴位，使痈邪不能留聚在固定的处所，这样痈邪就容易消散。所以不论阴经阳经通过生痈处所的，都要选取其经脉腧穴以泻去之。

凡是针刺盛大的邪气，用泻法，逐渐泻其有余之邪气，则邪气就会日趋虚衰，通过砭刺使正气运行道路通畅，用针祛除邪气，肌肉自然会亲附致密，观察病人邪气已去，真气恢复才止针，因大的实邪多在三阳经，故宜针刺病人各阳经分肉之间的穴位。

凡是针刺微小邪气，是使正气逐渐盛大，应用补法，其补正气不足，邪气就无害于身体了。同时审察邪气的确切部位，当其尚未深入时，迎而夺之，这样使远近的真气尽至，真气充足，邪气就不会由外而内侵，留于体内，所以针刺时宜选取有邪的分肉间的穴位治疗。

凡是针刺热邪，是使热邪发散于外，病邪排出之后，不再发热，热势退去，病也就消散了，这种刺法在针刺时应当给热邪发散疏通道路，开辟门户，使邪气得以排出，病也就可以好了。

凡是针刺寒邪，应注意经常温养正气，进针出针都要缓慢，使神气恢复正常，出针后要揉按针孔，使针孔闭合，正气才不致于分散于外，虚实得以调和，真气就可固密内存了。

黄帝说：针刺五邪应当如何选用针具呢？

岐伯说：针刺痈，当用铍针，针刺盛大的邪气，当用锋针，针刺虚弱的小邪，当用员利针，针刺热邪病当用镵针，针刺寒邪病当用毫针。

请让我再谈谈解结的理论。人与自然界相适应，与四时气候的变化相符合，也就是人与天地相参，懂得这个道理，才可谈论解结这个问题。比如地下有潮湿的环境，地上才能生长出苇蒲，根据这个道理，从观察人的形气强弱，就可以知道体内气血的盛衰。所谓阴阳变化，可以用寒暑的变化来说明，在炎热的暑天，地下的湿气蒸发了，草木根茎的水分就减少了。人体受了暑热而熏蒸，卫阳散发于外，所以皮肤弛缓，腠理开泄，气血耗损，汗液大泄，肌肤湿润滑利。在寒冷的冬天，大地封冻，水寒结冰，人体阳气收藏于内，所以皮肤致密，腠理闭塞，汗不出，血气强，肌肉坚劲涩滞。在这种严寒的时候，善于行舟的人，不能在冰上往来，善于垦地的人，不能凿开冰冻之土。善于用针刺治病的人，也不能治好四肢厥逆的病症。若血脉因寒而凝滞，坚结不畅，也不能立即使其变得柔软。所以善于行舟的人，必须等到天气转暖，冰消冻解，才能在水上行舟。善于垦地的人，也要等到天暖冻化才能垦地。人体的血脉也是要阳气运行，血脉才能流通，所以治疗厥逆病时，必须先用温熨的方法，调和经脉，在掌、腋、肘、脚、项、脊等关节交会之处施以温熨，当温熨热气通达各处以后，血脉的运行也就恢复正常了。然后再观察病情，若脉搏滑利的，是卫气浮于体表，可用针刺的方法使其平复；脉搏坚紧的，邪气盛于内，可用针刺的方法使其破散，直到厥逆之气下行为止，这就是所说的解结。

用针刺治病,重点在于调气。水谷饮食由口入胃,化生营气、卫气,各走自己循行的道路。宗气留积于胸中而为气海,其下行的部分灌注于足阳明胃经的气街穴处,上行的部分走于呼吸之道。所以,当足部发生厥冷时,就是因为宗气不能下注,经脉中的血液也随着凝滞不行所致,因而如不先用艾灸温熨的方法调和气血,也就不适宜取穴进行针刺了。

　　用针刺治疗疾病时,必须首先诊察出经络的虚实,用手循经切按,弹动经脉,看到应指而动的部位,然后取针刺入穴内。

　　手足六经脉气调和的,是无病的征象,即使有些轻微的小病,也会不治自愈。如果某一条经脉上实下虚而经气不通,这必定是由横络受邪较盛并加于正经,致使正经阻滞不通所致,在用针治疗时应找出疾病所在而行泻法,这就是所讲的解结方法。

　　腰以上寒冷,腰以下发热的疾病,用针治疗时,一定要先刺颈项部足太阳膀胱经的穴位,并且长时间留针。针刺以后,还应同时温熨项和肩胛部,直到腰部上下热气相合才可止针,这就是所说的推而上之的方法。

　　腰以上发热,腰以下寒冷的疾病,在用针刺治疗时,要诊察出经络上出现下陷的虚脉,然后取该处穴位下针施治,直到腰上部的阳气下行后才止针。这就是所谓的引而下之的针法。

　　对于全身高热,热极发狂,且妄见、妄闻、妄言的,用针治疗时,要诊察足阳明经及络脉的虚实之后针刺,虚证用补法,实证则用泻法,操作时让病人仰卧,医者站在病人的头前,用双手的拇指、食指挟按病人颈部动脉,挟持时间要长一些,然后从颈部切按到缺盆处,再重复上述操作过程,直到热退为止,这就是所说的推而散之的针法。

　　黄帝说:有脉受邪而发生数十种病的,或疼痛,或痈肿,或发热,或恶寒,或发痒、或痹痛、或麻木不仁,变化无穷,这是什么原因呢?

　　岐伯说:这都是由于不同邪气侵袭经脉而发生的。

　　黄帝说:我听说气有很多种,有真气,有正气,有邪气,那么什么叫做真气呢?

　　岐伯说:所谓真气,是由人体所接受的先天元气与后天吸收的水谷精气合并而成,而且充养全身,是生命活动的动力。所谓正气,就是正风,是与季节相适应的正常气候,是按照时令节气有规律地从一方而来的风,不是虚风。邪气就是带有戕贼性质,能伤害人体的虚风,而且它伤害人体深重,不经过治疗,也不会自行消散。正风一般不会伤害人体而致病,即使伤害了人体也较浅,与体内真气融合后,真气能胜过它就会自行消散,因为正风比较柔弱和缓,不能战胜真气,所以即使病了也可自愈。

　　虚邪贼风一旦侵害人体,会出现恶寒战栗,毫毛竖起,腠理开泄等症状。如邪气逐渐深入,抟聚于骨的,就形成骨痹;抟聚于筋的,则出现筋挛;抟聚于血脉中,血脉闭塞不畅,则形成为痈;抟聚肌肉与卫气的,若阳邪偏胜就形成热证,阴邪偏盛就形成寒证。寒邪偏盛就会使真气离去,其真气虚衰,身体呈现虚寒;邪气抟聚于皮肤之间,其气外泄,腠理开张,毫毛动摇脱落,邪气在皮肤往来行走,就会瘙痒,若邪气滞留不去,就形成痹证。若卫气运行不畅,则见身体麻木不仁。

　　虚邪侵入人体半身的深部,唇留于营卫之间,营卫的功能衰减,则真气耗散离去,邪气单独留聚体内,就会发生半身不遂等偏枯的症状。邪气侵害较浅的部位,也会因血脉不和而发生半身偏痛的症状。

　　虚邪如果侵入人体较深,寒邪与热邪相互抟聚,久留不去而停著于内。若寒胜于热,寒凝筋骨经脉,则骨骼关节疼痛,肌肉枯萎;若热胜于寒,则肌肉腐烂而化为脓,如向内进一步伤及于骨骼，就会形成骨蚀之病。虚邪结聚于筋脉，筋脉挛屈而不能伸展，虚邪久留其间而不退，则发为筋瘤病。虚邪结聚于内，卫气留滞不行于外，以致津液不能向外输布，留积肠胃之间，与邪气相合，就会成为肠瘤。肠瘤需数年才能生成，用手揉按时感觉柔软。如邪气结聚，卫气不行，津液停留，复感于邪凝结日甚，就成为昔瘤，用手揉按感觉坚硬。邪气抟聚侵入到骨骼，邪气依附于骨，骨与邪气并合，日渐增大，则成为骨疽。如果病邪凝结聚于肌肉，宗气归积，邪留不去，若有热则化为脓，没有热则形成为肉疽。以上这几种邪气致病，其发作时没有一定的部位，然而都有一定的病名。

卷 二 十 二

卫气行第七十六①

①卫气行第七十六:伯坚按:本篇和《甲乙经》《黄帝内经太素》《类经》三书的篇目对照列表于下:

灵　枢	甲　乙　经	黄帝内经太素	类　经
卫气行第七十六	卷一——气息周身五十营四时十分漏刻第九	卷十二——卫五十周篇	卷八——卫气运行之次（经络类二十五）

【释题】 马莳说:详论卫气之行,故名篇。

【提要】 本篇用黄帝、岐伯问答的形式,讲卫气在人体内一昼夜之间,可以环绕全身行五十次,以及每一天什么时刻行到什么经脉。施行针刺疗法时,如果病在三阳经,应当等待卫气行到阳经的时刻方可刺。如果病在三阴经,应当等待卫气行到三阴经的时刻方可刺。

黄帝问于岐伯曰:愿闻卫气之行,出入之合①何如?

岐伯曰:岁有十二月,日有十二辰②,子午为经,卯酉为纬③,天周二十八宿,而一面七星,四七二十八星④,房昂为纬,虚张为经⑤。是故房至毕为阳,昂至心为阴,阳主昼,阴主夜⑥,故卫气之行,一日一夜五十周于身,昼日行于阳二十五周,夜行于阴二十五周,周于五藏⑦。是故平旦阴尽,阳气出于目,目张则气上行于头,循项下足太阳,循背下至小趾之端⑧。其散者别于目锐眦,下手太阳,下至手小指之端外侧⑨。其散者别于目锐眦,下足少阳,注小趾次趾之间⑩。以上循手少阳之分侧,下至小指次指之间⑪。别者以上至耳前,合于颔脉,注足阳明,以下行至跗上,入五趾之间⑫。其散者,从耳下,下手阳明,入大指之间,入掌中⑬。其至于足也,入足心,出内踝下,行阴分,复合于目,故为一周⑭。

【本段提纲】　马莳说:此言卫气之行,昼行于阳经,夜行于阴经,而一昼一夜乃二十五度周于身也。

【集解】

①出入之合:马莳说:出入者,或出阳经以入阴经,或出阴经以入阳经也。

钱熙祚说:《甲乙经》作"会"。

②日有十二辰:张介宾说:十二辰即十二支也,在月为建,在日为时也。

③子午为经,卯酉为纬:张介宾说:天象定者为经,动者为纬。子午当南北二极,居其所而不移,故为经。卯酉常东升西降,列宿周旋无已,故为纬。

陈璧琉、郑卓人合编《灵枢经白话解》:子午为经,卯酉为纬。经是直线,纬是横线。《周礼》体国经野疏:南北之道谓经,东西之道为纬。在十二地支所分配的方位中,子在北位,午在南位,卯在东位,酉在西位,因子午卯酉分别配属于自南至北的直线和自东至西的横线,所以说:子午为经,卯酉为纬。

④四七二十八星:张介宾说:天分四面,曰东西南北,一面七星。如角亢氐房心尾箕,东方七宿也。斗牛女虚危室壁,北方七宿也。奎娄胃昴毕嘴参,西方七宿也。井鬼柳星张翼轸,南方七宿也,是为四七二十八星。

⑤房昴为纬,虚张为经:杨上善说:经云虚张为经者错矣,南方七宿星为中也。

马莳说:一岁之内,有十二月,一日之中,有十二时,其夜之子时,昼之午时,当为南北之经,经者自纵而言之也,旦之卯时,夕之酉时,当为东西之纬,纬者自横而言之也。绕天一周,有二十八宿,而一方计有七星,四方各七,则四七计有二十八星,其房昴为东西之纬,虚张为南北之经。

张介宾说:房在卯中,昴在酉中,故为纬。虚在子中,张在午中,故为经。

陈璧琉、郑卓人合编《灵枢经白话解》:二十八宿,是古代天文学名词,也是天体运行所环周之处。古人把周天之星,四方各分有主要的七宿,亦称七曜星。合共二十八宿。其中的房宿在东方,昴宿在西方,东西为横线,所以说,房昴为纬,虚宿在北方,张宿在南方,南北为直线,所以说,虚张为经。

⑥是故房至毕为阳,昴至心为阴,阳主昼,阴主夜:杨上善说:经云昴至尾为阴,便漏心宿也。

马莳说:房至毕则为星之属阳者也,昴至心则为星之属阴者也,阳星则主于昼,阴星则主于夜。

张介宾说:自房至毕,其位在卯辰巳午未申,故属阳而主昼。自昴至尾,其位在酉戌亥子丑寅,故属阴而主夜。

陈璧琉、郑卓人合编《灵枢经白话解》:房至毕为阳,昴至心为阴。这是把二十八宿,对分为阴阳两方面,每一方面,各十四宿。房宿在东方,从房宿经过南方而至西方的毕宿共十四宿,在十二地支中为卯辰巳午未申六个时辰,也就是从早晨到傍晚,属于白昼的时间,昼为阳,所以说"房至毕为阳"。昴宿在西方,从昴宿经北方而至东方的心宿共十四宿,在十二地支中为酉戌亥子丑寅六个时辰,也就是黄昏到黎明的时间,夜为阴,所以说"昴至心为阴"。为了易于理解,特作示意图如下:

自昴至心为阴

壁室危虚女牛斗

亥　　子　　丑
　　　北

戊　　　　　　寅

奎娄胃昴毕觜参

箕尾心房氐亢角

酉　西　　　　　东　卯

申　　　　　　辰

未　　南　　巳
　　　午

井鬼柳星张翼轸

阳为毕至房自

⑦故卫气之行，一日一夜五十周于身，昼日行于阳二十五周，夜行于阴二十五周，周于五藏：杨上善说：昼行手足三阳，终而复始，二十五周，夜行五藏，终而复始，二十五周也。

马莳说：人身卫气之行，一日一夜，当为五十周于身，其昼日行于阳经者，二十五周，盖自足太阳而至手阳明也。夜行于阴经者，二十五周，盖自足少阴而至足太阴也。彼六气者自甲子以至戊辰，五藏方周百刻，而卫气则一昼夜而周，故谓之周于五藏也。

张介宾说：卫气之行于身者，一日一夜凡五十周于身。天之阳主昼，阴主夜。人之阳主府，阴主藏。故卫气昼则行于阳分二十五周，夜则行于阴分二十五周。阳分者言表言府，阴分者言里言藏也，故夜则周于五藏。岁当作藏。

钱熙祚说：原刻"藏"误作"岁"，依《甲乙经》改。

⑧是故平旦阴尽，阳气出于目，目张则气上行于头，循项下足太阳，循背下至小趾之端：杨上善说：行于五藏，阴气尽也。卫气出目，循足太阳，气出于目也。小趾之端，足小趾外侧端也。

马莳说：自平旦之时，则行于阴经者尽矣，此阳气者即卫气也，出于目之睛明穴，正以目开，则卫气上行于头，乃循项下足太阳膀胱经之众穴，又循背下至足小趾之端至阴穴。

张介宾说：此下言卫气昼行阳分，始于足太阳经，以及六府而及于肾经，是为一周。太阳始于睛明，故出于目。然目者宗脉之所聚，凡五藏六府之精阳气，皆上走于目而为睛，故平旦阴尽，则阳气至目而目张。目张则卫气由睛明穴上头，循项，下足太阳经之分，循背下行，以至足小趾端之至阴穴也。

⑨下至手小指之端外侧：张介宾说：散者，散行者也。卫气之行，不循经相传，故始自目内眦而下于足太阳，其散者自目锐眦而行于手太阳也。下至手小指之间外侧少泽穴也。

河北医学院《灵枢经校释》:"端"原作"间",据《太素》卷十二卫五十周改。

⑩其散者别于目锐眦,下足少阳,注小趾次趾之间:张介宾说:此自太阳行于足手少阳也。目锐眦,足少阳瞳子髎也。足小趾次趾之间,窍阴穴也。

⑪以上循手少阳之分侧,下至小指次指之间:张介宾说:分侧当作外侧,小指下当有次指二字,谓手少阳关冲穴也。

河北医学院《灵枢经校释》:"次指"原脱,据《太素》卷十二卫五十周及杨注补。

⑫别者以上至耳前,合于颌脉,注足阳明,以下行至跗上,入五趾之间:张介宾说:此自少阳而行于手足阳明也,合于颌脉,谓由承泣、颊车之分,下注足阳明经。五趾当作中趾,谓厉兑穴也。

顾观光说:入五趾之间,经文无称五趾之例,以《经脉篇》校之,当作"中趾"。

⑬其散者,从耳下,下手阳明,入大指之间,入掌中:杨上善说:眦,目崖,一曰目眶。散者,卫之悍气,循足太阴脉而有余别,故曰散者。别目兑眦,目外决眦也。目之兑眦,有手太阳,无足太阳,今言别者,足太阳脉系于目系,其气至于兑眦,故卫气别目兑眦,下手太阳,至小指之端外侧也。行此手足太阳,一刻时也。卫之悍气别者,循足少阳至小趾次趾之间。别者循手少阳至于小指次指之间,二刻时也。卫之悍气别者,合于颌脉,谓足阳明也。入五指间者,谓足阳明络,散入十指间,故刺疟者,先刺足阳明十趾间也。手阳明偏历大络斜肩髃上曲颊偏齿。其别者从齿入耳,故卫别于耳下,下手阳明至大指间。入掌中者,手阳明脉不入掌中,而言入者,手阳明脉气虽不至掌中,卫之悍气循手阳明络至掌中,三刻时也。

张介宾说:手阳明之别者入耳,故从耳下行本经。大指下当有"次指"二字,谓商阳穴也。

⑭其至于足也,入足心,出内踝下,行阴分,复合于目,故为一周:杨上善说:卫之悍气,昼日行手足三阳已,从于足心,循足少阴脉上,复合于目,以为行阳一周,如是昼日行二十五周也。

马莳说:此阳气者即卫气也,出于目之睛明穴,正以目开,则卫气上行于头,乃循项下足太阳膀胱经之众穴,又循背下至足小趾之端至阴穴,其在头而散者,别于目之锐眦近听宫穴,下手太阳小肠经,而至于手小指外侧之少泽穴,其在头而又散者,别于目锐眦,即足少阳之瞳子髎穴,以下足少阳之经,而注于足第四趾间之窍阴穴,又从而上循手少阳之分侧,以下至手小指之间关冲穴,其别而散者以上至耳前,合于颌脉,上近足阳明经之承泣穴,乃注足阳明之经而下行至足跗面之冲阳穴,入次趾之间厉兑穴,其在头而散者,从耳下下行手阳明经之迎香等穴以入于大(当作次)指之间商阳穴,入手掌中,此则昼行于阳经者如此,计二十五度,至夜则行于阴经,亦二十五度,其至于足少阴肾经,乃足心之涌泉穴,出内踝,下行阴分,自足少阴肾经而行手少阴心经、手太阴肺经、足厥阴肝经、足太阴脾经,其夜行于阴经者,计有二十五度,至明日平旦,阴经已尽,而阳经又受气,则复因目开而会于目,又自足太阳膀胱经之睛明穴始也,故谓之五十度为一周者如此。

张介宾说:此自阳明入足心出内踝者,由足少阴肾经以下行阴分也。少阴之别为跷脉,跷脉属于目内眦,故复合于目,交于足太阳之睛明穴。此卫气昼行之序,自足手六阳而终于足少阴经,乃为一周之数也。按卫气之行,昼在阳分,然又兼足少阴肾经,方为一周。考之《邪客篇》亦曰,卫气者昼日行于阳,夜行于阴,尝从足少阴之分间,行于五藏六府。然则无论昼夜,皆不离于肾经者何也?盖人之所本,惟精与气。气为阳也,阳必生于阴。精为阴也,阴必生于阳。故营本属阴,必从肺而下行。卫本属阳,必从肾而上行。此即卫出下焦之义。而肾属水,水为气之本也,故上气海在膻中,下气海在丹田,而人之肺肾两藏,所以为阴阳生息之根本。

张志聪说:玉师曰,经言卫气先行皮肤,先充络脉,是卫气与络脉相通也,卫气大会于风府,日下一节,二十一日下至尾骶内,行于伏冲之脉,是卫气行于皮肤而内行于经脉也,此言卫气入于阳明之颃脉,是荣卫之行于经脉外内,又不可执一而论。

是故日行一舍,人气行于身一周,与十分身之八[①];日行二舍,人气行于身三周[②],与十分身之六[③];日行三舍,人气行于身五周,与十分身之四[④];日行四舍,人气行于身七周,与十分身之二[⑤];日行五舍,人气行于身九周[⑥];日行六舍,人气行于身十周,与十分身之八[⑦];日行七舍,人气行于身十二周在身,与十分身之六[⑧];日行十四舍,人气二十五周于身有奇分,与十分身之二[⑨],阳尽于阴,阴受气矣[⑩]。其始入于阴,常从足少阴注于肾,肾注于心[⑪],心注于肺[⑫],肺注于肝[⑬],肝注于脾[⑭],脾复注于肾为周[⑮],是故夜行一舍,人气行于阴藏一周与十分藏之八,亦如阳行之二十五周,而复合于目[⑯],阴阳一日一夜,合有奇分十分身之二,与十分藏之二[⑰],是故人之所以卧起之时有早晏者,奇分不尽故也。

【本段提纲】　马莳说:此承上文而详言卫气昼夜各行二十五度之义也。

【集解】

①是故日行一舍,人气行于身一周,与十分身之八:杨上善说:以下俱言行阳二十五周,人气行身一周,复行第二周内十分之中八分,即日行之一舍也。

马莳说:人气者卫气也,对天之日数而言,故谓卫气为人气,此当言日行舍八分七厘半,漏水下三刻一分二厘半,人气行一周五分六厘二毛半。

张介宾说:此下言卫气运行之数也,天周二十八舍,而一日一周,人之卫气昼夜凡行五十周,以五十周为实,而用二十八归除之,则日行一舍,卫气当行一周,与十分身之七分八厘五毛有奇数为正数,此言一周与十分之八者,亦如天行过日一度,而犹有奇分也。舍即宿也,按太史公律书及天官等书,俱以二十八宿作二十八舍,曰舍者为七政之所舍也。

顾观光说:人气行一周与十分身之八,《素问·八正神明论》注:"行"下有"于身"二字,与下文一例,当补。

陈璧琉、郑卓人合编《灵枢经白话解》:人气,在这里是指卫气。在一昼夜中,天周二十八宿,卫气则在全身运行五十周,用二十八去除五十,等于一·七八五余二,也就是说日行一宿的时间,卫气在全身运行了一周又千分之七百八十五,因为零数以四舍五入的计算方法,变为整数,即成为一周又十分之八,所以说"人气行一周与十分身之八"。余类推。

河北医学院《灵枢经校释》:"于身"原脱。据《甲乙》卷一第九及《素问·八正神明论》王注引文补,以与后文相合。

②日行二舍,人气行于身三周:钱熙祚说:原作"人气行二周于身",依《甲乙经》改正。

河北医学院《灵枢经校释》:"于身三周"原作"二周于身",据《甲乙》卷一第九及《素问·八正神明论》王注引,并参照黄校本改,以与后文合。

③与十分身之六:马莳说:当云日行一舍七分半,漏水下六刻二分半,人气行三周一分二厘半。

张介宾说:日行二舍,人气当行三周于身与十分身之五分七厘一毛有奇为正数,云十分身

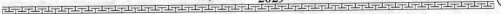

之六者,有奇分也。

④日行三舍,人气行于身五周,与十分身之四:马莳说:当云日行三舍六分二厘半,漏水下九刻三分七厘半,人气行四周六分八厘七毛半。

张介宾说:人气当行五周与十分身之三分五厘七毛有奇为正数,余者为奇分。

⑤日行四舍,人气行于身七周,与十分身之二:马莳说:当云日行三舍半,漏水下十二刻半,人气行六周二分半。

张介宾说:人气当行七周与十分身之一分四厘二毛有奇为正数,余者为奇分。

⑥日行五舍,人气行于身九周:马莳说:当云日行四舍三分七厘半,水下十五刻六分二厘半,人气行七周八分一厘二毛半。

张介宾说:人气当行八周与十分身之九分二厘八毛为正数,余者为奇分。

⑦日行六舍,人气行于身十周,与十分身之八:马莳说:当云日行五舍二分半,水下十八刻七分半,人气行九周三分七厘半,又当增云日行六舍一分二厘半,水下二十一刻八分七厘半,人气行十周九分三厘七毛半。

张介宾说:人气当行十周与十分身之七一厘四毛有奇为正数,余者为奇分。

⑧日行七舍,人气行于身十二周在身,与十分身之六:马莳说:当云日行七舍,水下二十五刻,人气行十二周五分;又当增云日行七舍八分七厘半,水下二十八刻一分二厘半,人气行十四周六厘二毛半;又当增云日行八舍七分半,水下三十一刻二分半,人气行十五周六分二厘半;又当增云日行九舍六分二厘半,水下三十四刻三分七厘半,人气行一十七周一分八厘七毛半;又当增云日行十舍五分,水下二十七刻半,人气行十八周七分半;又当增云日行十一舍二分七厘半,水下四十刻六分二厘半,人气行二十周三分一厘二毛半;又当增云日行十二舍二分半,水下四十三刻七分半,人气行二十一周八分七厘半;又当增云日行十三舍一分二厘半,水下四十六刻八分七厘半,人气行二十三周四分三厘七毛半。

张介宾说:人气当行十二周与十分身之四分九厘有奇为正数,余者为奇分,此一面七星之数也。

⑨与十分身之二:钱熙祚说:原刻误作"四",今以算改正,下同。

杨上善说:人气昼日行阳,二十五周于身有奇分十分身之二,言四误也。

马莳说:此正当云,日行一十四舍,水下五十刻,人气行于身二十五周。

陈璧琉、郑卓人合编《灵枢经白话解》:在一昼夜的时间内,日行二十八宿,卫气运行五十周,如以对半计算,照理日行十四宿,卫气恰好运行二十五周,但如前所述,由于计算日行一宿的时间,是卫气运行了一周又十分之八,用这个数字来乘十四宿的时间,等于二十五周又十分之二,所以说"人气二十五周于身,有奇分与十分身之二"。奇分,就是指有余或不足的奇零之数而言。

河北医学院《灵枢经校释》:"二"原作"四",据日刻本、黄校本、守山阁校本及《太素》卷十二卫五十周及杨注改。

⑩阳尽于阴,阴受气矣:张介宾说:日行七舍为半日,行十四舍则自房至毕为一昼,人气当行二十五周为正数,今凡日行一舍,人气行一周与十分身之八,则每舍当余一厘四毛有奇为奇分,合十四舍而计之,共得十分身之二,是为一昼之奇分也,昼尽则阳尽,阳尽则阴受气而为夜矣。

⑪其始入于阴,常从足少阴注于肾,肾注于心:杨上善说:卫之阳气,昼日行三阳二十五周

已,至夜行于五藏二十五周。肾脉支者从肺出络心,故卫气循之注心者也。卫气夜行五藏皆从能克注于所克之藏以为次也。

⑫心注于肺:杨上善说:心脉直者手少阴复从心系却上肺,故卫气循心注肺者也。

⑬肺注于肝:杨上善说:肝脉支者复从肝别贯膈上注肺,故卫气循肺注肝者也。

⑭肝注于脾:杨上善说:肝脉挟胃,胃脉络脾,故得肝脉注于脾也。

⑮脾复注于肾为周:杨上善说:脾脉足太阴从下入少腹,气生于肾,故卫气循之注肾者也。

马莳说:其始入于阴也,常从足少阴注于肾,肾注于手少阴心经,又注于手太阴肺经,又注于足厥阴肝经,又注于足太阴脾经,又注于足少阴肾经,此乃一昼一夜而为五十度一周也。

张介宾说:此言卫气夜行阴分,始于足少阴肾经以周五藏,其行也以相克为序,故肾心肺肝脾相传为一周,而复注于肾也。

⑯是故夜行一舍,人气行于阴藏一周与十分藏之八,亦如阳行之二十五周,而复合于目:杨上善说:前行阳中,日行一舍,人气行身一周,复行后周十分身之八分,此夜行一舍,人气行阴藏一周,复行后周十分藏之八,与前行阳二十五周数同,亦有二十五周,合五十周,复合于目,终而复始也。

马莳说:日行一舍,人气行于阴藏一周,与十分藏之八,亦如阳行之二十五周,而平旦则复合于目,盖又自睛明穴而始也。

张介宾说:卫气行于阴分二十五周则夜尽,夜尽则阴尽,阴尽则人气复出于目之睛明穴,而行于阳分,是为昼夜五十周之度。

⑰阴阳一日一夜,合有奇分十分身之二,与十分藏之二:杨上善说:行阳奇分十分身之二,行阴奇分亦有十分藏之二,其数同也。

马莳说:阴阳一日一夜各有奇分十分身之四与十分藏之二,人之所以卧起之时有早晏者,正以其所值之时,有奇分未尽故耳。

张介宾说:前日行十四舍,人气行二十五周为半日,凡得奇分者十分身之二,故此一昼一夜日行二十八舍,人气行五十周合有奇分者,在身得十分身之四,在藏得十分藏之二,所谓奇分者言气有过度不尽也,故人之起卧亦有早晏不同耳。

黄帝曰:卫气之在于身也,上下往来不以①其②候气而刺之奈何?

伯高曰:分有多少,日有长短,春秋冬夏,各有分理,然后常以平旦为纪,以夜尽为始③。是故一日一夜,水下百刻。二十五刻者,半日之度也,常如是毋已,日入而止,随日之长短,各以为纪而刺之④。谨候其时,病可与期,失时反候者,百病不治⑤。故曰:刺实者,刺其来也;刺虚者,刺其去也⑥,此言气存亡之时,以候虚实而刺之,是故谨候气之所在而刺之,是谓逢时。病在于三阳⑦,必候其气在于阳而刺之,病在于三阴,必候其气在阴分而刺之⑧。

【本段提纲】　马莳说:此言刺诸经者必候卫气之所在而刺之也。

【集解】

①不以:钱熙祚说:《甲乙经》作"无已","已"与"以"古字通。

②其:钱熙祚说:原刻"其"误作"期",依《甲乙经》改。

③分有多少,日有长短,春秋冬夏,各有分理,然后常以平旦为纪,以夜尽为始:马莳说:正

当候其气之所在而刺之，故虽日之所分，有多有少，春分后日长，秋分后日短，而春夏秋冬其昼夜刻数，各有分理，然以所候卫气者，常以平旦为纪，则知其行于阳经，以夜尽为始，则知其行于阴经。

张介宾说：四时分至昼夜，虽各有长短不同，然候气之法，必以平旦为纪，盖阴阳所交之候也。

④是故一日一夜，水下百刻。二十五刻者，半日之度也，常如是毋已，日入而止，随日之长短，各以为纪而刺之：张介宾说：一昼一夜凡百刻，司天者纪以漏水，故曰水下百刻，二十五刻者得百刻四分之一，是为半日之度，分一日为二则为昼夜，分一日为四时，则朝为春，日中为夏，日入为秋，夜半为冬，故当以平旦为阳始，日入为阳止，各随日之长短，以察其阴阳之纪而刺之也。

⑤谨候其时，病可与期，失时反候者，百病不治：张介宾说：失时反候，谓不知四时之气候，阴阳之盛衰，而误施其治也。

⑥故曰：刺实者，刺其来也；刺虚者，刺其去也：杨上善说：刺实等，卫气来而实者，可刺而泻之，卫气去而虚者，可刺而补之。

张介宾说：邪盛者为实，气衰者为虚，刺实者刺其来，谓迎其气而夺之，刺虚者刺其去，谓随其气去而补之也。

⑦病在于三阳：河北医学院《灵枢经校释》："病在于三阳"，原脱"病"字，例以下文，当有"病"字，据《甲乙》卷一第九补。另《甲乙》卷一第九"三阳"作"阳分"。

⑧必候其气在于阳而刺之，病在于三阴，必候其气在阴分而刺之：杨上善说：补泻之道，必须候于邪气所在刺之。病在手足三阳，刺之可以用疗阳病之道也，病在三阴，刺之可以取疗阴病之道也。

张介宾说：病在三阳，必候其气在阳分而刺之，病在三阴，必候其气在阴分而刺之，此刺卫气之道，是谓逢时，逢时者逢各阴阳之气候也。

水下一刻，人气在太阳，水下二刻，人气在少阳，水下三刻，人气在阳明，水下四刻，人气在阴分①。水下五刻，人气在太阳，水下六刻，人气在少阳，水下七刻，人气在阳明，水下八刻，人气在阴分②。水下九刻，人气在太阳，水下十刻，人气在少阳，水下十一刻，人气在阳明，水下十二刻，人气在阴分③。水下十三刻，人气在太阳，水下十四刻，人气在少阳，水下十五刻，人气在阳明，水下十六刻，人气在阴分④。水下十七刻，人气在太阳，水下十八刻，人气在少阳，水下十九刻，人气在阳明，水下二十刻，人气在阴分⑤。水下二十一刻，人气在太阳，水下二十二刻，人气在少阳，水下二十三刻，人气在阳明，水下二十四刻，人气在阴分⑥。水下二十五刻，人气在太阳，此少半日之度也⑦，从房至毕一十四舍⑧，水下五十刻，半日之度也，从昴至心亦十四舍，水下五十刻，终日之度也⑨。回行一舍，水下三刻与七分刻之四⑩，大要⑪常以日之加于宿上也，人气在太阳，是故日行一舍，人气行三阳与阴分⑫，常如是无已，与天地同纪⑬，纷纷盼盼⑭，终而复始，一日一夜，水下百刻而尽矣⑮。

【本段提纲】马莳说：此承上文而详卫气有在阳在阴之时正当候其气而刺之也。

【集解】

①水下一刻,人气在太阳,水下二刻,人气在少阳,水下三刻,人气在阳明,水下四刻,人气在阴分:杨上善说:在太阳者,在手足太阳也。在少阳者,谓是手足少阳。在阳明,谓是手足阳明也。

马莳说:方漏水下一刻,则卫气在手足太阳经,漏水下二刻,则卫气在足手少阳经,漏水下三刻,则卫气在足手阳明经,然卫气慓悍疾利,故日间虽当行于阳经,而又于漏下四刻之时,则入足少阴肾经。本经《邪客篇》云:卫气者,出其悍气之慓疾而先行于四末皮肤分肉之间而不休者也,昼日行于阳,夜行于阴,常从足少阴之分间行于五藏六府者是也。故曰:水下四刻,卫气在阴分。下文水下八刻、十二刻、十六刻、二十刻、二十四刻皆曰在阴分者,俱指足少阴肾经而言也。

张介宾说:此以平旦为始也,太阳、少阳、阳明,俱兼手足两经为言,阴分则单以足少阴经为言,此卫气行于阳分之一周也。

②水下五刻,人气在太阳,水下六刻,人气在少阳,水下七刻,人气在阳明,水下八刻,人气在阴分:张介宾说:此卫气行于阳分之二周也。

③水下九刻,人气在太阳,水下十刻,人气在少阳,水下十一刻,人气在阳明,水下十二刻,人气在阴分:张介宾说:此卫气行于阳分之三周也。

④水下十三刻,人气在太阳,水下十四刻,人气在少阳,水下十五刻,人气在阳明,水下十六刻,人气在阴分:张介宾说:此卫气行于阳分之四周也。

⑤水下十七刻,人气在太阳,水下十八刻,人气在少阳,水下十九刻,人气在阳明,水下二十刻,人气在阴分:张介宾说:此卫气行于阳分之五周也。

⑥水下二十一刻,人气在太阳,水下二十二刻,人气在少阳,水下二十三刻,人气在阳明,水下二十四刻,人气在阴分:张介宾说:此卫气行于阳分之六周也。

⑦水下二十五刻,人气在太阳,此少半日之度也:张介宾说:水下二十五刻,计前数凡六周于身,而又兼手足太阳二经,此日行七舍,则半日之度也,按前数二十五刻得周日四分之一,而卫气之行止六周有奇,然则总计周日之数,惟二十五周于身,乃与五十周之义未合,意者水下一刻,人气在太阳者二周,或以一刻作半刻,则正合全数,此中或有别解,惟后之君子再正。

钱熙祚说:原刻脱“少”字,依《甲乙经》补,少半日者,四分日之一也。

⑧从房至毕一十四舍:钱熙祚说:原刻“一”误作“二”,依《甲乙经》改。

⑨水下五十刻,半日之度也,从昴至心亦十四舍,水下五十刻,终日之度也:张介宾说:从房至毕十四舍为阳,主一昼之度,水下当五十刻,从昴至心十四舍为阴,主一夜之度,亦水下五十刻,昼夜百刻,日行共少天一度,故此一昼五十刻,日行于天者半度也。

钱熙祚说:“半日之度也,从昴至心亦十四舍,水下五十刻,终日之度也”。已上二十三字,原刻并脱,依《甲乙经》及《素问·八正神明论》注引此文补。

钱熙祚又说:原刻“半日之度也”下有“半度回行”四字,不可通,依《甲乙经》删。

⑩回行一舍,水下三刻与七分刻之四:杨上善说:回行一舍,水下三刻与七分刻之四,言七分刻之二者错矣。置五十刻,以十四除之,法实俱半之,得七分之四也。

张介宾说:此言日度回行一舍,则漏水当下三刻与七分刻之四,若以二十八归除分百刻之数,则每舍当得三刻与十分刻之五分七厘一毫四丝有奇,亦正与七分刻之四,毫忽无差也,此节乃约言二十八舍之总数,故不论宿度之有多寡也。

⑪大要：河北医学院《灵枢经校释》："大要"，此下原有"曰"字，据《甲乙》卷一第九删，此处大要非古经大要之名，乃《素问·八正神明论》王注"略而言之"之意。

⑫常以日之加于宿上也，人气在太阳，是故日行一舍，人气行三阳与阴分：杨上善说：卫气行三阳上于目者，从足心循足少阳脉上至目，以为一刻。若至于夜，便入肾，常从肾注于肺，昼夜行藏二十五周，明至于目，合五十周，终而复始，以此为准，不烦注解也。

钱熙祚说：原刻"三阳"下衍"行"字，依《甲乙经》改。

河北医学院《灵枢经校释》："阳"，此后原有"行"字，据《甲乙》卷一第九及《太素》卷十二卫五十周删。

⑬常如是无已，与天地同纪：张介宾说：以日行之数，加于宿度之上，则天运人气，皆可知矣，此总结上文而言人与天地同其纪也。

⑭纷纷：史崧说：纷纷，按《太素·音义》云普巴切。

陆懋修说：纷，普巴切，分明之貌。

⑮水下百刻而尽矣：杨上善说：卫气行身不息，纷纷纷纷，无有穷期也。

张介宾说：纷纷纷纷，言于纷纭丛杂之中，而条理不乱也，故终而复始，昼夜循环，无穷尽矣。

《卫气行第七十六》今译

黄帝问岐伯说：我希望听你谈谈卫气是怎样出入，阴阳表里，怎样汇合的？

岐伯回答说：一年有十二个月，一天有十二个时辰。十二时辰与东西南北四方有一定的配属关系，子时属北位，午时属南位，南北呈竖线为经，所以说子时午时是经，卯时在东位，酉时在西位，东西呈横线为纬，所以说卯时酉时是纬。整个天周共有二十八个星宿，它们分布在东、南、西、北四方，每一方分别有七个星宿。东方七个星宿是角、亢、氐、房、心、尾、箕，北方的七个星宿是斗、牛、女、虚、危、室、壁，西方的七个星宿是奎、娄、胃、昴、毕、嘴、参，南方的七个星宿是井、鬼、柳、星、张、翼、轸。四个方向总共有二十八个星宿。房宿居东方，昴宿居西方，所以房昴是纬，虚宿居北方，张宿居南方，所以虚张是经。天体的运行，从东方的房宿，经过南方至西方的毕宿，其位在十二地支中为卯、辰、巳、午、未、申六个时辰，这六个时是白昼，属阳，所以从房至毕为阳的运行，由西方的昴宿经过北方至东方的心宿，其位在十二地支中为酉、戌、亥、子、丑六个时辰，这六个时辰为夜晚，所以从昴至心为阴的运行。卫气的运行，在一日一夜之间，要循行全身五十周次。白天在阳分运行二十五周次，夜晚在阴分运行二十五周次，也就是周行于五脏之间。因此，当黎明到来的时候，卫气在阴分已运行完二十五周次之后，出于目，眼睛张开，卫气开始从目内眦上行到头部，沿着项后足太阳膀胱经下行，接着沿背向下，到足小趾外侧端的至阴穴。另一条散行的，从眼内眦别出，向下沿着手太阳小肠经，下行到手小指外侧端的少泽穴。另一条散行的，也从眼内眦别出，沿着足少阳胆经向下，注入到足小趾和第四趾之间的窍阴穴。然后又向上沿手少阳三焦经所过的部位，下行到手小指与次指之间的关冲穴。从手少阳别行向上行到耳前，会合于颔脉，注入足阳明胃经，再向下运行到足背，进入足中趾的厉兑。另一条散行的，是从耳向下，沿手阳明大肠经，进入大指、次指间的商阳穴，再注入手掌之中。至于卫气从足阳明经行到足部的，则进入足心的涌泉，从足内踝出来，入足少阴经，由足少阴肾经行于阴分。然后，行于手少阴心经、手太阴肺经、足厥阴肝经、足太阴脾经，最后沿着足少阴肾经的别支跷脉，又复会合于眼内眦，相交于足太阳膀胱经的睛明穴。这就是卫气周而复始运行一周的情况。

天象运行一舍，卫气在人身运行一周又十分之八；天象运行二舍，卫气在人身运行三周又十分之六；天象运行三舍，卫气在人身运行五周又十分之四；天象运行四舍，卫气在人身运行七周又十分之二；天象运行五舍，卫气在人身运行九周；天象运行六舍，卫气在人身运行十周又十分之八；天象运行七舍，卫气在人身运行十二周又十分之六；天象运行十四舍，卫气在人身运行二十五周又十分之二。这时，卫气经过白天运行完阳分之后，就进入阴分，由阴分来承受卫气。在它开始进入阴分的时候，卫气常常是从足少阴肾经运行到肾脏，然后由肾脏运行于心脏，由心脏运行于肺脏，再由肺脏运行于肝脏，由肝脏运行到脾脏，最后再由脾重新运行回到肾脏为一周。和白天卫气行于阳分二十五周一样，夜间行于阴分也是二十五周，所以天象运行一宿，卫气在人身的阴分也运行了一又十分之八周，如同白天在阳分运行二十五周一样，夜间卫气在阴分运行二十五周后，再从目内眦出进入阳。卫气一日一夜共运行五十周，但按照卫气每舍运行一周又十分之八来计算，行于阳分就要多出十分之二，行于阴分也要多出十分之二，多出了一些余数，人的起床和入睡时间有早晚不同的差别，就是由于余数造成的。

黄帝问道：卫气在人体内上下往来不停地运行着，怎样才可以测候卫气的运行而进行针刺呢？

伯高回答说：昼夜阴阳多少不同，有时天长，有时天短，春夏秋冬，各有不同的节气，因而昼夜长短有一定的规律。测候卫气可根据早晨太阳刚出来的时候为准，此时标志着夜尽昼始，为卫气行于阳分的开端。一日一夜之中，计时的水共漏下一百刻，所以二十五刻恰好是半天的度数，卫气就是依着时间的推移环行不止，到日没的时候，卫气就停止了在阳分的运行。依据白天时间的长短来确定卫气出入的情况，而进行针刺。只有谨慎地测候卫气运行的时间规律而进行针刺，才能够期望疾病得到治愈。如果抓不住治病的时机，则任何疾病都难以治好。候卫气而进行针刺的方法，对于实证来说，是迎着卫气到来的方向而刺，属于泻法；对于虚证来说，则应顺着卫气运行的方向而刺，属于补法。这就是针对邪气的盛衰候察疾病的虚实而进行针刺。所以说，谨慎地候察卫气运行的所在进行针刺，就叫作逢时。疾病发生在三阳的经脉，必须等候卫气运行到阳分时再进行针刺；疾病发生在三阴的经脉，必须等候卫气运行到阴分时再进行针刺。

从早晨开始，用计算时间地间的铜壶滴水计时，水滴一刻，卫气运行在手足太阳经；水漏下二刻，卫气运行在手足少阳经；水漏下三刻，卫气运行在手足阳明经；水漏下四刻，卫气运行于足少阴肾经。水漏下五刻，卫气又运行到阳分手足太阳经；水漏下六刻，卫气运行于手足少阳经；水漏下七刻，卫气运行于手足阳明经；水漏下八刻，卫气运行于足少阴肾经。水漏下九刻，卫气运行在手足太阳经；水漏下十刻，卫气运行在手足少阳经；水漏下十一刻，卫气运行在手足阳明经；水漏下十二刻，卫气运行于足少阴肾经。水漏下十三刻，卫气运行到手足太阳经；水漏下十四刻，卫气运行在手足少阳经；水漏下十五刻，卫气运行在手足阳明经；水漏下十六刻，卫气运行于足少阴肾经；水漏下十七刻，卫气运行在手足太阳经；水漏下十八刻，卫气运行在手足少阳经；水漏下十九刻，卫气运行在手足阳明经；水漏下二十刻，卫气运行在足少阴肾经。水漏下二十一刻，卫气运行在手足太阳经；水漏下二十二刻的时刻，卫气运行在手足少阳经；水漏下二十三刻的时候，卫气运行在手足阳明经；水漏下二十四刻，卫气运行于足少阴肾经；当水漏下二十五刻的时候,卫气又回到了手足太阳经,这就是卫气在半天的时间内所运行的度数。从房宿到毕宿共运转了十四宿,也就是在一个白昼的时间内,水漏下五十刻,日行半个周天;从昴宿运转到心宿,也要经过十四宿的时间,水也漏下五十刻,与整个白昼之中卫气所运行的度数合起来,就是一昼夜卫气运行的度数。当天体运行经历一宿,水漏下三又七分之四刻。简要地说,通常在天体运行每到一宿刚过,下一宿就要开始的时候,卫气正好运行在手足太阳经。所以,在每天体运行一宿的过程中,卫气也正好运行完阳分的三阳经与阴分的足少阴肾经。卫气就是这样昼夜不停地运行着,同自然界的运动一样,有着自己的规律。卫气的运行虽然很复杂,但却是一周接着一周终而复始地运行着,在一日一夜之中,水漏下一百刻的时候,卫气也恰好在人体内运行完五十周次。

九宫八风第七十七[①]

① 九宫八风第七十七:伯坚按:本篇和《甲乙经》《黄帝内经太素》《类经》三书的篇目对照列表于下:

灵 枢	甲 乙 经	黄帝内经太素	类 经
九宫八风第七十七	卷六——八正八虚八风大论	卷二十八——九宫八风篇	卷二十七——九宫八风(运气类三十五)

【释题】　马莳说:内论九宫八风,故名篇。

【提要】　每年有一位主岁的岁神,叫作太乙。太乙在一年三百六十五天之中,分期在八宫居住,每一宫住四十五天或四十六天,满期之后,按次移到别宫居住。这说明每年各季的气候转变是有一定的。当太乙移宫的那一天应当有风雨则吉利,否则就会发生疾病。太乙居五宫(冬至、春分、中央、秋分、夏至)的那一天,如果有狂风吹折树木、飞扬沙石,看它是居哪一宫,就会对哪一种人不利。实风可以生长万物,虚风可以伤害人。从八方来的虚风,它是哪一方来的,就会侵害人体的哪一部分。

立夏 四 阴洛 东南方	夏至 九 上天 南方	立秋 二 玄委 西南方
春分 三 仓门 东方	招摇 五 中央	秋分 七 仓果 西方
立春 八 天留 东北方	冬至 一 叶蛰 北方	立冬 六 新洛 西北方

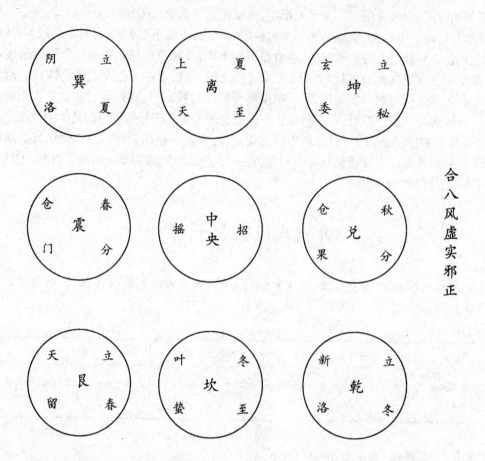

九宫图说明：

陈璧琉、郑卓人合编《灵枢经白话解》：①九宫的方位，是依据乾、坤、艮、兑、坎、震、巽、离八卦的位置来分配的。八卦的位置，就是按照其五行的属性，排列在四面八方，例如坎卦属水，位居北方，离卦属火，位居南方；震卦属木，位居东方，巽卦亦属木，位居东南方；兑卦属金，位居西方；乾卦亦属金，位居西北方；坤、艮二卦，同属于土，位居西南与东北方。图中每一卦名之下列有不同的节气，这是根据八卦的阴阳五行属性而配合的，例如震卦在东方应春分；离卦在南方应夏至；兑卦在西方应秋分；坎卦在北方应冬至等等，只要明确每一卦所在的方位，就不难理解它所代表节气的意义了。不过应该注意的，通常所用四方的位置，是左西、右东，上北、下南，但本图中的四方位置却是相反，以左为东方，以右为西，以上为南，以下为北，方向的位置虽不同，可是它的作用，并没有两样。②图中的九宫，每一宫各有一个数字，称为洛书九宫数。这些数字代表了四季气候的变化和每天光热的强弱。其排列的顺序，是按东南西北的方位环转的，即左三、上九、右七、下一。这些数字是根据阳数为一，阴数为二，阴阳相合，一加二等于三，由三的相乘而分属四方。如东方的震宫是三。三三得九，南方的离宫即为九数。三九二十七，西方的兑宫即为七数。三七二十一，北方的坎宫即为一数。一三得三，由北方返至东方的震宫仍为三数。这些分居在正方的都是单数，称为奇数，亦称为阳数，象征着白昼的日出于东，而没于西的现象。这些数字的多寡，还代表了四季气候寒温的变化和一天中光热的强弱。如东方的震宫为春分，这东方的三数表示春温，温则生万物；阳气由始温发展到热极，转至南方离宫的九数是夏至,即为夏热,热则长万物;热极变为凉爽,再转到西方兑宫的七数是秋分,即为秋凉,凉则收万物;由凉爽发展到冷极,再转到北方坎宫的一数是冬至,即为冬寒,寒则杀万物;由寒极又变为温和,再回复到东方震宫的三数,仍是春分。如以一天的温度来说,东方的三数可代表黎明,为光热逐渐增强的时候;由此转到九数是中午,光热最强,再顺序环转,七是下午,光热逐渐减弱;一是夜间,光热最弱。图中的四角,都是双数,即为偶数,亦称为阴数,它的环转方向,适与阳数相反。阴数以二为起点,也就是从西南角的坤宫开始,二二得四,转到东南角的巽宫就是四;二四得八,转到东北角的艮宫就是八;二八十六,再转到西北角的乾宫就是六,二六十二,回复至西南角的坤宫仍是二。阴数的多寡与其转向的先后,也可以代表四季和一天中温度的强弱,以说明寒往则暑来,昼往则夜来。特别是图中的五数,位居中央,可以作为一切数字演变的根源,只要对照九宫图中四面八方的数字来看,就不难理解。如以阴阳的起点二乘五等于十,所以图中四方和交叉的数字相加都是十,例如上九下一是十,左三右七是十,四与六交叉相加是十,二与八交叉相加也是十。再以阳数的三乘五等于十五,所以图中的数字纵横相加都是十五,纵的如东侧直线四、三、八相加是十五,正中的九、五、一相加是十五,西侧的二、七、六相加也是十五。横的如将上面的横线二、九、四相加等于十五,当中横线的七、五、三相加等于十五,下面横线的六、一、八相加也等于十五。同时如将二、四、六、八各阴数相加的和数乘五,等于一百;各阳数相加,即一、三、七、九的和数乘五,也等于一百。再如将各个数字反复相加相乘,更可以演变出许多相等的数字,可见九宫的数字,虽分列在四面八方,却有着一定的关联。本篇把这个图置于篇首,分述了八方风向对人体的影响,也就是说明气候的复杂变化,其中是有规律性的。

河北医学院《灵枢经校释》:以上九个圆圈,即为九宫的图示。图上的一行字"合八风虚实邪正",是指这九宫方位与后面提到的八风的虚实邪正相合。根据各宫位所标志的方向和节气,可以推测四时风向的差异,因此也可作为八风来路的图解。九宫图的中央一宫(中宫),是周围八宫的指导核心。古人观察天象,认为北极星(古称"太一")位恒居北方,可以作为测定方向的惟一标准,因为确认了北方,其相对面就是南方,然后左东、右西,以及四隅,自然形成了四面八方,所以九宫图确立北极星为中宫。如《管窥辑要》说:"北极星名中宫,实居子(北)位对午(南)方";此外,中宫并以北斗星围绕北极星旋转运行的规律,作为测定方向的指针,根据"斗柄"旋指的八宫方位,便能推知四时节气的变迁,以及来自八方气象的变化,所以古有"斗柄指东,天下皆春"的谚语。总之,北极星位为定向的标准,北斗星(斗柄)为指向的指针,二者一体一用,主持中宫(另详于后太一注释中)。图中周围各圈内所排列的乾、坎、艮、震、巽、离、坤、兑字样,是《周易》八卦的名称,在此作为八个方向的特征,以标志一年之中阴阳消长、升降、进退的不同阶段,来说明四时气候的变迁。八卦的位置,是按照其五行属性,分列于八个方位,坎卦属水,位居北方;离卦属火,位居南方;震卦属木,位居东方,巽卦亦属木,位居东南方;兑卦属金,位居西方;乾卦亦属金,位居西北方;坤卦属土,位居西南方;艮卦亦属土,位居东北方。图中各圈内的右侧标有不同的节气名称,这也与八卦的阴阳五行属性有关。震卦在东方应春分节;离卦在南方应夏至节;兑卦在西方应秋分节;坎卦在北方应冬至节;艮卦在东北方应立春节;巽卦在东南方应立夏节;坤卦在西南方应立秋节;乾卦在西北方应立冬节(图中的方向为上南下北左东右西,恰与现代一般地图的表示法相反)。圆心左侧的字样,如"阴洛""仓门"等分别为九宫名称,这名称的意义,与各宫所代表的不同时序有关,如倪仲玉说:"坎宫名叶蛰者"冬令主蛰封藏,至一阳初动之时(按:指冬至节),蛰虫始振,故名曰叶蛰。艮宫名天留者,艮为山,正而不动,因以为名。震宫为仓门者,仓,藏也,天地万物之气收藏,至东方春令而始震动开辟,故名仓门。巽宫名阴洛者,洛书以二四为肩,巽宫位居东南,而主四月,因以为名。离宫名天宫者,日月丽天,主离明在上之象,因以为名。坤宫名玄委者,坤为地,玄,幽远也,委,随顺也,地道幽远柔顺,是以名之。兑宫名仓果者,果,实也,万物至秋而收藏成实,是以名之。乾宫名新洛者,新,始也,洛书戴九履一,一乃乾之始也。此九宫之位应于八方四时,各随时而命名也。图下于每一宫各标有一个数字,其排列的形式是:"上九下一,左三右七,二四为肩,六八为足,五居中央"。这叫做洛书九宫数,出于《周书·洪范》所载。这些数字中一、三、五、七、九为奇数,亦称阳数;二、四、六、八为偶数,亦称阴数。阳数为主,位居四正(东、南、西、北),代表天气,阴数为辅,位居四隅(东南方、西南方、西北方、东北方),代表地气;"五"居一、三、五、七、九的中间,属于土气,为五行生数之祖,位于中宫,而寄旺四隅。如《运气论奥谚解》说:"土居中央而寄位四维",四维者,四隅也(见卷四《论生成数第十》)。这些数字的多寡,标志着四时气候寒温的变化,和一天晨昏昼夜光热的强弱。因此,对于八风方向的来路及其性质的刚柔、寒热、燥湿等差异,也就推测有方了。

　　太一常以冬至之日,居叶蛰①之宫四十六日②,明日居天留四十六日③,明日居仓门四十六日④,明日居阴洛四十五日⑤,明日居上天四十六日⑥,明日居玄委四十六日⑦,明日居仓果四十六日⑧,明日居新洛四十五日⑨,明日复居叶蛰之宫,曰冬至矣⑩。太一日游,以冬至之日,居叶蛰之宫,数所在日,从一处,至九日,复反于一,常如是无已,终而复始⑪。太一移日,天必应之以风雨,以其日风雨则吉,岁美民安少病矣⑫;先之则多雨,后之则多旱⑬。太一在冬至之日有变,占在君⑭;太一在春分之日有变,占在相⑮;太一在中宫之日有变,占在吏⑯;太一在秋分之日有变,占在将⑰;太一在夏至之日有变,占在百姓⑱。所谓有变者,太一居五宫之日,病风折树木,扬沙石,各以其所主,占贵贱⑲,因视风所从来而占之⑳。风从其所居之乡来为实风,主生长养万物;从其冲后来为虚风,伤人者也,主杀,主害者。谨候虚风而避之,故圣人日避虚邪之道,如避矢石,然后邪弗能害㉑,此之谓也㉒。

　　【本段提纲】　马莳说:此言太一居九宫之日,各有所忌也。

　　【集解】

　　①居叶蛰:陆懋修说:叶,胡烦切。《玉篇》:古文"协"字。《书·尧典》:协,和万邦。传:协,合也。蛰,直立切。《说文》:蛰,藏也。

　　②太一常以冬至之日,居叶蛰之宫四十六日:马莳说:太乙者,岁神也。常以冬至之日,居于坎方叶蛰之宫,计有四十六日;至次日乃第四十七日也,则为立春,而居于艮方之天留宫,亦计四十六日,连前共计九十二日;至次日乃第九十三日也,则为春分,而居于震方之仓门宫,亦计四十六日,连前共计一百三十八日;至次日乃至一百三十九日也,则为立夏,而居于巽方之阴洛宫,亦计四十五日,连前共计一百八十三;至次日乃一百八十四日也,则为夏至,而居于离方之上天宫,亦计四十六日,连前共计二百二十九日;至次日乃二百三十日也,则为立秋,而居于坤方之玄委宫,亦计四十六日,连前共计二百七十四日;至次日乃二百七十五日也,则为秋分,而居于兑方之仓果宫,亦计四十六日,连前共计三百二十一日;至次日乃三百二十二日也,则为立冬,而居于乾方之新洛宫,亦计四十五日,连前共计三百六十五日;至次日乃来岁之冬至,又居坎方之叶蛰宫矣。

张介宾说：太一，北辰也。按西志曰：中宫，天极星，其一明者，太一之常居也。盖太者至尊之称，一者万数之始，为天元之主宰，故曰太一，即北极也。北极居中不动，而斗运于外，斗有七星，附者一星，自一至四为魁，自五至七为杓，斗杓旋指十二辰，以建时节，而北极统之，故曰北辰。古云太一运璇玑以齐七政者此之谓也。十杓所指之辰，谓之月建，即气令所旺之方，如冬至节，月建在正北，故云太一居叶蛰之宫。叶蛰，坎宫也。以周岁日数，分属八宫，则每宫得四十六日，惟乾巽天门地户两宫，正四十五日，共纪三百六十六日，以尽一岁之数，坎宫四十六日主冬至、小寒、大寒三节。

　　③明日居天留四十六日：张介宾说：明日，即上文四十六日之次日，谓起于四十七日也。天留，艮宫也，主立春、雨水、惊蛰三节，共四十六日，太一之所移居也，连前共九十二日而止。

　　④明日居仓门四十六日：张介宾说：仓门，震宫也，自九十三日起，当春分、清明、谷雨三节，共四十六日至一百三十八日而止。

　　⑤明日居阴洛四十五日：张介宾说：阴洛，巽宫也，自一百三十九日起，主立夏、小满、芒种三节，共四十五日，至一百八十三日而止。

　　⑥明日居上天四十六日：原作"明日居天宫四十六日"。

　　张介宾说：天宫，离宫也，主夏至、小暑、大暑三节，共四十六日，至二百二十九日而止。

　　河北医学院《灵枢经校释》："上天"，原作"天宫"，据《太素》卷二十八九宫八风改以与篇首九宫图相合。

　　⑦明日居玄委四十六日：张介宾说：玄委，坤宫也，主立秋、处暑、白露三节，共四十六日，至二百七十五日而止。

　　⑧明日居仓果四十六日：张介宾说：仓果，兑宫也，主秋分、寒露、霜降三节，共四十六日，至三百二十一日而止。

　　⑨明日居新洛四十五日：张介宾说：新洛，乾宫也，主立冬、小雪、大雪三节，共四十五日，至三百六十六日，周一岁之全数而止。

　　⑩明日复居叶蛰之宫，曰冬至矣：张介宾说：岁尽一周，复起于叶蛰之宫，交于冬至，乃为来岁之首也。

　　丹波元简说：倪昌世曰：坎宫名叶蛰者，冬令主蛰封藏，至一阳初动之时，蛰虫始振，故名曰叶蛰。艮宫名天留者，艮为山，止而不动，因以为名。震宫名仓门者，仓、藏也，天地万物之气，收藏至东方春令而始震动开辟，故名仓门。巽宫名阴洛者，《洛书》以二四为肩，巽宫位居东南而主四月，因以为名。离宫名天宫者，日月丽天，主离明在上之象，因以为名。坤宫名玄委者，坤为地。玄，幽远也。委，随顺也。地道幽远柔顺，是以名之。兑宫名仓果者，果，实也，万物至秋而收藏成实，是以名之。乾宫名新洛者，新，始也。《洛书》戴九履一，一乃乾之始也，此九宫之位，应于八方，四时各随时而命名也。

　　河北医学院《灵枢经校释》：丹波元简曰：上文太一所移之日，但八宫而无居中央招摇之日，似可疑，然郑玄云：四季乃入中央，则四季每十八日在中宫也。可参考。本节所叙述的太一依次移居方位，术语叫作太一游宫。实际可把它理解为北斗围绕太一"北极星"旋指十二辰，以交移二十四节气，其所指的方位(即所谓太一游宫)，也就是各节气当令之时。下附太一游宫图。

　　⑪太一日游，以冬至之日，居叶蛰之宫，数所在日，从一处，至九日，复反于一，常如是无已，终而复始：马莳说：太一所游之日，假如冬至居叶蛰之宫，照图数所在之日，从一处至九，冬至为一，立秋为二，春分为三，立夏为四，中央为五，立冬为六，秋分为七，立春为八，夏至为九，复反

太一游宫图

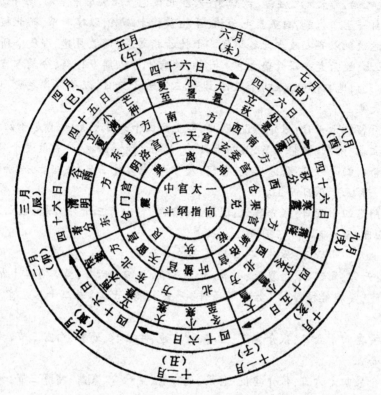

于冬至之一,常如是轮之无已,终而复始。

张介宾说:此结上文而总其义也。太一,始于坎,终于乾,乃八宫之日也,八尽而九,则复反于一而循环无已矣。然河图宫九,而此居惟八,盖中宫为太一所主,而临御乎八宫者也。

⑫太一移日,天必应之以风雨,以其日风雨则吉,岁美民安少病矣:张介宾说:移日,交节过宫日也,节之前后,必有风雨应之,若当其日,而风雨调和则吉,故岁美民安少病也。

⑬先之则多雨,后之则多旱:张介宾说:汗,当作旱。风雨先期而至,其气有余,故多雨,风雨后期而至,其气不足,故多旱。

河北医学院《灵枢经校释》:"旱"原作"汗",据《太素》卷二十八九宫八风改。

⑭太一在冬至之日有变,占在君:张介宾说:冬至为一岁之首,位在正北,君居震极,南面而治,其象应之,故占在君。

⑮太一在春分之日有变,占在相:张介宾说:春分为卯之中,位在正东,相持文衡,职司教化,其象应春,故占在相。

⑯太一在中宫之日有变,占在吏:张介宾说:中宫属土,旺在四维,吏有分任,其象应之,故占在吏。

⑰太一在秋分之日有变,占在将:张介宾说:秋分为酉之中,位居正西,将在威武,职司杀伐,其象应秋,故占在将。

⑱太一在夏至之日有变,占在百姓:张介宾说:夏至为午之中,位在正南,兆民众庶,如物蕃盛,其象应夏,故占在百姓。

⑲所谓有变者,太一居五宫之日,病风折树木,扬沙石,各以其所主,占贵贱:马莳说:五宫者东、南、西、北、中央也。

张介宾说:此释上文有变之义。其病在风霾异常,折树木、扬沙石者乃谓之变,否则非也。太一居五宫之日,言所重者在子、午、卯、酉四正之节及中宫之应,即四季土旺事之日是也。

⑳因视风所从来而占之:张介宾说:既察风雨之微甚,以观其变,又当察其方位以占吉凶。

㉑然后邪弗能害:钱熙祚说:"然"下原脱"后"字,依《甲乙经》补。

㉒此之谓也:张介宾说:所居者,太一所居之乡也,如月建居子,风从北方来,冬气之正也;月建居卯,风从东方来,春气之正也;月建居午,风从南方来,夏气之正也;月建居酉,风从西方来,秋气之正也;四隅十二建,其气皆然。气得其正者,正气旺也,故曰实风,所以能生长养万物。冲者,对冲也。后者,言其来之远,远则气盛也,如太一居子,风从南方来,火反胜也。太一居卯,风从西方来,金胜木也。太一居午,风从北方来,水胜火也。太一居酉,风从东方来,木反胜也。气失其正者,正气不足,故曰虚风,所以能伤人而主杀主害,最当避也。

丹波元简说:马云,按《岁露篇》,以太一冬至居叶蛰宫,而风雨从南方来者为虚风,立春之日,而风雨从西方来者为虚风,则此篇所谓从后来者为虚风,须知东以西与北为后,南以北与东为后,西以东与南为后,北以南与西为后也。

顾观光说:故圣人日避虚邪之道,"日"疑"曰"。如避矢石然后邪弗能害,原无"后"字,则于"然"字绝句,亦通。

是故太一入徙,立于中宫,乃朝八风,以占吉凶也①,风从南方来,名曰大弱风,其伤人也,内舍于心,外在于脉,其气主为热②。风从西南方来,名曰谋风,其伤人也,内舍于脾,外在于肉③,其气主为弱④。风从西方来,名曰刚风,其伤人也,内舍于肺,外在于皮肤,其气主为燥⑤。风从西北方来,名曰折风,其伤人也,内舍于小肠,外在于手太阳脉,脉绝则溢⑥,脉闭则结不通,善暴死⑦。风从北方来,名曰大刚风,其伤人也,内舍于肾,外在于骨与肩背之膂筋,其气主为寒⑧。风从东北方来,名曰凶风,其伤人也,内舍于大肠,外在于两胁腋骨下及肢节⑨。风从东方来,名曰婴儿风,其伤人也,内舍于肝,外在于筋纽,其气主为湿⑩。风从东南方来,名曰弱风,其伤人也,内舍于胃,外在于肌⑪,其气主体重⑫。此八风皆从其虚之乡来,乃能病人⑬,三虚相搏,则为暴病卒死⑭,两实一虚⑮,病则为淋露寒热,犯其雨湿之地则为痿⑯,故圣人避风如避矢石焉,其有三虚而偏中于邪风则为击仆偏枯矣⑰。

【本段提纲】 马莳说:此又言朝八风可以占吉凶也。

【集解】

①是故太一入徙,立于中宫,乃朝八风,以占吉凶也:张介宾说:此正以明太一即北极也。盖中不立,则方隅气候皆不得其正,故太一立于中宫,而斗建其外,然后可以朝八风,占吉凶,所谓北辰北极天之枢纽者以此。

②风从南方来,名曰大弱风,其伤人也,内舍于心,外在于脉,其气主为热:马莳说:南方属火,主于热,人之心应之,通于脉,故风从南方者,名曰大弱风,其伤人内舍于心而外在于脉,其气主于为病之热也。

张介宾说:此下皆言虚风伤人之为病。南方离,火宫也。凡热盛之方,风至必微,故曰大弱风。其在于人,则火藏应之,内舍于心,外在于脉,其病为热,心病则包络在其中矣。

顾观光说:风从南方来,《素问·移精变气论》注引八风始东方、终东北方,与今本异。内舍于心,外在于脉,此二句《素问》注倒,下并同。

　　钱熙祚说:原脱其字、为字,依《甲乙经》补,与下数条一例。

　　③风从西南方来,名曰谋风,其伤人也,内舍于脾,外在于肉:钱熙祚说:"肉"原作"肌",依《素问·脉要精微论》注及《移精变气论》注引此文改。

　　④其气主为弱:张介宾说:西南方坤,土宫也。阴气方生,阳气犹盛,阴阳去就,若有所议,故曰谋风,其在于人,则土藏应之,故内舍于脾,外在于肌,脾恶阴湿,故其气主为弱。

　　⑤风从西方来,名曰刚风,其伤人也,内舍于肺,外在于皮肤,其气主为燥:马蒔说:西方属金,主于燥,人之肺应之,通于皮肤,故风从西方来者,名曰刚风,其伤人内舍于肺,而外在于皮肤,其气主于为病之燥也。

　　张介宾说:西方兑,金宫也。金气刚劲,故曰刚风,其在于人,则金藏应之,内舍于肺,外在皮肤,其病气主燥也。

　　⑥脉绝则溢:钱熙祚说:《甲乙经》"溢"作"泄"。

　　⑦风从西北方来,名曰折风,其伤人也,内舍于小肠,外在于手太阳脉,脉绝则溢,脉闭则结不通,善暴死:张介宾说:西北方乾,金宫也。金主折伤,故曰折风,凡风气伤人,南应在上,北应在下,故此小肠手太阳经受病者,以小肠属丙,为下焦之火府,而乾亥虚风,其冲在巳也,然西方之金,其气肃杀,北方之水,其气惨冽,西北合气,最伐生阳,故令人善暴死。

　　⑧风从北方来,名曰大刚风,其伤人也,内舍于肾,外在于骨与肩背之膂筋,其气主为寒:马蒔说:北方属水,主于寒,人之肾应之,通于骨,故风从北方来者,名曰大刚风,其伤人内舍于肾,而外在于骨及肩背内之膂筋,其气主于为病之寒也。

　　张介宾说:北方坎,水宫也。气寒则风烈,故曰大刚风,其在于人,则水藏应之,内舍于肾,外在于骨,肩背膂筋,足太阳经也,言肾则膀胱亦在其中,而病气皆主寒也。

　　⑨风从东北方来,名曰凶风,其伤人也,内舍于大肠,外在于两胁腋骨下及肢节:张介宾说:东北方艮,土宫也,阴气未退,阳和未盛,故曰凶风,其在于人,则伤及大肠,以大肠属庚,为下焦之金府,而艮寅虚风,其冲在申也,两胁腋骨下,大肠所近之位,肢节手阳明脉气所及。

　　⑩风从东方来,名曰婴儿风,其伤人也,内舍于肝,外在于筋纽,其气主为湿:马蒔说:东方属木,主于风湿,人之肝应之,通于筋纽,其气主为肝,为病之风湿也。夫东方主风,而曰湿病者,以风为婴儿,其气尚柔,不能胜湿故也。

　　张介宾说:东方震,木宫也。风生于东,故曰婴儿风,其在于人,则木藏应之,故病舍于肝,外在于筋纽,肝病则胆在其中矣。风木胜湿,而其气反为身湿者,以东南水乡,湿气所居,故东风多雨,湿征可见矣。

　　丹波元简说:纽,筋所束也。《说文》系也,一曰结而可解,博雅,束也。

　　钱熙祚说:原刻"为"下衍"身"字,依《甲乙经》删。

　　⑪外在于肌:钱熙祚说:原作"外在肌肉",依《甲乙经》改,与《素问·脉要精微论》注引此文合。

　　⑫其气主体重:马蒔说:东南方来者为弱风,以未主于土也,内伤于胃,而外在肌肉,其气主体重(戊辰亦主土也)。

　　张介宾说:东南方巽,水宫也。气暖则风柔,故曰弱风,东南湿胜,挟木侮土,故其伤人,则内舍于胃,外在肌肉,其病气主体重也。

　　⑬此八风皆从其虚之乡来,乃能病人:马蒔说:此八风者皆从其冲后来为虚风,即虚之乡来

也,如立冬而风从南方、西方来,立春而风从北方、西方来,立夏而风从北方、东方来,立秋而风从南方、东方来者是也。

张介宾说:凡上文之为病者,皆以虚风为言,而实风不在其列。

⑭三虚相搏,则为暴病卒死:马莳说:三虚者,据《素问·刺法》《本病》二篇,则以人忧愁思虑伤心及汗出于心,惊而夺精为人二虚,遇司天失守,为天之虚,为三虚。据后《岁露论》以乘年之虚为一虚,即司天失守是也,逢月之虚为一虚,即月郭空,则海水东盛云云是也,失时之和为一虚,即春应暖而反寒之盛是也。据此篇其人已虚,其风又虚,其岁又虚,是谓三虚。三虚相搏,则为暴病卒死矣。

⑮两实一虚:钱熙祚说:《甲乙经》作"两虚一实"。

⑯两实一虚,病则为淋露寒热,犯其雨湿之地则为痿:张介宾说:两实一虚,言三虚犯一,亦能为病,其病则或因淋雨,或因露风,而为寒热,或犯其雨湿之地而为痿,皆一虚之为病也。

⑰故圣人避风如避矢石焉,其有三虚而偏中于邪风则为击仆偏枯矣:杨上善说:风从冲后来,故称虚乡来也。三虚谓年虚、月虚、时虚。三虚之中纵使二实,但令一虚遇邪,犹为淋露寒热,居处湿地,即为痿厥,况二虚一实遇邪,其病安得不甚,若先三虚逢邪,遂致击仆偏枯之病也。

马莳说:若有三虚而为邪风偏中之,则又为击仆为偏枯矣。击仆者,如击之而仆晕也。偏枯者,或左或右偏枯也。

张介宾说:邪风非时,不正之风也。击仆为风所击而仆倒也。然必犯三虚而后为此病,则人之正气实者,邪不能伤可知矣。

丹波元简说:本篇八风与《吕览》《淮南子》所言各异,惟隋萧吉《五行大义》,引太公兵书云,坎名大刚风,乾名折风,兑名小刚风,艮名凶风,坤名谋风,巽名小弱风,震名婴儿风,离名大弱风。大刚风者,太阴之气好杀,故刚。折风者,金强能摧折物也。小刚风者,亦金杀故也。凶风者,艮在鬼门,凶害之所也。谋风者,坤为地,太阴之本,多阴谋也。小弱风者,巽为长女,故称弱也。婴儿风者,震为长男,爱之故曰儿。大弱风者,离为中女,又弱于长女也。大刚、小刚客胜,大弱、小弱主人胜,凶有凶害之事,谋有谋逆之人。折为将死,婴儿风主人强,此并兵家观客主盛衰,候风所从来也。

河北医学院《灵枢经校释》:八方虚风与病变部位归纳表:

附:八方虚风与病变部位归纳表

风名与来路				对人体影响		
宫位	五行	风向	风名	内舍	外在	病气所主
离	火	南风	大弱风	心	脉	热
坤	土	西南风	谋风	脾	肌	弱
兑	金	西风	刚风	肺	皮肤	燥
乾	金	西北风	折风	小肠	手太阳脉	脉绝则溢脉闭则结不通善暴死
坎	水	北风	大刚风	肾	骨与肩背之膂筋	寒
艮	土	东北风	凶风	大肠	两胁腋骨下及肢节	
震	木	东风	婴儿风	肝	筋纽	身湿
巽	木	东南风	弱风	胃	肌肉	身重

《九宫八风第七十七》今译

（天上的岁神，叫作太一。天空按东南西北的方向，可分作八个方位，连同中央一个方位，共有九个方位，就叫作九宫。每年随着不同的气节，太一分别逐个在八宫中游移居住，每年游居八宫一周。）太一在冬至节日，移居于正北方的叶蛰宫，共住四十六天；之后移居东北方的天留宫，共住四十六天；之后移居正东方的仓门宫，共住四十六天；之后移居东南方的阴洛宫，共住四十六天；之后移居正南方的上天宫，共住四十六天；之后移居西南方的玄委宫，共住四十六天；之后移居正西方的仓果宫，共住四十六天；之后移居西北方的新洛宫，共住四十六天；之后又重复移居于正北方的叶蛰宫，这又到了冬至节气。太一逐日游规律，以节气言，是从冬至日开始，以方位言，是首居叶蛰宫，以此作为第一天的起点，来计算居留的天数，到了一定的日数，就移居另一宫位，从第一个宫位起，经过八个宫位的移居，到第九个宫位的日期，又返回到第一个宫位，如此周而复始，永不停息。太一从一宫移居下一宫的第一天，也就是每逢交节的日子，必定有相应的风雨发生。如果当天有风雨，是吉利的象征，这样吉利的年景，民众平安无事，疾病很少发生；如果在交节前有风雨，在这一年里，必定会多雨；如果在交节后出现风雨，在这一年里，必定会多干旱。如果太一在交冬至的那一天，气候突然变化，可以预测君王中将要发生反应；如果太一在交春分的那一天，气候突然变化，可以预测在宰相阶层中将要发生反应；如果太一在交中宫的那一天，气候突然变化，可以预测在官吏阶层中将要发生反应；如果太一在交秋分的那一天，气候突然变化，可以预测在将军阶层将要发生反应；如果太一在交夏至的那一天，气候突然变化，可以预测在百姓阶层中将要发生反应。所谓气候突然变化，是指太一移居在东、南、西、北、中央五个方向的宫中时，狂风四起，树木被吹折，飞沙走石弥漫天空。这种异常的气候，依不同的节气，造成不同阶层的伤害，由此可以推测受病者的身份。此外，还应当观察风是从什么方向来的，以此作为预测吉凶的依据。如果风是从太一居住宫位方向吹来的，就是实风，它主持生长，养育万物。如果风是从太一居住宫位相反方向远处吹来的，就是虚风，它对人体是有害的，因此人人都必须谨慎地避开虚风。所以，聪明的人尽量回避这种虚邪贼风，就好像躲避利箭、飞石一样。这样，才能避免遭到风邪的侵袭和危害。我要说的就是这些。

所以，太一移居中宫时，确立它为定向的标准，可以确定八方风吹的朝向，从而根据风向来预测吉凶。从南方吹来的风，叫大弱风。伤害人体的时候，在内可以侵入到心脏；在外可以侵犯血脉，主要导致热性病。从西南方吹来的风，叫作谋风，伤害人体的时候，在内可以侵入到脾脏，在外可以侵犯肌肉，主要导致衰弱的病症。从西方吹来的风，叫作刚风，伤害人体的时候，在内可以侵袭到肺脏，在外可以侵犯皮肤，主要导致燥病。从西北方吹来的风，叫作折风，侵袭人体的时候，在内可以侵入到小肠，在外可以侵犯手太阳经脉，如果脉气衰绝，表明寒邪充斥，如果脉气闭塞，则属结聚不通，容易突然死亡。从北方吹来的风，叫作大刚风，侵袭人体的时候，在内可以侵入到肾脏，在外可以侵犯骨骼和背脊部位的膂筋，主要导致寒性的疾病。从东北方吹来的风，叫作凶风，侵袭人体的时候，在内可以侵入到大肠，在外可以侵犯两胁肋腋骨下及上肢关节。从正东方吹来的风，叫作婴儿风，伤害人体的时候，在内可以侵入到肝脏，在外可以侵犯筋结部位，主要导致湿病。从东南方吹来的风，叫作弱风，伤害人体的时候，在内可以侵入到胃，在外可以侵犯到肌肉，主要导致身体沉重的疾病。上面讲的八种风，都是从当时太一移居宫位相反方向吹来的,都是属于虚邪贼风,都能使人发生病。如果人体虚弱,又受到虚风袭击,再逢上岁虚,这三种虚邪碰在一起,就可发生急病而突然死亡。如果在三虚中只犯一虚,或由于雨淋,或因暴露于虚风,而发生寒热病,或住在多雨潮湿的地方,则可发生痿病。所以聪明的人躲避虚风的侵袭,如同躲避射来的箭石一样。如果病人同时遇上三虚,而受到邪风的袭击更为严重,就会像受到打击一样突然仆倒或发生半身不遂。

卷 二 十 三

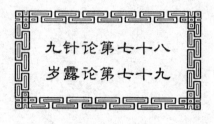

九针论第七十八
岁露论第七十九

九针论第七十八①

①九针论第七十八：伯坚按：本篇和《甲乙经》《黄帝内经太素》《类经》三书的篇目对照，列表于下：

灵枢	甲乙经	黄帝内经太素	类经
九针论第七十八	卷一——精神五藏论第一 卷五——九针九变十二节五刺五邪第二 卷六——逆顺病本末方宜形志大论第二 卷十一——动作失度内外伤发崩中瘀血呕血吐血第七 卷十一——寒气客于经络之中发痈疽风成发厉浸淫第九下	卷二——顺养篇 卷二——调食篇 卷十九——知形志所宜篇	卷十九——九针（针刺类二·二） 卷九——身形应九野天忌（经络类三十五）

【释题】 本篇开头第一句黄帝说：余闻九针于夫子就取九针这两个字作篇名。

【提要】 本篇内容可以分为六段。第一段讲制造九针的原则，是取法于九种事物。第二段讲九针的名称、形状、长短，哪一种针主治哪一些疾病。第三段讲身形应九野，就是讲人身哪一部分和九宫的哪一宫相配合，不可在太一居宫的那一天在身体的这一部分施行针刺。第四段讲灸刺、熨引、针石、甘药、按摩、醪药五种不同的治疗方法，由于病人的形志苦乐不同，所采取的治疗方法也不同。第五段讲五藏气、六府气、五味、五并、五恶、五液、五劳、五走、五裁、五发、五邪、五藏、五主等，按照五行的配合，有一些什么样的生理现象与病理现象，这和《素问·宣明五气篇》第二十三大同小异。第六段讲阴阳各经脉的气血多少和相为表里，这与《素问·血气形志篇》第二十四大同小异。

黄帝曰：余闻九针于夫子，众多博大矣，余犹不能寤①，敢问九针焉生？何因而有名？

岐伯曰:九针者,天地之大数也,始于一而终于九。故曰:一以法天,二以法地,三以法人,四以法时,五以法音,六以法律,七以法星,八以法风,九以法野。

黄帝曰:以针应九之数奈何?

岐伯曰:夫圣人之起,天地之数也,一而九之,故以立九野,九而九之,九九八十一,以起黄钟数焉,以针应数也②。一者,天也。天者,阳也。五藏之应天者,肺。肺者,五藏六府之盖也。皮者,肺之合也,人之阳也。故为之治针,必大其头而锐其末③,令无得深入而阳气出④。二者,地也。地者,土也⑤,人之所以应土者,肉也。故为之治针,必筒其身而员其末,令无得伤肉分,伤则气竭⑥。三者,人也。人之所以成生者,血脉也。故为之治针,必大其身而员其末,令可以按脉勿陷,以致其气,令邪气独出⑦。四者,时也。时者,四时八风之客于经络之中,为瘤病者也⑧。故为之治针,必筒其身而锋其末,令可以泻热出血,而瘤病竭⑨。五者,音也。音者,冬夏之分,分于子午,阴与阳别,寒与热争,两气相搏,合为痈脓者也。故为之治针,必令其末如剑锋,可以取大脓⑩。六者,律也。律者,调阴阳四时而合十二经脉。虚邪客于经络而为暴痹者也。故为之治针,必令尖如牦,且圆且锐,中身微大,以取暴气⑪。七者,星也。星者,人之七窍。邪之所客于经,舍于络,而为痛痹者也⑫。故为之治针,令尖如蚊虻喙,静以徐往,微以久留,正气因之,真邪俱往,出针而养者也⑬。八者,风也。风者,人之股肱八节也。八正之虚风伤人⑭,内舍于骨解腰脊节腠理之间,为深痹也。故为之治针,必薄其身⑮,锋其末,可以取深邪远痹。九者,野也。野者,人之节解皮肤之间也。淫邪流溢于身,如风水之状,而溜不能过于机关大节者也。故为之治针,令尖⑯如梃,其锋微员,以取大气之不能过于关节者也⑰。

黄帝曰:针之长短有数乎?

岐伯曰:一曰镵针者,取法于巾针⑱,去末半寸⑲,卒锐之,长一寸六分,主热在头身也⑳。二曰员针,取法于絮针,其锋如卵㉑,长一寸六分,主治分肉间气㉒。三曰锓针,取法于黍粟之锐,长三寸半,主按脉取气,令邪出㉓。四曰锋针,取法于絮针,筒其身锋其末㉔,其刃三隅,长一寸六分,主泻热出血㉕。五曰铍针,取法于剑锋,广二分半,长四寸,主大痈脓两热争者也㉖。六曰员利针,取法于牦针,微大其末,反小其身㉗,令可深内也,长一寸六分,主取痈痹者也㉘。七曰毫针,取法于毫毛,长一寸六分,主寒热痛痹在络者也㉙。八曰长针,取法于綦针,长七寸,主取深邪远痹者也㉚。九曰大针,取法于锋针,其锋微员,长四寸,主取大气不出关节者也。针形毕矣。此九针大小长短法也㉛。

【本段提纲】　马莳说:此言九针所以应天地之数而详其大小长短之法也。

【集解】

①余闻九针于夫子,众多博大矣,余犹不能寤:陆懋修说:寤,五故切,与“悟”通。

河北医学院《灵枢经校释》:本节所提余闻九针于夫子,是指前面九针十二原等篇内容而言,所以下述有关九针方面的内容,应与前九针十二原、官针以及素问针解等篇,互相参看。

②夫圣人之起,天地之数也,一而九之,故以立九野,九而九之,九九八十一,以起黄钟数焉,以针应数也:马莳说:圣人起天地之数,一以至九,故分天下为九野,若九以九之,则为八十一,乃黄钟之数亦然也,以针应数,故制之而为九针耳。

张介宾说:自一至九,九九八十一,而黄钟之数起焉。黄钟为万事之本,故针数亦应之,而用变无穷也。

③必大其头而锐其末:钱熙祚说:原刻必下衍"以"字,按文义删。

河北医学院《灵枢经校释》:"必",此下原有"以"字,据《圣济总录》卷一九二删,与下文句法一致。

④一者,天也。天者,阳也。五藏之应天者,肺。肺者,五藏六府之盖也。皮者,肺之合也,人之阳也。故为之治针,必大其头而锐其末。令无得深入而阳气出:马莳说:其针之曰第一者所以应天也,天属阳,而五藏之应天者惟肺,肺为五藏之华盖,皮则为肺之合,乃人之阳也,故为之治针者其头大,象天之阳也,其末锐,令无得深入而使阳出也。

张介宾说:一者法天,法于阳也。人之五藏,惟肺最高,而覆于藏府之上,其象应天,其合皮毛,亦属乎阳。故治镵针,必大其头而锋其末,盖所用在浅,但欲出其阳邪耳。

⑤地者,土也:原脱,据《甲乙经》卷五第二及覆刻《太素》卷二十一九针所象补。

⑥伤则气竭:马莳说:其针之曰第二者,所以应地也,地为土,而人之应土者惟肉,故为之治针者,其身虽筒,其末则圆,令无得伤肉分,则邪得竭。

张介宾说:二者法地,地之应人者在肉。故治员针,必筒其身员其末,针如卵形,以利导于分肉间。盖恐过伤肌肉以竭脾气,故用不在锐,而主治分间之邪气也。

丹波元简说:马云,筒以竹为之,其体直,故谓直为筒。

河北医学院《灵枢经校释》:"气"后原有"得"字,据覆刻《太素》卷二十一九针所象删。

⑦三者,人也。人之所以成生者,血脉也。故为之治针,必大其身而员其末,令可以按脉勿陷,以致其气,令邪气独出:马莳说:其针之第三者,所以应人也,人之所以成其身而得生者惟血脉,故为之治针者,其身则大,其末必员,令可以按脉而勿陷,以致复其正气,令邪气独出耳。

张介宾说:三者法人,人之生成,在于血脉。故治鍉针,必大其身,员其末,用在按脉致气以出其邪,而不欲其过深,陷于血脉之分也。

⑧四者,时也。时者,四时八风之客于经络之中,为痼病者也:钱熙祚说:原刻"痼"作"瘤",依《甲乙经》改,与下文合。

陈璧琉、郑卓人合编《灵枢经白话解》:按这里的"瘤"字,其实为"痼"字之误,因为在本节的末句,提到"痼病竭",而且《九针十二原》《官针》等篇,也都说锋针能取痼疾,再考《甲乙经》所载,本节的瘤病,径作痼病。痼病,就是指顽固性的病症。

⑨四者,时也。时者,四时八风之客于经络之中,为痼病者也。故为之治针,必筒其身而锋其末,令可以泻热出血,而痼病竭:马莳说:其针曰四者,所以应四时也,四时有八风,而客于经络之中,乃为痼病。痼者,留也,痼病也。故为之治针者,必筒其身而锋其末,令可以泻其热出其血,而使痼病之得竭。

张介宾说:四者法时,应在时气痼邪而为病也。痼者,留也。故治针必筒其身,锋其末,因其直壮而锐,故可以泻热出血而取雍痼之疾。

⑩五者,音也。音者,冬夏之分,分于子午,阴与阳别,寒与热争,两气相搏,合为痈脓者也。故为之治针,必令其末如剑锋,可以取大脓:马莳说:其针曰五者,所以应五音也。夫五者主冬

夏之分，以子午而分，所以为病者，阴与阳别，寒与热争，两气相搏，合为痛脓，故为之治针者，令其末如剑锋，可以取乎大脓也。

张介宾说：五以法音，音者合五行而应天干，故有冬夏子午之分。治以铍针，必令其末如剑锋，用以治寒热取大脓，以平阴阳之气也。

⑪六者，律也。律者，调阴阳四时而合十二经脉。虚邪客于经络而为暴痹者也。故为之治针，必令尖如牦，且圆且锐，中身微大，以取暴气：马莳说：其针之曰六者，所以应六律。六律所以调阴阳四时，而合于人身之十二经脉，今虚邪客于经络而为暴痹，故为之治针者，必令其尖如牦，且员且锐，其中身则微大，所以取此暴气也。

张介宾说：六以法律，律应四时十二支，而合于人身之十二经脉。今虚邪客于经络而为暴痹者，治以员利针，必令尖如牦，且员且锐，中身微大，其用在利，故可以取其诸经暴痹之气。

丹波元简说：牦，里之切，音"釐"，师古《汉书》注，毛之强曲曰牦。

⑫邪之所客于经，舍于络，而为痛痹者也：钱熙祚说：原刻"络"上衍"经"字，又"而为痛痹"四字，误在"舍"字上，并依《甲乙经》改正。

⑬七者，星也。星者，人之七窍。邪之所客于经，舍于络，而为痛痹者也。故为之治针，令尖如蚊虻喙，静以徐往，微以久留，正气因之，真邪俱往，出针而养者也：马莳说：其针之曰七者，所以应七星也。天有七星，人有七窍。为邪之所客，则舍于经络，而为痛痹。故为之治针者，令尖如蚊虻之喙，静以徐往，微以久留，则正气因之而复，其真邪虽俱往，以此出针而可以养其正气，不使之外泄也。

张介宾说：七以法星，而合于人之七窍。举七窍之大者言，则通身空窍皆所主也。治以毫针，令尖如蚊虻喙。盖用在微细徐缓，渐散其邪，以养真气，故可以取客热痛痹，浮浅之在络者。

⑭八正之虚风伤人：钱熙祚说：原刻"风"下衍"八风"二字，依《甲乙经》删。

河北医学院《灵枢经校释》：八风，《甲乙》卷五第二、《圣济总录》卷一九二均无，疑为后人沾注。

⑮八者，风也。风者，人之股肱八节也。八正之虚风伤人，内舍于骨解腰脊节腠理之间，为深痹也。故为之治针，必薄其身：马莳说：八者，风也。风者，人之股肱八节也。八正之虚风，八风伤人，内舍于骨解腰脊节腠理之间为深痹也，故为之治针，必长其身锋其末，可以取深邪远痹。

张介宾说：八以法风，而合于人之股肱八节，言八节则通身骨节皆其属也。凡虚风之深入者，必内舍于骨解腰脊节腠之间，故欲取深邪远痹者，必为大针以治之也。

陈璧琉、郑卓人合编《灵枢经白话解》：八正之虚风，即在四季节气中，所出现与时令季节相反的风。

河北医学院《灵枢经校释》：必薄其身，"薄"原作"长"，据《甲乙》卷五第二改，与本书九针十二原篇"锋利身薄"义合。

⑯令尖：钱熙祚说：原刻"尖"字误分为"小大"二字，今依赵本。

⑰九者，野也。野者，人之节解皮肤之间也。淫邪流溢于身，如风水之状，而溜不能过于机关大节者也。故为之治针，令尖如挺，其锋微员，以取大气之不能过于关节者也：马莳说：九者，野也。野者，人之节解皮肤之间也。淫邪流溢于身，如风水之状，而溜不能过于机关大节者也。其为之治针，令小大如挺，其锋微圆，以取大气之不能过于关节者也。

张介宾说：九以法野，野以应人之周身。凡淫邪流溢于肌体，为风为水，不能过于关节而壅滞为病者，必用大针以利机关之大气，大气通则淫邪行矣。尖如挺者，言其粗且巨也。

河北医学院《灵枢经校释》："挺"原作"挺"，据本书《九针十二原》改，以求前后一致。

⑱取法于巾针：史崧说：巾针，一本作"布针"。

河北医学院《灵枢经校释》：巾针，《甲乙》卷五第二、《圣济总录》卷一九二及《医心方》卷二第五正作"布针"。

⑲去末半寸：钱熙祚说：原刻作寸半，依《甲乙经》乙转。

河北医学院《灵枢经校释》："半寸"，（赵府居敬堂本）原作"寸半"，据《甲乙》卷五第二、《医心方》卷二第五改。丹波元简说："此针通计长一寸六分，其寸半而卒锐之，则其余有一分，岂有此理，当从《甲乙》作半寸。"

⑳一曰镵针者，取法于巾针，去末半寸，卒锐之，长一寸六分，主热在头身也：马莳说：一曰镵针者，取法于巾针。其头虽大，其近末约寸半许而渐锐之，计长一寸六分，主热在头身者用之，正以出阳气也。

张介宾说：镵，锐也。卒，尾也。此针身大，其近末约寸半许而渐锐之，共长一寸六分，主泻去阳气，故治热在头身。

河北医学院《灵枢经校释》："卒锐之"，指镵针在相距末端约半寸许，就尖锐突出，状如箭头。丹波元简说："卒，暴也。此针之制，长寸六分，其去末五分之所暴锐之，其刺浅而泻表阳气也。"

㉑其锋如卵：钱熙祚说：此四字原作"筒其身而卵其锋"，按筒其身，已见上文，"卵其锋"亦不成语，故依《甲乙经》改。

㉒二曰员针，取法于絮针，其锋如卵，长一寸六分，主治分肉间气：马莳说：二曰员针，取法于絮针。筒其身而卵其锋，长一寸六分，主治分肉之气也。

张介宾说：筒，如竹筒也。卵，员如卵，锐也。此针直其身员其末，故但治分肉间之气，而不使伤其肌肉也。

㉓三曰锓针，取法于黍粟之锐，长三寸半，主按脉取气，令邪出：马莳说：三曰锓针，取法于黍粟之锐，长三寸半，主按脉取气，令邪气之出也。

张介宾说：黍粟之锐，员而微尖也。此云按脉取气。前文曰按脉勿陷以致其气，盖利于用补者也。

㉔筒其身锋其末：守山阁本无"筒其身锋其末"六字。

张介宾说：上文《九针十二原篇》云：（锋针者）刃三隅，以发痼疾。盖三棱者也。本篇言"筒其身"者，似或有误。

钱熙祚说："其刃三隅"此四字原作"筒其身锋其末"六字，已见上文，且以《甲乙经》校之，不应遗此四字，今正其误。

㉕四曰锋针，取法于絮针，筒其身锋其末，其刃三隅，长一寸六分，主泻热出血：马莳说：四曰锋针，取法于絮针，其身则筒，其末则锋，长一寸六分，主痛热出血也。

钱熙祚说：原刻"泻"误作"痛"，依上文改。

㉖五曰铍针，取法于剑锋，广二分半，长四寸，主大痈脓两热争者也：马莳说：五曰铍针，取法于剑锋，广二分半长四寸，主大痈脓，两热相争者也。

张介宾说：取法剑锋，言阔大也。两热争者言寒热不调，两气相搏也。

㉗微大其末,反小其身:钱熙祚说:按上文云,且圆且锐,中身微大,与此文正相反,《甲乙经》亦两说并存,盖不可定。

㉘六曰员利针,取法于牦针,微大其末,反小其身,令可深内也,长一寸六分,主取痛痹者也:马莳说:六曰员利针,取法于牦针,其末微大,其身反小,令可深纳,其针长一寸六分,主取痛痹者也。

张介宾说:毛之强者曰牦,取法于牦者,用其细健,可稍深也。

㉙七曰毫针,取法于毫毛,长一寸六分,主寒热痛痹在络者也:马莳说:尖如蚊虻喙,取法于毫毛,长一寸六分,主治寒热痛痹在络者也。

河北医学院《灵枢经校释》:寒,此下原有"热"字,覆刻《太素》卷二十一九针所象及《医心方》卷五第二无,且本书《刺节真邪篇》:刺寒者用毫针。"热"字显系衍文,据删。

㉚八曰长针,取法于綦针,长七寸,主取深邪远痹者也:马莳说:八曰长针,长其身锋其末,取法于綦针,长七寸,主取深邪远痹。

㉛九曰大针,取法于锋针,其锋微员,长四寸,主取大气不出关节者也。针形毕矣。此九针大小长短法也:张介宾说:以上九针之用,凡所取者,皆言有余之实邪,则针不宜于治虚也,从可知矣。

河北医学院《灵枢经校释》:取法于锋针:据前文及本书《九针十二原篇》,似当作"取法于梃"。《太素》卷二十二九针所主。

杨注云:大针之状,尖如筵,筵如平筵,其锋微圆,以通关节也。可为旁证。古梃、筵、莚、脡并通。

　　黄帝曰:愿闻身形应九野①奈何?

　　岐伯曰:请言身形之应九野也,左足应立春,其日戊寅己丑②;左胁应春分,其日乙卯③;左手应立夏,其日戊辰己巳④;膺喉首头应夏至,其日丙午⑤;右手应立秋,其日戊申己未⑥;右胁应秋分,其日辛酉⑦;右足应立冬,其日戊戌己亥⑧;腰尻下窍应冬至,其日壬子⑨;六府膈下三藏应中州,其大禁⑩太一所在之日及诸戊己⑪。凡此九者,善候八正所在之处⑫,所主左右上下身体有痈肿者,欲治之,无以其所直之日溃治之,是谓天忌日也⑬。

【本段提纲】　马莳说:此言身形之应九野而天忌乃所当知也。

【集解】

①九野:张介宾说:九野,即八卦九宫之位也。

②左足应立春,其日戊寅己丑:马莳说:左足应立春,戊寅己丑日应之。盖戊己主土,兼四方,而寅丑则居东北方也。

张介宾说:左足应艮宫,东北方也,立春后东北节气也。寅丑二日,东北日辰也。故其气皆应于艮宫,然乾坤艮巽,四隅之宫也,震兑坎离,四正之宫也,土旺于四季,故四隅之宫皆应戊己,而四正之宫,各有所旺也。

③左胁应春分,其日乙卯:马莳说:左胁应春分,而乙卯日属木居左,故应之。

张介宾说:此左胁应震宫也。左胁,正东方也,春分后正东节气也。乙卯日东方之正也,故其气皆相应。

④左手应立夏,其日戊辰己巳:马莳说:左手应立夏,戊辰己巳日应之。盖戊己主土,兼四

方,而辰巳则应东南方也。

　　张介宾说:此左应巽宫,东南方也,立夏后东南节气也。戊辰巳巳,东南日辰也,故其气皆相应。

　　⑤膺喉首头应夏至,其日丙午:马莳说:膺喉首头应夏至,而丙丁日属火居南,故应之。

　　张介宾说:胸前曰膺,膺喉首头应离宫,正南方也。夏至后正南节气也。丙午日,南方之正也,故其气皆相应。

　　⑥右手应立秋,其日戊申已未:马莳说:右手应立秋,戊申已未日应之,盖戊己主土兼四方,而申未则居西南方也。

　　张介宾说:右手应坤宫,西南方也,立秋后西南节气也,戊申己酉,西南日辰也,故其气皆相应。

　　⑦右手应立秋,其日戊申已未;右胁应秋分,其日辛酉:马莳说:右胁应秋分,而辛酉日属金居右故应之。

　　张介宾说:此右胁应兑宫,正西方也,秋分后正西节气也,辛酉日西方之正也,后其气皆相应。

　　⑧右足应立冬,其日戊戌己亥:马莳说:右足应立冬,戊戌己亥日应之。盖戊己属土兼四方,而戌亥则应西北方也。

　　张介宾说:此右足应乾宫,西北方也。立冬后,西北节气也,戊戌己亥西北日辰也,故其气皆相应。

　　⑨腰尻下窍应冬至,其日壬子:马莳说:腰尻下窍应冬至,而壬子日属水居北,故应之。

　　张介宾说:此腰尻下窍应坎宫,正北方也,冬至后正北节气也,壬子日北方之正也,故其气皆相应。

　　⑩大禁:钱熙祚说:此二字原刻误重,依《甲乙经》删。

　　⑪六府膈下三藏应中州,其大禁太一所在之日及诸戊己:张介宾说:此膈下应中宫也,膈下腹中也,三藏肝、脾、肾也,六府三藏诸在膈下腹中,故应中州,其大禁者在太一所在之日,及诸戊己日。盖戊己属土,虽寄旺于四季,而实为中宫之辰,故其气应亦如太一。按太一义出《九宫八风篇》,如冬至居叶蛰宫四十六日,立春居天留宫四十六日之类是也。但彼止言八宫而不及中宫,此节乃言中宫太一所在之日,意者于八宫太一数中,凡值四季土旺用事之日,即中宫太一之期也,惟博者正之。

　　⑫凡此九者,善候八正所在之处:张介宾说:九,九宫也。正,正风也。八正,即八方旺气之所在,太一之谓也。九宫定则八正之气可候矣。

　　⑬所主左右上下身体有痈肿者,欲治之,无以其所直之日溃治之,是谓天忌日也:张介宾说:天地八正之方,即人身气旺之所,故所主左右上下,凡身体有痈肿之处,勿以所直之日溃治之,恐其走泄元气以犯天忌不吉也。

　　陈璧琉、郑卓人合编《灵枢经白话解》:本节把人体的左右手足、两胁、头面、胸腹、二阴等分为九个部位和二十四节气的四立、二分、二至,以及太一居于中宫之日的九个时节分别相应。这里所谓身形应九野的配合方式,主要是根据九宫八卦的位置,结合阴阳五行的属性,来取类比象的,也就是把人体的上下左右分为上为阳,下为阴;左为阳,右为阴,以及阳主升、阴主降的属性,和四季的阴阳盛衰所表现的温凉寒热等气候变化联系起来,以说明人与天地相应的道理。例如在一年之中,春温夏热的气候属于阳,阳气自下而上升,所以把人的左足应立春,左手应立夏。秋凉冬寒的气候属于阴，阴气自上而下降，所以把人的右手应立秋，右足应立冬。至于在躯干部的两胁，位于手足的中间，等于是一年中昼夜时间相等的春分和秋分，所以把左胁应春分，右胁应秋分。同时以头部为诸阳之会，腰以下为诸阴所属，一年中阳气最盛，白昼时间最长的是夏至；阴气最盛，夜间时间最长的是冬至，所以把膺喉首头应夏至，腰尻二阴应冬至。再因人体的腹部在中，所以把腹腔中的六腑及肝脾肾三脏与中宫相应。在身形与九野的相应中，每一方位，又各分配着以干支组成的日期，这也是根据八方位置的五行属性和天干、地支的五行属性相互配合起来的，例如东方属木，春分必在阴历二月的卯月，天干以乙为木，地支以卯为木，把月支作为日支，所以左胁应春分，其日乙卯。南方属火，夏至必在五月的午月，天干以丙为火，地支以午为火，所以膺喉首头应夏至，其日丙午。西方属金，秋分必在八月的酉月，天干以辛为金，地支以酉为金，所以右胁应秋分，其日辛酉。北方属水，冬至必在十一月的子月，天干以壬为水，地支以子为水，所以腰尻下窍应冬至，其日壬子。至于在四角的位置，介于两方之间，也就是在两个方向的中央，中央属土，天干以戊己为土，所以在这四角以及中宫的日期都是戊己日，再按节气方位，各加上一个所属的地支，例如立春必在十二月的丑月或正月的寅月，位当东北方，丑寅两支，所以左足应立春，其日戊寅己丑。立夏必在三月的辰月或四月的巳月，位当东南方辰巳两支，所以左手应立夏，其日戊辰己巳。立秋必在六月的未月或七月的申月，位当西南方未申两支，所以右手应立秋，其日戊申己未。立冬必在九月的戌月或十月的亥月，位当西北方戌亥两支，所以右足应立冬，其日戊戌己亥。古人认为在上述九个部位的任何一处，切不可在它的相应时日里进行针刺，特别是对痈肿的刺破排脓。如马元台说：《灵枢·九宫八风篇》内有太一所在九宫及《九针篇》有身形应九野，乃神圣所言，尤合五行九宫八卦大义，故旧有太一神人歌，凡灸刺破痈者，切宜忌之。这种说法，虽是古人的一种认识，但在今日的临床实践中，自可不为天忌日所拘泥。为了便于研究，兹将身形应九野列表如下：

身形应九野简表

人体部位	相应节气	所忌之日	九宫方位
膺喉首头	夏至	丙午	离宫正南方
腰尻下窍	冬至	壬子	坎宫正北方
左胁	春分	乙卯	震宫正东方
右胁	秋分	辛酉	兑宫正西方
六腑膈下三脏		太一所在之日诸戊己日	中央
左手	立夏	戊辰己巳	巽宫东南方
右手	立秋	戊申己未	坤宫西南方
左足	立春	戊寅己丑	艮宫东北方
右足	立冬	戊戌己亥	乾宫西北方

　　河北医学院《灵枢经校释》：上述身形应九野，当与前篇九宫八风互相参看。这是古人根据形体与节气相应的关系，提出在刺治上的禁忌日期，意在示人攻邪切忌伤正之法，可供临床参考。但这些相应关系的确立，其理论根据有待进一步探讨。

　　形乐志苦，病生于脉，治之以灸刺[①]；形苦志乐，病生于筋，治之以熨引[②]，形乐志乐,病生于肉,治之以针石③,形苦志苦,病生于咽喝④,治之以甘药⑤,形数惊恐,筋脉不通,病生于不仁,治之以按摩醪药⑥,是谓五形志也⑦。

【本段提纲】 马莳说:此言病有形志之苦乐不同而治之者亦异也。

【集解】

①形乐志苦,病生于脉,治之以灸刺:杨上善说:形,身之儿也。志,心之志也。心以主脉,以其心劳,邪气伤脉,心之应也,故以灸刺补泻脉病也。

王冰说:形,谓身形。志,谓心志。细而言之,则七神殊守,通而论之,则约形志以为中外尔,然形乐谓不甚劳役,志苦谓结虑深思。不甚劳役,则筋骨平调。结虑深思,则荣卫乖否,气血不顺,故病生于脉焉。夫盛泻虚补,是灸刺之道,犹当去其血络而后调之,故上文曰,凡治病必先去其血,乃去其所苦,伺之所欲,然后泻有余补不足,则其义也。

马莳说:形在外,志在内,有等外形虽乐,而内志则苦,故志属于心,心合于脉,所以病在于脉也,当灸刺随宜以治之。

张志聪说:形乐者四体不运,则血脉留滞,故当治之灸刺,而通血脉。

②形乐志苦,病生于脉,治之以灸刺;形苦志乐,病生于筋,治之以熨引:杨上善说:形苦筋劳,邪气伤筋,肝之应也,筋之病也,医而急,故以熨引调其筋病也。药布熨之引之,使其调也。

王冰说:形苦,谓修业就役也,然修业以为就役而作,一过其用,则致劳伤,劳用以伤,故病生于筋。熨,谓药熨。引,谓导引。

马莳说:有等外形虽苦,而内志则乐,则筋以劳而伤,所以病生于筋也,当以火熨导引治之。

张志聪说:形苦者,劳其筋骨,当治以熨引,以舒其筋。

③形乐志乐,病生于肉,治之以针石:杨上善说:形志俱逸,则邪气客肉,脾之应也,多发痛肿,故以砭针及石熨调之也。《山海经》曰:高氏之山,其上多玉,有石可以为砭针。堪以破痛肿者也。

王冰说:志乐,谓悦泽忘忧也。然筋骨不劳,心神悦泽,则肉理相比,气道满填,卫气怫结,故病生于肉也,夫卫气留满,以针泻之,结聚脓血,石而破之。石,谓石针,则砭石也,今以铦针代之。

马莳说:有等外形虽乐,而内志亦乐,则血气凝滞,病生于肉,当以针石治之。

张志聪说:形乐志乐,则心广体胖,故当治以针石,以疏其气。

④病生于咽喝:钱熙祚说:喝,此字误,当依《素问》作"嗌"。

⑤形苦志苦,病生于咽喝,治之以甘药:杨上善说:形志俱苦劳气,客邪伤气,在于咽喝,肺之应也。喝,肺喘声也。有本作"渴"。故疗之汤液丸散药之也。

王冰说:修业就役,结虑深思,忧则肝气并于脾,肝与胆合,嗌为之使,故病生于嗌也。《宣明五气篇》曰,精气并于肝则忧。《奇病论》曰,肝者中之将也,取决于胆,咽为之使也。《新校正》云,按《甲乙经》,"咽嗌"作"困竭","百药"作"甘药"。

马莳说:有等外形既苦而内志亦苦,则血气枯焦,病生于咽嗌,当以甘和之药治之。

张志聪说:形志皆苦者,病生于咽嗌,此病在不足,故当调之以甘药也。

⑥形数惊恐,筋脉不通,病生于不仁,治之以按摩醪药:杨上善说:惊恐主肾,形多惊惧,邪客筋脉,筋脉不通,肾之应也,痛生筋脉皮肤之间,为痹不仁,故以按摩醪醴。

王冰说:惊则脉气并,恐则神不收,脉并神游,故经络不通,而为不仁之病矣,夫按摩者所以开通闭塞,导引阴阳,醪药者所以养正祛邪,调中理气,故方之为用,宜以此焉。醪药谓酒药也。

不仁谓不应其用,则瘭痹矣。

　　马莳说:有等形受劳苦,数被惊恐,筋与血脉,皆不相通,则病生于不仁,不仁者痛痹不知也,当按摩酒药兼用之,是皆五形五志之受病者如此。

　　张志聪说:惊伤心肝,恐则伤肾,是以形数惊恐,则筋脉不通,荣气不行,则为不仁,此病因于内,故当治之以按摩醪药,是谓五形志也。

　　⑦是谓五形志也:本句原作"是谓形"。

　　杨上善说:五形,言陈其所宜也。

　　钱熙祚说:此句有脱字,当依《素问》云"是谓五形志也",自"形乐志苦"至此与《素问·血气形志篇》同。

　　河北医学院《灵枢经校释》:是谓五形志也,原作"是谓形",据《素问·血气形志篇》并参照《甲乙》卷六第二、《太素》卷十九知形志所宜补。

　　河北医学院《灵枢经校释》:上述五形志生病各有所在,与五脏所属相关。如,心藏神,主血脉,志苦则劳神耗血,而病生于脉;肝主筋为罢极之本,形苦则多劳,而病生于筋;脾主肌肉,形神过逸则气血不运,而病生于肉;肺主气,上通咽喉,形苦过劳则伤气,志苦多忧则气郁,故病发多咽喝,即俗称金破不鸣之义;肾在志为恐,多恐则大气下陷,营卫不通于筋脉,故病多麻木不仁,甚则肢体偏瘫。

　　五藏气,心主噫①,肺主咳②,肝主语③,脾主吞④,肾主欠⑤。

【本段提纲】　马莳说:此言五藏之气为病也。

【集解】

　　①五藏气,心主噫:王冰说:象火炎上,烟随焰出,心不受秽,故噫出之。

　　马莳说:按《三部九候论》曰,心为噫,《脉解篇》云,所谓上走心为噫者,阴盛而上走阳明,阳明络为心,故上走心为噫也。本经《口问篇》,黄帝曰:人之噫者何气使然?岐伯曰:寒气客于胃,厥逆从下上散复出于胃,故曰噫。夫曰心为噫,又曰寒气转于胃,正以心气主噫,而胃又有寒,故从之转耳,至于本经《经脉篇》,论脾之为病,亦曰善噫,盖脾胃之病,无以异也。

　　②肺主咳:王冰说:象金坚劲,叩之有声,邪击于肺,故为咳也。

　　马莳说:《阴阳应象大论》曰肺在变动为咳,故肺主于咳也。

　　③肝主语:王冰说:象木枝条,而形支别,语宣委曲,故出于肝。

　　马莳说:《素问·阴阳应象大论》言肝在声为呼,而此曰语者,彼言声而此言病也。

　　④脾主吞:王冰说:象土包容,物归于内,翕如皆受,故为吞也。

　　马莳说:吞者,《海篇》曰,食咽也,然病时气亦能吞也。

　　⑤肾主欠:王冰说:象水下流,上生云雾,气郁于胃,故欠生焉。太阳之气和利而满于心,出于鼻,则生嚏也。

　　马莳说:欠者,张口转气也。《口问篇》,黄帝曰:人之欠者,何气使然?岐伯曰:卫气昼日行于阳,半夜则行于阴,阴者主夜,夜者卧,阳者主上,阴者主下,故阴气积于下,阳气未尽,阳引而上,阴引而下,阴阳相引,则数欠。

　　张志聪说:此以下意言明乎九针之道,更当知五运六气之微。五运者五行之化,运合于五藏六府而主出入。六气者主司天在泉,合人之三阴三阳而通于手足之十二经脉,以九九之大数,而合于五六之变化,可通于无穷,可传于后世矣。噫者,中焦之逆气上走心为噫,故心主噫。《阴阳应象大论》曰:肺在变动为咳。语者,论难也。肝者,将军之官,谋虑出焉,故肝主语。脾主为胃行其津液者也,脾气不能灌溉于四藏,则津液反溢于外窍,故为吞咽之证。《本经》曰,阳者主上,阴者主下,阳引而上,阴引而下,阴阳相引,故数欠,当泻足少阴,补足太阳,盖肾气上逆,欲引而下则为欠。

六府气,胆为怒①,胃为气逆,哕②,大肠小肠为泄③,膀胱不约为遗溺④,下焦溢为水⑤。

【本段提纲】　马莳说:此言六府之气为病也。

【集解】

①胆为怒:王冰说:中正决断,无私无偏,其性刚决,故为怒也。《六节藏象论》曰:凡十一藏,取决于胆也。

马莳说:《阴阳应象大论》曰,肝在志为怒,而此曰胆为怒者,以肝与胆为表里也。

②胃为气逆,哕:王冰说:胃为水谷之海,肾与为关,关闭不利,则气逆而上行也,以包容水谷,性喜受寒,寒谷相薄,故为哕也。寒盛则哕起,热盛则恐生,何者?胃热则肾气微弱,故为恐也,下文曰精气并于肾则恐也。

马莳说:胃有气逆为哕者,盖胃为水谷之海,惟胃气不和,则气逆,按《灵枢·口问篇》,岐伯曰:谷入于胃,胃气上注于肺,今有故寒气与新谷气,俱还入于胃,新故相乱,真邪相攻,气并相逆,复出于胃,故为哕。

③大肠小肠为泄:王冰说:大肠为传道之府,小肠为受盛之府,受盛之气既虚,传道之司不禁,故为泄利也。

马莳说:同前说。

④膀胱不约为遗溺:王冰说:膀胱为津液之府,水注由之,然足三焦脉实约下焦而不通,则不得小便;足三焦脉虚不约下焦则遗溺也。《灵枢经》曰:足三焦者太阳之别也,并太阳之正,入络膀胱约下焦,实则闭癃,虚则遗溺。

马莳说:《灵兰秘典论》曰:膀胱者州都之官,津液藏焉,气化乃能出矣。又《脉要精微论》曰:水泉不止者,是膀胱不藏也。今膀胱之气不足,而不能藏,故为遗溺如此也。

⑤下焦溢为水:王冰说:下焦为分注之所,气窒不泻,则溢而为水。

马莳说:此下焦者,即《营卫生会篇》上中下之下焦也。下焦之气不足,故泛溢之,为水病耳。

张志聪说:王子律曰,下焦如渎,水道出焉,病则反溢,而为水病矣。

五味,酸入肝①,辛入肺②,苦入心③,甘入脾④,咸入肾⑤,淡入胃⑥,是谓五味⑦。

【本段提纲】　马莳说:此言五味之入五藏也。

【集解】

①酸入肝:王冰说:肝合木而味酸也。

马莳说:此节与《宣明五气论》所入同。

②辛入肺:王冰说:肺合金而味辛也。

③苦入心:王冰说:心合火而味苦也。

④甘入脾:王冰说:脾合土而味甘也。

⑤咸入肾:王冰说:肾合水而味咸也。

⑥淡入胃:王冰说:《新校正》云,按《太素》又云"淡入胃"。

⑦是谓五味:杨上善说:五味各入其脏,甘味二种,甘与淡也。谷入于胃,变为甘味,未成曰淡,属其在于胃;已成为甘,走入于脾也。

王冰说：《新校正》云，按《至真要大论》云，五味入胃，各归所喜，故酸先入肝，苦先入心，甘先入脾，辛先入肺，咸先入肾。

五并，精气并肝则忧①，并心则喜②，并肺则悲③，并肾则恐④，并脾则畏⑤，是谓五精之气并于藏也⑥。

【本段提纲】　马莳说：此言五藏之精气并于所虚之藏也。

【集解】

①精气并肝则忧：王冰说：脾虚而肝气并之则为忧，《灵枢经》曰：愁忧不解则伤意。意为脾神明，肝木并于脾土也。

马莳说：《阴阳应象大论》曰：肝在志为怒，心在志为喜，肾在志为恐。今肝虚而余藏精气得以并之则为忧。夫在志为怒，而此曰忧者，以肺气得以乘之也。

②并心则喜：王冰说：精气，谓火之精气也。肺虚而心精并之则为喜。《灵枢经》曰，喜乐无极则伤魄。魄为肺神明，心火并于肺金也。

马莳说：心虚而余藏精气得以并之，则为喜。盖喜者固其所志，而太过于喜，则为病也。

③并肺则悲：王冰说：肝虚而肺气并之则为悲，《灵枢经》曰，悲哀动中则伤魂。魂为肝神明，肺金并于肝木也。

马莳说：肺虚而余藏精气得以并之，则为悲。夫在志为悲，而此曰忧者，忧甚则悲也。

④并肾则恐：王冰说：心虚而肾气并之则为恐，《灵枢经》曰：怵惕思虑则伤神。神为心主明，肾水并于心火也。怵惕，惊惧也。此皆正气不足而胜气并之，乃为是矣。

马莳说：肾虚而余藏精气得以并之则为恐。

⑤并脾则畏：王冰说：肾虚而脾气并之则为畏。畏谓畏惧也。《灵枢经》曰，恐惧而不解则伤精。精为肾神明，脾土并于肾水也。

马莳说：脾虚而余藏精气得以并之则为畏。夫在志为思，而此曰畏，以过思则畏胜也。

⑥是谓五精之气并于藏也：马莳说：此与《宣明五气论》亦同，但彼未有云虚而相并者也。

陈璧琉、郑卓人合编《灵枢经白话解》：本节所述的五并，主要是根据五脏各有其志，认为精气乘虚并入某一脏时，则该脏之气有余，就会表现出各种病态。例如心在志为喜，肺在志为忧，肾在志为恐，所以当精气相并后，心气有余者为喜笑（《本神篇》：心气实则笑不休），肺气有余则为悲忧，肾气有余则为恐惧；但也有因脏的精气有余，按五行相克的规律，以实克虚，反会表现出被克一脏所属的志。例如精气并于脾脏后，脾气有余，脾土克肾水，肾在志为恐，虽气并于脾，反表现出属于肾志的恐惧。诸如此类，就是说明五脏精气乘虚相并，根据各脏的虚实，其病变是各有不同的。

五恶，肝恶风①，心恶热②，肺恶寒③，肾恶燥④，脾恶湿⑤，此五藏气所恶也。

【本段提纲】　马莳说：此言五藏所恶之邪也。

【集解】

①肝恶风：王冰说：风则筋燥急。

马莳说：肝属厥阴木，其性与风气相通，而感风则伤筋，故恶风。

②心恶热：王冰说：热则脉溃浊。

马莳说：心属少阴火，其性与暑气相通，而受热则伤脉，故恶热。

③肺恶寒：王冰说：寒则气留滞。

马莳说：肺属手太阴金，其性本寒，故恶寒。

④肾恶燥：王冰说：燥则精竭涸，《新校正》云，按杨上善云，余则云肺恶燥，今此肺恶寒，肾恶燥者，燥在于秋寒之始也，寒在于冬燥之终也。肺在于秋，以肺恶寒之甚，故言其终，肾在于冬，肾恶不甚，故言其始也。

马莳说：肾属足少阴水，其性喜润，故恶燥。

⑤脾恶湿：王冰说：湿则肉痿肿。

马莳说：脾属足太阴土，其性喜燥，故恶湿。

五液，心主汗，肝主泪，肺主涕，肾主唾，脾主涎，此五液所出也。①

【本段提纲】　马莳说：此言五藏各有液也。

【集解】

①五液，心主汗，肝主泪，肺主涕，肾主唾，脾主涎，此五液所出也：陈璧琉、郑卓人合编《灵枢经白话解》：五液所出：是指五脏各有其所化生的液体。高士宗说：化液者，五谷入口，津液各走其道，五脏受谷之精，淖注于外窍，而化为五液也。这意思就是说，五液的来由，分别与各脏的外窍有关，例如泪出于目，目为肝窍，所以肝液化为泪；涕出于鼻，鼻出肺窍，所以肺液化为涕；涎出于口，口为脾窍，所以脾液化为涎。至于心脏虽开窍于舌，但由于心主血，心属火，热能蒸发汗液，所以心液化为汗；肾脏虽开窍于耳，但由于肾脉上连舌根，唾液出于舌下，所以肾液化为唾。

五劳，久视伤血①，久卧伤气②，久坐伤肉③，久立伤骨④，久行伤筋⑤，此五久劳所病也。

【本段提纲】　马莳说：此言五藏久劳各有所伤也。

【集解】

①久视伤血：杨上善说：夫为劳者，必内有所损，然后血等有伤。役心注目于色，久则伤心，心主于血，故久视伤血。

王冰说：劳于心也。

马莳说：久视者必劳心，故伤血。

②久卧伤气：杨上善说：人卧则肺气出难，故久卧伤肺，肺伤则气伤也。

王冰说：劳于肺也。

马莳说：久卧者必劳肺，故伤气。

③久坐伤肉：杨上善说：人久静坐，脾则不动，不动不使，故久坐伤脾，脾伤则肉伤也。

王冰说：劳于脾也。

马莳说：久坐者必劳脾，故伤肉。

④久立伤骨：杨上善说：人之久立，则腰肾劳损，肾以主骨，故骨髓伤也。

王冰说：劳于肾也。

马莳说：久立者必劳肾，故伤骨。

⑤久行伤筋：杨上善说：人之久行，则肝胆劳损，肝伤则筋伤也。

王冰说：劳于肝也。

马莳说：久行者必劳肝，故伤筋。

五走，酸走筋①，辛走气②，苦走血，咸走骨③，甘走肉④，是谓五走也。

【本段提纲】　马莳说：此言五味各有所走也。

【集解】

①酸走筋：王冰说：酸走筋，筋病无多食酸，是皆为行其速，故不欲多食，多食则病甚，故病者无多食也。

②辛走气：王冰说：辛走气，气病无多食辛，病谓力少不自胜也。

③苦走血，咸走骨：杨上善说：《九卷》此文及《素问》皆苦走骨，咸走血。此文言苦走血，咸走骨，皆左右异，具释于前也。

王冰说：苦走血，咸走骨，《新校正》云，皇甫士安云，咸先走肾，此云走血者肾合三焦血脉虽属肝心而为中焦之道，故咸入而走血也，此云走骨者，水火相济，骨气通于心也。

④甘走肉：王冰说：甘走肉，肉病无多食甘。

五裁①，病在筋，无食酸②；病在气，无食辛③；病在骨，无食咸；病在血，无食苦④；病在肉，无食甘⑤。口嗜而欲食之，不可多也，必自裁也，命曰五裁⑥。

【本段提纲】　马莳说：此言五味之有五裁即上节之义也。

【集解】

①五裁：史崧说：《素问》作"五禁"。

②病在筋，无食酸：王冰说：酸走筋，筋病无多食酸，是皆为行其气速，故不欲多食，多食则病甚，故病者无多食也。

③病在气，无食辛：王冰说：辛走气，气病无多食辛，病谓力少不自胜也。

④病在骨，无食咸；病在血，无食苦：王冰说：《新校正》云，按皇甫士安云，咸先走肾，此云走血者，肾合三焦血脉，虽属肝心而为中焦之道，故咸入而走血也。苦走心，此云走骨者，水火相济，骨气通于心也。

⑤病在肉，无食甘：王冰说：甘走肉，肉病无多食甘。

⑥口嗜而欲食之，不可多也，必自裁也，命曰五裁：杨上善说：裁，禁也。筋气骨肉血等，乃是五味所资，以理食之，有益于身；从心多食，致招诸病，故须裁之。

王冰说：《新校正》云，按《太素·五禁》云，肝病禁辛，心病禁咸，脾病禁酸，肺病禁苦，肾病禁甘，名此为五裁。杨上善云，口嗜而欲食之，不可多也，必自裁之，命曰五裁。

丹波元简说：王逊云：裁者，酌其适中而不可多也，夫五味入口，内养五藏，外濡形身，病则嗜食，故宜裁之。

钱熙祚说：《素问》"五裁"作"五禁"，无末四句。

五发，阴病发于骨①，阳病发于血②，阴病发于气③，阳病发于冬④，阴病发于夏⑤。

【本段提纲】　马莳说：此言五藏之病有所发也。

【集解】

①阴病发于骨：杨上善说：阴之为病，发骨疼等。

马莳说：肾为少阴主于骨，脾为太阴主于肉，故阴分之病，发于骨肉。

②阳病发于血：杨上善说：阳之为病，发于血脉等。

马莳说：心为牡藏，主于血，故阳分之病发于血。

③阴病发于气：钱熙祚说：原刻"阴病"作"以味"不可通。马元台本，竟依《素问》改作"阴病发于肉"，又似武断，今"气"字仍从原文。主血者心，心为阳中之阳，主气者肺，肺为阳中之

阴,故阳病发于血,阴病发于气,或本不与《素问》同也。

④阳病发于冬:王冰说:冬阴气盛,故阳病发于冬。

马莳说:阳虚不能胜阴,故阳病发于冬。

⑤阴病发于夏:王冰说:夏阳气盛,故阴病发于夏,各随其少也。

马莳说:阴虚不能胜阳,故阴病发于夏,此则以五藏之时言也。

五邪,邪入于阳则为狂①,邪入于阴则为血痹②,邪入于阳转则为癫疾③,邪入于阴转则为瘖④,阳入之于阴病静⑤,阴出之于阳病喜怒⑤。

【本段提纲】　马莳说:此言五邪之为病也。

【集解】

①邪入于阳则为狂:王冰说:邪居于阳脉之中,则四肢热盛,故为狂。

马莳说:邪气不入于阴而入于阳,则阳邪有余而为狂。《生气通天论》曰,阴不胜其阳,则脉流薄疾并乃狂。

②邪入于阴则为血痹:王冰说:邪入于阴脉之内,则六经凝泣而不通,故为痹。

马莳说:邪气不入于阳而入于阴,则阴邪有余而为血痹。《生气通天论》曰,阳不胜其阴,则五藏气争,九窍不通。而按此曰阴阳,乃营气卫气,然阴阳诸经为表为里,其义亦该之矣。

③邪入于阳转则为癫疾:王冰说:邪内搏于阳,则脉流薄疾,故为上巅之疾。

马莳说:《宣明五气论》曰,搏阳则为癫疾。而此曰邪入于阳,转则为癫疾,则癫当为巅,正以阳气上升,故顶巅有疾,如头痛眩晕等证也。

④邪入于阴转则为瘖:王冰说:邪内搏于阴,则脉不流,故令瘖不能言。《新校正》云,按《难经》云,重阳者狂,重阴者癫。巢元方云,邪入于阴则为癫,《脉经》云,阴附阳则狂,阳附阴则癫。孙思邈云,邪入于阳则为狂,邪入于阴则为血痹,邪入于阳传则为癫痉,邪入于阴传则为痛瘖。全元起云,邪已入阴复传于阳,邪气盛府藏受邪,使其气不朝,荣气不复,周身邪与正气相击,发动为癫疾。邪已入阳,阳今复传于阴,藏府受邪,故不能言,是胜正也。诸家之论不同,今具载之。

马莳说:《宣明五气论》曰,搏阴则为瘖。而此曰"邪入于阴转则为瘖",正以阴为邪伤,则荣气不足而为瘖也。

顾观光说:邪入于阳转则为癫疾,邪入于阴转则为瘖。林亿校《素问·宣明五气论》引孙思邈说与此同,两"转"字并作"传"。

⑤阳入之于阴病静,阴出之于阳病喜怒:王冰说:随所之而为疾也。之,往也。《新校正》云,按全元起云,阳入阴则为静,出则为恐。《千金方》云,阳入于阴病静,阴出于阳病怒。

马莳说:此曰阴阳者,亦营卫二气也,阳气之邪入之于阴,则其病也能静,阴气之邪出之于阳,则其病也多怒。

五藏,心藏神①,肺藏魄②,肝藏魂③,脾藏意④,肾藏精志也⑤。

【本段提纲】　马莳说:此言五藏各有所藏之神也。

【集解】

①心藏神:王冰说:精气之化成也。《灵枢经》曰:两精相薄谓之神。

②肺藏魄:王冰说:精气之匡佐也。《灵枢经》曰:并精而出入者谓之魄。

③肝藏魂:王冰说:神气之辅弼也。《灵枢经》曰:随神而往来者谓之魂。

④脾藏意:王冰说:记而不忘者也。《灵枢经》曰:心有所忆谓之意。

⑤肾藏精志也:王冰说:专意而不移者也。《灵枢经》曰:意之所存谓之志,肾受五藏六府

之精,元气之本,生成之根,为胃之关,是以志能则命通。《新校正》云,按杨上善云,肾有二枚,左为肾藏志,右为命门藏精也。

马莳说:此与《宣明五气论》同,但彼则肾止曰藏精不及志,《难经》兼言肾藏精与志,故言有七肾之说。按本经《本神篇》黄帝曰:何谓德、气、生、精、神、魂、魄、心、意、志、思、智、虑?岐伯曰:天之在我者德也,地之在我者气也,德流气薄而生者也,故生之来谓之精,两精相搏谓之神,随神往来谓之魂,并精而出入者谓之魄,所以任物者谓之心,心之所忆谓之意,意之所存谓之志,因志而存变谓之思,因思而远慕谓之虑,因虑而处物谓之智。又曰:肝藏血,血舍魂;脾藏营,营舍意;心藏脉,脉舍神;肺藏气,气舍魄;肾藏精,精舍志。观此则本节大义可识矣。

钱熙祚说:按《素问》无"精"字。

五主,心主脉①,肺主皮②,肝主筋③,脾主肌④,肾主骨⑤。

【本段提纲】 马莳说:此言五藏之所主也。

【集解】

①心主脉:王冰说:壅遏荣气应息而动也。

②肺主皮:王冰说:包裹筋肉闭拒诸邪也。

③肝主筋:王冰说:束络机关,随神而运也。

④脾主肌:王冰说:覆藏筋骨通行卫气也。

⑤肾主骨:王冰说:张筋化髓,干以立身也。

马莳说:按《素问·痿论》曰:肺主身之皮毛,心主身之血脉,肝主身之筋膜,脾主身之肌肉,肾主身之骨髓,是之谓五主也。

钱熙祚说:自"五藏气"至此,与《素问·宣明五气篇》同。

阳明多血多气,太阳多血少气,少阳多气少血,太阴多血少气①,厥阴多血少气②,少阴多气少血,故曰刺阳明出血气,刺太阳出血恶气,刺少阳出气恶血,刺太阴出血恶气,刺厥阴出血恶气,刺少阴出气恶血也③。

【本段提纲】 马莳说:此言阴阳各经有血气多少而刺之者必有其数也。

【集解】

①太阴多血少气:钱熙祚说:太阴多血少气,《素问》作"多气少血"。

②厥阴多血少气:钱熙祚说:按十九卷《五音五味篇》作"多气少血",检《素问》与此文同。

③故曰刺阳明出血气,刺太阳出血恶气,刺少阳出气恶血,刺太阴出血恶气,刺厥阴出血恶气,刺少阴出气恶血也:杨上善说:此言刺三阴三阳,出血出气差别所以也。手阳明大肠脉也,足阳明胃脉也,二脉上下连注,其气最强,故此二脉盛者,刺之血气俱泻。手太阳小肠脉也,足太阳膀胱脉也,二脉上下连注,津液最多,故二脉盛者,刺之泻血,邪客之者,泻去恶气也。手少阳三焦脉也,足少阳胆脉也,二脉上下连注,其气最多,故此二脉盛者,刺之泻气,邪客之者,泻去恶血也。手太阴肺脉也,足太阴脾脉也,此二太阴与二阳明虽为表里,其气血俱盛,故并泻血气也。手厥阴心包络脉也,足厥阴肝脉也,与二少阳以为表里,二阳气多血少,阴阳相反,故二阴血多气少,是以二厥阴盛,以泻血也,邪客之者,泻去恶气。手少阴心脉也,足少阴肾脉也,与二太阳以为表里,二太阳既血多气少,亦阴阳相反,二阴气多血少,是以二少阴盛,泻于气也,邪客之者,泻去恶血也。

王冰说:血气多少,此天之常数,故用针之道,常泻其多也。《新校正》云,按《甲乙经·十二经水篇》云,阳明多血多气,刺深六分,留十呼;太阳多血多气,刺深五分,留七呼;少阳少血多气,刺深四分,留五呼;太阴多血少气,刺深三分,留四呼;少阴少血多气,刺深二分,留三呼;厥阴多血少气,刺深一分,留二呼。太阳、太阴血气多少与《素问》不同,又阴阳二十五人形性血气不同篇与《素问》同。盖皇甫疑而两存之也。

　　马莳说:阳明者,手阳明大肠经,足阳明胃经也。太阳者,手太阳小肠经,足太阳膀胱经也。少阳者,手少阳三焦经,足手少阳胆经也。太阴者,手太阴肺经,足太阴脾经也。厥阴者手厥阴心包络经,足厥阴肝经也。少阴者,手少阴心经,足少阴肾经也。其各经气血,自有多少,故刺之者,凡多者则出之,少者则恶出之也。

　　足阳明太阴为表里,少阳厥阴为表里,太阳少阴为表里,是谓足之阴阳也[①]。**手阳明太阴为表里,少阳心主为表里,太阳少阴为表里,是谓手之阴阳也**[②]。

　　【本段提纲】　马莳说:此言手足各有阴阳两经为表里也。

　　【集解】

　　①足阳明太阴为表里,少阳厥阴为表里,太阳少阴为表里,是谓足之阴阳也:马莳说:胃与脾,胆与肝,膀胱与肾,各为表里,乃足之阴阳六经也。曰足者,以其井荥输经合等穴自足而行也。

　　②手阳明太阴为表里,少阳心主为表里,太阳少阴为表里,是谓手之阴阳也:马莳说:大肠与肺、三焦与心包络、小肠与心,各为表里,乃手之阴阳六经也。曰手者,以其井荥输经合等穴自手而行也。按《血气形志篇》末云,今知手足阴阳所苦,凡治病必先去其血,乃去其所苦,伺之所欲,然后泻有余,补不足。盖言必先去其本经受病之血,乃去其所苦,如肝苦急,心苦缓,脾苦湿,肺苦气上逆,肾苦燥之类,又伺其所欲,如肝欲散,心欲软,脾欲缓,肺欲收,肾欲坚之类。然后分其有余不足而补泻之也。

　　钱熙祚说:自"阳明多气多血"至此,与《素问·血气形志篇》同。

　　陈璧琉、郑卓人合编《灵枢经白话解》:以上各节是论述五脏的属性及其功能。为了便于阅读,特列表如下:

有关五脏方面的分类表

五脏 名别	肝(木)	心(火)	脾(土)	肺(金)	肾(水)
五脏气	肝主语	心主噫	脾主吞	肺主咳	肾主欠
六腑气	胆为怒	小肠为泄	胃为气逆哕	大肠为泄	膀胱不约为遗溺,下焦溢为水
五味	酸入肝	苦入心	甘入脾淡入胃	辛入肺	咸入肾
五并	精气并肝则忧	并心则喜	并脾则畏	并肺则悲	并肾则恐
五恶	肝恶风	心恶热	脾恶湿	肺恶寒	肾恶燥
五液	肝主泪	心主汗	脾主涎	肺主涕	肾主唾
五劳	久行伤筋	久视伤血	久坐伤肉	久卧伤气	久立伤骨
五走	酸走筋	苦走血	甘走肉	辛走气	咸走骨
五裁	病在筋无食酸	病在血无食苦	病在肉无食甘	病在气无食辛	病在骨无食咸
五藏	肝藏魂	心藏神	脾藏意	肺藏魄	肾藏精志
五主	肝主筋	心主脉	脾主肌	肺主皮	肾主骨

《九针论第七十八》今译

黄帝问说:我从您那里听了关于九针的学问,内容真是丰富、渊博啊! 我还有某些地方没有完全明白,请问九针是怎么产生出来的? 又是因为什么而得到这些名称的呢?

岐伯说:九针,是根据天地间的大数所产生的。天地的数理,从一开始,到九终结,这是事物普遍的自然发展规律。所以说九针都与某种自然现象相应,所以说:第一针与天相应,第二针与地相应,第三针与人相应,第四针与四时相应,第五针与五音相应,第六针与六律相应,第七针与七星相应,第八针与八风相应,第九针与九野相应。

黄帝说:为什么使针与九数相应呢?

岐伯说:上古圣人创立了天地数理,是从一至九,所以也依此将天下划分为九个分野,若九与九相乘,九九等于八十一,从而创立了黄钟之数,九针也与此数相应。一数象于天,天属阳。在人体五脏中,肺主呼吸,外与天相应。肺在脏腑中位置最高,好像五脏六腑的伞盖,犹如上天覆盖万物。肺合皮毛,皮毛浅在体表属阳。所以为了磨制适合治疗皮肤疾病的针,针头必须要大,针尖锐利,适合浅刺限制深刺,适于浅表的疾患以疏散阳邪。二数比象于地,地属土。人体中与土相应的是肌肉。所以磨制适合治疗肌肉病的针,针身必须呈圆柱形,针尖如卵圆状,使针刺治病时不致损伤分肉,损伤了分肉就会使脾气衰竭。三数比象于人,人之所以能维持生命,赖血脉输送营养。所以为了磨制适合治疗血脉疾病的针,必须使针身大,针尖圆而钝,可以按摩穴位,疏通血脉而不会刺得过深,陷入血脉,可以引导正气得以充实,而单独排出邪气。四数比象于四时,若四时八方之风邪,侵袭人体经络中,使气血留滞不通,成为顽固的疾病,所以为了磨制适合治疗这类疾病的针,针身呈圆柱状而针尖锋利,可以泻除热毒,排出瘀血,从而治疗顽固的疾病。五数比象于五音。音为五数,位于一、九两数的中间。一是坎宫,在时主冬至,为一阳初生之时,月建在子;九是离宫,在时主夏至为阳气极盛之时,月建在午。而五音这个数,正当一到九的中央,寒来暑往,阴阳的消长变迁,由此可分。在人体如寒热交争,两气搏结,则形成痈脓。为了磨制适合治疗这种病的针,针尖须像利剑一样锋利,可以刺破痈脓,排除脓血。六数比象于六律。六律调节声音,分为阴阳,应于四时,十二辰,与人体的十二经脉相合。如虚邪贼风侵袭,留滞经络,使阴阳失调,气血壅闭,就会突然发生痹病。所以为了磨制适合治疗这类疾病的针,必须使针尖像长矛一样,又圆又锐利,针身稍微粗大,用以祛除暴痹的邪气。七数比象于七星。在人体应于七窍。如果外邪通过孔窍侵袭人体,停留在经络中,可以形成痛痹病。所以为了磨制适合治疗这类病的针,必须使针尖像蚊虻的嘴一样纤细。治疗时,要安静地等待真气的到来,缓慢进针,轻微提插,留针时间要长,从而使正气恢复,外邪得以消散,出针后,还要注意调养以保持真气。八数比象于八风,在人应于八个大的关节。四时八节的虚邪贼风,侵袭人体,就会深入,停留在骨缝腰部背脊各关节与膝理之间,形成深邪在里的痹病。所以为了磨制适合治疗这类疾病的针,必须使针身细长,针尖锋利,这样就可以治疗邪气深着、病程久远的痹病。九数比象于九野,在人应于周身关节骨缝及皮肤之间。如果邪气过盛流溢肌体,出现浮肿,如同风水病一样,这是由于水液不能流过关节,以致肌肤积水为肿。所以为了磨制适合治疗这类病的针,必须使针形如杖,尖锋微圆,针身粗大,用以通利关节,运转真气,以消除积水。

黄帝说:针的长短有一定的数值吗?

岐伯说:第一种叫镵针,是仿照巾针的形状制造的,针身较大,离针尖半寸就尖锐突出。这种针全长一寸六分,适用浅刺,以泻在表的阳热邪气,主要用于治疗热在头身的病症。第二种叫员针,是仿照絮针的形状制成的,针身呈圆柱形,针尖如卵圆形,全长一寸六分,主要治疗邪气在分肉间的病证。第三种叫锓针,是仿照黍粟的形状制成的,圆而微尖,全长三寸半,主要用来按摩经脉,以便疏导真气,逐除邪气。第四种叫锋针,是仿照絮针的形状制成的,针身呈圆柱状,针尖锋利,三面有刃,全长一寸六分,主要用来泻除热邪,排出瘀血。第五种铍针,是仿照宝剑锋形状制成的,针宽二分半,全长四寸,主要用以治疗寒热不调,两气搏结而形成的大痈脓疮。第六种叫员利针,是仿照氂针的形状制成的,针尖微大,针身反小,可以深进,全长一寸六分,主要用以治疗痈肿和痹症。第七种叫毫针,是仿照毫毛的形状制成的,全长一寸六分,主要用以治疗寒在络脉的痛痹。第八种叫长针,是仿照綦针的形状制成的,全长达七寸,主要用以治疗邪气深陷时间长久的痹症。第九种叫大针,是仿照梃的形状制成的,针尖微圆,粗大如梃,全长四寸,主要用以治疗真气不能通利关节,积水成肿的病症。九针各种不同形状全部述说了。这些就是九针形状和大小长短的法度。

黄帝问道:我愿听你讲讲人的身体形态怎样与九野相应呢? 岐伯说:请让我说明一下身体形态与九野相应的情况吧。人的左足与艮宫相应,在节气上与立春相应,在日辰上与戊寅、己丑相应;左胁与震宫相应,在节气上与春分相应,在日辰上与乙卯相应;左手与巽宫相应,在节气上与立夏相应,在日辰上与戊辰、己巳相应;前胸、咽喉、头面部与离宫相应,在节气上与夏至相应,在日辰上与丙午相应;右手与坤宫相应,在节气上与立秋相应,在日辰上与戊申、己未相应;右胁与兑宫相应,在节气上与秋分相应,在日辰上与辛酉相应;右足与乾宫相应,在节气上与立冬相应,在日辰上与戊戌、己亥相应;腰尻、前后阴与坎宫相应,在节气上与冬至相应,在日辰上与壬子相应。六腑以及在横膈膜下面的肝、脾、肾三脏与中宫相应。针刺人身各部位时,要注意禁忌日期,凡是正交八节(四立、二分、二至)的那一天,所谓"太一在日",以及各戊日或己日,也就是正当中宫土旺用事的时候,都属于大禁日期。掌握了人体九个部位与九个方位相应的关系,就可用以测定八方当令节气的所在,以及它们与人体左右上下的相应关系,从而也就确定了刺法上的禁忌日期。例如身体某部位患有痈肿的,如果正当太一所在及戊己所值之日不能用破溃法治疗,这些禁忌的日期叫天忌日。

形体安逸而心情愁苦的人,病多发生在血脉,宜用针灸治疗。形体虽劳苦,但心情舒畅的人,病多发生在筋骨,应当用温熨导引的方法治疗。形体安逸,心情愉悦的人,病多发生在肌肉,宜用砭针治疗。形体劳苦,精神苦闷的人,多发生气喘、咽喉阻塞,当用甘味药进行调理。身体多次遭受惊恐,神形不安的人,容易导致筋脉的气血不通,病人多发生肢体麻木不仁,应当用按摩、药酒来治疗。这就是五种形体状态与情志所引发的疾病的特点和治法。

五脏之气失调,各有所主的病症:心气不舒,发生嗳气,肺气不利,发生咳嗽,肝气郁结,发生多语,脾气不和,发生吞酸,肾气衰惫,发生呵欠。

六腑之气失调,各有所主的病症:胆气郁而不舒,容易暴怒,胃失和降就会发生呃逆,大肠、小肠泌别失职,大肠燥化不利,就会发生泄泻,膀胱气虚不能固摄津液,就会发生遗尿,下焦水道不通,水湿泛溢就会形成水肿。

五味入胃以后,按五行所属归入所合脏腑的情况为:酸味属木归肝,辛味属金归肺,苦味属火归心,甘味属土归脾,咸味属水归肾,淡味近似甘味,属土归胃。这就是五味归入相应脏腑的规律。

五脏精气相并各有其所生的病症:精气并入于肝,就会忧愁,精气并入于心,就会喜笑,精气并入于肺,就会悲伤,精气并入于肾,就会恐惧,精气并入于脾,就会畏怯,这就是五脏精气并于一脏而引起的病症。

五脏各有所恶为:肝脏畏恶风邪,心脏畏恶热邪,肺脏畏恶寒邪,肾脏畏恶燥邪,脾脏畏恶湿邪,这就是五脏之气所恶的情况。

五脏化生五液是:心脏化生汗,肝脏化生泪,肺脏化生鼻涕,肾脏化生唾液,脾脏化生涎水,这就是五液分别化生于五脏的情况。

五种劳逸过度而造成的损伤为:久视劳神,所以会损伤心血;久卧阳气不伸,所以会损伤肺气;久坐脾气不运,所以会损伤肌肉;久立伤肾,所以会损伤骨骼;久行将伤肝,所以会损伤筋脉。这是五劳所伤的情况。

五味走注于五脏的情况是:酸味入肝,肝主筋,所以酸味走于筋;辛味入肺,肺主气,所以辛味走于气,苦味入心,心主血脉,所以苦味走于血液;咸味入肾,肾主骨,所以咸味走于骨;甘味入脾,脾主肌肉,所以甘味走于肉,这就是五味的走注规律。

疾病对于饮食有五种禁忌:酸性收敛,病在筋不喜收,所以不能多吃酸味的饮食;辛味能发散,在气不喜散,所以不能多吃辛燥的食物;咸能软坚,病在骨不喜软,所以不能多吃咸味的食物;苦能化燥,病在血不喜燥,因此不能多吃苦味的食物;甘味能壅满助湿,病在肌肉的不喜壅滞,不能多吃甘味的食物。有某种嗜好而喜欢吃某种偏味的食物,不能过量,一定要自行控制,适可而止,这就是疾病对于饮食的五种禁忌。

五种疾病之所发为:少阴主骨,太阴主肉,所以阴分的疾病,发生在骨肉。心是牡脏,属阳分,主血脉,所以阳分的疾病发生在血脉。阴分的疾病多发生在气分;阳虚不能制阴,所以阳病在阴寒的冬季发作,阴虚不能制阳,所以阴病多在阳热的夏季发作。

人身的阴阳为邪气侵袭而发生疾病的五种情况为:阳邪侵入阳分,阳盛热极,神明被扰,就会发生精神失常的狂病;阴邪侵入阴分,阴盛则寒凝,气血运行受阻,就会发生血痹;邪侵入阳分,传聚上逆,就会发生头痛、眩晕的头部疾病;邪侵入阴分,传聚阻塞血流,使通于喉舌的阴经失养,就会发生喑哑、喉咙不能发音的病变;邪自阳分转入阴分,阴主静,发病多表现静默懒言;外邪由阴分进入阳分,阳主动,发病多表现暴躁容易发怒。

人的精神活动各藏于五脏中:心藏神,肺藏魄,肝藏魂,脾藏意,肾藏志。

五脏所主的生理功能各不相同:心脏主血脉,运行营血;肺脏主皮毛,以散卫气,保护体表;肝脏主筋,约束关节,维持肢体运动;脾主肌肉,包裹筋脉骨骼,充实形体;肾主骨,化生骨髓,骨骼是身体的支柱。

六经气血各不相同,阳明经气血均多,太阳经血多气少,少阳经气多血少,太阴经血多气少,厥阴经血多气少,少阴经气多血少。所以说:针刺阳明经可以泻气血,针刺太阳经宜泻血而不宜泻气,针刺少阴经宜泻气而不宜泻血,针刺太阴经宜泻血而不宜泻气,针刺厥阴经宜泻血而不宜泻气,针刺少阴经宜泻气而不宜泻血。

足阳明胃经与足太阴脾经相表里,足少阳胆经与足厥阴肝经相表里,足太阳膀胱经与足少阴肾经相表里,这些就是足三阴与足三阳经表里相应的关系。手阳明大肠经与手太阴肺经相表里,手少阳三焦经与手厥阴心包络经相表里,手太阳小肠经与手少阴心经相表里,这些就是手三阴经与手三阳经表里相应的关系。

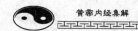

岁露论第七十九①

①岁露论第七十九：伯坚按：本篇和《甲乙经》《黄帝内经太素》《类经》三书的篇目对照列表于下：

灵　枢	甲　乙　经	黄帝内经太素	类　经
岁露论第七十九	卷六——八正八虚八风大论第一 卷七——阴阳相移发三疟第五	卷二十五——疟解篇 卷二十八——三虚三实篇 卷二十八——八正风候篇	卷十六——又论疟（疾病类四十九） 卷二十七——贼风邪气乘虚伤人（运气类三十六）

【释题】　本篇末段说：故诸逢其风而遇其雨者，命曰遇岁露焉。就取"岁露"这两个字作篇名。

【提要】　本篇内容可以分为四段，第一段讲疟疾为什么有一定发作的时候。第二段讲贼风邪气伤人为什么有卒然病的、卒然死的。第三段讲为什么在同一时候有许多人得同一种病。第四段讲占风的方法，在正月朔日这一天有什么样的风，可以预测这一年会发生一些什么样的事故和疾病。

黄帝问于岐伯曰：经言夏日伤暑，秋病疟。疟之发以时，其故何也？

岐伯对曰：邪客于风府，病循膂而下，卫气一日一夜，常大会于风府，其明日，日下一节，故其日作晏，此其先客于脊背也，故每至于风府，则腠理开，腠理开则邪气入，邪气入则病作，此所以日作尚晏也。卫气之行风府，日下一节，二十一日下至尾底，二十二日入脊内，注于伏冲之脉①，其行九日，出于缺盆之中，其气上行，故其病稍益早②。

【本段提纲】　马蒔说：此言疟之所发也所以有晏有早也。

【集解】

①二十一日下至尾底，二十二日入脊内，注于伏冲之脉：钱熙祚说：按《素问》"二十一"作"二十五"，"二十二"作"二十六"，检《甲乙经》与此文同。

张介宾说：前《疟论》云二十五日下至骶骨，二十六日入于脊内，与此不同。盖彼兼项骨为言，此则单言脊椎也。伏冲之脉，彼作伏膂之脉。

②故其病稍益早：杨上善说：因卫气从风府日下，故作也晏晚也。骶，尾穷骨也。邪与卫气下二十一椎，日日作晚，至二十二日，邪与卫气注于督脉上行，气上高行，故其作也早。

马蒔说：帝以疟之所发，或早或晏为疑，伯言风寒等邪，初时感于风府，系督脉经穴，其邪自项循脊膂而下行，卫气一日一夜，则五十度已毕，而明旦又出于足太阳膀胱经之睛明穴，上至于头，转行后项，大会于督脉之风府。凡人之项骨有三椎，而三椎以下，乃自大椎（又名百劳）以下至尾底骨，有二十二节，共为二十四节（一云应二十四气），其明日日下一节，故其作也晏矣。盖此邪先客于脊背也。气每至于风府则腠理开，而邪气先入，邪气先入，而病气遂成，此所以日作尚晏也。至于日作早者何哉？正以卫气之行于风府，始时邪气随腠理而入者，日下一节，二十一日则下二十一节以至尾底,至二十二日则入于脊内,以注于伏冲之脉,由是循伏膂之脉而上行,约有九日,此邪在前,出于缺盆之中(系足阳明胃经穴在前颔下横骨陷中),其气上行而日高,故其病稍益而早也。

钱熙祚说:此句有误,《素问》云,故作"日益早也"。

河北医学院《灵枢经校释》:"早",原作"至",据《素问·疟论》《太素》卷二十五疟解,《甲乙》卷七第五改。

其内搏于五藏,横连募原,其道远,其气深,其行迟,不能日作,故次日乃稸积而作焉[①]。

【本段提纲】 马莳说:此言疟之间日而作者之义也。

【集解】

[①]其内搏于五藏,横连募原,其道远,其气深,其行迟,不能日作,故次日乃稸积而作焉:杨上善说:膜原,五藏皆有膜原。其邪气内著五藏之中,横连五藏膜原之腧,不能与卫气日夜俱行阴阳,隔日一至,故间日作也。

马莳说:上节言发有早晏,不出于一日之间,所发者盖每日间有早晏不同也。至有不于每日发之,而次日发者,谓之间日而发。正以邪气内搏于五藏,横连于募原,其道路远,其邪气深,其所出而行者迟,不与卫气俱行而皆出,故不能日发,而次日乃发也。

张介宾说:前《疟论》云:间日乃作也。

黄帝曰:卫气每至于风府,腠理乃发,发则邪入焉,其卫气日下一节,则不当风府,奈何?

岐伯曰:风府无常[①],卫气之所应,必开其腠理,气之所舍[②],则其府也[③]。

【本段提纲】 马莳说:此言邪气虽因卫气而或入或发,然邪之所感无常形,则凡邪之所舍无常府也。

【集解】

[①]风府无常:钱熙祚说:《素问》云:风无常府。

[②]气之所舍:钱熙祚说:此下原刻衍"节"字,依《素问》删。

[③]则其府也:杨上善说:项发际上风府之空,卫气之行,日日而至。若下二十一节,复上方会风府,日作则不相当,通之奈何也?无常府者,言卫气发于腠理,邪气舍之,即高同风府,不必常以项发际上以为府也。故卫气发腠理,邪舍之处,其病日作也。

马莳说:夫卫气每至于风府,则腠理乃发,发则邪入,其邪气随卫气而日下一节,固宜邪之所发者,必从风府而出也。然有不当于风府者奈何?伯言风之所府者无常(上风府乃督脉经穴名,此风穴乃风之所舍为府也),如《疟论》所谓卫气之虚实不同,邪中异所,则不得当其风府也。故邪中于头项者,邪气至头项而病,中于背者,邪气至于背而病,中于腰脊者,邪气至腰脊而病,中于手足者,邪气至手足而病。由是卫气之所出,与邪气相合,则必开其腠理而发病,信乎邪之所舍,则其府也,岂必尽由风府而入哉?

张介宾说:卫气之所应,前《疟论》作所发。所舍节,言所舍之节也。

黄帝曰:善。夫风之与疟也,相与同类,而风常在,而疟特以时休,何也?

岐伯曰:风气留其处,疟气随经络,沉以内搏,故卫气应乃作也[①]。

帝曰:善[②]。

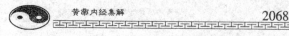

【本段提纲】　马莳说：此言风证与疟证相似。然风常在，而疟则有时而休也。

【集解】

①夫风之与疟也，相与同类，而风常在，而疟特以时休，何也？岐伯曰：风气留其处，疟气随经络，沉以内搏，故卫气应乃作也：杨上善说：因腠理开，风入藏内，至时而发，名之为疟。然则风之与疟，异名同类，其疟日有休时，风府常在未愈，其意何也？经络停留之处，卫气过之，经脉与卫气相顺，故经脉内薄停处，卫气亦留，卫气与风留处发动为疟，所以其风常在，疟有休作也。

马莳说：伯言风气客于其处，则亦常留其处，所以常在而无作止，惟疟气则随经络而入，日沉而内薄，故必同卫气之应而疟始作也（风证之风，即《素问·风论》之风，如寒热、热中、寒中，疠风之类）。

张介宾说：本篇两"搏"字，前疟论俱作"薄"。按《生气通天论》曰：夏伤于暑，秋为痎疟。《疟论》曰：痎疟皆生于风。又曰：疟者，风寒之气不常也。又曰：汗出遇风，及得之以浴，水气舍于皮肤之内也。此诸论者，皆以风寒暑湿为言，而病疟之因已尽于此。若于此而分其阴阳，则风与暑阳邪也，寒与水阴邪也。然风者阳中之凉气也，暑者热中之寒邪也。合是四者而言，无非皆属于寒，故江南呼为脾寒病，谓寒邪客于肌肉之间，而脾应肉也。及疟之将发，必先手足厥冷，以脾主四肢也。然则脾寒之名，非无谓也。而张子和非之曰，《内经》既以夏伤于暑而为疟，何世医皆以脾寒治之？是在子和亦认暑为热邪，故有此说。独不观之经曰，夏伤于大暑，其汗大出，腠理开发，因遇夏气凄沧之水寒，藏于腠理皮肤之中，秋伤于风，则病成矣。是可见其言暑者，言时气也，言寒者，言病气也。及邪气之变，自浅而深，郁寒成热，然终不免寒为本，热为标耳，安得谓之非寒耶？故其初感，则寒邪先伏于腠理，及遇秋清之令，而新凉束之，则表邪不能外越，于是乎阴欲入而阳拒之，阳欲出而阴遏之，阴阳相薄而病作矣。然其浅者，病在三阳，故随卫气以为出入，而一日一作，其深者，病在三阴，则邪气不能与卫气并出，故成间日，或三四日，而作愈迟者，其病愈甚也。是以疟之轻重，惟在阴阳浅深耳。故于本经则有寒疟、温疟、瘅疟及六经六藏疟证之分，义无出于此矣。乃后世自杨仁斋、朱丹溪而下，复分有痰疟、食疟及水饮败血为疟等证。若此之类，不过皆疟之兼证耳，岂果因此而成疟哉？此外复有谓瘴疟者，惟岭南风瘴之地有之，亦湿邪之外入也。有谓北疟者，但寒无热，以阳气不足，亦阴邪之胜也。有谓劳疟者，因劳即发，亦表里气虚而感邪之易也。有谓鬼疟者，本无疟鬼，神为邪所乱也。由此言之，则亦无非寒邪耳。凡邪自外入，当从汗解。故经曰：夏暑汗不出者，秋成风疟。又曰暑当与汗，皆出勿止。又曰：体若燔炭，汗出而散，皆其义也。故治疟者，但当察其邪之浅深，证之阴阳，必令其自藏而府，自里而表，引而散之，升而举之，使邪气得出，自然和矣。治法云，有汗要无汗，以扶正为主而兼散，无汗要有汗，以散邪为主而兼补。斯言得之矣。惟是邪在阳者取汗易，邪在阴者取汗难，所以在春夏者为易，在秋冬者为难，在上体者为易，在下体者为难。必达其阴气，自然汗及下体，务令由阴而阳，由晏而早，方是佳兆，故又以汗之难易为微甚也。其有外受风寒，内伤生冷，表里俱病，则疟痢并作，疟感由经，痢感由藏，但兼表里而去其寒湿之本，必皆愈也。至于痰食血气，内寒内热等证，不过随其甚者而兼调之，弗得以此为主，是治疟之大法也。然法虽如此，犹有其要，则在乎标本虚实，四者而已。盖标以邪言，邪盛则实，本以正言，正夺则虚。如果有实脉实证之可据，则指其所在而直取之，拔去其邪，诸病自愈，此治标也。如无实脉实证而病不愈者，必其元气之虚，但当温补真元，培其根本，使中气渐实，则逼邪外出，病必自愈，此治本也。故有标则治标，无标则治本，是得其要矣。或其疟发既久，表邪已衰，而诸药不效者，但用人参、生姜各一两煎汤，于未发二时之前，或发日五鼓，连进二服，无不愈者。或因参贵难以疗贫,则白术、当归,亦可随宜,择而代之。若阴虚水亏之人,则以熟地、生姜加倍用之,皆无不应手而效也。然必因脉以知其内,因证以知其外,但知标本之缓急,又何疟之足虑哉?余阅疟门方剂,多不分表里先后,俱用苓、连、知母及大黄、石膏之类。夫以表邪不解,而得此寒凉,则寒邪愈陷。或任用常山、草果及劫截峻厉等剂。若正为邪伤,而受此克伐,则元气愈虚,故多致绵延不已,轻者变重,重者至危,是皆不得其本耳。得则易如反掌,在察所由而已。

②善:钱熙祚说:自篇首至此,与《素问·疟论》文同。

黄帝问于少师曰:余闻四时八风之中人也,故有寒暑,寒则皮肤急而腠理闭,暑则皮肤缓而腠理开,贼风邪气因得以入乎?将必须八正虚邪,乃能伤人乎①?

少师答曰:不然,贼风邪气之中人也,不得以时②,然必因其开也,其入深,其内极疾③,其病人也卒暴④,因其闭也,其入浅以留,其病也,徐以迟⑤。

【本段提纲】　马蒔说:此言贼风之中人,不必以时,其感之暴而发之迟,非如八正虚邪之有时也。

【集解】

①余闻四时八风之中人也,故有寒暑,寒则皮肤急而腠理闭,暑则皮肤缓而腠理开,贼风邪气因得以入乎?将必须八正虚邪,乃能伤人乎:杨上善说:黄帝谓四时八节虚邪贼风中人,要因其暑腠理开时,因入伤人,故致斯问也。

张介宾说:此言贼风邪气,亦能伤人,又有非八正邪之谓者。

②不然,贼风邪气之中人也,不得以时:杨上善说:少师答意,腠理开者,贼风中深,腠理闭者,贼风中浅,以其贼邪,贼害甚也。不得以时者,暑开之时即入,闭之时不入也。

③疾:钱熙祚说:原刻误作"病",依《甲乙经》改。

④其病人也卒暴:杨上善说:邪之中人,若因腠理开者,为害有三,一则邪入深也,二则极人命速,三则病死卒暴也。

⑤因其闭也,其入浅以留,其病也,徐以迟:杨上善说:若腠理闭,为遇有二,一则邪入浅也,二则为病死徐持,久留之也。

张介宾说:凡四时乖戾不正之气,是为贼风邪气,非如太一所居八正虚邪之有常候,此则发无定期,亦无定位,故曰不得以时也。然其中人,必因肤腠之开,乃得深入,深则内病极,故其病人也卒暴。若因其闭,虽中必浅,浅而不去,其邪必留,亦致于病,但徐迟耳。

黄帝曰:有寒温和适,腠理不开,然有卒病者,其故何也?

少师答曰:帝弗知邪入乎,虽平居,其腠理开闭缓急,其故常有时也①。

黄帝曰:可得闻乎?

少师曰:人与天地相参也,与日月相应也②,故月满则海水西盛③,人血气积,肌肉充,皮肤致,毛发坚,腠理郄④,烟垢著,当是之时,虽遇贼风,其入浅不深⑤,至其月郭空,则海水东盛,人气血虚,其卫气去,形独居,肌肉减,皮肤纵,腠理开,毛发残,焦理薄⑥,烟垢落,当是之时,遇贼风,则其入深,其病人也卒暴⑦。

【本段提纲】　马蒔说:此承上文而言人之有病者,其所感之邪亦有时也。

【集解】

①帝弗知邪入乎,虽平居,其腠理开闭缓急,其故常有时也:杨上善说:平,和适也。人虽和

适而居,腠理开闭,未必因于寒暑,因于月之满空,人气盛衰,故腠理开闭,有病不病,斯乃人之常也。

张介宾说:此谓平居无事之时,其腠理之开闭缓急而致卒病者,亦各有其故,盖因于时气耳。

钱熙祚说:《甲乙经》"故"作"固",二字通,原刻上有"其"字,依《甲乙经》删。

②人与天地相参也,与日月相应也:杨上善说:人之身也,与天地形象相参。身盛衰也,与日月相应也。

③故月满则海水西盛:杨上善说:日为阳也,月为阴也,东海阳也,西海阴也。月有亏盈,海水之身,随月虚实也。月为阴精主水,故月满西海盛也。

④腠理郄:陆懋修说:郄,去约切,与"欲""却"通。《素问·四时刺逆从论》:气血内却。注,却,闭也。

⑤当是之时,虽遇贼风,其入浅不深:杨上善说:人身盛时法月及与西海皆悉,盛实也。但贼邪不入,凡有亦实,一曰血气精而不浊,二曰肌肉充实不疏,三曰皮肤密致不开,四曰毛发坚实不虚,五曰焦腠理曲而不通(三焦之气发于腠理,故曰焦理。郄,曲也),六曰烟尘垢腻,蔽于腠理。有此六实,故贼风虽入,不能深也。

⑥毛发残,焦理薄:钱熙祚说:《甲乙经》无"残焦理"三字。

⑦当是之时,遇贼风,则其入深,其病人也卒暴:杨上善说:人身衰时法月及与西海皆悉衰也。凡有八衰,一曰血气虚浊,谓当脉血气虚也;二曰卫气减少,谓脉外卫气去而少也;三曰肌肉疏减;四曰皮肤虚缓;五曰腠理空开;六曰毛发虚浅;七曰焦理疏薄;八曰理无烟垢。有此八虚,所以贼邪深入,令人卒病也。

马莳说:上文言贼风邪气,其中人固不以时,而此节则言感之者,亦必有时也。是故有寒温和适,腠理不开,而猝然病者,正以平居之际,其腠理开闭缓急,亦有时也。何也?人与天地日月,本相参相应,天之月满,则地之海水盛于西,人气血积于身,而凡肌肉皮肤毛发腠理,皆充密坚郄,虽烟垢亦内着之,故虽遇贼风,其入则浅而不深也。至于月郭即空,则海水盛于东,人之气血亦空虚,凡卫气形体肌肉皮肤腠理焦理,皆减去纵薄,虽烟垢亦落,故一遇贼风,其入既深,而病人亦卒暴矣。此虽有时遇之,然岂如八正虚风与八节相应者哉?

张介宾说:致,密也。郄,闭也。纵,宽也。人与天地日月相参应,而此独言月言水者,正以人身之形质属阴,故上应于月,下应于水也。夫地本属阴,而西北则阴中之阴,东南则阴中之阳,故地之体西北高、东南下。月满则海水西盛者,阴得其位,阴之实也。在人应之,则血气亦实,故邪风不得深入。月郭空则海水东盛者,阴失其位,阴之衰也。在人应之,则血气亦虚,故邪风得以深入,而为卒暴之病。烟垢,腻垢如烟也。血实则体肥,故腻垢着于肌肤,表之固也。血虚则肌瘦,故腻垢剥落,类乎风消,表之虚也,此所以皆关于卫气。

黄帝曰:其有卒然暴死暴病者何也?

少师答曰:得①三虚者,其死暴疾也;得三实者,邪不能伤人也。

黄帝曰:愿闻三虚。

少师曰:乘年之衰,逢月之空,失时之和,因为贼风所伤,是谓三虚。故论不知三虚,工反为粗。

帝曰:愿闻三实。

少师曰：逢年之盛，遇月之满，得时之和，虽有贼风邪气不能危之也，命曰三实。

　　黄帝曰：善乎哉论，明乎哉道，请藏之金匮，然此一夫之论也②。

【本段提纲】　马莳说：此言人之暴病死者，此其遇三虚不得三实也。

【集解】

　　①得：河北医学院《灵枢经校释》："得"，原脱，据《甲乙》卷六第一及《太素》卷二十八三虚三实补，与下文为对文。

　　②善乎哉论，明乎哉道，请藏之金匮，然此一夫之论也：杨上善说：人备三虚，其病死暴疾也。人年七岁，加于九岁，至十六岁，名曰年衰。如是恒加九岁，至一百六，皆年之衰也。非岁露年，以其人实，邪不伤，故人至此年，名曰乘也。月郭空时，人具八虚，当此虚时，故曰逢也。摄养乖于四时，和气非理，受于风寒暑湿，人之有此三虚，故从冲后发屋折木扬沙走石等贼风至身，洒然起于毫毛，发于腠理，即为贼风伤也。逢年，谓不加衰年也。遇月之满，即十五日时也。摄养顺于四时和气，人之有此三实，纵有贼邪，不能伤也。子之所论皆善者，以其内明于道，故请藏而宝之。此举一夫之论，以类众人也。

　　马莳说：乘年之衰者，即《素问·刺法》《本病》二篇所谓司天失守也。逢月之空者，即上节月郭空则海水东盛云云也。失时之和者，即春应暖而反寒之类也。有此三虚，而贼风伤之，则暴病而死矣。三实反是。然此乃一人之所病也，至于众人同病者，下文详之。

　　张介宾说：乘年之衰，如阴年岁气不及，邪反胜之，及补遗《刺法》《本病》二论，所谓司天失守等义是也。逢月之空，如《八正神明论》曰，月始生则血气始精，卫气始行。及上文月满则海水西盛，月郭空则海水东盛等义是也。失时之和，如春不温，夏不热，秋不凉，冬不寒，客主不和者是也。三虚在天，又必因人之虚，气有失守，乃易犯之，故为贼风所伤，而致暴死暴病。使知调摄避忌，则邪不能害。故曰乘、曰逢、曰失者，盖兼人事为言也。一夫之论，以一人之病为言也。岁有同病者，义如下文。

　　黄帝曰：愿闻岁之所以皆同病者，何因而然①？

　　少师曰：此八正之候也②。

　　黄帝曰：候之奈何？

　　少师曰：候此者，常以冬至之日，太一立于叶蛰之宫，其至也，天必应之以风雨者矣。风雨从南方来者，为虚风，贼伤人者也③。其以夜半至也，万民皆卧而弗犯也，故其岁民少病④。其以昼至者，万民懈惰而皆中于虚风，故万民多病。虚邪入客于骨，而不发于外，至其立春，阳气大发，腠理开，因立春之日，风从西方来，万民又皆中于虚风，此两邪相搏，经气结代者矣⑤。故诸逢其风而遇其雨者，命曰遇岁露焉。因岁之和，而少贼风者，民少病而少死，岁多贼风邪气，寒温不和，则民多病而多⑥死矣⑦。

【本段提纲】　马莳说：此详言八正之候，感于冬至而重感于立春，此贼风之所以伤人也。

【集解】

　　①愿闻岁之所以皆同病者，何因而然：杨上善说：前章言人有摄养乖和，遇贼邪之失，此言同受邪风，俱有伤害，以为问也。

　　②此八正之候也：杨上善说：八正候者，八节之正虚邪候也。

张介宾说:四正四隅,谓之八正,即八宫也。

③贼伤人者也:张介宾说:太一立于坎宫,而风从南方来,即冲后来者为虚风,贼伤人者也。

④其以夜半至也,万民皆卧而弗犯也,故其岁民少病:杨上善说:九宫经曰,太一者,玄皇之使,常居北极之傍,汁蛰上下政天地之常□起也。汁蛰,坎宫名也。太一至坎宫,天必应之以风雨,其感从太一所居乡来向中宫,名为实风,主生长养万物,若风从南方来向中宫,为冲后来虚风,贼伤人者也。其贼风夜至,人皆寝卧,不犯其风,人少其病也。

⑤其以昼至者,万民懈惰而皆中于虚风,故万民多病。虚邪入客于骨,而不发于外,至其立春,阳气大发,腠理开,因立春之日,风从西方来,万民又皆中于虚风,此两邪相搏,经气结代者矣:杨上善说:懈惰,谓不自收节。情逸腠开,邪客至骨而不外泄,至立春日,复有虚风从西方冲上而来,是则两邪相薄,致经脉绝代以为病。骨,有本作"胃"也。

张介宾说:立春之日,月建在东,而风从西方来,亦虚风也。冬至中宫,立春又中之,此两邪也。邪留而不去,故曰结。当其令而非其气,故曰代。观《阴阳应象大论》曰,冬伤于寒,春必温病,即此之谓也。

⑥则民多病而多:原作"则民多病而死矣。"依《太素》卷二十八八正风候补"多"字。

⑦则民多病而多死矣:杨上善说:露有其二,一曰春露,主生万物者也;二曰秋露,主衰万物者也。今岁有贼风暴雨以衰于物,比秋风露,故曰岁露焉。是以实风至也,岁和有吉,虚风至也,岁露致凶也。

马莳说:冬至之日,太一立于叶蛰之宫,风雨从南方来,是谓从后来者为虚风,贼伤人者也。夜则可避,而昼则难避。民或中之,则入客于骨,而不发于外。至于立春,则阳气大发,而腠理正开,又值风从西方来,是亦从后来者为虚风也。盖西方以南为后,东方以西为后耳。此则两次之虚邪相搏,人之经气相结,而代脉自见矣。然不特此也,诸凡太一居于别宫,如立春遇西与北风之类,皆谓之遇岁露也。大抵岁之贼风有多少,而民病之多少生死系之矣。

张介宾说:岁露,即前章淋露之义,岁则兼乎时也。上二节言虚风之伤人,此一节又言贼风邪气之伤人,而岁气之多邪者,尤为民之多病也。

顾观光说:从西方来,此下《甲乙经》有"而大"二字。

丹波元简说:沈存中笔谈云,十一月中遇东南风,谓之岁露,有大毒若饥感其气,则开年著遇病。盖本于本节之义立说者。旱乡,《汉书·天文志》:南方谓之旱乡。

黄帝曰:虚邪之风,其所伤贵贱何如,候之奈何①?

少师答曰:正月朔日,太一居天留之宫,其日西北风不雨,人多死矣。正月朔日,平旦北风,春民多死。正月朔日,平旦西北风行②,民病死者十有三也。正月朔日,日中北风,夏民多死。正月朔日,夕时北风,秋民多死。终日北风大病,死者十有六③。正月朔日,风从南方来,命曰旱乡,从西方来,命曰白骨,将国有殃,人多死亡。正月朔日,风从东方来,发屋扬沙石,国有大灾也。正月朔日,风从东南方行,春有死亡④。正月朔,天和温不风,籴贱,民不病;天寒而风,籴贵,民多病。此所以候岁之风岐⑤伤人者也⑥。二月丑,不风,民多心腹病。三月戌,不温,民多寒热。四月巳,不暑,民多瘅病。十月申,不寒,民多暴死,诸所谓风者,皆发屋折树木,扬沙石,起毫毛,发腠理者也⑦。

【本段提纲】 马莳说:此言正月朔日有所占之风,而余月亦有所占也。

【集解】

①虚邪之风,其所伤贵贱何如,候之奈何:张介宾说:此下言岁候之占,重在元旦也。

②平旦西北风行:钱熙祚说:原刻脱"西"字,依《甲乙经》补。

③正月朔日,夕时北风,秋民多死。终日北风大病,死者十有六:张介宾说:元旦为孟春之首,发生之初,北风大至,阴胜阳也,故多伤害。

④正月朔日,风从东南方行,春有死亡:张介宾说:元旦日,邪风大至,即非吉兆,各随其位,灾害有辨也。

⑤戕:陆懋修说:字书无"戕"字,当与"残"通。

⑥正月朔,天和温不风,籴贱,民不病;天寒而风,籴贵,民多病。此所以候岁之风戕伤人者也:张介宾说:元旦之气,所贵者温和景明,则岁候吉而人民安,凡四方不和之风,皆非所宜。

⑦十月申,不寒,民多暴死,诸所谓风者,皆发屋折树木,扬沙石,起毫毛,发腠理者也:张介宾说:二三四月以阳旺之时,而丑日不风,戌日不温,巳日不暑,阴气胜而阳不达也,故民多病。十月以阴旺之时,而申日不寒,阳气胜而阴不藏也,故民多暴死。此释上文诸所谓风者,必其异常若是,乃为凶兆,否则不当概论。

《岁露论第七十九》今译

黄帝问岐伯说:经书中说在夏天伤于暑,到了秋天会发生疟疾,疟疾发作有一定时间,这是什么缘故呢?

岐伯回答说:邪气侵入风府后,就沿着背脊下行,人体的卫气经过一天一夜环周运行五十度后,在风府会合,从会集的第二天起,每天向下移行一脊椎骨节,这样卫气与邪气相遇,就一天比一天迟,因此疟疾发作的时间也就一天比一天晚。这是因为邪气先已侵入脊背,所以,每当卫气运行到风府穴时,人体的腠理就开泄,由于腠理开泄,邪气就乘隙而入,邪气侵入与卫气相搏,就导致疟疾发作,这就是疟疾发作的时间一天比一天迟的原因。卫气运行到风府穴,每天沿背脊向下行一脊椎骨节,二十一天后,就下移到尾骶骨,于第二十二天,进入脊内,流注于伏冲之脉内,从此沿着潜伏的膂脉上行,运行九天后,从左右两侧缺盆中间出来,由于气上行逐日升高,所以疟病发作的时间就一天比一天提早了。

引发疟疾的邪气内迫于五脏,横连于募原的,是邪气深入于里,其道路距体表已远,外达体表的时间较迟缓,不能在当日外出与卫气相搏而发病,所以要积到第二天才发作一次。

黄帝说:卫气每运行到风府时,人体的腠理就开泄。由于腠理开泄,邪气就乘隙向内侵袭,但卫气每日向下移行一节,有时卫气的运行不在风府处,疟疾也可以发作,这是为什么呢?

岐伯说:风邪侵入的部位并不固定,只要是卫气运行到与邪气所在之处,引起邪正相搏,必然使皮肤张开,所以凡是邪气侵袭的部位,就是疟疾发病的地方。

黄帝说:你讲得好。请问风邪引起的病与疟疾病相似而同类,但风邪引起的病常持续存在,而疟疾发作却时有间歇,这是为什么呢?

岐伯说:因为风邪常停留在肌表部位,而疟邪能沿经络深入,搏结于内,所以当卫气运行到与疟邪所在之处时,疟疾就发作。

黄帝说:你讲得好。

黄帝内经集解

黄帝问少师道:我听说四时八风中伤人体,本来有寒冷与暑热气候的不同,寒冷时皮肤紧急、腠理闭合,暑热时皮肤松弛,腠理开泄。在这些情况下,贼风邪气是乘此而侵袭人体呢?还是必须遇到四时八节的有害邪气,才能伤害人呢?

少师回答说:不是这样的。贼风邪气中伤人体,并没有一定的时间,但必须乘人体腠理张开时,才能深入体内,并非常迅速,使病变的发展急暴;在腠理紧闭的情况下,即使外邪侵入也只能停留在浅表的部位,其发病也比较迟缓。

黄帝说:有的人能够适应寒温的气候变化,使皮肤腠理也不开泄,但仍有突然生病的,这是什么缘故呢?

少师回答说:您不知道邪气入侵的原因吗?人虽然正常地生活,但皮肤腠理的张合、缓急,也都是有一定时间的。

黄帝问道:可以讲给我听听吗?

少师说:人和天地自然变化密切相关,与日月运行的转移是常常相应的,所以当月亮圆满时,海水西盛,相应地人体气血滑利,肌肉充实,皮肤致密,毛发坚固,腠理闭合,皮脂多而附着于皮肤,这时,即使遭遇贼风邪气的侵袭,也是浅而不会过深的。如果到了月亮亏缺时,海水东盛,相应地人的气血虚弱,卫气衰退,外形虽然如常,但肌肉消瘦,皮肤松弛,腠理开泄,毛发残缺,皮肤纹理疏薄,皮脂剥落,这时,遇到贼风邪气的侵袭,邪气就会深入于里,发病也急暴。

黄帝说:有的人突然死亡,或急暴发病,这是为什么呢?

少师回答说:遭遇三虚的人,他的死亡是急暴而迅速的,遭逢三实的,邪气就不能伤害他。

黄帝说:希望你讲讲什么是三虚?

少师说:正值当年岁气不及,又逢上月亮亏缺,以及时令出现反常气候,在这种情况下,容易受到贼风邪气的伤害,这就叫作三虚。所以讨论疾病时,不了解三虚的致病因素,只能是学识粗浅的医生。

黄帝说:希望你讲讲什么是三实?

少师说:正逢岁气旺盛之年,岁气有余,又遇月亮圆满,以及时令气候调和,即使有贼风邪气,也不能侵袭人体,这就叫作三实。

黄帝说:这个理论多么好!道理多么高明!请把它保藏在金匮中。不过这只是以一人发病的情况而说的。

黄帝说:请讲讲在一年里,有很多人都生同样的病,这是什么原因呢?

少师说:这是因为四时八方气候的影响。

黄帝说:怎样观察八方气候呢?

少师说:观测气候的方法,一般是以冬至日为起点,太一岁神处于叶蛰宫,因为太一岁神运行到这里,北斗七星的柄杓指向正北方,这一天必定有刮风下雨的天气出现,如风雨从南方而来,就是虚风,是能伤害人体的贼邪。如风雨在半夜里出现,人们都正在睡觉,不致受到贼邪的侵犯,所以当年人们都很少生病。如风雨出现在白天,大家疏忽了防护,就容易遭受虚风的中伤,因此人们生病的就多。如果在冬天感受了虚邪,深入于骨而不及时发病,到立春的时候,阳气逐渐旺盛,腠理开泄,伏邪待机发动;倘若立春那一天,刮来是西风,人们会被这种虚风所中伤,这时新旧两邪相搏,留结在经脉之中而发病。所以凡逢风雨无常的年月,人们就多发生疾病,就叫作遇岁露。总之,一年之中如果岁气调和,贼风稀少,人们生病的就少,死亡的也少;如果一年之中贼风邪气常出现,气候寒暖不调和,那么人们生病的就多,死亡的也多。

黄帝说:属于虚邪的风伤害人体的轻重,怎样来判断? 又怎样来推测天气?

　　少师回答说:在新春正月初一,太一岁神运行到天留宫,如果这一天刮起西北风而不下雨,人们多患病死亡。正月初一黎明时刮起了北风,到春季时,人们多患病死亡。正月初一黎明时刮起西北风,人们患病而死的约占十分之三。正月初一,中午刮起北风,到了夏季,人们多患病死亡。正月初一,夕阳西下时刮起北风,到了秋季,人们多患病死亡;若整天刮北风不止,人们患重病而死的占十分之六。正月初一,如果风从南方吹来,叫旱乡;如果风从西方吹来,叫白骨;疾病将殃及全国,人们较多地患病死亡。正月初一,风从东方吹来,房屋吹坏,空中飞沙走石,国家将严重受灾。正月初一,风从东南方向吹来,春季有生病死亡的。正月初一,天气平和温暖,没有虚风,这一年将获丰收,粮食价格便宜,人们不患疾病;如果这一天,气候寒冷,吹来虚风,这一年收成将不好,粮食价格昂贵,人们多发生疾病。这就是说,观察正月初一的风向,可以预测当年贼邪伤人发病多少的概况。如果二月丑日,没有风,人们多患心腹病。三月戌日,气候不暖和,人们多患寒热病。四月巳日,天气不热,人们多患瘅病。十月申日,天气不冷,人们多患暴病而死。以上各种风,都是能吹坏房屋,折断树木,扬起砂石,使人竖起毫毛,腠理开泄的风邪。

卷二十四

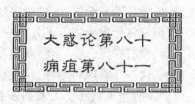

大惑论第八十
痈疽第八十一

大惑论第八十①

①大惑论第八十:伯坚按:本篇和《甲乙经》《黄帝内经太素》《类经》三书篇目的对照列表于下:

灵枢	甲乙经	黄帝内经太素	类经
大惑论第八十	卷十二——欠哕唏振寒噫嚏軃泣出太息羡下耳鸣啮舌善忘善饥第一 卷十二——目不得眠不得视及多卧不安不得偃卧肉苛诸息有音及喘第三 卷十二——足太阳阳明手少阳脉动发目病第四	卷二十七——七邪篇	卷十八——神乱则惑善忘急不嗜食(疾病类八十一) 卷十八——不卧多卧(疾病类八十三·二)

【释题】 马莳说:首二节论大惑之义,故名篇。

【提要】 本篇用黄帝、岐伯问答的形式,主要讲一些神经系统的症状,讲大惑善忘、善饥而不嗜食、病而不得卧、病而目不得视,多卧、少瞑的原因,末了讲针刺的治疗方法。

黄帝问于岐伯曰:余尝上于清冷之台,中阶而顾,匍匐而前,则惑。余私异之,窃内怪之,独瞑独视,安心定气,久而不解,独博独眩,被发长跪,俯而视之,后久之不已也,卒然自止①,何气使然?②

岐伯对曰:五藏六府之精气,皆上注于目而为之精③,精之窠为眼④。骨之精为瞳子⑤,筋之精为黑眼⑥,血之精为其络⑦,气之精为白眼⑧,肌肉之精为约束⑨,裹撷筋骨血气之精而与脉并为系,上属于脑,后出于项中。故邪中于项,因逢其身之虚,其入深,则随眼系以入于脑,入于脑则脑转,脑转则引目系急,目系急则目眩以转矣⑩。邪中其精⑪,其精所中不相比也,则精散,精散则视歧,视歧见两物⑫。目者,五藏六府之精也,营卫魂魄之所常营也,神气之所生也,故神劳则魂魄散,志意乱⑬,是故瞳子黑眼法于阴,白眼赤脉法于阳也。故阴阳合传而精明也⑭。目者心使也,心者神之舍也。故神分⑮,精乱而不转。卒然见非常处,精神魂魄散不相得,故曰惑也⑯。

【本段提纲】 马莳说:此因帝问而明惑之所由然也。

【集解】

①卒然自止:钱熙祚说:原刻"止"误作"上",依《甲乙经》改。

②余尝上于清冷之台,中阶而顾,匍匐而前,则惑。余私异之,窃内怪之,独瞑独视,安心定气,久而不解,独博独眩,被发长跪,俯而视之,后久之不已也,卒然自止,何气使然:杨上善说:小怪曰异之,大异曰怪之。瞑,目合也。俯而视之,下直视也。何气使然,问其生惑所由也。转有为传,眩有为脆,量误也。冷有本为零也。

马莳说:帝之所言,形容精神惑乱之义尽矣,伯言人之精神魂魄,散不能收,故以之而惑。

张介宾说:台之高者其气寒,故曰清冷之台,凡人登高博望,目见非常之处,无不神魂惊荡而心生眩惑,故特借此,以问其由然也。

③五藏六府之精气,皆上注于目而为之精:杨上善说:五藏六府精液及藏府之气清者,上升注目,以为目之精也。

④精之窠为眼:张介宾说:窠者,窝穴之谓。

⑤骨之精为瞳子:杨上善说:肾精主骨,骨之精气为目之瞳子。

张介宾说:骨之精主于肾,肾属水,其色玄,故瞳子内明而色正黑。

⑥筋之精为黑眼:杨上善说:肝精主筋,筋气以为精之黑眼也。

张介宾说:黑,眼黑珠也。筋之精主于肝,肝色青,故其色浅于瞳子。

⑦血之精为其络:杨上善说:心精主血,血气以为眼精赤络。

张介宾说:络,脉络也。血脉之精主于心,心色赤,故眦络之色皆赤。

⑧气之精为白眼:杨上善说:肺精主气,气之精为白眼。

张介宾说:窠气者,言目窠之气也。气之精主于肺,肺属金,故为白眼。

⑨肌肉之精为约束:杨上善说:脾精主肉,肉气之精以为眼之束约裹撷。

张介宾说:约束,眼胞也,能开能阖,为肌肉之精,主于脾也,脾属土,所以藏物,故裹撷筋骨血气四藏之精,而并为目系。撷,以衣衽收物谓之撷。

⑩目系急则目眩以转矣:杨上善说:四气之精并脉合为目系,其系上属于脑,后出项中。后曰项,前曰颈。以目系入脑,故邪循目系,脑转目眩也。

⑪邪中其精:钱熙祚说:原刻脱"中"字,依《甲乙经》补。

河北医学院《灵枢经校释》:《甲乙》卷十二第四、《太素》卷二十七七邪及《千金》卷六上第一"邪"后有"中"字。《千金》"精"作"睛"。

⑫视歧见两物:杨上善说:五精合而为眼,邪中其精,则五精不得比和,别有所见,故视歧见于两物,如第二问等也。

张介宾说:邪气中于风府天柱之间,乘其虚则入脑连目,目系急则目眩睛斜,故左右之脉互有缓急,视歧失正,则两睛之中于物者不相比类而各异其见,是以视一为两也,此承帝问而先发邪气之中人如此。

⑬目者,五藏六府之精也,营卫魂魄之所常营也,神气之所生也,故神劳则魂魄散,志意乱:杨上善说:目之有也,凡因三物,一为五藏六府精之所成,二为营卫魂魄血气所营,三为神明气之所生。是则以神为本,故神劳者,魂魄意志五神俱乱也。

⑭故阴阳合传而精明也:杨上善说:骨精瞳子,筋精黑眼,此二是肝肾之精,故法于阴也。裹气白眼及血之赤脉,此二是心肺两精,故法于阳也。肺虽少阴,犹在阳中,故为阳也。此之阴阳四精和合,通传于气,故曰精明也。

张介宾说:阴阳即精神之本,故阴阳合传而成精明之用。

⑮目者心使也,心者神之舍也。故神分:钱熙祚说:原刻脱"分"字,依《甲乙经》补。按史释有"神分"二字,则宋本尚不误。

河北医学院《灵枢经校释》:神分,神下原脱"分"字,据本书音释补,与《甲乙》卷十二第四、《太素》卷二十七七邪及《千金》卷六上第一均合。

⑯故曰惑也:杨上善说:心藏者,心内形也。心者神之用,神者心之主也。故神劳分散,则五精乱不相传,卒见非常两物者也,以其精神乱为惑也。

张介宾说:精神虽统于心,而外用则在目,故目为心之使,心为神之舍,所以目见非常于外,则神魂眩惑于心也。

丹波元简说:《脉要精微论》云,夫精明者所以视万物,别白黑,审短长。以长为短,以白为黑,如是则精衰矣是也。《银海精微》云,瞳人为水轮,属肾水是也;大小眦为血轮,属心火是也;黑睛为风轮,属肝木是也;白为气轮,属肺金是也;上下胞睑为肉轮,属脾土是也。

黄帝曰:余疑其然,余每之东苑,未曾不惑,去之则复,余唯独为东苑劳神乎?何其异也①。

岐伯曰:不然也,心有所喜,神有所恶,卒然相感②,则精气乱,视误故惑,神移乃复,是故间者为迷③,甚者为惑④。

【本段提纲】 马莳说:此承上文而明惑本于心必始迷而继惑也。

【集解】

①余疑其然,余每之东苑,未曾不惑,去之则复,余唯独为东苑劳神乎?何其异也:杨上善说:清冷之台在东苑,故每往登台则惑,去台则复于常,岂不为彼东苑劳神,遂至有惑,是所可怪也。

张介宾说:每之东苑,未曾不惑,谓虽不登高,其惑亦然,故疑异也。

②卒然相感:河北医学院《灵枢经校释》:"感"原作"惑",据周本、日刻本、张注本、《太素》卷二十七七邪及《千金》卷六上第一改。

③是故间者为迷:钱熙祚说:原刻"间"误作"闻",依《甲乙经》改。

④甚者为惑:杨上善说:夫心者神用,谓之情也。情之所喜,谓之欲也。故情之起欲,是神之所恶;神之所好,心之所恶。是以养神须去情欲,欲去神安,长生久视;任心所作,则情欲百端,情欲既甚,则伤神害命。斯二不可并行,并行相感则情乱致惑;若得神移反本,则惑解神复。间,轻也。甚,重也。

马莳说:伯言惑起于心,必先有喜怒,而又猝然感于外物,故精气乱,目视误,而遂至于惑耳,俟其神气既定,乃复如初也。大凡人情始有所闻,则迷而不寤,继则惑而不已矣。

张介宾说:偶为游乐,心所喜也,忽逢奇异,神则恶之,夫神有所恶,则志有不随,喜恶相感于卒然,故精气为乱,去之则神移,神移则复矣。间者,言其未甚也,亦足相迷,况其甚者,能无惑乎?

　　黄帝曰:人之善忘者,何气使然?

　　岐伯曰:上气不足,下气有余,肠胃实而心肺虚,虚则营卫留于下,久之不以时上,故善忘也。①

　　【本段提纲】　马莳说:此以下至末承上文论惑而遂及善忘以下等邪,此则言人之所以善忘也。

　　【集解】

　　①黄帝曰:人之善忘者,何气使然?岐伯曰:上气不足,下气有余,肠胃实而心肺虚,虚则营卫留于下,久之不以时上,故善忘也:杨上善说:心肺虚,上气不足也。肠胃实,下气有余也。营卫留于肠胃不上,心肺虚故善忘。复有上时,又得不忘也。

　　马莳说:人之下气有余,故肠胃居下者实,上气不足,故心肺居上者虚,心肺虚则营卫之气留于下之肠胃,而久之不以时上,宜乎其心之在上者善忘也。

　　张介宾说:下气有余,对上气不足而言,非谓下之真实也,心肺虚于上,营卫留于下,则神气不能相周,故为善忘,阳衰于上之兆也。

　　黄帝曰:人之善饥而不嗜食者,何气使然?

　　岐伯曰:精气并于脾,热气留于胃,胃热则消谷,谷消故善饥,胃气逆上,则胃脘塞,故不嗜食也①。

　　【本段提纲】　马莳说:此言人之善饥而不嗜食也。

　　【集解】

　　①精气并于脾,热气留于胃,胃热则消谷,谷消故善饥,胃气逆上,则胃脘塞,故不嗜食也:钱熙祚说:塞,原刻误作"寒",依《甲乙经》改。

　　杨上善说:精气,阴气也。胃之阴气,并在脾内,则胃中独热,故消食喜饥。胃气独热,逆上为难,所以胃咽中冷,故不能食也。

　　马莳说:善饥而不嗜食者,正以精气并之于脾,而热气留之于胃,胃热则消谷,故善饥也,然胃气逆上于上脘,则其中脘当冷,故胃不开而不嗜食也。

　　张介宾说:胃气逆上而不能运行,即其寒也,脾胃热而胃脘寒,所以虽饥而不欲食。本论诸邪有总治之法,曰先其藏府,诛其小过,后调其气,盛者泻之,虚者补之,必先明知其形志之苦乐,定乃取之。

　　丹波元简说:《甲乙》"寒"作"塞"为是,诸注顺文诠释,义殆难通,岂有胃热而胃脘寒之理乎? 当以《甲乙》为正,盖胃热故善饥,胃塞故不能嗜食也。

　　黄帝曰:病而不得卧者,何气使然?

　　岐伯曰:卫气不得入于阴,常留于阳,留于阳则阳气满,阳气满则阳跷盛,不得入于阴,则阴气虚,故目不瞑矣①。

　　【本段提纲】　马莳说:此言病之所以不得卧也。

【集解】

①卫气不得入于阴,常留于阳,留于阳则阳气满,阳气满则阳跷盛,不得入于阴,则阴气虚,故目不瞑矣:杨上善说:卫气昼行阳脉二十五周,夜行五藏二十五周,昼夜周身五十周。若卫行阳脉,不入藏阴,则阳脉盛,则阳跷盛而不和,阴跷虚也。二跷并至于目,故阳盛目不得瞑,所以不卧。

马莳说:卫气不得入于阴,常留于阳,留于阳则阳气满,阳气满则阳跷盛,不得入于阴,则阴气虚,故目不瞑矣。

张介宾说:卫气昼行于阳,夜行于阴,行阳则寤,行阴则寐,此其常也。若病而失常,则或留于阴,或留于阳,留则阴阳有所偏胜,有偏胜则有偏虚,而寤寐亦失常矣。

丹波元简说:志云,阴跷阳跷并会于足太阳之睛明,卫气行阳行阴,皆从目以出入,故曰目者营卫魂魄之所常营也。

黄帝曰:病目而不得视者,何气使然?

岐伯曰:卫气留于阴,不得行于阳,留于阴则阴气盛,阴气盛则阴跷满,不得入于阳,则阳气虚,故目闭也。①

【本段提纲】　马莳说:此言人之有病而目之所不能视也。

【集解】

①黄帝曰:病目而不得视者,何气使然? 岐伯曰:卫气留于阴,不得行于阳,留于阴则阴气盛,阴气盛则阴跷满,不得入于阳,则阳气虚,故目闭也:杨上善说:卫气留于五藏,则阴跷盛不和,惟阴无阳,所以目闭不得视也。以阳主开,阴主闭也。

马莳说:人有病而不能开目以视者,正以卫气留于阴分,而不得行于阳分,则阴气盛,而阴跷满,故不得行于阳也,惟阳气之虚,所以目不得开耳。

张介宾说:此言因病而目有不能开视,及病而多寐者,以卫气留于阴分,阴跷满而阳气虚耳,观《寒热病篇》曰,阴跷阳跷,阴阳相交,阳入阴,阴出阳,交于目内眦,阳气盛则瞋目,阴气盛则瞑目。

黄帝曰:人之多卧者,何气使然?

岐伯曰:此人肠胃大而皮肤涩①,而分肉不解焉,肠胃大则卫气留久,皮肤涩①分肉不解,则②其行迟。夫卫气者昼日常行于阳,夜行于阴,故阳气尽则卧,阴气尽则寤,故肠胃大则卫气行留久,皮肤涩,分肉不解,则行迟。留于阴也久,其气不精③,则欲瞑,故多卧矣④。

【本段提纲】　马莳说:此言人之所以多卧者正以人之肠胃大而皮肤湿分肉不解也。

【集解】

①皮肤涩:原作"皮肤湿"。依《甲乙经》卷十二、《太素》卷二十七七邪,将"湿"改作"涩"。与下文"皮肤滑"为对文。

②则:钱熙祚说:"则"字原在"分肉不解"之上,今按文义移置此。

③精:河北医学院《灵枢经校释》:"精"原作"清",据明本、藏本、日抄本及《太素》卷二十七七邪、《甲乙》卷十二第三改。

④留于阴也久,其气不精,则欲瞑,故多卧矣:杨上善说:其人肠胃能大,皮肤能涩,大则卫气停留,涩则卫气行迟,留而行涩,其气不精,故多卧少寤,反之少寐。

马莳说:卫气者,昼日常行于阳经,阳经之气既尽则卧;夜行于阴经,阴经之气既尽则寤,今肠胃大,而卫气之留于内者久,皮肤涩,分肉不解,而卫气之行于外者迟,所以阳气不精,惟欲瞑目而多卧也。

其肠胃小,皮肤滑以缓,分肉解利,卫气之留于阳也久,故少卧焉。①

【本段提纲】　马莳说:此承上文而反言人之所以少瞑也。

【集解】

①其肠胃小,皮肤滑以缓,分肉解利,卫气之留于阳也久,故少卧焉:张志聪说:肠胃小,则卫气周于阴也速,皮肤滑以缓,分肉解利,卫气之行于阳也久,故少瞑焉。盖卫气日行于阳,夜行于阴,阳气尽则入于阴而卧,阴气尽则出于阳而寤,如留于阴久则多卧,留于阳久则少瞑焉。

河北医学院《灵枢经校释》:"卧"原作"瞑",据《甲乙》卷十二第三、《太素》卷二十七七邪改,与上"多卧"为对文。

黄帝曰:其非常经也,卒然多卧者,何气使然①?

岐伯曰:邪气留于上焦,上焦闭而不通,已食,若饮汤,卫气留久于阴而不行,故卒然多卧焉②。

【本段提纲】　马莳说:此言人之所以猝然多卧也。

【集解】

①其非常经也,卒然多卧者,何气使然:张介宾说:非常经者言其变也,盖以明邪气之所致然者。

②邪气留于上焦,上焦闭而不通,已食,若饮汤,卫气留久于阴而不行,故卒然多卧焉:杨上善说:邪气留于上焦,上焦之气不行,或因饮食,卫气留于心肺,故闷而多卧。

马莳说:十二经为常经,而阴阳二跷为非常经,故帝云然,然有等猝然多卧者,必有出于二跷之外。伯言上焦者,乃宗气之所积,惟邪气客于上焦闭而不通,及已食与饮之后,则愈闭矣,其卫气久留于下焦,而不得上升以出,故卫气不出,则不精明,而猝然多卧也。

张介宾说:邪气居于上焦,而加之食饮,则卫气留闭于中,不能外达阳分,故猝然多卧。然有因病而不能瞑者,盖以邪客于藏,则格拒卫气,不得内归阴分耳。

黄帝曰:善。治此诸邪奈何?

岐伯曰:先其藏府,诛其小过,后调其气,盛者泻之,虚者补之,必先明知其形志之苦乐,定乃取之。①

【本段提纲】　马莳说:此言治前诸邪之法也。

【集解】

①黄帝曰:善。治此诸邪奈何? 岐伯曰:先其藏府,诛其小过,后调其气,盛者泻之,虚者补之,必先明知其形志之苦乐,定乃取之:杨上善说:疗此七邪之法,先取五藏六府,诸募等藏府之上诸穴,除其微过,然后调其藏府五腧六腧而补泻之。补泻之前,必须明知形气虚实苦乐之志,然后取之。

马莳说:自《大惑论》善忘以下七项,虽非外感,皆内有邪气为病也(猝然多卧邪气留于上焦,可兼内外之邪焉),治之者必有其法,或藏或府(阳跷属膀胱,阴跷属肾,亦不出于藏府),皆分之以责其小过之在何经。盖凡有病,皆可以称为过。而自善忘以下,非重大之疾,谓之小过,亦可也。其邪气之盛者,则泻之,正气之虚者则补之,然人所以致此疾者,有如《九针论》,形乐忘苦,病生于脉等义,及《素问·血气形志论》亦云,然则此乃其病本所在也,必既定之,而后取穴以刺之耳。

张介宾说:治此诸邪者统言本论八证也。此篇止类其五,外神乱则惑等三证详前八十一。先其藏府者,欲辨阴阳之浅深也,诛其小过者,言此诸证虽非重大之疾,亦不可不除之也。然人之致此,各有所由,故于形志苦乐,尤所当察。盖苦者忧劳,多伤心肺之阳,乐者纵肆,多伤脾肾之阴,必有定见,然后可以治之。

《大惑论第八十》今译

黄帝问岐伯说:我曾经登上气候寒冷的高台,走到中间,向四面观看,然后伏身前进,就感到意识迷惑,心中有些诧异,暗自感到奇怪,尽管独自闭目宁神,然后再睁眼试看,平心静气力求镇定下来,但很久仍不能解除这些异常的感觉,仍然头转目眩,虽然披发长跪于地上,低头俯视,这些症状很久不见消失,可是后来却又突然自愈了,这是什么原因引起的呢?

岐伯回答说:五脏六腑的精气,都向上灌注于眼睛,从而使眼睛看东西能够精明视物。精气汇合于眼窝,便形成了眼睛,其中骨之精主于肾,注于瞳子部分。筋之精,主于肝,注于黑色眼珠部分。血之精,主于心,注于内外眦络脉部分。气之精,主于肺,注于白眼部分。肌肉之精,主于脾,注于眼睑部分。上下眼胞包裹着筋、骨、血、气的精气,并与各脉络合并形成目系,上面与脑相连属,后出于项部的中央。若邪气侵入项部,乘人体虚弱,邪气侵犯就会深入,循目系而进入脑部,邪气进入脑部,就会头晕脑转,脑部晕转就会引起目系紧急;由于目系紧急,就使眼睛发花而转动。邪气侵犯眼睛的精气,五脏精气受到中伤,不能协调,致使精神分散而视歧,将一件东西看成两件东西。眼睛是五脏六腑精气汇聚,营、卫、魂、魄经常通行居留的地方,也是神气产生的地方,所以精神过于劳累,则魂、魄分散,意志迷乱,眼睛也就没有神气。眼的瞳子属肾,黑眼属肝,二者都是阴脏的精气所生;白眼属肺,赤脉属心,二者都是阳脏的精气所生。(肺主气,心主血脉,心肺在身体的上部,因此仍属于阳,肺的精气在白色眼珠,心的精气在目眦处的络脉,颜色为赤红,所以说)白色眼珠及(目眦处的)红色络脉是以阳为准则的,由于阴阳精气抟合,就能使眼睛清楚地看东西。眼睛的视觉,主要受心的支配,这是因为心藏神的缘故。所以精神散乱,阴阳精气便不能抟合。因此,人在居高临下的时候,突然看到异常的景物,精、神、魂、魄散乱,所以发生眩惑。

黄帝说:我怀疑这些说法。因为我每登上东苑气温寒冷的高台,没有一次不发生眩晕迷惑的,但一旦离开了这个地方便恢复了正常,难道我惟独在东苑这个地方才劳神吗? 为什么会出现这种异常的情况呢?

岐伯说:不是这样的。因为偶而登高游览,心情是愉快的,但遇到异常的景物,也产生厌恶的心理,由于突然喜恶交感,必然导致精神散乱,致使眼睛视物不正常而出现神昏眩惑的现象。但离开这地方后,精神意识也随着转移,因而也就恢复了正常。所以,这种情况病情轻的,仅有不辨方向之感,病情重的可以发生神志惑乱的现象。

黄帝问:有些人容易健忘,这是什么原因使他这样呢?

岐伯说:上气不充足,是心肺虚,下气有余,是肠胃实。由于心肺气虚就会导致营卫之气停滞在肠胃间,经久不能向上宣达,使神气失养,所以发生了健忘症。

黄帝问:有些人易饥饿又不想吃东西,这是什么气使他这样呢?

岐伯说:因为水谷精微化生的精气归并于脾,致使阳热之气稽留于胃。热则消谷,胃中热盛,因而容易饥饿;又由于胃气上逆,胃脘壅塞,所以不想吃东西。

黄帝问:因病而不能睡觉的,这是什么原因使他这样呢?

岐伯说:卫气白天行于阳,则神出于目而使人醒;晚上卫气行于阴,则神敛于脏而使人入睡。如果卫气不能进入阴分,经常停留于阳分,就会使在外的阳气充满,阳气充足则阳跷脉也就偏盛,致使卫气不能进入阴分,以致阴气虚,阴不敛阳,所以不能闭目入睡。

黄帝问:因得病而眼睛不能看清东西的,是什么原因引起的?

岐伯说:由于卫气停滞在阴分,不得外行于阳分,停滞在阴分则使阴气偏盛,阴气偏盛则阴跷脉充满,卫气不能行于阳分,使得阳气虚,形成阴气偏盛于内,而阳气偏虚于外的现象,所以病人的眼睛经常闭合,而不愿睁眼看东西。

黄帝问:有些人喜欢多睡觉,这是什么原因引起的?

岐伯说:这些人肠胃较大,而皮肤滞涩,分肉之间不滑利。由于肠胃较大,所以卫气停留的时间较长;皮肤滞涩,分肉就不滑利,卫气运行于外也显得迟缓。卫气,白天行于阳分,晚上行于阴分。当卫气运行到阳分已尽,由表入里时,就能入睡;如果卫气运行到阴分已尽,由里出表时,人便觉醒。既然人的肠胃大,卫气停留在内的时间也较长,加上皮肤涩滞,分肉不滑利,因而卫气运行于外的速度也较缓慢。由于卫气久留阴分,阳气内敛,使精神不能振作,所以喜欢闭目嗜睡。

有些人肠胃较小,皮肤滑润柔和,分肉之间通畅滑利,因而卫气停留在阳分的时间也较长,阳气外张,使人精神容易兴奋,所以睡眠少。

黄帝问:有些人不是一贯地喜欢多睡,而是突然喜欢多睡,这是什么原因引起的?

岐伯说:这是因为有邪气停滞在上焦,使上焦闭塞不通,又因饱食之后,又喝了汤水,致使卫气停滞于肠胃,久留于阴分,而不能运行到阳分,所以突然多卧嗜睡。

黄帝说:你讲得很好,但如何治疗上述各种病邪所致的疾病呢?

岐伯说:治疗这些病,首先应观察病人的五脏六腑,确定病变的部位。虽然邪微病轻,也必须先祛其邪,然后再调理营卫之气,邪气盛的用泻法,正气虚的则用补法。对于形体的劳逸,情志的苦乐,必先了解清楚,待意见成熟以后,才可以进行治疗。

痈疽第八十一①

①痈疽第八十一:伯坚按:本篇和《甲乙经》《黄帝内经太素》《类经》三书的篇目对照列表于下:

灵枢	甲乙经	黄帝内经太素	类经
痈疽第八十一	卷十一——寒气客于经络之中发痈疽风成发厉浸淫第九上 卷十一——寒气客于经络之中发痈疽风成发厉浸淫第九下	卷二十六——痈疽篇	卷十八——痈疽(疾病类八十六)

【释题】　马莳说：内论痈疽之义，故名篇。

【提要】　本篇用黄帝、岐伯问答的形式，首先讲痈疽的原因、种类、症状和预后，末了讲痈和疽的分别。本篇所讲痈疽的种类，都是按发生的部位而分的。讲痈和疽的分别：凡大热不止，热胜则肉腐，肉腐则为脓，然不能陷骨髓，骨髓不为焦枯，五藏不为伤，其皮上薄以泽的，叫作痈；凡热气盛，下陷肌肤筋髓骨枯，内连五藏，血气竭，当其痈下，筋骨良肉皆无余，上之皮天以坚，如牛领之皮的，叫作疽。巢元方《诸病源候论》卷三十二论痈候和疽候，就是根据本篇说的，还加了痈浮浅和疽深厚的说明。

黄帝曰：余闻肠胃受谷，上焦出气，以温分肉，而养骨节，通腠理①；中焦出气如露②，上注溪谷而渗孙脉，津液和调，变化而赤为血，血和则孙脉先满溢，乃注于络脉，络脉③皆盈，乃注于经脉，阴阳已张，因息乃行④，行有经纪，周有道理，与天合同，不得休止⑤。切而调之，从虚去实，泻则不足⑥，疾则气减，留则先后⑦，从实去虚⑧，补则有余，血气已调，形气乃持，余已知血气之平与不平。未知痈疽之所从生，成败之时，死生之期或⑨有远近，何以度之，可得闻乎⑩？

岐伯曰：经脉流行不止⑪，与天同度，与地合纪，故天宿失度，日月薄蚀，地经失纪，水道流溢，草萱⑫不成，五谷不殖，径路不通，民不往来，巷聚邑居⑬，别离异处，血气犹然，请言其故。夫血脉营卫，周流不休，上应星宿，下应经数，寒邪客于经络之中。则血泣⑭，血泣则不通，不通则卫气归之⑮，不得复反，故痈肿。寒气化为热，热胜则腐肉，肉腐则为脓，脓不泻则烂筋，筋烂则伤骨，骨伤则髓消，不当骨空，不得泄泻，血枯空虚，则筋骨肌肉不相荣，经脉败漏，熏于五藏，藏伤故死矣⑯。

【本段提纲】　马莳说：此详言痈疽之所由生也。

【集解】

①上焦出气，以温分肉，而养骨节，通腠理：杨上善说：上焦出卫气，卫气为阳，故在分肉能温之也。气润骨节，骨节脑髓皆悉滋长，故为养也。令腠理无痈，故为通。

张介宾说：上焦出气，宗气也。宗气出于喉咙而行呼吸，其以温分肉。养骨节，通腠理者，是卫气化于宗气也。

②中焦出气如露：钱熙祚说：《甲乙经》作"雾"。

③络脉：钱熙祚说：原刻"络脉"二字不重，依《甲乙经》补。

河北医学院《灵枢经校释》：络脉，原脱，据《甲乙》卷十一第九上、《千金翼方》卷二十三第一及《医心方》卷十五第一补。

④中焦出气如露，上注溪谷而渗孙脉，津液和调，变化而赤为血，血和则孙脉先满溢，乃注于络脉，络脉皆盈，乃注于经脉，阴阳已张，因息乃行：杨上善说：出气，谓营气也。经络及孙络有内有外，内在脏腑，外在筋骨肉间。谷入于胃，精液渗注孙络，入于大络，大络入经，流注于外。外之孙络，以受于寒温四时之气，入络行经以注于内。令水谷津液，入于孙络，乃至于经也。内外经络行于脏腑，脏腑气和乃得生也。

张介宾说：中焦出气如露，营气也，其于阴阳已张，因息乃行，是营气化于宗气也。

⑤行有经纪，周有道理，与天合同，不得休止：杨上善说：张，□张也。阴，营气也。阳，卫气也。神之动也故出入息动，息之动也营卫气行，营卫气行必有经纪。营卫周行道理，人与天道同运，天运非常之道故不休也。

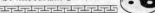

⑥泻则不足：张介宾说：从虚之之法以去实，是泻则不足也。

⑦疾则气减，留则先后：张介宾说：凡泻者宜疾，补者宜留，是补之与泻，有疾留先后之异也。

⑧从实去虚：钱熙祚说："从实"原刻误作"后虚"，依《甲乙经》改。

⑨或：钱熙祚说："或"字原脱，依《甲乙经》补。

⑩余闻肠胃受谷，上焦出气，以温分肉，而养骨节，通腠理；中焦出气如露，上注溪谷而渗孙脉，津液和调，变化而赤为血，血和则孙脉先满溢，乃注于络脉，络脉皆盈，乃注于经脉，阴阳已张，因息乃行，行有经纪，周有道理，与天合同，不得休止。切而调之，从虚去实，泻则不足，疾则气减，留则先后，从实去虚，补则有余，血气已调，形气乃持，余已知血气之平与不平。未知痈疽之所从生，成败之时，死生之期或有远近，何以度之，可得闻乎：马莳说：帝言胃受谷气，化为精微之气，其宗气出于上焦，出喉咙，司呼吸，以行于十二经隧之中，上溪谷而渗孙脉，内则津液和调，变化而赤为血，血和则孙脉先满溢，而后注于络脉，络脉皆满，而后注于经脉。阴阳诸经，此血张之，皆因呼吸而为之行，一如宗气之所行也。其行有经有纪，周之于身，有道有理，与天同行，而不得休止。须知切而调之，其实者，则从虚之之法以去其实，所以泻则不足而为虚也。盖疾去其针，则邪气减矣。若久留其针，先后如一，斯则从实之之法以去其虚，所以补则有余而为实也。由是血气已调，形气乃持，故凡血气平否，余已知之。但痈疽之所由生，其成败死生远近，殆未可以轻度也。

⑪经脉流行不止：河北医学院《灵枢经校释》：流，原作"留"，据马注本，日刻本，《甲乙》卷十一第九上及《千金翼方》卷二十三第一，《医心方》卷十五第一改，与《素问·举痛论》经脉流行不止句同。

⑫草菅：史崧说：菅，鱼饥切。

陆懋修说：菅鱼羁切，《玉篇》菅，莴草。《甲乙经》作"草菅"。

⑬巷聚邑居：钱熙祚说：原刻此下衍"则"字，依《甲乙经》删。

⑭泣：陆懋修说：泣，色力切，与"涩""澀""濇"通，《素问·六节藏象论》，多食咸则脉凝泣而变色，又凝于脉者为泣。注：谓血利不行。《调经论》：寒则泣不能流。注：泣，谓如雪在水中凝住而不行去也。

⑮不通则卫气归之：张介宾说：卫气归之不得复反，言其留聚不散也。

⑯藏伤故死矣：杨上善说：此言血气行失，有损内病也。

张介宾说：痈毒由浅至深，伤藏则死。

黄帝曰：愿尽闻痈疽之形与忌日名①。

岐伯曰：痈发于嗌中，名曰猛疽，猛疽不治，化为脓，脓不泻，塞咽，半日死，其化为脓者，泻已②则含③豕膏，无④冷食，三日而已⑤。

【本段提纲】　马莳说：此言猛疽之势急而有泻之之法也。

【集解】

①形与忌日名：河北医学院《灵枢经校释》："日"原作"曰"，据《太素》卷二十六痈疽、《千金翼方》卷二十三第二、《医心方》卷十五第一改，以与后文答语相合。

杨上善说：凡有三问，一问痈疽形状，二问痈疽死生忌日，三问痈疽名字也。

②已：河北医学院《灵枢经校释》："已"，原脱。据《甲乙》卷十一第九下、《病源》卷三十二疽候、《太素》卷二十六痈疽、《千金翼方》卷二十三第二、《外台》卷二十四痈疽方及《医心方》

卷十五第一补。

③则含:河北医学院《灵枢经校释》:"含",原作"合",据《鬼遗方》卷四、《太素》卷二十六痈疽、《千金翼方》卷二十三第二、《外台》卷二十四痈疽方及《医心方》卷十五第一改。

④无:河北医学院《灵枢经校释》:"无",原脱,据《鬼遗方》卷四、《太素》卷二十六痈疽、《千金翼方》卷二十三第二、《外台》卷二十四痈疽方、《医心方》卷十五第一补。

⑤痈发于嗌中,名曰猛疽,猛疽不治,化为脓,脓不泻,塞咽,半日死,其化为脓者,泻已则含豕膏,无冷食,三日而已:杨上善说:下答痈疽形状及名并所发处,合二十一种。一十八种有名有状,所有发处;三种但有所发之处,无名与状。二十一种中,七种无死生忌日,余十四种皆有忌日。凡痈疽所生,皆以寒气客于经络之中,令血凝涩不通,卫气归之,寒极化为热气,□成痈疽,腐肉为痈,烂筋坏骨为疽,轻者疗之可生,重者伤脏至死。名猛疽等,痈疽之名,圣人见其所由立之名状如左,随变为形,亦应不可胜数也。近代医人,原不识本名之旨,随意立称,不可为信。嗌,咽也。寒气客脉之处,即发热以为痈疽,无常处也。

张介宾说:猛疽,言为害之急也,若脓已泻,当服豕膏,可以愈之。即猪脂之炼净者也。观《万氏方》有治肺热暴瘖者,用猪脂一斤炼过,入白蜜一斤,再炼少顷,滤净冷定,不时挑服一匙即愈,若无疾服此,最能润肺润肠,即是豕膏之属。

丹波元简说:《太阴阳明论》曰,喉主天气,嗌主地气。《史仓公传》云:饮食下嗌。《说文》嗌,咽也。此嗌为食道,然本文言塞咽半日死,则嗌为气道明矣。王氏《准绳》云:结喉痈一名喉痈。《灵枢》名曰猛疽,以其势毒猛烈可畏也。此以喉外结喉上为嗌也。按《卫生宝鉴》有砭刺肿上出紫黑血,用桔梗、甘草、连翘、黍粘、黄芩、升麻、防风等药,医治猛疽,此乃似指喉内壅肿为猛,当参考。

发于颈名曰天疽,其状①大以赤黑,不急治,则热气下入渊腋②,前伤任脉,内熏肝肺,熏肝肺,十余日而死矣③。

【本段提纲】 马莳说:此言天疽之势急,当急治之,而不治则死矣。

【集解】

①状:钱熙祚说:原刻"状"误作"痈",依《甲乙经》改,痈与疽之别,篇末明言之矣。

②则热气下入渊腋:马莳说:渊腋,足少阳胆经穴名,在腋下三寸宛宛中,举臂得之。

③发于颈名曰天疽,其状大以赤黑,不急治,则热气下入渊腋,前伤任脉,内熏肝肺,熏肝肺,十余日而死矣:张介宾说:颈,前颈也。色赤黑者,其毒必甚。渊腋,足少阳经穴。其发在颈,则连于肺气,下入足少阳,则及乎肝藏矣,故至于死。

河北医学院《灵枢经校释》:天疽,丹波元简:天疽发于两耳后左右颈上。《外科正宗》:天疽锐毒,生于耳后一寸三分致命之处。左为天疽,属于肝木,右为锐毒,属于肺金。按:此症极为险恶,难治易死,故名天疽。

阳气大发,消脑留项,名曰脑烁,其色不乐,脑项痛①如刺以针,烦心者死,不可治。②

【本段提纲】 马莳说:此言脑烁之有死征也。

【集解】

①脑项痛:钱熙祚说:原刻项痛下衍"而"字,又脱"脑"字,依《甲乙经》删补。

②阳气大发,消脑留项,名曰脑烁,其色不乐,脑项痛如刺以针,烦心者死,不可治:张介宾

说:阳气大发,邪热之甚也。色有不乐,伤乎神也。痛如刺以针,毒之锐也。烦心者,邪犯其藏也,故不可治。

发于肩及臑①,名曰疵痈,其状赤黑,急治之,此令人汗出至足,不害五藏,痈发四五日,逞焫之。②

【本段提纲】 马莳说:此言疵痈之当急治也。

【集解】

①臑:史崧说:臑,奴到切,又音"儒"。

杨上善说:肩前臂上胭肉名臑。

②发于肩及臑,名曰疵痈,其状赤黑,急治之,此令人汗出至足,不害五藏,痈发四五日,逞焫之:张介宾说:肩髃下软白肉处曰臑,此非要害之所,故不及五藏。逞,疾也。焫,艾炷也,谓宜速灸以除之也。

钱熙祚说:《甲乙经》"逞"作"逆"。

发于腋下赤坚者,名曰米疽,治之以砭石,欲细而长,疏砭之,涂以豕膏,六日已,勿裹之。①

【本段提纲】 马莳说:此言米疽之有治法也。

【集解】

①发于腋下赤坚者,名曰米疽,治之以砭石,欲细而长,疏砭之,涂以豕膏,六日已,勿裹之:张介宾说:砭石欲细者,恐伤肉也,欲长者,用在深也,故宜疏不宜密。

丹波元简说:《千金翼》,"米"作"朱"。砭之,作"启之"。志云:米者,言其小也。治之以砭石者,痈亦浮浅也,毒气在于皮肤之间。六日,则气亦周而来复,故已。勿裹之者,使毒气外泄也。薛氏《外科心法》云:腋疽一名米疽,又名疚疽,发于肐肢窝正中,初起之时,其形如核,由肝脾二经,忧思恚怒,气滞血凝而成,腋痈又名夹肢痈。李云:豕膏者,即猪油煮当归以蜡收者也。

其痈坚而不溃者,为马刀挟瘿,急治之①。

【本段提纲】 马莳说:此言马刀挟瘿之证当急治之也。此证不言其所,盖承上节腋下而言也。

【集解】

①其痈坚而不溃者,为马刀挟瘿,急治之:张介宾说:此即瘰疬也。挟瘿,《经脉篇》作侠瘿。欲急治者,恐迟则伤人也。

丹波元简说:《外台》注《太素经》曰:颈前曰缨。潘云:马刀,蛤蛎之属,痈形似之。挟缨者,发于结缨之处,大迎之下颈侧也。二痈一在腋,一在颈,常相连络,故俗名历串。

发于胸,名曰井疽,其状如大豆,三四日起,不早治,下入腹,不治,七日死矣。①

【本段提纲】 马莳说:此言井疽之当早治而否则有死期也。

【集解】

①发于胸,名曰井疽,其状如大豆,三四日起,不早治,下入腹,不治,七日死矣:杨上善说:井疽起三四日,不疗,下入腹,寒热不去,十日死也。

张介宾说:发于胸者能熏心肺,若不早治而使之入腹,毒尤甚矣,故死期之速如此。

丹波元简说:李云井者喻其深而恶也,发于胸者,近犯心王,治之宜早。《准绳》云心窝生疽,初起如黄豆,肉色不变,名曰井疽,又名穿心冷瘘,申氏《启玄》云井疽又名心漏疽,又名穿心毒,最为难治。

发于膺,名曰甘疽,色青,其状如谷实蒂蒌①,常苦寒热,急治之,去其寒热,不急治②,十岁死,死后出脓③。

【本段提纲】 马莳说:此言甘疽之当急治,而死后有脓也。

【集解】

①蒂蒌:史崧说:蒂蒌,古"栝楼"字。

陆懋修说:蒂,古活切。蒌,落侯切。《玉篇》:蒂蒌,土瓜也,广韵同。苦蒌,果蠃也。《玉篇》:苦蒌,齐人谓之瓜蒌。

②不急治:钱熙祚说:原刻脱此三字,依《甲乙经》补。

河北医学院《灵枢经校释》:不治,原脱,据《病源》卷三十二疽候、《千金翼方》卷二十三第二补,与《甲乙》卷十一第九下及《外台》卷二十四痈疽方义合。

③发于膺,名曰甘疽,色青,其状如谷实蒂蒌,常苦寒热,急治之,去其寒热,不急治,十岁死,死后出脓:张介宾说:膺者,胸旁之高肉处也。谷实,兼五谷而言,谓痈所结聚,形如谷实之垒垒也。蒂蒌,瓜蒌也。软而不溃,中有所蓄如子也,此证延绵虽愈,盖即乳痈之属。

发于胁,名曰败疵。败疵者,女子之病也,久之①,其病大痈脓②,其中乃有生肉,大如赤小豆,治之③,锉蓤翘草根④及赤松子根各一升,以水一斗六升煮之,竭为取三升,则强饮,厚衣坐于釜上,令汗出至足已⑤。

【本段提纲】 马莳说:此言女子有败疵之证而有治之之法也。

【集解】

①久之:原作灸之,据周本、《鬼遗方》卷四、《千金翼方》卷二十三第二、《外台》卷二十四痈疽方改。

②脓:河北医学院《灵枢经校释》:"脓",此下原有"治之"二字,据《甲乙》卷十一第九下、《千金翼方》卷二十三第二及《外台》卷二十四痈疽方移"大如赤小豆"之下。

③治之:原在"其病大痈脓"下,据《甲乙》等,移至此。

④蓤翘草根:陆懋修说:蓤,力膺切,与"菱""薐"通。《说文》蓤,芰也。《汉书·司马相如传·子虚赋》:外发夫容蓤华,《史记》作"薐",《文选》作"菱",翘,渠遥切,与"翘"通。《玉篇》:连翘,草也。《尔雅·释草》,"连异翘"释文"翘"字亦作"翘"。

钱熙祚说:原刻脱"及赤松子根"五字,依《甲乙经》补。

⑤令汗出至足已:杨上善说:此病生于女子,故釜上蒸之,出汗即已。有本翘、松各一升。

张介宾说:蓤,芰也。翘,连翘也。二草之根,俱能解毒,故各用一升。大约古之一升,得今之三合有零,以水一斗六升,煮取三升,俱折数类此。

丹波元简说:巢源云,痈发女子阴傍,名曰改訾疽,久不治,其中生息肉,如赤小豆麻黍也。《翼》《外台》灸之作久之。李云:胁者,肝之部也。妇人多郁怒,故患此疮。潘云,亦乳串之类。已者,愈也。

发于股胫,名曰股胫疽,其状不甚变,而痈脓搏骨,不急治,三十日死矣。①

【本段提纲】 马莳说:此言股胫疽之当急治而否则有死期也。

【集解】

①发于股胫,名曰股胫疽,其状不甚变,而痈脓搏骨,不急治,三十日死矣:杨上善说:髀内

曰股,股外曰髀,膝上股下骨称曰股胻也。

张介宾说:股胻,大股也,状不甚变,言外形不显也。痛脓搏骨,言脓着于骨,即今之所谓贴骨痛也。毒盛而深,能下蚀三阴、阳明之大经,故不为急治则死矣。

丹波元简说:胡公弼云,贴骨痛即附骨疽,生大腿外侧上,高不见高,肿不见红,痛深至骨者是也。

　　发于尻,名曰锐疽,其状赤坚大,急治之,不治,三十日死矣。[①]

【本段提纲】　马莳说:此言锐疽之当急治,而否则有死期也。

【集解】

①发于尻,名曰锐疽,其状赤坚大,急治之,不治,三十日死矣:张介宾说:尻,尾底骨也,穴名长强,为督脉之络,一名气之阴郄,故不治则死。

丹波元简说:潘云,尾骨尽处而尖锐故名,顾氏《疡医大全》以此为鹳口疽(《正宗》云鹳口疽发在尾闾之穴,高骨之尖,初起形似鱼胞,久则突如鹳嘴)。

　　发于股阴,名曰赤施,不急治,六十日死,在两股之内,不治,十日而当死。[①]

【本段提纲】　马莳说:此言赤施之当急治,而生股内者之有死期也。

【集解】

①发于股阴,名曰赤施,不急治,六十日死,在两股之内,不治,十日而当死:钱熙祚说:赤施,《甲乙经》作"赤弛"。

张介宾说:股阴,大股内侧也,当足太阴箕门、血海及足厥阴五里、阴包之间,皆阴气所聚之处,故不治则死,若两股俱病,则伤阴之极,其死尤速。

丹波元简说:志云,股阴者足三阴之部分也,以火毒而施于阴部,故名曰赤施。潘氏云股阴,足太阴厥阴二经所过之处,火毒伤阴之甚则发此。曰赤施者谓赤火之施发耳。《准绳》以此为股阴疽。

　　发于膝,名曰疵疽[①],其状大痈,色不变,寒热如坚石,勿石,石之者死,须其色异柔[②],乃石之者生[③]。

【本段提纲】　马莳说:此言疵疽之状坚不可砭而柔则可砭也。

【集解】

①疵疽:钱熙祚说:原刻"疽"误作"痈"。按疵痈已见前,下文其状大痈,正谓状类乎痈,而实非也,今依《甲乙经》改。

河北医学院《灵枢经校释》:"疵疽",原作"疵痈",与上"发于肩及臑者"名重,据《甲乙》卷十一第九下、《鬼遗方》卷四、《病源》卷三十二疽候、《太素》卷二十六痈疽、《千金翼方》卷二十三第二、《外台》卷二十四痈疽方及《医心方》卷十五第一改。

②须其色异柔:钱熙祚说:"色异"二字原脱,依《甲乙经》补,此与上色不变为对文。

③发于膝,名曰疵疽,其状大痈,色不变,寒热如坚石,勿石,石之者死,须其色异柔,乃石之者生:杨上善说:勿石之者,准例皆砭之,此唯言石之,或以冷石熨之,所以坚而不石,以其寒聚结,听柔乃石之。

张介宾说:膝痈未成而石之者,伤其筋之府,故致于死,若柔则脓成矣,砭之无害也。

丹波元简说:志云:膝者,筋之会,足少阳之分也。色不变者,色与皮肤相同而不赤也,其状如大痈而色不变者,毒在外内之间也。如坚石者石之则死,毒气入于内也,须其柔软而石之者生,毒气出于外也。余伯荣曰:坚石者,毒气尚未透发,柔则发于外矣,故有外内死生之分焉。薛氏《心法》云:膝痈生膝盖,色红娇肿疼痛属气血实。疵疽亦生膝盖,肿大如痈。其色不变,寒热往来,属气血虚,和软为顺,坚硬如石者逆,两膝俱生属败证,不可治也。

诸痈疽之发于节而相应者,不可治也,发于阳者百日死,发于阴者三十日死。①

【本段提纲】　马莳说:此言痈疽之发于节者不分阴阳而皆死也。节,关节也。外廉为阳,内廉为阴。

【集解】

①诸痈疽之发于节而相应者,不可治也,发于阳者百日死,发于阴者三十日死:杨上善说:当节生痈,脓入节间伤液,故不可疗也。丈夫阴器曰阳,妇人阴器曰阴。

张介宾说:诸节者神气之所游行出入也,皆不宜有痈毒之患,若其相应,则发于上而应于下,发于左而应于右,其害尤甚,为不可治。然发于三阳之分者毒浅在府,其死稍缓,发于三阴之分者,毒深在藏,不能一月也。

丹波元简说:志云,百日死者日之终也,三十日者月之终也。楼氏云,阳谓诸节之背,阴谓诸节之腘郄间。刘涓子云,应者内发透外也,数说未稳,张注得其旨矣。

发于胫,名曰兔啮,其状赤至骨①,急治之,不治,害人也。②

【本段提纲】　马莳说:此言兔啮之当急治,而否则害人也。

【集解】

①其状赤至骨:钱熙祚说:《甲乙经》云,其状如赤豆至骨。

②发于胫,名曰兔啮,其状赤至骨,急治之,不治,害人也:杨上善说:胫,谓膝下胫骨也。

张介宾说:胫,足胫也,兔啮如有所啮伤也。

丹波元简说:《准绳》云,足跟疽,又名兔啮,其状如兔啮故名。

发于内踝,名曰走缓,其状痈也,色不变,数石其腧,而止其寒热,不死。①

【本段提纲】　马莳说:此言走缓之状,宜砭之而可以生也。

【集解】

①发于内踝,名曰走缓,其状痈也,色不变,数石其腧,而止其寒热,不死:杨上善说:色不变者,肉色不变也。石其腧者,以冷石熨其所由之腧也。

张介宾说:数石其腧,砭其所肿之处也。

发于足上下,名曰四淫,其状大痈,不急治之①,百日死。②

【本段提纲】　马莳说:此言四淫之当急治而否则有死期也。

【集解】

①不急治之:钱熙祚说:原刻脱“不”字,依《甲乙经》补。

河北医学院《灵枢经校释》:“不”,原脱,据《甲乙》卷十一第九下、《鬼遗方》卷四、《病源》卷三十二疽候、《太素》卷二十六痈疽、《千金翼方》卷二十三第二、《外台》卷二十四痈疽方及《医心方》卷十五第一补。

②发于足上下,名曰四淫,其状大痈,不急治之,百日死:杨上善说:足上下者,足跗上下也。

张介宾说:阳受气于四末,而大痈淫于其间,阳毒之盛极也,时气移易,则真阴日败,故逾三月而死。

张志聪说:四淫者,邪气行于左右之太少也。少阳主初阳之生气,而发于肾藏,太阳乃肾之府,而为诸阳主气,故当急治之,否则阳气伤而百日死矣。

发于足傍,名曰厉痈,其状不大,初从①小趾发,急治之,去其黑者,不消辄益②,不治,百日死。

【本段提纲】　马莳说:此言厉痈之当急治,而否则有死期也。

【集解】

①初从:钱熙祚说:原刻"从"误作"如",依《甲乙经》改。

河北医学院《灵枢经校释》:《甲乙》卷十一第九下、《千金翼方》卷二十三第二、《外台》卷二十四痈疽方并作"从"。

②急治之,去其黑者,不消辄益:守山阁本原作"急治去之,其状黑者,不可消辄益"。依赵府居敬堂本及人民卫生出版社排印本《灵枢经》《太素》卷二十六痈疽、《千金翼方》卷二十三第二、《外台秘要》卷二十四痈疽方,将"去之"乙转,并删"状""可"二字。

张介宾说:不消辄益,谓初如小趾而不治,则日以益大也。

发于足趾,名曰脱痈①,其状赤黑,死不治。不赤黑,不死。治之②不衰,急斩之,不则死矣③。

【本段提纲】　马莳说:此言脱痈有生死之辩,而病势不衰则当斩其趾,否则必至于死也。

【集解】

①脱痈:钱熙祚说:《甲乙经》作"脱疽"。

河北医学院《灵枢经校释》:"脱痈",《甲乙》卷十一第九下、《鬼遗方》卷四、《病源》卷三十二疽候、《太素》卷三十二痈疽、《千金翼方》卷二十三第二、《外台》卷二十四痈疽方、《医心方》卷十五第一并作"脱疽"。

②治之:河北医学院《灵枢经校释》:"治之",原脱,据《甲乙》卷十一第九下、《鬼遗方》卷四、《病源》卷三十二疽候、《太素》卷二十六痈疽、《千金翼方》卷二十三第二、《医心方》卷十五第一补。

③不则死矣:杨上善说:不则死者,不斩去死也。

张介宾说:六经原输,皆在于足,所以痈发于足者,多为凶候,至于足趾,又皆六井所出,而痈色赤黑,其毒尤甚,若无衰退之状,则急当斩去其趾,庶得保生,否则毒气连藏,必至死矣。

黄帝曰:夫子言痈疽,何以别之?

岐伯曰:营气①稽留于经脉之中,则血泣而不行,不行则卫气从之而不通,壅遏而不得行,故热,大热不止,热胜则肉腐,肉腐则为脓,然不能陷于骨髓②,骨髓不为焦枯,五藏不为伤,故命曰痈③。

黄帝曰:何谓疽?

岐伯曰:热气淳盛,下陷肌肤,筋髓枯,内连五藏,血气竭,当其痈下,筋骨良肉皆无余,故命曰疽④。

【本段提纲】　马莳说:此言痈疽之别,痈轻而疽重也。

【集解】

①营气:钱熙祚说:原刻"气"误作"卫",依《甲乙经》改,下文言卫气从之而不通,则此处专言营气可知。

河北医学院《灵枢经校释》:"气",原作"卫",据《甲乙》卷十一第九下及《千金翼方》卷二十三第二改,以卫气不在脉中,且下有"卫气从之而不通"之专论卫气者。

②然不能陷于骨髓:河北医学院《灵枢经校释》:"于骨髓",原脱。据《太素》卷二十六痈疽,并参考《甲乙》卷十一第九下、《千金翼方》卷二十三第二、《外台》卷二十四痈疽方及《医心方》卷十五第一补。

③故命曰痈:杨上善说:营卫稽留经脉泣不行者,寒气客之,血泣不行,卫气归在血泣之中也。

张介宾说:痈毒浮浅在表,不能陷骨,则髓不为枯,五藏不为伤,故病痈者,可无虑也。

④故命曰疽:杨上善说:痈下者,即前之痈甚,肌、肤、肉、筋、骨、髓,斯之六种,皆悉破坏,命之曰疽也。

张介宾说:痈浅疽深,毒有微甚,故内连五藏,外败筋骨良肉者,是谓之疽,乃可畏也。

疽者上之皮夭①以坚,状如牛领之皮②,痈者其皮上薄以泽,此其候也③。

【本段提纲】 马莳说:此又言痈疽之别即其皮之坚泽可验也。

【集解】

①夭:史崧说:夭,音么,色不明也。

②状如牛领之皮:钱熙祚说:原刻"状"误作"上",依《甲乙经》改。

张介宾说:夭以色言,黑黯不泽也,此即皮色之状,可以辨其深浅矣。

张志聪说:上文分别部位之阴阳死生,此总论痈疽之浅深轻重。盖人之血气流行,环转出入,而淫邪泮衍,变易无常,且气秉有厚薄,邪客有微甚,是以生死成败各不同焉。《内经》论痈疽所发,有因于喜怒不测,饮食不节,脏腑不和,则留积而成者,有因于脏腑之寒热而成者,本篇止论外因之邪,少有留滞,则为痈为疽矣。是以圣人立九针之法,配合三才之道,以回造化之功,立数十万言,传之竹帛,利益后世,使天下同归生长之门,圣人之教化大矣。

陈璧琉、郑卓人合编《灵枢经白话解》:为了便于阅读,将本篇所述有关痈疽的病名、症状、部位以及治疗与预后等,列表如下:

痈疽分类简表

项目 病名	部位	症状	治疗	预后
猛疽	嗌中	化为脓	化脓者,(含)以猪油,(不)冷食,泻脓,三日即愈	脓不泻,塞咽,半日死
天疽	颈	大以赤黑		不急治,则热气下入渊腋,前伤任脉,内熏肝肺,十余日而死
脑烁	项	其色不乐,项痛如针刺		烦心者,死不可治
疵痈	肩及臑	其状赤黑	痛发四五日,逞焫之	急治之,此令人汗出至足,不害五脏
米疽	腋下	赤坚	治之以砭石,欲细而长,疏砭之,涂以猪油,勿裹之	六日愈
马刀侠缨	腋下或颈部	坚而不溃者	急治之	
井疽	胸	其状如大豆,三四日起		不早治,下入腹,不治则七日死
甘疽	膺	色青,其状如谷实栝蒌,常苦寒热	急治之,去其寒热	十岁死,死后出脓

续

项目 病名	部位	症状	治疗	预后
败疵	胁(女子之病)	大痈脓,其中有生肉,大如赤小豆	锉蔆翘草根各一升,以水一斗六升,煮取三升,强饮厚衣,坐于釜上,令汗出至足	
股胫疽	股胫	其状不甚变而痈脓搏骨		不急治,三十日死
锐疽	尻	其状赤坚大	急治之	不急治,三十日死
赤施	股阴			不急治,六十日死,在两股之内,不治,十日死
疵痈	膝	其状大,痈色不变,寒热,如坚石	如坚石者,勿石,石之者死,须其柔,乃石之者生	
兔啮	胫	其状赤至骨	急治之	不治害人
走缓	内踝	其状痈也,色不变	数石其腧,而止其寒热	不死
四淫	足上下	其状大痈	急治之	不治则百日死
厉痈	足傍	其状不大,初如小趾	急治之,去其黑者,不消辄益	不治百日死
脱痈	足指	皮色赤黑或不赤黑	不衰,急斩之	其状赤黑,死不治,不赤黑,不死
总的预后	诸痈之发于节而相应者,不可治,发于阳者百日死,发于阴者三十日死			

《痈疽第八十一》今译

　　黄帝说:我听说肠胃受纳水谷,化生精气,各走其道。卫气从上焦出来,温煦分肉,濡养筋骨,开通腠理。营气出于中焦,分泌津液,像雨露一样流注于溪谷之间,逐渐渗入细小的孙络。津液调和,再通过心肺的气化变成红色的血液。血液运行和顺,则首先充满孙脉,然后再注入络脉,络脉都充满后,才注入经脉。阴阳经脉中营卫气血已充盛,便随着呼吸作用而运行于全身。营卫的昼夜运行有一定度数,周而复始,与天体运行的规律相同,运行没有休止。如果气血失常,就应专心调治。用泻法治实证,虽然可使实邪衰减,但泻得太过,可以导致正气的不足。采用泻法应急速出针,以使邪气衰减,采用补法要留针,留针时间要长,先后应一样,采用补法虽可充实正气,但补得太过,可以造成余邪转盛。所以要精心调治虚实,补泻均不宜太过。血气已经调和,形体和神气也就保持平衡了。我虽已知道血气如何平衡的道理,但还不知道痈疽产生的原因,及其形成与恶化的机转,预测病人生死期限的远近,对于这些应该根据什么来判断呢?可以听听你的见解吗?

　　岐伯说:经脉中的气血流动不停,这与天地运行规律一样,天体星宿运转失其常度,就会出现日蚀月蚀;地面上的河流溃决,河水就会四处泛滥,水涝成灾,以致草木不长,五谷不生,道路不通,百姓不能往来,聚居在一起的城镇居民,过着颠沛流离的生活。人身的气血失常,发生痈疽,也类似这样。让我讲一讲关于痈疽的问题。人体内的血脉营卫,循环流行不止,与天上星宿运转,地上河水流行相应。如果有寒邪侵入经络,就会致使血气运行凝涩,血气运行凝涩不通,卫气也就壅积不散,气血既不能反复运行,结聚于某一部位而不消散,因而形成痈肿。寒邪郁久化热,热毒炽盛,就会腐烂肌肉,肌肉腐烂就化为脓,脓液不能排出,就会腐烂筋膜,筋烂就会伤骨,骨伤就会使骨髓受到消损;倘若痈肿不是位于骨节空隙的地方,骨中的热毒也就不能排出,热毒煎熬致使血液枯竭,使筋骨肌肉都得不到濡养,经脉败坏,气血泄漏,使热毒深入,熏灼五脏,五脏受伤,病人就会死亡。

黄帝说:我愿详尽地了解痈疽的形状,死生的日期和各种名称。

岐伯说:痈疽长在结喉的名叫猛疽。此病不及时治疗便会化脓,若脓得不到排出,就会使咽喉堵塞,半天就会死亡。猛疽已化脓的,应先排脓,然后口服猪油,不要进食生冷的东西,三天就会治愈。

痈疽发生在颈部的,名叫夭疽。它的形状较大而颜色呈现红黑,如不及时治疗,则热毒可向下侵袭足少阳胆经的渊腋穴,向前发展可损伤任脉,向内发展可以熏灼肝肺,肝肺被熏灼受损,十来天就会死亡。

阳邪热毒,极度亢盛,壅聚在项部分,向上发展可以消烁脑髓,这种痈疽名叫脑烁。发病时神色抑郁不乐,项部疼痛如针刺一样,如果毒热内攻,出现心中烦躁的症状,就是不能医治的死证。

痈发生在肩臂部的,名叫疵痈,颜色红黑,如果不急速治疗,可使人全身大汗,直到足跟,但毒气浮浅,没有损伤五脏,所以发病四五天,急用艾灸就可治好。

疽发生在腋下,颜色红而质地硬的名叫米疽。应当用细长的砭石,稀疏地砭刺患处,然后涂上猪油,不要包扎,大约六天可以治好。如果痈肿坚硬而不溃烂的,形状如蛤蜊一样,位于颈部两侧,这是马刀挟瘿,应当尽快进行治疗。

疽发生在胸部的,名叫井疽,形状如同大豆,在起病三四天内,不及时治疗,毒邪则可下陷侵入腹部,这时如果仍不及时治疗,病人七天便会死亡。

疽发生在胸膺的,名叫甘疽。颜色青,形状如谷粒和瓜蒌一样,病人经常发热恶寒,如果急速治疗,就能消除寒热的症状,如果不急速治疗,则可延续十年之久,仍不免于死亡,并且死后破溃出脓。

痈发生在两胁的,名叫败疵。败疵为妇女的疾病。如果病迁延日久,则会发展成大的脓痈,痈的内部可长出肉芽,大如赤小豆。治疗时,应切锉连翘草根以及赤松子根各一升,用水一斗六升煎煮,煎取三升,乘热强饮下,然后穿着厚厚的衣服,坐在盛有热汤的锅上,熏蒸使全身出汗直到足跟,这样就可痊愈。

疽发生在股骨部的,名叫股胫疽。这种疽的外形变化并不明显,但痈肿化脓紧附着骨骼,毒盛而深入,倘若不急速治疗,三十天左右就会死亡。

疽发生在尾骶部分的,名叫锐疽,这种疽较大而且显红色,质地坚硬,应及时治疗。如果不急速治疗,三十天左右就会死亡。

痈疽发生在大腿内侧的,名叫赤施,若不急速治疗,六十天就会死亡。假两腿内侧同时发病,是毒邪阴已极,因此如不急速治疗,只要十天左右就会死亡。

疽发生在膝部的,名叫疵疽,其外形肿大如痈,皮肤颜色没有变化,发病时伴有恶寒发热,而患处质地坚硬,尚未化脓时,不可用石针刺破,如误用石针刺破就会死亡。必须等到患处皮肤颜色变化,质地柔软内部有脓时,才能用石针刺破,排脓泄毒,则病可治愈。

如果各种痈疽发生在神气出入的关节部位,并陆续发病于身体内外、左右、上下各种相对应部位的,都属于不易救治之症。如果病发于阳分的,一百天左右死亡;如果病发于阴分的,约三十天就会死亡。

　　痈疽发生在胫部位的,名叫兔啮,其外形红如赤豆,而毒邪深至骨的,应当急速治疗。如果不急速治疗,就会危害生命。

　　疽毒发生在内踝的,名叫走缓,其外形肿大如痈,而皮肤颜色没有变化,治疗时应当多次用石针砭刺肿大的部位,以消除寒热的症状,这样病人就不会死亡。

　　痈疽发于足背或脚底的,名叫四淫,其外形如痈,这是阳毒盛极的缘故,如不急速治疗真阴将逐渐衰败,百天左右就会死亡。

　　痈毒发生在足部内外侧的,名叫厉痈,外形不大,初从小指开始,应及时治疗,并将呈现黑色坏死的组织去掉。如果痈肿不消退,反而愈益增大,如迁延不治,一百天左右就会死亡。

　　痈毒发生在足趾的,名叫脱痈。其外形呈赤黑色,表明毒气极重,属不治之症;如果外形不现赤黑色,说明毒气较轻,尚能救治。如经过治疗,病邪仍不衰减,应马上截断坏死的足趾,否则病人一定会死。

　　黄帝说:你所说的痈与疽,怎样来区别呢?

　　岐伯说:如果营气停滞在经脉中,则血液凝涩不能运行;血液运行不畅,就会使卫气受阻,运行也不能畅通;卫气壅遏不能运行于外,便壅滞于内,郁而化生热毒。如果邪热毒炽,热盛可使肌肉腐烂,肉烂就会化脓,但这种热毒一般仅停留在表,而不深陷骨髓,因此骨髓不至干枯,五脏也不会受伤,这种病就叫作痈。

　　黄帝说:什么叫疽呢?

　　岐伯说:若邪热亢盛,深陷肌肤之下,使筋萎髓枯,并内攻五脏,使气血枯竭。而正当疮面下的筋骨好肉全部腐烂,这种病就叫作疽。疽这种病,皮色晦暗而不润泽,触之坚硬,好像牛颈部的皮肤。痈这种病,皮薄而光亮,触之较软。这就是疽和痈的区别。